中医古代肿瘤名论名方名案

浙 江 省 中 医 药 研 究 院 编

顾　　问　盛增秀

主　　编　柴可群

副 主 编　江凌圳　王　英　竹剑平　高晶晶

编写人员　柴可群　江凌圳　王　英　竹剑平　高晶晶　安　欢
　　　　　庄爱文　李晓寅　李　健　孙舒雯　余　凯　丁立维
　　　　　王子川　李延华　冯正权　韦巧玲　陈嘉斌　余志红
　　　　　徐国暑　陈　怡　林　红　裘石亮　郭培秦　陈仙英
　　　　　张东旭　黄红艳

人民卫生出版社

图书在版编目（CIP）数据

中医古代肿瘤名论名方名案 / 柴可群主编 . —北京：
人民卫生出版社，2020
ISBN 978-7-117-29406-5

Ⅰ. ①中… Ⅱ. ①柴… Ⅲ. ①肿瘤 – 医案 – 汇编 – 中
国 – 古代 Ⅳ. ①R273

中国版本图书馆 CIP 数据核字（2019）第 291290 号

人卫智网　www.ipmph.com　医学教育、学术、考试、健康，
　　　　　　　　　　　　　购书智慧智能综合服务平台
人卫官网　www.pmph.com　人卫官方资讯发布平台

ISBN 978-7-117-29406-5

9 787117 294065 >

中医古代肿瘤名论名方名案

主　　编：柴可群
出版发行：人民卫生出版社（中继线 010-59780011）
地　　址：北京市朝阳区潘家园南里 19 号
邮　　编：100021
E - mail：pmph @ pmph.com
购书热线：010-59787592　010-59787584　010-65264830
印　　刷：保定市中画美凯印刷有限公司
经　　销：新华书店
开　　本：787×1092　1/16　印张：58　插页：4
字　　数：1339 千字
版　　次：2020 年 3 月第 1 版　2020 年 3 月第 1 版第 1 次印刷
标准书号：ISBN 978-7-117-29406-5
定　　价：158.00 元

打击盗版举报电话：010-59787491　E-mail：WQ @ pmph.com
质量问题联系电话：010-59787234　E-mail：zhiliang @ pmph.com

主编简介

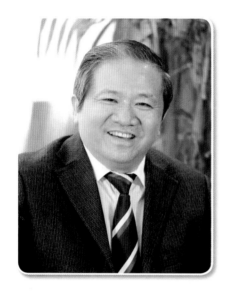

柴可群 博士研究生,主任中医师,博士研究生导师,第六批全国老中医药专家学术经验继承工作指导老师,浙江省名中医,浙江省有突出贡献中青年专家,享受国务院政府特殊津贴专家,国家临床重点专科中西医结合肿瘤专科和国家中医药管理局重点专科中西医结合肿瘤专科负责人和学术带头人,浙江省中西医结合肿瘤防治技术研究重点实验室主任,浙江省"十三五"重大科技专项(重大与高发疾病防治技术)咨询专家,中华中医药学会肿瘤分会副主任委员,中国中药协会肿瘤药物研究专业委员会主任委员,浙江省中西医结合学会会长,浙江省中医药学会副会长,浙江省中医药学会肿瘤分会主任委员,浙江省抗癌协会康复与姑息专业委员会主任委员,《浙江中医杂志》主编,《中华肿瘤杂志》《中医肿瘤学杂志》《肿瘤学杂志》等学术杂志编委,浙江省劳动模范。

柴可群长期从事中西医结合肿瘤临床与科研工作 30 余年,主攻肿瘤疾病的中医、中西医结合诊疗,对肿瘤围手术期及放化疗阶段的诊治颇有研究。提出"正虚致瘤""痰毒致瘤""情志致瘤"等学术观点,创立"柴氏中医肿瘤防治四法",即健脾补肾以扶助正气、化痰解毒以消散癌肿、疏肝解郁以调畅情志、温阳通络以防复防变。临诊中注重辨证辨病相结合,强调防复防变"治未病"。创制了抑肺饮、益胃饮、肠清方等经验方,在一定程度上提高了中晚期非小细胞肺癌疗效,并在解决胃癌术后及化疗后贫血、消瘦,直结肠癌术后转移复发等疑难病症方面取得了进展。先后主持国家自然科学基金、浙江省自然科学基金、浙江省重点研发计划、浙江省中医药防治重大疾病攻关计划等国家级、省级项目 15 项,获得浙江省科学技术进步奖三等奖、浙江省中医药科学技术奖二等奖等科技奖励 10 项,在促进中西医结合肿瘤学科发展、提升肿瘤防治水平等方面做出了贡献。

前　言

肿瘤是目前危害人体健康的重大疾病之一,尤其是恶性肿瘤,由于其症状险恶,预后较差,严重影响着人类的健康。中医药防治肿瘤有着悠久的历史,并有其独特的理论和方法,应当加强深入的研究。

早在殷商时代的甲骨文上,已记有"瘤"的病名。此字由"疒"与"留"组成,说明了当时对肿瘤已有"留聚不去"的认识。在长沙马王堆汉墓中出土的《五十二病方》中,也有记载治疗肿瘤的外用膏方。而在现存最早的中医学专著——《黄帝内经》中,对肿瘤的发病原因、病症特点也有颇多记载。如《灵枢·水胀》载:"肠覃何如?岐伯曰:寒气客于肠外,与卫气相搏,气不得荣,因有所系,癖而内著,恶气乃起,瘜肉乃生。其始生也,大如鸡卵,稍以益大,至其成,如怀子之状,久者离岁,按之则坚,推之则移,月事以时下,此其候也。"又曰:"石瘕生于胞中,……日以益大,状如怀子,月事不以时下,皆生于女子。"上述言论说明了妇科肿瘤的病症特点。

嗣后,各代医家在《黄帝内经》的基础上,对肿瘤又作了颇多阐述。《诸病源候论》云:"瘤者,皮肉中忽肿起,初梅李大,渐长大,不痛不痒……"《疡科心得集》说:"失营者,由肝阳久郁,恼怒不发,营亏络枯,经道阻滞,如树木之失于荣华,枝枯皮焦,故名也。生于耳前后及项间,初起形如栗子,顶突根收,如虚痰病瘤之状,按之石硬无情,推之不肯移动,如钉着肌肉者是也。不寒热,不觉痛,渐渐加大;后遂隐隐疼痛,痛着肌骨,渐渐溃破,但流血水无脓,渐渐口大内腐,形似湖石,凹进凸出,斯时痛甚彻心,胸闷烦躁,是精神不收,气不摄纳也;随有疮头放血如喷壶状,逾时而止。体怯者,即时而毙;如气强血能来复者,亦可复安。若再放血,则不能久矣(亦有放三四次而毙者,余曾见过)。此证为四绝之一,难以治疗。若犯之者,宜戒七情,适心志;更以养血气、解郁结之药,常常服之,庶可绵延岁月,否则促之命期已。其应用之方,如加味逍遥散、归脾汤、益气养营汤、补中益气汤、和营散坚丸等,酌而用之可也。"《校注妇人良方》中说:"若初起内结小核,或如鳖棋子,不赤不痛,积之岁月渐大,巉岩崩破,如熟榴,或内溃深洞,血水滴沥,此属肝脾郁怒,气血亏损,名曰乳岩,为难疗。……乳岩初患,用益气养荣汤、加味逍遥、加味归脾,可以内消。若用行气破血之剂,则速其亡。"

癌,系由古代"嵒""岩"等字演化而来,因其形状如岩石,坚硬如铁,凹凸不平,故取其为名。中医对于"癌"字的提出,最早见于宋代东轩居士的《卫济宝书》,其在《痈疽五发》篇中曰:"一曰癌,二曰瘭,三曰疽,四曰痼,五曰痈。"《仁斋直指附遗方论》中对癌症进一步描述道:"癌者,上高下深,岩穴之状,颗颗累垂,裂如瞽眼,其中带青,由是簇头,各露一舌,毒根深藏,穿孔通里,男则多发于腹,女则多发于乳,或项或肩或臂,外证令人昏迷。"中医所论之"癌"与西医学的"癌症"虽不完全是同一个概念,但据其病症特点,"毒根深藏,穿孔通里",也说明了病症之危重难疗。

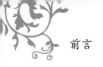

对于肿瘤的治疗,中医根据肿瘤发生的病因病机,制订了扶正祛邪、清热解毒、活血化瘀、扶正固本等多种治疗大法,临证结合患者个体情况而选用。一些经世名方在癌症的治疗中也广泛地被应用。同时,一些具有抗肿瘤作用的药物也渐渐被临床所认可,如半枝莲、白花蛇舌草、山慈菇、蒲公英、夏枯草、大黄、人参等。经过多年来的实验研究,许多中药中的有效成分经过提炼而研制成具有抗肿瘤作用的新药,如紫杉醇、康莱特、长春碱等,广为临床所应用。

由于时代的局限,古代中医肿瘤学尚未形成一个专门的学科,许多有关肿瘤的医论、治法、方药散在于各种古医籍中,使这些宝贵的医学文献不能得到很好的保护与利用。有鉴于此,我们查阅了大量的中医古籍文献,搜集其中有关肿瘤论治的资料,并将搜集到的文献按名论、名方、名案编辑排列,旨在使这些散在的医学文献能够得到系统化的整理研究,以便进一步发挥中医治疗肿瘤的优势、研发抗肿瘤新药,为人民的健康事业服务。

限于我们的水平,书中疏漏和不足之处在所难免,敬请同道批评指正。

编著者

2019 年 11 月

凡 例

本书选择中医古代肿瘤疾病,每个肿瘤疾病下又分成概述、名论、名方、名案、小结等五部分。现将本书的编写体例说明如下:

1. 古代中医并无"肿瘤"病名,为了便于资料搜集,我们对肿瘤病名进行了规范。在大量阅读古今文献的基础上,分别向中医肿瘤专家和中医文献专家进行咨询,经过筛选、增补,最终确定癥瘕、积聚、瘿瘤、翻胃、噎膈、乳岩、失荣、石疽、恶核、肠蕈、石瘕、恶疮、翻花疮、喉菌、茧唇、舌菌、鼻渊、黑疗、脏毒、阴菌、肾岩翻花、五色带等中医肿瘤古代病名。

2. 中医有关肿瘤的记载虽然历史悠久,资料丰富,但从古代肿瘤的认识来看,恶性肿瘤和良性肿瘤的辨识不清,良性肿瘤和恶性肿瘤的论述又无法截然分开,所以我们整理的原则,一是全部采用中医的古代病名,二是尊重古籍原有资料的真实性和原汁原味,一旦病名和资料确定后,不分良性肿瘤和恶性肿瘤,一并收录。

3. 古代的肿瘤病名与现代肿瘤疾病无法等同,而且彼此交叉,比如同一种现代肿瘤,可能有好多种古代肿瘤;同一种古代肿瘤,也可以与多种现代肿瘤相关。比如古代的积聚、癥瘕与现代的多种肿瘤相近;现代的如恶性淋巴瘤,与古代的失荣、石疽、痰核、恶核等病症相近。我们一律遵循中医古代病名的原则。

4. 古代肿瘤疾病根据实际情况,比如癥瘕、积聚等病名资料丰富,则单独列为一病;比如乳癌、乳岩、乳栗、乳石痈等内容有很大的相关性,资料又不是特别多,则归纳在乳岩下。其他病名也采取同样的处理方法。疾病排序参考中医肿瘤的相关专著和教材。

5. 按照规范的古籍整理方法进行资料搜集整理,对搜集到的古籍文献分门别类,但不改动文字,分列名论、名方、名案三大部分。值得指出的是,由于古籍存在着辗转传抄的现象,因此有些文字难免重复或类同,为保留古籍原貌,不宜改动原文,仍存其旧。

6. 古籍文字古奥,义理精深,书中对难读的字注明拼音;对费解的字和词,包括成语、典故等,予以训解,解释其含义,力求表达简明扼要,避免烦琐考证。

7. 肿瘤疾病概述部分主要介绍本病的病名、主要症状及其病证特点。

8. 肿瘤疾病名论、名方、名案各部分均以录用的古代文献成书年代排序。其中名论部分以书名为纲,主要选录病名、病因、证候、诊断和治则等方面的重要论述,对临床有重要的指导作用;论述中有部分与肿瘤无关的内容,我们予以删除,且为了不影响古籍原貌,插入"……"表示。名方部分以方名为纲,主要是精选古代(个别方剂迄民国初)治疗肿瘤的代表方剂,且出自名家之手,或简便验方,组方配伍合理,有使用方法和功用主治等较为完整的内容,具有重要的应用和研发价值者。其中涉及无名方者,由编者自加一个方名,并在方前加"*"以示区别。如果方名相同,组方一样,但功用主治或药物用量有所不同,则均予保留。名案部分也是以书名为纲,主要选择古代医家治疗肿瘤的典型案例,一般是理法方药合拍,对

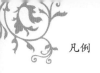

现代临床有重要启示和借鉴作用者。

9. 全书最后列方剂索引,所辑本书标有方剂名称者。标明"又方"等难以考证方名或命名者,均不列入。

10. 名方中,古代的方名根据原文的格式,方名前后显示书名者,只取方名,文献出处中以"某书引某书"的方式处理,如《幼幼新书》引《博济方》,《古今医统大全》引《良方》。

11. 小结部分主要提取历代名论、名方、名案对本病治疗的重要信息,比如对现代临床有指导价值的新理论、新思路,名方中现代还在广泛应用、疗效显著,但未形成成果或产品的,以期进一步研究,为新药研制开发提供参考。

12. 书中引用的文献在书后均标明出处,多次引用的同一文献标注于最早出现之处。正文中阿拉伯数字上角标对应引用书目序码。

目 录

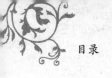

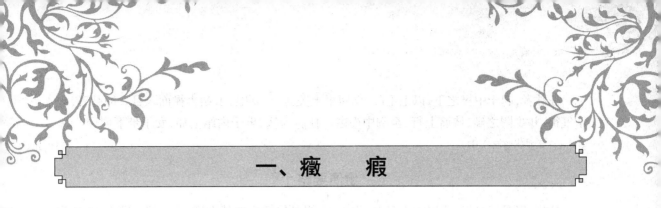

一、癥 瘕

概 述

　　早在《素问》中就有积聚和癥瘕的记载，认为是因气动而内有所成，但无癥病的病名，有石瘕、虚瘕、瘕聚等病名。癥病病名首见于《金匮要略》，认为癥和瘕是两种不同的病证，治疗癥病首推三张经典名方——鳖甲煎丸、大黄䗪虫丸和桂枝茯苓丸。

　　《诸病源候论》载《积聚病诸候》凡六论、《癥瘕病诸候》凡十八论，详细记载了古代积聚病和癥瘕病的症状、病因病机，并把积聚分成肝、心、脾、肺、肾五积，癥瘕有七癥八瘕。《诸病源候论》认为"积聚者，由阴阳不和，腑脏虚弱，受于风邪，搏于腑脏之气所为也"，而"癥瘕者，皆由寒温不调，饮食不化，与脏气相搏结所生也"；特别是"癥者，由寒温失节，致腑脏之气虚弱，而食饮不消，聚结在内，染渐生长。块段盘牢不移动者，是癥也，言其形状，可征验也。若积引岁月，人即柴瘦，腹转大，遂致死。诊其脉弦而伏，其癥不转动者，必死"，与现代肿瘤的症状描述非常符合。所以古代病名中，积聚、癥瘕与肿瘤的关系密不可分，非常值得我们进一步挖掘研究，意义非凡。

　　在名称上，宋以前，曾出现了大量癥瘕病证名称，如"七癥八瘕"等，给临床辨证带来不便。宋初仍延续这一习惯，如《太平圣惠方》中仍有较多的癥瘕病证名称。但在其后的著作中多以"癥瘕"为主，很少再有如"蛇瘕""米癥"等病证名称。如《圣济总录》中除"癥瘕"名称外，全书仅出现"食癥""血瘕""癥癖"之名。陈无择则明确反对过于繁杂的癥瘕命名，认为强分"七癥八瘕"在理论上似乎有道理，其实毫无必要。

　　宋代以前的医家，虽然趋于认为癥瘕属积聚范畴，但均没有明确提出。在历代医学著作中也往往把癥瘕和积聚作为两大类病证并列记载和论述。至《圣济总录》则明确提出癥瘕属积聚范畴，把癥瘕癖结均列在"积聚门"下进行论述。

名 论

黄帝内经素问 [1]

　　脾移热于肝，则为惊衄。肝移热于心，则死。心移热于肺，传为膈消。肺移热于肾，传为柔痓。肾移热于脾，传为虚，肠澼死，不可治。胞移热于膀胱，则癃溺血。膀胱移热于小肠，膈肠不便，上为口糜。小肠移热于大肠，为虙瘕，为沉。（卷第十·气厥论篇第三十七）

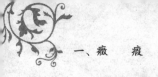

任脉者,起于中极之下,以上毛际,循腹里上关元,至咽喉,上颐①循面入目。冲脉者,起于气街,并少阴之经,挟脐上行,至胸中而散。任脉为病,男子内结七疝,女子带下瘕聚。(卷第十六·骨空论篇第六十)

金匮要略 2

病疟,以月一日发,当以十五日愈,设不瘥,当月尽解。如其不瘥,当云何?师曰:此结为癥瘕,名曰疟母,急治之,宜鳖甲煎丸。(疟病脉证并治第四)

妇人宿有癥病,经断未及三月,而得漏下不止,胎动在脐上者,为癥痼害。妊娠六月动者,前三月经水利时,胎也。下血者,后断三月衃②也。所以血不止者,其癥不去故也,当下其癥,桂枝茯苓丸主之。(妇人妊娠病脉证并治第二十)

中藏经 3

积者,系于脏也;聚者,系于腑也;癥者,系于气也;瘕者,系于血也;……癥有十二,瘕有八。……癥有劳气、冷热、虚实、风湿、食药、思忧之十二名也,瘕有青、黄、燥、血、脂、狐、蛇、鳖之八名也。(积聚癥瘕杂虫论第十八)

肘后备急方 4

凡癥坚之起,多以渐生,如有卒觉便牢大自难治也,腹中癥有结积,便害饮食,转羸瘦,治之多用陷冰③、玉壶、八毒④诸大药,今止取小易得者。(治卒心腹癥坚方第二十六)

诸病源候论 5

癥瘕病者,皆由久寒积冷,饮食不消所致也。结聚牢强,按之不能转动为癥;推之浮移为瘕。虚劳之人,脾胃气弱,不能克消水谷,复为寒冷所乘,故结成此病也。(卷之三·虚劳病诸候上·虚劳癥瘕候)

癥者,由寒温失节,致腑脏之气虚弱,而食饮不消,聚结在内,染渐生长。块段盘牢不移动者,是癥也,言其形状,可征验也。若积引岁月,人即柴瘦,腹转大,遂致死。诊其脉弦而伏,其癥不转动者,必死。(卷之十九·癥瘕病诸候·癥候)

癥瘕者,皆由寒温不调,饮食不化,与脏气相搏结所生也。其病不动者,直名为癥。若病虽有结瘕,而可推移者,名为瘕。瘕者,假也,谓虚假可动也。

候其人发语声嘶,中声浊而后语乏气拖舌,语而不出。此人食结在腹,病寒,口里常水出,

---

① 颐(yí):面颊,腮。

② 衃(pēi):凝聚成紫黑色的瘀血。

③ 陷冰:即陷冰丸,是一种能使冰融解的弹丸,出自《后汉书·臧洪传》。

④ 八毒:即八毒丸,具有杀鬼气、逐尸疰的功效。主治五尸癥积及恶心痛、蛊疰、鬼气、鬼疰病。

四体洒洒常如发疟,饮食不能,常自闷闷而痛,此食癥病也。诊其脉,沉而中散者,寒食癥也。脉弦紧而细,癥也。若在心下,则寸口脉弦紧;在胃脘,则关上弦紧;在脐,则尺中弦紧。脉癥法,左手脉横,癥在左;右手脉横,癥在右。脉头大在上,头小在下。脉来迟而牢者,为病癥也。肾脉小急,肝脉小急,心脉小急,不鼓,皆为瘕。寸口脉结者,癥瘕。脉弦而伏,腹中有癥,不可转动,必死,不治故也。其汤熨针石,别有正方,补养宣导,今附于后。

《养生方》云:饮食大走,肠胃伤,久成癥瘕,时时结痛。(卷之十九·癥瘕病诸候·癥瘕候)

瘕病者,由寒温不适,饮食不消,与脏气相搏,积在腹内,结块瘕痛,随气移动是也。言其虚假不牢,故谓之为瘕也。(卷之十九·癥瘕病诸候·瘕病候)

暴癥者,由腑脏虚弱,食生冷之物,脏既虚弱,不能消之,结聚成块,卒然而起,其生无渐,名曰暴癥也。本由脏弱,其癥暴生,至于成病,死人则速。(卷之十九·癥瘕病诸候·暴癥候)

癥痞者,由冷热不调,饮食不节,积在腹内,或肠胃之间,与脏相结搏。其牢强,推之不移,名曰癥,言其病形征可验也。气壅塞为痞,言其气痞涩不宣畅也,皆得冷则发动刺痛。癥痞之病,其形冷结,若冷气入于子脏,则使无子;若冷气入于胞络,搏于血气,血得冷则涩,令月水不通也。(卷三十八·妇人杂病诸候二·癥痞候)

八瘕者,皆胞胎生产,月水往来,血脉精气不调之所生也。肾为阴,主开闭,左为胞门,右为子户,主定月水生子之道。胞门子户,主子精神气所出入,合于中黄门①、玉门②四边,主持关元,禁闭子精。脐下三寸,名曰关元,主藏魂魄,妇人之胞,三焦之府,常所从止。然妇人经脉俞络合调,则月水以时来至,故能生子而无病。妇人荣卫经络断绝不通,邪气便得往入,合于脏,若经血未尽而合阴阳,即令妇人血脉挛急,小腹重急支满,胸胁腰背相引,四肢酸痛,饮食不调,结牢恶血不除,月水不时,或月前月后,因生积聚,如怀胎状。邪气甚盛者,令人恍惚多梦,寒热,四肢不欲动,阴中生气,肿内生风,甚者害小便不利,涩而痛,淋沥,面黄黑,成病则不复生子。

其八瘕者,黄瘕、青瘕、燥瘕、血瘕、脂瘕、狐瘕、蛇瘕、鳖瘕也。

黄瘕者,妇人月水始下,若新伤堕,血气未止,卧寤未定,五脏六腑虚羸,精神不治。因向大风便利,阴阳开阖,关节四远中于风湿,气从下上入阴里,稽留不去,名为阴阳虚,则生黄瘕。瘕之聚,令人苦四肢寒热,身重淋露,不欲食,左胁下有血气结牢,不可得抑,若腰背相引痛,月水不利,令人不产,小腹急,下引阴中如刀刺,不得小便,或时寒热,下赤黄汁,病苦如此,令人无子。

青瘕者,妇人新产,未满十日起行,以浣洗太早,阴阳虚,玉门四边皆解散,子户未安,骨肉皆痛,手臂不举,饮食未复,内脏吸吸。又当风卧,不自隐蔽,若居湿席,令人苦寒洒洒,入

---

① 黄门:古指人体的横膈膜,泛指腹中。
② 玉门:又名龙门、胞门,部位相当于外生殖器阴道口的处女膜组织。

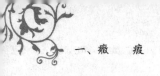

腹烦闷沉淖。恶血不除,结热不得前后,便化生青瘕。瘕聚在左右胁下,藏于背膂,上与髆①,髀②腰下挛,两足肿,面目黄,大小便难。其后月水为之不通利,或不复禁,状如崩中。此自其过所致,令人少子。

燥瘕者,妇人月水下,恶血未尽,其人虚惫,而以夏月热行疾走,若举重移轻,汗出交流,气力未平,而卒以急怒甚喜,致猥咽不泄,经脉挛急,内结不舒,烦满少气,上达胸膈背膂,少腹为急,月水与气俱不通,而反以饮清水快心,月水横流,溢入他脏不去,有热因生燥瘕之聚。大如半杯,上下腹中苦痛,还两胁下,上引心而烦,害饮食,欲吐,胸及腹中不得太息,腰背重,喜卧盗汗,足酸疼痛,久立而痛,小便失时,居然自出,若失精,月水闭塞,大便涩难,病如此者,其人少子。

血瘕者,妇人月水新下,未满日数而中止,饮食过度,五谷气盛,溢入他脏,若大饥寒,汲汲不足,呼吸未调而自劳,血下未定,左右走肠胃之间,留络不去,内有寒热,与月水合会,为血瘕之聚。令人腰痛,不可以俯仰,横骨下有积气,牢如石,少腹里急苦痛,背膂疼,深达腰腹,下挛阴里,若生风冷,子门僻,月水不时,乍来乍不来,此病令人无子。

脂瘕者,妇人月水新来,若生未满三十日,以合阴阳,络脉分,胞门伤,子户失禁,关节散,五脏六腑津液流行,阴道瞤动,百脉关枢四解,外不见其形,子精与血气相遇,犯禁,子精化,不足成子,则为脂瘕之聚。令人支满里急,疾瘵引少腹重,腰背如刺状,四肢不举,饮食不甘,卧不安席,左右走,腹中切痛,时瘥时甚,或时少气头眩,身体解堕,苦寒恶风,膀胱胀,月水乍来乍去,不如常度,大小便血不止,如此者令人无子。

狐瘕者,妇人月水当日数来,而反悲哀忧恐,若远行逢暴风疾雨,雷电惊恐,衣被沉湿,疲倦少气,心中恍惚未定,四肢懈惰,振寒,脉气绝,精神游亡,邪气入于阴里不去,则生狐瘕之聚。食人脏,令人月水闭不通,少腹瘀滞,胸胁腰背痛,阴中肿,小便难,胞门子户不受男精,五脏气盛,令人嗜食欲呕,若睡多所思,如有娠状,四肢不举。有此病者,终身无子。其瘕有手足成形者杀人也,未成者可治。

蛇瘕者,妇人月水已下新止,适闭未复,胞门子户劳伤,阴阳未平复,荣卫分行,若其中风暴病羸劣,饮食未调,若起行当风,及度泥涂,用清寒太早,若坐湿地,名阴阳乱。腹中虚,且未饮食。若远道之余,饮污井之水,食不洁之食,吞蛇鼠之精,留结不去,因生蛇瘕之聚。上食心肝,长大其形若漆在脐上下,还疠左右胁,不得吐气,两股胫间若漆疾,小腹急,小便赤黄,膀胱引阴中挛,腰背痛,难以动作,苦寒热,月水或多或少。有此病者,不复生子。其瘕手足成形者杀人,未成者可治。

鳖瘕者,妇人月水新至,其人剧吐疲劳,汗出衣服沉湿,不以时去;若当风睡,两足践湿地,恍惚觉悟,蹢立未安,颜色未平,复见所好,心为开荡,魂魄感动,五内脱消;若入水浣洗沐浴,不以时出,神不守,水精与邪气俱入,至上三焦之中募,玉门先闭,津液妄行,留结不去,因生鳖瘕之聚。大如小盘,令人少腹切痛,恶气走上下,腹中苦痛,若存若亡,持之跃手,下引阴里,腰背亦痛,不可以息,月水不通,面目黄黑,脱声少气。有此病者,令人绝子。其瘕有手足

---

① 髆(bó):肩胛骨。
② 髀(bì):股胯部。

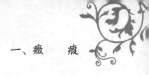

成形者杀人，未成者可治。（卷三十八·妇人杂病诸候二·八瘕候）

　　癥病之候，腹内块，按之牢强，推之不移动是也。产后而有癥块者，由脏虚，余血不尽，为风冷所乘，血则凝结而成癥也。（卷四十四·妇人产后病诸候下·产后癥候）

　　五脏不和，三焦不调，有寒冷之气客之，则令乳哺不消化，结聚成癥瘕、癖结也。其状：按之不动，有形段者，癥也；推之浮移者，瘕也；其弦急牢强，或在左，或在右，癖也。皆由冷气、痰水、食饮结聚所成，故云癥瘕癖结也。（卷之四十七·小儿杂病诸候三·癥瘕癖结候）

备急千金要方 6

　　五石乌头丸，治男子女人百病虚弱，劳冷宿寒久癖，及癥瘕积聚，或呕逆不下食，并风湿诸病无不治之方。

　　蜥蜴丸，治癥坚、水肿、蜚尸、百注、遁注、尸注、骨血相注、恶气、鬼忤、虫毒，邪气往来，梦寤存亡，留饮结积，虎狼所啮，猘犬[①]所咋，鸩毒入人五脏，服药以消杀其毒。食不消，妇人邪鬼忤[②]，亦能遣之方。（卷第十一·肝脏·坚癥积聚第五）

太平圣惠方 7

　　夫癥病者，由寒温失节，致腑脏之气虚弱，而食饮不消，聚在于内，染渐生长，块段盘牢，不移动者，是癥也，言其形状，可征验也。若积引岁月，人即枯瘦，腹肚转大，遂至于死。诊其脉弦而伏，其癥不转者，必死矣。（卷第四十九·治癥病诸方）

　　夫暴癥者，由脏腑虚弱，食生冷之物，脏既本虚，不能消之，结聚成块，卒然而起，其生无渐，名之暴癥也。本由脏弱，其癥暴生，至于成病，毙人俱速矣。（卷第四十九·治暴癥诸方）

　　夫癥瘕者，皆由寒温不调，饮食不化，与脏气虚冷所生也。其病不动者直名为癥，若病虽有结瘕，而可推移者名为瘕。瘕者，假也，谓虚假可动。候其人发语，声嘶抳[③]舌，语而不出，此人食结在腹，其病寒，口中常有水出，四体洒洒，常如发疟，饮食不能，常自郁郁而痛，此食癥病也。诊其脉，沉而中散者，寒食癥也；脉弦紧而细，癥也。若在心下，则寸口脉弦紧；在胃管，则关上弦紧；在脐下，则尺中弦紧。诊脉癥法，左手脉横，癥在左；右手脉横，癥在右。又脉头大在上，头小在下。脉来迟而牢者，为病癥也。肾脉小急，肝脉小急，心脉若数，皆为瘕。寸口脉结而伏者，腹中有癥，不可转动，必死不治。（卷第四十九·治癥瘕诸方）

　　夫妇人癥痞者，由冷热不调，食饮不节，积在腹内，或肠胃之间，与脏相结搏。其牢强推

---

① 猘（zhì）犬：疯狗。

② 忤（wǔ）：触动。

③ 抳（yì）：牵引。

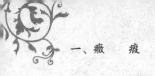

之不移者,名曰癥,言其病形证可验也;气壅塞为痞,言其气痞涩不宣畅也,皆得冷则发动刺痛。癥痞之病,其形冷结,若冷气入于子脏,则使无子;若冷气入于胞络,搏于血,血得冷则涩,亦令月水不通也。(卷第七十一·治妇人癥痞诸方)

夫妇人积年血癥块者,由寒温失节,脏腑气虚,风冷在内,饮食不消,与血气相结,渐生块痕,盘牢不移者是也。此皆因气血劳伤,月水往来,经络否涩,恶血不除,结聚所生也。久而不差,则心腹两胁苦痛,害于饮食,肌肤羸瘦也。(卷第七十一·治妇人积年血癥块诸方)

夫小儿五脏不和,三焦不调,有寒热之气客之,则令乳哺不消化,结聚成癥痕也。其状按之不动,有状段者,则是癥也;推之浮移者,则为痕也。(卷第八十八·治小儿癥痕诸方)

夫绝乳小儿,寒温失调,饮食不化,与脏气相搏,结聚不动,名为癥也。其食结在腹,喜寒,四肢洒洒如疟,不能食,常自隐隐而痛,此则食癥也。(卷第八十九·治小儿食癥诸方)

神巧万全方 [8]

癥痕之状虽同,而不动者名癥,其有法攻,而可推移者名痕,痕病轻于癥,癥不动者,必死之候。(论癥痕)

保童秘要 [9]

夫小癥痕者,其病有二也,大抵亦稍相似。盖癥即微痛,痕即不痛,以此别之。皆令小儿腹肚胀大,或作颗结,或皮肤浮肿,渐不能食是也。(癥痕诸方)

圣济总录 [10]

论曰:癥之为病,虽有形证,推之不动,癖之为病,僻在胁肋,按之水鸣,此皆饮食留滞所致也,不即治,日渐增长,盘结牢固,邪气日盛,令人正气衰微。累岁不已,甚则身瘦腹大,名曰久积癥癖。(卷七十二·久积癥癖)

积气在腹中,久不瘥,牢固推之不移者,癥也,此由寒温失宜,饮食不节,致腑脏气虚弱,食饮不消,按之其状如杯盘牢结。久不已,令人身瘦而腹大,至死不消。诊其脉弦而伏,其坚不转动者,死之候也。(卷七十二·诸癥)

黄帝素问宣明论方 [11]

癥者,腹中坚硬,按之应手,然水体柔顺,而今反坚硬如地者,亢则害,承乃制也。痕者,中虽硬而忽聚忽散,无其常,故其病未及癥也。《经》曰:血不流而薄,故血内凝而乃痕也。(卷七·积聚门·积聚总论)

三因极一病证方论 12

癥瘕积聚，随气血以分门。故方云，以癥瘕属肝部，积聚属肺部，不亦明矣。况七者火数，属心，盖血生于心；八者木数，属肝，盖血归于肝。虽曰强分，理似不混。夫癥者，坚也，坚则难破；瘕者，假也，假物成形。然七癥八瘕之名，经论亦不详出，虽有蛟龙、鱼、鳖、肉、发、虱、米等七证，初非定名，偶因食物相感而致患耳。若妇人七癥八瘕，则由内、外、不内外因动伤五脏气血而成。古人将妇人病为痼疾，以蛟龙等为生瘕，然亦不必如此执泥。妇人癥瘕，并属血病，龙、蛇、鱼、鳖等，事皆出偶然，但饮食间，误中之，留聚腹脏，假血而成，自有活性。亦犹永徽中，僧病噎者，腹有一物，其状如鱼，即生瘕也。与夫宿血停凝，结为痞块，虽内外所感之不同，治法当以类相从。所谓医者，意也，如以败梳治虱瘕，铜屑治龙瘕，曲糵治米瘕，石灰治发瘕，如此等类，方论至多，不复繁引，学者可以理解。（卷之九·癥瘕证治）

仁斋直指方论 13

《原病式》曰：癥者，腹中坚硬，按之应手。然水体柔顺，而今反坚硬如地者，亢则害承乃制也。瘕者，腹中虽硬而忽聚忽散，无其常，故其病未及癥也。《经》曰：血不流而滞，故血内凝而为瘕也。小肠移热于大肠，乃为虙瘕；大肠移热于小肠，谓两热相搏，则血移而为伏瘕。血涩不利，月事沉滞而不行，故云为虙瘕，为虙与伏同，传写误尔。

陈无择云：癥瘕属肝部，积聚属肺部。夫癥者，坚也；瘕者，假也。假物而成形，然七癥八瘕之名，经论亦不详出，虽有蛟、蛇、鳖、肉、发、虱、米等七证，初非定名，偶因食物相感而致患尔。若妇人癥瘕，则由内、外、不内外因，动伤五脏气血而成，古人谓为痼疾，以蛟、蛇等为生瘕，然亦不必泥此。并属血病。蛇、发等事皆出偶然，但饮食间误中之，留聚假血而成，自有活性。亦犹永徽中，僧病噎者，腹中有一物，其状如鱼，即生瘕也。（积聚癥瘕痞块方论）

玉机微义 14

陈无择云：癥瘕属肝部，积聚属肺部。夫癥者，坚也；瘕者，假也。假物而成形，然七癥八瘕之名，经论亦不详出。虽有蛟、蛇、鳖、肉、发、虱、米等七证，初非定名，偶因食物相感而致患尔。若妇人癥瘕，则由内、外、不内外因，动伤五脏气血而成。古人谓为痼疾，以蛟、蛇等为生瘕，然亦不必泥此。并属血病。蛇、发等事皆出偶然，但饮食间误中之，留聚假血而成，自有活性。亦犹永徽中，僧病噎者，腹中有一物，其状如鱼，即生瘕也。

按此论积聚等属脏部，盖分气血尔，亦不必拘此。然生瘕亦有外因而成者，如昔之徐之才治取蛤精疾生于足间者，若此陈于《三因》何不之及。（卷二十·积聚门·论积聚分三因）

医学纲目 15

《脉》左手脉横癥在左，右手脉横癥在右，脉头大者在上，头小者在下。脉迟而滑，中寒有癥结，偏得洪实而滑为积，弦紧亦为积，为寒痹，为疝痛。内有积，不见脉，难治。见一脉相应，为易治。诸不相应，为不治。脉弦，腹中急痛，腰背痛相引，腹中有寒疝瘕。脉弦紧而微细者，癥也。夫寒痹癥瘕积聚之脉，皆弦紧。若在心下，即寸弦紧；在胃脘，即关弦紧；在脐下，即尺

弦紧。脉弦小者,寒痹。

《甲》伤忧烦思气积,中脘主之。腹中积上下行,悬枢主之。大肠转气,按之如覆杯,热引胃痛,脾气寒,四肢烦,不嗜食,脾俞主之。腹中积聚,时切痛,商曲主之。胞中有大疝瘕积,与阴阳相引而痛,苦涌泄上下出,补尺泽、太溪,手阳明寸口皆补之。(卷之二十五·脾胃部·积块癥瘕)

普济方 16

癥音真,又音呈,伤食得之,痛刺胁肋,心胸烦闷,饮食不下,吐逆心忪①,不医治渐成癥结,又曰食结。瘕,音贾,又音加,伤血得之,心膈郁闷,痛引少腹,时或攻筑,上抢心胸,虽不阻食,肌肉不生,久而不治渐成瘕结,又曰血结。痞音甫,又音匕,又音婢,伤气得之,心腹膨胀,肚大胁满,痛刺往来,主左肋,面黄肌瘦,倦怠无力,久而不治,渐成痞块,又曰气块。癖,音僻,伤积得之,其证如肠澼之疾,便利无度,滑不成粪,似痢非痢,似虫非虫,腹肚干痛,上筑心胸满闷,久而不治。顽结不散,肠结成块,有类痞状。(卷三百九十一·婴孩癖积胀满门)

古今医统大全 17

癥者,腹中坚硬,按之应手,一定不移,言其形状可征验也,亦由寒温失节,饮食不消,聚结于内,染渐生长,块段盘牢不移动者是癥也。瘕者,假也,谓虚假可动也,病虽结瘕而可推移者也。《经》曰:血不流而滞,故内结而为瘕也。瘕者,假物而成形,故曰瘕,血病也。此不言为聚,聚者,阳气也。小肠移热于大肠,乃为虚瘕;大肠移热于小肠,谓两热相搏,则血移而为伏瘕。血不行则月闭,此癥瘕之病为妇女得之多也。故女科有肠覃、石瘕之病。疝,边旁也。《海篇》云:皮厚也。此亦气血凝于肌肉之间而成疝也。状类痞块之形而尤见着者也。癖者,僻也,饮食之凝滞于一隅而成内癖。内伤脾胃,外无形迹。其人面黄肌瘦,四肢困乏而精神憔悴是也。今人之所病癖者,其证亦是也。痞块之候自详本门。积与癥也,乃坚硬;聚与瘕也,移散而动;疝与痞也,坚硬在皮;癖之为候,病在五内,而不可以形状求也。

积也,聚也,癥也,瘕也,疝也,痞块也,皆不外乎饮食气血之凝滞。在医者以意推之治之,量其虚实,权其重轻消息之而已矣。(卷之三十三·积聚门病机·积聚与癥瘕不同　疝癖与痞块亦异)

妇人癥瘕之病,多由七情不节,所伤饮食,寒温不调,气血劳伤,脏腑虚弱,凝滞不通而成癥瘕。癥者,征也,脏气结聚,推之不移,病形可验,故曰癥。瘕者,假也,结聚浮假而痛,推移乃动,故曰瘕。其发动腹痛,气壅结滞于胞络,则月经不行,久则成癥瘕之疾也。(卷之八十三·妇科心镜·妇人癥瘕候)

证治准绳 18

薛新甫云:妇人疝癖癥瘕,大抵因饮食起居七情失宜,亏损脏腑,气血乖违,阴络受伤,循行失度所致。罗谦甫云:养正积自除,必先调养,使荣卫充实,若不消散,方可议下。但除之

---

① 忪(sōng):惊跳。

不以渐，则必有颠覆之害，若不守禁忌，纵情嗜欲，其有不丧身者鲜矣。

《病源》曰：八瘕者，皆胞胎生产、月水往来、血脉精气不调之所生也。肾为阴主开闭，左为胞门，右为子户，主定月水，生子之道，胞门子户，主子精神气所出入，合于中黄门、玉门四边，主持关元，禁闭子精。脐下三寸，名曰关元，主藏魂魄，妇人之胞，三焦之府，常所从止。然妇人经脉俞络合调，则月水以时来至，故能生子而无病。妇人荣卫经络断绝不通，邪气便得往来，入合于脏，若生血未尽，而合阴阳，即令妇人血脉挛急，小腹重急支满，胸胁腰背相引，四肢酸痛，饮食不调，结牢恶血不除，月水不时，或月前月后，因生积聚，如怀胎状。邪气甚盛者，令人恍惚多梦，寒热，四肢不欲动，阴中生气，肿内生风，甚者小便不利，苦痛如淋状，面目黄黑，岁月久即不复生子也。

薛氏曰：《经》云：气主煦之，血主濡之。若血不流则凝而为瘕也。瘕者中虽硬而忽聚忽散，多因六淫七情，饮食起居，动伤脏腑而成，当与疝癖诸证治同，慎勿复伤元气。

（黄瘕）者，妇人月水始下，若新伤堕，血气未止，卧寝未定，五脏六腑虚羸，精神不足，因向大风便利，阴阳开阖，关节四远中于风湿，气从下上，入于阴中，稽留不去，名为阴虚，则生黄瘕。黄瘕之聚，令人苦四肢寒热，身重淋露，卧不欲食，左胁下有气结牢，不可得抑，若腰背相引痛，月水不利，令人不产，小腹急，下引阴中如刺，不得小便，或时寒热，下赤黄汁，令人无子。当刺关元、气冲，行以毒药，瘕下即愈。

（青瘕）者，妇人新产，未满十日起行，以浣洗太早，阴阳虚，玉门四边皆解散，子户未安，骨肉皆痛，手臂不举，饮食未复，五内吸吸，又当风卧不自隐蔽，若居湿席，令人苦寒洒洒入腹，烦闷沉淖[1]，恶血不除，结热不得散，则生青瘕。瘕聚在左右胁下，藏于背脊上与肩胛，腰下挛急，腹中有气起，喜唾，不可多食，四肢不欲动摇，手足肿，面目黄，大小便难，其后月水为之不通利，或不复禁，状如崩中，此自过所致，令人少子。疗之当刺胃管，行以毒药有法，瘕当下即愈。

（燥瘕）者，妇人月水下恶血未尽，其人虚羸，而以夏月热行疾步，若举重移轻，汗出交流，气血未平，而卒以恚怒，致腹中猥咽不泄，经脉挛急，内结不舒，烦懑少力，气上达胸膈背脊，少腹壅急，月水与气俱不通利，而反以饮清水快心，月水横流，溢入他脏不去，有热则生燥瘕之聚，大如半杯，上下腹中苦痛，还两胁下，上引心而烦，害饮食欲呕吐，胸及腹中不得太息，腰背重，喜卧盗汗，足酸削，久立而痛，小便失时，忽然自出，若失精，月水闭塞，大便涩难，病如此者，其人少子。疗之以长针，按而刺之法度，行以毒药，瘕当下即愈。

（血瘕）者，妇人月水新下，未满日数而中止，因饮食过度，五谷气盛，溢入他脏，若大饥寒吸吸不足，呼吸未调，而自劳动，血下未定，左右走肠胃之间，留络不去，内有寒热，与月水合会，为血瘕之聚，令人腰痛不可以俯仰，横骨下有积气，牢如石，少腹里急苦痛，背脊疼深达腰腹，下挛阴里，若生风冷，子门僻，月水不时，乍来乍不来，此病令人无子。疗之瘕当下，即愈。

（脂瘕）者，妇人月水新来，若生未满三十日，以合阴阳，络脉分，胞门伤，子户失禁，关节散，五脏六腑津液流行阴道，晌动百脉，关枢四解，外不见其形，子精与血气相遇，犯禁，子精化，不足成子，则生脂瘕之聚，令人支满里急，痹引少腹重，腰背如刺状，四肢不举，饮食不

---
① 淖(nào)：烂泥，泥沼。

甘，卧不安席，左右走腹中切痛，时瘥时甚，或时少气头眩，身体解㑊，苦寒恶风，膀胱胀，月水乍来乍去，不如常度，大小便血不止，如此者令人无子。疗之当刺以长针，行以毒药，瘕当下，即愈。

（狐瘕）者，妇人月水当日数来，而反悲哀忧恐，若以远行逢暴风疾雨，雷电惊恐，衣被沉湿，罢倦少气，心中恍惚未定，四肢懈惰，振寒，苦瘾痱气绝，精神游亡，邪气入于阴里不去，则生狐瘕之聚，食人子脏，令人月水闭不通，少腹瘀滞，胸胁腰背痛，阴中肿，小便难，胞门子户不受男精，五脏气盛，令人嗜食，欲呕，喜唾，多所思，如有身状，四肢不举，有此病者，终身无子。其瘕有手足成形者杀人，未成者可疗。以长针急持刺之，行以毒药有法，瘕当下，即愈。

（蛇瘕）者，妇人月水已下新止，适闭未复，胞门子户劳伤，阴阳未平，荣卫分行，若其中风暴病羸劣，饮食未调，若起行当风，及度泥涂，因冲寒太早，若坐湿地，名阴阳乱，腹中虚，若远行道路，饮污井之水，食不洁之食，吞蛇鼠之精，留络不去，因生蛇瘕之聚。上食心肝，长大其形若漆，在脐上下，还疗左右胁，不得吐气，两股胫间苦疼，少腹多热，小便赤黄，膀胱引阴中挛急，腰目俱痛，难以动作，喜发寒热，月水或多或少，有此病者，不复生子。其瘕手足成形者杀人，未成者可治。疗有法，行以毒药，瘕当下，即愈。

（鳖瘕）者，妇人月水新至，其人剧作罢劳，汗出衣服润湿，不以时去之，若当风睡，足践湿地，恍惚觉悟，踟蹰未安，颜色未平，复见所好，心为之开，魂魄感动，五内脱消，若入水浣洗沐浴，不以时出，而神不守，水精与邪气俱入，至三焦之中幕，玉门先闭，津液妄行，留络不去，因生鳖瘕之聚。大如小柈[1]，令人少腹内切痛，恶气左右走，上下腹中苦痛，若存若亡，持之跃手，下引阴里，腰背亦痛，不可以息，月水不通，面目黄黑，脱声少气，有此病者，令人绝子。其瘕有手足成形者杀人，未成者可治。疗有法度，以长针按疗之，行以毒药，瘕当下，即愈。

（血瘕）妇人寒温失节，脏腑气虚，风冷在内，饮食不消，与血气相结，渐生颗块，盘牢不移动者是也。皆因血气劳伤，月水往来，经络痞塞，恶血不除，结聚所生，久而不瘥，则心腹两胁苦痛，害于饮食，肌肤羸瘦。问：瘕一也，何以知是血瘕？曰：血之外证，瞀[2]闷烦躁，迷忘惊狂，痰呕汗多，骨热肢冷，其蓄在下焦者，必脐下结急，外热内痛，尺脉洪而数也。桃仁、灵脂、生地黄、牛膝、大黄、甘草祛逐之。

（薛）前证多兼七情亏损，五脏气血乖违而致。盖气主煦之，血主濡之，脾统血，肝藏血，故郁结伤脾，患怒伤肝者多患之，腹胁作痛，正属肝脾二经证也。洁古云：养正积自除。东垣云：人以胃气为主，治法当主于固元气，而佐以攻伐之剂。必需之岁月，若期速效，投以峻剂，反致有误。（女科·卷之三·杂证门下·积聚癥瘕）

济阴纲目 [19]

《大全》云：妇人癥痞，由饮食失节，脾胃亏损，邪正相搏，积于腹中，牢固不动，有可征验，故名曰癥；气道壅塞，故名曰痞。得冷则发，冷入子脏则不孕，入胞络则月水不通。薛氏曰：前证若脾胃虚弱，用六君子加芎归；若肝脾虚弱，用补中益气及归脾汤薛氏之说，可为病久虚羸

---

① 柈（pán）：古同"盘"，盘子。
② 瞀（mào）：昏昏沉沉。

者法；若肝火郁滞，佐以芦荟丸、六味丸，外贴阿魏膏。患者须慎七情六淫，饮食起居，治者不时审察病机而药之，庶几有效。（卷之五·积聚癥瘕门·论妇人癥痞）

《大全》云：妇人食癥，脏腑虚弱，月候来时，食生冷之物，脾胃既虚，不能消化，与脏气相搏，结聚成块，日渐生长，盘牢不移，故谓之食癥也。

薛氏曰：前证若形气弱，须先调补脾胃为主，而佐以消导。若形气充实，当先疏导为主，而佐以补脾胃。若气壅血滞而不行者，宜乌药散，散而行之。散用乌药、莪术醋浸炒，桂心、当归、桃仁、青皮、木香各等分为末，每服二钱，热酒调下。

脾气虚而血不行者，宜用四君、芎、归，补而行之；若脾气郁血不行者，宜用归脾汤，解而行之；若肝脾血燥而不行者，宜用加味逍遥散，清而行之。大抵食积痞块之证为有形，盖邪气胜则实，真气夺则虚，当养正辟邪，而积自除矣。虽然坚者削之，客者除之，胃气未虚，或可宜用，若病久虚弱者，不可轻试也。（卷之五·积聚癥瘕门·论食癥）

《大全》云：妇人寒热失节，脏腑气虚，风冷在内，饮食不消，与血气相结，渐生颗块，盘牢不移动者是也。皆因血气劳伤，月水往来，经络痞塞，恶血不除，结聚所生，久而不瘥，则心腹两胁苦痛，害于饮食，肌肤羸瘦。

问癥一也。何以知是血癥？曰：血外之证有以左畔为血癥者，凡肝之部，皆可为血病，瞀闷烦躁，迷忘惊狂，痰呕汗多，骨热肢冷。其蓄在下焦者，必脐下结急，外热内痛，尺脉洪而数也。桃仁、灵脂、生地黄、牛膝、大黄、甘草祛逐之。薛氏曰：前证多兼七情，亏损五脏，气血乖达而致此说甚佳。盖气主煦之，血主濡之，脾统血，肝藏血，故郁结伤脾，恚怒伤肝者，多患之。腹胁作痛，正属肝、脾二经证也。洁古曰：养正积自除。东垣云：人以胃气为主，治法当主于固元气，而佐以攻伐之剂，必需之岁月，若期速效，投以峻剂，反致有误。（卷之五·积聚癥瘕门·论血癥）

《准绳》云：古方有五积六聚、七癥八瘕之名，五脏之气积，名曰积，故积有五；六腑之气聚，名曰聚，故聚有六，杂病《准绳》，言之详矣癥瘕积聚，并起于气，故有气积、气聚之说。然谓瘕属血病者，气聚而后血凝，其夹食夹痰，又各随所积而变见矣。夫痰与血食，皆赖气以为之行化，故气行物生，气病物病，此百病所以皆生于气，而破血、消痰、消食之剂，必用气药者以此。若夫七癥八瘕，则妇人居多，七者火数，属心，盖血生于心；八者木数，属肝，盖血归于肝。虽曰强分，理似不混。夫癥者，坚也，坚则难破；瘕者，假也，假物成形。古人将妇人病为痼疾，以蛟龙等为生瘕，然亦不必如此执泥。妇人癥瘕并属血病，龙、蛇、鱼、鳖、肉、发、虱瘕等事，皆出偶然，但饮食间误中之，留聚腹脏，假血而成，自有活性。亦犹永徽中僧病噎者，腹中有一物，其状如鱼，即生瘕也。与夫宿血停凝，结为痞块，虽内所感之不同，治法当以类相从，所谓医者意也，如以败梳治虱瘕败梳、败篦同用，盖取义耳，或未必尽善，铜屑治龙瘕、曲糵治米瘕、石灰治酒瘕，如此等类，学者可以理解也。（卷之五·积聚癥瘕门·论妇人癥瘕并属血病）

简明医彀[20]

是证由七情时动，饮食失节，寒温不调，气血凝滞而成。故癥者，脏腑气结有形可征也。

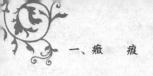

痕者,痛处无定,浮假可移也。发则气壅腹痛,相引两胁,烦闷。滞于经络,月水不通,亦当丸药治之。(卷之七·癥痕)

病机沙篆 ²¹

或曰:癥痕与痞癖、疝瘕、积聚有何分别,其病相似,请得其详,并论其治。曰:癥者征也,又精也,以其所征验及久而成精萃也。王叔和《脉经》云:左手脉横,癥在左;右手脉横,癥在右。……痕者假也,又遐也,以其假借气血而成形,又历年遐远之谓也。癥痕腹中积块坚者曰癥,有物形曰痕。《史·仓公传》:蛲痕为病,得之酒,且内饮以芫花一撮,出蛲可数升,病已。《正义》曰:犬狗鱼鸟,不熟食之成痕病。方书云:腹中虽硬,忽聚忽散,无有常准,谓之痕。言病痕而未及癥也。《经》曰:小肠移热于大肠,为伏痕。痞者否也,如天地不交之否,内柔外刚,万物不通之义也。物不可以终否,故否久而成胀满,而莫能疗焉。积者迹也,挟痰血而成形迹,亦郁积至久之谓耳。聚者绪也,依元气以为端绪,亦聚散不常之意也。疝癖者,悬绝隐僻又玄妙莫测之名。《六书》故云:癖积,弦急也。本草陈藏器曰:昔有患疝癖者,取大蒜合皮,截去两头吞之,名曰内灸,果获效。(卷下·癥痕积聚痞癖疝)

大抵痞与疝癖,乃胸膈间之候;积与聚,为肚腹内之疾。因属上中二焦之病,故多见于男子。其癥与痕者,独见于脐下,是为下焦之疾,故常得于妇人。凡腹中积聚如块,俱为恶候,切勿视为寻常而不求早治。若待胀满已成,胸腹鼓击,虽仓、扁复生,亦莫能救,遘^①斯疾者,可不惧乎!(卷下·癥痕积聚痞癖疝)

医林绳墨大全 ²²

癥痕

癥者征也,气聚而成癥,发无定处也。又曰:发于小腹,下上无时,发已而不知所去者。治宜散气之剂,佐以升提之药,如二陈加青皮、山楂、升麻、柴胡、香附、当归、黄芩之类。痕者假也,假物成形,血之积也。皆由经产之后,血行未尽,男女交构,致使恶血阻滞其间,不能尽出,日积长大,小腹有块,疼胀不时者也。治宜破血行血之剂,如芎、归加红花、苏木、香附、乌药、丹皮、白芷、炒黑干姜等剂可也。《脉经》曰:血痕弦急而大者生,虚小弱者,即是死形。

【愚按】癥痕之症,在妇人有之,由乎气聚而血不行也。盖男女交构之间,男子多泄,女子多闭,阴火即起,闭而不行,陷于小腹,是则为癥,癥当行气可也。又或当经之时,经行未尽,交构阻塞,血室有伤,留而不散,是则为痕,痕当破血可也。又或由产后败瘀留滞,或七情气郁生痰,与血相结而后成形。外症面黄作寒热,内症闭经腹痛,得寒则发,脉多沉紧。治者须调其气而破其血,衰其大半而止,不可峻攻猛治,以伤元气。惟扶脾正气,待其渐化,古开郁正气散,以白术六分,青陈皮各七分,甘桔各六分,香附一钱,砂仁四分,山楂八分,麦芽六分,神曲五分,茯苓五分,玄明粉六分,生姜煎服。服十帖后再吞香粉丸,香附一两,海粉一两,桃

---

① 遘(gòu 构):遭遇。

仁一两、白术五钱，神曲糊丸，陈米汤下。又有香术丸、四香丸，是二丸，俱能治血蛊、气蛊坚硬如铁。香术丸，药则用木香五钱，没药四钱，桂心七钱，莪术一两，三棱一两，槟榔一两，芜花二钱，五灵脂七钱，桃仁五十，白术五钱，阿魏八钱，醋糊丸，姜汤下，每服百粒。四香散药用木香一两，沉香七钱，乳香七钱，人参五钱，川芎一两，陈皮五钱，干姜五钱，桂心六钱，砂仁四钱，小茴香五钱，亦用醋糊为丸，每服香附汤下百粒。盖攻击之药，重病病受，轻病胃气受之而先伤矣。若待其块尽而后补，则胃气之存也，几希矣。

【治法主意】癥痕之症，利气行血，调脾向导为要。（卷之七·癥痕）

女科经纶[23]

《证治准绳》曰：《大全良方》分疝、癖、诸气、疝、痕、腹中瘀血、癥、痞、食癥，凡七门。疝者，在腹内，近脐左右，各有一条，筋脉急痛，大者如臂，次者如指，因气而成，如弦之状，故名曰疝。癖者，僻在两肋之间，有时而痛，故名曰癖。疝者，痛也。痕者，假也。其结聚浮假而痛，推移乃动也。八痕者，黄痕、青痕、燥痕、血痕、脂痕、狐痕、蛇痕、鳖痕。积在腹内，或肠胃之间，与脏气结抟坚牢，虽推之不移，名曰癥，言其病形可征验也。气壅塞为痞，言其气痞塞不宣畅也。伤食成块，坚而不移，名曰食癥。瘀血成块，坚而不移，名曰血癥。若腹中瘀血，则积而未坚，未至于成块者也。大抵推之不动为癥，推之动为痕也。至疝与疝癖，则与痛俱，痛即现，不痛即隐。在脐左右为疝，在两肋间为癖。在小腹，牵引腰胁为疝。恐学者一时难了，未免淆乱，故总叙条析之。（卷八·杂证门·癥痕疝癖证·妇人癥痕疝癖形状总考）

李氏曰：善治癥痕者，调其气而破其血，消其食而豁其痰，衰其大半而止，不可猛攻，以伤元气。宁扶脾胃正气，待其自化。凡攻击之药，病重病受之，病轻则胃气受伤矣。或云，待块消尽而后补养，则胃气之存也几希。（卷八·杂证门·癥痕疝癖证·治癥痕不同峻攻以伤元气）

武叔卿曰：癥痕积聚，并起于气，故有气积气聚之说。然谓痕属血病者，气聚而后血凝也。其夹食夹痰，又各随所积而变见矣。夫痰与血食，皆赖气以行化。故气行物生，气病物病。此百病所以皆生于气，破血消痰消食之剂，必用气药者，以此也。

慎斋按：以上三条，序治痞癖癥痕之大法也。夫痞癖癥痕，不外气之所聚，血之所凝。故治法不过破血行气，《济阴》又推广痰食瘀血，兼以行气为主也。《内经》有石痕、肠覃二证，前已载之胎前鬼胎证，故兹不复赘。（卷八·杂证门·癥痕疝癖证·治癥痕积聚以行气为主）

辨证录[24]

人有肝气甚郁，结成气块，在左胁之下，左腹之上，动则痛，静则宁，岁月既久，日渐壮大，面色黄槁，吞酸吐痰，时无休歇，人以为痞块也，谁知木郁而成癥痕乎？夫肝木之性，最喜飞扬，不喜闭滞。肝气一郁，必下克脾胃。脾胃受克，则气不能畅行于脏腑，遇肝之部位，必致阻滞而不行，日积月累，无形化为有形，非血积而成痕，必食积为癥也。治法舒其肝中之郁，助其脾胃之气，则有形仍化为无形矣。倘见有形，误认为食与血，妄用消食败血之剂，则脾胃之气大伤，而肝之郁仍不能解，势必其形愈大，往往有致死不悟者，不重可悲乎？方用平肝消

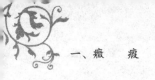

痕汤治之。(卷之七·癥瘕门)

　　人有脾气虚寒,又食寒物,结于小腹之间,久不能消,遂成硬块,已而能动,人以为癥结而生瘕也,谁知是命门火衰不能化物乎? 夫脾乃湿土,必藉命门之火熏蒸。倘命门火衰,则釜底无薪,何以蒸腐水谷哉。譬如阳和之地,有太阳之照,则万物发育。处于阴寒幽冷之区,则草木萎槁,安得有萌芽之达耶? 又譬如淤泥湿田,非遇烈日炎氛,未易烁干,是土必得火而燥也。人身脾土何独不然,无火则所用之饮食停积于中,而癥瘕生焉。若用攻逐之法,则亏损脾阴,势所不免。何若仍补命门之火,扶助脾土,则旺土自能消化,不必攻逐而癥瘕自开,更觉渐移默夺之为胜哉。方用温土消瘕汤。(卷之七·癥瘕门)

　　人有气虚下陷,饮食停住于脾胃之间而成块者,久则其形渐大,悠悠忽忽,似痛不痛,似动不动,人以为痞块也,谁知是阳气不升之故乎? 夫脾胃之气,日动宜升,不可一朝下陷。倘饥饱劳役,以伤其形,房帏秘戏,以伤其骨,加之厚味醇醪,不节口腹,则脾胃之气何能升哉? 于是阳闭于阴之中,阴离于阳之内,阴阳两不交接,饮食不易消化矣。即能消化而气结不伸,亦能成形,但其形外大而内歉,按之如空虚之状,见假象以惑人也。治法不必治块,惟升提阳气,则脾胃无下陷之虚,气块不消而自化矣。方用补中益气汤。(卷之七·癥瘕门)

　　人有正值饮食之时,忽遇可惊之事,遂停滞不化,久成癥瘕者。医有作痞块治之不效,用补药治之亦不效,盖惊气之未收也。夫少阳胆气,主发生者也,一遇惊则其气郁结不伸。胆与肝为表里,胆病而肝亦病,必加怒于脾胃之土。脾胃畏木气之旺,不能消化糟粕,于是木土之气两停于肠胃之间,遂成癥瘕而不可解也。治法必须开少阳之郁为先,佐之平肝之剂,则脾胃不畏肝胆之克,自能分消水谷,何至癥瘕之不散哉? 方用逍遥散治之。(卷之七·癥瘕门)

　　人有偶食难化之物,忽又闻惊骇之事,则气结不散,食亦难消,因而痰裹成瘕,人以为痞也,谁知是惊气之闭结乎? 夫惊则气下,疑有食必随气而下矣,胡为因惊反多留滞耶? 不知气乃无形,食乃有形。无形之气,随惊而下降;有形之物,随惊而上升。且惊则气下于肝中,而不下于脾中也。气下于肝,则肝之气不散,而下克脾土,即无物相间,尚留物不化,况原有难化之物,受于未惊之前,安得即化乎? 此癥瘕所以生也。治法必去惊骇之气,大培脾胃之土,则癥瘕不攻自散也。方用培土化瘕汤。(卷之七·癥瘕门)

　　人有饱食即睡于风露之间,睡未觉腹中饱闷不舒,后遂成痞,人以为食未消而成痞也,谁知风露之邪裹痰于胃中乎? 夫风邪阳邪也,露邪阴邪也。二邪合,而不阴不阳之气最难化物,故往往停积腹中而不散。治法通其阴阳,使阳邪入于阴之中,阴邪出于阳之外,则阴阳正气两不相损,庶痰气开而邪易遁也。第阳邪易散,而阴邪难散。然虽有阴阳之分,而祛邪何论阴阳。但补其阴阳之正气,则邪不祛而自祛矣。方用两祛丹。(卷之七·癥瘕门)

　　人有食蔬菜之类,觉胸膈有碍,遂疑有虫,因而作痞,人以为虫子之作祟也。谁知是心疑而物不化乎？夫脾胃主化物者也，毋论蔬菜入胃俱化，即虫子之类，到胃入脾安有不化者乎？虫即消化，何能成痞？盖疑心害之也。夫脾胃之所以能化物者，全藉乎先后天之火气也。后天火气在心包，先天火气在命门，心包之火生胃，命门之火生脾。脾胃有二经火气，而后能化糟粕而出精微，土得火而生也。食蔬菜而动疑，则心动矣。心包代心出治，主动而不主静。今心动而心包反不敢动，心包不代心君以出治，则火气不入于胃。胃既不能化物，而脾遂不为胃以运行，其所食之物，又安能化？自然停住于腹，而成痞矣。若不解其疑，止去健脾消痞，则癥瘕宁易荡除哉。方用释疑汤。（卷之七·癥瘕门）

冯氏锦囊秘录[25]

癥者，是因伤食得之，其状胁肋、心胸烦闷，饮食不下，吐逆恶心日久不治，渐成癥结，又曰食结。其症属阴，阴主静，故癥定于一处而不移。

瘕者，是因伤血得之，其状胸膈烦闷，痛引少腹，时或攻筑，上抢心胸，虽不阻食，渐成瘕结，又曰血结。然此与癥总以荣卫俱虚，风寒袭于外，饮食滞于中，久而不化则邪并于阴而为癥，邪并于阳则为瘕。瘕者假物象形，动而不息，去来无常，或两胁间有块如石，按之则痛，不按则轻，久而不已，面黄肌瘦，肚硬而胀，腹现青筋，昼凉夜热，食减餐泥，成为疳积。治宜调脾养胃，磨积清疳，非一日一夕可愈也。（杂症大小合参·卷十三·癥瘕痞癖）

女科指掌[26]

【歌】疝癖聚瘕痞疝癥，血凝痰气食兼成。《难经》五积由于脏，六聚相传腑所生。肠覃经行气分病，石瘕不月血相并。青黄燥血脂狐鳖，虱发蛇鱼亦瘕名。（卷之一·调经门·积聚癥瘕肠覃石瘕）

临证指南医案[27]

夫癥者征也，血食凝阻，有形可征，一定而不移。瘕者假也，脏气结聚，无形成假，推之而可动。昔有七癥八瘕之说，终属强分名目，不若有形无形之辨为明的也。二症病在肝脾，而胃与八脉亦与有责。（卷九·癥瘕）

四圣心源[28]

癥瘕之病，多见寒热，以气血积聚，阳不外达，故内郁发热，阴不内敛，故外束而恶寒。气统于肺，血藏于肝，气聚者，多下寒，血积者，多上热。盖离阴右降，而化金水，及其成水，而又抱阳气，故下焦不寒，气聚则金水失其收藏，阳不下蛰，是以寒生。坎阳左升，而化木火，及其成火，而又含阴精，故上焦不热，血积则木火失其生长，阴不上根，是以热作。

血性温暖而左升，至右降于金水，则化而为清凉。血之左积者，木之不温也；血之右积者，金之不凉也。气性清凉而右降，至左升于木火，则化为温暖。气之右聚者，金之不清也；气之左聚者，木之不暖也。而溯其原本，总原于土，己土不升，则木陷血积；戊土不降，则金逆而气聚。中气健运而金木旋转，积聚不生，癥瘕弗病也。（卷六·杂病解中·积聚根原）

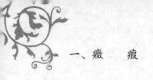

证治要义 [29]

癥瘕论

《妇科大全》说女人有五积六聚、七癥八瘕、痃癖疝痞之名，原其实皆气血壅滞所致。盖五脏之气积，而积遂有五。六腑之气聚，而聚亦有六。癥者，征也，病形可征验也。瘕者，假也，假气血以成形也。痃者，少腹一道大筋鼓起，如弓弦之状。癖者，辟处两肋之间，痛则见，而不痛即不见也。疝者，阴邪入于膀胱，诜诜然[①]上冲而痛也。痞者，邪气痞塞于腹中，正气扞格[②]而不通也。此皆阴阳不和，元气不得宣布，外感物类邪淫之气，结于血分，则为癥，为瘕，为硬块；结于气分，则为痞，为疝，为痃癖。要皆气积血聚而然也。奈何《病源》《医鉴》杂分青瘕、黄瘕、血瘕、气瘕、狐瘕、脂瘕、蛇瘕、龟瘕、虱瘕、蛭瘕、发瘕、肠覃，以及鬼胎怪产等证，不过病人生出此物之后，视其形而名之也。何尝特具识力，以为先觉之矩[③]哉。即有《杂病准绳》所云，癥瘕之类，身热面黄，腹内切痛，按之坚，推之移，月事以时下等语，亦未能条分缕析，教人如何治之也。且积聚盘踞腹中，其形不可得见，外看一若怀胎之状，徒有其名而无其治，孰是玉石攸分哉！到不如随机应变，察其于何而来，于何而往。始于气分者，按摩熨炙，以类从之，从之不应，即以所畏之属折之，如铜屑治龙瘕、曲糵治米癥之类是也。若深入血分，日积月聚，不上不下，即有巴豆、硇砂等剂，未可恃为无恐矣。此症惟虚弱之人最多，盖脾虚则中焦不运，肾虚则下焦不化，正气不行，则邪气得以居之，当与《金匮》积聚篇合看。以后只教妇人于经行之时，生产之后，一切服食起居，必须时防时慎。失谨微若秋毫，成患重于山岳，可不畏哉。

癥瘕证治

徐文伯曰：妇人有癥瘕、积聚、痃癖、痞疝等病，名色虽多，而其实只要在气血上分得明白。盖牢固不移有定处者，是血病也。推移转动忽聚忽散者，是气病也。气病宜七气汤、正阳丹，血病宜血竭散、乌药散，甚者用硇砂丸、干漆散、见睍丹、桃奴饮。余尝以水蛭、虻虫治血癥，三棱、莪术治气癥，牵牛、甘遂治水，雄黄、轻粉治痰，阿魏、巴霜治食。药虽峻厉，有病则病当之，不必畏也。

集古

《金匮经》云：妇人宿有癥病，未及三月而得漏血不止，胎动在脐上者，为癥痼害。孕前三月经水利时胎也，后三月下血者蛔也，当下其癥，宜桃仁丸主之。

张子和曰：《经》云任脉为病，男子内结七疝，女子带下瘕聚。《经》又云邪之所凑，其气必虚。正虚则邪实，而癥瘕之所由成也。其气内连子脏则不孕，内连冲任则月水不利。此病痛者易治，不痛者难医。盖痛者，正气与之相抗，故祛之易；不痛者，另结窠囊，正气不与相抗，是以难也。

罗谦甫曰：妇人虚弱，四时有感，则生此病。积在阴分而有渊薮[④]，聚在阳分若乌合。然

---

① 诜（shēn）诜然：和聚貌。这里指阴邪聚集。

② 扞（hàn）格：相抵触。

③ 矩（jǔ）：法则，规则。

④ 渊薮：这里指积聚集中的地方。渊，深水，鱼住的地方；薮，水边的草地，兽住的地方。

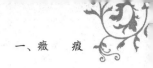

治此宜先调养营卫,然后用药攻之。若据用干漆、硇砂、巴豆、麝香之类,则必至有倾覆之害。至于用方,大意与治鼓胀积聚相仿。(卷六·妇科·癥瘕)

罗氏会约医镜 30

《脉经》曰:妇人疝瘕积聚,脉弦急者生,虚弱者死。少阴脉浮而紧,紧则疝瘕,腹中痛,半产而堕伤。浮则亡血,恶寒绝产。尺脉涩而浮牢,为血实气虚,其发腹痛,逆气上行。此为胞中有恶血,久则结成血瘕也。子和云:遗溺、阴痿、精滑、白淫,皆男子之疝也。若血涸月事不行,行后小腹有块,或时动移,前阴突出,后阴痔核,皆女子之疝也。但女子不谓之疝,而谓之瘕。(卷十四·妇科·经脉门·论癥瘕)

彤园妇人科 31

凡孕妇素有癥瘕旧疾,或有新病应攻下者,但攻其大半,余俟其自消。《经》曰:有故无陨。言药虽峻利,有病则病受之,不得伤胎也。又曰:攻其大半而止。言用药必须与脉症相当,攻亦无害。但攻去病之大半,其余听之自愈,不可尽攻,以损伤气血。观此又何疑于有妊不可攻下之说耶。(卷四·胎前本病门·胎兼癥瘕)

金匮启钥 32

癥瘕虽各异名,统之不离夫血之为祸。是故血积腹内,或肠胃与脏气结坚,推之不移,名曰癥,言其病形可征验也。然而有别焉,其一曰食癥。彼夫脾胃虚弱之人,当月而食生冷,未能消化,结聚成块,渐长,牢不可移,治法虚者先用芪、附、白术、淮药之属以补脾胃,后用攻伐之剂以消导之。若体实,则先行消导,后佐以补脾胃之药。若因气滞血壅,则用乌药散。其二曰血癥。彼夫体虚气冷之人,寒温失节,在内饮食不消,与气血相结,渐生颗块,盘牢不能移动,症形瞀闷,烦躁,迷志惊狂,痰呕汗多,骨蒸脉冷,蓄于下焦,外热内痛,而脐结急,尺脉洪数,治宜用桃仁、甘草、灵脂、大黄、生地、牛膝之类逐之。其三曰气癥。因劳举伤气,积结成丸,运转不散,无别外症,治宜排气饮、木香顺气散,后用人参养营汤以调补之。其四曰郁癥。因忧郁伤气,结聚成块,坚硬如石,或在上,或在下,按之不软,推之不移,每遇经行则块移腹痛难忍,治宜多服八味逍遥散,候散服加味归脾汤。其五曰痰癥。因暴怒伤肝损肾,致水泛为痰,结无数小丸,运转满腹,时忽作痛,治宜导痰汤,散后服补中益气汤加芥子。其六曰石癥。因寒客子门,气塞不通,血壅不流,衃以留止,结硬如石,治宜先服乌药散,或见睍丸,后进当归破瘀汤,或和血通经汤。其七曰瘀癥。因经行未尽,或怒伤劳役,或寒温失节,阻瘀成块,积牢不散,时作腹痛,且热蒸身倦,饮食不思,肌肉瘦削,治此虚者,先服补中益气以固本,继进破瘀汤。此七癥之治法也。至于瘕者,假也。其结聚浮假而痛,推移乃动也。然而名状亦有别焉。其一曰黄瘕,令人痛苦,四肢寒热,身重淋露,卧不欲食,左胁下有气结,牢不可抑,腰背引痛,月水不利,小腹喘急,下引阴中如刺,不得小便,下赤黄汁,治宜皂角散以导之。其二曰青瘕,聚在左右胁下,藏于背脊上,与肩胛腰下挛急,腹下有气起,喜唾不多食,四肢不欲动摇,腹肿,面目黄,大小便难,其后月水不通,或复不禁,状如崩中,戎盐散以导之。其三曰燥瘕,大如半杯,上下腹中苦痛,环于两胁下,上引心而烦害,饮食欲呕吐,胸及腹中不

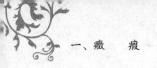

得太息，腰背重，喜卧盗汗，足瘦削，久立而痛，小便失时，忽然自出若失精，月水闭塞，大便涩难，治宜润散汤。其四曰血痕，令人腰痛，不可以俯仰，横骨下有积气，牢如石，小腹里急，苦痛，背脊热，深达腰腹，下挛阴里，若生风冷，子门僻，月水不顺，乍来乍不来，治宜桃花破瘀汤。其五曰脂痕，令人肢满里急，痹引小腹重，腰背如刺状，四肢不举，饮食不甘，卧不安席，左右走，腹中切痛，时瘥时甚，或时少气，头眩身体解，苦寒恶风，膀胱胀，月水不如常，乍来乍不来，小便血不止，治宜小柴胡汤。其六曰狐痕，食人子脏令月水闭，少腹瘀滞，胸胁腰背痛，阴中肿，小便难，胞门子户，不受男精，不藏气盛，令人嗜食欲呕，喜睡多所思，如有妊状，四肢不举，治宜雄朱散或苏合香丸。其七曰蛇痕，上食心肝长大，其形若膝，在脐上下，还于左右胁，不得吐气，两股胫间苦痛，少腹多热，小便赤黄，膀胱引阴中挛急，腰目俱痛，难以动作，喜发寒热，月水或多或少，其痕手足成形者难治，未成者可治，治宜雄朱丸、剪红丸。其八曰鳖痕，大如小蚨，令人小腹切痛，恶气左右走，上下腹中苦痛，若存若亡，持之跃手，下引阴里腰背痛，不可以息，月水不通，面目黄黑，脱声少气，其痕有手足，成形者杀人，未成者可治，治宜雄朱丸，继用茸朱丸。此八痕之治法也。且有曰肠覃者，肠者大肠，覃者延也。大肠以传为事，肺之腑也。肺主气，得热则泄，冷则凝，今寒客于大肠，故卫气不匀，有所系止，而结痕在内帖着，其延久不已，气散则清，聚则浊，结为痕聚。所以恶气发起，息肉生，小渐大，至期而鼓，腹如怀子之状，此气病而血未病，故月事不断，应时而下，用晰露丸、木香通气散主之。又有名疝痕者，疝者，痛也。痕者，假也。结聚浮假推移乃动，用当归散治之，有曰癥痞者，由饮食失节，脾胃亏损，邪正相搏，积于胸中，牢固不可移，治法若脾虚弱者，六君子汤加芎、归。肝脾虚，补中益气汤及归脾汤。肝火郁滞，佐以芦荟丸、地黄丸。抑有名疮癖者，皆阴阳不和，邪冷之气，搏急不散，得冷则发疼痛，治宜理中汤加桔梗、椒目、安桂。抑有疹焉，其类不一。……通观等病，统不外发于气血两途。治法多矣，大概养正培本为先。古人制治，必先调养营卫，务使营卫充实，血气不亏，倘不消散，乃从议下，若辄行攻伐，除不以渐，未必无颠覆之忧也，是宜慎之。（卷二·积聚癥痕论）

（血癥）产后瘀血不行与气相搏，而成血癥成形不散，脐腹疼痛。初起五物煎、决津煎。形壮瘀蓄，失笑散。瘀血有宜温散者，则四神散。必须养正为嘉，不可徒攻以贻误也。若因郁结，加味归脾汤；肝脾血热，逍遥散；脾胃虚寒，温胃饮；肝肾虚寒，大营煎、暖肝煎；脾肾虚寒，理中汤、理阴煎；肾中火弱，以致脾气亏衰，八味丸。（食癥）脾胃气亏，不能运化饮食，致留滞而成食癥。无论形实体虚，总以补养佐消导之法为稳。气壅血滞，乌药散；脾胃气虚，六君子加川芎；脾郁气滞，归脾汤；肝旺血燥，加味归脾汤。（气痕）且夫痕者，假也。假物成形，状虽与癥相类，血癥坚顽，气痕假散，四磨饮、木香顺气均对证之药。七情气结，木香调气汤，心气可用圣愈汤，脾气莫若异功散。脾胃虚者，六君子汤、五君煎；肝肾寒者，理中汤、暖肝煎。若虚在阴分而留痰饮，呕恶疼痛则用理阴煎。虚在血分而气滞，腹中疼痛，莫若五物煎。脾胃气陷补中益气汤，气血俱虚十全大补汤。如此养正以为主，正气足则邪气自除，又何疾之不瘳乎。（卷五·积聚论·附·血癥食癥气痕）

血证论

瘀血在经络脏腑之间，则结为癥瘕。瘕者，或聚或散，气为血滞，则聚而成形，血随气散，则没而不见。……癥之为病，总是气与血胶结而成，须破血行气，以推除之，元恶大憝，万无姑容。即虚人久积，不便攻治者，亦宜攻补兼施，以求克敌。（卷五·瘀血）

医学衷中参西录 33

女子癥瘕，多因产后恶露未净，凝结于冲任之中，而流走之新血，又日凝滞其上以附益之，遂渐积而为癥瘕矣。癥者，有实可征，在一处不移。瘕者，犹可移动，按之或有或无，若有所假托。由斯而论，癥固甚于瘕矣。此证若在数月以里，其身体犹强壮，所结之癥瘕犹未甚坚，可用《金匮》下瘀血汤下之。然必如《金匮》所载服法，先制为丸，再煎为汤，连渣服之方效。

若其病已逾年，或至数年，癥瘕积将满腹，硬如铁石，月信闭塞，饮食减少，浸成痨瘵，病势至此，再投以下瘀血汤，必不能任受；即能任受，亦不能将瘀血通下。惟治以拙拟理冲汤，补破之药并用，其身形弱者服之，更可转弱为强。即十余年久积之癥瘕，硬如铁石，久久服之，亦可徐徐尽消。

然癥瘕不必尽属瘀血也。大抵瘀血结为癥瘕者，其人必碍生育，月信恒闭。若其人不碍生育，月信亦屡见者，其癥瘕多系冷积。其身形壮实者，可用炒熟牵牛头次所轧之末三钱下之，所下之积恒半透明白色，状若绿豆粉所熬之糊。若其身形稍弱者，亦可用黄芪、人参诸补气之药煎汤，送服牵牛末。若畏服此峻攻之药者，亦可徐服丸药化之。方用胡椒、白矾各二两，再用炒熟麦面和之为丸，桐子大，每服钱半，日两次。服至月余，其癥瘕自消。

若其处觉凉者，多服温暖宣通之药，其积亦可下。（第五期第七卷·论女子癥瘕治法）

名　　方

鳖甲煎丸

【文献出处】《金匮要略》

【原文摘录】病疟，以月一日发，当以十五日愈；设不差，当月尽解；如其不差，当云何？师曰：此结为癥瘕，名曰疟母，急治之，宜鳖甲煎丸。

鳖甲十二分，炙　乌扇三分，烧　黄芩三分　柴胡六分　鼠妇三分，熬　干姜三分　大黄三分　芍药五分　桂枝三分　葶苈一分，熬　石韦三分，去毛　厚朴三分　牡丹五分，去心　瞿麦二分　紫葳三分　半夏一分　人参一分　䗪虫五分，熬　阿胶三分，炙　蜂窠四分，炙　赤硝十二分　蜣螂六分，熬　桃仁二分

上二十三味为末，取煅灶下灰一斗，清酒一斛①五斗，浸灰，候酒尽一半，着鳖甲于中，煮令泛烂如胶漆，绞取汁，内诸药，煎为丸，如梧子大，空心服七丸，日三服。

① 斛：容量单位，一斛为十斗。

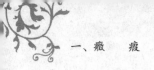
大黄䗪虫丸

【文献出处】《金匮要略》

【原文摘录】五劳虚极羸瘦,腹满不能饮食,食伤、忧伤、饮伤、房室伤、饥伤、劳伤、经络荣卫气伤,内有干血,肌肤甲错,两目黯黑,缓中补虚,大黄䗪虫丸主之。

大黄十分,蒸　黄芩二两　甘草三两　桃仁一升　杏仁一升　芍药四两　干地黄十两　干漆一两　虻虫一升　水蛭百枚　蛴螬一升　䗪虫半升

上十二味,末之,炼蜜和丸小豆大,酒饮服五丸,日三服。

桂枝茯苓丸

【文献出处】《金匮要略》

【原文摘录】妇人宿有癥病,经断未及三月,而得漏下不止,胎动在脐上者,为癥痼害……所以血不止者,其癥不去故也,当下其癥,桂枝茯苓丸主之。

桂枝　茯苓　牡丹皮　桃仁去皮尖,熬　芍药各等分

上五味,末之,炼蜜和丸,如兔屎大,每日食前服一丸,不知,加至三丸。

导引法

【文献出处】《诸病源候论》

【原文摘录】《养生方·导引法》云:向晨①,去枕,正偃②卧,伸臂胫,瞑目闭口无息,极张腹、两足再息。顷间吸腹仰两足,倍拳,欲自微息定,复为春三、夏五、秋七、冬九,荡涤五脏,津润六腑,所病皆愈。腹有疾积聚者,张吸其腹,热乃止。癥痕散破即愈矣。

* 牛膝酒方

【文献出处】《备急千金要方》

【原文摘录】治卒暴癥,腹中有物坚如石,痛如矿刺,昼夜啼呼,不治,百日必死方。

牛膝二斤,㕮咀,曝之令干,以酒一斗浸之,密塞器口,煎取半,服半升,一服便吐去宿食,神效。

* 熨腹方

【文献出处】《备急千金要方》

【原文摘录】治卒暴癥方。

取商陆根捣碎,蒸之,以新布籍腹上,以药铺着布上,以衣物覆其上,冷复易之,数日用之,旦夕勿息。

---

① 向晨:黎明,清晨。
② 偃:仰面倒下,放倒。

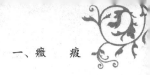

* 蒜桂外敷方

【文献出处】《备急千金要方》

【原文摘录】蒜十片,取五月五日户上者,去皮　桂一尺二寸　灶中黄土如鸡子大一枚

上三味合捣,以淳苦酒和,涂布上以掩病处,不过三日消。凡蒜亦佳。

野葛膏

【文献出处】《备急千金要方》

【原文摘录】治暴癥方。

野葛一尺　当归　附子　雄黄油煮一日　细辛各一两　乌头二两　巴豆一百枚　蜀椒半两

上八味,咬咀,以大醋浸一宿,猪膏二斤,煎附子色黄,去滓,纳雄黄粉,搅至凝,敷布上,以掩癥上,复以油重布上复安十重纸,以熨斗盛火著上,常令热,日三夜二。须膏干益良。

硝石大黄丸

【文献出处】《备急千金要方》

【原文摘录】治十二癥瘕,及妇人带下,绝产无子,并欲服寒食散①,而腹中有癥瘕实者,当先服大丸下之。

硝石六两,朴硝亦得　大黄八两　人参　甘草各二两

上四味,末之,以三年苦酒三升,置铜器中,以竹箸②柱器中。一升作一刻,凡三升作三刻,以置火上,先纳大黄,常搅不息,使微沸尽一刻,乃纳余药,又尽一刻,有余一刻,极微火使可丸如鸡子中黄。欲合药,当先斋戒一宿,勿令小儿、女人、奴婢等见之。欲下病者,用二丸。若不能服大丸者,可分作小丸,不可过四丸也。欲令大不欲令细,能不能为善。若人羸者可少食,强者不须食,二十日五度服。其和调半日乃下。若妇人服之下者,或如鸡肝,或如米汁,正赤黑,或一升或三升。下后慎风冷,作一杯粥食之,然后作羹臛,自养如产妇法,六月则有子。禁生鱼、猪肉、辛菜。若寒食散者自如药法,不与此同日一服。

* 煎艾汁方

【文献出处】《备急千金要方》

【原文摘录】治猝食不消,欲成癥积方。

煎艾汁如饴,取半升一服之,便刺吐去宿食,神良。《今古录验方》白艾五尺围一束,薏苡根一大把,二味煎。

---

① 寒食散:又名五石散,源于秦代而兴于魏晋。

② 箸(zhù):筷子。

* 葶苈大黄泽漆丸

【文献出处】《备急千金要方》

【原文摘录】治癥坚,心下有物大如杯,不得食,食则腹满,心腹绞痛方。

葶苈子　大黄各二两　泽漆四两

上三味,末之,别研葶苈为膏,下二味捣五百杵,入蜜,更捣千杵,服如梧子五丸,不知加之,日三服。

治癥瘕方

【文献出处】《备急千金要方》

【原文摘录】楸树白皮煎,令可丸服之,取知病动若下,减之。

* 葶苈酒

【文献出处】《备急千金要方》

【原文摘录】治腹中积癥方。

葶苈子一升熬,酒五升,浸七日,服三合,日三。

* 白马尾方

【文献出处】《备急千金要方》

【原文摘录】治蛇癥方。

白马尾切长五分,以酒服方寸匕,大者自出。更服二分者一方寸匕,中者亦出。更服三分者一方寸匕,小者复出。不可顿作一服,杀人。马尾,一本作马毛。

大黄汤

【文献出处】《备急千金要方》

【原文摘录】治蛇癥。

大黄　茯苓各半两。一本作黄芩　乌贼骨二枚　皂荚六枚,如猪牙者　甘草如指大者,一尺　芒硝如鸡子一枚

上六味㕮咀,以水六升煮三沸,去滓,纳硝,适寒温,尽服之,十日一剂,作如上法,欲服之,宿无食,平旦服,当下病根也。

* 治鳖癥方

【文献出处】《备急千金要方》

【原文摘录】治鳖癥腹坚硬,肿起大如盘,睡卧不得方。

取蓝①一斤,捣,水三升,绞取汁,服一升,日二。

---

① 蓝:即蓝实,为蓼科植物蓼蓝的果实。功能清热解毒,主治温热发斑咽痛、疳蚀、肿毒、疮疖。

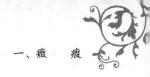

* 莴蓝根白皮方

【文献出处】《备急千金要方》

【原文摘录】莴蓝根白皮一握,研取汁,以水和,顿服之。

* 治米癥方

【文献出处】《备急千金要方》

【原文摘录】治米癥常欲食米,若不得米则胸中清水出方。

鸡屎一升　白米五合

上二味合炒,令米焦,捣末,以水二升,顿服取尽,须臾吐出病如研米。若无米当出痰,永憎米,不复食。

* 治发癥方

【文献出处】《备急千金要方》

【原文摘录】治发癥,由人因食而入,久即胸间如有虫,上下去来,惟欲饮油,一日之中乃至三二升,不欲饮食者方。

油一升,以香泽煎之,大铴劳贮之,安病患头边,令口鼻临油上,勿令得饮,敷鼻面令有香气,当叫唤取饮,不得与之,必当疲极大睡,其发癥当从口出饮油,人专守视之,并置锻石一裹,见癥出,以灰粉手捉癥抽出,须臾抽尽,即是发也。初从腹中出,形如不流水中浓菜,随发长短,形亦如之。

蜥蜴丸

【文献出处】《备急千金要方》

【原文摘录】治癥坚水肿、蜚尸、遁尸、百注、尸注、骨血相注,恶气鬼忤,蛊毒,邪气往来,梦寐存亡,留饮结积,虎狼所啮,猘犬所咋,鸩毒入人五脏,服药已消杀其毒,食不消。妇人邪鬼忤,亦能遣之方。

蜥蜴二枚　蜈蚣二枚　地胆五十枚　䗪虫三十枚　杏仁三十枚　蜣螂十四枚　虻虫三十枚　朴硝一两十八铢　泽漆　桃奴　犀角①　鬼督邮②　桑赤鸡各十八铢　芍药　虎骨③各一两半　甘草一两　巴豆一两十八铢　款冬花十八铢　甘遂一两六铢　干姜一两

上二十味,末之,别制巴豆、杏仁如膏,纳药末研调,下蜜,捣二万杵,丸如麻子。先食饮,服三丸,日一,不知加之。不敢吐下者,一丸,日一服。有人风冷注,癖坚二十年者得瘥。

---

① 犀角:现已禁用。下同。

② 鬼督邮:即天麻。

③ 虎骨:现已禁用,可用牛骨代替。下同。

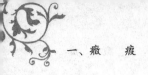

* 癥瘕积聚灸方

【文献出处】《备急千金要方》

【原文摘录】癥瘕,灸内踝后宛宛中随年壮,又灸气海百壮。

久冷,及妇人癥瘕,肠鸣泄利,绕脐绞痛,灸天枢百壮,三报之,万勿针。穴在挟脐两边各二寸。

积聚坚满,灸脾募百壮,穴在章门季肋端。

心下坚,积聚冷胀,灸上脘百壮,三报之。穴在巨阙下一寸许。

积聚坚大如盘,冷胀,灸胃脘二百壮,三报之,穴在巨阙下二寸。

桃仁煎丸

【文献出处】《太平圣惠方》

【原文摘录】治产后恶血,结成癥块,羸瘦无力。

桃仁四十九枚,汤浸,去皮尖双仁,研如膏　生地黄汁一(二)升　生牛膝汁一升　白蜜五两

以上四味,同于石锅中,慢火熬如稀饧。

水蛭散

【文献出处】《太平圣惠方》

【原文摘录】治产后恶血不尽,经脉日久不通,渐成癥块,脐腹胀硬,时时疼痛。

水蛭八十枚,炒令黄　虻虫八十枚,去翅足,微炒　牛膝一两,去苗　牡丹半两　桃仁一分,汤浸,去皮尖双仁,麸炒微黄　桂心半两　菴䕡子①一两　当归一两,锉,微炒　鳖甲一两,涂醋炙令黄,去裙襕　干漆一两,捣碎炒,令烟出　鬼箭羽三分　琥珀三分　吴茱萸半两,汤浸九遍,焙干微炒　芫花半两,醋拌炒令黄　麝香一分,研入

上件药,捣细罗为散,入研了药令匀。每服食前,以温酒调下一钱。

三棱丸

【文献出处】《太平圣惠方》

【原文摘录】治产后癥块。

京三棱一两,微煨,锉　木香半两　硇砂三分,细研　芫花半两,醋拌炒干　巴豆一分,去心皮,纸裹压去油

上件药,捣细罗为末,研入前件硇砂、巴豆令匀,以米醋二升,熬令减半,下诸药,慢火熬令稠,可丸,即丸如绿豆大,每服空心,以醋汤下二丸。

桃仁散

【文献出处】《太平圣惠方》

---

① 菴䕡子:菊科植物庵䕡的果实,功能活血散瘀、祛风除湿,主妇女血瘀经闭、产后瘀滞腹痛、跌打损伤、风湿痹痛。

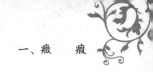

【原文摘录】治产后余血不散,结成癥块,疼痛。

桃仁一两,汤浸,去皮尖双仁,麸炒微黄　当归一两,锉,微炒　赤芍药三分　琥珀三分　延胡索三分　芎䓖半两　鬼箭羽一两　川大黄一两,锉碎,微炒　桂心半两　鳖甲一两,涂醋炙令黄,去裙襕

上件药,捣罗为散,每服一钱,以水一中盏,入生姜半分,煎至六分,去滓,不计时候温服。

硇砂散

【文献出处】《太平圣惠方》

【原文摘录】治产后恶血不散,结成癥块,脐腹疼痛。

硇砂一两,细研　芫花半两,醋拌炒干　虻虫半两,去翅足,微炒　水蛭半两,微炒　琥珀三分　干漆半两,捣碎,炒令烟出　没药三分　桂心半两　麝香一分,研入

上件药,捣细罗为散,入研了药令匀,每服食前,以温酒调下一钱。

干漆丸

【文献出处】《太平圣惠方》

【原文摘录】治产后恶血不散,结成癥块,经脉不利。

干漆一两,捣碎,炒令烟出　牡丹三分　赤芍药半(一)两　琥珀一两　桃仁一两,汤浸,去皮尖双仁,麸炒微黄　牛膝一两,去苗　桂心三分　吴茱萸三分,汤浸七遍,炒　川大黄一两,锉,微炒　水蛭三十枚,炒令黄　虻虫三十枚,去翅足,微炒　䒭茴子一两　乱发灰一钱　蟅虫三十五枚,微炒　大麻仁半两　鳖甲一两,涂醋炙令黄,去裙襕　蛴螬十三枚,微炒

上件药,捣罗为末,炼蜜和丸如梧桐子大,每服二十丸,空心,以温酒下。

乌头丸

【文献出处】《太平圣惠方》

【原文摘录】治食饮不消,结成癥病。

川乌头半两　京三棱半两,微煨,锉　芫花半两,醋拌炒令干　巴豆半两,去皮心,研,纸裹压油　硼砂汤化去石熬干　消石半两　川大黄半两,锉碎,微炒　青橘皮半两,汤浸,去白瓤,焙

上件药,捣罗为末,入巴豆研令匀,以酒一升、醋二升相和,以慢火煎如稀饧即住火。后用丁香一分、木香一分、肉豆蔻半两,捣罗为末,朱砂一分细研,与前药同和,丸如绿豆大,每日早晨,以生姜橘皮汤下三丸,夜临卧时再服。

硼砂丸

【文献出处】《太平圣惠方》

【原文摘录】治癥病不消,四肢羸困,不欲饮食,久不瘥。

硼砂一两,细研　硫黄一两,细研,水飞过　木香半两　槟榔一两　川大黄三两,锉碎微炒　当归一两,锉,微炒　肉桂一两,去皱皮　青橘皮一两,汤浸,去白瓤,焙　鳖甲一两,涂醋炙令黄,去裙襕

上件药,捣罗为末,入研了药令匀,炼蜜和捣三二百杵,丸如梧桐子大,每日空心及晚食前,以温酒下三十丸。

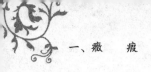

朱砂丸

【文献出处】《太平圣惠方》

【原文摘录】治癥病，腹中硬痛，不欲饮食，经久不瘥，羸弱无力。

朱砂一两，细研，水飞过　肉桂一两，去皱皮，为末　巴豆二十粒，去皮心研，纸裹压去油　禹余粮一两，烧醋淬三遍，细研　紫石英一两，细研，水飞过

上件药，都研令匀，以汤浸蒸饼和丸，如绿豆大，每服食前，以温酒下五丸。

大黄丸

【文献出处】《太平圣惠方》

【原文摘录】治癥病，心腹妨闷，不欲饮食，四肢不和。

川大黄半两，锉碎微炒　木香半两　肉豆蔻半两，去壳　硼砂半两，细研　干姜半两，炮裂制青橘皮三分，汤浸，去白瓤，焙　吴茱萸一两，汤浸焙干，微炒　槟榔半两　桂心半两　蓬莪茂一两巴豆一分，去皮心研，纸裹压去油

上件药，捣罗为末，入巴豆、硼砂研令匀，以醋熬成膏，和丸如梧桐子大，每服空心，以粥饮下三丸。

京三棱丸

【文献出处】《太平圣惠方》

【原文摘录】治癥病结硬，心腹疼痛。

京三棱一两半，微煨锉　槟榔一两　木香一两　干姜一两，炮裂，锉　陈橘皮一两，汤浸，去白瓤，焙　当归一两，锉，微炒　桂心半两　巴豆半两，去皮心研，用纸压去油

上件药，捣罗为末，用醋熬巴豆成膏，入前药末和丸，如梧桐子大，每服空心，以生姜橘皮汤下五丸。

* 二霜丸

【文献出处】《太平圣惠方》

【原文摘录】治积年癥块及血块方。

砒霜　粉霜①　硼砂　腻粉②

上件药，细研令匀，用肥枣去核，入药在枣里面，以线系定。用白面饼子逐个裹，烧熟饼子为度，取出，去枣皮研熟，丸如绿豆大，每服空心及临卧时，以姜枣汤下三丸。

五灵脂丸

【文献出处】《太平圣惠方》

---

① 粉霜：用升华法炼制成的氯化高汞，具有攻毒、蚀恶肉、杀虫之功效。

② 腻粉：亦名轻粉，由水银、白矾、食盐合炼而成。外用杀虫，攻毒，敛疮；内服祛痰消积，逐水通便。

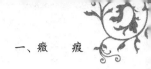

【原文摘录】治癥病,腹中结硬。

五灵脂一两　防葵半两　桂心半两　猪牙皂荚半两,去黑皮,涂酥炙令焦黄,去子　巴豆半两,和皮麸炒令黑,去皮膜心研烂,纸裹压去油　木香半两

上件药,捣罗为末,入巴豆更研令匀,用醋煮面糊和丸,如黍米大,每服空心及临卧时,以生姜酒下三丸。

* 硫黄硼砂丸

【文献出处】《太平圣惠方》

【原文摘录】硫黄一两,细研　硼砂一两,细研　巴豆一两　附子一两,炮裂,去皮脐,捣罗为末

上件药,先用头醋二升,煮巴豆令赤色即出之,却入冷水碗中浸两炊①久,洗净去皮心,研如粉。又以醋二升,与巴豆同煎至一升,然后下硫黄、硼砂、附子等末,以文火熬令稀稠得所,别入干姜末一两,和丸如黍米大,每服空心,以生姜枣汤下三丸,夜卧时再服。

巴豆丸

【文献出处】《太平圣惠方》

【原文摘录】治癥病久不消,令人萎黄羸瘦,不欲饮食。

巴豆一两,去皮心研,纸裹压去油　硫黄细研　附子炮裂,去皮脐　五灵脂　干姜炮裂,锉　木香　肉豆蔻去壳　丁香　槟榔　硼砂细研　干漆捣碎,炒令烟出。以上各半两

上件药,捣罗为末,入诸药研令匀,以面糊和丸,如黄米大,每服空心,以醋汤下五丸。得转下恶物为效。

蜥蜴丸

【文献出处】《太平圣惠方》

【原文摘录】治暴癥坚结,四肢瘦瘁,食少无力。

蜥蜴一枚,微炙　蜈蚣一枚,微炙　鬼臼一两半,去须　汉防己一两半　当归一两半,锉,微炒　川大黄三两,锉碎,微炒　川芒硝二两　赤芍药二两　甘草一两,炙微赤,锉

上件药,捣罗为末,炼蜜和捣三二百杵,丸如梧桐子大,不计时候,以温酒下十丸,以利为度。

巴豆丸

【文献出处】《太平圣惠方》

【原文摘录】治暴癥气攻,心腹胀痛,不欲饮食。

巴豆一分,去皮心研,纸裹压去油　川大黄半两,锉,微炒　干姜半两,炮裂,锉　木香半两　蓬莪茂半两

上件药,捣罗为末,入巴豆同研令匀,炼蜜和捣三二百杵,丸如小豆大,每服空心,以生姜

---

① 炊:古代计时单位。一炊,指烧一顿饭的时间,大约半小时。

汤下五丸。

* 消癥贴

【文献出处】《太平圣惠方》
【原文摘录】治卒暴癥方。

蒜二斤　桂心一两　伏龙肝[①]一两

上件药,合捣,以醇醋和之如泥,便摊于布上,罨[②]病处。罨之日瘥,逐日换之。

* 商陆根外敷方

【文献出处】《太平圣惠方》
【原文摘录】上用商陆根不限多少,锉捣蒸之,以新布裹,熨病上,冷即换之。

* 蚕桑丸

【文献出处】《太平圣惠方》
【原文摘录】蚕沙一斗　桑柴灰一斗

上件药,以水三斗,往复淋之五六度。取生鳖甲长一尺者一枚,纳灰汁中,煮之烂熟,取出,擘去甲及骨,于砂盆中研令细,更入灰汁中煎熬,候可丸,即丸如梧桐子大,每于食前,以温酒下二十丸。

京三棱散

【文献出处】《太平圣惠方》
【原文摘录】治癥痕气,腹胀痛。

京三棱一两,微煨锉　柴胡三分,去苗　桔梗一两,去芦头　木通一两,锉　当归三分,锉微炒　赤茯苓三分　陈橘皮半两,汤浸,去白瓤,焙　赤芍药半两　鳖甲半两,涂醋炙令黄,去裙襕　郁李仁三分,汤浸,去皮,微炒

上件药,捣筛为散,每服三钱,以水一中盏,入生姜半分,煎至五分,去滓,温服,日三四服。

芎劳散

【文献出处】《太平圣惠方》
【原文摘录】治癥痕久不瘥,令人不食,羸瘦少力。

芎劳一两　桂心一两　川大黄二两,锉碎,微炒　鳖甲二两,涂醋炙令黄,去裙襕　京三棱一两,微煨,锉　槟榔一两

上件药,捣粗罗为散,每服四钱,以水一中盏,入生姜半分,煎至六分,去滓温服,一日

---

① 伏龙肝:为经多年用柴草熏烧而结成的灶心土。
② 罨(yǎn):覆盖,掩盖。

三四服。

大黄丸

【文献出处】《太平圣惠方》

【原文摘录】治久积癥瘕发动,心腹疼痛不可忍。

大黄二两,锉碎,微炒　天雄一两,炮裂,去皮脐　雄黄半两,细研　麝香二钱,细研　朱砂一分,细研　胡椒半两　巴豆十四枚,去皮心,炒令黄,研,以纸裹压去油　京三棱二两,微煨,锉　槟榔四两　当归一两,锉,微炒　桂心一两　木香半两　犀角屑一两　干姜半两,炮裂,锉

上件药,捣罗为末,入研了药令匀,炼蜜和捣三二百杵,丸如小豆大,每服空心,以清粥饮下七丸。

木香丸

【文献出处】《太平圣惠方》

【原文摘录】治癥瘕,心腹胀痛,胸膈烦闷,不欲饮食,四肢少力。

木香三分　肉桂三分,去皱皮　大戟二分,锉碎,炒微黄　京三棱半两,微煨锉　附子半两,炮裂,去皮脐　干姜半两,炮裂,锉　地霜一分　干漆半两,捣碎,炒令烟出　青橘皮半两,汤浸,去白瓤,焙　腻粉一钱　巴豆半两,去皮心研,纸裹压去油

上件药,捣罗为末,入腻粉、巴豆更研令匀,用软粳米饭和丸,如小豆大,每服空心,以粥饮下三丸。

鳖甲丸

【文献出处】《太平圣惠方》

【原文摘录】治癥瘕,或寒或热,羸瘦,不欲饮食。

鳖甲一两,涂醋炙令黄,去裙襕　吴茱萸三分,汤浸七遍焙干,微炒　龟甲一两,涂醋炙令黄　桑耳一两,微炙　川大黄一两,微炒,锉碎　防葵①三分　附子半两,炮裂,去皮脐　白术半两

上件药,捣罗为末,炼蜜和捣三二百杵,丸如梧桐子大,每服,以温酒下二十丸,日三服。

防葵丸

【文献出处】《太平圣惠方》

【原文摘录】治癥瘕喘嗽,腹中疠②痛,吃食减少,四肢乏力。

防葵三分　桂心半分　木香半两　吴茱萸半两,汤浸七遍,焙干,微炒　鳖甲一两半,涂醋炙令黄,去裙襕　桔梗三分,去芦头　川大黄一两,锉碎,微炒　当归半两,锉碎,微炒　京三棱三分,微煨锉　赤芍药三分　五味子半两　槟榔一两半　郁李仁一两,汤浸,去皮,微炒

上件药,捣罗为末,炼蜜和捣三二百杵,丸如梧桐子大,每服不计时候,以温酒下二十丸

---

① 防葵:菊科植物防葵的根,功能降逆止咳、清热通淋、除邪镇惊、行气散结。
② 疠(jiǎo):腹中急痛。

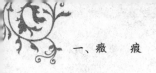

神效大通丸

【文献出处】《太平圣惠方》

【原文摘录】治癥瘕。

川乌头二两,炮裂,去皮脐　砒黄一分,细研　巴豆一两,去皮心研,纸裹压去油　芫花一两,醋拌炒令黄　杏仁一两半,汤浸,去皮尖双仁,麸炒微黄　麝香一钱,细研　黄丹[①]一分,炒令紫色　猪牙皂荚一两,去黑皮,涂酥炙令焦黄,去子　自然铜一两,细研别用

上件药,捣罗为末,入研了药令匀,用黑豆面和丸,如绿豆大,以研了自然铜末滚过,每服空心,煎生姜橘皮汤下三丸。

硼砂丸

【文献出处】《太平圣惠方》

【原文摘录】治癥瘕,腹内疼痛。

硼砂一两,细研　鳖甲一两,涂醋炙令黄,去裙襕　川大黄一两,锉碎,微炒　木香二(三)分　肉桂二分,去皱皮　附子二分,炮裂,去皮脐　巴豆半两,去皮心研,纸裹压去油　京三棱二两,微炒,锉　槟榔二(三)分　干姜三分,炮裂,制　皂荚五梃,不蛀者,搥碎,以醋浸两宿,按绞取汁熬成膏

上件药,捣罗为末,入研了药令匀,以皂荚膏和丸,如绿豆大,每服空心,以生姜汤下三丸。

* 消癥丸

【文献出处】《太平圣惠方》

【原文摘录】治癥瘕不消,宜服此方。

川大黄三两,锉碎,微炒　鳖甲二两,涂酥炙令黄,去裙襕　槟榔二两　桃仁一两,汤浸,去皮尖双仁,麸炒微黄　枳壳二两,麸炒微黄,去瓤

上件药,捣罗为末,用酽醋[②]二升,和搅令匀,以慢火熬,候可丸,即丸如梧桐子大,每日空心,以温酒下二十丸,以微通转为度。

干漆丸

【文献出处】《太平圣惠方》

【原文摘录】治妇人积年血癥块,或攻心腹疼痛,四肢不和,面少血色,饮食全微。

干漆一两,捣碎,炒令烟出　川大黄一两,锉碎,微炒　琥珀三分　硝石三分　红蓝花半两　延胡索半两　蓬莪术三分　腻粉一分　硇砂三分　桂心半两　巴豆三七枚,去皮研,纸裹压去油,用浆水二盏,煎如饧

上件药,捣罗为末,入巴豆拌匀,用熟枣瓤和丸,如梧桐子大,每于日未出时,煎苏木汤下十丸,更量患人轻重,加减服之妙。

---

① 黄丹:即铅丹。

② 酽醋:浓醋。

琥珀丸

【文献出处】《太平圣惠方》

【原文摘录】治妇人积年血癥块不消,状若鬼胎之候。

琥珀三分,细研　生干地黄半两　桂心三分　牛膝三分,去苗　鳖甲二两,涂醋炙令黄,去裙襕　当归半两,锉,微炒　京三棱一两,微炮,锉　延胡索半两　干漆一两,捣碎,炒令烟出　芫花三分,醋拌炒令干　水蛭四十九枚,炒令黄　虻虫四十九枚,炒令黄,去翅足　槟榔三分　硇砂一两,研　川大黄二两,锉碎,微炒　桃仁三分,汤浸,去皮尖双仁,麸炒微黄

上件药,捣罗为末,醋煮硇砂为膏,入药末和捣三二百杵,丸如梧桐子大,每于空心,以温酒下十丸。

芫花丸

【文献出处】《太平圣惠方》

【原文摘录】治妇人积年血癥块不消,时有疼痛。

芫花半两,醋拌炒令干　朱砂三分,细研　硇砂一两,不夹石者,细研　川大黄半两,锉碎,微炒,捣末　麝香一钱　桃仁半两,汤浸,去皮尖双仁,麸炒微黄

上件药,都研为末,用醋煮面糊和丸,如小豆大,每日空心,以温酒下十丸。

硇砂丸

【文献出处】《太平圣惠方》

【原文摘录】治妇人积年血癥块不消。

硇砂一分　干漆一分,捣碎,炒令烟出　水银一分,以少枣肉研令星尽　雄黄　雄雀粪一分,炒黄　巴豆十枚,去皮心研,纸裹压去油

上件药,都细研令匀,用枣肉和丸,如绿豆大,每服,以当归酒下三丸,空心一服,临卧一服,取下恶物为效。

乌头丸

【文献出处】《太平圣惠方》

【原文摘录】治妇人积年血气,癥块往来疼痛,或吐逆不纳食,渐黄瘦至极者。

川乌头半两,炮裂,去皮脐　干姜半两,炮裂,锉　当归半两,锉,微炒　赤芍药半两　川大黄一两,锉碎,微炒　桂心半两　斑蝥二十一枚,糯米拌炒令黄,去翅足

上件药,捣罗为末,用醋煮面糊和丸,如绿豆大,每服空心,以温酒下五丸。

抵圣丸

【文献出处】《太平圣惠方》

【原文摘录】治妇人血癥,积久不散,值天阴即疼痛。

硇砂一分　砒霜一分　硝石一分。以上三味同研如粉　当归一两,锉,捣罗为末　桂心　干姜

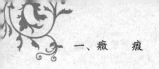

炮裂,锉　牛李子酒拌,炒干。以上各半两,一处捣罗为末　巴豆半两,去皮心,细研,纸裹压去油

上件药,用无灰酒一升,入当归末及巴豆,于瓷器中,慢火熬成膏,下硇砂三味,搅令匀,次下诸药末,拌和为丸,如绿豆大,每日空心,温酒下三丸,晚食前再服,以利下恶物为度。

五灵脂丸

【文献出处】《太平圣惠方》

【原文摘录】治妇人积年癥块,及恶血气,久不除。

五灵脂一两　川乌头一两,炮裂,去皮脐　麝香半两,细研　硫黄半两,细研　干漆一两,捣碎,炒令烟出　巴豆三十枚,去皮,用醋煮令赤　硇砂半两,细研

上件药,捣罗为末,入研了药令匀,以醋煮面糊和丸,如绿豆大,每服空心,以温酒下五丸。

* 硇砂硫黄丸

【文献出处】《太平圣惠方》

【原文摘录】治妇人积年血癥块不消,发歇疼痛,宜服此方。

硇砂三分　硫黄三分,水三大盏,煮尽取出　麒麟竭①三分,末　巴豆一分,去皮心,纸裹压去油,炒令黄

上件药,都细研,用糯米饭和丸,如黍粒大,每服空心,以当归酒下五丸。

黑圣散

【文献出处】《太平圣惠方》

【原文摘录】治妇人积年血气癥块,攻心腹疼痛,闷乱。

白马护干一两,烧灰　赤骡护干一两,烧灰　麝香一分,细研　紫驴护干烧灰,一两　干漆一两,捣碎炒,令烟出

上件药,捣细罗为散,入麝香更研令匀,每服不计时候,用热酒调下一钱。

大黄煎

【文献出处】《太平圣惠方》

【原文摘录】治妇人积年血气癥块结痛。

川大黄三两,锉碎,微炒　鳖甲二两,涂醋炙令黄,去裙襕　牛膝一两,去苗　干漆一两,捣碎,炒令烟出

上件药,捣罗为末,用米醋一升,煎为膏,每服食前,用热酒调下一钱。

* 芫花当归丸

【文献出处】《太平圣惠方》

【原文摘录】芫花一两,醋拌炒令干　当归一两,锉,微炒　桂心一两

---

① 麒麟竭:即血竭。

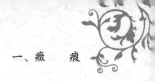

上件药,捣罗为末,以软饭和丸,如梧桐子大,每服食前,以热酒下十丸。

干漆丸

【文献出处】《太平圣惠方》

【原文摘录】治产后脐下结硬,大如升,月经不通,成积聚癥块,羸瘦。

干漆半斤,捣碎,炒令烟出,研为末　生地黄十斤,捣绞取汁

上件药相和,煎令可丸,即丸如梧桐子大,每日空心,以温酒下二十丸,渐加至三十丸。

鳖甲散

【文献出处】《太平圣惠方》

【原文摘录】治小儿癥瘕,壮热头痛,呕吐腹痛,寒热,头发作穗,及食癖、乳癖、气癖。

鳖甲一两,涂醋炙令黄,去裙襕　枳壳半两,麸炒微黄,去瓤　木香半两　人参三分,去芦头　赤茯苓三分　柴胡三分,去苗　桂心一分　川大黄半两,锉碎,微炒　槟榔半两　京三棱半两,微煨锉

上件药,捣粗罗为散,每服一钱,以水一小盏,煎至五分,去滓温服,日三服。量儿大小加减。

鼠肉煎

【文献出处】《太平圣惠方》

【原文摘录】治小儿癥瘕羸瘦。

鼠肉五两,生用　鳖甲三分,生用　陈橘皮半两,汤浸,去白瓤,焙　甘遂一分,末

上件药,除甘遂末外,并锉,以水二大盏,煎至五分,去滓,下甘遂末匀搅。一二百日儿,奶癖,一日与服之尽半合;二三岁儿,一日服尽一合;四五岁儿,二(一)日服尽二合。如利多即少服,看儿虚实与服之。如是利不止,煮大麦汤解,煮鼠肉汁作粥服之亦佳。

甘遂丸

【文献出处】《太平圣惠方》

【原文摘录】治小儿癥瘕,胁下坚硬如石,四肢黄瘦,不欲乳食。

甘遂一分,煨令微黄　雄黄半两,细研　石膏半两,细研,水飞过　牡蛎半两,烧为粉　巴豆半两(分),去皮心,娟襄盛,于淳酒中煮半日,取出焙干　丹砂半两,细研,水飞过　蕤仁二(一)分,汤浸,去皮,研入　麝香一分,细研

上件药,捣罗为末,与巴豆都研令匀,炼蜜和丸,如黍米大,每服以粥饮下一丸,日二服。量儿大小,加减服之。

鳖甲丸

【文献出处】《太平圣惠方》

【原文摘录】治小儿癥瘕,羸弱不能乳食。

鳖甲半两,涂醋炙令黄,去裙襕　木香一分　青橘皮一分,汤浸,去白瓤,焙　槟榔半两　肉桂一

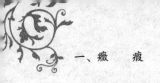

分,去皱皮　柴胡一分,去苗　京三棱半两,微煨,锉　人参一分,去芦头　川大黄半两,锉碎,微炒　桔梗一分,去芦头　防葵一分　郁李仁半两,汤浸,去皮,微炒

上件药,捣罗为末,炼蜜和丸,如绿豆大,五六岁儿,空心以粥饮下七丸,晚后再服。更随儿大小,以意加减。

代赭丸

【文献出处】《太平圣惠方》

【原文摘录】治小儿癥痕,体热瘦瘁,大便坚硬,不能乳食。

代赭半两,细研　朱砂半两,细碎,水飞过　川大黄半两,锉碎,微炒　木香半两　当归一分,锉,微炒　桂心半两　犀角屑半两　巴豆霜半两(分)

上件药,捣罗为末,入研了药及巴豆霜,更研令匀,炼蜜和丸,如绿豆大,三四岁儿,每服空心,以粥饮下三丸,更量儿大小,以意斟酌服之,以利为度。

大黄丸

【文献出处】《太平圣惠方》

【原文摘录】治小儿癥痕,腹痛黄瘦。

川大黄三分,锉碎,微炒　知母半两　牡蛎半两,烧为粉　当归半两,锉,微炒　枳壳半两,麸炒微黄,去瓤　鳖甲涂醋炙令黄,去裙襕

上件药,捣罗为末,炼蜜和丸,如绿豆大,三四岁儿,每服空心,以粥饮下五丸,晚后再服。更量儿大小,以意加减。

牛黄丸

【文献出处】《太平圣惠方》

【原文摘录】治小儿癥痕,百病疳癀,腹胀黄瘦,发歇不恒,客忤疳痢,及吐逆不定,心腹多痛,及惊风天吊等。

牛黄半两,细研　光明砂①三分,细研,水飞过　犀角屑半两　麝香一分,细研　木香半两　人参三分,去芦头　代赭三(二)分　当归半两,锉,微炒　槟榔三分　肉豆蔻二枚,去壳　川大黄二(三)分,锉碎,微炒　鳖甲一两,涂醋炙令黄,去裙襕　杏仁二十枚,汤浸,去皮尖双仁,麸炒微黄　巴豆一分,以淡盐水一大碗煮尽,去皮出油,别研

上件药,捣罗为末,都研令匀,炼蜜和丸,如绿豆大。百日以下儿,乳汁下一丸;二三岁儿,空心粥饮下二丸。胸膈有病吐出,在脏在腑有病,即利出恶物为验。后只得吃浆水粥一日,其利自止。五日至十日吃一服,永无滞结,更量儿大小,加减服之。

＊朱砂犀角屑丸

【文献出处】《太平圣惠方》

---

① 光明砂:即朱砂。

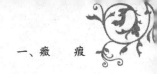

【原文摘录】朱砂一分,细研　犀角屑半两　巴豆霜半分　鳖甲半两,涂醋炙令黄,去裙襕　杏仁一分,汤浸,去皮尖双仁,别研如膏

上件药,捣罗为末,入巴豆、杏仁都研令匀,炼蜜和丸,如黄米大,百日儿奶汁下一丸,三四岁儿薄荷汤下三丸。随儿大小,加减服之。

礞石丸

【文献出处】《太平圣惠方》

【原文摘录】治小儿食癥,或时寒热,四肢黄瘦,不欲饮食。

礞石一分　巴豆半两,去心皮,纸裹压去油　干姜一分,炮裂为末　硇砂半两　杏仁一分,汤浸,去皮尖双仁,麸炒微黄

以上五味,研令细。以米醋一茶碗煎如膏。

蓬莪术一分　京三棱一分,微煨锉　皂荚一分,去皮,涂酥炙令黄,去子

上件药,捣罗为末,以所煎膏和丸如绿豆大,三岁儿每服以茶清下一丸,儿稍大,临时以意加之。

防葵丸

【文献出处】《太平圣惠方》

【原文摘录】治小儿食癥,寒热羸瘦,不能饮食。

防葵半两　肉豆蔻一分,去壳　木香一分　川大黄一分(两),锉碎,微炒　鳖甲一两,涂醋炙令黄,去裙襕　京三棱半两,微煨,锉　枳壳一分,麸炒微黄,去瓤　麝香一分,细研

上件药,捣罗为末,炼蜜和丸如绿豆大,三岁儿每服以粥饮下五丸,日二三服。更量儿大小,以意临时加减。

代赭丸

【文献出处】《太平圣惠方》

【原文摘录】治小儿食癥久不消。

代赭半两,细研　巴豆半两,去皮心,研,纸裹压去油　黄连一分,去须　丁香半两　五灵脂一分　麝香一钱,细研　腻粉一钱　芦荟三(二)钱,细研　桂心一分

上件药,捣罗为末,都研令匀,炼蜜和丸如绿豆大,三岁儿空心以粥饮下二丸。量儿大小以意加减,当取下一切恶物为效。

木香丸

【文献出处】《太平圣惠方》

【原文摘录】治小儿食癥,吃食不得,四肢消瘦。

木香一分　朱砂半两,细研,水飞过　槟榔一分　代赭半两,细研　鳖甲半两,涂酥炙令黄,去裙襕　杏仁一分,汤浸,去皮尖双仁,麸炒微黄　京三棱一分,微煨,锉　巴豆半分,去皮心研,纸裹压去油　当归一分,锉,微炒　犀角屑一分

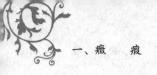

上件药,捣罗为末,都研令匀,炼蜜和丸如黍米大,三岁儿空心以暖水下三丸,晚再服。量儿大小临时加减。

大黄丸

【文献出处】《太平圣惠方》

【原文摘录】治小儿食癥,大肠涩,心腹妨闷。

川大黄三分,锉碎,微炒　鳖甲三分,涂醋炙令黄,去裙襕　赤芍药三分　大麻仁三分　防葵三(一)分　法曲一分,炒微黄　白术一分　青橘皮一分,汤浸,去白瓤,焙

上件药,捣罗为末,炼蜜和丸如绿豆大,三岁儿每早晨以温水下五丸,晚后再服。更量儿大小,以意加减。

* 京三棱丸

【文献出处】《太平圣惠方》

【原文摘录】京三棱半两,煨,锉为末　五灵脂半两,末　巴豆霜半两

上件药,都研令匀,以醋煮面糊和丸如绿豆大,每服空心,茶清下二丸。量儿大小加减服之。

* 菖蒲末丸

【文献出处】《太平圣惠方》

【原文摘录】菖蒲末半两　巴豆二十枚,去皮研烂,以头醋一中盏,熬成膏

上件药入巴豆膏和丸,如绿豆大,每服空心,以茶清下二丸。量儿大小加减。

* 朱砂腻粉丸

【文献出处】《太平圣惠方》

【原文摘录】朱砂半两,细研,水飞过　腻粉一钱　干胭脂一分　巴豆霜半分

上件药,都研令匀,以醋煮面糊和丸,如绿豆大,每服空心,煎橘皮汤下二丸,量儿大小加减服之。

消积丸

【文献出处】《圣济总录》

【原文摘录】治久积癥癖,冷热不调,痰逆痞闷,心腹刺痛,喘满膨胀,泄利羸困,不思饮食,消积丸方。

代赭煅,醋淬三七遍,研　礞石研,各一两　桂去粗皮　白茯苓去黑皮　青橘皮汤浸,去白,焙　巴豆去皮心膜,压出油,各半两　京三棱煨,锉　楝实肉各一分　硇砂研,三分

上九味,捣研为末拌匀,酒煮面糊和丸,如梧桐子大,每服二丸至三丸,木香汤下。看虚实加减。

硇砂丸

【文献出处】《圣济总录》

【原文摘录】治久积癥块，心腹胀满，胸膈不利，痰实胃胀。

硇砂好者，二钱，研　狼毒①锉，醋炒干　芫花醋浸一宿，炒干　干漆炒烟出　鳖甲去裙襕，醋炙。各一两　硫黄好者一分，研如粉　巴豆二七枚，去皮心膜，以好醋一升煮，令紫色

上七味，捣研为末，和匀，煮面糊丸如豌豆大，每服三丸，食后临卧，温生姜汤下。

三棱丸

【文献出处】《圣济总录》

【原文摘录】治多年积气癥癖。

京三棱煨，锉　鸡爪三棱煨，锉　陈橘皮汤浸，去白，焙　青橘皮汤浸，去白，焙　巴豆去皮心膜，出油　石三棱煨，锉。各五两　槟榔十枚，半生用，半炮锉　肉豆蔻十枚，去壳，醋浸二宿　丁香　益智去皮。各一两　木香二两　硇砂一两半，研，飞过

上一十二味，捣研为末，醋煮面糊和丸，如梧桐子大，每服三丸，如当心气块，茱萸汤下，左右气块，木香汤下，本脏气块，香子汤下。

礞石丸

【文献出处】《圣济总录》

【原文摘录】治男子妇人远年积气，消磨癥块，取虚中积癖。

礞石半两，青色者生用，捣罗为细末　硇砂醋浸，澄，去砂石　丁香　桂去粗皮　干姜炮。各二两　木香　京三棱煨，锉　莪术煨，锉　芫花醋浸一宿，炒焦　猪牙皂荚去皮，炙黑　槟榔煨，锉为末　肉豆蔻仁各一两　白豆蔻仁　青橘皮汤浸，去白，焙　墨烧八分熟。各半两　巴一两半，去皮心膜，出油尽　大黄一两半，半两生用，半两煨熟，半两炒焦　胡椒　粉霜细研。各半分

上一十九味，各捣研为末，用醋三升浸硇砂于银石器中，文武火熬二十沸。次入巴豆，又熬五七沸；次入礞石、京三棱末，又熬三五沸；次取白面二两，以无灰酒半升，调入药中，又熬一两沸；次入大黄末，又熬三两沸；次下诸药末，不住用柳木杖子，搅匀候稠，捣千杵，丸如绿豆大。每服三丸，不问男女长幼。心痛，醋汤下；左胁下疼，煎姜枣汤下；右胁下疼，煎木香汤下；妇人血癖血气，炒生姜醋汤下；久患冷痢，煎黄连汤下；小儿常服，冷水下。有妊者不得服，小儿以意减丸数。

水银丸

【文献出处】《圣济总录》

【原文摘录】治久虚积癥癖。

水银　豉研　礞石末滴酒和匀，瓷合内慢火逼干。各半两　京三棱末　石三棱末　鸡爪三棱

---

① 狼毒：为大戟科植物月腺大戟或狼毒大戟的干燥根，具有散结杀虫的功效。

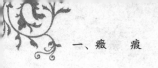

末　腻粉　粉霜　白丁香末　硇砂研。各三钱　肉豆蔻去壳　槟榔各二枚,为末　丹参三钱,研

上一十三味,合研匀细,用枣肉和丸如绿豆大,每服五丸,温水下。

木香丸

【文献出处】《圣济总录》

【原文摘录】治远年癥块积聚。

木香　硇砂研　当归切,炒。各一两　礞石研,三分　大黄煨锉　陈曲不蛀者,炒　麦蘖炒　墨研　白面各半两　大戟炒　干漆炒烟出　腻粉各一分　豉少许　巴豆仁一两一分,不出油,研

上一十四味,捣研为末,以腊月雪水同捣三二百杵,丸如绿豆大。每服一丸,空心,用干柿烂嚼裹药,随所伤物煎汤下,不得吐津。

紫金丹

【文献出处】《圣济总录》

【原文摘录】治男子、妇人久积气块癥癖,两胁下积冷,胸腹气刺痛。

铁滓一斤,淘净,控干　硇砂二两　硫黄半斤,水飞过

上三味,先取铁滓、硫黄二味于瓷器内,用米醋一斗,慢火煎,候煎硫黄火上无焰,即爆干。刮此二味入瓷合内,固济了,用大火煅三度毕,取合内药,再用水飞,不用铁滓,控硫黄令干,入细瓷盒内,坐在平地,别用火一秤,煅至火尽取出。入硇砂二两,同研令细,再入盒内,用火一斤,就灰池中养三日,放冷,取二两,再入下项药:

硇砂半两　木香末　丁香末　腻粉研　丹砂研　肉豆蔻去壳,末　干漆炒烟尽,研　胡椒末　阿魏用醋化面,和作饼子,烧熟为末。各一钱　砒霜末,一字半

上一十味研细,再同硫黄研匀,用酒醋各半煎五灵脂,薄面糊和丸,如梧桐子大,每服从五丸,渐加至二十丸,以意加减服。若取积滞癥癖,及酒食积急气冷气,一切滞气等疾,更入后药:

巴豆仁研,一两　大戟末半两　芫花末半两　草乌头末一分　五灵脂末一两　腻粉二钱　硇砂研,半两

上七味,以米醋醋二升已来,铫子内熬成膏,便与前药末搜为剂,丸如梧桐子大,量虚实加减服,逐一丸加,用醋汤或茶清下。

蓬莪术丸

【文献出处】《圣济总录》

【原文摘录】治久积癥癖,气攻左胁如复杯,及妇人血瘕。

蓬莪术炒,一两　桂去粗皮,三分　芍药　槟榔锉　枳壳去瓤,麸炒　当归切,焙　木香　昆布洗去咸汁　沉香锉　白芷炒。各半两

上一十味,捣罗为末,炼蜜和丸,如梧桐子大,每服二十丸,煨姜木瓜汤下。

丁香丸

【文献出处】《圣济总录》

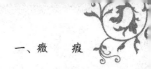

【原文摘录】治五毒五积五劳,并一切气疾癥癖块,及远年积。

丁香半两　附子炮裂,去皮脐　乌头炮裂,去皮脐　槟榔锉　芫花醋炒　大戟炒　甘遂炒　紫菀去土。各一分　腻粉研,一分半　硇砂醋飞过,焙干,研,一两

上一十味,先将八味,捣罗为细末,入研药和匀,面糊丸梧桐子大,每服七丸至十丸,醋汤下。

三棱汤

【文献出处】《圣济总录》

【原文摘录】治久积癥癖不散,心下结痛,状如伏梁。

京三棱炒　鳖甲醋炙,去裙襕　大腹锉,炒。各一两　桂去粗皮　芍药　陈橘皮去白,焙　当归切,焙　枳壳去瓤,麸炒　高良姜各三分　木香　诃黎勒煨,去核。各半两

上一十一味,细锉,每服五钱匕,水一盏半,煎取八分,去滓温服。

鳖甲丸

【文献出处】《圣济总录》

【原文摘录】治久积癥瘕。

鳖甲大者一枚,净洗,去筋膜,面裹外面二三分厚,上面用纸泥固济,泥一风炉子安鳖甲在上面,别入桃仁半斤,去尖皮双仁,研,以米醋四升,无灰酒三升,硇砂三两,同搅拌,旋旋向鳖甲中,煎为膏,取出,用合盛,却将鳖甲去纸泥,炙令黄色　青橘皮去白,焙　麦蘖炒　沉香锉　肉豆蔻去壳。各三两　丁香　木香　槟榔一半生,一半炒　陈曲炒　京三棱煨,锉　大黄生,锉　厚朴去粗皮,生姜汁炒令紫。各二两　柴胡去苗,半斤　桂去粗皮,二两

上一十四味,捣罗为末,再研令匀,用桃仁煎并熟蜜和丸,如梧桐子大,空心,米饮下二十丸。

没药丸

【文献出处】《圣济总录》

【原文摘录】治癥积五积食气,诸药无效者。

没药研　硫黄研　白丁香生　当归切,焙　芫花醋浸半白,炒　硇砂通明者,研　乳香研　丹砂研。各一分　巴豆四十九粒,去皮心,不出油研

上九味,捣研为末,合研匀,用水浸炊饼和剂,捣一千杵,丸梧桐子、绿豆、麻子三等大,每服一丸。妇人血气,童子小便和酒下;心头高硬,当归酒下;远年癥积,五积食气,生姜汤下;小儿脾积癖气,腊茶清下。大人与大丸,十五以下与中等,十岁以下与第三等者服。

防己汤

【文献出处】《圣济总录》

【原文摘录】治结瘕气积,腹满如石,气急少卧,小便不利。

防己　百合干者　郁李仁去皮,别研如膏。各一两　木通锉,一两半　吴茱萸陈者淘七遍,炒,

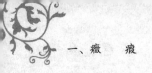

半两　陈橘皮汤浸,去白,焙　当归切,焙　赤茯苓去黑皮。各三分

上八味,捣罗为散,每服三钱匕,水一盏,生姜半分,煎至六分,去滓,空心温服。

防葵丸

【文献出处】《圣济总录》

【原文摘录】治结瘕喘嗽,腹中疞痛,饮食减少,四肢乏力。

防葵三分　桂心半两　木香半两　吴茱萸半两,汤浸七遍,焙干,微炒　鳖甲一两半,涂醋炙令黄,去裙襕　桔梗三分,去芦头　川大黄一两,锉碎,微炒　当归半两,锉,微炒　京三棱三分,微煨,锉　赤芍药三分　五味子半两　槟榔一两半　郁李仁一两,汤浸,去皮,微炒

上一十三味,捣罗为细末,炼蜜和捣三二百杵,丸如梧桐子大,每服二十丸,温酒下。

紫葛丸

【文献出处】《圣济总录》

【原文摘录】治结瘕腹胀,坚硬如石,肚上青筋浮起。

紫葛一两　芍药赤者　桔梗炒　紫菀去苗土　木香　诃黎勒皮各三分　大黄锉,熬,一两半　牵牛子半两,半生半炒　郁李仁汤浸,去皮,研,一两

上九味,捣研为末,炼蜜和丸,梧桐子大,每服十五丸,空腹,煎木通及枣汤下,老幼量减丸数。

木通汤

【文献出处】《圣济总录》

【原文摘录】治结瘕,腹胀坚硬不消。

木通锉　赤茯苓去黑皮。各一两　赤芍药　吴茱萸汤洗,焙,炒。各三分　槟榔白者,煨,一枚,锉　紫菀去苗土　郁李仁去皮尖,炒。各半两

上七味,粗捣筛,每服三钱匕,水一盏半,煎取七分,空腹服,日再。

当归煮散

【文献出处】《圣济总录》

【原文摘录】治诸瘕结痛起于胁下,按之而坚,妨痛不能饮食,渐加羸瘦。

当归切,焙　鳖甲用醋频蘸,炙令黄色　桂去粗皮　木香　桔梗炒　桃仁汤浸,去皮尖双仁,炒,别研如膏。各一两半　吴茱萸陈者,水淘七遍,炒干,半两

上七味,除桃仁外,捣罗为末,入桃仁同研令匀,每服三钱匕,水一盏,煎至六分,去滓温服,逐日空腹,日午、夜卧各一。

京三棱汤

【文献出处】《圣济总录》

【原文摘录】治积年瘕块。

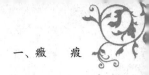

京三棱炮,锉,一两　青橘皮去白,焙,半两　桂去粗皮,一分　大黄锉碎,炒,半两　木香一分
槟榔制,半两

上六味,粗捣筛,每服五钱匕,水一盏半,煎至七分,去滓温服,空腹,日午、夜卧各一。

鳖甲丸

【文献出处】《圣济总录》

【原文摘录】治癥块冲心,气满食不下,手足烦闷。

鳖甲去裙襕,醋蘸,炙黄色　诃黎勒微煨,去核。各一两　防葵　甘草炙,锉　人参　大黄锉,
炒。各一两半　白术　桂去粗皮　郁李仁去皮,别研　杏仁去皮尖双仁,熬熟,别研如膏。各一两

上一十味,除研外,捣罗为末,入郁李仁、杏仁同研匀,炼蜜丸梧桐子大,空腹,温酒下
二十丸,渐加至三十丸,以微利为度。

木香丸

【文献出处】《圣济总录》

【原文摘录】治积年癥块,血气凝滞。

木香　吴茱萸陈者,淘七遍,炒干　青橘皮去白,焙。各半两　巴豆去皮,九十粒,研如膏,用纸裹
压出油,研　硇砂用沸汤化于瓷碗中,用慢火熬水尽,收霜再研,一分

上五味,除研外,捣罗为末,入巴豆、硇砂研令匀,于煻火中煨,粟米饭丸绿豆大,每服,温
酒下三丸至五丸,食后服。溏利勿怪,老小减服。

槟榔汤

【文献出处】《圣济总录》

【原文摘录】治癥块腹满如鼓,坐卧不安,食即欲吐,气闷喘急。

槟榔二两,微煨,锉　赤茯苓去黑心　芍药　京三棱微煨,锉　陈橘皮汤浸,去白,焙。各一两半
郁李仁汤浸,退去皮,一两　食茱萸去叶,三分

上七味,粗捣筛,每服三钱匕,水一盏,煎至七分,去滓温服,空腹、午后各一。

柴胡汤

【文献出处】《圣济总录》

【原文摘录】治癥癖气胀腹痛,胁肋胀满,不思食饮。

柴胡去苗　赤茯苓去黑皮。各三分　桔梗炒　木通锉。各一两　芍药　鳖甲去裙襕,醋蘸,慢
火炙令黄色　郁李仁汤浸,去皮。各半两

上七味,粗捣筛,每服三钱匕,水一盏,煎至七分,去滓温服,空腹、午后各一。

防葵丸

【文献出处】《圣济总录》

【原文摘录】治癥癖气块,胁肋妨满,腹胀不能饮食,腹痛。

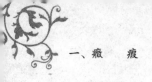

防葵锉碎　柴胡去苗　赤茯苓去黑皮。各三分　桂去粗皮　木香各半两　鳖甲去裙襕,醋蘸,慢火炙黄色　槟榔锉。各一两半　桔梗炒　郁李仁汤浸,去皮尖,别研如膏。各一两　大黄锉碎,微炒,一两一分　当归切,焙　京三棱炮,锉　五味子各半两

上一十三味,除研外,捣罗为末,入郁李仁同研匀,炼蜜丸梧桐子大,空腹,温酒下二十丸。

夹食丸

【文献出处】《圣济总录》

【原文摘录】治癥癖,食气食劳,五膈痰逆。

乳香别研如粉　木香　丁香　肉豆蔻去壳　当归切,焙　青橘皮去白,焙　京三棱炮,锉。各半两　紫菀去苗土　干姜炮裂　附子炮裂,去皮脐　巴豆去皮心,别研,纸裹压出油。各一两　鳖甲去裙襕,用醋蘸,慢火炙令黄色,二两　丹砂一分,别研如粉

上一十三味,除乳香、丹砂、巴豆外,捣罗为末,然后入乳香等三味,同研令匀,都入臼中,用荞麦面与药末,临时以意看多少,入面,徐徐入新汲水捣,候可丸即止,丸如绿豆大,煎淡浆水令沸,旋旋入药,煮三五沸漉出,于日中曝干。每服五丸,食后,用茶酒温水下。

鳖甲丸

【文献出处】《圣济总录》

【原文摘录】治癥癖气块。

鳖甲去裙襕,醋蘸炙黄色　木香　乌头炮裂,去皮脐　柴胡去苗。各一两半　京三棱炮,锉　当归切,焙　桂去粗皮　厚朴去粗皮,涂生姜汁,炙令微烟出,锉　陈橘皮汤浸,去白,焙。各二两　甘草炙,锉　槟榔锉。各半两　大黄锉碎,炒　朴硝研如粉。各三两

上一十三味,除朴硝外,捣罗为末,同研令匀,炼蜜丸梧桐子大,空腹,用温酒下十丸,饮下亦得。

粉砂饼

【文献出处】《圣济总录》

【原文摘录】治癥块。

粉霜　胡粉[①]各一两　硇砂　丹砂　白丁香　腻粉各半两

上六味,研为末,入面一两,水和捏作饼,如棋子大,慢火烧熟,每服一饼,麝香米饮嚼破服。

保命丸

【文献出处】《圣济总录》

【原文摘录】治积年血气癥块,往来疼痛,吐逆,不纳饮食。

当归切,炒　乌头炮裂,去皮脐　芍药　桂去粗皮　干姜炮。各半两　大黄锉,炒,一两　斑蝥

---

① 胡粉:为矿物铅加工制成的碱或碳酸铅,具有败毒抗癌、杀虫疗疮、祛瘀止血的作用。

二十一枚,用糯米炒令黄色为度,去翅足

上七味,捣罗为末,醋煮面糊丸,梧桐子大,空心食前,温酒下一丸。

五食丸

【文献出处】《圣济总录》

【原文摘录】治虚积食气,蛊胀水气,年深癥癖。

大戟刮去皮 甘遂各半两,生 猪牙皂荚生,去皮子,一两 胡椒一分 芫花半两,醋浸一宿,炒干 巴豆半两,去皮心膜,醋煮三十沸,漉出,研

上六味,捣研为末,合研匀,水煮面糊和丸如绿豆大。每服五丸,用米面、绿豆煎汤,放温下,量病患大小,加至七丸。

半夏礞石丸

【文献出处】《圣济总录》

【原文摘录】治癥块气积,下结胸,一切积滞。

半夏四十枚,汤浸七遍 巴豆四十粒,去皮心膜 杏仁去皮尖双仁,四十枚 猪牙皂荚去皮,四十梃。四味用好醋浸七日,取出,以布绞取汁,熬成膏,入众药 礞石研细,炒,五钱 丁香 木香 沉香各二钱 槟榔半两 腻粉 硇砂 粉霜各一分

上一十二味,将后八味捣研为末,入在前膏子内,一处再捣细令匀,丸小豆大。看虚实,煎枣汤下二丸。烂嚼干柿,干咽下亦得。

木香扁丸

【文献出处】《圣济总录》

【原文摘录】治癥块,消食积,止心腹疼。

木香 硇砂通明者。各一钱 半夏中等者,一十枚,生姜浆水洗七遍 桂去粗皮,三钱 荜茇四十九枚,中等者 杏仁二十一粒,去皮尖双仁 巴豆二十一粒,去皮心膜,出油,三二分

上七味,先将杏仁、巴豆同研如泥,以好米醋八分一盏,熬至二分以下,成稠膏,入前药末和匀,再入枣肉,丸绿豆大,捏扁丸,常服。食后良久一丸,生姜汤下。要转,三丸。男子、妇人心痛,炒莱菔醋汤下。

大戟丸

【文献出处】《圣济总录》

【原文摘录】治癥癖,化气取食积,及本脏气水疾蛊胀。

大戟半两 芫花醋炒,一两 巴豆一百粒,去皮,以水五升煮,水尽为度,去心,少出油,细研 甘遂 干姜炮 陈橘皮去白,焙 硇砂 姜黄 桂去粗皮。各一分

上九味,捣研为末,于银石器内,炒令极热,勿令焦,炼蜜丸,梧桐子大,常服。生姜汤下一丸,如取转,量脏腑虚实加减。

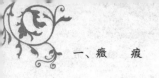

续随子丸

【文献出处】《圣济总录》

【原文摘录】治积聚癥块及涎积等。

续随子三十枚,去皮　腻粉二钱　青黛炒,一钱匕,研

上三味,先研续随子令烂,次下二味,合研匀细,以烧糯米软饭和丸如鸡头大。每服先烧大枣一枚,剥去皮核烂嚼,取药一丸,捶破,并枣同用,冷腊茶清下。服后便卧,至中夜后,取下积聚恶物为效。

干漆丸

【文献出处】《圣济总录》

【原文摘录】破癥块,消积气。

干漆四两,捣为末,炒令烟尽　五灵脂用瓶子盛,地坑子内,以火煅烟尽,取灰,二两　皂荚长五寸许,锉,以麻缠定,用泥固济,火煅烟尽,取灰,二两　莁香^①子炒令香　木香鸡骨者　槟榔结实者,锉　桂去粗皮　附子炮裂,去皮脐　青橘皮去白,炒　陈橘皮去白,炒　白牵牛炒令香熟　大黄劈开,锦文者,炒　蓬莪术炮,锉　京三棱用醋纸裹煨,锉　芫花米醋浸一宿,炒干用。各二两

上一十五味,捣罗为末,炼蜜为丸如梧桐子大,生姜汤下二十丸至三十丸。忌猪、鱼、热面等物。

七宣丸

【文献出处】《千金月令》

【原文摘录】主冷热气疾,癥癖结聚,痃气,七宣丸方。

大黄十五两　枳壳去穰子,炒了秤　柴胡　诃黎勒皮各三两　槟榔仁六两　青木香五两

上捣筛,蜜丸,初服二十丸,加至四十丸。疾在下,空腹服;疾在上,食上服,酒饮下并得。

木香硇砂煎丸

【文献出处】《幼幼新书》引《博济方》

【原文摘录】消癥瘕积聚,血结刺痛。

木香　大黄炮　荆三棱生用　巴豆去皮膜,不出油用,细研之　官桂去皮　筒子漆炒　青橘皮去白　蓬莪术炮　附子炮,去皮脐　干姜炮。各一分　香墨一指节大,细研　硇砂半两,以好醋一盏浸一宿,去砂石

上将大黄末、荆三棱末、巴豆等三味,同于银石器内,以好醋一升,煎一两沸;次入硇砂同熬成膏,次入诸药末和匀,再入白,杵千百下为丸如绿豆大,每服五丸。伤冷食、冷酒、冷水,结聚,腹内气块痛,用干姜汤或橘皮汤下;夹食伤寒,白汤下亦得;粘食不消成气块,即用煮面汤下;食牛、羊、鱼、鳖肉成气块不散,用所伤汁下;宿酒不消,酒下;血气,当归酒下;妊娠不服

---

① 莁香:即茴香。

要转,淡茶下,加至七丸;小儿三丸,常服一两丸。

大延胡索散

【文献出处】《黄帝素问宣明论方》

【原文摘录】治妇人经病,产后腹痛,腹满喘闷,癥瘕癖块,及一切心腹暴痛。

延胡索　当归　芍药　荆三棱　川苦楝　蓬莪术　官桂　厚朴　木香　川芎各一分　桔梗　黄芩　大黄各半两　甘草一两　槟榔二钱

上为粗末,每服三钱,水一盏,煎至六分,去滓,热服,食前。如恶物过多,去大黄、官桂,加黄药子、染槐子、龙骨各半两,如前法煎服。平人心痛,加本方,得利尤良。后常服。

三棱汤

【文献出处】《黄帝素问宣明论方》

【原文摘录】治癥瘕痃癖,积聚不散,坚满痞膈,食不下,腹胀。

荆三棱二两　白术一两　蓬莪术半两　当归半两,焙　木香三钱

上为末,每服三钱,沸汤点服,食后,每日三服。

保安丸

【文献出处】《黄帝素问宣明论方》

【原文摘录】治癥积,心腹内结如拳,渐上不止,抢心疼痛,及绕脐腹痛不可忍者。

川大黄三两,新汲水浸一宿,蒸熟,切片子,焙　干姜一两,炮　大附子半两,去皮脐　鳖甲一两半,好醋一升,伏时炙令黄色,妙

上为末,取三年米醋一大升,先煎四五合,然后和药,丸如桐子大,每服十丸至二十丸,空心,醋或酒、米饮下。后取积如鱼肠、脓血、烂肉汁、青泥,当下。

大消石丸

【文献出处】《三因极一病证方论》

【原文摘录】治七癥八瘕,聚结痞块,及妇人带下绝产,并欲服丹药,腹中有癥瘕者,当先下之。此药但去癥瘕,不令人困。

硝石六两　大黄八两　人参　甘草各三两

上为末,以三年苦酒三升,置铜器中,以竹作准,每一升作一刻柱,器中先内大黄,常搅不息,使微沸,尽一刻,乃内余药。又尽一刻,极微火熬,使可丸,则丸如鸡子中黄,若不能服大丸,则作小丸如梧子大,米汤下三十丸,四日一服。妇人服之,或下如鸡肝,或如米泔,正赤黑等三二升。下后忌风冷,自养如产妇。

小三棱煎

【文献出处】《三因极一病证方论》

【原文摘录】治食癥酒癖,血瘕气块,时发刺痛,全不思食,及积滞不消,心腹坚胀,痰逆

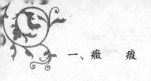

呕哕,噫酢吞酸,胁肋刺痛,胸膈痞闷,并脾气横泄。

京三棱　蓬莪术各四两　芫花一两,去梗叶

上同入瓷器中,用米醋五升浸满,封器口,以灰火煨令干,取出棱、术,将芫花以余醋炒令微焦,焙干为末,醋糊丸如绿豆大。每服十五丸,生姜汤下。妇人血分,男子脾气横泄,肿满如水,用桑白皮煎汤下。

三圣丸

【文献出处】《三因极一病证方论》

【原文摘录】治积年癥瘕癖块,诸药疗理不瘥,至效。

舶上硫黄一两　水银半两　硇砂去砂石,一分

上三物,乳盆内滚研如粉,却以生铁铫内,用文武火熬熔成汁,以火箸搅令匀,停冷,刀划下,以纸裹置地坑内埋一宿,取出,再研细。次以:

赤芍药　当归　荆三棱　蓬莪术　红花各一分,同用

并细锉,以法酒一升,煎及一半,漉出,砂盆内研,生布裂汁,再熬,放冷,入飞罗面为糊,搜丸如绿豆大。治因产后伤于饮食,结伏在腹胁,时发疼痛不可忍者,当归浸酒一升,逐旋取酒,暖下七丸至十丸。每服磨癖块,空心,温酒下三丸至五丸。所余药滓,裂了焙干为末,别入:

干地黄　真蒲黄　芫花各一分,醋炒焦黄

上为末,以前一般糊丸如绿豆大,治女人血脏冷气攻心疼,及一切血疾,温酒下十丸。

一握七丸

【文献出处】《三因极一病证方论》

【原文摘录】治脏腑宿蕴风冷,气血不和,停滞宿饮,结为癥瘕痞块,及妇人血瘕,肠胃中塞,饮食不下,咳逆胀满,及下利赤白,霍乱转筋,及踒躄[①]拳挛,腰脊脚膝疼痛,行步不能。常服健脾暖胃,坚骨强阳。

神曲半斤,炒黄　大附子二个,炮,去皮脐　甘草二两,炙

上末,蜜丸,每左手一握,分作七丸。每服一丸,细嚼,米饮下。

妙应丹

【文献出处】《三因极一病证方论》

【原文摘录】治诸脏气虚,积聚烦闷,及饮食中蛊毒,或食水陆果瓜,子卵入腹,而成虫蛇鱼鳖,或宿食留饮,妇人产后,败血不消,女子月水不通,结为癥瘕,时发寒热,唇口焦黑,肢体瘦削,嗜卧多魇,食少腹痛,大便糟粕,变成冷痢。

附子四个,六七钱重者,生,去皮脐,剜作瓮,入硇砂共一两七钱半,面剂裹,煨熟,去面不用　荜茇
木香炮　青皮　破故纸炒。各三两半

上为末,面糊搜丸如梧子大,每服三十丸,生姜橘皮汤下;泄利,米汤下,加至五十丸。

---

① 踒躄:犹瘫痪。

琥珀丸

【文献出处】《严氏济生方》

【原文摘录】治妇人血瘕,腹中有块攻刺,小腹痛重,或腰背相引而痛,久而不治,黄瘦羸乏。

琥珀别研　白芍药　川乌炮,去皮　川牛膝去芦,酒浸　鳖甲醋炙　蓬莪术炮　当归去芦,酒浸　梓厚朴姜制炒。各一两　木香不见火　泽兰叶　官桂不见火。各半两

上为细末,酒糊为丸,如梧桐子大,每服七十丸,空心,温酒、米饮任下。

三棱煎丸

【文献出处】《严氏济生方》

【原文摘录】治妇人室女血瘕,月经不通,脐下坚结,大如杯升,久而不治,必成血蛊。

京三棱　莪术各二两　芫花半两　青皮去瓤净,一两半

上锉如豆大,用好醋一升,煮干,焙为细末,醋糊为丸,如梧桐子大,每服五十丸,食前,用淡醋汤吞下。

玄胡丸

【文献出处】《卫生宝鉴》

【原文摘录】解化伤滞,内消饮食。治吐利癥瘕气结,虫烦不安,心腹胀痛。顺三焦,和脾胃。

木香　当归　玄胡索　青皮去白　雄黄飞,另研　广术炮　槟榔各四两　京三棱炮,六两

上八味为末,入雄黄匀糊,丸如桐子大,每服三十丸,生姜汤下,不拘时。

三圣膏

【文献出处】《金匮钩玄》

【原文摘录】未化石灰半斤,为末,瓦器中炒令淡红色,提出火外,候热少减,次下大黄末　大黄一两,为末,就炉炒,伺热减,入桂心末　桂心半两,为末,略炒,入米醋熬成膏药,厚摊,贴患处

(《千》)消石丸

【文献出处】《医学纲目》

【原文摘录】治癥瘕。

硝石六钱　大黄八钱　人参　甘草各三钱

上各为末,先将硝黄末以三年苦酒先煎,候将干,却用参、甘二末和匀为丸。每三十丸,米汤下,四日一服。候下如鸡肝,或如米泔赤黑色等效。下后忌风冷。

(《本》)治癥丸

【文献出处】《医学纲目》

【原文摘录】治丈夫、女人、小儿年深日近,沉积瘕块,面色青黄,时上抢心,吐水吞酸,舌生白沫,妇人积年月经不调,渐成血气或血蛊块,中焦之间覆如杯碗,连年累月渐成瘦瘠,寒热往来,一切脾胃受寒,久不瘥愈之疾,并皆治之。

巴豆五两,去油膜　蓬术三两,醋炙透　京三棱三两,醋煮透　丁香皮二两　木香一两半　丁香一两半　厚朴三两,制　石菖蒲二两　良姜一两半　虻虫一两半,炒　川牛膝一两　香附子四两,炒　石莲子肉,二两　薏苡仁一两　使君子三两,去壳

上为细末,稀面糊为丸如绿豆大。积年瘕痕成块者,第一服用熟水下二十丸,自后每日三丸五丸,更量虚实加减与之,五日云尽积块。若近脾胃有积者,每服五丸,米饮吞下,一服取效。妇人血气成块及血痕,每服二十丸,用苏木酒、童子小便各一半,煎五七沸令温,空心吞下。自后每日用温酒下三丸,其血块遂旋消,从大小便去尽自知。小儿蛔虫腹痛不能忍,日夜叫唤,百药不救者,陈皮汤下七丸,立效。诸虫皆宜下,常服,或白汤或姜汤下三五丸,中酒及酒积,大便鲜臭者,白汤与酒各半吞十丸,立效如神。一切咽塞,心下硬痛,皆用枣汤下五丸,不拘时候。

(罗)玄胡索丸

【文献出处】《医学纲目》

【原文摘录】治吐利腹胀,心腹痛,瘕痕气结,虫烦不安。顺三焦,和脾胃。

玄胡索　当归　青皮去白　雄黄飞　广术炮　木香　槟榔　京三棱炮。各四两

上为细末,入雄黄末水糊为丸,桐子大,生姜汤下。

荆蓬煎丸

【文献出处】《医学纲目》

【原文摘录】破痰癖,消癥块,冷热积聚,胸膈痊闷。通利三焦,升降阴阳,顺气消食。

京三棱二两,酒浸,冬三日,夏一日　枳壳炒,一两　广术二两,醋浸,冬三日,夏一日。以上二味,同以去皮巴豆二十个,银器内炒令黄色,不用巴豆　木香去根　青皮去白　茴香微炒　槟榔各一两

上为细末,水糊为丸,豌豆大,每服三十丸,生姜汤下。

(无)小三棱煎

【文献出处】《医学纲目》

【原文摘录】治食癥酒痞,血瘕气块,时发刺痛,全不思食,积滞不消,心腹坚胀,痰逆呕哕,噫酢吞酸。

京三棱　蓬术各四两　芫花一两,去梗叶

上同入瓮器中,用米醋五升浸满,封器口,以炭火煨令干,取出棱、术,将芫花以余醋炒令微焦,焙干为末,醋糊丸如绿豆大,每十五丸,生姜汤下。

桃仁散

【文献出处】《普济方》

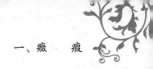

【原文摘录】治月经不通，产后恶露未尽，积聚瘀血，变成癥瘕。

虻虫半两，炒令微黄，去翅足　水蛭炒令微黄　乌贼骨　鲤鱼鳞烧灰　芫花醋炒令干　枳壳麸炒微黄，去瓤　当归炒　牛膝去苗　赤芍药　硇砂　桂心各半两　桃仁三分，浸，去皮尖双仁，麸炒黄

上为细末，食前，温调下一钱。

水蛭散

【文献出处】《普济方》

【原文摘录】治产后恶血不尽，月经日久不通，渐成癥块，脐腹胀硬，时时疼痛。

水蛭八十枚，炒令黄　虻虫八十枚，去翅足，微炒　牛膝一两，去苗　牡丹皮半两　桃仁三分，汤浸，去皮尖，麸炒微黄　桂心半两　菴蔄子一两　当归一两，锉，炒　鳖甲一两，涂醋炙令黄，去裙襕　干漆一两，捣碎，炒令烟出　鬼箭羽三分，去苗　琥珀三分　吴茱萸半两，汤浸七次，干，微炒　麝香二分，研入

上为散，入研了药令匀，每服食前，以温酒调下一钱。

*食瘕方

【文献出处】《世医通变要法》

【原文摘录】又方经验：治食瘕，酒瘕，血瘕，气块，时发刺痛。

三棱　莪术各二两半　陈皮　青皮各一两半　香附米　枳壳各二两，炒　木香　肉桂各五钱　槟榔　小茴香各二两半　硇砂一钱，炒，另研　良姜一两

上为末，酒糊为丸如梧桐子大，每服五十丸，空心，姜汤送下。

干漆散

【文献出处】《古今医统大全》

【原文摘录】治妇人经脉不通，久则成瘕，两胁烦闷，心腹疼痛，黄瘦。

干漆　木香　芫花醋炒　赤芍药　桂心　当归　川芎　琥珀各半两　大黄　牛膝三钱　桃仁一两　麝香一分

上为细末，每服一钱，无时温酒调下。

巴豆丸

【文献出处】《古今医统大全》

【原文摘录】治妇人血气疼痛，一切癥瘕。

巴豆仁去心，醋煮一分　大黄炒，一两　五灵脂　桃仁各三钱　木香半两

为末，炼蜜丸，绿豆大，空心，淡醋汤或酒下五丸。

黑神丸

【文献出处】《古今医统大全》引《良方》

【原文摘录】治妇人血气疼痛,一切癥瘕。

神曲　茴香各四两　木香　花椒炒,去汗　丁香各半两　槟榔四枚　干漆六两,半生半用,重汤煮半日,炒令香

上除椒、漆,余五味皆半生半炒为细末,用煎生熟漆和丸,如弹子大,别用茴香末十二两,铺阴地荫干,候外干,并茴香末收器中,待极干去茴香。大治肾气、小肠疝气、膀胱疝癖、五膈、血崩、产后诸血漏下,并以一丸分四服。死胎用绵灰酒调一丸;难产用炒葵子四十九粒,打碎,煎酒下一丸。诸疾不过三服,疝气十服,膈气、癥瘕五服,血痕三服,瘥。

穿山甲散

【文献出处】《古今医统大全》

【原文摘录】治妇人癥瘕痞块,及恶血攻心,胁腹疼痛,面无颜色,四肢瘦弱。

穿山甲灰炒燥　鳖甲醋炙　赤芍药　大黄炒　干漆炒令烟尽　桂心各一两　川芎　芫花醋炒　当归各半两　麝香一分

上为细末,入麝香停匀,每服一钱,热酒下,无时。

蓬莪术丸

【文献出处】《古今医统大全》

【原文摘录】治妇人癥瘕痞块,腹胁妨疼,令人体瘦,不思饮食。

莪术半两　当归　桂心　赤芍药　槟榔　枳壳　木香　昆布　琥珀各三钱　桃仁　鳖甲　大黄各一两

上为末,炼蜜丸,梧桐子大,每服二十丸,食前,米饮下。

三棱煎

【文献出处】《古今医统大全》引《选奇》

【原文摘录】治妇人血癥血痕,食积痰滞。

三棱　莪术各二两　青皮　半夏制　麦芽炒。各一两

上用好醋六升煮干,焙为末,醋糊丸,梧桐子大,每服三十丸,多至五十丸,淡醋汤下。痰积,姜汤下。

导药方

【文献出处】《证治准绳》

【原文摘录】疗妇人血痕,攻刺腹胁时痛,导药方。

大黄　当归各半两　山茱萸　皂荚去皮弦,各一两　细辛　戎盐各二钱半

上捣,以香脂丸如指大,每用一丸,绵裹纳阴中,正坐良久,痕当下。养如乳妇法。

桃仁煎

【文献出处】《证治准绳》引《本事》

【原文摘录】治妇人血瘕、血积,经候不通。

桃仁　大黄各一两　虻虫半两,炒黑　川朴硝另研

上四味为末,以醇醋二升半,银石器中慢火煎取一升五合,下大黄、虻虫、桃仁等,不住手搅,煎至可丸,下朴硝搅匀,出之,丸如梧桐子大。前一日不吃晚食,五更初,用温酒吞下五丸,日午取下如赤豆汁,或如鸡肝、蛤蟆衣之状,未下再作,如鲜血来即止,续以调补气血药补之。

穿山甲散

【文献出处】《证治准绳》引《大全》

【原文摘录】治妇人癥瘕及恶血,气攻心腹疼痛,面无颜色,四肢瘦弱。

穿山甲灰炒燥　鳖甲醋炙　赤芍药　大黄炒　干漆炒令烟尽　桂心各一两　川芎　芫花醋炒　当归各半两　麝香二钱半,另研

上为细末,入麝和匀,每服一钱,热酒调下,无时。

蓬莪术丸

【文献出处】《证治准绳》引《大全》

【原文摘录】治妇人癥瘕,腹胁妨痛,令人体瘦,不思饮食。

莪术七钱半　当归焙　桂心　赤芍药　槟榔　昆布　琥珀研　枳壳　木香各半两　桃仁　鳖甲　大黄各一两

上为末,炼蜜丸如梧子大,食前米饮下二十丸。

丁香丸

【文献出处】《证治准绳》引《大全》

【原文摘录】治妇人癥瘕,结块不散,心腹疼痛。

雄雀粪炒黄　鳖甲各一两　硇砂　当归焙　芫花醋炒干。各半两　巴豆二分半,去皮心油

上为末,研令匀,醋煮,面糊丸如小豆大,当归酒下三丸。

桃仁散

【文献出处】《证治准绳》引《普济》

【原文摘录】治妇人癥瘕,心腹胀满,不能饮食,体瘦无力。

桃仁一两,汤浸,去皮尖双仁者,麸炒令微黄　诃子皮　白术　赤芍药　当归各七钱半　京三棱锉,微炒,一两　鳖甲醋炙,去裙襕,一两半　陈皮汤浸,去白,焙,三两

上为散,每服三钱,水一盏,入生姜一钱三分,煎至六分。去滓。食前稍热服。

小三棱煎丸

【文献出处】《证治准绳》

【原文摘录】治食癥、酒癖、血瘕、气块,时发刺痛,全不思食,及一切积滞不消,心腹坚胀,痰饮呕哕噫酸,胁肋刺痛,脾气横泄。

三棱 莪术各四两 芫花一两

上入瓷器中,用米醋五升,浸满封器口,以灰火煨令干,取出棱、术,将芫花以余醋炒令微焦,同棱、术焙干为末,醋糊丸如绿豆大,每服十五丸,生姜汤下。妇人血分,男子脾气横泄,肿满如水,桑白皮煎汤下。

大黄煎

【文献出处】《证治准绳》引《圣惠》

【原文摘录】治妇人血癥血瘕,食积痰滞。

川大黄七钱半,碎,微炒 鳖甲一两,醋炙黄,去裙襕 牛膝去芦,一两 干漆一两,炒烟尽

上为末,用米醋一升,煎为膏,每服一钱,食前热酒调下。

硇砂丸

【文献出处】《证治准绳》

【原文摘录】治妇人疝瘕,及积瘀血在脏,时攻腹胁疼痛。

川芒硝 硇砂各一两 当归 雄黄 桂心各半两 大黄炮 三棱各二两

上为细末,米醋一碗,熬大黄末为膏,次入余药末,和丸如梧桐子大。空心温酒下十丸,渐渐加至二十丸,以利下恶物为度。

化坚汤

【文献出处】《寿世保元》

【原文摘录】癥瘕痃癖,痰饮食积,死血成块。

白术去芦,二钱 白茯苓去皮,三钱 当归三钱 川芎一钱五分 香附炒,二钱 山楂二钱 枳实一钱 陈皮二钱 半夏姜炒,二钱 桃仁去皮尖,十粒 红花八分 莪术一钱 甘草八分

上锉一剂,生姜三片,水煎服。

石碱丸

【文献出处】《明医指掌》

【原文摘录】治血瘕。血瘕者,血不流而寒薄,则血内凝而为瘕也,比之石瘕为轻,用以消之。

海粉 三棱 蓬术醋炙 五灵脂 红花 香附 石碱 瓦龙子火淬

上为末,醋糊丸如梧子大,白术汤下。

仙方香壳丸

【文献出处】《济阳纲目》

【原文摘录】破痃癖,消癥块及冷积。

木香 丁香并不见火。各五钱 京三棱酒浸一宿 青皮去白 枳壳麸炒 川楝子 茴香炒。

各一两 莪术一两,切,酒浸一宿,将三棱、莪术同去壳,巴豆三十粒,同炒巴豆黄色,去巴豆不用

上为细末,醋糊丸,如桐子大,用朱砂为衣,每服五十丸,用姜汤,或盐汤、温酒,不拘时任下。

荆蓬煎丸

【文献出处】《济阳纲目》

【原文摘录】治癥瘕痃癖,冷热积聚,宿食不消,呕吐辛酸。久服通利三焦,升降阴阳,顺气消食。

京三棱二两,酒浸,冬三日,夏一日 蓬莪二两,切,醋浸,冬三日,夏一日。已上二味同以去壳巴豆二十个,银器内炒令黄色,去豆不用 木香不见火 枳壳麸炒 青皮去穰 茴香微炒 槟榔各一两

上为细末,姜糊为丸,如豌豆大,每服三五十丸,白汤或生姜汤下,食远服。

平肝消瘕汤

【文献出处】《辨证录》

【原文摘录】人有肝气甚郁,结成气块,在左胁之下、左腹之上,动则痛,静则宁,岁月既久,日渐壮大,面色黄槁,吞酸吐痰,时无休歇,人以为痞块也,谁知木郁而成癥瘕乎?夫肝木之性,最喜飞扬,不喜闭滞。肝气一郁,必下克脾胃。脾胃受克,则气不能畅行于脏腑,遇肝之部位,必致阻滞而不行,日积月累,无形化为有形,非血积而成瘕,必食积为癥也。治法舒其肝中之郁,助其脾胃之气,则有形仍化为无形矣。倘见有形,误认为食与血,妄用消食败血之剂,则脾胃之气大伤,而肝之郁仍不能解,势必其形愈大,往往有致死不悟者,不重可悲乎?方用平肝消瘕汤治之。

白芍一两 当归五钱 白术一两 柴胡一钱 鳖甲三钱 神曲一钱 山楂一钱 枳壳一钱 半夏一钱

水煎服。四剂块小,又有四剂而块又小,十剂块全消矣。

此方全去平肝以解郁。郁气一舒,不来克脾胃之土,则土气自安。加白术以健脾开胃,则脾胃气旺,不畏肝气之克,则气自通,肝何阻滞之有?况用鳖甲、山楂皆是攻坚去秽之神药,何至有郁闷不舒哉。

此症用化痞膏外治亦可。

大黄五钱 人参三钱 白术五钱 枳实三钱 丹皮二钱 鳖甲一两 神曲一两 山楂五钱 麦芽五钱 厚朴三钱 当归一两 白芍一两 使君子肉三钱 两头尖二钱 蒲公英一两 金银花一两 生甘草二钱 槟榔二钱 防风一钱 川乌一个 香油三斤

锅熬以上药,煎数沸,用白布将药渣漉出,再煎,油滴水成珠,然后再入后药末:

薄荷叶二钱 乳香 没药各五钱 麝香一钱 赤石脂二两 冰片二钱 阿魏三钱 血竭三钱

各为末,入油内再煎,又入炒过、水飞过黄丹末一斤,收之成膏矣。贴痞块,止消一个即消。其膏药须摊得厚,不可大也。

温土消瘕汤

【文献出处】《辨证录》

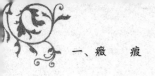

【原文摘录】人有脾气虚寒，又食寒物，结于小腹之间，久不能消，遂成硬块，已而能动，人以为癥结而生痕也，谁知是命门火衰不能化物乎？夫脾乃湿土，必藉命门之火熏蒸。倘命门火衰，则釜底无薪，何以蒸腐水谷哉？譬如阳和之地，有太阳之照，则万物发育。处于阴寒幽冷之区，则草木萎槁，安得有萌芽之达耶？又譬如淤泥湿田，非遇烈日炎氛，未易烁干，是土必得火而燥也。人身脾土何独不然，无火则所用之饮食停积于中，而癥痕生焉。若用攻逐之法，则亏损脾阴，势所不免。何若仍补命门之火，扶助脾土，则旺土自能消化，不必攻逐而癥痕自开，更觉渐移默夺之为胜哉。方用温土消痕汤：

白术一两　茯苓一两　肉桂二钱　枳实二钱　人参五钱　巴戟天五钱　山楂一钱

水煎服。二剂块少减，又二剂块又减，十剂消化于乌有矣。

此方用巴戟天、肉桂温补命门之火，火旺则阴霾自灭。人参、白术、茯苓健脾又能利湿，湿去而土燥温和，寒虫水怪何所潜形？况有枳实、山楂之类，原能攻逐乎？此方殆治其源，而又治其标者也。

此症亦可用化块丹治之。

人参五钱　白术二两　肉桂　神曲各二钱　荸荠一两　鳖甲三钱

水煎服。

攻补两益汤

【文献出处】《辨证录》

【原文摘录】人有胃气虚弱，食不能消，偶食坚硬之物存于胃中，久则变为有形之物腹中乱动，动时疼不可忍，得食则解，后则渐大，虽有饮食亦痛，人以为痞块成鳖也，谁知似鳖非鳖乎？盖痛之时，以手按之宛如鳖身之背，四足之齐动也。夫鳖，动物也，岂肯久安于一处，其非鳖也明甚，何形之宛似乎？盖胃属土，土中所生之物，大约四足者居多，土中所生之物，喜静而不喜动，故安土重迁，形如鳖而不移也。但既不喜动，何以乱动？盖性虽喜静，而觅食充饥，则动静之物相同，试看其得食则减，而不乱动，非索食之验乎？日用饮食以供其口腹，则身形日大；身形既大，所用之饮食，何足以供之？自然啮皮伤肉，安得不痛哉？治法自当以杀虫为主。然杀虫犹攻邪也，攻邪必伤正气。补正以杀虫，又何疑乎？方用攻补两益汤：

榧子十个　白薇三钱　雷丸三钱　神曲三钱　槟榔二钱　使君子十个　白术一两　人参五钱

水煎服。一剂腹必大痛，断不可饮之茶水，坚忍半日，如渴再饮二煎药汁，少顷必将虫秽之物尽下而愈，不必二剂。

此方神奇，方中尽是杀虫之味，用之于人参、白术之中，且以二味为君主之药。盖冲锋破阵之帅，必得仁圣之君，智谋之相，筹画于尊俎之间，始能奏凯成功耳。倘舍人参、白术不用，徒用杀虫之味，亦未必无功，然斩杀过伤，自损亦甚，非十全之师也。

此症用化鳖汤亦效。

人参三钱　白术五钱　白薇　百部各三钱　麝香　枳壳各一钱　槟榔二钱

鳗鱼骨炒黑，为末，煎汁服。

补中益气汤

【文献出处】《辨证录》

【原文摘录】人有气虚下陷,饮食停住于脾胃之间而成块者,久则其形渐大,悠悠忽忽,似痛不痛,似动不动,人以为痞块也,谁知是阳气不升之故乎? 夫脾胃之气,日动宜升,不可一朝下陷。倘饥饱劳役,以伤其形,房帏秘戏,以伤其骨,加之厚味醇醪,不节口腹,则脾胃之气何能升哉? 于是阳闭于阴之中,阴离于阳之内,阴阳两不交接,饮食不易消化矣。即能消化而气结不伸,亦能成形,但其形外大而内歉,按之如空虚之状,见假象以惑人也。治法不必治块,惟升提阳气,则脾胃无下陷之虚,气块不消而自化矣。方用补中益气汤:

人参三钱　黄芪一两　当归三钱　陈皮一钱　甘草一钱　白术一两　柴胡一钱　升麻四分
半夏一钱

水煎服。

补中益气汤乃提阳气之圣药也。此病原是气虚,故用黄芪补气为君;用白术一两者,以块结于腹,取其利腰脐,以通上下之气;参、归助芪、术以健脾胃之土;土气既旺,用升、柴提之,则气尤易升;癥瘕之块,未必无痰涎之壅,加半夏入于陈皮、甘草之中,则消痰而又不耗气。同群共济,发扬阳气之升,即有邪结无不散矣。况原系气块,而非食块,有不立时消化者哉? 多亦不过数剂,便可奏功也。

此症亦可用加减六君子汤治之。

人参三钱　白术　茯苓各五钱　甘草　山楂　麦芽　厚朴各一钱　陈皮　枳壳各五分
神曲一钱

水煎服。

逍遥散

【文献出处】《辨证录》

【原文摘录】人有正值饮食之时,忽遇可惊之事,遂停滞不化,久成癥瘕者。医有作痞块治之不效,用补药治之亦不效,盖惊气之未收也。夫少阳胆气,主发生者也,一遇惊则其气郁结不伸。胆与肝为表里,胆病而肝亦病,必加怒于脾胃之土。脾胃畏木气之旺,不能消化糟粕,于是木土之气两停于肠胃之间,遂成癥瘕而不可解也。治法必须开少阳之郁为先,佐之平肝之剂,则脾胃不畏肝胆之克,自能分消水谷,何至癥瘕之不散哉? 方用逍遥散治之。

白术二钱　白芍五钱　当归三钱　柴胡二钱　陈皮一钱　半夏一钱　鳖甲三钱　甘草五分
茯苓三钱

水煎服。一剂轻,二剂又轻,十剂全愈。

逍遥散乃解郁之神药也。肝胆二经之郁结开,则脾胃之癥瘕不攻自破矣。

此症用消瘕汤亦神效。

白芍一两　白术　鳖甲各五钱　甘草　郁金各一钱　枳壳五分　天花粉　丹皮　香附各二钱　茯苓　巴戟各三钱　白豆蔻二粒　广木香五分

水煎服。

培土化瘕汤

【文献出处】《辨证录》

【原文摘录】人有偶食难化之物,忽又闻惊骇之事,则气结不散,食亦难消,因而痰裹成瘕,人以为痞也,谁知是惊气之闭结乎?夫惊则气下,疑有食必随气而下矣,胡为因惊反多留滞耶?不知气乃无形,食乃有形也。无形之气,随惊而下降;有形之物,随惊而上升。且惊则气下于肝中,而不下于脾中也。气下于肝,则肝之气不散,而下克脾土,即无物相嫌,尚留物不化,况原有难化之物,受于未惊之前,安得即化乎?此癥瘕所以生也。治法必去惊骇之气,大培脾胃之土,则癥瘕不攻自散也。方用培土化瘕汤:

白术一两　柴胡一钱　茯苓三钱　山药四钱　神曲二钱　山楂一钱　枳壳五分　两头尖[①]三钱　厚朴一钱　鳖甲一钱五分　白薇一钱　何首乌生用,二钱　白芍五钱　白芥子二钱

水煎服。十剂癥瘕消半,再服十剂全消。

此方用白术以培土,何又用白芍以平肝?盖脾弱由于肝胆之相制,用白芍以平肝胆,正所以培脾胃之土也。肝既不克脾胃之土,则土气升腾,无物不化,况益之消瘕破癥之味,何块之不除哉?且方中柴胡一味,已抒肝胆之气,胆气扬而肝气快,总有惊骇,不知消归何处,宁患癥瘕之固结哉。

此症亦可用消瘕汤治之。

两祛丹

【文献出处】《辨证录》

【原文摘录】人有饱食即睡于风露之间,睡未觉腹中饱闷不舒,后遂成瘕,人以为食未消而成瘕也,谁知风露之邪裹痰于胃中乎。夫风邪阳邪也,露邪阴邪也。二邪合,而不阴不阳之气最难化物,故往往停积腹中而不散。治法通其阴阳,使阳邪入于阴之中,阴邪出于阳之外,则阴阳正气两不相损,庶痰气开而邪易遁也。第阳邪易散,而阴邪难散。然虽有阴阳之分,而祛邪何论阴阳。但补其阴阳之正气,则邪不祛而自祛矣。方用两祛丹:

白术一两　人参三钱　何首乌生用,三钱　鳖甲末三钱　地栗粉三钱　神曲二钱　茯苓二钱当归三钱　半夏一钱　贝母一钱

水煎服。二剂轻,四剂又轻,十剂痞块全消。

此方脾胃双治之法也。脾胃俱属阴,奈何置阳不问乎?不知阳邪入于阴分,已全乎为阴矣。全乎为阴,是忘其为阳也,故治阴而不必治阳。然方中虽是治阴,未常非治阳之药,所以能入于阴之中,又能出乎阴之外,而阴邪阳邪两有以消之也。

释疑汤

【文献出处】《辨证录》

【原文摘录】人有食蔬菜之类,觉胸膈有碍,遂疑有虫,因而作瘕,人以为虫子之作祟也。

---

① 两头尖:毛茛科植物多被银莲花的干燥根茎,功能祛风湿、消痈肿。

谁知是心疑而物不化乎。夫脾胃主化物者也，毋论蔬菜入胃俱化，即虫子之类，到胃入脾安有不化者乎？虫即消化，何能成瘕？盖疑心害之也。夫脾胃之所以能化物者，全藉乎先后天之火气也。后天火气在心包，先天火气在命门，心包之火生胃，命门之火生脾。脾胃有二经火气，而后能化糟粕而出精微，土得火而生也。食蔬菜而动疑，则心动矣。心包代心出治，主动而不主静。今心动而心包反不敢动，心包不代心君以出治，则火气不入于胃。胃既不能化物，而脾遂不为胃以运行，其所食之物，又安能化？自然停住于腹，而成瘕矣。若不解其疑，止去健脾消瘕，则癥瘕宁易荡除哉。方用释疑汤：

人参三钱　巴戟天五钱　茯苓三钱　白术五钱　白薇二钱　甘草一钱　使君子三枚　砂仁三粒　肉桂一钱　广木香三分　菖蒲五分

水煎服。二剂轻，四剂又轻，十剂全消。

此方全去温补心包之气，心包气旺，则心包之火自必升腾，宁肯自安于无为，而不代心君以宣化哉。心包火气宣于胃中，而命门之火翕然相从，不啻如夫妇同心，内外合力，齐心攻击，虽有癥瘕，不立时消化，吾不信也。

此症亦可用加味四君汤治之。

人参　远志　山药各三钱　白术五钱　甘草　枳壳各一钱　茯苓五钱　菖蒲一钱　山楂二十粒　神曲一钱

水煎服。

大七气汤

【文献出处】《妇科心法要诀》

【原文摘录】妇人一切癥瘕病，上下攻疼七气汤，藿香益智棱莪术，甘桔青陈肉桂香。

附方：

大七气汤：三棱　莪术煨切　青皮去瓤　陈皮去白　木香　藿香　益智仁　桔梗　肉桂　甘草炙。各七分半

㕮咀，每服五钱，水煎，食前温服。

化坚丸

【文献出处】《类证普济本事方释义》

【原文摘录】甘草二两　丹皮三两　橘皮三两　桃仁三两　杏仁三两　桂枝三两

炼蜜，陈醋丸，酸枣大，米饮下三五丸，日二次。若癥瘕结硬难消，须用破坚化癖之品。内寒加巴豆、川椒，内热加芒硝、大黄。

化痞膏

【文献出处】《疡医大全》

【原文摘录】生大黄一两　半夏　荆三棱　苏木　穿山甲　陈皮　当归尾　全蝎　番木鳖　红花　陈枳壳　厚朴　蓬莪术　血余　大贝母　川乌　天南星　香附　赤芍药　草乌　坚槟榔各三钱　蜈蚣十条　巴豆仁五十粒　大鳖一个,切四块　桃枝　杨枝　桑枝　槐枝

各十寸　葱十根　水红花子五钱　白凤仙根五根

用麻油三斤同煎,药枯去渣,再入东丹二十四两,收之成膏,取起冷定,筛入后药搅匀。

元胡索散

【文献出处】《罗氏会约医镜》

【原文摘录】治血积小腹疼痛,或因气逆,月经不行,肚腹作痛者。

当归　赤芍　刘寄奴　没药　枳壳麸炒　元胡索炒。各等分

共为末,酒调服。失笑散亦可。

良方加味四物汤

【文献出处】《罗氏会约医镜》

【原文摘录】治血积坚硬而痛,或不痛者。

当归　川芎　白芍　熟地　蓬术　三棱　干漆炒,令烟尽　肉桂各钱半

水煎服。或加怀牛膝二钱,更效。

良方桃仁承气汤

【文献出处】《罗氏会约医镜》

【原文摘录】治形气强壮而瘀血不行,或大便闭结,或腹胀痛甚,有非下不可者。然须详慎,非实证勿用。

桃仁去皮尖,五钱　大黄一两,炒或酒炒　甘草二钱　肉桂一钱

姜引。

凡养正之法,宜诊脉察证,知何经之虚,专固根本。或虚中带滞者,可少加行气导滞之品可也。如再攻之,祸如反掌。

块气丸

【文献出处】《彤园妇人科》

【原文摘录】治癥瘕及嗝噎、疝气。

三棱　莪术　香附　青皮俱醋炒　炒萝卜子　炒神曲各五钱　炒连　郁金　槟榔　陈皮白丑各三钱　炒枳实　炙皂荚　百草霜①各钱半,晒研极细

面糊为小丸,白汤每下二钱,日二服。

开郁正元散

【文献出处】《彤园妇人科》

【原文摘录】治孕妇素有癥瘕旧疾,今遇食积痰饮,逐发结聚胀痛,用此调解之。

土炒白术　醋炒青皮　酒炒香附　炒研砂仁　山楂肉　炒神曲　麦芽　元胡　海粉

---

① 百草霜:稻草、麦秸、杂草燃烧后附于锅底或烟囱内的黑色烟灰,功能止血、消积、清毒散火。

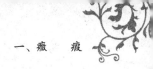

陈皮　桔梗　茯苓　炙草各一钱

生姜引。连末服更妙。

丹溪方

【文献出处】《彤园妇人科》

【原文摘录】治孕妇素患积聚癥瘕，结块未消，今又受孕，不堪峻攻，用此缓消之。

醋煮香附四两　去皮桃仁炒黄，一两　海粉二两　炙白术两半

其研极细，煮面糊为小丸，白汤每下二钱，日二服。余详一卷。

穿山甲散

【文献出处】《资生集》

【原文摘录】治妇人癥痞及恶血，气攻心腹疼痛。

穿山甲灰炒燥　鳖甲醋炙　大黄炒　干漆炒令烟尽　桂心　赤芍药各一两　川芎　当归　芫花醋炒　麝香二钱半，另研

上为细末，入麝和匀，每服一钱，热酒下无时。此方散结破血、行气消饮、温行损块要药也，然性多犷悍，用者慎之。

名　案

医学纲目

（丹）有妇人三十岁，因哭子，至半年后，胸痞有块如杯，饮食大减，面淡黄惨黑，若不胜衣，六脉弦细虚涩，至日晡后则发寒热。予察其事势已急，补泻兼用，以补中益气汤随天气寒暄加减法，与东垣痞气丸相间服，方见五积门，食前用汤，食后用丸，常令汤多于丸些少。如此近一月，寒热皆退，食亦稍进，又以丸用汤相等服之，至第二月以后，忽一夜大发寒热，至天明热退，胸中之块如失，至晚手足下半节皆肿，遂停药。三五日后，忽一夜手足之肿如失，至天明胸中之块复有，比如前觉小一晕。遂以二陈汤加桔梗、白术、枳实，调理半月而安。次年复生一男。（卷之二十五·脾胃部·积块癥瘕）

一妇人四十余，面白形瘦性急，因大不如意，三月后乳房下贴肋骨作一块，渐渐长大，掩心微痛膈闷，饮食减四之三，每早觉口苦，两手脉微而短涩。予知其月经不来矣，为之甚惧，辞勿与治。思至夜半，其妇尚能出外见医，梳妆言语如旧，料其尚有胃气，遂以参、术、归、芎，佐以气药作大服，一昼夜与四次，外以大琥珀膏贴块上，防其长。经一月余，服补药百余帖，食及平时之半。仍用前药，又过一月，脉气渐充。又与前药吞润下丸百余帖，月经不及两月而至，涩脉减五分之四。时天气热，意其经行时，必带紫色，仍与前补药加醋炒三棱，吞润下丸，以抑青丸十五粒佐之。又经一月，忽报块已消及大半，月经及期尚欠平时半日，饮食甘美如常，但食肉则觉不快。予令止药，且待来春木旺时又与区处。至次年六月，忽报一夜块大，

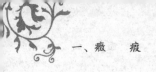

比旧反加大半指,脉略弦,左略怯于右,至数日平和,自言食饱后则块微闷,食行却自平。予意有动心事激之,问之果然。仍与前补药加黄芩、炒黄连,以少木通、生姜佐之,去三棱煎汤吞润下丸,外以琥珀膏贴之半月,值经行而块散。此是肺金为内火所烁,木邪胜土,土不能运,清浊相干,旧块轮廓尚在者,因气血之未尽复也。浊气稍留,旧块复起,补其血气,使肺不受邪,木气平而土气正,浊气行而块散矣。(卷之二十五·脾胃部·积块癥痕)

方提领年五十六,丁丑年冬,因饮酒后受怒气,于左胁下与脐平作痛。自此以后,渐渐成小块,或起或不起,起则痛,痛止则伏,面黄口干,无力食少,吃此物便嗳此味,转恶风寒。脉之左大于右,弦涩而长,大率左甚,重取则全弦。此得热散太多,以致胃气大伤,阴血下衰。且与和胃汤以补胃气,滋养阴血,并下保和丸助其化粕,伺胃实阴血稍充,却用消块和胃汤方。

人参三钱　白术一钱半　陈皮一钱　芍药　归身各五分　干葛三分　红花豆大　甘草二钱,炙

作一帖,下保和丸二十五、龙荟丸十五。

上三法,补气血药为主,磨积出入佐之,皆补多于磨,乃气血虚甚而有积块之法也。(卷之二十五·脾胃部·积块癥痕)

冯氏女年三十岁,形瘦色嫩,滋味素厚,幼年曾踏雪,尝以火烘鞋履,以致湿热上袭。至二十五岁时,口尝吐清水吞酸。医用丁香等热药,时止时作,作时仍服前药,至当年心痛胸痞有块,吃饭即吐些,常出三之一,遂与佐金丸二十四粒,以姜汤下之。与三十余次,全不进食。予曰:结已开矣。且令止药。或口干思饮,止与半盏熟水,间以青六丸与之。虽困卧着床,尤以绝药为善。如此近四十日,诊其脉前后些微弦,重取似涩,轻取稍和,至此弦脉渐添。遂令与人参酒芍药汤,引金泻木,渐渐思食,而苦于大便秘。病家必欲行大黄,予止之。遂以生芍药、陈皮、桃仁、人参为丸与之,用蜜煎导,大便行而食进,调理半月而安。(卷之二十五·脾胃部·积块癥痕)

(丹)一婢色紫稍肥,性沉多忧,年近四十,经不行三月矣。小腹中有一气块,初起如栗,渐如炊饼。予脉之,两手皆涩,重取却稍和。试令按块痛甚,扪之高寸半,遂与《千金》消石丸,至四五次后,忽自言乳头黑且有汁,恐是孕。予曰:非也,涩脉无孕之理。又与三五帖,脉之稍觉虚豁。予悟曰:经阻久矣,令止前药,与四物汤倍白术,佐以陈皮、炙甘草至三十帖,候服完,再与消石丸数次。忽自言块消一晕,便令莫服。又半月,经行痛甚,下黑血半升,内有如椒核者数十粒,而块消一半。又来索药,以消余块。予晓之曰:勿性急,似开矣,不可又攻。若次月经行,当消尽矣。次月经行,下少黑血块,又消一晕。又来问药,予曰:且守禁忌,至次月又消尽,已而果然。大凡攻击之药,有病则病受之,病邪轻而药力重,则胃气受伤。夫胃气者,清纯冲和之气也,惟与谷肉菜果相宜。盖药石皆偏胜之气,虽参、芪辈,为性亦偏,况攻击之药乎?此妇胃气弱,血亦少,若待块尽而去药,胃气之存者几希矣。(卷之二十五·脾胃部·积块癥痕)

名医类案 [34]

隋有患者，尝饥而吞食，则下至胸便即吐出，医作噎疾、膈气、翻胃三候治之，无验。有老医任度视之，曰：非三疾，盖因食蛇肉不消而致，但揣心腹上有蛇形也。病者曰：素有大风，常求蛇肉食，风稍愈，复患此疾矣。遂以芒硝、大黄合而治之，微泄利则愈，乃知蛇瘕也。《名医录》。（癥瘕）

乾德中，江浙间有慎道恭，肌瘦如劳，唯好食米，缺之则口中清水出，情似忧思，食米顿便如常，众医莫辨。后遇蜀僧道广，以鸡屎及白米各半合共炒，为末，以水一盏调，顿服，良久，病者吐出如米形，遂瘥。《病原》谓米瘕是也。（癥瘕）

徐文伯善医术。宋明帝宫人患腰痛牵心，发则气绝，众医以为肉瘕。文伯视之，曰：此发瘕也。以油灌之，即吐物如发，稍引之，长三尺，头已成蛇，能动，悬柱上，水沥尽，唯余一发而已，遂愈。（癥瘕）

《异苑》曰：章安有人元嘉中啖鸭肉，乃成瘕病，胸满面赤，不得饮食。医令服秫米，须臾烦闷，吐一鸭雏，身喙翅皆已成就，唯左脚，故缀昔所食肉，遂瘥。《太平御览》。（癥瘕）

《志怪》曰：有人得瘕病，腹昼夜切痛，临终敕[①]其子曰：吾气绝后，可剖视之。其子不忍违言，剖之，得一铜酒枪，容数合许。华佗闻其病而解之，便出巾栉中药以投，即消成酒焉。博按：毋论事涉怪诞，不足征信，世安有剖父腹以验病之理，此案可删。（癥瘕）

景陈弟长子拱年七岁，时胁间忽生肿毒，隐隐见皮里一物，颇肖鳖形，微觉动转，其掣痛不堪。德兴古城村外有老医见之，使买鲜虾为羹以食，咸疑以为疮毒所忌之味，医竟令食之，下腹未久痛即止。喜曰：此真鳖瘕也。吾求其所好，以尝试之尔。乃制一药如疗脾胃者，而碾附子末二钱投之，数服而消。明年病复作，但如前补治，遂绝根。《类编》。（癥瘕）

昔有人共奴俱患鳖瘕，奴前死，遂破其腹，得白鳖，仍故活。有人乘白马来看鳖，白马遂尿，随落鳖上，即缩头，寻以马尿灌之，即化为水。其主曰：吾将瘥矣，即服之，遂愈。《续搜神记》。（癥瘕）

昔人患癥瘕死，遗言令开腹取之，得病块干硬如石，文理有五色，人谓异物，窃取削成刀柄，后因以刀刈[②]三棱，柄消成水，乃知此药可疗癥瘕也。《本草》。（癥瘕）

---

① 敕（chì）：告诫。
② 刈（yì）：割。

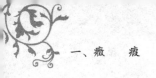

一人患蛇瘕,常饥,食之即吐,乃蛇精及液沾菜上,人误食之,腹内成蛇,或食蛇亦有此症。用赤头蜈蚣一条,炙为末,分二服,酒下。(瘕瘢)

一人患鳖瘕,痛有来止,或食鳖即痛。用鸡屎一升,炒黄,投酒中浸一宿,焙为末,原浸酒调下。(瘕瘢)

桓宣武有一督将,因时行病后虚热,便能饮复茗,必一斛二斗乃饱,裁减升合,便以为大不足。后有客造之,更进五升,乃大吐一物出,如升大,有口,形质缩皱,状似牛肚。客乃令置之盆中,以斛二斗复茗浇之,此物吸之都尽而止。觉小胀,又增五升,便悉浑然从口中涌出,既吐此物,遂瘥。或问之:此何病?答曰:此病名斛茗瘕。《续搜神记》。(瘕瘢)

有黄门奉使交广回,周顾谓曰:此人腹中有蛟龙。上惊问黄门曰:卿有疾否?曰:臣驰马大庚岭时,大热,困且渴,遂饮水,觉腹中坚痞如石。周以硝石及雄黄煮服之,立吐一物,长数寸,大如指,鳞甲具,投之水中,俄顷长数尺,复以苦酒沃之,如故,以器覆之,明日已生一龙矣,上甚惊讶。《明皇杂录》。(瘕瘢)

《证治要诀》云:一人病瘕瘢腹胀,纯用三棱、莪术,以酒煨服,下一物如黑鱼状而愈。或加入香附子,用水煎,多服取效。(瘕瘢)

汾州王氏得病,右胁有声如虾蟆,常欲手按之,不则有声,声相接,群医莫能辨。诣留阳山人赵峦诊之。赵曰:此因惊气入于脏腑,不治而成疾,故常作声。王氏曰:因边水行次有大虾蟆,跃高数尺,蓦作一声,忽惊叫,便觉右胁牵痛,自后作声尚似虾蟆也,久未瘥。峦乃诊王氏脉,有关脉伏结,积病也,故正作积病治,用六神丹,泄下青涎类虾蟆之衣,遂瘥。《名医录》。(瘕瘢)

句容县佐史能啖鲙至数十斤,恒食不饱。县令闻其善啖,乃出百斤,史快食至尽,因觉气闷,久之,吐一物状如麻鞋底。令命洗出,安鲙所,鲙悉成水,医莫能名之。令小吏持往扬州卖之,冀有识者。诫之:若有买者,但高举其价,看至几钱。有胡求买,增价至三百贯文,胡辄还之,初无酬酢。人谓胡曰:是句容县令家物。问:此是何物?胡云:是销鱼之精,亦能销腹中块病。人患者,以一片如指端,绳系之置病所,其块即销。我本国太子少患此病,王求愈病者,赏之千金。君若见卖,当获大利,令竟卖半与之。《广异记》。(瘕瘢)

戴人治王宰妻,病胸膈不利,用痰药,一涌而出雪白虫一条,长五六寸,有口鼻牙齿,走于涎中。病者忿而断之,中有白发一茎。按永徽中,破一物,其状如鱼,即所谓生瘕也。(瘕瘢)

嘉靖中,长洲邹表妻患小腹下左生一块,形如梅李,久之吐出,始则腐溃若米粝之状,中则若蚬肉之状,以指捻开,则有长发数条在其内。名医竟不能治,遂至不起。夫蛇、发等瘕,往往载于方书,或偶因食物相感,假血而成,理或有之,不可指为妄诞也。(瘕瘢)

山东民间妇人一臂有物，隐然肤中，屈佶如蛟龙状。妇喜以臂浸盆中，一日雷电交作，自牖①出臂，果一龙攀云而去。《霏雪录》。（癥瘕）

齐中尉潘满如病少腹痛，臣意诊其脉，曰：遗积瘕也。臣意即谓齐太仆臣饶、内史臣繇曰：中尉不复自止于内，则三十日死。后二十余日，溲血死。病得之酒且内。所以知潘满如病者，臣意切其脉深小弱，其卒然合，合也，是脾气也。右脉口气至紧小，见瘕气也。以次相乘，故三十日死。三阴俱搏者如法，不俱搏者，决在急期，一搏一代者，近也。故其三阴搏，溲血如前止。《史记》。（癥瘕）

先醒斋医学广笔记[35]

孙俟居比部，病腹中若有癥瘕，不食不眠，烦满身热。仲淳投以人参、芍药、茯苓、麦门冬、木通、枣仁、石斛。方甫具，史鹤亭太史至，见方中有大剂人参，骇曰：向因投参至剧，此得无谬乎？仲淳曰：病势先后不同，当时邪未退，滞未消，故不宜。今病久饱胀烦闷者，气不归元也。不食者，脾元虚也，不眠而烦者，内热津液少也，今宜亟用此药矣。四剂而瘳。后复病，仲淳诊之曰：此阴虚也，非前证矣。更以麦门冬、白芍药、甘枸杞、五味子、生地黄、车前子，而热遂退。（饮）

证治准绳

一妇人性多郁善怒，勤于女工，小腹内结一块，或作痛，或痞闷，月经不调，恪服伐肝之剂，内热寒热，胸膈不利，饮食不甘，形体日瘦，牙龈蚀烂。此脾土不能生肺金，肺金不能生肾水，肾水不能生肝木，当滋化源。用补中益气汤、六味丸，至仲春而愈。（女科·卷之三·杂证门下·积聚癥瘕）

一妇人经候过期，发热倦怠，或用四物、黄连之类，反两月一度，且少而成块；又用峻药通之，两目如帛所蔽。余曰：脾为诸阴之首，目为血脉之宗，此脾伤五脏皆为失所，不能归于目也。遂用补中益气、《济生》归脾二汤，专主脾胃，年余而愈。（女科·卷之三·杂证门下·积聚癥瘕）

松江太守何恭人，性善怒，腹结一块年余，上腭蚀透，血气虚极，时季冬肝脉洪数，按之弦紧。或用伐肝木、清胃火之药。余曰：真气虚而邪气实也，恐伐肝木至春不能发生耳。用八珍汤以生气血，用地黄丸以滋肾水，肝脉顿退。因大怒耳内出血，肝脉仍大，烦热作渴，此无根之火也。仍以前药加肉桂二剂，脉敛热退。复因大怒，果卒于季冬辛巳日，乃金克木故也。（女科·卷之三·杂证门下·积聚癥瘕）

顷年在毗陵，有一贵宦妻患小便不通，脐腹胀不可忍，众医皆作淋，治以八正散之类愈甚。予诊之曰：此血瘕也，非膜眩药不可去，用此药桃仁煎，《本事》更初服，至日午大痛不可忍，

---

① 牖（yǒu）：窗户。

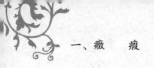

遂卧少顷,下血块如拳者数枚,小便如黑豆汁一二升,痛止得愈。

此药治病的切,然猛烈伤人,气虚血弱者不可轻用也。(女科·卷之三·杂证门下·积聚癥痕)

未刻本叶氏医案 36

脉涩,少腹癥积,不时攻逆作痛,心中嘈杂。癥积痹在血分,宜攻宜泄。第营血颇虚,只宜养之和之。

旋覆花汤加桃仁、柏子仁、穞豆皮。

临证指南医案

张　久痛在络,营中之气,结聚成痕。始而夜发,继而昼夜俱痛,阴阳两伤。遍阅医药,未尝说及络病。便难液涸,香燥须忌。营络气聚结痕。

青葱管　新绛　当归须　桃仁　生鹿角　柏子仁 (卷九·癥痕)

朱二六　辛润通络,成形瘀浊吐出。然瘀浊必下行为顺,上涌虽安,恐其复聚。仍宜缓通,以去瘀生新为治。无取沉降急攻,谓怒劳多令人伤阳耳。

当归　桃仁　茺蔚子　制蒺藜　生鹿角　茯苓

香附汁法丸 (卷九·癥痕)

周三十　痕聚结左,肢节寒冷,病在奇脉。以辛香治络。

鹿角霜　桂枝木　当归　小茴　茯苓　香附　葱白 (卷九·癥痕)

某　右胁攻痛作胀,应时而发。是浊阴气聚成痕,络脉病也。议温通营络。

当归三钱　小茴炒焦一钱　上桂肉一钱　青葱管十寸 (卷九·癥痕)

谭　痕聚有形高突,痛在胃脘心下,或垂芥①腰少腹。重按既久,痛势稍定。经水后期,色多黄白。此皆冲脉为病,络虚则胀,气阻则痛。非辛香何以入络,苦温可以通降。气血凝络,脘痛经阻。

延胡　川楝　香附　郁金　茯苓　降香汁　茺蔚子　炒山楂　乌药 (卷九·癥痕)

又　痕聚瘤结,痛胀妨食,得食不下,痛甚,今月经阻不至,带淋甚多,病由冲任脉络,扰及肝胃之逆乱,若不宣畅经通,日久延为蛊疾矣。

炒桃仁　当归须　延胡　川楝子　青皮　小茴　吴萸　紫降香　青葱管 (卷九·癥痕)

柳四二　络血不注冲脉,则经阻,气攻入络,聚而为痕乃痛,冲脉是阳明属隶,痛升于右,胀及中脘,作呕清涎浊沫,操家烦怒,犯胃莫如肝,泄肝正救胃。

---

① 芥:同"介"。

金铃子　炒延胡　蓬莪术　青橘叶　半夏　厚朴　姜汁　茯苓

又　葱白丸二钱,艾枣汤送。(卷九·癥瘕)

某　脐下瘕形渐大,气塞至心胸及咽喉,饮不解渴,遂气攻至背部,经水百余日不来,小溲得利,大便不爽,气滞血瘀,皆因情志易郁,肝胆相火内灼,冲脉之血欲涸,丹溪谓气有余便是火,口甜,食后瘕,用苦辛清降。木火郁,气滞血瘀。

胡黄连八分　山栀仁一钱半　南山楂三钱　芦荟一钱　鸡肶皮不落水,去垢,炙脆,五钱

化服回生丹半丸。(卷九·癥瘕)

陆十六　经阻半年,腹形渐大,痛不拒按,溲短便通,据形色脉象,不是用通经丸者,下气还攻于络,有形若癥瘕,炒枯肾气丸。肾气不摄,经阻,腹痛胀。(卷九·癥瘕)

缪　脉弦左搏,数年胃痛不痊,发时手不可按,胁中拘急,少腹左旁,素有瘕聚之形,气自下焦冲起,为胀为呕。此乃惊忧嗔怒,致动肝木,乘其中土,胃伤失降,脉络逆并,痛势为甚。初起或理气获效,久发中衰,辛香气燥,脾胃不胜克伐矣。议疏肝木,安土为法,冀其渐缓,再酌后法。气血凝络,肝逆,胃痛,呕。

川楝子　川连　干姜　桂枝　当归　川椒　生白芍　乌梅　(卷九·癥瘕)

又　少腹疝瘕多年,冲起散漫,胃脘两胁痛甚欲呕。年前用安胃泄肝颇效,但下焦至阴,足跗发瘰裂水,久留湿热瘀留,经脉络中交病,若非宣通气血壅遏,恐非至理。

桃仁　柏子仁　川芎　当归　小茴　小香附　茯苓　山栀姜汁炒

为末,用青葱管百茎,加水一杯,取汁法丸。(卷九·癥瘕)

某五十　数年左胁聚瘕,发作必呕吐涎沫,酸苦浊水,瘕不成痹,便闭忽泻,始于悒郁,病由肝失畅达,木必传土,胃气受侮,病久入络,气血兼有,缓图为宜,急攻必变胀病。

生牡蛎　川楝子肉　延胡　桃仁　半夏　茯苓　橘红　白芥子　川连　吴萸

香附汁、姜汁法丸。(卷九·癥瘕)

赵　脉小,身不发热,非时气也,凡经水之至,必由冲脉而始下。此脉胃经所管,医药消导寒凉,不能中病,反伤胃口,致冲脉上冲,犯胃为呕,攻胸痞塞,升巅则昏厥。《经》言冲脉为病,男子内疝,女子瘕聚,今小腹有形,兼有动气,其病显然。夫曰结曰聚,皆奇经中不司宣畅流通之义,医不知络脉治法,所谓愈究愈穷矣。肝逆犯胃,奇络虚滞。

鹿角霜　淡苁蓉　炒当归　炒小茴　生杜仲　茯苓

用紫石英一两煎汤,煎药。(卷九·癥瘕)

蒋四七　天癸将止之年,小腹厥阴部位起瘕,动则满腹胀痛,形坚,或时脊巅掣痛,必有秽痰血筋吐出,此起于郁伤,久则液枯气结,内风阳气烦蒸,则心热瘕结咽阻,已属痼疾,治必

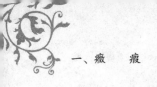

无效,倘腹大中满则剧矣。郁伤液涸,阳升痛胀。

　　牡蛎　生地　阿胶　小胡麻　茯苓　稽豆皮　（卷九·癥痕）

　　沈四十　肢冷腹痛,有形为痕,久泻。厥阴寒滞呕泻。

　　当归炒黑　小茴炒黑　上肉桂　山楂炒黑　茯苓　（卷九·癥痕）

　　又　冷利有痕,遇冷则呕。

　　吴萸　炒小茴　延胡　茯苓　川楝子　生香附　（卷九·癥痕）

　　某　脘中痕聚。肝郁犯胃。

　　川楝子一钱　延胡一钱　吴萸五分　青皮七分　良姜一钱　茯苓三钱　（卷九·癥痕）

　　林　脉左弦涩,少腹攻逆,痛即大便,肝气不疏,厥阴滞积。

　　香附一钱半　鸡肫皮炙,一钱半　茯苓一钱半　麦芽一钱　香橼皮八分　青皮五分　炒楂肉二钱　砂仁壳五分　（卷九·癥痕）

　　又　少腹痕聚攻逆,身热,或噫,或浊气下泄则诸恙悉舒,恼怒病发,厥阴肝木郁遏不疏,显露一斑。

　　川楝子一钱　小茴五分　生牡蛎三钱　桂枝木五分　生白芍一钱　青皮一钱　（卷九·癥痕）

　　程　聚气疝痕,大便不爽,必腹中疠痛,当通腑经气分。

　　葱白丸二钱五分。红枣汤送。（卷九·癥痕）

　　又　仿朱南阳意,以浊攻浊。

　　韭白根去须,五钱　两头尖一百粒　炒香橘核一钱半　小茴香七分　金铃子肉一钱半　（卷九·癥痕）

　　又　痕聚已解,用八珍丸,加香附、小茴、白花、益母膏丸。（卷九·癥痕）

　　某　痕聚在左胁中,肝病。

　　桃仁　川楝子　延胡　当归　橘红　香附　（卷九·癥痕）

　　王四一　痕聚季胁,渐加烦倦减食,入夏土旺气泄,用泄少阳,补太阴方。胆克脾,暑伤气。

　　人参　茯苓　炙草　当归　丹皮　生地　鳖甲　泽兰膏　（卷九·癥痕）

　　周　痛久在络,凝聚成形,仍属经病,议用河间法。痰气凝结。

　　川楝子　栝蒌皮　香附汁　延胡　生牡蛎　（卷九·癥痕）

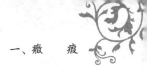

又　理气豁痰，痛止思食，仍以前法参用。

半夏　栝蒌皮　香附汁　生牡蛎　橘红　香豉（卷九·癥瘕）

葛四一　用丹溪小温中丸，胀利自减，知肠胃湿热，皆阻腑阳之流畅，水谷之气，不主游溢，瘕属气聚，癥为血结，由无形酿为有形，攻坚过急，药先入胃，徒致后天气乏，恐胀病必至矣。俗有痞散成蛊之说，可为治此病之戒律。湿热结癥。

老韭根生晒，一两　桃仁一两　生香附一两　炒楂肉一两　当归须一两　山甲片一两　小茴香三钱　桂枝木三钱（卷九·癥瘕）

胡二十　少腹聚瘕，能食便不爽，腹微胀。湿热腹胀。

小温中丸。（卷九·癥瘕）

王二一　初病寒热，半年经水不来，少腹已有瘕形，食又减半，当此年犯干血劳虑。寒热食减干血劳。

焦术　茯苓　广皮　香附　当归　南山楂　白芍

夫癥者，征也，血食凝阻，有形可征，一定而不移。瘕者，假也，脏气结聚，无形成假，推之而可动。昔有七癥、八瘕之说，终属强分名目，不若有形、无形之辨为明的也。二症病在肝脾，而胃与八脉亦与有责。治之之法，即从诸经。再究其气血之偏胜，气虚则补中以行气，气滞则开郁以宣通，血衰则养营以通络，血瘀则入络以攻痹，此治癥瘕之大略。古方甚多，而葱白丸，乌鸡煎丸，尤为神效。癥瘕之外，更有痃癖、肠覃、石瘕、内疝等症，古人论之已详，兹不必赘。今参先生方案，如营伤气阻者，于益营之中，佐通泄其气，如络虚则胀，气阻则痛者，以辛香苦温入络通降，又如肝胃两病者，以泄肝救胃，肝胃脾同病者，则扶土制木，肝脏之气独郁不宣者，辛香专治于气，血痹络逆失和者，辛香专理其血，病由冲任扰及肝胃之逆乱者，仍从肝胃两经主治，以疏降温通，凡此悉灵机法眼，药不妄投。总之治癥瘕之要，用攻法，宜缓宜曲，用补法，忌涩忌呆。上逆则想肝脏冲病之源头，下垂则究中气阴邪之衰旺。吞酸吐水，必兼刚药；液枯肠结，当祖滋营。再辨脉象之神力，形色之枯泽，致病之因由，则治法自然无误矣。（龚商年）

徐评　案中方论，平正清切，又极和润，无刚燥克削等弊。但有形之疾，多有凝结而不可破者，古人膏丸蒸熨等法，必不可少，此则全未见及，恐沉痼之疾，断不能除也。（卷九·癥瘕）

续名医类案[37]

陈自明治昆陵一贵宦妻，患小便不通，脐腹胀痛不可忍。众医皆作淋治，如八正散之类，俱不得通。陈诊之曰：此血瘕也，非瞑眩药不可去。与桃仁煎，更初服，至日午，大痛不可忍，遂卧。少顷，下血块如拳者数枚，小便如黑豆汁一二升，痛止得愈。此药治病的切，然猛烈大峻，气虚血弱者，宜斟酌之。桃仁、大黄、朴硝各一两，虻虫半两炒黑，共为末，醋炼丸梧桐子大。五更初，温酒吞下五丸。原注：此方不可妄用。《良方》。（癥瘕）

杜壬治马氏妇，年三十二，腹中血块作疼，经五六年，形已骨立，众皆曰不可为，奈其未死何。家甚贫，而大小悯之。一日召杜至，告杜曰：但以济物为怀则可，业已请召明医，非所言也。遂以少物帛赠杜。杜不受，曰：但服某药必获安。无以是为疑，遂示方。用没药、牛膝、干漆、当归各半两，硇砂、木香、水蛭炒、红娘子炒、红花、丹皮、朱砂各一分，海马一个，斑蝥去翅足炒十四个，为末，酒醋各半升熬为膏。每日天明用一皂子大，酒醋化下，一月病退，六十日渐安。此药较桃仁汤更峻，宜斟酌用之。（癥痕）

陈藏器曰：昔有患痃癖者，梦人教每日食大蒜三颗，初食遂致瞑眩吐逆，下部如火。后有人教取数瓣，合皮截却两头吞之，名曰内炙，果获大效。《本草纲目》张景岳治面停小肠右角，与此意同。（癥痕）

张子和治汴梁曹大使女，年既笄[①]，病血瘕数年。太医宜企贤以破血等药治之不愈。企贤曰：除得陈州张戴人方愈。一曰，戴人至汴京，曹乃邀问焉。戴人曰：小肠移热于大肠为伏瘕，故结硬如块，面黄不食。乃用涌泄之法，数年之疾，不再旬而愈。（癥痕）

柴屿青，乾隆己未，寓沈阳京兆署，兵房吏王某患癥疾，教以蒸脐法治之，兼服加减五积散而愈。其妻母同患是症，王即照方遗之，亦痊。（癥痕）

孙文垣治汪氏妇，经水久不止，内有紫黑色血块，胃胸腹皆痛，玉户且肿，手足皆冷，不知饥饿，腹下有一块，坚如石，脉左数，右沉涩，此血瘕症也。用糖球子[②]五钱，元胡索、五灵脂、香附、麦芽、青皮各一钱，水煎服，痛减半，手足渐温。加当归、丹皮、蒲黄、益母、川芎，四帖痛止，玉户亦消。又四帖而经水调。方甚平稳。

武叔卿曰：夫痃癖癥痕，血气块硬，发歇刺痛，甚则欲死，究而言之，皆血之所为。（癥痕）

陈良甫尝治一妇人，血气刺痛，极不可忍，甚而死一二日方省。医巫并治，数年不愈。仆以葱白散，乌鸡丸遂安。（癥痕）

陈良甫治一妇人，血气作楚，如一小盘样，走注刺痛，要一人扶定，方少止，亦用此一二药而愈。寻常小小血气，用此二药，亦有奇效。《济阴纲目》。（癥痕）

陈良甫治妇人病，血气作楚，痛不可忍，服诸药无效。召诊之，曰：关脉弱沉，而肝脉沉紧，此血气渐成痃癖也。亦只以前二方治之而愈。又四明马朝奉后院，亦病此，用二方治之亦愈。《济阴纲目》。（癥痕）

---

① 既笄（jī）：亦作"及笄"。古代女子满16周岁结发，用笄贯之，因称女子满16周岁为及笄。
② 糖球子：即山楂。

薛立斋治一妇人，经不调，两拗肿胀，小便涩滞，腹中一块作痛，或上攻胁腹，或下攻小腹，发热，晡热恶寒，肌肤消瘦，饮食无味，殊类瘵症，久而不愈。此肝脾血气亏损，用八珍汤、逍遥散、归脾汤，随症互服而愈。（癥瘕）

陈自明云：予族子妇病，腹中大块如杯，每发则痛不可忍。时子妇已贵，京下善医者悉诊治，莫能愈。予应之曰：此血瘕也。投黑神丸，尽三丸，块气尽消，终身不复作。《良方》《医说续编》。（癥瘕）

孙侯居比部病，腹中若有癥瘕，不食不眠，烦懑身热。仲淳投以人参、白芍、茯苓、麦冬、木通、枣仁、石斛。方甫具，史鹤亭太史至，见方中有大剂人参，骇曰：向因投参至剧，此得无谬乎？仲淳曰：病势先后不同，当时邪未退，滞未消，故不宜。今病久，饱胀烦懑者，气不归元也；不食者，脾元虚也；不眠而烦者，内热津液少也。今宜亟用此药矣，四剂而瘳。后复病，仲淳诊之曰：此阴虚也，非前症矣。更以麦冬、白芍、枸杞、五味、生地、车前，而热遂退。《广笔记》。（癥瘕）

薛立斋治一产妇，腹中似有一块，或时作痛而转动，按之不痛便非实积，面色萎黄，痛则㿠白，脉浮而涩，此肝气虚而血弱也。不信，乃服破血行气，痛益盛，转动无常。又认为血鳖，专用破血祛逐之药，痛攻两胁，肚腹尤甚，益信为鳖，确服下虫等药，去血甚多，形气愈虚，肢节间各结小核，隐于肉里，以为鳖子畏药而走于外。薛云：肝藏血而养诸筋，此因肝血复损，筋涸而挛结耳。盖肢节胸项，皆属肝胆部分，养其脾土，补金水以滋肝血，则筋自舒。遂用八珍汤、逍遥散、归脾汤，加减调治而愈。（产后·癥瘕）

一产妇小腹作痛，有块，脉芤而涩，以四物加元胡索、红花、桃仁、牛膝、木香，治之而愈。（产后·癥瘕）

缪氏医案[38]

阴寒凝聚成瘕，上攻为痛，右脉虚软，即真阳式微之征，非辛温通阳弗效也。
淡附子　吴茱萸　归身炭　炮姜　大茴香　法半夏　炙草　茯苓

寒热胁痛，腹结瘕形，肝脾同治。
六味加柴胡梢　蒸於术　炙鳖甲　楂炭　白芍

当脐有瘕，不可攻也，食入不运，宜以宣通为主，但不可碍肝。
炒松黄鳝　小茴香　砂仁　红曲　广木香汁　新会皮　茯苓　麦芽

证治要义

务治一闺女，身体日瘦，腹日益大，父母疑其有私，欲致之死。因病伤寒痰鸣气喘，不能饮食，其外祖请诊，脉沉而结，面色青黄，乳头不起，满腹冷痛而硬，知其内必有瘕也。以瞿麦萹蓄

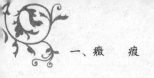

汁饮之,下出血癥十数块而愈。又见妇人怀瘕三月,其夫以为有孕,自服固胎补药十余剂,转觉不安,面上有蟹爪纹,小腹鼓胀而冷。时值端阳节,饮雄黄酒,满室悬挂菖蒲、艾叶,下去蛇瘕五条而瘳。又阿魏膏加麝香、砒霜于内,贴肚脐上,能除癥瘕。牛膝酒加朴硝、干漆,亦除癥瘕。

乡人善治此病,采取百样草木之根,晒灯①炒热,分作二包,以一包熨于腹上,冷则又易一包。熨一昼夜,腹内哇然有声,病邪自出。以是知癥瘕原是杂合之邪,即投以杂合之药,其中亦有对证者。此法可治百病,所以为善。(卷六妇科·癥瘕)

王旭高临证医案[39]

某 前年秋季伏暑症,中即结癥瘕,居左胁下。春来下午必发微热,晨必吐痰,食面必溏泄。此当时热邪未清,早进油腻面食,与痰热互相结聚于肺胃之络,当以攻消为主。

柴胡三钱,酒炒 青皮一两,巴豆五钱同炒,去豆 三棱五钱,醋炒 蓬莪术五钱,醋炒 雄精一两 大黄一两,皂荚子三粒合炒,去皂荚子

上药为丸,每服一钱。下午服六君子丸三钱。

渊按:柴胡、青皮疏肝胆而升清,莪、棱破滞气而消块,大黄攻热积,巴豆逐寒积,皂子去油腻之积,雄精开结化痰也。无坚不破,无攻不利,正气不虚者可用。(积聚门)

丁 小肠遗热于大肠,为伏瘕,腹中微痛。用《圣济》槟榔丸。

槟榔炒 桃仁 当归酒炒 青皮酒炒 沉香 火麻仁 党参元米炒 茯苓烘 木香烘 乌药烘 大熟地砂仁拌炒 白芍酒炒

上药为末,用神曲三两,煮糊为丸。每朝三钱,开水送。(积聚门)

某 寒气凝聚,少腹结瘕,时或上攻作痛。法以温通。

小茴香 吴茱萸 木香 青皮 乌药 延胡索 三棱 砂仁 香附 (脘腹痛门)

吴鞠通医案[40]

张 二十八岁 脐左癥瘕,面黄,肢倦,食少,不能作文,看书亦不能久,宛如虚损,与:

化癥回生丹

缓通阴络法,每日空心服一丸,亦有早晚服一丸。时服之二年有余,计服化癥回生丹六百丸之多,癥始化净,气体复原,看书作文,始举进士。(卷三·积聚)

叶 四十五岁 乙酉四月二十八日 无论癥瘕,虽有气血之分,然皆系阴病结于阴部,岂有用阴药之理?惟日已久沉寒痼冷疾,非巴豆不能除根。用:

天台乌药散

六月初九日 业已见效,未能除根,照常服前药,早晚各五分,癥瘕痛发时服二钱,舌苔厚白,面色淡黄而暗,左脉沉细阳微,再与汤药行湿通阳。

---

① 灯(xiāo):干。

　　云茯苓块五钱　益智仁钱半　草薢四钱　白蔻仁一钱,连皮　生苡仁五钱　半夏五钱　广陈皮二钱　桂枝二钱　白通草一钱

　　服至舌苔退为度。(卷三·积聚)

　　甘　二十九岁　乙酉年五月初一日　十年瘕气,六脉弦细而紧。

　　淡吴萸三钱　乌药三钱　川椒炭五钱　归须二钱　良姜二钱　小茴香五钱,炒黑

　　煮三杯,分三次服。已服五帖。

　　初九日　病减者减其制,每日服半帖。(卷三·积聚)

　　余氏　三十岁　乙酉五月二十四日　瘕结脐左,经来必痛,六脉沉细,阳微。

　　吴茱萸三钱　川楝子三钱　公丁香一钱　良姜二钱　全当归三钱　降香末三钱　小茴香三钱　艾炭三钱

　　煮三杯,分三次服,服七帖后,接服丸药。

　　六月初二日　业已见效,每日服半帖,再服十天。

　　二十日　每行经前三日,腹微痛时,空心服化癥回生丹一丸,服至经尽后,腹中丝毫不痛为止。下月经行,腹痛发时,再如此服法。癥瘕痛亦服回生,空心服一丸,化净为度。(卷三·积聚)

贯唯集[41]

　　(案1)蔡,右。刻诊脉象细涩带弦,舌苔微白,恶心,呕吐浊水,昼夜无休,左腹结瘕,攻撑作痛,病经三旬外,饮食不思。此厥阴之脉为沉寒浊阴固结也。据症合脉,殊为险恶,姑拟一方,以冀轻减为幸。

　　旋覆花　代赭石　淡干姜　吴萸　川连　白芍　枳实汁　瓦楞子　木蝴蝶　延胡　川椒焙　半夏　茯苓　炙草　陈皮　煨姜　(癥瘕)

　　(案2)刘,右。肝邪与伏邪并发,寒热微作,胸痹,肢肿,不时咳呕痰浊,腹中结瘕上撑,脉细,舌苔白,势非轻渺。

　　桂木　茯苓　白术　炙草　三棱　大腹绒　厚朴　苡米　木瓜　延胡　莪术　青陈皮　郁金　瓦楞子　姜渣　(癥瘕)

　　(案3)刘,左。脉来细涩无神,舌白满布,中脘痞瘕,发时作痛,痛甚则呕。此脾脏有亏,痰气湿浊交黏盘踞,病经二载,根株殊深。据云食入稍减,略停欲化,其痛复作,得后与气则快然如衰。法当扶土逐邪,缓缓磨涤,冀其渐得微效,方是吉征。

　　川朴　大腹皮子　瓜蒌皮　延胡　半夏　荜拨　青陈皮　茅术炭　苡仁　肉果仁　木香　鸡内金　陈香橼　茯苓　丝瓜络

　　又:前进温通苦降之属,病势稍缓,舌苔渐化,脉亦较前稍和,惟纳食不甚运健。此肝脾气弱使然也。法当寓消于补,以冀奏绩。

　　党参　白术　茯苓　半夏　姜皮　延胡　旋覆花猩绛五分同包　薤白头　高良姜　金果

榄　九香虫　千张纸　临服冲白酒一小杯。(癥痕)

（案4）郭，左。沉寒痼冷，积于胃脘，年久结块，时欲上撑作呕，隐隐而痛，脉细涩无力，是兼挟宿伤，壅塞脉道，气血为之失畅也。

西党参　制半夏　新会皮　枳壳　瓜蒌皮　薤白头　淡吴萸　制川朴　焦建曲　白茯苓　瓦楞子　沉香曲　制香附　小青皮　延胡（癥痕）

（案5）张，左。寒与气搏，积于下焦，以致左少腹结有痕聚，近复气上冲痛，恶心作呕，曾服辛热温通之属，未得效验。刻诊脉细涩而数，乃寒邪化热之征。拟用平木顺气，择其芳香流利之品，先乃调治，俟其稍退，再商他法。

瓜蒌仁炒，打，五钱　薤白头一钱半　枳壳一钱　小青皮一钱半　桃仁三钱　延胡醋炒，一钱半　紫石英先煎，三钱　炙甘草五分　白茯苓一钱半　半夏曲一钱半　川郁金一钱半　川楝子炒，打，二钱　鸡槟榔一钱半　瓦楞子煅，二钱　归身酒，一钱半　两头尖绢包，二十一粒　竹二青盐水炒，一钱半（癥痕）

凌临灵方 [42]

沈右三月　肝阴不足，气郁成痕，攻逆脘闷，左脊痞痛，痛甚欲呕，脉右弦滑，治宜疏化。

金铃子　东白芍　左金丸　焦麦芽　延胡索　制香附　沉香曲　朱茯神　全当归　宣木瓜　小青皮　车前草（痕气）

医学衷中参西录

近又拟一消癥痕兼通经闭方。用炒白术、天冬、生鸡内金等分，为细末。以治癥痕坚结及月事不通，每服三钱，开水送下，日再服。若用山楂片三钱煎汤，冲化红蔗糖三钱，以之送药，更佳。因用之屡有效验，爱名为化瘀通经散。

鸡内金原饶有化瘀之力，能化瘀当即善消癥痕。然向未尝单用之以奏效也。因所拟理冲汤中原有生鸡内金三钱，方后注云：若虚弱者，宜去三棱、莪术，将鸡内金改用四钱。鸡内金之消癥痕，诚不让三棱、莪术矣。夫能消癥痕，即能通月信，此原一定之理，然未经临证实验，不敢但凭理想确定也。后来津治杨氏女，因患瘰疬过服寒凉开散之药，伤其脾胃，以致食后胀满，不能消化，重用温补脾胃之剂，加生鸡内金二钱，以运化药力。后服数剂来更方，言病甚见愈，惟初服此药之夜，经即通下，隔前经期未旬日耳。因其病已见愈，闻此言未尝注意，更方中仍有生鸡内金二钱。又服数剂，来求更方，言病已全愈，惟一月之内，行经三次，后二次在服药之后，所来甚少，仍乞再为调治。愚恍悟此诚因用鸡内金之故。由此可确知鸡内金通经之力。因忆在奉时，曾治宋氏女，胃有瘀积作疼，方中重用生鸡内金，服数剂后，二便下血而愈。此固见鸡内金消瘀之力，实并见鸡内金通经之力也。总前后数案参观，鸡内金消瘀通经之力，洵[1]兼擅其长矣。此方中伍以白术者，恐脾胃虚弱，不任鸡内金之开通也。更辅以

---

① 洵(xún)：诚实，实在。

天冬者,恐阴虚有热,不受白术之温燥也。然鸡内金必须生用,方有效验,若炒熟用之则无效矣。（论女子癥瘕治法）

邑城西韩氏妇,年三十六岁,得产后癥瘕证。

病因　生产时恶露所下甚少,未尝介意,迟至半年遂成癥瘕。

证候　初因恶露下少,弥月①之后渐觉少腹胀满。因系农家,时当麦秋忙甚,未暇延医服药。又迟月余则胀而且疼,始服便方数次皆无效。后则疼处按之觉硬,始延医服药,诊治月余,其疼似减轻而硬处转见增大,月信自产后未见。诊其脉左部沉弦,右部沉涩,一息近五至。

诊断　按生理正规,产后两月,月信当见;有孩吃乳,至四月亦当见矣。今则已半载月信未见,因其产后未下之恶露,结癥瘕于冲任之间,后生之血遂不能下为月信,而尽附益于其上,俾其日有增长,是以积久而其硬处益大也。是当以消癥瘕之药消之,又当与补益之药并用,使之消癥瘕而不至有伤气化。

处方　生箭芪五钱　天花粉五钱　生怀山药五钱　三棱三钱　莪术三钱　当归三钱　白术二钱　知母二钱　生鸡内金二钱,黄色的捣　桃仁二钱,去皮　共煎汤一大盅,温服。

复诊　将药连服六剂,腹已不疼,其硬处未消,按之觉软,且从前食量减少,至斯已复其旧。其脉亦较前舒畅,遂即原方为之加减俾再服之。

处方　生箭芪五钱　天花粉五钱　生怀山药四钱　三棱三钱　莪术三钱　怀牛膝三钱　野党参三钱　知母三钱　生鸡内金二钱,黄色的捣　生水蛭二钱,捣碎

共煎汤一大盅,温服。

效果　将药连服十五六剂随时略有加减,忽下紫黑血块若干,病遂全愈。

说明　妇女癥瘕治愈者甚少,非其病之果难治也。《金匮》下瘀血汤,原可为治妇女癥瘕之主方。（产后癥瘕）

邻庄刘氏妇,年二十五岁,经血不行,结成癥瘕。

病因　处境不顺,心多抑郁,以致月信渐闭,结成癥瘕。

证候　癥瘕初结时,大如核桃,屡治不消,渐至经闭后则癥瘕浸长。三年之后大如复盂,按之甚硬。渐至饮食减少,寒热往来,咳嗽吐痰,身体羸弱,亦以为无可医治待时而已。后忽闻愚善治此证,求为诊视。其脉左右皆弦细无力,一息近六至。

诊断　此乃由经闭而积成癥瘕,由癥瘕而浸成虚劳之证也。此宜先注意治其虚劳,而以消癥瘕之品辅之。

处方　生怀山药一两　大甘枸杞一两　生怀地黄五钱　玄参四钱　沙参四钱　生箭芪三钱　天冬三钱　三棱钱半　莪术钱半　生鸡内金钱半,黄色的捣

共煎汤一大盅,温服。

方解　方中用三棱、莪术,非但以之消癥瘕也。诚以此证廉于饮食,方中鸡内金固能消食,而三棱、莪术与黄芪并用,更有开胃健脾之功。脾胃健壮,不但善消饮食,兼能运化药力

---

① 弥月:满月。

使病速愈也。

复诊　将药连服六剂，寒热已愈，饮食加多，咳嗽吐痰亦大轻减。癥瘕虽未见消，然从前时或作疼今则不复疼矣。其脉亦较前颇有起色。拟再治以半补虚劳半消癥瘕之方。

处方　生怀山药一两　大甘枸杞一两　生怀地黄八钱　生箭芪四钱　沙参四钱　生杭芍四钱　天冬四钱　三棱二钱　莪术二钱　桃仁二钱去皮　生鸡内金钱半，黄色的捣

共煎一大盅，温服。

三诊　将药连服六剂，咳嗽吐痰皆愈。身形已渐强壮，脉象又较前有力，至数复常。至此虚劳已愈，无庸再治。其癥瘕虽未见消，而较前颇软。拟再专用药消之。

处方　生箭芪六钱　天花粉五钱　生怀山药五钱　三棱三钱　莪术三钱　怀牛膝三钱　潞党参三钱　知母三钱　桃仁二钱，去皮　生鸡内金二钱，黄色的捣　生水蛭二钱，捣碎

共煎汤一大盅，温服。

效果　将药连服十二剂，其瘀血忽然降下若干，紫黑成块，杂以脂膜，癥瘕全消。为其病积太久，恐未除根，俾日用山楂片两许，煮汤冲红蔗糖，当茶饮之以善其后。（血闭成癥瘕）

邵兰荪医案[43]

头蓬何　脘腹联痛有瘕，脉弦细，舌白、便溺涩。癥属重险，宜治防厥，候政之。六月二十三日。

瓜蒌皮五钱　川楝子三钱　郁李仁三钱　降香八分　薤白钱半　草蔻一钱　广郁金三钱　玫瑰花五朵　生香附三钱　通草钱半　炒延胡三钱

清煎，二帖。

又　脘痛未除，大便已通，脉弦细，舌腻，还宜防厥。呕逆，宜和肝胃为主，候正。六月二十五日。

仙半夏二钱　川楝子三钱　九香虫三钱　通草钱半　左金丸八分　制延胡二钱　五谷虫三钱，酒炒　玫瑰花五朵　厚朴一钱　草豆蔻一钱　降香八分

清煎，二帖。

介按：肝阳侮胃，气聚成瘕，而脘腹联痛，此因情怀忧郁，肝气无从宣泄。前后两方，系是泄厥阴以舒其用，和阳明以利其腑。药取苦味之降、辛气宣通之义。　　（脘痛）

曹沧洲医案[44]

右　表热留恋，腹瘕攻逆作痛，大便溏，纳少神疲，脉软。劳乏积湿所致。

青蒿三钱五分　旋覆花三钱五分，包　沉香曲三钱　枳壳三钱五分　赤芍三钱五分　泽泻二钱　代赭石四钱，先煎　炙鸡金三钱　猪苓三钱五分　白蒺藜四钱　煅瓦楞粉一两，包　大腹皮三钱　陈麦柴三钱　鲜佛手三钱五分　（风温湿热附伏邪伏暑）

右　肋瘕攻胀，昼夜无寐，脉弦。心肝不潜，气机上逆。非轻证也，勿忽。

醋炒香附三钱五分　煅瓦楞壳一两，先煎　火麻仁八钱　夜交藤五钱　金铃子三钱五分，炒　朱茯神四钱　北秫米四钱　鸡内金三钱，炙去垢　延胡索三钱五分，炒　竹茹二钱　宋半夏三钱五

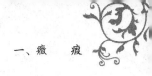

分　紫贝齿一两,生,先煎　（肝脾门）

　　右　瘕攻不定,作痛腹酸,得食运迟。

　　旋覆花三钱五分,绢包　宋半夏三钱五分　九香虫[①]一钱,焙　扁豆衣三钱　煅瓦楞粉一两,绢包　金铃子三钱,炒　川断三钱,盐水炒　淮山药一钱,炒黄　青皮一钱　川杜仲一钱,盐水炒　带皮苓五钱　炒谷芽五钱,包　（肝脾门）

　　右　脉弦,瘕攻作痛,治在肝脾。

　　旋覆花三钱五分,绢包　大腹皮三钱,洗　川楝子三钱五分,盐水炒　白芍三钱五分　煅瓦楞粉一两,绢包　炙鸡金三钱,去垢　九香虫五分,焙　淡吴萸二分,盐水炒　台乌药三钱五分　五灵脂三钱五分,醋炒　车前子三钱,炒,绢包　炒谷芽五钱　（肝脾门）

　　右　肝气结瘕上逆,甚则痛不能食。宜下气疏中。

　　旋覆花三钱五分,包　煅瓦楞壳一两,先煎　陈皮一钱　泽泻三钱　代赭石五钱,煅,先煎　左金丸一钱,吞服　法半夏一钱　陈佛手三钱五分　沉香片三分　枳壳一钱　茯苓四钱　台乌药三钱五分　绿萼梅一钱,绢包　（肝脾门）

　　右　近日少腹瘕胀稍松,其气移至中脘,胃不醒,脉软弦。三阴同病,非温通疏泄不可。

　　上肉桂三分,去粗皮为净末　上沉香三分,二味饭为细丸吞服　归身三钱五分,小茴香七分同炒　淡吴萸三分,盐水炒　杜仲二钱,盐水炒　紫石英六钱,煅,先煎　炙鸡金三钱,去垢　九香虫一钱,焙　春砂末五分,冲,煅　瓦楞粉一两,包　法半夏三钱五分　车前子四钱,包,后下　陈佛手三钱五分　炒谷芽五钱,绢包

　　第二方:前方服至脘腹松快,再以此方调理。

　　归身三钱五分,小茴香七分同炒　橘红一钱　金毛脊三钱,炙,去毛　六曲三钱　紫石英五钱,煅,先煎　制半夏三钱五分　杜仲三钱五分,盐水炒　炙鸡金三钱,去垢　淡吴萸三分,盐水炒　川断三钱,盐水炒　煅瓦楞粉一两,包　广木香七分　炒谷芽五钱,绢包　（肝脾门）

　　左　音闪稍亮,脘瘕仍伏。宜下气疏中。

　　苏叶三钱五分　沉香曲三钱,绢包　台乌药三钱五分　淡吴萸二分,盐水炒　白杏仁四钱,去尖　炙鸡金三钱,去垢　大腹皮三钱,洗　陈佛手三钱五分　象贝四钱,去心　楂炭三钱五分　煅瓦楞粉一两,包　小茴香五分　（肝脾门）

　　右　瘕逆攻撑,不时作痛,夜来自汗,足肿。病道深远,不易速松。

　　苏梗三钱五分　旋覆花三钱五分,包　沉香曲三钱,包　茯苓四钱　制香附三钱五分　煅瓦楞粉一两,包　大腹皮三钱五分,洗　通草一钱　金铃子三钱五分,炒　小青皮一钱　浮小麦四钱,

---

① 九香虫:蝽科昆虫九香虫的干燥全虫,功能理气止痛、温中助阳。

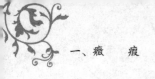

包　小温中丸三钱,绢包　（肝脾门）

右　肝病积久,下汲肾水,水虚不能养木,木乘中土,脘次筑紧,痰多瘕逆撑胀,脉细软,大便燥结,遍体不适。病根深远,理之不易。

上官桂三分,去粗皮为净末　上沉香三分,研净末,二味饭为丸吞服　旋覆花三钱五分,绢包　橘红一钱　炙鸡金四钱,去垢　代赭石四钱,煅,先煎　宋半夏三钱五分　大腹皮三钱,洗　淡吴萸三分,盐水炒　白芥子七分　茯苓四钱　五仁丸五钱,绢包　（肝脾门）

左　腹右结瘕,作痛攻逆,神疲,脉软弦,右部尤软,两足肿。拟和肝脾,利湿热,以防腹大成膨。

旋覆花三钱五分,包　炙鸡金三钱,去垢　五加皮三钱　漂白术三钱五分　枳壳一钱,同炒　代赭石四钱,煅,先煎　大腹皮三钱,洗　猪苓三钱五分　广木香一钱　煅瓦楞粉一两,包　沉香曲三钱,包　泽泻三钱　炒谷芽五钱,包　（肝脾门）

左　脘瘕,攻逆作痛,须循序消散之,勿求速效也。

旋覆花包　六曲　延胡索　橘白　瓦楞壳　乌药　炙鸡金　宋半夏　沉香片　金铃子　炒谷芽　（肝脾门）

右　曾患表证,兹腹中宿患瘕作痛,脉微数。拟疏肝和脾主之。

旋覆花三钱五分,包　川楝子二钱,小茴香同炒三分　台乌药三钱五分,切　赤苓三钱　煅瓦楞粉一两,包　延胡索三钱五分,醋炒　炙鸡金三钱,去垢　泽泻三钱　大腹皮三钱,洗　五灵脂三钱五分,醋炒　赤芍三钱五分　（肝脾门）

右　左胁肋下结瘕,顶心脘,食下恶心,脉不畅。宜治肝胃。

旋覆花三钱五分,绢包　煅瓦楞粉一两,包　法半夏三钱五分　川楝子三钱五分,炒　代赭石一钱,先煎　橘红一钱　六曲四钱　泽泻三钱　生熟谷芽各五钱,包　（肝脾门）

右　腹瘕攻逆,面黄,脉濡。治在肝脾。

旋覆花三钱五分,包　代赭石四钱,煅,先煎　炙鸡金四钱,去垢　猪苓三钱五分　煅瓦楞粉一两,绢包　橘红一钱　大腹皮三钱,洗　泽泻三钱　沉香片四分　宋半夏三钱五分　赤苓三钱　五加皮三钱　陈麦柴三钱　（肝脾门）

右　血分不足,肝亢有余,腹中渐成瘕聚,上下无定。气分不充。拟先疏畅气化,以和肝脾。

四制香附三钱五分　枳壳三钱五分　大腹皮三钱,洗　茯苓四钱　陈皮一钱　煅瓦楞粉一两,包　陈佛手三钱五分　泽泻三钱　宋半夏三钱五分　台乌药三钱五分　丹参三钱　炙鸡金三钱　炒香谷芽五钱,绢包　（肝脾门）

　　右　素体阴虚肝旺,复加畏于服药,致表邪逗留,背寒灼热,头重胸闷,脉小弦数,舌糙白。口干,纳呆,少寐,大便燥结不畅,小溲热,少腹瘕气撑胀。《经》谓邪之所凑,其气必虚。最虚之处,便是容邪之地,邪不去,虚更甚。拟先去其邪,稍参其本,候高明政之。

　　归身二钱,炒　宋半夏三钱五分　石决明一两五钱,煅,先煎　赤芍三钱　象贝四钱,去心　连翘三钱　青蒿二钱　枳壳三钱五分　朱茯神四钱　淡芩三钱五分,炒　竹茹三钱　车前子四钱,包　省头草①三钱五分　煅瓦楞粉一两五钱,包　（肝脾门）

　　汪　经:少腹宿瘕,近胸升室,经至腹胀,骨酸,脉软。宜气营两治。

　　归身二钱　旋覆花三钱五分,包　川石斛四钱　鳖甲胶三钱五分,海蛤粉炒　赤芍三钱　代赭石五钱,先煎　竹茹三钱五分　丹皮三钱五分　丹参三钱　煅瓦楞粉一两,包　白蒺藜四钱　绿萼梅一钱　（经产门）

上池医案[45]

　　阴疟之邪未尽,鬲闷结痞,瘕气上攻,延久恐成膜胀。
　　砂仁壳　枳壳　大腹皮　厚朴　萝卜子　木香　滑石　香附

孤鹤医案[46]

　　脾胃中虚,血多气少,土不培木,肝邪郁滞,结瘕少腹,发则上升,胀而兼痛,犯胃则呕,味多带酸,脉濡涩不弦。当用温疏。又发时腰脊酸楚,此产后失调,兼涉奇脉。当于平时调补。
　　於术一钱半　归尾一钱半　干姜五分　吴萸三分　柴胡七分　延胡索二钱　玫瑰花二朵　香附三钱　茯苓三钱　陈皮一钱　半夏一钱半　郁金一钱　小川芎一钱　佛手五分　（女科）

江泽之医案[47]

　　(案1)肝气结瘕,聚于少腹,状如鹅卵。夹冲脉之气上冲,则胸脘胀闷,谷食亦难下顺,脉弦而带滑。虑其浊阴凝互,有单腹胀之虞。
　　当归　金铃　元胡　赤苓　琥珀　两头尖　白芍　橘皮络　牡蛎　山栀　蓝根

　　(案2)血瘀攻痛,上逆作呕。此拟两和肝脾法为治,戒怒远烦为要。
　　橘皮　金铃子　茯苓　附子　川朴　乌药　延胡索　白芍　木香　佛手

　　(案3)脘中气结成痞,少腹血聚成瘕。从产所致脾伤,肿胀时轻时重,两脉弦涩,虑其增剧生变。
　　金铃子　於术　丹参　赤苓　香橼皮　延胡索　枳壳　二丑　半夏　白蔻仁　五灵脂青皮　香附

---

① 省头草:江浙地区使用的是豆科植物草木梅的全草,而不是菊科植物佩兰,功能去暑化湿和中。

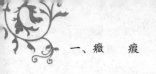

（案4）血痕

当归　赤芍　三棱　香附　干漆炭　丹参　牛膝　莪术　琥珀　头尖　（十六、癥痕）

小　结

　　从名方中不难发现，早在《金匮要略》就有对肿瘤的认识和鳖甲煎丸、大黄䗪虫丸、桂枝茯苓丸三首丸方的治疗应用，主要针对肿瘤正虚邪实、寒热错杂、痰瘀毒结等纷繁复杂的病机起作用。三方以攻逐占比例大，但仲景在祛邪为主的同时多兼顾扶正，如鳖甲煎丸中的人参、阿胶、芍药等，桂枝茯苓丸中配以茯苓、芍药。而这些药物在方中的作用不仅仅是扶正，亦有协同祛邪的作用，仲景治积聚、癥痕多用丸药，且丸药做成梧子大，或兔屎大，每天持续分吞，此乃缓图法，以免损伤正气。

　　陈士铎是清代名医，其在辨证论治方面取古人意而不泥古人法，在审证求因、审因论治上多有卓见。其在《辨证录》中对癥痕重点探讨病因病机，总结了肝郁、脾虚、气虚、惊恐、露宿、患者疑有虫、腹中有结气块、肿块等8种基本病因病机。比如肝郁的癥痕必下克脾胃，致气不能畅行，无形化有形，不是血积成癥痕就是食积成癥痕，故用健脾平肝法治之。治疗癥痕的药物大多与健脾胃或解肝郁相关，遣方用药的特点是主张味少减低制约之力，量大可奏力专之效。

　　刘辉艳等检索《中华医典》收录的古代医著中治疗妇科癥痕的方药信息，录入中医传承辅助系统，采用软件集成的改进互信息法、复杂系统熵聚类、无监督的熵层次聚类等数据挖掘方法，分析处方用药规律。结果：共纳入方剂108首，涉及中药188味；使用频率较高的药物有36味，频次均在8次以上；常用2味药组合47个，3味药组合14个；演化得到核心组合4个，新处方2个。结论：治疗妇科癥痕的古代方剂中，以养血、活血、破血、温阳、理气、泻下药物频数较高，其核心处方为四物汤、桂枝茯苓丸加味。

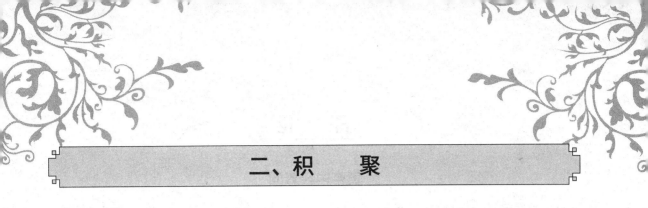

二、积　聚

概　述

　　积聚一名,早在《黄帝内经》《难经》中就有详细论述,首见于《灵枢·五变》:"黄帝曰:人之善病肠中积聚者,何以候之? 少俞答曰:皮肤薄而不泽,肉不坚而淖泽。如此则肠胃恶,恶则邪气留止,积聚乃伤。脾胃之间,寒温不次,邪气稍至,蓄积留止,大聚乃起。"积聚为中医杂病,积属有形,结块固定不移,痛有定处,是为脏病;聚属无形,包块聚散无常,痛无定处,是为腑病。《现代中医肿瘤学》指出:"积聚是指腹内有肿块,以或胀或痛为主要表现的病症。"

　　根据腹内积块发生的部位及其伴随症状,《黄帝内经》对积聚病证有不同的称谓,如《素问·腹中论》有"鼓胀""伏梁",《素问·奇病论》有"息积"等病名。《素问·六元正纪大论》称"大积大聚"。

　　《难经·五十五难》论述了积聚的症状与鉴别:"病有积、有聚,何以别之? 然:积者,阴气也;聚者,阳气也。故阴沉而伏,阳浮而动。气之所积名曰积,气之所聚名曰聚。故积者,五脏所生;聚者,六腑所成也。积者,阴气也,其始发有常处,其痛不离其部,上下有所终始,左右有所穷处;聚者,阳气也,其始发无根本,上下无所留止,其痛无常处,谓之聚。故以是别知积聚也。"《难经·五十六难》并提出五脏之积的名称、病机、主要症状以及日久不愈引起的继发病变:"肝之积,名曰肥气""心之积,名曰伏梁""脾之积,名曰痞气""肺之积,名曰息贲""肾之积,名曰奔豚"。《现代中医肿瘤学》认为,肝癌、胃癌、肠癌、胰腺癌等癌瘤常可属于积聚范畴,另有现代学者认为肝纤维化、肝硬化、动脉粥样硬化、卵巢囊肿、子宫肌瘤等疾病也可属积聚范畴,在临床上也有较多的报道。

　　《灵枢·百病始生》对积聚的病因病机、症状、预后及诊断等方面都作了精辟的论述,其曰:"虚邪之中人也……留而不去,传舍于肠胃之外,募原之间,留著于脉,稽留而不去,息而成积。"根据寒邪所客经络部位不同,可分为孙络之积、阳明之积、缓筋之积、募原之积、伏冲之积、脊筋之积、输脉之积。《金匮要略·五脏风寒积聚病脉证并治》认为:"积者,脏病也,终不移;聚者,腑病也,发作有时,展转痛移,为可治。"《诸病源候论·虚劳病诸候·虚劳积聚候》载:"积聚者,脏腑之病也。积者,脏病也,阴气所生也;聚者,腑病也,阳气所成也。虚劳之人,阴阳伤损,血气凝涩,不能宣通经络,故积聚于内也。"《诸病源候论·积聚病诸候·积聚候》又曰:"积聚者,由阴阳不和,腑脏虚弱,受于风邪,搏于腑脏之气所为也……诸脏受邪,初未能为积聚,留滞不去,乃成积聚。"到唐代孙思邈《备急千金要方》卷第十一《肝脏·坚癥积聚》则把积聚列入肝脏门。举凡这些,对后世多有启发和影响。

　　本篇与"癥瘕"篇文字有交错,当互参。

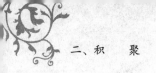

名　论

黄帝内经素问

盛喘数绝者,则病在中;结而横,有积矣……寸口脉沉而横,曰胁下有积,腹中有横积痛。(平人气象论篇第十八)

寒气客于厥阴之脉,厥阴之脉者,络阴器系于肝,寒气客于脉中,则血泣脉急,故胁肋与少腹相引痛矣。厥气客于阴股,寒气上及少腹,血泣在下相引,故腹痛引阴股。寒气客于小肠膜原之间,络血之中,血泣不得注于大经,血气稽留不得行,故宿昔而成积矣。(举痛论篇第三十九)

黄帝问曰:有病心腹满,旦食则不能暮食,此为何病? 岐伯对曰:名为鼓胀。帝曰:治之奈何? 岐伯曰:治之以鸡矢醴,一剂知,二剂已。帝曰:其时有复发者何也? 岐伯曰:此饮食不节,故时有病也。虽然其病且已,时故当病,气聚于腹也。(腹中论篇第四十)

帝曰:病胁下满气逆,二三岁不已,是为何病? 岐伯曰:病名曰息积,此不妨于食,不可灸刺,积为导引服药,药不能独治也。帝曰:人有身体髀股胻皆肿,环脐而痛,是为何病? 岐伯曰:病名曰伏梁,此风根也。其气溢于大肠而著于肓,肓之原在脐下,故环脐而痛也。不可动之,动之为水溺涩之病也。(奇病论篇第四十七)

病在少腹有积,刺皮䯏以下,至少腹而止,刺侠脊两旁四椎间,刺两髂髎季胁肋间,导腹中气热下已。(长刺节论篇第五十五)

任脉者,起于中极之下,以上毛际,循腹里上关元,至咽喉,上颐循面入目。冲脉者,起于气街,并少阴之经,侠脐上行,至胸中而散。任脉为病,男子内结七疝,女子带下瘕聚。(骨空论篇第六十)

帝曰:病在中而不实不坚,且聚且散,奈何? 岐伯曰:悉乎哉问也! 无积者求其脏,虚则补之,药以祛之,食以随之,行水渍之,和其中外,可使毕。(五常政大论篇第七十)

黄帝问曰:妇人重身,毒之何如? 岐伯曰:有故无殒,亦无殒也。帝曰:愿闻其故,何谓也? 岐伯曰:大积大聚,其可犯也,衰其大半而止,过者死。(六元正纪大论篇第七十一)

黄帝内经灵枢[48]

黄帝曰:人之善病肠中积聚者,何以候之? 少俞答曰:皮肤薄而不泽,肉不坚而淖泽。如

此则肠胃恶,恶则邪气留止,积聚乃伤。脾胃之间,寒温不次,邪气稍至,蓄积留止,大聚乃起。(五变第四十六)

黄帝曰:卫气之留于腹中,蓄积不行,苑蕴不得常所,使人支胁胃中满,喘呼逆息者,何以去之? 伯高曰:其气积于胸中者上取之,积于腹中者下取之,上下皆满者傍取之。黄帝曰:取之奈何? 伯高对曰:积于上,泻人迎天突喉中。积于下者,泻三里与气街。上下皆满者,上下取之,与季胁之下一寸。重者,鸡足取①之。诊视其脉大而弦急,及绝不至者,及腹皮急甚者,不可刺也。(卫气失常第五十九)

黄帝曰:积之始生,至其已成,奈何? 岐伯曰:积之始生,得寒乃生,厥乃成积也。黄帝曰:其成积奈何? 岐伯曰:厥气生足悗②,悗生胫寒,胫寒则血脉凝涩,血脉凝涩则寒气上入于肠胃,入于肠胃则䐜胀,䐜胀则肠外之汁沫迫聚不得散,日以成积。卒然多食饮则肠满。起居不节,用力过度则络脉伤。阳络伤则血外溢,血外溢则衄血;阴络伤则血内溢,血内溢则后血。肠胃之络伤则血溢于肠外。肠外有寒汁沫与血相搏,则并合凝聚不得散而积成矣。卒然外中于寒,若内伤于忧怒,则气上逆。气上逆,则六输不通,温气不行,凝血蕴裹而不散,津液涩渗,著而不去,而积皆成矣。(百病始生第六十六)

难经 49

人病有沉滞、久积聚可切脉而知之耶? 然:诊在右胁有积气,得肺脉结脉,结甚则积甚,结微则气微。诊不得肺脉,而右胁有积气者,何也? 然:肺脉虽不见,右手脉当沉伏。其外痼疾同法耶? 将异也? 然:结者,脉来去时一止,无常数,名曰结也。伏者,脉行筋下也;浮者,脉在肉上行也。左右表里,法皆如此。假令脉结伏者内无积聚,脉浮结者外无痼疾。有积聚脉不结伏,有痼疾脉不浮结,为脉不应病,病不应脉,是为死病也。(十八难)

病有积、有聚,何以别之? 然:积者,阴气也;聚者,阳气也。故阴沉而伏,阳浮而动。气之所积名曰积,气之所聚名曰聚。故积者,五脏所生;聚者,六腑所成也。积者,阴气也,其始发有常处,其痛不离其部,上下有所终始,左右有所穷处;聚者,阳气也,其始发无根本,上下无所留止,其痛无常处,谓之聚。故以是别知积聚也。(五十五难)

五脏之积,各有名乎? 以何月何日得之? 然:肝之积,名曰肥气,在左胁下,如覆杯,有头足。久不愈,令人发咳逆,痎疟,连岁不已。以季夏戊己日得之。何以言之? 肺病传于肝,肝当传脾,脾季夏适王③,王者不受邪,肝复欲还肺,肺不肯受,故留结为积。故知肥气以季夏戊己日得之。

---

① 鸡足取:一种针刺手法。
② 足悗(mán):指足部出现酸痛、活动不利的一种症状。
③ 王:同"旺"。

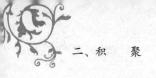

心之积，名曰伏梁，起脐上，大如臂，上至心下。久不愈，令人病烦心。以秋庚辛日得之。何以言之？肾病传心，心当传肺，肺以秋适王，王者不受邪，心欲复还肾，肾不肯受，故留结为积。故知伏梁以秋庚辛日得之。

脾之积，名曰痞气，在胃脘，覆大如盘。久不愈，令人四肢不收，发黄疸，饮食不为肌肤。以冬壬癸日得之。何以言之？肝病传脾，脾当传肾，肾以冬适王，王者不受邪，脾复欲还肝，肝不肯受，故留结为积。故知痞气以冬壬癸日得之。

肺之积，名曰息贲，在右胁下，覆大如杯。久不已，令人洒淅寒热，喘咳，发肺壅。以春甲乙日得之。何以言之？心病传肺，肺当传肝，肝以春适王，王者不受邪，肺复欲还心，心不肯受，故留结为积。故知息贲以春甲乙日得之。

肾之积，名曰贲豚，发于少腹，上至心下，若豚状，或上或下无时。久不已，令人喘逆，骨痿，少气。以夏丙丁日得之。何以言之？脾病传肾，肾当传心，心以夏适王，王者不受邪，肾复欲还脾，脾不肯受，故留结为积。故知贲豚以夏丙丁日得之。此五积之要法也。（五十六难）

金匮要略

问曰：病有积、有聚、有槃气，何谓也？师曰：积者，脏病也，终不移；聚者，腑病也，发作有时，展转痛移，为可治；槃气者，胁下痛，按之则愈，复发为槃气。诸积大法，脉来细而附骨者，乃积也。寸口，积在胸中；微出寸口，积在喉中；关上，积在脐旁；上关上，积在心下；微下关，积在少腹；尺中，积在气冲。脉在左，积在左；脉在右，积在右；脉两出，积在中央，各以其部处之。（卷中·五脏风寒积聚病脉证并治第十一）

脉经[50]

问曰：病有积、有聚、有系气系，一作谷，下同，何谓也？师曰：积者，脏病也，终不移；聚者，腑病也，发作有时，展转痛移，为可治；系气者，胁下痛，按之则愈，愈复发为系气。夫病已愈，不得复发，今病复发，即为系气也。诸积大法，脉来细而附骨者，乃积也细，一作结。寸口，积在胸中；微出寸口，积在喉中；关上，积在脐旁；上关上，积在心下；微下关，积在少腹；尺，积在气街；脉出在左，积在左；脉出在右，积在右；脉两出，积在中央。各以其部处之。

诊得肺积，脉浮而毛，按之辟易，胁下气逆，背相引痛，少气，善忘，目瞑，皮肤寒，秋瘥夏剧，主皮中时痛，如虱缘之状，甚者如针刺，时痒，其色白。

诊得心积，脉沉而芤，上下无常处，病胸满悸，腹中热，面赤嗌干，心烦，掌中热，甚即唾血，主身瘛疭，主血厥，夏瘥冬剧，其色赤。

诊得脾积，脉浮大而长，饥则减，饱则见，膜起与谷争减，心下累累如桃李，起见于外，腹满呕泄，肠鸣，四肢重，足胫肿，厥不能卧是，主肌肉损，其色黄。

诊得肝积，脉弦而细，两胁下痛，邪走心下，足肿寒，胁痛引少腹，男子积疝，女子瘕淋，身无膏泽，喜转筋，爪甲枯黑，春瘥秋剧，其色青。

诊得肾积，脉沉而急，苦脊与腰相引痛，饥则见，饱则减，少腹里急，口干，咽肿伤烂，目䀮䀮，骨中寒，主髓厥，善忘，其色黑。

寸口脉沉而横者，胁下及腹中有横积痛，其脉弦，腹急痛，腰背痛相引，腹中有寒，疝瘕。

脉弦紧而微细，癥也。夫寒痹、癥瘕、积聚之脉，皆弦紧。若在心下，即寸弦紧；在胃脘，即关弦紧；在脐下，即尺弦紧一曰：关脉弦长，有积在脐左右上下也。又脉癥法，左手脉横，癥在左；右手脉横，癥在右。脉头大者在上，头小者在下。

又法：横脉见左，积在右；见右，积在左。偏得洪实而滑，亦为积。弦紧亦为积，为寒痹，为疝痛。内有积不见脉，难治，见一脉一作肋相应，为易治，诸不相应，为不治。左手脉大，右手脉小，上病在左胁，下病在左足。右手脉大，左手脉小，上病在右胁，下病在右足。

脉弦而伏者，腹中有癥，不可转也。必死不治。

脉来细而沉，时直者，身有痈肿，若腹中有伏梁。

脉来小沉而实者，胃中有积聚，不下食，食即吐。（卷八·平五脏积聚脉证第十二）

诸病源候论

积聚者，腑脏之病也。积者，脏病也，阴气所生也；聚者，腑病也，阳气所成也。虚劳之人，阴阳伤损，血气凝涩，不能宣通经络，故积聚于内也。（卷之三·虚劳病诸候·虚劳积聚候）

积聚者，由阴阳不和，腑脏虚弱，受于风邪，搏于腑脏之气所为也。腑者，阳也。脏者，阴也。阳浮而动，阴沉而伏。积者阴气，五脏所生，始发不离其部，故上下有所穷已；聚者阳气，六腑所成，故无根本，上下无所留止，其痛无有常处。诸脏受邪，初未能为积聚，留滞不去，乃成积聚。（卷之十九·积聚病诸候·积聚候）

诊其脉，快而紧，积聚。脉浮而牢，积聚。脉横者，胁下有积聚。脉来小沉实者，胃中有积聚，不下食，食即吐出。脉来细沉附骨者，积也。脉出在左，积在左；脉出在右，积在右；脉两出，积在中央，以部处之。

诊得心腹积聚，其脉牢强急者生，脉虚弱急者死。

又积聚之脉，实强者生，沉者死。其汤熨针石，别有正方，补养宣导，今附于后。（卷之十九·积聚病诸候·积聚候）

积者阴气，五脏所生，其痛不离其部，故上下有所穷已。聚者阳气，六腑所成，故无根本，上下无所留止，其痛无有常处。此皆由寒气搏于脏腑，与阴阳相击下上，故心腹痛也。

诊其寸口之脉沉而横，胁下有积，腹中有横积聚痛。又，寸口脉细沉滑者，有积聚在胁下，左右皆满，与背相引痛。

又云：寸口脉紧而牢者，胁下腹中有横积结，痛而泄利。脉微细者生，浮者死。（卷之十九·积聚病诸候·积聚心腹痛候方三首）

积聚痼结者，是五脏六腑之气已积聚于内，重因饮食不节，寒温不调，邪气重沓[①]，牢痼盘结者也。若久即成癥。（卷之十九·积聚病诸候·积聚痼结候）

---

① 重沓（tà）：重复。

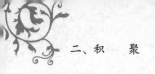

积聚成病,蕴结在内,则气行不宣通,气搏于腑脏,故心腹胀满,心腹胀满则烦而闷,尤短气也。(卷之十九·积聚病诸候·积聚心腹胀满候)

积聚而宿食不消者,由脏腑为寒气所乘,脾胃虚冷,故不消化,留为宿食也。

诊其脉来实,心腹积聚,饮食不消,胃中冷也。(卷之十九·积聚病诸候·积聚宿食候)

积聚者,由寒气在内所生也。血气虚弱,风邪搏于腑脏,寒多则气涩,气涩则生积聚也。积者阴气,五脏所生,始发不离其部,故上下有所穷已。聚者阳气,六腑所生也,故无根本,上下无所留止。但诸脏腑受邪,初未能为积聚,邪气留滞不去,乃成积聚。其为病也,或左右胁下如覆杯;或脐上下如臂;或胃脘间覆大如盘,羸瘦少气;或洒淅寒热,四肢不收,饮食不为肌肤;或累累如桃李;或腹满呕泄,寒即痛。故云寒疝积聚也。

其脉快而紧,积聚;浮而牢,积聚。牢强急者生,虚弱急者死。(卷之二十·疝病诸候·寒疝积聚候)

积者,五脏所生;聚者,六腑所成。五脏之气积,名曰积;六腑之气聚,名曰聚也。积者,其痛不离其部;聚者,其痛无有常处。皆由阴阳不和,风冷搏于脏腑而生积聚也。妇人病积经久则令无子,亦令月水不通。所以然者,积聚起于冷气,结入子脏,故令无子;若冷气入于胞络,冷搏于血,血冷则涩结,故令月水不通。(卷之三十八·妇人杂病诸候·积聚候)

积者阴气,五脏所生;聚者阳气,六腑所成。皆由饮食失节,冷热不调,致五脏之气积,六腑之气聚。积者,痛不离其部;聚者,其痛无有常处。所以然者,积为阴气,阴性沉伏,故痛不离其部;聚为阳气,阳性浮动,故痛无常处。产妇血气伤损,腑脏虚弱,为风冷所乘,搏于脏腑,与气血相结,故成积聚也。(卷之四十四·妇人产后病诸候·产后积聚候)

备急千金要方

论曰:病有积有聚,何以别之? 答曰:积者,阴气也;聚者,阳气也。故阴沉而伏,阳浮而动。气之所积名曰积,气之所聚名曰聚。故积者,五脏之所生;聚者,六腑之所成。故积者阴气也,其始发有常处,其痛一作病不离其部,上下有所终始,左右有所穷已。聚者阳气也,其始发无根本,上下无所留止,其痛无常处,谓之聚也。故以是别知积聚也。

经络受病,入于肠胃,五脏积聚,发伏梁、息贲、肥气、痞气、奔豚。积聚之始生至其已成,奈何? 曰:积之始生,得寒乃生,厥止乃成积。人之善病肠中积者,何以候之? 曰:皮薄而不泽,肉不坚而淖泽,如此则肠胃伤恶,恶则邪气留止积聚,乃作肠胃之积。寒温不次,邪气稍止,至其蓄积留止,大聚乃起病。有身体腰、髀、股、胻皆肿,环脐而痛,是为何病? 曰:病名伏梁,此风根也。不可动,动之为水溺涩之病。少腹盛,左右上下皆有根者,伏梁也,裹脓血居肠胃之外,不可治,治之每切按之致死。此下则因阴,必下脓血,上则迫胃脘生王冰云当作出膈,挟胃脘内痛,此久病也,难疗。居脐上为逆,慎勿动,亟夺其气溢于大肠而注于肓,肓之原在脐下,故环脐而痛。(卷十一·肝脏·坚癥积聚第五)

人病有积、有聚、有谷气谷，一作系。夫积者，脏病，终不移也。聚者，腑病，发作有时，展转痛移，为可治也。谷气者，胁下牵痛，按之则愈，愈而复发，夫病已愈不得复发，发即为谷气也。

诸积大法，脉来细软附骨者，为积也。寸口结者，积在胸中。微出寸口，积在喉中。关上结者，积在脐旁。微下关者，积在小腹。尺中结，积在气冲。上关上，积在心下。脉出在左，积在左。脉出在右，积在右。脉两出，积在中央，各以其部处之。寸口沉而横者，胁下及腹中有横积痛。脉弦，腹中急痛，腰背痛相引，腹中有寒疝瘕。脉弦紧而细微者，癥也。夫寒痹、癥瘕、积聚之脉状，皆弦紧。

若在心下，即寸弦紧；在胃脘，即关弦紧；在脐下，即尺弦紧。一云：关脉长弦，有积在脐左右上下。又脉癥法：左手脉横，癥在左。右手脉横，癥在右。脉头大在上，头小在下。又一法，横脉见左，积在右；见右，积在左。偏得洪实而滑，亦为积。弦紧，亦为积，为寒痹，为疝痛。内有积不见脉，难治。见一脉相应，为易治。诸不相应，为不合治也。左手脉大，右手脉小，上病在左胁，下病在左足。右手脉大，左手脉小，上病在右胁，下病在右足。脉弦而伏者，腹中有癥不可转也，必死不治。脉来细沉而直者，身有痈肿，腹中有伏梁。脉来沉而虚者，泄注也。脉来小沉实者，胃中有积聚，不可下，食即吐。（卷二十八·脉法·五脏积聚第七）

华佗神方[51]

积聚、癥瘕、杂虫，皆由五脏六腑真气失，邪气并而来，其状各异，有害人与不害人之区。其为病，有缓速痛痒之异。盖因内外相感，真邪相犯，气血熏搏，交合而成。积者系于脏，聚者系于腑，癥者系于气，瘕者系于血，蛊者血气食物相感而化之。积有五，聚有六，癥有十二，瘕有八，蛊有九，其名不等。积有心、肝、脾、肺、肾之异；聚有大肠、小肠、胆、胃、膀胱、三焦之分；癥有劳、气、冷、热、虚、实、风、湿、食、药、思、忧之别；瘕有青、黄、燥、血、脂、狐、蛇、鳖之区；虫有伏、蛔、白、肉、肺、胃、赤、弱、蛲之名。（卷一·论积聚癥瘕杂虫）

外台秘要[52]

《病源》：夫积聚者，由寒气在内所生也，血气虚弱，风邪搏于腑脏，寒多则气涩，气涩则生积聚也。积者，阴气，五脏所生，始发不离其部，故上下有所穷已；聚者，阳气，六腑所成也，故无根本，上下无所留止，但诸脏腑受邪，初未能为积聚，邪气留滞不去，乃成积聚。其为病也，或左右胁下如覆杯，或脐上下如臂，或胃管间覆大如盘，羸瘦少气，或洒淅寒热，四肢不收，饮食不为肌肤，或累累如桃李，或腹满呕泄，寒则痛，故云寒疝积聚也。其脉驶[①]所史反而紧，积聚浮而牢，积聚牢强急者生，虚弱急者死。出第二十卷中。通按：脉数为驶，脉迟为驶。（卷第七·寒疝积聚方四首）

医心方[53]

《病源论》云：积聚者，由阴阳不和，腑脏虚弱，受于风邪，搏于腑脏之气所为也。腑者阳

---

① 驶（kuài）：古通"快"，迅疾。

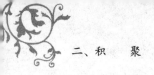

也,脏者阴也。阳浮而动,阴沉而伏。积者阴气,五脏所生,始发不离其部,故上下有穷也;聚者阳气,六腑所成,故无根本,上下无所留止,其痛无有常处。肝之积名曰肥气,在左胁下如覆杯,有头足,令人发痎疟;心之积名曰伏梁,起脐上如臂,上至心下;脾之积名曰痞气,在胃脘,覆覆大如盘,令人四肢不收,发黄疸,饮食不为肌肤;肺之积名曰息贲,在右胁下覆覆大如杯,令人洒淅寒热;肾之积名曰贲豚,发于少腹,上至心下,若豚贲之状,上下无时,令人喘逆,骨痿,少气。

《医门方》云:辨曰:肥气者,肥盛也,言肥气如覆杯,突出如肥盛之状;伏梁者,言其大如臂,状似屋舍梁栋也,故名伏梁;痞者,满也,言其气满,痞结成积也;息者长也,奔者膈也,言其气渐长而逼于膈,故曰息奔,病似伏豚而上冲心者也。又有奔豚之气,非积病也,名同而病异焉。

《华佗方》云:二车丸,常在尊者后一车,故名二车丸,主心腹众病,膈上积聚,寒热,食饮不消,或从忧恚喜怒,或从劳倦气结,或有故疾气浮,有上饮食衰少,不生肌肉,若辟在胁,吞一丸即消;若惊恐不安,吞一丸,日三;独卧不恐,病剧,昼日六七,夜三吞。微者,昼日四五、夜再吞。寒辟随利去,令人善矢气。又治女子绝产,少腹苦痛,得阳亦痛,痛引胸中,积寒所致,风入子道,或月经未绝而合阴阳,或急欲尿而合阴阳,或衣未掺而合阴阳,或急便着之,湿从下上;久作长病,吞药如上,百日有子。(卷第十·治积聚方第一)

太平圣惠方

夫虚劳积聚者,脏腑之病也。积者,脏病也,阴气所生也;聚者,腑病也,阳气所成也。虚劳之人,阴阳气伤损,血气凝涩不宣通于经络,故成积聚于内也。(卷第二十八·治虚劳积聚诸方)

夫积者,阴气也,五脏所生,其痛不离其部,故上下有所穷已;聚者,阳气也,六腑所成,故无根本,上下无所留止,其痛无有常处。此皆由寒气搏于脏腑,与阴阳气相击上下,故心腹痛也。诊其寸口脉沉,而横胁下有积,腹中有横积痛,又寸口脉细沉滑者,有积聚在胁下,左右皆满,与背相引痛,又云:寸口脉紧而牢者,胁下腹中横积结痛而泄利,脉微细者生,浮者死者也。(卷第四十八·治积聚心腹痛诸方)

夫积聚者,由阴阳不和,腑脏虚弱,受于风邪,搏于腑脏之气所为也。腑者阳也,脏者阴也,阳浮而动,阴沉而伏。积者,阴气,五脏所生,始发不离其部,故上下有所终始。聚者阳气,六腑所成,始发无其根本,上下无所留止,其痛无有常处。诸脏受邪,留滞不去,乃成积聚也。肝之积名曰肥气,心之积名曰伏梁,脾之积名曰痞气,肺之积名曰息奔,肾之积名曰奔豚,此为五积也。诊其脉驶而紧,积聚也;脉浮而牢者,积聚也。脉横者胁下有积聚;脉来小沉实者,胃中有积聚,不下食,食即吐出;脉来细软附骨者积也。脉出在左,积在左;脉出在右,积在右;脉两旁出,积在中央,以部处之。诊得肺积,脉浮而毛,按之辟易时下气逆,皆相引痛,少气喜忘,目瞑,皮肤寒,秋愈夏剧,主皮中时痛,或如虱缘,或如针刺之状,时痒,其色白;诊得心积,脉沉而干,时上下无常处,病悸,腹中热,甚即唾血,主身瘛瘲,夏瘥冬剧,其色赤;诊得脾积,脉浮大而长,饥则减,饱则见,瞑起,邪与谷争,累累如桃李,起见于外,腹满呕泄肠鸣,四肢重,足胫肿,瘕不能卧,脾主肌肉损,其色黄;诊得肝积,其脉弦而细,两胁下痛,邪走心下,足胫寒,胁痛引小腹,男子积疝也,女子瘕聚也,身无膏泽,喜转筋,爪甲枯黑,春瘥秋剧,其色青;诊得肾积,脉沉而急,苦脊与腰相引,饥则见,饱则减,病腰痛,小腹里急,口干咽肿,赤痛,目视茫茫,骨中寒,主髓瘕喜忘,其色黑。诊心腹积聚,其脉牢强急者生,虚弱急者死。又积聚之脉,实强者生,沉小者死。(卷第四十八·积聚论)

夫积聚者,由寒气在内所生也。血气虚弱,风邪搏于腑脏,寒多则气涩,气涩则生积聚也。积者,阴气也,五脏所生,始发不离其部,故上下有穷也;聚者,阳气,六腑所成也,故无根本。上下无所留止。但诸脏腑受邪,初未能为积聚,邪气留滞不去,乃成积聚。其病也或左右胁下如覆杯,或脐上下如臂,或胃管间大如覆杯,羸瘦少气,或洒淅寒热,四肢不收,饮食不为肌肤,或累累如桃李,或腹满呕泄,遇寒即痛,故云寒疝积聚也。其脉驶而紧,积聚也。浮而牢者,积聚也。牢强急者生,虚弱急者死。(卷第四十八·治寒疝积聚诸方)

夫积者阴气也,五脏所生;聚者阳气也,六腑所成。此皆寒温失宜,饮食不节,精气蕴蓄在内,不得宣通,结搏于脏腑之间,故为积聚之病也。(卷第四十八·治积聚诸方)

积聚成痛,蕴结在内,则气不宣通,气还搏于脏腑,心腹胀满,心腹胀满则烦而短气也。(卷第四十八·治积聚心腹胀满诸方)

夫妇人积聚者,积者五脏所生,聚者六腑所成。五脏之气积,名曰积;六腑之气聚,名曰聚也。积者其痛不离其部,聚者其痛无有常处。皆由阴阳不和,风冷搏于脏腑而生积聚也。妇人病积于经,久则令无子,亦令月水不通。所以然者,积聚起于冷气,结入子脏,故令无子。若冷气入于胞络,冷搏于血,血冷则涩结,故令月水不通也。(卷第七十一·治妇人积聚诸方)

夫心主于血,合于小肠,小肠者通于胞门子脏,故手少阴太阳之经,以为表里。其经血上为乳汁,下为月水。若气血和平,则经络通利;若劳伤体虚,风冷所乘,则血凝结在内,故令不通也,因其脾胃虚冷,饮食不消,与脏气相搏,故成积聚也。(卷第七十二·治妇人月水不通脐腹积聚诸方)

夫积者,阴气也,五脏所生;聚者,阳气也,六腑所成。皆由饮食不节,冷热不调,致五脏之气积,六腑之气聚。积者痛不离其部,聚者其痛无有常处。所以然者,积为阴气,阴性沉伏,故痛不离其部。聚者为阳气,阳性浮动,故痛无有常处。产后血气伤于腑脏,腑脏虚弱,为风冷所乘,搏于脏腑,与气血相结,故成积聚瘕块也。(卷第七十九·治产后积聚瘕块诸方)

圣济总录

论曰:积者,五脏所生,气之所积名曰积,其始发有根本,其痛不离其部,由阴气所生也;聚者,六腑所成,气之所聚名曰聚,其始发无根本,其痛无常处,由阳气所生也。然又有癥瘕、

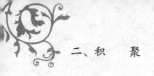

癖结者,积聚之异名也。证状不一,原其病本大略相类,但从其所得,或诊其证状以立名尔。且癥者为隐见腹内,按之形证可验也;瘕者为瘕聚,推之流移不定也;癖者僻侧在于胁肋,结者沉伏结强于内。然有得之于食,有得之于水,有得之于忧思,有得之于风寒,凡使血气沉滞留结而为病者,治须渐磨溃削,使血气流通,则病可愈矣。(卷第七十一·积聚门·积聚统论)

论曰:凡积气在右胁下,履大如杯者,肺积也,气上贲冲,息有所妨,名曰息贲。此本心病传肺,肺当传肝,肝以春适王而不受。邪复贲于肺,故结为积,久不已,令人洒淅寒热喘咳发肺壅。所以然者,肺主气,外合于皮毛,今肺气留积,故有寒热喘咳肺壅之病。(卷第七十一·积聚门·息贲)

论曰:凡积气在胃脘,履大如盘者,脾积也,痞结不通,故名痞气,此本肝病传脾。脾当传肾,肾以冬适王而不受,邪气留于脾。故结为积,久不愈,令人四肢不收,发为黄疸。饮食不为肌肤,所以然者,脾藏肌肉之气,能与胃行其津液,以荣养四肢。若为积气所留,不能荣养,故有四肢不收,饮食不为肌肤之证。(卷第七十一·积聚门·痞气)

论曰:腑脏不和,则气血留滞而成积聚,其积聚蕴结,气不宣通,与脏气相搏,故令人心腹胀满,烦闷短气。若为寒邪所并,则搏于脏腑,阴阳相击而致心腹疼痛,甚则泄利也。(卷第七十二·积聚心腹胀满)

论曰:饮食入胃,脾脏化之,若腹内素有积聚,摄养乖度,食饮不时,则脾胃愈弱,饮食迟化,故为宿食不消之病,其状噫气食臭,胃胀烦满是也。(卷第七十二·积聚宿食不消)

论曰:结瘕者,积聚之类也。结伏聚积,久不散,谓之结;浮流腹内,按抑有形,谓之瘕。结之证,形体瘦瘁,食不作肌肤,遇阴寒冷湿之气则发,而胁块硬,隐隐然痛者是也;瘕之证,腹中气痛,动转横连胁下,有如癖气,遇脾胃有冷,阳气不足而发动者是也。(卷第七十三·结瘕)

论曰:气之所积名曰积,其本在脏,阴气所生也;气之所聚名曰聚,其本在腑,阳之所生也。脏病止而不移,腑病无所留止,是为积聚。虚劳之人,阴阳伤损,血气涩滞,不能宣通,各随其腑脏之气而留结,故成积聚之病。(卷第九十一·虚劳积聚)

普济本事方 [54]

大抵治积,或以所恶者攻之,以所喜者诱之,则易愈。如硇砂、水银治肉积;神曲、麦蘗治酒积;水蛭、虻虫治血积;木香、槟榔治气积;牵牛、甘遂治水积;雄黄、腻粉治涎积;礞石、巴豆治食积,各从其类也。若用群队之药,分其势则难取效。许嗣宗所谓譬犹猎不知兔,广络原野,冀一人获之,术亦疏矣。须是认得分明,是何积聚,然后增加用药,不尔,反有所损。嗣宗自谓不著书,在临时变通也。(积聚凝滞五噎膈气)

黄帝素问宣明论方

《素问》曰：积聚、留饮、痞膈、中满、湿积、霍乱吐下、癥瘕、坚硬腹满，皆太阴湿土，乃脾胃中气积聚之根也。积者，不散。聚者，不化。留者，不行。饮者，停滞。痞者，不通。隔者，阻也。中满者，湿，为积。霍乱吐下，留停，为聚。癥者，征也。瘕者，假也。斯疾乃五脏六腑阴阳变化盛衰之制也。亢则害，承乃制，极则反矣。谓水得燥则消散，而得湿则不消，乃为积饮也。谓人形精神，与营卫血气津液出入流通。谓夫腠理闭密，乃为痞也。谓肠胃膈绝，传化失常，而乃滞也。土主形体，腹满于中央，乃曰中满。以传化失度，故甚则霍乱吐泻也。癥者，腹中坚硬，按之应手。然水体柔顺，而今反坚硬如地者，亢则害，承乃制也。瘕者，中虽硬而忽聚忽散无其常，故其病未及癥也。

五脏六腑，四季皆有积聚。心之积，名曰伏梁，在于脐上，大如臂，上至于心，横于心下，如屋梁，故曰伏梁。肝之积，名曰贲音奔气，在左胁下，覆如杯，有头足，久不愈，令人痎疟。脾之积，名曰痞气，在胃脘，覆大如杯，久不愈，令人四肢不收，发黄疸，食不为肤肌。肺之积，名曰息贲，结在右胁下，覆大如杯，久不愈，令人洒淅寒热，喘咳，发为肺痈。肾之积，名曰贲音奔豚，在于小腹，上至心下，如豚奔走，往来无定，久不愈，令人喘逆，发为骨痿，少气乏力。此为五脏之积也，常究斯义，未可悉也。

传其所胜者，死；传不胜者，可治。假令肺病传肝，肝病传脾，脾病传肾，肾病传心，心病传肺，皆传所胜，五脏之气虚，而内外诸邪所侵，故留稽不行，遂成积聚。其脉沉细而微者是也。（积聚总论）

卫济宝书[55]

一曰癌，癌疾初发者却无头绪，只是肉热痛，过一七或二七，忽然紫赤微肿，渐不疼痛，迤逦①软熟紫赤色，只是不破。宜下大车螯散取之。然后服排脓、败毒、托里、内补等散。破后用麝香膏贴之，五积丸散疏风和气，次服余药。（痈疽五发）

三因极一病证方论

五积者，五脏之所积，皆脏气不平，遇时相逆而成。其病如忧伤肺，肺以所胜传肝，遇长夏脾旺，传克不行，故成肝积，名曰肥气，肥气者，以其积气藏于肝木之下，犹肥遁于山林也。失志伤肾，肾以所胜传心，遇秋肺旺，传克不行，故成心积，名曰伏梁，伏梁者，以其积气横架于肓原也。怒则伤肝，肝以所胜传脾，遇冬肾旺，传克不行，故成脾积，名曰痞气者，以积气痞塞中脘也。喜则伤心，心以所胜传肺，遇春肝旺，传克不行，故成肺积，名曰息贲，息贲者，以积气喘息贲溢也。思则伤脾，脾以所胜传肾，遇夏心旺，传克不行，故成肾积。名曰奔豚，奔豚者，犹水蓄奔冲于心火也。《难经》以肥气成于戊己，伏梁成于庚辛，以至奔豚成于丙丁者，正合阴阳施化、休旺乘克之大义也。又论曰：病有积，有聚，有癥气。积者，脏病也，终始不移；聚者，腑病也，发无定处，展转痛移为可治。癥气者，即宿食也，由癥饪之邪从口入。更有息

---

① 迤（yǐ）逦（lǐ）：连续不断的样子。

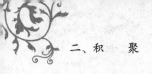

积病,乃气息癖滞于胁下,非导引不行。（卷之八·五积证治）

六腑者,大小肠、胃、胆、膀胱、三焦者也,属于三阳,太阳利清气,阳明泄浊气,少阳化精气,如都会之府,主转输以为常也。六腑失常,则壅聚不通,故实而不转,虚而输,随气往来,痛无定处,在上则格,在下则胀,傍攻两胁,如有痞快,易于转变,非五脏比。（卷之八·六聚证治）

病者胁下满,气逆,息难,频岁不愈,名曰息积,因气留滞,癖于胁下,不在脏腑荣卫之间,积久形成,气不干胃,故不妨食,灸之即火热内烁,刺之则反动其经,虽服消化之药,不能独治,宜积以导引且而行之。（卷之八·息积证治）

儒门事亲[56]

先贤说五积六聚甚明,惟治法独隐。……五积之状,前贤言之,岂不分明。遍访医门,人人能道。及问治法,不过三棱、广术、干漆、硇砂、陈皮、礞石、巴豆之类。复有不明标本者,又从而补之。岂有病积之人,大邪不出,而可以补之乎?至于世之磨积取积之药,余初学医时,亦曾用之,知其不效,遂为改辙。因考《内经》,骤然大悟。《内经》曰:木郁则达之,火郁发之,土郁夺之,金郁泄之,水郁折之。王太仆曰:达谓吐,发谓汗,夺谓下,泄为利小便,折谓折其冲逆。此五者,五运为司天所制,故立此五法,与五积若不相似然。盖五积者,因受胜己之邪,而传于己之所胜,适当旺时,拒而不受,复还于胜己者,胜己者不肯受,因留结为积。故肝之积,得于季夏戊己日;心之积,得于秋庚辛日;脾之积,得于冬壬癸日;肺之积,得于春甲乙日;肾之积,得于夏丙丁日。此皆抑郁不伸而受其邪也。岂待司天克运,然后为之郁哉?且积之成也,或因暴怒、喜、悲、思、恐之气,或伤酸、苦、甘、辛、咸之食,或停温、凉、热、寒之饮,或受风、暑、燥、寒、火、湿之邪。其初甚微,可呼吸按导方寸大而去之。不幸而遇庸医,强补而留之,留而不去,遂成五积。

夫肥气者,不独气有余也,其中亦有血矣。盖肝藏血故也。伏梁者,火之郁也,以热药散之则益甚,以火灸之,则弥聚。况伏梁证有二,名同而实异,不可不详焉。其一伏梁,上下左右皆有根,在肠胃之外,有大脓血,此伏梁义同肚痛;其一伏梁,身体髀股胻皆肿,环脐而痛,是为凤根,不可动,动则为水溺涩之病。此二者,《内经》虽言不可动,止谓不可大下,非谓全不可下,恐病去而有害痞气者。举世皆言寒则痞,《内经》以为湿则痞。虽因饮冷而得,其阳气为湿所蓄,以热攻之则不散,以寒攻之,则湿去而寒退矣。息贲者,喘息愤而上行也。此旧说也。余以谓贲者,贲门也。手太阴之筋,结胸里而贯贲,入贲,下抵季胁,其病支转筋,痛甚则成息贲。手心主结于臂,其病胸痛息贲。又云:肺下则居贲迫,肝善胁下痛,肝高则上支贲,两胁悗①为息贲。若是言之,是积气于贲而不散。此《灵枢》说五脏处,言此贲自是多,故予发之。贲豚者,贲与奔同。《铜人》言或因读书得之,未必皆然也。肾主骨,此积最深难疗,大忌吐涌,以其在下,止宜下之。故予尝以独圣散吐肥气,疑之以降火之药调之。又尝治痞气,万举万全,先以瓜蒂散,吐其酸苦、黄胶、腥腐之物三二升,次以导水、禹功,下二三十行,末以

---

① 悗:烦闷。

五苓淡剂等药调之。又尝治息贲用瓜蒂散，不计四时，置之燠①室中，更以火一炉，以助其汗，吐、汗二法齐行。此病不可逗留，久则伤人。又尝治贲豚，以导水通经，三日一下之，一月十下，前后百行，次用治血化气磨积之药调之。此积虽不伤人，亦与人偕老。

若六聚之物，在腑属阳而无形，亦无定法。故此而行之，何难之有？或言余之治积太峻。予曰：不然。积之在脏，如陈莝之在江河。且积之在脏，中间多着脂膜曲折之处区曰之中，陈莝之在江河，不在中流，多在汀湾洄薄之地，遇江河之溢，一漂而去。积之在脏，理亦如之。故予先以丸药驱逐新受之食，使无梗塞。其碎着之积，已离而未下。次以散药满胃而下。横江之筏，一壅而尽。设未尽者，以药调之。惟坚积不可用此法，宜以渐除。

《内经》曰：坚者削之。今人言块癖是也。因述九积图，附于篇末，以俟来哲，知余用心独苦久矣。而世无知者，食积，酸心、腹满，大黄、牵牛之类，甚者礞石、巴豆；酒积，目黄口干，葛根、麦蘗之类，甚者甘遂、牵牛；气积，噫气痞塞，木香、槟榔之类，甚者枳壳、牵牛；涎积，咽如拽锯，朱砂、腻粉之类，甚者瓜蒂、甘遂；痰积，涕唾稠粘，半夏、南星之类，甚者瓜蒂、藜芦；癖积，两胁刺痛，三棱、广术之类，甚者甘遂、蝎梢；水积，足胫胀满，郁李、商陆之类，甚者甘遂、芫花；血积，打扑肭②瘀，产后不月，桃仁、地榆之类，甚者虻虫、水蛭；肉积，瘿瘤核疬，腻粉、白丁香，砭刺出血。甚者九积皆以气为主，各据所属之状而对治之。今人总此诸药，并为一方，曰可治诸积，大谬也！吾无此病，焉用此药？吾无彼病，焉用彼药？十羊九牧③，何所适从？非徒无益，而又害之。（卷三·五积六聚治同郁断二十二）

妇人大全良方[57]

夫积者，阴气也，五脏所生；聚者，阳气也，六腑所成。皆由饮食不节，寒热不调，致五脏之气积，六腑之气聚。积者，痛不离其部；聚者，其痛无有常处。所以然者，积为阴气，阴性沉伏，故痛不离其部。聚为阳气，阳性浮动，故痛无常处。产后血气伤于脏腑，脏腑虚弱，为风冷所乘，搏于脏腑，与血气相结，故成积聚癥块也。（产后积聚癥块方论第十一）

活法机要[58]

壮人无积，虚人则有之。脾胃怯弱，气血两衰，四时有感，皆能成积。

严氏济生方[59]

夫积有五积，聚有六聚。积者生于五脏之阴气也；聚者成于六腑之阳气也。此由阴阳不和，脏腑虚弱，风邪搏之，所以为积为聚也。有如忧、思、喜、怒之气，人之所不能无者，过则伤乎五脏，逆于四肢，传克不行，乃留结而为五积。故在肝曰肥气，在心曰伏梁，在脾曰痞气，在肺曰息贲，在肾曰奔豚。其名不同，其证亦异。

肥气之状，在左胁下，大如覆杯，肥大而似有头足，是为肝积，诊其脉弦而细，其色青，其

---

① 燠（yù）：热。

② 肭（nà）：同"𦞂"，扭，折伤。

③ 十羊九牧：成语。比喻使令不一，无所适从。

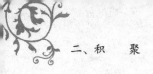

病两胁下痛,牵引小腹,足寒转筋,男子为积疝,女子为瘕聚。伏梁之状,起于脐下,其大如臂,上至心下,犹梁之横架于胸膈者,是为心积,诊其脉沉而芤,其色赤,其病腹热面赤,咽干心烦,甚则吐血,令人食少,肌瘦。痞气之状,留于胃脘,大如覆杯,痞塞不通,是为脾积,诊其脉浮大而长,其色黄,其病饥则减,饱则见,腹满呕泄,足肿肉削,久不愈,令人四肢不收。息贲之状,在右胁下,大如覆杯,喘息奔溢,是为肺积,诊其脉浮而毛,其色白,其病气逆背痛,少气喜忘,目瞑肤寒,皮中时痛,或如虱缘,或如针刺。奔豚之状,发于小腹,上至心下,上下无时,有若豚走之状,是为肾积,诊其脉沉而急,其色黑,其病饥则见,饱则减,小腹里急,腰痛口干,目昏骨冷,久不愈,令人骨痿,少气。

又如六聚之成于六腑则异是矣,何者?六腑属于三阳,太阳利清气,阳明泄浊气,少阳化精气,有如都会之腑,主转输以为常也。夫苟六腑失常,则邪气聚而不散,始发既无根本,上下无所留止,其痛亦无常处,故在上则格,在下则胀,傍攻两胁,如有杯块,易于转动,故非五积之比也。

凡脉驶而紧者,积聚也。脉来小沉重者,胃中有积聚也。大抵病各有证,治各有方。如诊心腹积聚,其脉牢强急者生,虚弱急者死。又诸脉实强者生,沉小者死,此又不可不察也。

又论:夫积者伤滞也。伤滞之久,停留不化,则成积矣。且人之脏腑,皆因触冒以成疾病,惟脾胃最易受触。盖日用饮食,稍或过多,停滞难化,或吐或呕,或泄或痢。当是之时,法宜推荡,然后助养脾胃。所谓推荡者,更宜斟量人之虚实,伤滞之轻重而推荡之。停滞一消,则不成积,克化失宜,久之必成积聚、癥瘕矣。所谓积者,有气积、肉积、酒积、茶积、食积、痰积,更有妇室月经不通,遂成血积。凡治诸积之要,并载于后,倘于前证,参酌而用之可也。(癥瘕积聚门·积聚论治)

仁斋直指方论

《内经》云:积者,盖厥气生足悗,悗生胫寒,胫寒则血脉凝涩,凝涩则寒气上入于肠胃则䐜胀,䐜胀则肠外之汁沫,迫聚不得散,日以成积。猝然多饮食则肠满;起居不节,用力过度,则络脉伤。阳络伤则血外溢,血外溢则衄血;阴络伤则血内溢,血内溢则后血;肠胃之络伤则血溢于肠外,有寒汁沫与血相搏,则并合凝聚不得散而成积矣。或外中于寒,内伤于忧怒则气上逆,气上逆则六输不通,温气不行,凝血蕴裹不散,津液涩渗,着而不去而成积矣。故曰肝之积名曰肥气,在左胁下,如覆杯,有头足,久不愈令人发咳逆,痎疟,连岁不已。心之积名曰伏梁,起脐上,大如臂,上至心下,久不愈令人烦心。脾之积名曰痞气,在胃脘右侧,覆大如盘,久不愈,令人四肢不收,发黄疸,饮食不为肌肤。肺之积名曰息奔,在右胁下,大如覆杯,久不愈,令人洒淅寒热,喘咳发肺壅。肾之积名奔豚,在小腹,上至心下,若豚状,或下或上无时,久不愈令人喘逆,骨痿,少气。

《难经》曰:积者,阴气也。聚者,阳气也。故阴沉而伏,阳浮而动。气之所积,名曰积。气之所聚,名曰聚。故积者,五脏所生;聚者,六腑所成也。积者,阴气也。其始发有常处,其痛不离其部,上下有所终始,左右有所穷处。聚者,阳气也。其始发无根本,上下无所留止,其痛无常处,谓之聚。故以是别,知积聚也矣。(积聚癥瘕痞块方论)

洁古云：养正积自除，譬如满座皆君子，纵有一小人，自无容地而出。令其真气实，胃气强，积自消矣。洁古之言岂欺我哉？《内经》曰：大积大聚，衰其大半而止。满实中有积气，大毒之剂尚不可过，况虚中有积者乎？此乃治积之一端也。邪正虚实，宜详审焉。丹溪云：凡积病不可用下药，徒损真气，病亦不去，当用消积药使之融化，则根除矣。又云：气不能作块成聚，块乃有形之物也，痰与食积、死血而成也。在中为痰饮，在右为食积，在左为死血。大法咸以软之，坚以削之，行气开痰为主，用海石、三棱、蓬莪术以上俱用醋煮、香附、桃仁、红花、五灵脂之类为丸，石碱白术汤送下。

谨按：丹溪曰：气不能成块、成聚，块乃有形之物，痰与食积、死血而成也。在中为痰饮，在右为食积，在左为血块，诚然言也。何以明之？曰：左关，肝胆之位，肝胆藏血液；右关，脾胃之位，脾胃藏饮食。所以左边有积，则为血块；右边有食，则为食积；而其中间，则为水谷出入之道路，五志之火熏蒸水谷而为痰饮，所以中间有积，则为痰饮也。其理昭矣。治法调其气而破其血，消其食而豁其痰是已。（积聚癥瘕痞块方论）

丹溪手镜 60

脉来细而附骨者，乃积也。寸口见，积在胸；尺中见，积在气冲；关上见，积在脐傍。左积左，右积右。脉二出，积在中央处其部。

脉浮而毛，按之辟易，胁下气逆，背相引痛，名肺积。

脉沉而芤，上下无常处，胸满悸，腹中热，名心积。

脉弦而细，两胁下痛，邪走心下，足肿寒重，名肝积。

脉沉而急，若脊与背相引痛，饥见饱减，名肾积。

脉浮大而长，饥减饱见，腹满泄呕，胫肿，名脾积。

寸口沉而横，胁下及腹中为横积。

脉小沉而实者，胸胃中有积聚不下食，食则吐。

脉沉而紧，若心下有寒时痛，有积聚。

关上脉大而尺寸细者，必心腹冷积。

脉弦，腹中急痛为瘕；脉细微者为癥。

迟而滑，中寒有癥结。駃而紧，积聚有击痛。

脉沉重中散者，寒食成癥瘕；脉左转沉重者，病癥在胸；脉右转不至寸口者，内有肉癥。

盖积者，系于脏始终不移。聚者，系于腑发痛转移，随气往来，如有坏块。癥者，系于气；瘕者，系于血。

因外有寒，血脉凝涩，汁沫与血相搏则气聚而成积矣。

又因七情忧思伤心；重寒伤肺；愤怒伤肝；醉以入房，汗出当风伤脾；困力过度入房，汗出入浴伤肾。皆脏气不平，凝血不散，汁沫相搏，蕴结成积。

又因食、酒、肉、水、涎、血、气入积，皆因偏爱停留不散，日久成积块，在中为痰饮，在右为食积，在左为血积。

又有息积者，乃气息癖滞于胁下，不在脏腑荣卫之间，积久形成，气不干胃，故不妨食，病者胁下满，气逆息难，频岁不已，名曰息积。

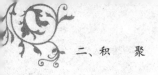

有肝积,名肥气,在左胁下如杯,痎疟,连岁,中有血色。

有心积,名曰伏梁,起脐下,大如臂,上至心下,令人烦心,有大脓血在肠胃之外。

有肺积,名息贲,在右胁下,如杯,寒热喘嗽。

有脾积,名痞气,在胃脘,如盆,四肢不收,黄疸,饮食不为肌肤,其食冷物,阳气为湿蓄。

有肾积,名贲豚,发于小腹,上至心下,如豚状,上下喘逆,骨痿。

寒者热之,结者散之,客者除之,留者行之,坚者削之、消摩之,咸以耎①之,苦以泻之,全真气而补之,随所利而行之。(积聚)

脉因证治 61

【脉】来细而附骨乃积。寸口,积在胸;关上,积在脐旁;尺中,积在气冲。

左积左,右积右,脉两出,积在中央。浮而毛,按之辟易,胁下气逆,背相引痛,名肺积。

沉而芤,上下无常处,胸满悸,腹中热,名心积。

弦而细,两胁下痛,邪走心下,足肿寒,名肝积。

沉而急,若脊与腰相引痛,饥见饱减,名肾积。

浮大而长,饥减饱见,腹满泄呕,胫肿,名脾积。

寸口沉而结,駃而紧,积聚有系痛。脉弦细微者,为癥,横胁下及腹中有横积。脉弦,腹中急痛为瘕。脉细而沉时直者,身有痛肿,若腹中有伏梁。脉沉小而实者,胃有积聚,不下食,食则吐。脉沉而紧者,若心下有寒,时痛,有积聚。关上脉大而尺寸细者,必心腹冷积;迟而滑,中寒有癥。脉弦而伏,腹中有癥,不可转也,死。脉紧,强急者生,虚弱者死,沉者死。

【因】胫寒厥气则血脉凝涩,寒气上入肠胃,所以腹胀。腹胀则肠外之汁沫,迫聚不得散,日以成积。

又盛食多饮,起居过度,肠胃之络伤,则血溢于肠外,肠外有寒汁沫,与血相搏,则气聚而成积。

又外中于寒,内伤于忧怒,气则上逆,上逆则六腧不通,湿气不行,凝血蕴裹,津液凝涩,渗着不去而成积。

又生于阴,盖忧思伤心,重寒伤肺,忿怒伤肝,醉以入房,汗出当风伤脾,用力过度入房,汗出入浴伤肾,皆脏气不平,凝血不散,汁沫相搏,蕴结而成积矣。

又有食积、酒肉积、水积、涎积、血积、气积,皆因偏爱,停留不散,日久成积块。在中为痰饮,在右为食积,在左为血积。

【证】盖积、聚之源则一。其在脏者,始终不移为积;其在腑者,发痛转移,随气结束为聚。积者,系于脏;聚者,系于腑。癥者,系于气;瘕者,系于血。

肝之积名肥气。在左胁下如复盆,发咳逆,痎疟,连岁不已,其中有血,肝主血故也。

心之积名伏梁。起脐下,大如臂,上至心下,令人烦心,有大脓血,在于膈胃之外。

肺之积名息贲。在右胁下,大如杯,洒淅寒热,喘咳肺壅。贲者,贲门也,积在肺下有贲门。

脾之积名痞气。在胃脘,大如盘,四肢不收,黄疸,饮食不为肌。痞者,湿也。食冷,其人

---

① 耎:古同"软"。

伤气，为湿所蓄。

肾之积名奔豚。发于小腹，上至心下，若豚状上下喘息，骨痿。

病在六腑。太阳利清气，阳明泄浊气，少阳化精气，失常则壅聚不通。故实而不转，虚则输，属阳无形，随气往来，在上则格，在下则胀，旁攻两胁，如有泥块，易于转变，故名曰聚。

又有息积者，乃气息癖滞于胁下，不在脏腑营卫之间，积久形成。气不干胃，故不妨食，病者胁下满，气逆息难，频哕不已，名曰息积。

【治法】寒者热之，结者散之，客者除之，留者行之，坚者削之，消者摩之，咸以软之，苦以泻之，全真气以补之，随其所利而行之；酒肉食等积，以所恶者攻之，以所喜者诱之。（卷下·积聚附痰块）

玉机微义

《难经》曰：积者，阴气也，聚者，阳气也。故阴沉而伏，阳浮而动，气之所积名曰积，气之所聚名曰聚，故积者五脏所生，聚者六腑所成也。积者阴气也，其始发有常处，其痛不离其部，上下在所终始，左右有所穷处。聚者阳气也，其始发无根本，上下无所留止，其痛无常处，谓之聚。故以是别知积聚也。（卷二十·积聚门·论积聚癥瘕不同）

谨按：积者，实停蓄之总名。癥者，有所成而名之亦皆积尔。瘕者，血病也，似不可言为聚。聚者，阳气也，然大小肠移热为瘕，如此则亦聚尔，但前人施治亦未见有分其异同者。唯丹溪先生曰：积块在中为痰饮，在左为血积，在右为食积，气不能作块成聚，块乃有形之物，痰与食积死血尔，此深得病情之旨，学者可因此例而求诸。（卷二十·积聚门·论积聚癥瘕不同）

普济方

凡积聚在左胁下，如覆杯，有头足，名曰肥气，肝之积也。肝藏血，故阴多而阳少，病为气积。此由肺病传肝，肝传脾，脾以季夏适旺而不受，邪气留于肝，故结为积。久不愈，令人发咳逆痎疟，连岁不已，以夏戊己日得之，以阴盛阳虚故也。（卷一百七十·积聚门·肥气附论）

凡积气在胃脘，覆大如盘者，脾积也，痞结不通，故名痞气。此本肝病传脾，脾当传肾，肾以冬适旺而不受，邪气留于脾，故结为积。以冬壬癸日得之，久不愈，令人四肢不收，发黄疸，饮食不为肌肤。所以然者，脾脏肌肉之气，能与胃行其津液，以荣养四肢，若为积气所留，不能荣养，故有四肢不收，饮食不为肌肤之症。（卷一百七十·积聚门·痞气附论）

凡积气在右胁下，覆大如杯者，肺积也，气上贲冲，息有所妨，名曰息贲。此本心病传肺，肺当传肝，肝以春适旺而不受邪，复还于肺，故结为积，久不已，令人洒淅寒热，喘咳，发肺痈。以春甲乙日得之，所以然者，肺主气，外合于皮毛，今肺气留积，故有寒热喘咳肺痈之病。（卷一百七十一·积聚门·息贲附论）

夫脏腑不和，则血气留滞，而成积聚蕴结，气不宣通，与脏气相传故令人心腹胀闷，烦满

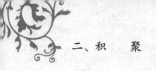

短气。若为寒邪所并,则传于腑,阴阳相击,而致心腹疼痛,甚则泄痢也。(卷一百七十一·积聚门·积聚心腹胀满附论)

夫积者阴之气,五脏所生,其痛不离其部,故上下有所穷也。聚者阳之气,六腑所成。故无根本,上下无所留止,其痛无常处。此皆由寒气搏于脏腑,与阴阳之气相击上下,故心腹痛也。诊其寸口之脉沉而横,胁下有积,腹中有横,积聚痛。又寸口脉细沉滑者有积,在胁下左右皆满,与背相引痛。又云寸口脉紧而牢者,胁下腹中有横积结,痛而泄痢,脉微细者生,浮者死。(卷一百七十二·积聚门·积聚心腹痛附论)

凡饮食入胃,脾脏化之。若腹有积聚,摄养乖度,饮食不时,则脾胃愈弱,饮食迟化。故为宿食不消之病,其状噫噫食气臭,胃胀烦满,诊其脉来实者是也。人之有身,藉五谷以生,故胃以纳之,脾以克化之。脾胃喜暖,不宜以生冷伤之。体虚者不善调养,饥饱失时,或过减饮食,并一切生冷之物,脾胃怯弱,不能克化,停蓄胃脘,遂成宿滞。轻则吞酸呕恶,胸满噫噫,或泄或痢,其臭如抱坏鸡子。或米谷不化,甚则积聚结而为癥瘕之病。治之须究其源,又须量人气体虚实,病症浅深,投以药饵。病之浅者则消化之,甚则必须推利,而后调补脾胃。或有挟寒热之气而泄者,又当以脉证辨而料理。凡一切冷食不消,宿酒不散,亦类伤寒。身热恶寒,战栗头痛,腰脊强,不可用双解散,只可用导饮丸、木香槟榔丸,共六十丸,量虚实加减,利五七行。所伤冷物宿食酒,推荡尽头疼病自愈矣。次以五苓散、生姜、枣,用长流水煎,取五六钱,不可服酒癥丸、进食丸,此药巴豆有大毒故也。凡一切沉积,或有水不能食,使头目昏眩,不能清利,可茶调散吐之,次服七宣丸、木香槟榔丸。膏粱之人,起居闲逸,奉养过度,酒食所伤,以致中脘留饮,胀闷痞塞,必当服木香导饮丸治之。若田野刍荛①之人,食疏衣薄,动作劳役,若酒食所伤,心腹满闷,醋心时吐酸水,可用进食丸以共胜毒也,病甚者每日泄三五次。夫鼃饪之邪,从口入者宿食也。盖五味入口,所以滋养五脏,得之则生,不得则死,伤之则反为害。所以宿食为杂病之先,若五脏不平,食不输化,血凝气滞,群症蜂起,皆宿食所为也。治之宜量脏腑虚实浅深为治,养生方戒不得用巴豆,令服青木香丸。如有食癖,非巴豆不克,所谓扰乎可扰,扰亦无扰。(卷一百七十二·积聚门·积聚宿食不消附论)

夫气之所积名曰积,其本在脏,阴所生也。气之所聚名曰聚,其本在腑,阳之所生也。脏病止而不移,腑病无所留止,是为积聚。虚劳之人,阴阳伤损,血气涩滞,不能宣通,各随其腑脏之气而留结,故成积聚之病也。(卷二百三十四·虚劳门·虚劳积聚附论)

夫积聚者,由寒气在内所生也,血气虚弱,风邪搏于腑脏,寒多气涩则生积聚也,积者、阴气,五脏所生,如发不离其部,故上下有所穷也;聚者、阳气,六腑所成也,故无根本,上下无所留止,但诸脏腑受邪,初未能为积聚,邪气留滞不去,乃成积聚,其为病也,或左右胁下,如覆杯,或脐上下如臂,或胃脘间,覆大如盘,羸瘦少气,或洒淅寒热,四肢不收,饮食不为肌肤,或

---

① 刍荛:指割草打柴。此处引申为草野之人。

累累如桃李,或腹满呕泄,寒则痛,故云寒疝积聚也。其脉弦而紧积聚,浮而牢积聚,牢强急者生,虚弱急者死也。(卷二百四十八·疝门·寒疝积聚)

夫心主于血,合于小腹、小肠者,通于阴门子脏故也。手少阴太阳之经以为表里,其经血上为乳汁,下为月水。若气血和平,则经通利。若劳伤体虚,风冷所乘,则血凝结在内,故令不通也。因其脾胃虚冷,饮食不消,与脏气相搏,故成积聚。(卷三百三十三·妇人诸疾门·月水不通腹脐积聚)

积聚癥块,夫积者,阴气也,五脏所生。聚者,阳气也,六腑所成。皆由饮食不节,寒热不调,致五脏之气积,六腑之气聚,积者痛不离其部,聚者其痛无有常处,所以然者。积为阴气,阴性沉伏,故痛不离其部。聚为阳气,阳性浮动,故痛无常处。产后血气虚弱,为风冷所乘,搏于脏腑,与血气相结,故成聚积癥块也。(卷三百四十九·产后诸疾门·产后积聚癥块)

秘传证治要诀及类方 [62]

五脏之积曰五积,六腑之积曰六聚。积有定形聚无定处,不问何经,并宜十味大七气汤吞下,尊贵红丸子,须日数服。木香槟榔去气积,神曲麦蘖去酒积,虻虫水蛭去血积,礞石巴豆去食积,牵牛甘遂去水积,雄黄腻粉去涎积,硇砂水银去肉积。各从其类也。

有饮癖结成块,在腹胁之间,病类积聚,用破块药多不效,此当行其饮,宜导痰汤。何以知为饮,其人先曾病瘥,口吐涎沫,溃水,或素来多痰者是也。

又多饮人,结成酒癖,腹肚积块,胀急疼痛,或全身肿满,肌黄少食,宜十味大七气汤,用红酒煎服。

肝积在左胁下,状如覆杯,或如鳖,或呕逆,或痛,在两胁,牵引小腹,足寒转筋,久则如疟,名曰肥气。宜大七气汤煎熟,待冷,却以铁器烧通红,以药淋之,乘熟服。

肺积在右胁下,大如覆杯,气逆背痛,或少气喜忘,目瞑肤寒,皮中时痛,如虱喙针刺,久则咳喘,名曰息贲,宜大七气汤加桑白皮、半夏、杏仁各半钱。

心积起脐下,直至心,大如臂,腹热咽干,心烦,甚则吐血,名曰伏梁,宜大七气汤加石菖蒲、半夏各半钱。

脾积在胃脘,大如覆杯,痞塞不通,背痛心疼,饥减饱见,腹满吐泄,足肿肉消,久则四肢不收,名曰痞气,宜大七气汤,下红丸子。

肾积发于小腹,奔上至心,上下无时,如奔豚走,饥见饱减,小腹急,腰痛口干,目昏骨冷,久则骨痿,名曰奔豚,宜大七气汤倍桂,加茴香、炒楝子肉各半钱。

若腹中似若癖瘕,随气上下,未有定处,宜散聚汤。

若气作痛,游走心腹间,攻刺上下,隐若雷鸣,或已成积,或未成聚,以全蝎一个,劈破,煎汤,调苏合香丸。

有正当积聚处,内热如火,渐渐遍及四肢,一日数发,如此二三日又愈,此不当攻其热。

又有原得热病,热留结不散,遂成癥癖,此却当兼用去热之剂。(卷之三·诸气门·积聚)

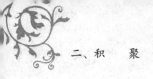
奇效良方 [63]

《针经》云：夫积者，盖厥气生足悗，悗生胫寒，胫寒则血脉凝涩，凝涩则寒气上入于肠胃，入于肠胃则䐜胀，䐜胀则肠外之汁沫迫聚不得散，日以成积，卒然多饮食则肠满。起居不节，用力过度，则络脉伤，阳络伤则血外溢，血外溢则衄血；阴络伤则血内溢，血内溢则后血。肠胃之络伤，则血溢于肠外，有寒汁沫与血相搏，则并合凝聚不得散而成积矣。或外中于寒，内伤于忧怒，则气上逆，则六输不通，温气不行，凝血蕴里不散，津液凝涩渗着而不去，而成积矣。且如见于五脏者，各有名焉：肝之积曰肥气，以季夏戊己日得之。何以言之？肺病传于肝，肝当传脾，脾季夏适王，王者不受邪，肝复欲还肺，肺不肯受，故留结为积，故谓之肥气，以季夏戊己日得之。心之积名曰伏梁，脾之积名曰痞气，肺之积名曰息贲，肾之积名曰奔豚，此其五积之名。积者阴气也，聚者阳气也。故阴沉而伏，阳浮而动。气之所积名曰积，气之所聚名曰聚。故积者五脏所生，聚者六腑所成。其始发者有常处，其痛不离其部，上下有所终始，左右有所穷处。聚者阳气也，其始发无根本，上下无所留止，其痛无常处，谓之聚。故以是别知积聚也，又有七癥八瘕，又有石瘕肠覃。陈无择论癥瘕属肝部，积聚属肺部。夫癥者证也，瘕者假也。假物而成形，然有七癥八瘕之名，经论亦不详出，虽有蛟、蛇、鳖、肉、发、虱、米等七证，初非定名，偶因食物相感而致患尔。若妇人癥瘕，则由内、外、不内外，因动伤五脏气血而成，古人谓为痼疾，以蛟、蛇等为生瘕，然亦不必泥此并属血病。蛇、发等事，皆出偶成，但饮食间误中之，留聚假血而成，自有活性。亦犹永徽中，僧病噎者，腹中有一物，其状如鱼，即生瘕也。又有石瘕，岐伯曰：石瘕生于胞中，寒气客于子门，子门闭塞，恶血当泻不泻，坏血留止，日以益大，状如怀子，月事不以时下，皆生于女子，可导而下。《宝鉴》曰：夫膀胱为津液之腑，气化则能出矣。今寒客于子门，则必气塞不通，血壅不流，而坏血以止之，结硬如石，是名石瘕也。此气先病而血后病，故月事不来，则可宣导而下出者也。故《难经》云：任之为病，其内苦结，男子为七疝，女子为瘕聚，此之谓也。非大辛之药不能已。又有肠覃，岐伯曰：此病寒气客于肠，外与胃相搏，不得荣养，因有所系，瘕而内着，恶气乃起，息肉乃生。其始生者大如鸡卵，稍以益大，至其成如怀子之状，久者离岁，按之则坚，推之则移，月事以时下，此其候也。夫肠者大肠也，覃者延也。大肠以传道为事，乃肺之府，肺主卫，卫为气，气者炅则泄，寒则凝，令寒气客于大肠，故卫气不荣，有所系止，而结瘕在内贴着，其延久不已，是名肠覃也。气散则清，气聚则浊，结为瘕聚，所以恶气乃起，息肉乃生。小渐益大，至期而鼓，其腹则如怀子状也。此气病而血未病，故月事不断以时下，此非妊娠，在乎脉辨。《原病式》曰：癥者，腹中坚硬，按之应手，谓之癥也。《圣惠方》谓癥犹证也。然水体柔顺，而今反坚硬如地者，亢则害承乃制也。瘕者腹虽硬，而忽聚忽散，无有常准，故《圣惠方》云：瘕犹假也，以其病瘕未及癥也。《经》曰：血不流而寒薄，故血肉凝而成瘕也，腹内结痛也。《经》曰：小肠移热于大肠，为虑瘕，谓小肠热移入大肠，两热相搏，则血溢而为虑瘕。血涩不利，则月事沉滞而不行，故云虑瘕为沉。虑与伏同，若瘕为疝误矣。然则瘕病亦有热者，或阳气郁结，怫热壅滞，而坚硬不消者，非寒癥瘕也。以脉别之，王氏谓脉沉伏者癥也，快坚者瘕也。故《难经》乃言五积为病，且如肝之积曰肥气，在左胁下如覆杯，久不已令人发咳逆痎疟，连岁不已；心之积曰伏梁，起脐上，大如臂，上至心下，久不已令人病烦；脾之积曰痞气，在胃脘覆大如盘，久不已令人四肢不收，发黄疸，饮食不为肌肤；肺之积曰息贲，在右胁下如覆杯，久不已令人洒淅寒热，喘嗽发肺痈；肾之积曰奔豚，发于小腹，上至心下，若豚状，或上或下，无时，久不已令人喘逆，骨痿，少气。此五积之状，各随五脏之经发病，故不同也。东垣云：且积之为病，或因暴怒七情之气，或六淫之邪，其初甚微，导引去之可也。留而不去，遂成五积，治当五郁之法，《经》言积之生于阴者，盖忧思伤心，重寒伤肺，忿怒伤肝，醉以入房，汗出当风伤脾，用力过度，若入房汗出浴则伤肾。积之所成，由自来矣。有言积聚，有言癥瘕，有言痃癖，虽名异而病同。东垣先生随经用药，制立五方，治五积，各有所主论，当察其所痛，以知其应。有余不足，可补则补，可泻则泻，无逆天时，详脏腑高下，如寒者热之，结者散之，客者除之，留者行之，坚者削之，消者安之，摩者咸而软以苦泻之。全真气，节饮食，慎起居，和其中外，可使毕已。若以大毒之剂攻之，积不能除，反伤真气，终难治矣。许学士解其要略，大抵治积以所恶者攻之，以所喜者诱之则愈。且如硇砂、阿魏治肉积，葛根、麦蘗治酒积，木香、槟榔治气积，桃仁、红花治血积，南星、半夏治痰积，牵牛、甘遂治水积，三棱、莪术治癖积，礞石、巴豆治食积，雄黄、腻粉治涎积，各从其类，而对证治之。若用群啄之药分其势，则难取效。须是认得分明，是何积聚，兼见何证，然后增加佐使之药，不尔反有所损，要在临时消息也。《脉经》曰：脉来细而附骨者积也，寸口积在胸中，微出寸口积在喉中，关上积在脐旁上，关下积在心下，微下关积在少腹，尺中积在气街。脉出在右积在右，脉出在左积在左，脉两出积在中央，各以其部处之。脉来小沉而实者，胃中有积聚，不食，食即吐；肺积脉浮而毛，按之辟易；心积脉沉而芤，上下无常处；肝积脉弦而细；肾积脉沉而急。脉沉重而中散者，因寒食成癥，脉左转而沉重者，气癥在胃中，右转出不至寸口者，肉有肉癥也。洁古云：养正积自除。譬如满座皆君子，纵有一小人，自无容地而出。今其真气实，胃气强，积自消矣。洁古之言，岂欺我哉！《内经》曰：大积大聚，衰其大半而止。满实中有积气，大毒之剂尚不可过，况虚中有积者乎？此乃治积之一端也。邪正虚实，宜详审焉。此皆古人论脉病证治，实后人之龟监，为医者能体古人之心为心，治证无不效矣。（卷之四十二·积聚门附论）

丹溪心法[64]

痞块在中为痰饮，在右为食，积在左为血块。气不能作块成聚，块乃有形之物也，痰与食积、死血而成也。用醋煮海石、醋煮三棱、蓬术、桃仁、红花、五灵脂、香附之类为丸，石碱白术汤吞下。瓦楞子能消血块，次消痰。石碱一物，有痰积有块可用，洗涤垢腻，又能消食积。治块，当降火消食积，食积即痰也。行死血块，块去须大补。凡积病不可用下药，徒损真气，病亦不去，当用消积药使之融化，则根除矣。凡妇人有块，多是血块。

戴云：积聚癥瘕，有积聚成块，不能移动者是癥；或有或无，或上或下，或左或右者是瘕。

（附录）五脏之积曰五积，六腑之积曰六聚。积有定形，聚无定处。不问何经，并宜服十味大七气汤，吞下尊贵红丸子。凡木香、槟榔，去气积；神曲、麦芽，去酒积；虻虫、水蛭，去血积；礞石、巴豆，去食积；牵牛、甘遂，去水积；雄黄、腻粉，去涎积；硇砂、水银，去肉积。各从其类也。肝积曰肥气，肺积曰息贲，心积曰伏梁，脾积曰痞气，肾积曰奔豚。其如积聚之脉，实强者生，沉小者死。（卷三·积聚痞块五十四）

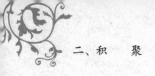

医学正传[65]

《内经》曰：积聚留饮，痞膈中满，湿积霍乱吐下，癥瘕坚硬腹满，皆太阴湿土。乃脾胃之气，积聚之根也。《难经》曰：积者阴气也，聚者阳气也，故阴沉而伏，阳浮而动。血之所积名曰积，气之所聚名曰聚，故积者五脏所生，聚者六腑所成也。夫所谓积者阴气也，其始发有常处，其痛不离其部，上下有所终始，左右有所穷处。谓聚者阳气也，其始发无根本，其痛或隐或见，上下无所留止，痛发无所定位。是故肝之积名曰肥气，在左胁下，如覆杯，有头足，久不愈，令人发咳逆痎疟，连岁不已。心之积名曰伏梁，起脐上，大如臂，上至心下，久不愈，令人烦心。脾之积名曰痞气，在胃脘右侧，复大如盘，久不愈，令人四肢不收，发黄疸，饮食不为肌肤。肺之积名曰息奔，在右胁下，大如覆杯，久不愈，令人洒淅寒热，喘咳发肺痈。肾之积名曰奔豚，在小腹，上至心下，若豚状，或上或下无时，久不愈，令人喘逆，骨痿，少气。东垣曰：《针经》云：其成积者，盖厥气生足悗，足悗生胫寒，胫寒则血脉凝涩，故寒气上入肠胃，所以腹胀，腹胀则肠外之汁沫迫聚而不得散，日以成积矣。或盛食多饮则脾伤，或起居不节、用力过度则络脉伤，阳络脉伤则血外溢，血外溢则衄血，阴络脉伤则血内溢，血内溢则便血，肠胃之络脉伤则血溢于肠外，肠外有寒汁沫与血相搏，则凝聚而成积矣。或外中于寒、内伤于忧怒则气上逆，气逆则六腧不通，温气不行，凝血蕴裹不散，津液凝涩，渗着不去而成积矣。又曰：生于阴者，盖忧思伤心，重寒伤肺，忿怒伤肝，醉以入房、汗出当风则伤脾，用力过度、入浴则伤肾，此内外三部之所生病也。故《难经》中说五积各有其名，如肝积曰肥气，在左胁下如杯，而脐左有动气，按之牢若痛者是，无是，非也。余积皆然。治者当察其所痛，以知其应，有余不足，可补则补，可泻则泻，毋逆天时，详脏腑之高下，如寒者热之，结者散之，客者除之，留者行之，坚者削之。按之摩之，咸以软之，苦以泻之，全其真气而补益之，随其所利而行之，节饮食，慎起居，和其中外，可使必已。不然，徒以大毒之剂攻之，积不能除，反伤正气，终难复也，可不慎欤！

脉法

《脉经》曰：脉来细而附骨者，积也。在寸口，积在胸中。微出寸口，积在喉中。在关上，积在脐傍。在关中，积在心下。微下关，积在少腹。尺，积在气冲。脉出在右，积在右。脉出在左，积在左。脉两出，积在中央。各以其部处之也。在关中，一作上关上。

脉来小沉而实者，胃中有积聚，不下食，食则吐。

肺积，脉浮而毛，按之辟易。

心积，脉沉而芤，上下无常处。

脾积，脉浮大而长。

肝积，脉弦而细。

肾积，脉沉而急。

脉沉重而中散者，因寒食成积。

脉左转而沉重者，气癥积在胸中。

脉右转出不至寸口者，内有肉癥也。

方法

丹溪曰：块乃有形之物，气不能成形，痰与食积、死血也。在中为痰饮，在右为食积，在左

为死血。大法咸以软之，坚以削之，行气开痰为主。（卷之三·积聚）

苍生司命[66]

血之所积名曰积，取郁积久而发之义也。积有五，皆五脏所生，阴气也。阴脉沉而伏，其症始发有常处，其痛不离其部，上下有终始，左右有定处，皆痰饮、食积、死血所为也。

气之所聚名曰聚，取聚散不常之义也。聚有六，皆六腑所成，阳气也。阳脉浮而动，其始终无根本，痛发无定位，上下无留止。积与聚属脾，俱系气病。

痞者，否也，犹《易》所谓天地不交之否，浊气在上，凝结而成也。然痞块有癥瘕痃癖之不同。癥者征也，因物而成质，有块可征，即积聚成块，不能移动者也。瘕者，假也，假物而成形，或上下，或左或右，移易能动者也。癥瘕属肝部，俱系血病。

痃癖者，悬挂偏僻之意。但痞与痃癖，乃胸膈间之候；积与聚，为肚腹之候，俱在上中二焦主病，故多见于男子。癥与瘕，独见脐下，是为下焦之疾，故常得于妇人。外有肠覃、石瘕二证，亦自妇人得之。

肠者，大肠也；覃者，延也。大肠以传道为事，乃肺之腑。肺主卫气，气温则泄，气寒则凝。今寒气客于大肠，故卫气不荣，而结瘕在内。其始发也，大如鸡卵，至其成，如怀子状，久久按之则坚，推之则移。气病而血未病也，故月事未断，犹以时下，是其候也。

石瘕生于胞中，寒气客于子门。夫膀胱为津液之腑，气化则能出矣。今寒气客于子门，则气塞不通，恶血当泻不泻，日以益大，状如怀子，结硬如石，故名石瘕。此气先病而血亦后病，故月事不来也。

丹溪曰：痞块者，在中为痰饮，在右为食积，在左为死血。又曰：凡积块不可专用下药，徒损真气，病亦不去，当消导使之熔化，块去须大补。大抵脾胃乃聚痞块之根，宜以大补脾胃为主，脾胃之气一旺，则邪气自消。故洁古有养正积自除之说，譬之满座皆君子，其中有小人，自无容地而去。斯言信也。治法：痰宜二陈加瓦垄子，食积保和丸，死血用破血行血顺气药，通用大七气汤，贴药用三圣膏、琥珀膏。《难经》所载五积见症，及东垣五积丸宜参究。（卷五利集·积聚痞块癥瘕痃癖肠覃石瘕）

世医通变要法[67]

夫积者，五脏之所积也，聚者，六腑之所聚也，皆由阴阳不和，脏腑虚弱，风邪抟之，所以成积作聚也。故曰：凡积聚之病，或恶寒潮热，或痞噎呕吐，或走注疼痛，或腹满泄泻，其证多端，难以概治。予考积聚之患，正气不足，邪气有余，今世俗俱作有余之证，投以寒凉泄利、损阴耗气之剂，所以荣血愈消，阳气愈弱，故病日笃矣。治疗之法，开郁软痰，养其正气，调其脾胃。脾胃一调，饮食渐进，脾得谷气，荣卫充实，故无斯患矣。况善治者，犹良农也，去稊稗①，种植及时，而禾稼日盛，而稊稗日衰。善医者养，正气日盛，而邪气日衰，而积聚消矣。古云：满座君子，而小人自然退位。其言信矣。余将积聚痞块并脉理分门治法于后，照依调理，病可脱矣。（积聚总论）

---

① 稊稗：稊草和稗草，泛指杂草。

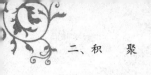

夫五脏之所积者,其病难医;六腑之所聚者,其病易治。挟水为癖,挟血为癥,血气痰水,皆能作块。六腑失常,则邪气聚而不散,如发时既无根,在上下无所留止,其痛亦无常处,故在上则肿,在下则胀,或旁攻二胁。如有痞块,易为转动,非五积之比也。虽曰气食积□成块,必因痰气结聚,并食积之物,而后坚硬。发块之初,宜早治之。大抵脉顺而活者,易治也。(痞块一百九)

校注妇人良方 68

夫积者,阴气也,五脏所生;聚者,阳气也,六腑所成。然积为阴,阴性沉伏,故痛不离其部;聚为阳,阳性浮动,故痛无常处。皆由饮食不节,起居失宜,产后血气虚弱,风冷所乘,搏于脏腑耳。

愚按:前症乃真气亏损,邪气乘之,况产后得之,尤当固元气为主。若求旦夕之效,而攻其邪,则速其危矣。当参前六七论,及七卷痃癖诸论治之。(卷二十·产后积聚癥块方论第十一)

古今医统大全

积者,阴气也,发有常处,不离其部,上下有所终始。聚者,阳气也,发无根本,上下无所留止,痛无常处。癥者,腹中坚硬,按之应手,一定不移,言其形状可征验也,亦由寒温失节,饮食不消,聚结于内,染渐生长,块段盘牢不移动者是癥也。瘕者,假也,谓虚假可动也,病虽结瘕而可推移者也。《经》曰:血不流而滞,故内结而为瘕也。瘕者,假物而成形,故曰瘕,血病也。此不言为聚,聚者,阳气也。小肠移热于大肠,乃为虑瘕,大肠移热于小肠,谓两热相搏,则血移而为伏瘕。血不行则月闭,此癥瘕之病为妇女得之多也。故女科有肠覃、石瘕之病。痃,边旁也。《海篇》云:皮厚也。此亦气血凝于肌肉之间而成痃也。状类痞块之形而尤见着者也。癖者,僻也,饮食之凝滞于一隅而成内癖。内伤脾胃,外无形迹。其人面黄肌瘦,四肢困乏而精神憔悴是也。今人之所病癖诗癖者,其证亦是也。痞块之候自详本门。积与癥也,乃坚硬;聚与瘕也,移散而动;痃与痞也,坚硬在皮;癖之为候,病在五内,而不可以形状求也。

积也聚也,癥也瘕也,痃也痞块也,皆不外乎饮食气血之凝滞。在医者以意推之治之,量其虚实,权其重轻消息之而已矣。(卷之三十三·积聚门·病机·积聚与癥瘕不同痃癖与痞块亦异)

张子和曰:积之始成也,或因暴怒喜悲思恐之气,或伤酸苦甘辛咸之味,或停温凉寒热之饮,或受风寒暑湿燥火之邪,其初甚微,可呼吸按导,方寸大而去之,故不难矣。若久而延之,留滞不去,遂成五积。

夫肝积肥气者,不独气有余也,中亦有血病也,肝藏血故也。心积伏梁者,火之郁也。以热药散之则益甚,以火灸之则弥聚,况伏梁证有二,名同而实异,不可不详。其一,上下左右皆有根,在肠胃之外,有大脓血,与肠痈同;其二,身体髀股胻皆毒肿,环脐而痛,即是凤根不可动,动则为水溺涩之病。此二者《内经》虽言不可动,止谓不可太下,非谓全不可下,恐病去而遗害。痞气者,举世皆言寒则为痞,《内经》以为湿则痞,虽因饮冷而得,其阳气为湿所搰,以热攻之则不散,以寒攻之则湿去而寒退矣。肺积息贲者,喘息贲而上行也,此旧说也。余谓贲者,贲门也,手太阴之筋结胸里,故贯谷贲下抵季胁,其痛支转筋,痛甚则成积气而为息贲。手心主结于臂，其病胸痛息贲。又云：肺下则居贲迫肝，善胁下痛。肝高则上支贲，切胁悗，谓息贲。若是言之，是积气于贲而不散。此《灵枢》说五脏处言，此贲自是多，故余发之。贲豚者，贲与奔同。《铜人》言或因读书得之，未必皆然也。肾主骨，此积最深难疗，大忌吐涌，以其在下，止宜下之。故余常以独圣散吐肥气，揃[①]以木架，必燠室中吐兼汗也。治肝之积亦尝涌之，续以磨积药调之。治伏梁，治痞气，治息奔，皆以吐、汗、下三法兼行。此病不可逗遛，久则伤人而难治也。（卷之三十三·积聚门·病机·五积六聚治同郁断）

　　《经》曰：寸口脉沉而横，曰胁下有积，腹中有横积痛。

　　又曰：太阴脉涩则病积，心腹时满，厥阴涩则病小腹积气，少阴涩则病积溲血，阳明涩则病积，时善惊。太阳涩则病积，时善颠疾，少阳涩则病积，筋急目痛。

　　又曰：推而内之，内而不外，有心腹积也。

　　巢氏曰：脉细沉附骨者，积也。脉出在左，积在左；脉出在右，积在右；脉两出，积在中央，各以部处之。

　　脉驮而紧，积聚也。脉浮而牢，积聚也。

　　脉弦紧而细，癥也，出寸口，癥在心；出关上，癥在胃脘；出足中，癥在脐。

　　脉横者，胁下有积聚。脉来小沉实者，胃中有积聚，食不下，或食吐出。

　　肺积，脉浮而毛，按之辟易；心积，脉沉而芤，上下无常处；肝积，脉弦而细；肾积，脉沉而急；脾积，脉浮大而长。

　　脉沉而中散者，寒食癥也。

　　积聚脉牢强者生，虚弱沉者死。（卷之三十三·积聚门·脉候）

医学纲目

　　（丹）气不能作块成聚，块乃有形之物，痰与食积、死血成聚，宜醋煮海石、醋三棱、莪术、桃仁、红花、五灵脂、香附之类，石碱白术汤下之。瓦龙子能消血块，又能消痰。治块当降火消食积食积即痰也。行死血，血块去后，须大补之。

　　石碱，痰积有块可用，洗涤垢腻，又能消食积。块在皮里膜外，须用补气香药开之，兼二陈汤加补气药，先须断厚味。凡积病不可用下药，徒损真气，病亦不退，当用消积药，融化开则自消。

　　（垣）治积要法：许学士云：大抵治积，或以所恶者攻之，所喜者诱之，则易愈。如硇砂、水银治肉积；神曲、麦蘖治酒积；水蛭、虻虫治血积；木香、槟榔治气积；牵牛、甘遂治水积；雄黄、腻粉治痰积；礞石、巴豆治食积。各从其类也。若用群队之药分其势，则难取效。须要认得分明是何积聚，兼见何证，然后增加佐使之药。不尔，反有所损，要在临时通变也。治积当察其所痛，以知其病有余不足，可补可泻，无逆天时，详脏腑之高下。如寒者热之，结者散之，客者除之，留者行之，坚者削之，强者夺之，咸以耎之，苦以泻之，全真气药补之，随其所积而行之，节饮食，慎起居，和其中外，可使必已。不然，遽以大毒之剂攻之，积不能除，反伤正气，终

---

① 揃（jiǎn）：剪下。

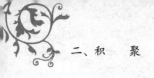

难复也,医者可不慎欤!

诸积皆本于喜怒伤脏而阴虚,阴既虚矣,则风雨袭阴之虚,病起于上而生积,清湿袭阴之虚,病起于下而成积。(卷之二十五·脾胃部·积块癥瘕)

（《脉》）胃中有癖,食冷物者,痛不能食,食热则能推而外之,内者不外,心腹积也。全文见诸脉诊病杂文。

（《难》）人病有沉滞久积聚,可切脉而知之耶? 然,诊病在右胁有积气,得肺脉结,脉结甚则积甚,结微则气微。诊不得肺脉,而右胁有积气者,何也? 然,肺脉虽不见,右手脉当沉伏。其外痼疾,同法耶? 将异耶? 然,结者,脉来去时一止无常数,名曰结也。伏者,脉行筋下也;浮者,脉在肉上行也。左右表里,法皆如此。假令脉结伏者,内无积聚,脉浮结者,外无痼疾,有积聚脉不结伏,有痼疾脉不浮结,为脉不应病,病不应脉,是为死病也。(十八难)

（仲）诸积大法,脉来细而附骨者,乃积也。寸口,积在胸中;微出寸口,积在喉中;关上,积在脐傍;上关上,积在心下;微下关,积在少腹;尺中,积在气冲。脉出在左,积在左;脉出在右,积在右;脉两出,积在中央。各以其部处之。

（《素》）太阴涩则病积心腹时满。厥阴涩则病少腹积气,少阴涩则病积溲血,阳明涩则病积时善惊,太阳涩则病积时善巅疾,少阳涩则病积时筋急目痛《四时刺逆从论》。寸口脉沉而横,曰胁下有积,腹中有横积痛。《平人气象论》即动脉之状,厥厥如豆,不升降也。 (卷之二十五·脾胃部·积块癥瘕)

保命歌括[69]

积当有处聚无常,癥有明征瘕假眶,
四病所生俱是积,身中气血各遭伤。

按《难经》云:气之所积,名曰积;气之所聚,名曰聚。故积者,五脏所生;聚者,六腑所成。积者,阴气也,其发有常处,其痛不离其部云云。聚者,阳气也,其始发无根本,上下无所留止云云。故以是别,知积聚也。又《要略》云:积者,脏病也,终不移;聚者,腑病也,发作有时,辗转痛积,为可治。蘩气者,胁下痛,按之则愈,复发为蘩气。

《原病式》云:癥者,腹中坚硬,按之应手,瘕者,中虽硬而忽聚勿散,无有常处,故其病未及癥也。《经》曰:肠胃之络伤则血溢于肠外,有寒汁沫与血相搏,则并合凝聚不得散,而成积矣。或外中于寒,内伤于忧怒,则气上逆,气上逆则六腧不通,温气不行,凝血蕴裹不散,津液凝满,渗着不去,而成积矣。

全按:积者停蓄之谓,乃病之总名也。故曰积,曰聚,曰癥,曰瘕,通谓之积。然《难经》云:积者,气之所积,聚者,气之所聚。则积聚者,气病也。《针经》云:与血相搏,则并合凝聚。不得散而成积,凝血蕴裹,渗着不去而成积,则癥瘕者,血病也。予窃有说焉。人身之中,气附于血,血依于气,气行则血行,血止则气止,其病不相离也。积者五脏所生,发有常处,痛不离其部,血之病也。故忽散忽聚无其常,是聚与瘕,同一病矣。但发无根本,为气聚;中虽硬而聚无常,为血瘕。陈无择谓癥瘕属肝部,积聚属肺部,盖以肝肺分气血耳。而刘宗厚云:不必拘也。其有五积、六聚、七癥、八瘕之说者。积生于五脏,故曰五积,生于六腑,故曰六聚。

七癥八瘕之名，经论亦不详出。虽有蛟、蛇、鳖、肉、发、虱、米等七证，初非定名，偶因食物所中，留聚不散，假血而成，自有活性也。

五积推明出《难经》，癥瘕气血食痰成，

仙师治法无多字，毒药攻邪勿过分。

五积者，谓心、肝、脾、肺、肾五脏之积也。见《五十六难》。

肝之积，名曰肥气，在左胁下，如覆杯，有头足，久不愈，令人发咳逆痎疟，连岁而不已，宜肥气丸主之。今之疟母，亦肥气之类也。

心之积，名曰伏梁，起脐上，大如臂，上至心下，久不愈，令人病心烦，宜伏梁丸主之。以热药散之则益甚，以火灸之则弥聚。子和云：伏梁有二，名同而实异，不可不详焉。其一，上下左右皆有根，在肠之外，有大脓血，此伏梁义同肠痈；其二，体髀股胻皆肿，环脐而痛，是即凤根。不可动，动则水溺涩之病作。此言不可动，谓不可大下，非谓全不可下，恐病去而有害也。见《内经》。

脾之积，名曰痞气，在胃脘，覆大如盘。久不愈，令人四肢不收，发黄疸，饮食不为肌肤，宜痞气丸主之。

《金匮》云：气分心下坚，大如盘，边如旋杯，水饮所作，与痞气相似。子和云：痞气者，举世皆言寒则痞，《内经》以为湿则痞，虽因饮冷而得，其实阳气为湿所蓄，以热攻之，则不散，以寒攻之，则湿去而寒退矣。

肺之积，名曰息贲，在右胁下，覆大如杯。久不愈，令人洒淅寒热，喘咳肺壅，宜息贲丸主之。

子和云：息贲，旧说喘息贲而上行也。予谓贲者，贲门也。息贲，是息气于贲门而不散也。

肾之积，名曰奔豚，发于小腹，上至心下，若豚状，或上或下无时。久不已，令人喘逆，骨痿，少气，宜奔豚丸主之。

若六聚之物，在腑属阳而无形，治之亦无定法也。并宜散聚汤、大七气汤选而用之，更各随六腑之气加减为妙。

癥者坚也，瘕者假也，假物而成形。丹溪云：气不能作块成聚。块乃有形之物，乃痰与死血、食积耳。积块在中为痰饮，在左为血积，在右为食积。积块不可专用下药，徒损其气，病亦不去，当消导之。大法咸以软之，坚以削之，以行气开痰为主。块去后，须大补。

有积块坚硬如石，形如杯盘大，中满腹胀，令人坐卧不安者，先服广茂①溃坚汤，数服之后，中满减半止。有积块未消，再服半夏厚朴汤。服此二帖之后，前证又减一半，却于前药中加减服之，此东垣之法也。

其有积块而无中满者，只以消块为主，宜温白丸主之。

凡妇人腹中有块，多属死血，宜广木香香附桃仁丸。有孕者禁服，宜白香附桃仁丸。

如有死血、食积、痰饮成块在两胁，动作雷鸣嘈杂，眩运，身热时作时止者，宜黄连香附桃仁丸。此丹溪法也。

如食积成块者，宜阿魏胶丸，以白术三钱，陈皮、茯苓各一钱，作汤使。痰积用清痰丸，食

---

① 广茂：即莪术。

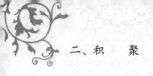

积用保和丸，酒积用东垣草豆蔻丸，气积、热积，木香槟榔丸，食积、冷积，感应丸。

按：丹溪先生分痰积在中，血积在左，食积在右之论，亦语其大略如此。盖脾胃在中，主痰涎；肝在左，主血；肺在右，主气与食也。大抵积块者，皆因一物为之根，而血涎裹之乃成形，如杯如盘，按之坚硬也。食积败血，脾胃有之；痰涎之积，左右皆有之也。只论其所在之部，心上、肾下、肝左、肺右、脾中，如动气之类，则可谓中是痰，属脾；左是败血，属肝；右是食积，属肺，似太拘矣。

《经》云：大积大聚，乃可攻也，衰其半而止。又云：大毒治病，十去其六；常毒治病，十去其七；小毒治病，十去其八。固宜常制矣。夫大积大聚，乃可攻之，非积聚则未可攻也。十去六七，即衰其半矣；止者，不可复攻也。多毒之药以破积聚。毒有大小，大毒之性烈，其为伤也多；小毒之性和，其为伤也少。毒药之攻积聚，因其势大，不得已而用之也。既衰其半，大势已去即止者，恐伤正气也，圣人之虑深矣。凡攻其积块者，以辛散之，以苦泄之，以咸软之，以坚削之，未有不愈者也。

治积须明急缓攻，不知中治岂良工，

积之所在当凭脉，毒剂无令群队同。

积之初起也甚微，不知早治，留聚而成癥矣。其癥既成，以毒攻之，治之急也；不多服者，急中之缓也；及其久也，养正胜邪，治之缓也；待其气强，而后攻之，缓中之急也。或急或缓，约之于中，良工之胜也。

尝考《针经》，论痰血相搏，并合成积；《难经》论脏气传受，及子和论七情为郁，皆元气自病，不系伤诸饮食致者，当先调理，不可妄下，故所集五脏积方，消导法宜用之。若伤诸饮食致者，及停痰蓄血成者，元气未病，初非下之削之不可。然治之不早，元气日减，邪气日增，方用下药而能获安者，实侥幸焉。若是者，则宜先补后攻可也。若积郁在身，形气未减，饮食如常者，则削之下之，方应变而施，以渐除之，衰其大半可也。否则，失机后，时而不救者多矣。然有除之未尽，元气未复，而使内纵口味，恣七情，病不复起者，未之有也。

《金匮》云：诊脉大法，脉来细而附骨者，乃积也。寸口，积在胸中；微出寸口，积在喉中；关上，积在脐旁；上关上，积在心下；微下关，积在少阳腹；尺中，积在气冲；脉出在左，积在左；脉出右，积在右；脉病出，积在中央。各以其部处之。

《脉经》云：肺积脉浮而毛，按之辟易；心积脉洪而抏，上下无常处；肝积脉弦而细；肾积脉沉而急。

诸积非毒药不得去也。大毒之药，可以单行，小毒之药，可以二三味并行，俱用所畏者，以监制之。故毒药以群队攻之，则伤其正气，监制之药，以群队用之，则不成其破积之功。此古人制方所以善少而恶多也。

养正攻邪各有方，毒能破积少为良，

假如陈莝难推去，荡涤消融贵倒仓。

洁古云：养正积自除。譬如：满座皆君子，纵有一小人，自无容地而去。令其真气实，胃气强，积自消矣。且夫养正者，非谓饮食起居之间也。盖积既成矣，形渐瘵矣，必用调养，使荣卫充实而积自除，如有坚而不去者，方可峻下之，此先补后攻，期于邪去正复而后已。然除之不以渐，则必有颠覆之患矣。养正方，如消积正元散、白术和胃丸、加味枳术丸，选而用之。

许学士云：大抵治积，或以所恶者攻之，或以所喜者诱之，则易愈。如阿魏、硇砂治肉积，神曲、麦芽治酒积，水蛭、虻虫治血积，木香、槟榔治气积，牵牛、甘遂治水积，雄黄、腻粉治涎积，礞石、巴豆治食积，各从其类也。故诸积治法，肉积宜阿魏丸，酒积宜草豆蔻丸，血积宜抵当丸，气积宜槟榔木香丸，水积宜三花神佑丸，涎积宜白饼子，食积宜脾积丸。须要认得分明是何积聚，各从其类用药去之，亦要看其元气虚实，或猛剂攻取，或宽剂养正可也。

丹溪之治积块，宜攻者，内服《千金》硝石丸，外用琥珀膏贴之。如欲兼补兼攻者，《青囊杂纂》方仙传黑灵丹是也。

人有恚怒太过，积热蕴隆，以致郁痰凝结，滞碍于咽喉之间，咯之不出，吞之不下，如梅核之状，谓之梅核气，亦气块之类，《金匮》所谓咽中如有炙脔者是也。宜三因七气汤、开郁二陈汤主之。

丹溪云：人之七情，厚味，停痰瘀血，反相纠缠，日积月深，郁结成聚。甚者，如桃核之穰，诸般奇形之虫成于中，形于外，发为痎，为痨瘵，为蛊胀，为癫疾，为无名奇病，宜行倒仓法。盖脾胃者，仓廪之官，五味出焉。大肠者，传送之官，变化出焉。小肠者，受盛之官，化物出焉。今详此法，名为倒仓，谓倾倒仓廪之陈腐也。积聚久则形质成，依附肠胃回薄曲折之处，以为栖泊之窠臼，阻凝气血津液，熏蒸燔灼成病，自非剖肠剖骨之妙，可以铢两丸散所能窥犯其藩墙户牖乎？今肉液之散溢，肠胃受之，其回薄曲折之处，浸灌流行，有如泛涨其浮梗，陈推逐荡，顺流而去，不可停留。在表者，因吐而汗；其清道者，自吐而涌；浊道者，自泄而去。凡属滞碍，一洗而尽矣。其方得于西域之至人，凡人中年后，行一二次，抑却疾养寿之一助乎！（卷之二十七·积聚）

医方考[70]

叙曰：积聚癥瘕，夫人心腹之疾也。凡有此疾者，宜与明医攻疗之。失而不治，复协他邪，不可为矣。譬之奸人蠹国①，乘人之危而利之，虽有智者，不能善其后尔。（卷四·积聚癥瘕门第四十四）

古方有用曲蘖者，化水谷也；用硇砂、阿魏者，去肉食也；用陈皮、紫苏、生姜者，化鱼蟹也；用丁香、桂心者，腐果菜也；用牵牛、芫花者，攻水饮也；用三棱、鳖甲者，去癥瘕也；用附子、硫黄者，除痼冷也；用水蛭、虻虫者，攻血块也；用木香、槟榔者，攻滞气也；用雄黄、腻粉者，攻涎积也；用礞石、巴豆者，攻痰食也；甘遂、甘草并用者，假其相战以去积也。但立方之人，未入神妙，鲜有不类聚群毒以为丸者，此之谓猎不知兔，广络原野，冀一人获之，术亦疏矣。今考古人神异数事于下，以广见闻。（卷四·古方治积聚药总考）

赤水玄珠[71]

《黄帝针经》百病始生得三云：积者，盖厥气生足悗，悗生胫寒。胫寒则血脉凝涩，凝涩则寒气上入肠胃则䐜胀，䐜胀则胀外之汁沫迫聚不得散，日以成积，卒然多饮食则肠满，起居

---

① 蠹（dù）国：危害国家。

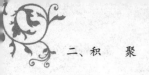

不节,用力过度,则络脉伤,阳络伤则血外溢,血外溢则衄血,阴络伤则血内溢,血内溢则后血,肠胃之络伤,则血溢于肠外,有寒汁沫与血相搏,则并合凝聚不得散而成积矣。或外伤于寒,内伤于忧怒,则气上逆,气上逆则六输不通,温气不行,凝血蕴裹不散,津液凝涩渗著而不去,而成积矣。《难经》云:肝之积名曰肥气,肥气以季夏戊己日得之。何以言之? 肺病传于肝,肝当传脾,脾季夏适王,王者不受邪,肝复欲还肺,肺不肯受,故留结为积,故知肥气以季夏戊己日得之。心之积名曰伏梁云云,脾之积名曰痞气云云,肺之积名曰息贲云云,肾之积名曰奔豚云云,并见本方。

滑伯仁曰:越人之意,盖以五行之道,推其理势之所有者,演而成文尔。初不必论其感,亦不必论其还不还,与其必然否也。请以所胜传不胜,及王者不受邪,遂留结为积观之,则不以词害意,而思过半矣。(第十三卷·积聚门)

生生子曰:积聚一症,《难经》以某日得积及不受欲还之说,后人皆难遵信。此下诸书,虽亦各有发明,终未有能扩其蕴而可为万世法者。近汪子良特揭而辨之,乃分表里、邪正、脏腑、内外。曰积、曰聚,及著治验数条,多有启悟。与丹溪治案,可相表里,深有功于《难经》者。而后人得以此取则焉,幸亦大矣。谨述于下:

汪子良曰:尝读《难经》积聚之说而疑之,虽有及于病情,而其说自相矛盾,有胶固而难通。予虑后学之误于承用也,为之辨论,附以积聚常变之法,亦有自效于匡救之忠已乎。

《五十五难》曰:积者阴气也,聚者阳气也,故阴沉而伏,阳浮而动。气之所积名曰积,气之所聚名曰聚。故积者五脏之所生,聚者六腑之所成。积者阴气也,其始发有常处;聚者阳气也,其始发无根本,上下无所留止,其痛无常处。又《五十六难》曰:肝之积名曰肥气,在左胁下,如覆杯,有头足,久不愈,令人发咳,连年不已,以季夏戊己日得之。何以言之? 肺病传脾,脾季夏适旺,旺者不受邪,肝复欲还肺,肺不肯受,故留结为积。故知肥气季夏戊己日得之。心之积名曰伏梁,起脐上,大如臂,上至心下,久不愈,令人烦心,以秋庚辛日得之。何以言之? 肾病传心,心当传肺,肺秋适旺,旺者不受邪,心腹欲还肾,肾不肯受,故留结为积。故知伏梁以庚辛日得之。脾之积名曰痞气,在胃脘,覆大如盆,久不愈,令人四肢不收,发黄疸,饮食不为肌肤,以冬壬癸日得之。何以言之? 肝病传脾,脾当传肾,肾以冬适旺,旺者不受邪,脾复欲还肝,肝不肯受,故留结为积。故知痞气以冬壬癸日得之。肺之积名曰息贲,在右胁下,覆大如杯,久不已,令人洒洒寒热,喘嗽,发肺痈,以春甲乙日得之。何以言之? 心病传肺,肺当传肝,肝以春适旺,旺者不受邪,肺复欲还心,心不肯受,故留结为积。故知息贲以春甲乙日得之。肾之积名曰奔豚,发于少腹,上至心下,或上或下无时,久不已,令人喘逆,骨痿,少气,以夏丙丁日得之。何以言之? 脾病传肾,肾当传心,心以夏适旺,旺者不受邪,肾复欲还脾,脾不肯受,故留结为积。故知奔豚以夏丙丁日得之。

夫谓积者阴气也,聚者阳气也,是以血气分阴阳也。殊不知阴血阳气也,皆能成积,但脏腑所主之不同耳。心肝多主于血,丹溪所谓在左属血是也。脾肺多主气,本文所谓肺积息贲者是也。息者,气之息也,是阳气亦能成积。况又曰气之所积名曰积,与其积阴之说不相合矣。又谓积者五脏之所生也,聚者六腑之所成也。殊不知有形质之物,积滞不行,则为之积,五脏六腑俱有之。(第十三卷·积聚门·积聚论)

医学原理 [72]

《脉经》曰:脉来细而附骨者,积也。在寸口,积在胸中;微出寸口,积在喉中;在关上,积在脐旁;上关上,积在心下;微下关,积在小肠;微入尺,积在气冲。脉出右,积在右;脉出左,积在左;脉两出,积在中央。

脉来小沉而实者,肠胃中有积聚,不下食,食即吐。

肝积,脉弦而细;肾积,脉沉而急;肺积,脉沉而毛,按之臂;心积,脉浮而芤,上下无常处。

脉沉重而中散者,因寒食成积。脉左转而沉重者,气癥积在胸中。

脉右转出不至寸口者,内有肉癥,积在中焦。(卷之六·积聚门·积聚脉法)

积聚之症,古方多以汗、吐、下三者治之。愚意其法须善,但人有勇怯不同,其法施之于壮实者无不获效,若遇虚怯之人似难例用,莫若攻补兼施,调养正气为主,但得正气旺盛,健运不失其常,而积聚自能散矣。

世俗之治积多用辛散之剂,欲其积随气散,殊不知气虚者将何抵受,若中挟热,岂不助火以伤气耶?

凡服攻积之药,但见其积中消,则住攻伐之药,候其徐徐自然变化。盖攻伐之剂不无辛热毒药,苟若不先止服,直待积尽方止住药,则遗药毒于内,反伤正气,此之故也。

凡痞气在皮里膜外,须用补气之剂,如香附之类以开之,或以二陈汤加补气药,且先必须断其厚味。大法咸以耎之,坚以削之,行气开痰为主。(卷之六·积聚门·治积聚大法)

夫气不能作块,如成积块者,乃有形之物也,是乃食积、死血而已矣。故在中属痰,在右属食积,在左属死血。宜用醋煮海石、三棱、莪术、桃仁、五灵脂、香附等类作丸,石碱、白术煎汤,吞下。盖石碱能消痰积,且善洗涤垢腻。瓦垄子能消血块,亦且善能消痰。

凡治积块,当降火,消食积。盖食积即痰饮一治也。

凡攻死血块,若块去后须当大补气血,不然恐其复集。

凡积病不可专用下药,徒损真气,病亦不去,当用消导药,使其被化,则病根自除。(卷之六·积聚门·丹溪治积聚活套)

证治准绳

《内经》论积:有寒气客于小肠募原之间,络血之中,血泣不得注于大经,血气稽留成积。谓之癥者,有小肠移热于大肠,为伏癥,为沉者;有脾传肾为疝瘕者;有任脉为病,女子瘕聚者;有厥阴司天,溏泄瘕水闭者;有二阳三阴脉并绝,浮为血瘕;有肾脉小急,亦为瘕。有伏梁二:其一谓少腹盛,上下左右皆有根,裹大脓血居肠胃之外;其二谓气溢于大肠,而着于肓,肓之原在脐下,故环脐而痛。《灵枢经》言积皆生于风雨寒暑,清湿喜怒。喜怒不节则伤脏,脏伤则病起于阴,阴既虚矣,则风雨袭阴之虚,病起于上而生积;清湿袭阴之虚,病起于下而成积。虚邪中人始于皮肤,皮肤缓则腠理开,开则邪从毛发入,入则抵深,深则毛发立,毛发立则淅然,故皮肤痛。留而不去,传舍于络脉,则痛于肌肉,其痛之时息,大经乃代。传舍于经,

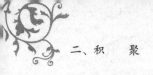

则洒淅善惊。传舍于输，则六经不通，四肢则肢节痛，腰脊乃强。传舍于伏冲之脉，则体重身痛。传舍于肠胃，则贲响腹胀。多寒则肠鸣飧泄食不化，多热则溏出糜。传舍于肠胃之外，募原之间已上数端，皆邪气袭虚留而不去，以次相传，未曾留着，无有定所。若留着而有定所，则不能传矣，下文是也，留着于脉，稽留而不去，息而成积，不一其处。或着孙络之脉者，往来移行肠胃之间，水凑渗注灌，濯濯①有音，有寒则膜满雷引，故时切痛。或着于阳明之经者，则挟脐而居，饱食则益大，饥则益小。或着于缓筋者，似阳明之积，饱食则痛，饥则安。或着于肠胃之募原者，痛而外连于缓筋，饱食则安，饥则痛。或着于伏冲之脉者，按之应手而动，发手则热气下于两股，如汤沃之状。或着于膂筋，在肠后者，饥则积见，饱则积不见，按之不得。或着于输之脉者，闭塞不通，津液不下，孔窍干壅，此邪气之从外入内，从上下也。此谓风雨袭阴之虚，病起于上而积生也。积之始生，得寒乃生，厥乃成积也。厥气生足悗，足悗生胫寒，胫寒则血脉凝涩，血脉凝涩则寒气上入于肠胃，入于肠胃则膜胀，膜胀则肠外之汁沫迫聚不得散，日以成积。卒然多食饮则肠满，起居不节，用力过度，则络脉伤。阳络伤则血外溢，血外溢则衄血。阴络伤则血内溢，血内溢则后血。肠胃之络伤，则血溢于肠外，肠外有寒汁沫与血相搏，则并合凝聚不得散而积成矣。卒然外中于寒，若内伤于忧怒，则气上逆，气上逆则六输不通，温气不行，凝血蕴裹而不散，津液涩渗，着而不去，而积皆成矣。此谓清湿袭阴之虚，病起于下而成积也。《内经》言积始末，明且尽矣。《难经》五积，不过就其中析五脏相传，分部位以立其名。《金匮要略》以坚而不移者为脏病，名曰积。以推移而不定者为腑病，名曰聚。然而二者原其立名之由，亦不过就其肓膜结聚之处，以经脉所过部分，属脏者为阴，阴主静，静则牢坚而不移，属腑者为阳，阳则推荡而不定，以故名耳。又有谷气者，即饮食之气渗注停积之名也。《巢氏病源》于积聚之外，复立癥瘕之名，谓由寒温不调，饮食不化，与脏气相搏结所生，其病不动者癥也，虽有癖而可推者瘕也。瘕者假也，虚假可动也。张子和谓五积者，因受胜己之邪，而传于己之所胜，适当旺时，拒而不受，复还于胜己者，胜己者不肯受，因留结为积，故肝之积得于季夏戊己日云云。此皆抑郁不伸而受其邪也。岂待司天克运，然后为郁哉？故五积六聚，治同郁断，如伏梁者火之郁，火郁则发之是也，复述九积丸。食积，酸心腹满，大黄、牵牛之类，甚者礞石、巴豆。酒积，目黄口干，葛根、麦蘖之类，甚者甘遂、牵牛。气积，噫气痞塞，木香、槟榔之类，甚者枳壳、牵牛。涎积，咽如拽锯，朱砂、腻粉之类，甚者瓜蒂、甘遂。痰积，涕唾稠粘，半夏、南星之类，甚者瓜蒂、藜芦。癖积，两胁刺痛，三棱、广术之类，甚者甘遂、蝎梢。水积，足胫胀满，郁李、商陆之类，甚者甘遂、芫花。血积，打扑肭瘀、产后不月，桃仁、地榆之类，甚者虻虫、水蛭。肉积，赘瘤核疬，腻粉、白丁香、砭刺出血，甚者硇砂、阿魏。每见子和辩世俗之讹，必引《内经》为证。若此者，论病是从《难经》五积之名，论治立九积丸，是从《病源》攻其所食之物。《内经》之义，则未有发明。然则用《内经》之义而治当何如？曰：《内经》分六淫六邪，喜怒饮食，起居房劳，各有定治之法，今既论积瘕由内外邪所伤，岂不以诸邪之治法，尽当行于其间乎？邪自外入者，先治其外，邪自内生者，先治其内。然而天人之气，一阴阳也。是故人气中外之邪，亦同天地之邪也。从手经自上而下者，同司天法平之。从足经自下而上者，同在泉法治之。从五脏气之相移者，同五运郁法治之。从肠胃食物所留者，则夺之消之，

---

① 濯（zhuó）濯：清朗、清新。

去菀陈莝也。若气血因之滞者，则随其所在以疏通之。因身形之虚，而邪得以入客稽留者，必先补其虚，而后泻其邪。大抵治是病必分初、中、末三法，初治其邪入客后积块之未坚者，当如前所云，治其始感之邪与留结之，客者除之、散之、行之，虚者补之，约方适其主所为治。及乎积块已坚，气郁已久，变而为热，热则生湿，湿热相生，块日益大，便从中治，当祛湿热之邪，其块之坚者削之，咸以耎之，比时因邪久凑，正气尤虚，必以补泻迭相为用。若块消及半，便从末治，即住攻击之剂，因补益其气，兼导达经脉，使荣卫流通，则块自消矣。凡攻病之药，皆是伤气损血，故《经》曰：大毒治病，十去其五，小毒治病，十去其七，不得过也。洁古云：壮人无积，虚人则有之，皆由脾胃怯弱，气血两衰，四时有感，皆能成积。若遽以磨坚破结之药治之，疾似去而人已衰矣。干漆、硇砂、三棱、牵牛、大黄之类，得药则暂快，药过则依然，气愈消疾愈大，竟何益哉。故善治者，当先补虚，使血气壮，积自消，如满座皆君子，则小人自无容地也。不问何脏，先调其中，使能饮食，是其本也。东垣云：许学士云，大抵治积，或以所恶者攻之，所喜者诱之，则易愈。如硇砂、阿魏治肉积，神曲、麦蘖治酒积，水蛭、虻虫治血积，木香、槟榔治气积，牵牛、甘遂治水积，雄黄、腻粉治痰积，礞石、巴豆治食积，各从其类也。若用群队之药分其势，则难取效。须要认得分明，是何积聚，兼见何证，然后增加佐使之药，不尔反有所损，要在临时通变也。治积当察其所痛，以知其病有余不足，可补可泻，无逆天时。详脏腑之高下，如寒者热之，结者散之，客者除之，留者行之，坚者削之，强者夺之，咸以耎之，苦以泻之，全真气药补之，随其所积而行之。节饮食，慎起居，和其中外，可使必已。不然，遽以大毒之剂攻之，积不能除，反伤正气，终难复也，可不慎欤！肝之积，名曰肥气，在左胁下，如覆杯，有头足，久不愈，令人呕逆，或两胁痛，牵引小腹，足寒转筋，久则如疟，宜大七气汤煎熟待冷，却以铁器烧通红，以药淋之，乘热服，兼吞肥气丸。肺之积，名曰息贲，在右胁下，大如覆杯，气逆背痛，或少气喜忘目瞑，肤寒皮中时痛，如虱喙针刺，久则咳喘，宜大七气汤加桑白皮、半夏、杏仁各半钱，兼吞息奔丸。心之积，名曰伏梁，起脐上，大如臂，上至心下，久不愈，令人病烦心腹热咽干，甚则吐血，宜大七气汤加石菖蒲、半夏各半钱，兼吞伏梁丸。脾之积，名曰痞气，在胃脘，大如覆杯，痞塞不通，背痛心疼，饥减饱见，腹满吐泄，久则四肢不收，发黄疸，饮食不为肌肤，足肿肉消，宜大七气汤下红丸子，兼吞痞气丸。肾之积，名曰贲豚，发于少腹，上至心，若豚状，或下或上无时，饥见饱减，小腹急，腰痛，口干目昏，骨冷，久不已，令人喘逆，骨痿，少气，宜大七气汤倍桂加茴香、炒楝子肉各半钱，兼吞奔豚丸。杂积通治，万病紫菀丸，《局方》温白丸、厚朴丸。热积，寒取之，《千金》硝石丸、醋煮三棱丸、神功助化散、圣散子。寒积，热取之，鸡爪三棱丸、硇砂煎丸、红丸子。胃弱少食，勿与攻下，二贤散常服，块亦自消。惊风成块者，妙应丸加穿山甲炒、鳖甲烧各三钱，玄胡索、蓬术各四钱，每五十丸加至七十丸，以利为度。胁痛有块，龙荟丸加姜黄、桃仁各半两，蜜丸。龙荟丸加白鸽粪，大能消食积，或入保和丸。肉积，阿魏丸。有正当积聚处，内热如火，渐渐遍及四肢，一日数发，如此二三日又愈，此不当攻其热。又有元得热病，热留结不散，遂成癥癖，此却当用去热之剂。有病癥瘕腹胀，纯用三棱、莪术以酒煨服，下一物如黑鱼状而愈，或加入香附子用水煎，多服取效。又有病此者，用姜苏汤吞六味丸。六味者，乃小七香丸、红丸子、小安肾丸、连翘丸、三棱煎、理中丸，六件等也。有饮癖结成块，在胁腹之间，病类积聚，用破块药多不效，此当行其饮。宜导痰汤、五饮汤。何以知为饮，其人先曾病，瘗，口吐涎沫清水，或素来多痰者是也。又多饮

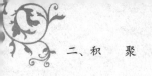

人结成酒癖,肚腹积块,胀急疼痛,或全身肿满,肌黄少食,宜十味大七气汤,用红酒煎服。腹中似若痕癖,随气上下,未有定处,宜散聚汤。若气作痛,游走心腹间,攻刺上下,隐若雷鸣,或已成积,或未成积,沉香降气散。戴用全蝎一个,劈破煎汤,调苏合香丸。以上磨积之药,必用补气血药相兼服之,积消及半即止。若纯用之致死,乃医杀之也。贴块,三圣膏、琥珀膏,大黄、朴硝各等分为末,大蒜捣膏和匀贴。熨癥方,吴茱萸碎之,以酒和煮,热布裹熨癥上,冷更炒,更番用之,癥移走,逐熨之,候消乃止。

【诊】细而附骨为积,寸口见之积在胸中,微出寸口,积在喉中,关上积在脐傍,上关下积在心下,微下关积在少腹,尺中积在气街,脉出在右积在右,脉出在左积在左,脉左右两出,积在中央。沉而有力为积。脉浮而毛,按之辟易,胁下气逆,背相引痛,为肺积。沉而芤,上下无常处,胸满悸,腹中热,名心积。弦而细,二胁下痛,邪走心下,足肿寒重,名肝积。沉而急,苦肾与腰相引痛,饥见饱减,名肾积。浮大而长,饥减饱见,腹满泄呕,胫肿,名脾积。寸口沉而横,胁下及腹有横积痛,左手脉横癥在左,右手脉横癥在右,脉头大者在上,头小者在下。脉弦,腹中急痛,为痕。脉细微者,为癥。脉沉重而中散者,因寒食成癥,脉左转而沉重者,气癥在胃中,右转出不至寸口者,内有肉癥也。脉细而沉时直者,身有痹,若腹中有伏梁。脉沉小而实者,胃中有积聚,不下食,食即呕吐。脉沉而紧者,心下有寒时痛,有积聚。关上脉大而尺寸细者,必心腹冷积。迟而滑,中寒有癥结。弦而伏者,腹中有癥不可转也,必死不治。虚弱者死,坚强急者生。(杂病·第二册·诸气门·积聚)

难经集注[73]

《五十五难》曰:病有积有聚,何以别之?然。积者,阴气也;聚者,阳气也。故阴沉而伏,阳浮而动。气之所积,名曰积;气之所聚,名曰聚。故积者,五脏所生;聚者,六腑所成也。积者,阴气也,其始发有常处,其痛不离其部,上下有所终始,左右有所穷处;聚者,阳气也,其始发无根本,上下无所留止,其痛无常处,谓之聚。故以是别知积聚也。

丁曰:积者,阴气所积,是五脏传其所胜。当王时不受邪,故留结为积,所以止而不移也。聚者,六腑之为病,阳也,所传其子,以回转不定,又阳主动,故无常处。

吕曰:诸阴证病常在一处牢强,有头足,止不移者,脏气所作,死不治。故言脏病难治,所以证病上下左右无常处者,此所谓阳证。虽困可治,本不死也。故当经岁月,故《经》言腑病易治。

《五十六难》曰:五脏之积,各有名乎,以何月何日得之?然:肝之积名曰肥气,在左胁下,如覆杯,有头足,久不愈,令人发咳逆疟疟。连岁不已,以季夏戊己日得之。何以言之?肺病传于肝,肝当传脾,脾季夏适王,王者不受邪,肝复欲还肺,肺不肯受,故留结为积,故知肥气以季夏戊己日得之。

杨曰:积,蓄也。言血脉不行,积蓄成病也。凡积者,五脏所生也,荣气常行,不失节度,谓之平人。平人者,不病也。一脏受病,则荣气壅塞,故病焉。然五脏受病者,则传其所胜,所胜适王,则不肯受传。既不肯受,则反传所胜,所胜复不为纳,于是则留结成积,渐以长大,病因成矣。肥气者,肥盛也。言肥气聚于左胁之下,如覆杯突出,如肉肥盛之状也,小儿多有此病。按前章有积有聚,此章唯出五积之名状,不言诸聚。聚者,六腑之病,亦相传行。还如五脏，以胜相加，故不重言。

心之积名曰伏梁，起齐上，大如臂，上至心下，久不愈，令人病烦心，以秋庚辛日得之。何以言之？肾病传心，心当传肺，肺以秋适王，王者不受邪，心复欲还肾，肾不肯受，故留结为积，故知伏梁以秋庚辛日得之。

杨曰：伏梁者，言积自齐上至心下，其大如臂，状似屋舍栋梁也。

脾之积名曰痞气，在胃脘，覆大如盘，久不愈，令人四肢不收，发黄疸，饮食不为肌肤，以冬壬癸日得之。何以言之？肝病传脾，脾当传肾，肾以冬适王，王者不受邪，脾复欲还肝，肝不肯受，故留结为积，故知痞气以冬壬癸日得之。

杨曰：痞，否也，言痞结成积也，脾气虚则胃中热而引食焉，脾病不能通气行津液，故虽食多而羸瘦也。

肺之积名曰息贲，在右胁下，覆大如杯，久不已，令人洒淅寒热，喘咳，发肺壅，以春甲乙日得之。何以言之？心病传肺，肺当传肝，肝以春适王，王者不受邪，肺复欲还心，心不肯受，故留结为积，故知息贲以春甲乙日得之。

杨曰：息，长也；贲，膈也。言肺在膈上，其气不行，渐长而逼于膈，故曰息贲，一曰贲聚也，言其渐长而聚蓄。肺为上盖，脏中阳也，阳气盛，故令人发肺壅也。

肾之积名曰贲豚，发于少腹，上至心下，若豚状，或上或下无时，久不已，令人喘逆，骨痿，少气，以夏丙丁日得之。何以言之？脾病传肾，肾当传心，心以夏适王，王者不受邪，肾复欲还脾，脾不肯受，故留结为积，故知贲豚以夏丙丁日得之。此是五积之要法也。

丁曰：人之五脏本和，谓恣欲五情，所以有增损，故蕴积生其病也，故有积有聚，积病为阴，聚病为阳，王时即安，失时即病也，旧经文注皆明矣。杨曰：此病状似豚而上冲心，又有奔豚之气，非此积病也，名同而疾异焉。（卷之四·脏腑积聚第九凡二首）

医辨[74]

肝之积名曰肥气，在左胁下，如覆杯，有头足，久不愈，令人呕逆，或两胁痛牵引小腹，足寒转筋，久则如疟，宜大七气汤煎熟待冷却，以铁器烧通红，以药淋之，乘热服，兼吞肥气丸。

肺之积名曰息贲，在右胁下，大如覆杯，气逆背痛，或少气喜忘，目瞑，肤寒，皮中时痛如虱喙针刺，久则咳喘，宜大七气汤加桑白皮、半夏、杏仁各半钱，兼吞息贲丸。

心之积名曰伏梁，起脐上，大如臂，上至心下，久不愈，令人病烦，心腹热，咽干，甚则吐血，宜大七气汤加石菖蒲、半夏各半钱，兼吞伏梁丸。

脾之积名曰痞气，在胃脘，大如覆杯，痞塞不通，背痛心疼，饥减饱见，腹满吐泄，久则四肢不收，发黄疸，饮食不为肌肤，足肿肉消，宜大七气汤下红丸子，兼吞痞气丸。

肾之积名曰贲豚，发于少腹，上至心，若豚状，或下或上无时，饥见饱减，小腹急，腰痛，口干目昏，骨冷，久不已，令人喘逆，骨痿，少气，宜大七气汤倍桂加茴香、炒楝子肉各半钱，兼吞奔豚丸。

磨积之药，必用补气血药相兼服之，积消及半即止。若纯用之致死，乃医杀之也。

凡攻病之药，皆是伤气损血，故《经》曰：大毒治病，十去其五；小毒治病，十去其七，不得过也。

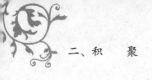

治积之法,理气为先。气既升降,津液流畅,积聚何由而生?丹溪乃谓:气无形而不能作块成聚,只一消痰破血为主,误矣。夫天地间有形之物每自无中生,何止积聚也。戴复庵以一味大七气汤治一切积聚,其知此道欤。(卷之上·积聚)

郁冈斋医学笔麈 [75]

治积之法,理气为先,气既升降,津液流畅,积聚何由而生。丹溪乃谓气无形而不能作块成聚,只以消痰破血为主,误矣。天地间有形之物,每自无中生,何止积聚也。(卷上·五积)

证治准绳

古方有五积、六聚、七癥、八瘕之名。五脏之气积,名曰积,故积有五;六腑之气聚,名曰聚,故聚有六。《杂病准绳》言之详矣。若夫七癥八瘕,则妇人居多,七者火数属心,盖血生于心,八者木数属肝,盖血归于肝。虽曰强分,理似不混。夫癥者坚也,坚则难破;瘕者假也,假物成形。古人将妇人病为痼疾,以蛟龙等为生瘕,然亦不必如此执泥。妇人癥瘕,并属血病,龙、蛇、鱼、鳖、肉、发、虱瘕等事,皆出偶然。但饮食间误中之,留聚腹脏,假血而成,自有活性,亦犹永徽中僧病噎者,腹中有一物,其状如鱼,即生瘕也。与夫宿血停凝,结为痞块,虽内外所感之不同,治法当以类相从,所为医者意也。如以败梳治虱瘕,铜屑治龙瘕,曲蘖治米瘕,石灰治酒瘕,如此等类,学者可以理解也。《大全良方》分痃癖诸气、疝瘕、八瘕、腹中瘀血、癥痞、食癥、血癥凡七门。痃者,在腹内近脐左右各有一条筋脉急痛,大者如臂,次者如指,因气而成,如弦之状,故名曰痃。癖者,僻在两肋之间,有时而痛,故名曰癖。疝者,痛也;瘕者,假也。其结聚浮假而痛,推移乃动也。八瘕者,黄瘕、青瘕、燥瘕、血瘕、脂瘕、狐瘕、蛇瘕、鳖瘕。积在腹内,或肠胃之间,与脏气结搏坚牢,虽推之不移,名曰癥,言其病形可征验也。气壅塞为痞,言其气痞塞不宣畅也。伤食成块,坚而不移,名曰食癥。瘀血成块,坚而不移,名曰血癥。若夫腹中瘀血,则积而未坚,未至于成块者也。大抵以推之不动为癥,推之动为瘕也。至夫疝与痃癖,则与痛俱,痛即现,不痛即隐。在脐左上为痃,在两肋之间为癖,在小腹而牵引腰胁为疝。恐学者一时难了,未免淆滥,故总叙叙而条析之。(女科·卷之三·杂证门下·积聚癥瘕)

万氏家抄济世良方 [76]

积者,有形之物也,气不能成,在中为痰饮,在右为食积,在左为血积。肝积在左胁下,如覆杯有头足,久不愈,令人发咳逆,痎疟连岁不已;心积起脐上,大如臂,上至心下,久不愈,令人烦心;脾积在胃脘,覆大如盘,久不愈,令人四肢不收,发黄疸,饮食不为肌肤;肺积在右胁下,覆大如杯,久不已,令人洒淅寒热,喘咳,发肺痈;肾积发于小腹,上至心下,若奔豚或上或下无时,久不已,令人喘逆,骨痿,少气,妇人有块多是血块。凡积聚之脉,实强者生,沉小者死。(卷二·积聚)

肝之积气为肥气,复处如杯左胁边。痎疟连年仍发咳,此因季夏肺脾生。伏梁之疾在心头,如臂连脐病可忧。此肾传心心授肺,因而积结在深秋。积在痞家名痞气,盘于胃管使人慵^①。肌肤羸瘦成黄疸，此病传来自季冬。肺积如杯号息贲，右边胁下是其真。令人喘咳兼寒热，心病传来盖自春。肾之积气号贲豚，上下无时腹内奔，病本传心夏适旺，因而留结是其根。（卷六·五脏积气歌）

寿世保元 ⁷⁷

脉来大强者生，沉小者死，脉来附骨者积也。在寸口，积在胸中；在关上，积在脐旁；在尺部，积在气冲。脉在左，积在左；脉在右，积在右；脉两出，积在中央。脉来小沉而实者，脾胃中有积聚，不下食，食则吐。

积者，生于五脏之阴也，其发有根，其痛有常处，脉必结伏；聚者，成于六腑之阳也，其发无根，其痛无常处，脉必浮结。由阴阳不和，脏腑虚弱，四气、七情失常，所以为积聚也。久则为癥瘕成块，不能移动者是癥，或有或无，或上或下，或左或右者是瘕，气不能成块，块乃有形之物，痰与食积、死血，此理晓然。在中为痰饮，右为食积，左为死血。治法咸以软之，坚以削之，行气开痰为要。积块不可专用下药，徒损其气，病亦不去，当消导，使之熔化。其死血块去须大补，痞块在皮里膜外，须用补药，宜六君子汤加香附、枳实开之。（卷三·积聚）

济世全书 ⁷⁸

丹溪曰：块乃有形之物，气不能成形，痰与食积、死血也。在中为痰饮，在右为食积，在左为死血。大法：咸以软之，坚以削之，行气开痰为主，不可专用下药，徒损其气，病亦不去，当消积使之溶化，其死血块去须大补。痞块在皮里膜外须用补药，香附开之，兼二陈汤加补气药，先须断厚味。（艮集·卷三·积聚）

济阴纲目

大全云：夫积者，阴气也，五脏所生，聚者，阳气也，六腑所成。皆由饮食不节，寒热不调，致五脏之气积，六腑之气聚。积者，痛不离其部；聚者，其痛无有常处。所以然者，积为阴气，阴性沉伏，故痛不离其部；聚兼阳气，阳性浮动，故痛无常处。产后血气伤于脏腑，脏腑虚弱，为风冷所乘，搏于脏腑，与血气相结，故成积聚癥块也。

薛氏曰：前证乃真气亏损，邪气乘之，况产后得之，尤当固真气为主，若求旦夕之效而攻其邪，则速其危矣，当参前杂证积聚诸方论治之。（卷之十三·产后门·积聚）

明医指掌 ⁷⁹

【歌】五积须知积有年，有形有质有根源。其如六聚无常处，聚散无时故易痊。假物而成名曰瘕，积癥成块不移迁。

【论】夫五积者，五脏之积也。肝曰肥气，在左胁下，如覆杯，有头足，如龟鳖状，久不愈，发咳逆呕，其脉弦而细。心曰伏梁，起于脐，上至心，大如臂，久不已，病烦心，身体胻股皆肿，环脐而痛，其脉沉而芤。脾曰痞气，在胃脘，覆大如盘，久不愈，病四肢不收，黄疸，饮食不为

① 慵（yōng）：困倦，懒得动。

肌肤,心痛彻背,背痛彻心,其脉浮大而长。肺曰息贲,在右胁下,大如覆杯,久不愈,病洒洒寒热,呕逆咳喘,发肺痈,其脉浮而毛。肾曰奔豚,发于小腹,上至心,如豚奔走之状,上下无时,久不愈,病喘逆,骨痿,少气,其脉沉而滑。六聚者,六腑之所成也,盖聚无常形,聚散不时,非若积之有定处也。癥者,征也,因物而成质,有块可征,不能移易也。瘕者,假也,假物而成形,推移能动也。古方治积聚癥瘕多用耗气峻削之剂,又佐以辛香热药,若轻浅者,因以消化,根深蒂固,日久气虚者,宁不损正气者乎?正气既伤,其积转甚。故洁古有养正积自除之论,譬如满座皆君子,其中有小人,自不容而出,斯言信矣。然当审其浅、深、轻、重之机,久、近、虚、实之势,可消、可补,必量其人之虚弱、强盛而施之可也。

【脉】五积属阴,沉伏附骨,肝弦心芤,肾沉急滑,脾实且长,肺浮喘卒。六聚脉沉,痼则浮结。又有癥瘕,其脉多弦,弦急瘕疾,弦细癥坚。沉重中散,食成癖疝。积聚癥瘕,紧则痛缠。虚弱者死,实强可痊。(卷四·积聚癥瘕八)

类经 [80]

积之始生,得寒乃生,厥乃成积也。寒气上入于肠胃则䐜胀,䐜胀则肠外之汁沫迫聚不得散,日以成积。见疾病类二。

推而外之,内而不外,有心腹积也。脉色二十一。

心脉微缓为伏梁,在心下。肝脉微急为肥气,在胁下若覆杯。肾脉微急为奔豚。脉色十九。

赤脉之至也,喘而坚,诊曰有积气在中,时害于食,名曰心痹。白脉之至也,喘而浮,上虚下实,惊,有积气在胸中,喘而虚,名曰肺痹。青脉之至也,长而左右弹,有积气在心下支肤[①],名曰肝痹,得之寒湿,与疝同法。黄脉之至也,大而虚,有积气在腹中,有厥气,名曰厥疝。黑脉之至也,上坚而大,有积气在小腹与阴,名曰肾痹。脉色三十四。

肾脉微急为沉厥奔豚。脉色十九。

寸口脉沉而横,曰胁下有积,腹中有横积痛。脉色十六。

肾脉小急,肝脉小急,心脉小急,不鼓皆为瘕。三阳急为瘕。脉色二十四。

盛喘数绝者,则病在中;结而横,有积矣。脉色十一。

手少阴之筋病内急,心承伏梁。疾病六十九。

颊下逆颧为大瘕。疾病四十四。

小肠移热于大肠,为虚瘕。疾病四十六。

任脉为病,女子带下瘕聚。经络二十七。

积痛可移者,易已也;积不痛,难已也。经络十二。

有故无殒,亦无殒也。大积大聚,其可犯也,衰其大半而止,过者死。论治十三。 (三十二卷·会通类·积聚癥瘕)

---

① 胠(qū):胁。

济阳纲目 [81]

《脉经》曰：脉来细而附骨者，积也。来在寸口，积在胸中。微出寸口，积在喉中。在关上，积在脐傍。上关上，积在心下。微下关，积在小肠。尺微，积在气冲。脉出在右积在右，脉出在左积在左，脉两出积在中央。各以其部处之也。脉来小沉而迟者，脾胃中有积聚，不下食，食则吐。肺积脉浮而毛，按之辟易。心积脉沉而芤，上下无常处。肝积脉弦而细。肾积脉沉而急。脉沉重而中散者，因寒食成积。脉左转而沉重者，气癥积胸中。脉右转出不至寸口者，内有肉癥也。又曰：左手脉洪癥在左，右手脉洪癥在右。头大者在上，头小者在下。脉迟而滑，中寒有癥结，偏得洪实而滑为积。弦紧亦为积，为寒痹，为疝痛。内有积，不见脉难治，见一脉相应为易治，诸不相应为不治。脉弦，腹中急痛，腰背痛，相引腹中，有寒疝瘕。脉弦紧而微细者癥也。夫寒痹、广癥瘕、积聚之脉皆弦紧。若在心下，即寸弦紧。在胃脘，即关弦紧。在脐下，即尺弦紧。脉弦小者寒痹。诊人心腹积聚，其脉坚强急者生，虚弱者死。脉弦而伏者，腹中有癥，不可转也，必死不治。

《脉诀举要》曰：胸痞脉滑，为有痰结。弦伏亦痞，涩则气劣。肝积肥气，弦细青色。心为伏梁，沉芤色赤。脾积痞气，浮大而长，其色脾土，中央之黄。肺积息贲，浮毛色白。奔豚属肾，沉急面黑。五脏为积，六腑为聚。积在本位，聚无定处。其脉浮牢，小而沉实。或结或伏，为聚为积。实强者生，沉小者死。生死之别，病同脉异。

《脉理提纲》曰：郁脉沉涩，积脉弦坚。（卷四十一·积聚癖块·脉法）

医宗必读 [82]

《灵枢》曰：喜怒不节则伤脏，脏伤则病起于阴也；清湿袭虚，病起于下；风雨袭虚，病起于上。喜怒不节，内伤于脏，故起于阴；清湿袭虚，阴邪之在表也，故起于下；风雨袭虚，阳邪之在表也，故起于上。虚邪之中人也，始于皮肤，腠理开，邪从毛发入，着孙络之脉，往来移行肠胃之间，濯濯[①]有音，寒则胀满雷引，故时切痛。孙络脉之细者。有水则濯濯有声，动而得也。有寒则雷鸣相引，不动亦得也。着阳明之经，挟脐而居，饱则大，饥则小。胃受水谷，故饱则大，饥则小也。着于缓筋，饱则痛，饥则安。缓筋在肌肉之间，故与阳明之积同。着于肠胃之募原，痛而外连于缓筋，饱则安，饥则痛。募原者，皮里膜外也。着于伏冲之脉，揣之应手而动，发手则热气下于两股，如汤沃之状。伏冲，即冲脉之在脊者，以其最深，故曰伏冲。其上行者循背里，络于督脉，其下行者，注少阴之大络，出于气街，循阴股内廉，入腘中，故揣按则应手而动，起手则热气下行也。着于膂筋，在肠后者，饥则积见，饱则不见，按之不得。膂筋在脊内，故居肠胃之后，饥则肠空，故积可见，饱则肠满蔽之，故积不可见也。着于输之脉者，闭塞不通，津液不下，孔窍干壅。凡诸输穴，皆经气聚会之处，所以通血气，若不通则津液干壅。此以上谓风雨袭阴之虚，病起于上而积生也。

积之始生，得寒乃生，厥乃成积也。厥气生足悗，足悗生胫寒，胫寒则血脉凝涩。寒气上入于肠胃则䐜胀，䐜胀则肠外之汁沫迫聚不得散，日以成积。厥者，逆也。寒逆于下，故生足悗，言肢节痛而不利也。血受寒则凝涩，渐入肠胃，则阳气不化，故为䐜胀，肠外汁沫不散，则日以成积。卒然

---

① 濯（zhuó）濯：清晰貌。

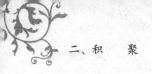

多食饮则肠满,起居不节,用力过度,则络脉伤。阳络伤则血外溢,血外溢则衄血;阴络伤则血内溢,血内溢则后血。肠胃之络伤,则血溢于肠外,肠外有寒,汁沫与血相搏,则并合凝聚,不得散而积成矣。食伤肠胃,汁溢膜外,与血相搏,乃成食积。又或用力伤阴阳之络,以动其血,血得寒沫,相聚肠外,乃成血积。贪口腹,妄作劳者多有之。卒然外中于寒,若内伤于忧怒,则气上逆,六输不通,温气不行,凝血蕴裹而不散,津液涩渗,着而不去,而积皆成矣。寒邪中于外,喜怒伤其内,气因寒逆,则六经之输不通,温暖之气不行,阴血凝聚,血因气逆而成积,此性情乖戾者多有之。积之始生节,寒气下逆而成积,卒然多食节,饮食起居而成积,卒然外中节,情志外伤挟寒成积。合三节而言,总是清湿袭阴之虚,病起于下而成积也。

《难经》曰:积者,五脏所生。其始发有常处,其痛不离其部,上下有所终始,左右有所穷处。聚者,六腑所成。其始发无根本,上下无所留止,其痛无常处。肝之积,名曰肥气,在左胁下,如覆杯,令人呕逆,或两胁痛引小腹,足寒转筋。肺之积,名曰息贲,在右胁下,如覆杯,气逆背痛,久则喘咳。心之积,名曰伏梁,起脐上,大如臂,上至心下,久则令人烦心。脾之积,名曰痞气,在胃脘,大如覆杯,痞塞吐泄,久则饮食不为肌肤。肾之积,名曰贲豚,发于少腹,上至心若豚状,上下无时,久则喘逆,骨痿,少气。癥者,按之应手,亦如五积之不移。瘕者,假物成形,如血鳖、石瘕之类。疬,皮厚也,在肌肉之间而可见者也。癖者,僻也;内结于隐僻,外不可见也。

愚按:积之成也,正气不足,而后邪气踞之,如小人在朝,由君子之衰也。正气与邪气势不两立,若低昂然,一胜则一负。邪气日昌,正气日削,不攻去之,丧亡从及矣。然攻之太急,正气转伤,初、中、末之三法不可不讲也。初者,病邪初起,正气尚强,邪气尚浅,则任受攻;中者,受病渐久,邪气较深,正气较弱,任受且攻且补;末者,病魔经久,邪气侵凌,正气消残,则任受补。盖积之为义。日积月累,匪伊朝夕①,所以去之亦当有渐,太亟则伤正气,正气伤则不能运化,而邪反固矣。

余尝制阴阳两积之剂,药品稍峻,用之有度,补中数日,然后攻伐,不问其积去多少,又与补中,待其神壮则复攻之,屡攻屡补,以平为期。此余独得之诀,百发百中者也。《经》曰:大积大聚,其可犯也,衰其半而已。故去积及半,纯与甘温调养,使脾气健运,则破残之余积,不攻自走,必欲攻之无余,其不遗夭殃者鲜矣。《经》曰:壮者气行即愈,怯者着而为病。洁古云:壮盛人无积,虚人则有之,故当养正则邪自除。譬如满座皆君子,一二小人自无容身之地。虽然,此为轻浅者言耳,若大积大聚,不搜而逐之,日进补汤无益也。审知何经受病,何为成疾,见之既确,发直人之兵以讨之,何患其不愈?《兵法》云:善攻者,敌不知其所守。是亦医中之良将也夫!(卷之七·积聚)

医灯续焰[83]

五脏为积,六腑为聚。实强者生,沉细者死。

《难经·五十五难》曰:积者,阴气也。聚者,阳气也。阴沉而伏,阳浮而动。又曰:积者,五脏所生。聚者,六腑所成。越人以阴阳分脏腑,既分脏腑,自有五六之名。但历考《灵》《素》

---

① 匪伊朝夕:不止一个早晨一个晚上。

积聚癥瘕之类,亦不全以脏腑分也。如《灵枢·百病始生》篇云:积之初成,必先身形自虚,而后外邪中伤,始于皮肤、腠理、毛发,次络脉,次经脉,次输,次伏冲[①],次肠胃,次肠胃之外,募原之间。此言邪气自浅入深之常道也。然亦有不必传至极处。邪之所在,无论浅深,若有积留,即积于彼。故本篇岐伯又曰:或着孙脉,或着络脉,或着经脉,或着于膂筋,或着于肠胃之募原,上连于缓筋。邪气淫泆[②],不可胜论。后复详言留着成积之病状,曰:其着孙络之脉而成积者,其积往来上下,臂手孙络之居也,浮而缓,不能句积而止之,故往来移行肠胃之间。水凑渗注灌,濯濯有音。有寒则䐜胀满雷引,故时切痛。其着于阳明之经,则挟脐而居。饱食则益大,饥则益小。其着于缓筋也,似阳明之积,饮食则痛,饥则安。其着于肠胃之募原也,痛而外连于缓筋。饱食则安,饥则痛。其着于伏冲之脉者,揣之应手而动,发手则热气下于两股,如汤沃之状。其着于膂筋在肠后者,饥则积见,饱则积不见,按之不得。其着于输之脉者,闭塞不通,津液不下,孔窍干壅。此邪气之从外入内,从上下也。又云:积之始生,得寒乃生,厥乃成积也。又云:厥气生足悗,悗生胫寒,胫寒则血脉凝涩,血脉凝涩则寒气上入于肠胃,入于肠胃则䐜胀,䐜胀则肠外之汁沫迫聚不得散,日以成积。又云:卒然多食饮则肠满。起居不节,用力过度则络脉伤。阳络伤则血外溢,血外溢则衄血;阴络伤则血内溢,血内溢则后血。肠胃之络伤,则血溢于肠外。肠外有寒汁沫,与血相搏,则并合凝聚不得散,而积成矣。又云:卒然外中于寒,若内伤于忧怒,则气上逆。气上逆,则六输不通,温气不行,凝血蕴里而不散,津液涩渗,着而不去,而积皆成矣。最后黄帝始曰:其生于阴者奈何? 岐伯曰:忧思伤心;重寒伤肺;忿怒伤肝;醉以入房,汗出当风伤脾;用力过度,若入房汗出浴则伤肾。此五脏之五伤也。虽不详言成积之状,谓之五脏所生可也。谓之即成肥气、伏梁、痞气、息贲、贲豚,五积之因亦可也。据本篇全文及《素问·脉要精微论》云:推而外之,内而不外,有心腹积也。又《五脏生成论》云:赤,脉之至也,喘而坚,诊曰有积气在中,时害于食,名曰心痹。赤乃其色。色赤而脉喘坚,则知病为心痹。下文仿此。白,脉之至也,喘而浮,上虚下实,惊,有积气在胸中,喘而虚,名曰肺痹。青,脉之至也,长而左右弹,有积气在心下支胠,名曰肝痹。得之寒湿,与疝同法。黄,脉之至也,大而虚,有积气在腹中,有厥气,名曰厥疝。黑,脉之至也,上坚而大,有积气在少腹与阴,名曰肾痹。又《平人气象论》云:寸口脉沉而横,曰胁下有积,腹中有横积痛。又云:盛喘数绝者,则病在中。结而横,有积矣。又《大奇论》云:肾脉小急,心脉小急,不鼓,皆为瘕。又云:三阳急,为瘕。又《灵枢·邪气脏腑病形》篇云:心脉微缓,为伏梁,在心下。肝脉微急,为肥气,在胁下,若覆杯。肾脉微急,为沉厥奔豚。又《卫气》篇云:积痛可移者,易已也。积不痛,难已也。又《难经·十八难》云:诊在右胁有积气,得肺脉结脉。结甚则积甚,结微则积微。诊不得肺脉而右胁有积者何也? 然肺脉虽不见,右手脉当沉伏。又《脉经》云:脉迟而涩,中寒有结。又云:弦急疝瘕,小腹痛,又为癖病。又云:弦小者寒癖。由是观之,则脉之小也、微也、小急也、弦急也、沉也、沉伏也、迟也、涩也、实也、数绝也、沉横也、结伏也、长而左右弹也,是皆阴寒敛实之脉,则知积之成也,亦多属阴寒,阴寒则不能温散,而易于凝着。始则毫厘之留,日以增益,如堆积然,久久则小者大,软者坚,虚者实,无形者有形。

---

① 伏冲:指冲脉循行进入脊椎骨内的部分,即冲脉在体内深层的分部。

② 泆(yì):溢。

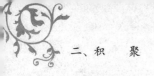

越人言其始发也,有常处,其痛不离其部,上下有所终始,左右有所穷处。又云:积者,阴气也。又云:阴沉而伏,皆中的之语。聚则不然。越人谓聚者,阳气也,六腑所成。又云:阳浮而动,病发无根,痛无常处。夫无根无常,则气不留止,偶与气血相搏,则邪正相干。气聚而痛,气散则解,非若积之留止不移不散也。如肠腹攻冲,疝瘕痃热,胸腹胀满,切痛雷鸣等证,皆聚之类也。古人论积聚,分脏腑者,亦不过以沉伏留止不移者属阴,阴则为脏,浮动聚散不常者属阳,阳则为腑耳。治之者,当于留止聚散上相机,不当于脏腑二字上作工夫也。其脉实强者,阳脉也,一以征邪正之相搏,一以征元本之壮实。从腑从阳,故曰生;其脉沉细者,阴脉也,一以征邪气之深入,一以征元本之衰微,从脏从阴,故曰死。以上积聚二证,楫引《灵》《素》《难经》《金匮》诸书,其病因病状,可谓详且悉矣。但言证处,不斩然,亦不全属一证。故虽有成方,不能插入。今历观积聚之由,似宜温行,不宜寒敛,似宜运动枢机,不宜专尚攻克。(卷十二·积聚脉证第七十二)

伤寒兼证析义 [84]

问:积、聚、动气三者,皆腹中固疾,其受病之原有异否?曰:积聚寒气客于五脏之膜,血气不行所生,聚则汁沫取胜于六腑之廓,溢蓄不泻而成动气,为无形之气受病,所以忽有忽无,与积聚之有形质者不同。

问:有动气之人,不可汗下,其有积聚者,亦有所禁乎?曰:动气是脾衰气失统运之候,汗下先动脾津,故为切禁,非若积聚初起之可用攻击者。若久病气衰,亦必兼补而攻始应。尝见有积聚误汗则津液外泄,固结随表药而上升者;误攻则气随下脱,阴邪无制而愈逆者;亦有下之便利不止水道涩痛如淋者。《内经》所谓此凤根也,不可动,动之为水溺涩之病是也。

问:已误汗下者,为之奈何?曰:误汗虚阳扰乱而气上冲,或咳吐眩惕,或心烦恶寒者,通宜五苓散去术,多加枣仁降敛之。误下虚阳不禁而气下夺,或身热蜷卧,或下利汗出者,《金匮》大建中汤、吴茱萸汤、附子理中加桂苓汤,急温其里,则虚热不治自息矣。

问:三证之表法。曰:积之兼表者,以温血为主,如甘草干姜汤加桂枝、姜、枣。感冒则香苏散、葱白香豉汤。聚之兼表者,以涤饮为先,如小半夏茯苓汤加桂枝、姜、枣,或四七汤、芎苏散之类。动气之兼表者,以安中为务,如小建中、黄芪建中为最当,非若积之芍药助阴有碍、聚之胶饴助湿难投也。若营伤无汗者,则合香苏饮。凡表药皆升,而香苏独降也。

问:三证之和法。曰:和法总不出小柴胡,然于本方中宜除去参、芩,积加细辛、干姜,聚加茯苓、橘皮,动气但去黄芩加木香、桂心之类。又须知中虚挟邪之人,胸多寒热不和,常有痞满之患,当于三泻心汤、黄连汤、旋覆代赭石汤选用。若等胀满喘急而治,难为力矣。

问:三者治失其宜而见里症,当何法以除之。曰:大约中气久虚及有宿病之人,先用导法,如积用蜜煎加川乌末导,聚用猪胆汁加姜汁导,动气用酱姜导。若里热势剧不下,必死者,积用大黄附子汤,聚用厚朴七物汤,动气理中汤去术,加桂、苓、姜制大黄微利之,庶免阴气逆上之虞。至于伏气发温,虽有积气,当凉膈散、大柴胡及三黄石膏加大黄急下之,以热毒从内而发,里先受邪,所以不禁内夺,非导法所能荡涤其热也。(积聚动气兼伤寒论)

医林绳墨大全

积聚

夫积者,阴也,五脏之气积蓄于内以成病也。聚者,阳也,六腑之气聚而不散以为害也。其症之所因,皆由痰而起,由气而结。《脉经》曰:积在本位,聚无定处,驮紧①浮牢,小而沉实,或结或伏,为聚为积,实强者生,沉小者死,生死之别,病同脉异。又曰:肝积肥气,弦细青色;心为伏梁,沉芤色赤;脾积痞气,浮大而长,其色脾土中央之黄;肺积息贲,浮毛色白;奔豚属肾,沉急面黑。此五脏成积之色脉也。其聚如何?且如胃聚而生中满,胆聚而生气逆,小肠聚为瘕痕,大肠积聚为秘结,心主聚为怔忡,膀胱聚为溺涩,此六腑聚之为病也。治宜调其气而破其血,豁其痰而行其积,如二陈汤加楂、朴、槟榔、枳壳、香附为主,积加黄连、聚加山栀等类,使气行而痰豁,则积可除也,气行而火降,则聚可散也。(批)积久则胃弱形羸,宜养胃气,故洁古有曰:养正则积自除。盖真气盛,胃气强,积自无矣。

【愚按】积于腑者易治,积于脏者难治,积于肠胃之间者易治,积于肌肉之分、腠理之间者难治。何也?积者,痰血积也;聚者,气郁聚也。气可易散,痰则难除。设或痢疾于肠胃之间,血瘀于胸胁之内,尚可破其血而行其滞也。如其瘤核结于肌肉之外,痞满积于分腠之中,此则欲行而不能行,欲破而不能破也,是惟针灸可治。若夫在内之积聚,一以散气开郁为主。吾见血瘕之症,用紫苏、灯草煎汤,时时服之,则气散而瘕可除,是其病有可类推矣。而槟榔、黄连则又行气之要药也,气行则积亦自行矣。

【治法主意】肝可散气而行痰,心可养血而清气,脾可豁痰而健运,肺可理气而清痰,肾可温经而行积,聚可破气而调中,此治积聚之大法也。(卷之七·积聚)

证治汇补 [85]

积聚、癥瘕,皆太阴湿土之气,名虽不同,大要不出痰与食积死血而已,气则不能成形也。《玉册》。

内因:积之始生,因起居不时,忧患过度,饮食失节,脾胃亏损,邪正相搏,结于腹中,或因内伤、外感、气郁误补而致。《汇补》。

外候:或恶寒潮热,或痞满呕吐,或走注疼痛,或腹满泄泻,或眩晕嘈杂,胁肋攻冲。吴球。

左右有别:旧说以积块在中为痰饮,在右为食积,在左为死血,此大概之论,不可拘执也,常有胃家食积而病发于中者,亦有气与食积相假而积留于左者。《汇补》。

积聚不同:积属阴,五脏所主,发有常处,痛不离部;聚属阳,六腑所成,发无定所,痛无常处。《难经》。

癥瘕各别:癥者,征也,以其有所征验也,腹中坚硬,按之应手,不能移动;瘕者,假也,假物而成蠢动之形,如血鳖之类,中虽硬而聚散无常,且有活性,故或上或下,或左或右。癥因伤食,瘕是血生,二症多见于脐下。《汇补》。

疝癖痞异:疝在腹内,贴近脐旁,左右一条,筋脉急痛,有时而见;癖居两肋,有时而痛,外

---

① 紧:原作"聚",据宋代崔嘉彦《脉诀》改。

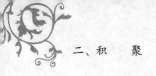

不可见;痞居心下,满闷壅塞,按之不痛,而无形迹。《汇补》。

脉法:大率实大坚强者生,虚弱沉细者死,又沉而附骨者积脉也。

积聚分治:食积,气口紧盛,或弦急,或中或右,硬痛不移,呕吐饱胀,或作寒热身痛;痰积,脉来沉滑,忽时眩晕麻木,恶心痞塞,嘈杂;虫积,口吐清水,或时吐虫,或偏嗜一物,脉来乍大乍小,面生白斑,唇红能食,时痛时止;血积,因打扑闪朒,血瘀成块,或妇人产后不月,多有是症,盖月事正临产后虚弱,适感寒气,寒气客于子门,血凝成块,多在小腹,发则痛楚万倍,面色不泽。《汇补》。

五脏积名:肝积曰肥气,在右胁下,如覆杯,有头足,如龟鳖状,久不愈,令人呕逆,或胸胁痛引小腹,足寒转筋。肺积曰息奔,在右胁下,大如覆杯,久不愈,令人洒洒寒热,呕逆喘咳,发肺痈。心积曰伏梁,起脐上,大如臂,上至心,久不已,令人烦心,身体胫股皆肿,环脐而痛。脾积曰痞气,在胃脘,覆大如盘,久不愈,令人四肢不收,发黄疸,饮食不为肌肤,心背彻痛。肾积曰奔豚,发于小腹,上至心,如豚奔走状,久不愈,令人喘逆,骨痿,少气。《汇补》。

养正:壮实人无积,虚人则有之,皆因脾胃虚衰,气血俱伤,七情悒郁,痰挟血液凝结而成,若徒用磨坚破积之药,只损真气,积虽去而体已备,虽或暂时通快,药过依然,气愈耗而积愈大,惟当渐磨熔化,攻补兼施,若去积及半,即宜纯与甘温调养,使脾土健运,则破残余积,不攻自走,所谓养正积自除之谓也。《汇补》。

治法:大法,咸以软之,坚以削之,惟行气开郁为主,或以所恶者攻之,或以所喜者诱之,则易愈。《汇补》。

治分初中末:初起正气尚强,邪气尚浅,则任受攻;中则受病渐久,邪气较深,正气较弱,任受且攻且补;末则邪气侵凌,正气消残,则任受补。洁古。又初起为寒,宜辛温消导,久则郁热,宜辛寒推荡。《汇补》。　(卷之六·腹胁门·积聚章)

女科精要[86]

产后积聚痂疝,多属气血为风冷所搏而成。积者,阴气也,五脏所生;聚者,阳气也,六腑所成。阴性沉伏,故痛不离其部;阳性浮动,故痛无常处。痂者,假也,谓其痛浮假成形,无定处也,皆由产后气血虚弱,风冷所乘,搏于脏腑,与血气相结而成也,若不急治,多成积结,妨害月水。

有产妇腹中一物时痛不止,以为血痂,用行血破气药,两胁肚腹尤甚,肢节间各结小核,隐于肉里,以为鳖子,治亦不效。殊不知肝血而养诸筋,何处之骨不属于肾,何处之筋不属于肝?此肝血虚损,筋涸而挛结耳。养其脾土,补水以滋肝血,则筋自舒,八珍汤、逍遥散、归脾汤加减治之。甚者,温补肾元,则真阳得而气行乃健,何有假物成形之患,真阴得而血分不枯,自无筋挛、胁痛之虞[①]矣。(卷三·产后杂症门·产后积聚痂疝)

张氏医通[87]

《经》云:寒气客于小肠膜原之间,络血之中,血涩不得注于大经,血气稽留不得行,故宿

---

① 虞:忧虑。

昔而成积矣。有身体髀股胻皆肿，环脐而痛，名曰伏梁，此夙根也。其气溢于大肠而着于肓，肓之原在脐下，故环脐而痛也，不可动之，动之为水溺涩之病。

病胁下满气逆，二三岁不已，名曰息积。此不妨于食，不可灸刺，积为导引服药，药不能独治也。

按：息积乃气息痞于胁下，不在脏腑营卫之间，积久成形，气不干胃，故不妨于食。

妇人重身，大积大聚，毒可犯也，衰其大半而止，过乃死。

肠覃，寒气客于肠外，与卫气相搏，气不得营，因有所系，癖而内着，恶气乃起，瘜肉乃生。其始生也，大如鸡卵，稍以益大，至其成如怀子之状。久者离岁，按之则坚，推之则移，月事以时下，此其候也。

石瘕，生于胞中，寒气客于子门，子门闭塞，气不得通，恶血当泻不泻，衃以留止，日以益大，状如怀子，月事不以时下，皆生于女子，可导而下。

《金匮》云：奔豚病，从少腹起上冲咽喉，发作欲死，复还止，皆从惊恐得之。

惊则伤心，恐则伤肾，心伤气虚，而肾邪乘之。从少腹起上冲咽喉，肾脉所循之处也，其水邪逆上凌心，故发作欲死，少顷邪退还止也。

奔豚，气上冲胸，腹痛，往来寒热，奔豚汤主之。

气上冲胸腹痛者，阴邪上逆也；往来寒热者，邪正交争也。奔豚虽曰肾积，而实冲脉为患。冲主血，故以芎、归、芍、草、苓、半、生姜散其坚积之瘀，葛根以通津液，李根以降逆气，并未尝用少阴药也。设泥奔豚为肾积而用伐肾之剂则谬矣。即使果有水气凌心，不过桂、苓之类，《千金》成法可师，不必如东垣奔豚丸之用巴豆、乌、附等耗水伤津药也。

心胸中大寒，痛呕不能饮食，腹中寒，上冲皮起，出见有头足，上下痛而不可触近，大建中汤主之。

大寒填塞于胸膈之间，不能出纳，是以痛呕不能饮食也。腹中有寒，则汁沫溢于肠胃之外，是以上冲皮起，出见有头足，痛不可触，乃有形之积聚于空郭之间，故当大建其中，使邪不敢内干于脏也。干姜、人参、胶饴大温补其中土，蜀椒补心气而散胸中之寒，又能消皮肤中之阴聚，总取其辛散耳。

胁下偏痛发热，其脉紧弦，此寒也，以温药下之，宜大黄附子汤。

胁下偏痛发热，其脉紧弦，寒在厥阴少阴之分也。邪在下当从下解，然寒邪之在阴分，故当以温药下之。附子驱少阴之寒，细辛达厥阴之气，用大黄通泄其积，此寒热并施之妙用也。

寒气厥逆，赤丸主之。

寒气逆于上下，则阴阳之气不相顺接，是以厥逆而不知也。乌头驱上逆之寒，茯苓导心气下降，细辛发肾气上升，半夏散寒饮结聚，真朱为色，有坎离相生之义，世俗以乌、半相反，殊失此方之奥。

《难经》云：气之所积名曰积，气之所聚名曰聚。故积者五脏所生，其始发有常处，其痛不离其部，上下有所终始，左右有所穷处；聚者六腑所成，其始发无根本，上下无所留止，其痛无常处。肝之积，名曰肥气，在左胁下。心之积，名曰伏梁，在脐上，上至心下。脾之积，名曰痞气，在胃脘。肺之积，名曰息贲，在右胁下。肾之积，名曰贲豚，发于少腹上至心下，若豚状，或上或下无时。癥者，按之应手，亦如五积之不移。瘕者，假物成形，如血鳖石瘕之类。痞者，皮厚也，在肌肉之间而可见者也。癖者，僻也，内结于隐僻，外不得见者也。

李士材曰：按积之成也，正气不足，而后邪气踞之，然攻之太急，正气转伤，初、中、末之三

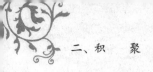

法，不可不讲也。初者病邪初起，正气尚强，邪气尚浅，则任受攻；中者受病渐久，邪气较深，正气较弱，任受且攻且补；末者病根经久，邪气侵凌，正气消残，则任受补。盖积之为义，日积月累，匪朝伊夕，所以去之亦当有渐，太急则伤正气，正伤则不能运化，而邪反固矣。余尝用阴阳攻积丸通治阴阳二积，药品虽峻，用之有度，补中数日，然后攻伐，不问其积去多少，又与补中，待其神壮而复攻之，屡攻屡补，以平为期。《经》曰：大积大聚，毒可犯也，衰其大半而止，过者死。故去积及半，纯与甘温调养，使脾土健运，则破残之余积不攻自走，必欲攻之无余，其不遗人夭殃者鲜矣。《经》曰：壮者气行则已，怯者则着而成病。洁古云：壮人无积，惟虚人则有之，皆由脾胃怯弱，气血两衰，四气有感，皆能成积。若遽以磨坚破积之药治之，疾似去而人已衰，药过则依然，气愈消，痞愈大，竟何益哉？善治者，当先补虚，使血气壮，积自消也，不问何脏，先调其中，使能饮食，是其本也。虽然，此为轻浅者言耳，若夫大积大聚，不搜而逐之，日进补养，无益也。审如何经受病，何物成积，见之既确，发直入之兵以讨之，何患其不愈！兵法曰：善攻者，敌不知其所守，是亦医中之良将也夫。

五积六聚，随气上下，发作有时，心腹痞痛，上气窒塞，小腹满大，小便不利，大七气汤用铁洛饮煎服，形羸气弱者禁用。有饮癖结成块，在胁腹之间，病类积聚，用破块药多不效，此当行其饮，六君子合五苓散最妙，更加旋覆、前胡、枳实、白芍，即海藏五饮汤。若在膜外者，宜导痰汤主之。何以知其饮？其人先曾病瘥，口吐涎沫清水，或素多痰者是也。又多饮人，结成酒癖，肚腹积块，胀急疼痛，或全身肿满，肌黄食少，宜大七气汤红酒煎服。腹中似若瘕癖，随气上下，未有定处，二陈加当归、杏仁、桂心、槟榔，名散聚汤。若气作痛，游走心腹间，攻刺上下如雷鸣，或已成积，或未成积，宜木香通气散。肉积妨碍饮食，四味阿魏丸。石瘕，利血通经汤，不应，见晛丸，虚人，十全大补汤送下。肠覃，阿魏麝香散。伏梁环脐而痛，《金匮》三物大建中汤加桂、苓。息积气逆而不妨于食，内服三因化气散，外用良方阿魏膏。此膏熨贴一切痞积并效。食鱼鳖成痞，鳜鸫丸。疟痞寒热，阿魏化痞散。乔氏阴阳攻积丸，可代东垣五积诸方。《局方》治七种癖块，五种癫病，十种疰忤，七种飞尸，十二种蛊毒，五种黄病，十二种疟疾，十种水病，八种大风，十二种瘘痹，及五脏滞气壅闭，心腹胀满，诸蛊积聚，时定时发，十年、二十年不瘥者，《千金》耆婆万病丸悉主之。好食茶叶成癖，面黄少力者，用椒红二两、茶叶一两为末，飞罗面炒香，打糊为丸，茶清送下三十丸。又方，苦草二两，加茶叶一两，如好食米谷、土炭、纸布之类，即以其物加入，并用其物煮汤送下。疟痞丹方，用明净雄黄，醋煮研细，神曲为丸，空心，温酒送下四五分，勿令间断，消尽乃止。血积，桃仁、穿山甲、干漆、大黄、虻虫。瘀血，蓬术、瓦垄子。痰积，半夏、南星、白术、枳实、礞石、硝石、风化硝、白芥子。老痰，海石、蛤粉。水积，大戟、甘遂、莞花、芫花。酒积，干葛、神曲、砂仁、豆蔻、黄连、干姜、甘遂、牵牛。茶积，姜黄、茱萸、椒、姜。癖积，三棱、蓬术、巴霜、大黄。肉积，山楂、阿魏、硝石。虫积，雄黄、锡灰、槟榔、雷丸、芜荑、使君子、鹤虱。疟积，桃仁、鳖甲、草果。

（诊）脉来细而附骨者，积也。积脉坚强者生，虚弱者死。沉而有力为积，沉紧者为寒积，脉弦而牢积聚。弦而伏者，腹中有癥，不可转也，不治。小沉而实者，胃中有积聚，不下食，食即吐。脉沉重而中散者，因寒食成癥。脉左转而沉重者，气癥结在胸中，右转出不至寸口者，内有肉癥也。（卷三·诸气门·积聚）

医林口谱六治秘书 [88]

《识病捷法》云：积聚二字，停蓄之总名也。《经》曰：无寒不成积。积者，痛有定处而不移，五脏之所生也；聚者，聚散无常，痛无定处，六腑之所成也。然肺为之总司耳。何则？盖肺为气之出入之道，能行诸脏之气也，其始为寒邪客入，则不能运血脉，血脉凝涩，寒气入于肠胃则生膜胀，入于肠外与汁沫并居，日聚不散，久久成积，因始时未曾发散之故也。更加饮食不节，起居不时，用力过度，则经络乃伤。阳络伤，血外溢而为鼻衄；阴络伤，血内溢而为肠红痔血。若肠胃经络皆伤，以致血溢肠外，有寒沫与血相并不散，而成积块也。或外中于寒，内有忧怒，则肺气滞而不能通调，血凝液裹而成积也。（卷四·五积六聚论附消块秘方）

《指航》曰：五积乃鼓胀之根也。肺之积名息贲，右肋下大如覆杯，久不愈，令人洒洒恶寒热，气逆喘嗽，恐成肺痈。有表症者，先当发散，后服息贲丸。

心之积名伏梁，沈后珠云其必死之症，疑其未识《伤寒》五泻心汤之法也。其症起于脐上至心，大如臂，故云难治必死，久不愈，令人烦心，身体环脐皆痛。先择泻心汤，后可伏梁丸。

脾之积名痞气，在胃脘，覆大如杯，久不已，令人四肢不仁，黄疸，饮食不为肌肉，痛彻于心，脉长浮大。先服桂枝薤白汤，后服痞气丸。薤白汤有加半夏，有加瓜蒌根，有加枳实。

肝之积名肥气，在左胁下，如覆杯，有头足如鳖，久不已，令人咳逆而哕。先服小柴胡加鳖甲、穿山甲末，后服肥气丸。

肾之积名奔豚，小腹上至心下，如豚奔走，上下无时，肾家之邪，黑水也，为之奔豚撞心，死在旦夕。先用桂枝加桂汤，或桂枝白术茯苓汤，后用奔豚丸。（卷四·五积六聚论附消块秘方）

女科指掌

【歌】疝癖聚瘕痞疝瘕，血凝痰气食兼成。《难经》五积由于脏，六聚相传腑所生。肠覃经行气分病，石瘕不月血相并。青黄燥血脂狐鳖，虱发蛇鱼亦瘕名。

【论】《经》曰：肠覃者，寒气客于肠外，与卫气相搏，气不得营，因而所系，癖而内着，恶气乃起，息肉乃生。其始大如鸡卵，稍以益大，至其成，如怀子之状，按之则坚，推之则移，月事以时下，此肠覃也，气病而血不病也。晞露丸。

石瘕者，生于胞中，寒气客于子门，子门闭塞，气不得通，恶血当泻不泻，衃以留止，日以益大，状如怀子，月事不以时下。二者皆生于女子，可导而下。

五积者，五脏所生。心曰伏梁，肝曰肥气，脾曰痞气，肺曰息贲，肾曰奔豚。六聚者，六腑所生也。疝生脐傍，癖在两肋，痞在胸前，疝居小腹。食癥、血癥、气癖、疟癖，又有龙、蛇、鱼、鳖、肉、发、虱瘕等，皆事出偶尔，饮食间误中之，留聚腹中，假血而成，自有活性。如永徽僧病噎，腹中一物如鱼之类是也。他如败梳治虱瘕，铜屑治龙瘕，曲蘖治米瘕，石灰治酒瘕，茶泥治蛭瘕，可以理解也。皆因饮食不节，起居失宜，脏腑亏损，气血乖戾，痰涎凝结，阴阳受伤，经络隧道循行失度，所以发作则痛，甚者欲死，皆血之所为也。

【脉】寸口沉而横，胁下有积痛。六脉沉涩，皆主积痛。浮牢数紧，亦主积聚。少阴浮紧，紧则腹痛，半产；浮则亡血、恶寒、绝产。弦急者可治，虚弱者不治。

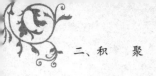

【方】瓦楞子丸、五积丸、桃仁煎、晞露丸、李子豫①八毒赤丸、太乙神明陷冰丸。（卷一·调经门·积聚、癥瘕、肠覃、石瘕）

金匮要略心典[89]

问曰：病有积，有聚，有谷气，何谓也？师曰：积者脏病也，终不移；聚者腑病也，发作有时，展转痛移，为可治；谷气者，胁下痛，按之则愈，复发，为谷气。

积者，迹也，病气之属阴者也。脏属阴，两阴相得，故不移，不移者，有专痛之处而无迁改也。聚则如市中之物，偶聚而已，病气之属阳者也。腑属阳，两阳相比，则非如阴之凝，故寒气感则发，否则已，所谓有时也。既无定着，则痛无常处，故展转痛移，其根不深，故比积为可治。谷气者，食气也，食积太阴，敦阜之气，抑遏肝气，故病在胁下，按之则气行而愈。复发者，饮食不节，则其气仍聚也。徐氏。

诸积大法，脉来细而附骨者，乃积也。寸口，积在胸中。微出寸口，积在喉中。关上，积在脐旁。上关上，积在心下。微下关，积在少腹。尺中，积在气冲。脉出左积在左，脉出右积在右，脉两出积在中央。各以其部处之。

诸积，该气、血、痰、食而言，脉来细而附骨，谓细而沉之至，诸积皆阴故也。又积而不移之处，其气血营卫，不复上行而外达，则其脉为之沉细而不起。故历举其脉出之所，以决其受积之处，而复益之曰，脉两出积在中央，以中央有积，其气不能分布左右，故脉之见于两手者，俱沉细而不起也。各以其部处之，谓各随其积所在之处而分治之耳。　（卷中·五脏风寒积聚病脉证并治第十一）

医学心悟[90]

积者，推之不移，成于五脏，多属血病；聚者，推之则移，成于六腑，多属气病。治积聚者，当按初、中、末之三法焉。邪气初客，积聚未坚，宜直消之，而后和之。若积聚日久，邪盛正虚，法从中治，须以补泻相兼为用。若块消及半，便从末治，即住攻击之药，但和中养胃，导达经脉，俾荣卫流通，而块自消矣。更有虚人患积者，必先补其虚，理其脾，增其饮食，然后用药攻其积，斯为善治，此先补后攻之法也。初治，太无神功散主之；中治，和中丸主之；末治，理中汤主之。予尝以此三法，互相为用，往往有功。（卷三·积聚）

杂病心法要诀[91]

五积六聚本《难经》，七癥八瘕载《千金》。肠覃石瘕辨月事，疝癖之名别浅深。脏积发时有常处，腑聚忽散无本根。癥类积疝瘕聚癖，肠满汁溢外寒因。

【注】五积、六聚之名，本乎《难经》。五积者，肥气、伏梁、痞气、息贲、奔豚也。六聚者，积之着于孙络、缓筋、募原、膂筋、肠后、输脉也。七癥、八瘕之名，载《千金方》。七癥者，蛟、蛇、鳖、肉、发、虱、米也。八瘕者，青、黄、燥、血、脂、狐、蛇、鳖也。肠覃者，积在肠外，状如怀子，月事以时而下。石瘕者，积在胞中，状如怀子，月事不以时下，故曰辨月事也。疝者，外结募原肌肉之间。癖者，内结隐僻膂脊肠胃之后，故曰别浅深也。然积者属脏，阴也，故发有常处，不离其部。聚者属腑，阳也，故发无根本，忽聚忽散。癥不移，而可见，故类积、类疝也；瘕能移，

---
① 李子豫：晋代医生，善治心腹痛疾。

有时隐,故类聚、类癖也。积聚、癥瘕、肠覃、石瘕、疢癖之疾,皆得之于喜怒不节则伤脏,饮食过饱则伤腑,肠胃填满,汁液外溢,为外寒所袭,与内气血、食物凝结相成也。(卷四·积聚总括)

积聚牢坚不软动,胃弱溏泻不堪攻。奔豚发作状欲死,气上冲喉神怖惊。

【注】积聚牢固不动,坚硬不软,则病深矣。胃弱食少,大便溏泻,不堪攻矣。五积之中,奔豚最为难治,若更发作,正气虚不能支,其状欲死,从少腹起,气上冲喉,神色惊怖,皆恶候也。(卷四·积聚难证)

妇科心法要诀 [92]

五积六聚分脏腑,七癥八瘕气血凝。癥积不动有定处,瘕聚推移无定形。痞闷不宣气壅塞,未成坚块血瘀名。蓄久不散成血蛊,产后经行风冷乘。(癥瘕疢癖诸证门·癥瘕积聚痞瘀血血蛊总括)

医碥 [93]

积者,有形之邪,或食、或痰、或血积滞成块,时常硬痛,始终不离故处者也。在妇人则谓之癥。癥者,征也,有形可验也。聚者,无形之气,滞则聚,行则散,聚则有形而硬痛,散则痛止形消,忽此忽彼,无有定处者也。在妇人谓之瘕。瘕者,假也,假气为形,而实非有形也。形属阴,气属阳,故积属阴,聚属阳。古分积属脏,在血分;聚属腑,在气分,即阴阳之义耳,不必泥也。至其病因,则《内经》谓:寒气入肠胃,则肠外汁沫凝聚不散,日以成积。又或饮食过饱,或用力过度,伤其肠胃之络,则血溢肠外,与寒沫搏结成积。或外中于寒,而忧怒气逆,血凝液留,皆成积。可见外感内伤,皆足以郁滞其气血痰液以成积聚。而在妇人尤甚,以妇人经产血行,或食生冷,或感风寒,且多恚怒忧郁,易致瘀滞也。(卷之二·杂症·积聚)

四圣心源

积聚者,气血之凝瘀也。血积为癥,气为瘕。《金匮》:妇人宿有癥病,经断未及三月,而得漏下不止,胎动在脐上者,此为癥痼害,所以血不止者,其癥不去故也。缘瘀血癥聚,不在子宫,三月胎长,与癥痼相癥,故血阻而下,是癥病之为血也。《伤寒》:阳明病,若中寒不能饮食,小便不利,手足濈然汗出,此欲作瘕痕,必大便初硬后溏,所以然者,以胃中冷,水谷不别故也。缘寒气凝结,水谷不消,则大便泄利。《难经》谓之大瘕泄,是瘕病之为气也。

癥瘕之病,多见寒热,以气血积聚,阳不外达,故内郁发热,阴不内敛,故外束而恶寒。气统于肺,血藏于肝,气聚者,多下寒,血积者,多上热。盖离阴右降,而化金水,及其成水,而又抱阳气,故下焦不寒,气聚则金水失其收藏,阳不下蛰,是以寒生。坎阳左升,而化木火,及其成火,而又含阴精,故上焦不热,血积则木火失其生长,阴不上根,是以热作。

血性温暖而左升,至右降于金水,则化而为清凉。血之左积者,木之不温也;血之右积者,金之不凉也。气性清凉而右降,至左升于木火,则化为温暖。气之右聚者,金之不清也;气之左聚者,木之不暖也。而溯其原本,总原于土,己土不升,则木陷血积;戊土不降,则金逆而气聚。中气健运而金木旋转,积聚不生,癥瘕弗病也。(卷六·杂病解中·积聚根原)

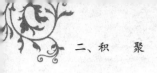

金匮悬解 [94]

问曰：病，有积，有聚，有䅽气，何谓也？师曰：积者，脏病也，终不移。聚者，腑病也，发作有时，展转痛移，为可治。䅽气者，胁下痛，按之则愈，复发为䅽气。

病，有积，有聚，有䅽气。积者，五脏之病也，脏为阴，其性静，故终不迁移《难经》：脏病者，止而不移，其病不离其处。聚者，六腑之病也，腑为阳，其性动，故发作有时，展转痛移，此为可治《难经》：腑病者，仿佛贲响，上下流行，居无常处。䅽气者，谷气也，水谷不消，中气郁满，木气抑遏，故胁下作痛，按之郁开则愈，举手复发，是为䅽气。此风寒之伤于脏腑，而成积聚者也。（卷二·外感·积聚二章·积聚二十）

诸积大法，脉来细而附骨者，乃积也。寸口，积在胸中，微出寸口，积在喉中，关上，积在脐旁，上关上，积在心下，微下关，积在少腹，尺中，积在气街，脉出左，积在左，脉出右，积在右，脉两出，积在中央，各以其部处之。

诊诸积之大法，脉来细而附骨者，乃积也。见于寸口，则上而积在胸中。微出寸口，则更上而积在喉中。见于关上，则中而积在脐旁。上于关上，则上而积在心下。微下于关，则下而积在少腹。见于尺中，则下而积在气街。脉出于左，积在于左。脉出于右，积在于右。脉左右两出，积在中央。各以其上下左右之部处之。《五十六难》：肝之积，曰肥气，在左胁下，如覆杯，有头足。心之积，曰伏梁，起脐上，大如臂，上至心下。脾之积，曰痞气，在胃脘，覆大如盘。肺之积，曰息贲，在右胁下，覆大如杯。肾之积，曰奔豚，发于少腹，上至心下，若豚状，或上或下无时。此五积之部也。此就积聚而分三焦之部。

积聚者，风寒之所成也。《灵枢·百病始生》：夫百病之始生也，皆起于风雨寒暑，清湿喜怒。喜怒不节则伤脏，风雨则伤上，清湿则伤下，是谓三部。虚邪之中人也，始于皮肤，皮肤缓则腠理开，开则邪从毛发入，入则抵深，深则毛发立，毛发立则淅然，故皮肤痛。留而不去，则传舍于络脉，在络之时，痛于肌肉，其痛之时息，大经乃代。留而不去，传舍于经，在经之时，洒淅喜惊。留而不去，传舍于腧，在腧之时，六经不通，四肢则肢节痛，腰脊乃强。留而不去，传舍于伏冲之脉，在伏冲之时，体重身痛。留而不去，传舍于肠胃，在肠胃之时，贲响腹胀，多寒则肠鸣飧泄，食不化，多热则溏出麋。留而不去，传舍于肠胃之外，募原之间，留着于脉，稽留而不去，息而成积。或着孙脉，或着络脉，或着经脉，或着腧脉，或着于伏冲之脉，或着于脊筋，或着于肠胃之募原，上连于缓筋，邪气淫泆，不可胜论。

其着孙络之脉而成积者，其积往来上下，臂手孙络之所居也，浮而缓，不能句积而止之，故往来移行肠胃之间，水凑渗注灌，濯濯有音，有寒则腹满雷引，故时切痛。其着于阳明之经，则挟脐而居，饱食则益大，饥则益小。其着于缓筋也，似阳明之积，饱食则痛，饥则安。其着于肠胃之募原也，病而外连于缓筋，饱食则安，饥则痛。其着于伏冲之脉者，揣之应手而动，发手则热气下于两股，如汤沃之状。其着于脊筋，在肠后者，饥则积见，饱则积不见，按之不得。其着于腧之脉者，闭塞不通，津液不下，孔窍干壅。此邪气之从外入内，从上下也。

积之始生，得寒乃生，厥乃成积也。厥气生足悗，悗生胫寒，胫寒则血脉凝涩，血脉凝涩则寒气上入于肠胃，入于肠胃则䐜胀，䐜胀则肠外之汁沫迫聚不得散，日以成积。卒然多食饮则肠满，起居不节，用力过度，则络脉伤，阳络伤则血外溢，血外溢则衄血，阴络伤则血内溢，血内溢则后血，肠胃之络伤则血溢于肠外，肠外有寒汁沫与血相抟，则并合凝聚不得散，而积成矣。卒然外中于寒，若内伤于忧怒，则气上逆，气上逆则六腧不通，温气不行，凝血蕴裹而不散，津液涩渗，着而不去，而积皆成矣。

忧思伤心,重寒伤肺,忿怒伤肝,醉以入房,汗出当风伤脾,用力过度,若入房汗出浴则伤肾,此内外三部之所生病者也。风寒积聚之义如此。(卷二·外感·积聚二章·积聚二十一)

五脏风寒积聚,虚邪之外感,本气之内伤者也。风雨之邪伤于上,清湿之邪伤于下,饮食喜怒之邪伤于中。表邪外袭,里邪内应,两虚相逢,留而不去,此积聚所由来也。积者,血多而气少,《难经》所谓血滞而不濡者也。聚者,气多而血少,《难经》所谓气留而不行者也。心病于上,肾病于下,肺病于右,肝病于左,脾病于中,五脏之积聚,各有其部,此三焦所由分也。既成积聚,不得不用消磨,仲景未尝立法,然大黄䗪虫、桂枝茯苓、抵当汤丸、鳖甲煎丸、下瘀血汤之类,具载诸篇,审宜而选用之可也。(卷二·外感·五脏风寒积聚二十一章)

金匮翼[95]

积者,积累之谓,由渐而成,重而不移。聚者,聚散之谓,作止不常,痛无定所。故曰积者阴气,聚者阳气。

积聚之病,非独痰食气血,即风寒外感,亦能成之。然痰食气血,非得风寒,未必成积。风寒之邪,不遇痰食气血,亦未必成积。《经》云:卒然多食饮则肠满。起居不节,用力过度,则络脉伤,血溢肠外,与寒相搏,并合凝聚,不得散而成积,此之谓也。《经》论心、肝、肾皆有积。心曰伏梁,心下坚直,如梁木也。肝曰肥气,胁下气聚如覆杯也。肾曰奔豚,往来上下如豚之奔也。又有伏瘕、疝瘕、瘕聚、血瘕。伏瘕者,伏结于内;疝瘕者,冲痛如疝;瘕聚者,聚散不常;血瘕者,血凝成瘕也。《难经》又补脾肺之积。脾曰痞气,气痞而不运;肺曰息贲,响有声也。巢氏又有癥瘕之辨,谓其病不动者,癥也;虽有癖而可推移者,瘕也。癥者征也,有形可见也;瘕者假也,假物成形也。张子和又分九积;酒积者,目黄口干;食积者,酸心腹满;气积者,噫气痞塞;涎积者,咽如拽锯;痰积者,涕唾稠粘;癖积者,两胁刺痛;水积者,足肿胀满;血积者,打扑肭疼;肉积者,赘瘤核疬。各治法详见本方。

许学士云:大抵治积,或以所恶者攻之,所喜者诱之,则易愈。如硇砂、阿魏治肉积;神曲、麦芽治酒积;水蛭、虻虫治血积;木香、槟榔治气积;牵牛、甘遂治水积;雄黄、腻粉治痰积;礞石、巴豆治食积。各从其类也。若用群队之药分其势,则难取效。(卷四·积聚统论)

气滞成积也。凡忧思郁怒,久不得解者,多成此疾。故王宇泰云:治积之法,理气为先,气既升降,津液流畅,积聚何由而生。丹溪乃谓气无形,不能作聚成积,只一消痰破血为主,误矣。天地间有形之物,每自无中生,何止积聚也。戴复庵只以一味大七气汤,治一切积聚,其知此道欤。(卷四·积聚统论·气积)

杂病源流犀烛[96]

积聚、癥瘕、痃癖,因寒而痰与血食凝结病也。《经》曰:积之始生,得寒乃生,厥乃成积,厥气生足悗,足悗生胫寒,胫寒则血脉凝涩,血脉凝涩则寒气上入于肠胃,入于肠胃则䐜胀,䐜胀则肠外之汁沫迫聚不得散,日以成积。又曰:卒然多饮食则胀满,起居不节,用力过度则阳络脉伤,阳络伤则血外溢,阴络伤则血内溢,血内溢则后血,肠胃之络伤则血溢于肠外,肠

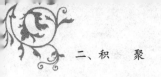

外有寒,汁沫与血相搏,则并合凝聚不得散,而积成矣。又曰:内伤忧恐则气上逆,逆则六腧不通,温气不行,且外中寒,与此偕厥,凝血蕴裹,不散津液,涩着不去,而积皆成。据《经》之言,可知经络之气,得寒则厥,寒与厥先逆于下,必肢节痛,而不便利,至成足悗,于是胫寒,血气凝涩,渐而入于肠胃,阳不化气,而肠外汁沫迫聚不散,兼多食而不及运化,汁又溢肠外,与血相搏,起居用力过度,络伤血瘀,得寒则食积血积所必不免,此积之所由成也。夫分言之,有积聚、癥瘕、疝癖之不一,总言之,则止曰积。盖以积者,停畜之总名,而欲施治,有不得不分者。大抵积在脏聚在腑,惟在脏,故脏有五,而因有五积之名肝曰肥气,心曰伏梁,脾曰痞气,肺曰息贲,肾曰奔豚,各详五脏本论中。惟在腑,故腑有六,而因有六聚之号。脏阴故积亦属阴,腑阳故聚亦属阳。积脉沉细附骨,聚脉浮动带结,此积与聚切脉而显然可别者也。且《难经》曰:积者阴气,聚者阳气,气之所积名曰积,气之所聚名曰聚。积者五脏所生,其始发有常处,其痛不离其部,上下有所终始,左右有所穷处。聚者六腑所成,其始发无根本,上下无所留止,其痛无常处。据《难经》之言,而积与聚不又按症而显然可别乎。然壮盛之人,必无积聚,必其人正气不足,邪气留着,而后患此,故易老云:养正积自除,譬如满座皆君子,纵有一小人,自无容地而出。令人真气实胃气强,则积自消,更能断厚味,节色欲,戒暴怒,正思虑,庶乎万全而无害。其言良是也。然细思之,日进攻伐固不可,全用补益亦未必效,盖既有是积是聚,而积聚之凝结日久者,不为消磨,恐未必能自尽。譬之一室中,既有小人在内,纵使满座皆君子,未必不恬然自安处于其侧,虽此时断不敢与君子相抗为难,然终自处于室中也,惟以威屈,或以言激,或以势凌迫而逐之,方能去耳,故治积聚者,计惟有补益攻伐,相间而进补益以补中益气汤等为主,随症加减;攻伐以攻积丸等为主,随症加减,方为正治。病深者伐其大半即止,然后俟脾土健运,积聚自消。且夫积聚必成块,治块宜丸,不宜煎,煎药如过路之水,徒耗元气,无损于块,盖块者有形之物,气不能成块,必成于痰食死血,大法,贵察其所痛,以知其病之有余不足而攻补之。东垣谓当详脏腑之高下,而高者越之,结者散之,客者除之,留者行之,坚者削之,强者夺之,咸以软之,苦以泻之,全真气药补之,随所利而行之,节饮食,慎起居,和其中外,可使必已,斯诚千古治积聚之良法也五积宜五积丸,增损五积丸尤妙,通治诸积聚,宜化积丸。　　(卷十四·积聚癥瘕疝癖痃癖痃癖源流息积病)

【脉法】《难经》曰:病在右胁,有积气,得肺脉结,结甚则积甚,结微则积微,肺脉虽不见,右手脉当沉伏。《脉诀》曰:五积为阴,沉伏附骨,肝弦心芤,肾沉结滑,脾实且长,肺浮喘卒,六聚成结,痼则沉结。《正传》曰:郁脉多沉伏,或促或结或代。丹溪曰:郁脉沉涩,积脉弦坚。《纲目》曰:心肺有积,其脉皆喘数;肝有积,其脉弦长;脾胃有积,其脉皆大。《脉经》曰:脉弦紧为积,弦紧而微细者癥也。夫癥瘕积聚之脉皆弦紧,在心下即寸脉弦紧,在胃脘即关脉弦紧,在脐下即尺脉弦紧。又曰:内有积不见脉,难治,见一脉相应易治。又曰:诊积,其脉坚强急者生,虚弱者死。又曰:脉弦而伏者,腹中有癥,不可转也,必死不治。《回春》曰:有癥瘕,其脉多弦,弦急癥疾,弦细癥疾。《医鉴》曰:腹中有积,脉忌虚弱。又曰:诊女人疝瘕积聚之脉,弦急者生,虚弱小者死。

【诸积原由症治】《灵枢》曰:喜怒不节则伤脏,脏伤则虚。风雨袭虚,则病起于上,留着于脉,稽留不去,息而成积。着于阳明之经则挟脐而居,饱食则益大,饥则益小。着于缓筋也,是阳明之积,饱食则痛,饥则安。着于肠胃之膜原,痛而外连于缓筋,饱食则安,饥则痛。着于膂筋,在肠后者,饥则积见,饱则积不见,按之不得。又曰:人之善病肠中积聚者,皮肤薄而不泽,肉不坚而淖泽,如此则肠胃恶,恶则邪留止,积聚乃成,肠胃之间,寒温不次,邪气犹至,畜积留止,大聚乃起。《内经》曰:寒气客于小肠膜原之间,络血之中,血涩不得注于大经,血气稽留不得行,故宿昔而成积矣。仲景曰:有积有聚有繫气,繫气者,胁下痛,按之则愈,复发为繫气。《入门》曰:治五积古有肥气等五方,今增损五积丸更妙。又曰:积初为寒,宜辛温消导,大七气汤、乌白丸;久则为热,宜辛寒推荡,木香槟榔丸、通元二八丹。又曰:壮人无积,虚人则有之,皆由脾胃怯弱,气血两衰,四时有感,皆能成积,若遽以磨积破结之药治之,疾似去而人已衰矣,法当先补虚,使气血壮,则积自消,宜木香枳壳丸。《本事方》曰:治积要法,大抵以所恶者攻之,所喜者诱之,则易愈。《得效》曰:宿血滞气,凝结为癥瘕,腹中痞块坚硬作楚,当以破气药伐之,或以类相从,如败梳治虱瘕,铜屑治龙瘕,曲蘖治米瘕,石灰尘治发瘕。丹溪曰:凡攻击之药,有病则病受之,无病则胃气受伤,胃气者,清纯冲和之气也,惟与谷肉菜果相宜,盖药石皆偏胜之气,虽参芪性亦偏,况攻击者乎?又曰:医为病所困,首惟阴虚之难补,久积之难除。玉山自倒,阴虚之谓也;养虎遗患,久积之谓也。人之罹此二患者,可不惧哉!仲景曰:积聚癥瘕,不转动者难治,必死。又曰:五积中奔豚症最为难治,奔豚从小腹起,上冲咽喉,发作欲死,复还止,皆从惊恐得之。越人曰:惊者,神上越也,盖奔豚病上冲咽喉者,随神上越故也。(卷十四·积聚癥瘕痃癖痞源流息积病)

罗氏会约医镜

《经》曰:积者阴气也,五脏所生,上下左右,痛有定处,本有形也。聚者阳气也,六腑所成,上下左右,痛无常处,此无形也。有形者,或饮食脓血之类,渐积成块,属在血分,血有形而静也。无形者,或胀或痛,随触随发,属在气分,气无形而动也。夫饮食成积,因风寒而凝,虚邪中人,留于肠胃之外,募原之间。治者遇无形之聚,散之为易;有形之积,破之若难,惟攻补得宜,庶可收效。凡积聚未久,元气未损者,速速攻之,缓则养成其势,反为难制。若积聚久而元气虚,先补脾胃,后用攻伐。且不论其积去多少,又补又攻。若积去半,纯用甘温调养,使脾土健运,则余积自消矣。至于正气亏弱,惟有补之一法,或稍加破积之味,以渐收功。《经》曰:壮者气行则愈,怯者着而为病。故知养正则邪自除。若愈攻则愈虚,是不死于积,而死于攻,非善治者也。又有五脏之积,并癥、瘕、痃、痞、癖等症,分列于后,亦须博考广识。凡饮食留滞,多成痞积,在左胁膈膜之外。盖以胃之大络,名曰虚里,出于左乳下,其动应衣,此阳明宗气所出之道也。然食因外寒,或因内寒而凝滞,久则郁而为热。更有因风以致积,积成,则症已非风。治者,当治所留,不可发散,以伤真气。又不得纯用辛热,使阴血干涸,以郁火得助而愈热矣。(卷之八·杂证·论积聚)

彤园妇人科

李氏曰:善治积聚癥瘕者,调其气而破其血,消其食而豁其痰,衰其大半而止,不可尽攻。宁扶脾胃正气,待其自化,此开郁正元散最为得法。愈后用八珍、归脾、地黄等汤以调养之。

薛氏曰:治癥瘕病,形气弱者,须先调补脾胃而佐以消导;若形气实者,当疏导为主而佐

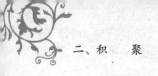

以调补。如气血壅滞积不行者,用大七气汤、乌药散散而行之;脾气虚弱,经闭成瘕,用四君子汤加归、芍补而行之。脾气郁结服归脾汤,肝脾血燥服加味逍遥散。养正积自除,此之谓也。(卷一·癥瘕门·积聚癥瘕附法)

积为阴气,五脏所生,阴性沉伏,故其痛不离部位。聚兼阳气,六腑所成,阳性浮动,故其痛无有常处。产后气血已虚,脏腑虚损,或饮食不节,寒热失调,致风冷干入脏腑,与血气相搏而成。(卷五·产后门·积聚)

彤园医书小儿科[97]

五积者,痞气、肥气、伏梁气、息贲气、奔豚气,五名也,属五脏之阴所生,是为血病,其发有根,痛有常处,其脉伏结。若脉紧小而沉结,脾胃中积滞也。

六聚者,积之着于孙络、缓筋、募原、脊筋、肠后、输脉六处也,成于六腑之阳,是为气病,其发无根,忽聚忽散,痛无常处,其脉浮结。若沉细,真气败矣。

七癥者,蛟、蛇、鳖、虱、肉、发、米七名也,成块不移而可见,故类积类痃,而癥则属气病。

八瘕者,青、黄、燥、血、脂、狐、蛇、鳖八名也,其块移动无常,故类聚类癖,而瘕则属血病。

按:《难经》载有心、肝、脾、肺、肾五脏之积,而无六聚病形,诸家亦鲜道及。故只有李东垣《五积方》行于世,方载《彤园医书妇科》一卷,后人惮其峻厉,多不敢用。巢元方书载有八瘕症治,方见《彤园医书妇科》一卷,不言七癥病形。从可知医理精微,每遇疑难,前贤亦不敢率行私臆以滋来世惑也。大抵积聚癥瘕在妇女、大人恒有之症,小儿患此绝少。况四症皆起于气,气聚而后血凝,不必执泥五积六聚、七癥八瘕名目。但以牢固不移,有定处者,为积为癥;推之活动忽聚忽散者,为聚为瘕,斯得之矣。(卷之三·癖积门·积聚癥瘕)

金匮启钥

积聚者何,积为五脏所生,乃阴气也。聚属六腑所成,乃阳气也。究其原,皆由饮食不节,寒热不调,致五脏之气积,六腑之气聚。夫既成为积聚,彼积为阴气,阴性沉伏,故痛不离其常部。聚为阳气,阳性浮紧,故痛无常处。不独此也,产后血气伤于脏腑,脏腑虚弱为风冷所乘,与血气相结,积聚癥瘕所由成也。治宜固养真气,倘欲求目前之效徒攻其邪,则速其危矣,当参前杂证,诸方论治之为的,其中逍遥散、八珍汤、归脾汤,皆所必用者也,但宜加减,加香附、元胡、柴胡、木香、栀、丹之类,必需凭病以施治之。(卷五·积聚论·附·血癥食癥气瘕)

医阶辨证[98]

积者,停积不散,按之坚而不移。聚者,忽聚忽散,推之移动不定,积即癥瘕痃癖之为积也,聚气聚而未成积也。(积聚辨)

灵素节注类编[99]

《灵枢·五变篇》帝曰:人之善病肠中积聚者,何以候之?皮肤薄而不泽,肉不坚而淖泽,如此则肠胃恶,恶则邪气留止,积聚乃伤。脾胃之间,寒温不次,邪气稍至,蓄积留止,大聚乃起。

皮肤薄弱而乏色泽，其肺虚可知；肉不坚实而淖泽，淖泽者，柔软如污泥，其脾虚可知。肠胃者，肺脾之腑也，其脏虚，腑必恶劣，而浊邪之气留止积聚，乃伤之也。脾胃之间又寒温不调，由是稍感其邪，即与所蓄之积留止不行，遂大聚而成患也。（卷七·诸积病证·肠胃积聚）

医林改错[100]

积聚一症，不必论古人立五积、六聚、七癥、八瘕之名，亦不议驳其错，驳之未免过烦。今请问在肚腹能结块者是何物？若在胃结者，必食也。在肠结者，燥粪也。积块日久，饮食仍然如故，自然不在肠胃之内，必在肠胃之外。肠胃之外，无论何处，皆有气血。气有气管，血有血管。气无形不能结块，结块者，必有形之血也。血受寒则凝结成块，血受热则煎熬成块，竖血管凝则成竖条，横血管凝结则成横条，横竖血管皆凝结，必接连成片，片凝日久，厚而成块。既是血块，当发烧。要知血府血瘀必发烧。血府，血之根本，瘀则殒命。肚腹血瘀，不发烧。肚腹，血之梢末，虽瘀不致伤生。无论积聚成块，在左肋、右肋、脐左、脐右、脐上、脐下，或按之跳动，皆以此方治之，无不应手取效。病轻者少服，病重者多服，总是病去药止，不可多服。倘病人气弱，不任克消，原方党参三五钱皆可，不必拘泥。（卷上·膈下逐瘀汤所治症目·积块）

奉时旨要[101]

《经》云：积者，阴气也。聚者，阳气也。五脏所生曰积，六腑所生曰聚。积则由渐而成，故坚硬不移而有形。聚者作止不常，忽聚忽散而无形。其原或以饮食之滞，或以脓血之留，或风寒外感之邪亦能成积。或名伏梁，或名凤根，如疟痞之类皆是。然食滞非寒，未必成积，而风寒非食，未必成形也。

又曰：肝之积名曰肥气，在左胁下，如覆杯，有头足，令人发咳痎疟。心之积名曰伏梁，起脐上，大如臂，上至心，令人烦心。脾之积名曰痞气，在胃脘，覆大如盘，令人发黄瘦软。肺之积名曰息贲，在右胁下，覆大如杯，令人寒热，喘嗽。肾之积名曰奔豚，发于少腹，上至心，若豚状，上下无时，令人喘逆，骨痿。

有身体髀股皆肿，环脐而痛，名曰伏梁，即凤根也。其气溢于大肠而着于肓，不可动，动之为溺涩之病。病胁下满，气逆，二三岁不已，名曰息积。此不妨于食，不可灸刺，为导引服药。又肠覃，寒气客于肠外，与卫气相搏，有所系癖而内着，恶气乃起，瘜肉乃生，始如鸡卵，成如怀孕，坚而能移，月事以时下。石瘕生于胞中，寒气客于子门，气闭不通，恶血不泻，留衃日大，如怀子状，月事不以时下，皆生于女子，可导而下。

坚者削之，留者攻之，结者散之，客者除之，上之下之，摩之浴之，薄之劫之，开之发之，适事为故。

《金匮》云：奔豚从少腹起，上冲咽喉，发作欲死复还，或腹痛，往来寒热，皆从惊恐得之，奔豚汤主之。心胸大寒，痛呕不食，腹中上冲，皮起见有头足上下，痛不可触，大建中汤主之。胁下偏痛，发热，脉紧弦，寒也，以温药下之，大黄附子汤。寒气厥逆，赤丸。

景岳云：《内经》治积，其要不过攻、消、散、补四者而已。凡坚积气实者，如秘方化滞丸、百顺丸，次则三棱丸等攻之。如不堪攻击，则用保和丸、大小和中饮等消之。若气聚无形者，

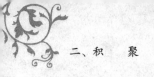

二、积　聚

排气饮、四磨饮等散之。若积痞势缓而攻补未便者，宜调理脾胃为主，枳术丸、芍药枳术丸，皆其宜也。若脾肾不足，气失运化，则宜养中煎、温胃饮、理阴煎、暖肝煎补之。凡坚硬之积，必在肠胃之外，募原之间，非药力所能到，宜琥珀膏、三圣膏、阿魏膏等以攻其外，长桑君针法以攻其内，并以灸法收功。

徐东皋曰：脾胃气虚失运而成积者，惟宜以六君子汤等养其正气，所谓养正积自除也。若大积大聚，坚固不移者，若非攻击悍利之药，岂能推逐？或兼用外治法亦可。

石顽曰：积聚气窒，心腹疠痛，大七气汤以铁落饮煎服。饮癖成块在胁腹间，口吐涎沫清水，六君子汤合五苓散。酒癖肌黄食少，大七气红酒煎服。瘕气无定处，用散聚汤，若攻刺心腹，上下如雷鸣，木香通气散。肉积，四味阿魏丸。石瘕用和血通经汤，不愈，见睨丸，虚则补之。肠覃，阿魏麝香散。伏梁环脐而痛，大建中汤加芩、桂。息积不妨于食，宜三因化气散，外用阿魏膏。疟痞用明净雄黄，用醋煮，研神曲为丸，酒服勿间，消尽乃止。

笔花氏曰：积聚之治，只分有形、无形。有形者，攻消是用；无形者，散补随宜。然既名曰积，则其来有渐，琢磨之力，非旦夕所能为功。况脾胃不虚，则气血流通，何至成积。治此者，姑容固虞养患，猛厉又虑伤残也。全师以克敌，斯为良工心苦。昔有老人，年百余岁，人求其致寿之方，答云：余无别法，惟一生不以脏腑化坚物，不以脏腑暖冷物而已。保生者，宜知之。

（卷五·土属·积聚）

类证治裁[102]

诸有形而坚着不移者，为积；诸无形而留止不定者，为聚。积在五脏，主阴，病属血分，血有形而静者也；聚在六腑，主阳，病在气分，气无形而动者也。《难经》既以积聚分属脏腑，《经》曰：外中于寒，内伤忧怒，则气上逆，六俞不通，凝血蕴裹不散，津液涩渗，着而不去，积乃成已。《难经》曰：积者五脏所生，始发无常处，痛不离其部，上下有终始，左右有穷处；聚者六腑所成，始发无根本，上下无留止，痛无常处。《巢氏病源》别立癥瘕之名，以不动者为癥，动者为瘕，亦犹《难经》之积聚而已。第无形之瘕聚，其散易；有形之癥积，其破难。治之者先辨有形无形，在气在血，可略得其概矣。其生于五脏者，肺之积曰息贲，在右胁下；肝之积曰肥气，在左胁下；心之积曰伏梁，在脐上，上至心下；脾之积曰痞气，在胃脘；肾之积曰奔豚，发于少腹，上至心，上下无时。其见于脐下为癥瘕，癥者按之不移，即血癥食癥之属；瘕者假物成形，如血鳖石瘕之类。见于胸胁为痞癖，痞乃结块，在肌肉而可见；癖由内着，结隐僻而难踪。既分其部，必原所起。初由寒气瘀血痰沫交结于肓膜，久而盘踞坚牢，至元气日削，盘踞日深，攻补两难措手。惟先理其气，大七气汤、排气饮，气行则脉络通。或先调其中，补中益气汤、参苓汤，脾运则积滞化，其药性宜辛散温通，方能入阴出阳，解散凝聚。然初为气结在经，久则血伤入络，必理血分，如归尾、桃仁、苏木、延胡、郁金、琥珀、桂心，兼通络瘀，如归尾、韭根、鲮鲤甲、桂枝尖、新绛、鸡血藤。搜逐之中，酌补元气，如五积等丸，用参、苓、桂、附之类。即邪深积锢，务令脾胃气旺，乃可消磨坚结，否则专事攻削，正气益衰，积聚何由去乎？知养正则邪可除，而后结者散之，客者除之，留者行之，坚者削之，强者夺之，咸者软之，苦者泻之。和其中外，可使必已。且《经》曰：大积大聚，毒可犯也，衰其大半而止，惧尽攻其邪，必伤其正也。今条列方治。有息积，病胁下满，气逆，不妨于食，化气汤、木香调气散。有肠覃，寒客

· 134 ·

肠外，与卫气搏，因有所系，癖而内着，瘜肉乃生，始如鸡卵，稍以益大，状如怀子，月事以时下，阿魏麝香散。有石瘕，生于胞中，寒气客于子门，气不得通，恶血留止，状如怀子，月事不以时下，和血通经汤，若不应，见呪丸，虚人十全大补汤送下。二症皆生于女子。有奔豚，病从少腹起，上冲咽喉，得之惊恐，《金匮》奔豚汤。有伏梁，环脐而痛，《金匮》大建中汤加桂、苓。其息贲、肥气、痞气诸积，东垣用五积丸分治。凡通治五积，成形坚久，攻积丸、化积丸。通治六聚，随气上下，散聚汤。有血瘕，沈氏血瘕丸。有食瘕，大和中饮。有疝瘕，导气汤。有蛇瘕，赤蜈蚣散。有鳖瘕，芜荑汤。有发瘕，香泽油。有痞块，连萝丸、溃坚汤。有痞积，胁坚如石，大黄散、化痞膏。有胸痞，半夏泻心汤。有胁痞，右胁有形，推气散。有疟痞，左胁有形，属血分，鳖甲丸。有饮癖，口吐清涎，六君子汤合五苓散。有酒癖，伤酒成积，保和丸。有茶癖，嗜茶成积，星术丸。好食茶叶成癖，椒红、茶叶各一两，研末，炒飞面糊丸，茶清下。好食生米土灰成癖，大七气汤加槟榔、使君子。有面积，阿魏丸，或莱菔子姜酒煎。有肉积，小阿魏丸，或狗肉积，杏仁、山楂、硇砂、阿魏。有菜果积，桂香丸。有鱼蟹积，紫苏、橘皮、芦根、姜汁。有蛋积，白蔻、豆豉、橘红、生姜。有小腹癥积，形如卵，攻痛时发，茴香丸。有虫积，雷丸、槟榔、榧子、使君子、妙应丸。有血积，跌扑蓄瘀，面黄粪黑，桃仁承气汤。有寒积，附子理中汤。有痰积，导痰汤。有疳积，肥儿丸。脾胃虚者，六君子汤。肝脾虚者，归脾汤。肝火郁者，芦荟丸。忧思郁者，六郁汤。肝肾亏者，肾气丸。量新久，酌虚实，或一补一攻，或三补一攻，以积聚由渐而成，治必由渐而去，故缓攻通络，勿峻用吐下，致伤胃气，而损真元也。况坚顽之积，多在肠胃以外，募原之间，非药所能猝及，宜用阿魏膏、琥珀膏、水红花膏、三圣膏以攻其外，用针法以攻其内。且以艾火灸法消散固结为尤效。

仲景曰：积聚癥瘕，不转动者难治。五积中，奔豚症最难治。

《得效》曰：宿血滞气，结为癥瘕，腹中痞块，坚硬作痛。当以破气药治之，或以类从。如败梳治虱瘕，铜屑治龙瘕，曲蘗治米瘕，石灰治发瘕。

叔微曰：治积要法，大抵所恶者攻之，所喜者诱之，则易愈。

《入门》曰：积初属寒，宜辛温消导，大七气汤、乌白丸。久则为热，宜辛寒推荡，木香槟榔丸、通元二八丹。壮人无积，虚者有之，先补虚，使气血旺，则积消，木香枳壳丸。

士材曰：尝制阴阳攻积丸，通治五积六聚、七癥八瘕、痃癖蛊血痰食，不问阴阳皆效。药品稍峻，用之有度。补中数日，然后攻伐，不问积去多少，又与补中，待其神壮，则复攻之，屡攻屡补，以平为期。此予独得之诀，百发百中者也。（卷之三·积聚论治）

右胁有积气，肺脉结，结甚则积甚，结微则积微《难经》。五积为阴，沉伏附骨，六聚沉结，瘤则沉伏《脉诀》。脉弦紧为积，弦紧而微细者癥也。积聚癥瘕之脉皆弦紧。在心下，即寸脉弦紧；在胃脘，即关脉弦紧；在脐下，即尺脉弦紧。积脉坚强者生，虚弱者死。沉而有力为积，沉紧为寒积，弦而牢为积聚，弦而伏腹有癥，不可转，不治《脉经》。癥瘕脉多弦，弦细为癥，弦急为瘕《回春》。郁脉沉涩，积脉弦坚。（卷之三·积聚论治·积聚脉候）

金匮玉函要略述义 [103]

（朱）凡阴寒凝结，由渐而成者，俱谓之积，故曰诸积，非有一例之证象也，但有一定沉细之脉象，故知其为积也，病气深沉，不可不分上中下三焦以处之，脉亦必从寸关尺三部以候之。如寸口主上焦，脉细而附骨，知其积在胸中，如胸痹之类是也；出寸口，上竟上也，主积在喉中，如痰气相搏，咽中如有炙脔等是也；关上主中焦，关脉细沉，主积在脐旁按：原文作关部主中焦，而关有三候，关中主积在脐旁，云云，殊属无稽，今按经文改订，如选脐腹痛之类是也；微上关上，积在心下，如胃寒脘痛之类是也；微下关，积在少腹，如少腹寒痛之类是也；尺候下焦，尺脉细沉，积在气冲，如阴寒疝症之类是也。

按：聚者为可治，则积之为难治，可推可知，至䅽气，则固属易治，然恐不得不治自愈矣。

又按：《十八难》有寸关尺，主胸以上、膈以下、齐以下之言，又载诊积聚法，并与本条相发，宜参。又《脉经》载诊五脏积条，及诊法七条，今录其诊法于下，以备对考。

寸口脉沉而横者，胁下及腹中有横积痛按：此《素·平人气象论》文，其脉弦，腹中急痛按此据小建中汤条，腰背痛相引，腹中有寒疝瘕，脉弦紧而微细者，癥也，夫寒痹癥瘕积聚之脉，皆弦紧，若在心下，即寸弦紧，在胃管，即关弦紧，在脐下，即尺弦紧。一曰关脉弦长，有积在脐左右上下也。

又脉癥法，左手脉横，癥在左，右手脉横，癥在右，脉头大者在上，头小者在下。

又法，横脉见左，积在左，见右积在右，偏得洪实而滑，亦为积，弦紧亦为积，为寒痹，为疝痛，内有积不见脉，难治。见一脉一作胁相应，为易治，诸不相应，为不治。

左手脉大，右手脉小，上病在左胁，下病在左足；右手脉大，左手脉小，上病在右胁，下病在右足。

脉弦而伏者，腹中有癥，不可转也，必死不治。

脉来细而沉，时直者，身有痈肿，若腹中有伏梁。

脉来小沉而实者，胃中有积聚，不下食，食即吐。（卷中·五脏风寒积聚病脉证并治第十一）

不知医必要[104]

此症一由五脏所生，一由六腑所成。盖积者，积垒之谓，或以饮食之滞，或以脓血之留。凡汁沫凝聚旋成癥块，皆积之类。其病多在血分，有形而静者也。聚者，聚散之谓，或胀或不胀，或痛或不痛，凡随触随发，时往时来，皆聚之类，其病多在气分，无形而动者也。治此者当辨其新久虚实，应攻应补，或攻补兼施。《内经》云：大积大聚，衰其半而止，过则死。诚不可不慎也。（卷二·积聚）

名　方

* 大蟾蜍汤

【文献出处】《肘后备急方》
【原文摘录】治腹中冷癖，水谷癥结，心下停痰，两胁痞满，按之鸣转，逆害饮食。
取大蟾蜍一枚，去皮及腹中物，支解之，芒硝大人一升，中人七合，瘦弱人五合，以水六升，煮取四升，一服一升。一服后，未得下，更一升，得下则九日十日一作。

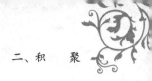

* 茱萸硝石方

【文献出处】《肘后备急方》

【原文摘录】茱萸八两　硝石一升　生姜一斤

以酒五升,合煮,取四升,先服一,服一升不痛者止,勿再服之。下病后,好将养之。

* 大黄葶苈丸

【文献出处】《肘后备急方》

【原文摘录】大黄八两　葶苈四两,并熬　芒硝四两

熬令汁尽,热捣蜜和丸,丸如梧子大,食后服三丸,稍增五丸。

* 狼毒附子丸

【文献出处】《肘后备急方》

【原文摘录】狼毒三两　附子一两　旋覆花三两

捣,蜜丸服。如梧子大,食前三丸,日三服。

* 巴豆杏仁丸

【文献出处】《肘后备急方》

【原文摘录】巴豆三十枚,去心　杏仁二十枚,并熬　桔梗六分　藜芦四分　皂荚三分,并炙之

捣蜜和丸如胡豆大,未食服一丸,日二。欲下病者,服二丸,长将息,百日都好,瘥。

* 贝母桔梗丸

【文献出处】《肘后备急方》

【原文摘录】贝母二两　桔梗二两　矾石一两　巴豆一两

去心皮生用,捣千杵,蜜和丸如梧子,一服二丸,病后少少减服。

* 茯苓茱萸丸

【文献出处】《肘后备急方》

【原文摘录】茯苓一两　茱萸三两

捣,蜜丸如梧子大,服五丸,日三服。

* 大黄茯苓芒硝丸

【文献出处】《肘后备急方》

【原文摘录】又治暴宿食留饮不除,腹中为患方。

大黄　茯苓　芒硝各三两　巴豆一分

捣,蜜丸如梧子大,一服二丸,不痛止。

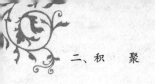

* 椒目巴豆丸

【文献出处】《肘后备急方》

【原文摘录】椒目二两　巴豆一两

去皮心,熬,捣,以枣膏,丸如麻子,服二丸,下痛止。

* 巴椒豆豉丸

【文献出处】《肘后备急方》

【原文摘录】巴豆一枚,去心皮,熬之　椒目十四枚　豉十六粒

合捣为丸,服二丸,当吐利,吐利不尽,更服二丸。服四神丸下之亦佳。

中候黑丸

【文献出处】《肘后备急方》

【原文摘录】治诸癖结痰癖第一良。

桔梗四分　桂四分　巴豆八分,去心皮　杏仁五分,去皮　芫花十二分

并熬令紫色,先捣桔梗、桂、芫花三味药成末,又捣巴豆、杏仁如膏,合和,又捣二千杵,丸如胡豆大,服一丸取利,至二三丸。儿生十日欲痫,皆与一二丸如粟粒大。诸腹内不便,体中觉患,便服得一两,行利则好也。

露宿丸

【文献出处】《肘后备急方》

【原文摘录】治大寒冷积聚方。

矾石　干姜　桂　桔梗　附子炮　皂荚各三两

捣筛,蜜丸如梧子大,酒下十丸,加至一十五丸。

* 大黄丸

【文献出处】《肘后备急方》

【原文摘录】《外台秘要》疗癖方。

大黄十两,杵,筛　醋三升,和匀　白蜜两匙

煎,堪丸如梧桐子大,一服三十丸。生姜汤吞下,以利为度,小者减之。

* 桃奴散

【文献出处】《肘后备急方》

【原文摘录】《圣惠方》治伏梁,气在心下,结聚不散。

用桃奴二两,为末,空心,温酒调二钱匕。

* 半夏方

【文献出处】《肘后备急方》

【原文摘录】《简要济众》治久积冷,不下食,呕吐不止,冷在胃中。

半夏五两,洗过为末,每服二钱,白面一两,以水和搜,切作棋子,水煮面熟为度。用生姜醋调和,服之。

* 茯苓汤

【文献出处】《肘后备急方》

【原文摘录】茯苓　干苏茎菜　橘皮　麻黄各三两　杏仁去尖皮,两仁者　柴胡　生姜各四两

上七味,切,以水一斗,煮取二升七合,去滓,分温三服,每服如人行八九里久。禁酢物、蒜、热面、猪肉。五日服一剂。

养生导引法

【文献出处】《养生导引秘籍》

【原文摘录】一法:以左足践右足上,除心下积聚。

一法:端坐生腰,回目仰头,徐以口纳气,因而咽之,三十过而止。开目、除心下积聚。

一法:左胁侧卧,伸臂直脚,以口纳气,鼻吐之,周而复始。除积聚、心下不快。

一法:以左手按右胁,举右手,极势。除积及老血。

一法:闭口微息,坐向王气,张鼻取气,逼置脐下,小口微出,十二通,以除结聚。低头不息,十二通,以消饮食。令身轻强,行之冬月,令人不寒。

一法:端坐生腰,直上展两臂,仰两手掌,以鼻纳气闭之,自极七息,名曰蜀王台。除胁下积聚。

一法:向晨,去枕正偃卧,伸臂胫,瞑目,闭口不息,极,张腹、两足,再息,顷间吸腹,仰两足,倍拳,欲自微息,息定复为。春三、夏五、秋七、冬九,荡涤五脏,津润六腑,所病皆愈。复有积聚者,张吸其腹,热乃止,癥瘕散破即愈矣。

三台丸

【文献出处】《备急千金要方》

【原文摘录】治五脏寒热积聚,胪胀肠鸣而噫,食不生肌肤,甚者呕逆,若伤寒寒疟已愈,令不复发,食后服五丸,饮多者吞十丸,常服令人大小便调和,长肌肉方。

大黄熬　前胡各二两　硝石　葶苈　杏仁各一升　厚朴　附子　细辛　半夏各一两　茯苓半两

上十味,末之,蜜和,捣五千杵,服如梧子五丸,稍加至十丸,以知为度。

五石乌头丸

【文献出处】《备急千金要方》

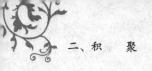

【原文摘录】治男子女人百病虚弱劳冷,宿寒久癖,及癥瘕积聚,或呕逆不下食,并风湿诸病,无不治之者。

钟乳炼　紫石英　硫黄　赤石脂　矾石　枳实　甘草　白术　紫菀　山茱萸　防风　白薇　桔梗　天雄　皂荚　细辛　苁蓉　人参　附子　藜芦各一两六铢　干姜　吴茱萸　蜀椒　桂心　麦门冬各二两半　乌头三两　厚朴　远志　茯苓各一两半　当归二两　枣五合　干地黄一两十八铢

上三十二味末之,蜜和,捣五千杵,酒服如梧子十丸,日三,稍加之。

乌头丸方

【文献出处】《备急千金要方》

【原文摘录】治男子女人寒冷,腹内积聚,邪气往来,厥逆抢心,心痛痹闷。吐下不止,妇人产后羸瘦。

乌头十五枚　吴茱萸　蜀椒　干姜　桂心各二两半　前胡　细辛　人参　川芎　白术各一两六铢　皂荚　紫菀　白薇　芍药各十八铢　干地黄一两半

上十五味末之,蜜丸,酒下如梧子十丸,日三,稍加之,以知为度。

* 治心腹疝瘕方

【文献出处】《备急千金要方》

【原文摘录】治心腹疝瘕,胁下及小腹满,坚痛有积,寒气入腹,使人腹中冷,发甚则上抢心气满,食饮喜呕方。

大黄　茯苓各一两半　吴茱萸　桂心　黄芩　细辛　人参　蜀椒　干姜各一两六铢　牡丹　甘草　川芎　苁蓉　䗪虫各十八铢　芍药　防葵　虻虫　厚朴　半夏各一两　男发灰半两

上二十味,末之,以蜜丸,服如梧子五丸,日再,渐加之。

恒山丸

【文献出处】《备急千金要方》

【原文摘录】治胁下邪气积聚,往来寒热如温疟方。

恒山　蜀漆　白薇　桂心　鲩甲　白术　附子　鳖甲　䗪虫　贝齿各一两半　蜚虻六铢

上十一味,末之,蜜丸如梧子,以米汁服五丸,日三。

神明度命丸

【文献出处】《备急千金要方》

【原文摘录】治久患腹内积聚,大小便不通,气上抢心,腹中胀满,逆害饮食,服之甚良。

大黄　芍药各二两

上二味,末之,蜜丸,服如梧子四丸,日三,不知,可加至六七丸,以知为度。

治万病积聚方

【文献出处】《备急千金要方》

【原文摘录】七八月收蒺藜子,不限多少,以水煮过熟,取滓曝令干,捣筛,蜜丸,酒服如梧子七丸,以知为度。其汁煎如饴服之。

陷胸汤

【文献出处】《备急千金要方》

【原文摘录】治胸中心下结积,食饮不消。

大黄　栝蒌实　黄连各二两　甘遂一两

上四味㕮咀,以水五升,煮取二升五合,分三服。

太一神明陷冰丸

【文献出处】《备急千金要方》

【原文摘录】治诸疾,破积聚,心下支满,寒热鬼注,长病咳逆唾噫,辟除众恶,杀鬼逐邪气,鬼击客忤中恶,胸中结气,咽中闭塞,有进有退,绕脐恻恻①,随上下按之挑手,心中愠愠②,如有虫状,毒注相染灭门方。

雄黄油煮一日　丹砂　矾石　当归　大黄各二两　巴豆一两　芫青五枚　桂心三两　真珠附子各一两半　蜈蚣一枚　乌头八枚　犀角　鬼臼　射罔③　藜芦各一两　麝香　牛黄　人参各半两　杏仁四十枚　蜥蜴一枚　斑蝥七枚　樗鸡三七枚　地胆三七枚

上二十四味,末之,蜜和,捣三万杵,丸如小豆先食饮,服二丸,日二,不知,稍加之,以药二丸安门户上,令众恶不近,伤寒服之无不即瘥。若至病家及视病患,夜行独宿,服二丸,众恶不敢近。

大五明狼毒丸

【文献出处】《备急千金要方》

【原文摘录】治坚癖痞在人胸胁,或在心腹方。

狼毒　干地黄各四两　附子　大黄　苁蓉　人参　当归各一两　半夏二两　干姜　朴防己　旋覆花各半两　巴豆二十四枚　杏仁三十枚

上二十一味,末之,蜜和,服如梧子二丸,日二夜一,以知为度。

小野狼毒丸

【文献出处】《备急千金要方》

---

① 恻(cè)恻:隐痛貌。

② 愠(yùn)愠:燥热貌。

③ 射罔:为毛莨科植物乌头的汁制成的膏剂,具有祛风止痛、解毒消肿、软坚散结之功效。

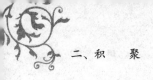

【原文摘录】治病与前同方。

狼毒三两　旋覆花二两　附子　半夏　白附子　藺茹①各二两

上六味,末之,蜜和,捣五千杵,饮服如梧子三丸,加至十丸,日三。

野狼毒丸

【文献出处】《备急千金要方》

【原文摘录】治坚癖方。

狼毒五两　半夏　杏仁各三两　桂心四两　附子　蜀椒　细辛各二两

上七味,末之,别捣杏仁蜜和饮服,如大豆二丸。

甘遂汤方

【文献出处】《备急千金要方》

【原文摘录】治暴坚久癖腹有坚。

甘遂　黄芩　芒硝　桂心　细辛各一两　大黄三两

上六味㕮咀,以水八升,煮取二升半,分三服。

土瓜丸

【文献出处】《备急千金要方》

【原文摘录】治诸脏寒气积聚,烦满热饮食,中蛊毒,或食生物,及水中蛊卵生,入腹而成虫蛇,若为鱼鳖留饮宿食;妇人产瘕,带下百病,阴阳不通利,大小便不节,绝伤堕落,寒热交结,唇口焦黑,身体消瘦,嗜卧少食、多魇,产乳胞中余疾,股里热,心腹中急结,痛引阴中方。

土瓜根末　桔梗末。各半升　大黄一斤蒸二升米下,曝干　杏仁一升

上四味,末之,蜜丸如梧子。空腹饮服三丸,日三,不知加之,以知为度。

* 白盐方

【文献出处】《备急千金要方》

【原文摘录】治杂中食瘕实不消,心腹坚痛者方。

以水三升煮白盐一升,令消,分三服,刺吐去食也,并治暴癥。

* 癥瘕积聚灸方

【文献出处】《备急千金要方》

【原文摘录】心下坚,积聚冷胀,灸上脘百壮,三报之。穴在巨阙下一寸许。

积聚坚大如盘,冷胀,灸胃脘二百壮,三报之,穴在巨阙下二寸。

---

① 藺(lìn)茹:别名兰茹、离娄,味辛性寒,功能破血排脓、蚀恶肉、杀疥虫。

《深师》破积丸

【文献出处】《外台秘要》(芫花丸方)

【原文摘录】疗寒疝久积聚,周走动摇,大者如鳖,小者如杯,乍来乍去,在于胃管,大肠胀满不通,风寒则肠鸣,心下寒气上抢,胸胁支满。

芫花一分　蜀椒一分,汗　大黄六分　细辛六分　桔梗五分　乌头四分,炮　茱萸　芍药茯苓各三分　龙胆二分　半夏一分,洗

上十一味,捣筛,蜜和丸如梧子大,饮服五丸,日三,当下如泥,病愈。忌猪羊肉、饧^①、酢^②物、生菜等。

当归丸

【文献出处】《外台秘要》

【原文摘录】疗心腹劳强,寒疝邪气往来,坚固结聚,苦寒烦悁^③,不得卧,夜苦汗出,大便坚,小便不利,流饮在腹中,食不生肌方。

桔梗二分　葶苈子熬,五分　藜芦炙,二分　厚朴炙,五分　杏仁五十枚,去尖、皮　附子炮,五分　桂心　人参各三分　沙参三分　特生礜石一两,烧半日

上十味,捣筛,蜜和如梧子,饮服三丸,日三,稍加之。忌猪肉、生葱、冷水。

乌头续命丸

【文献出处】《外台秘要》

【原文摘录】《古今录验》疗久寒三十岁心腹疝,癥瘕积聚,邪气往来,厥逆抢心痛,久痹羸瘦少气,妇人产乳余疾,胸胁支满不嗜食,手足悁烦,月水不通,时时便血,名曰破积聚。

食茱萸十分　芍药五分　细辛五分　前胡五分,一云柴胡　干姜十分　乌头十分,炮　紫菀黄芩　白术　白薇各三分　芎劳　人参　干地黄各五分　蜀椒十分,汗　桂心十分

上十五味,捣筛,蜜和为丸如梧子大,先食服三丸,日三,不知,稍加至七丸。忌生菜、生葱、猪肉、冷水、桃、李、雀肉、芜荑等。

*肺气积聚方

【文献出处】《外台秘要》

【原文摘录】《救急》疗肺气积聚,心肋下满,急发即咳逆上气方。

麻黄三两,去节　杏仁去双仁、尖、皮　柴胡　生姜　半夏洗十遍　葶苈子熬,研如脂。各四两干枣十二枚,擘　槟榔十枚

上八味,切,以水一斗,煮取二升八合,去滓,分温三服,每服相去如人行八九里久。七日

---

① 饧(xíng):用麦芽或谷芽熬成的饴糖。

② 酢(cù):调味用的酸味液体。

③ 悁(juàn):急躁。

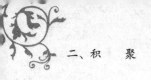

忌食生冷、猪、鱼、羊肉。此方服一剂讫,将息满七日,则服后方。忌羊肉、饧。

范汪破积丸

【文献出处】《外台秘要》

【原文摘录】疗积聚坚癥方。

大黄一斤　牡蛎三两　凝水石一两　石膏一两　石钟乳一两　理石一两

上六味捣合下筛,和以蜜丸如梧子,先食服,酒饮任下三丸,日三。不知稍增,以知为度。

顺逆丸

【文献出处】《外台秘要》

【原文摘录】主久寒积聚,气逆不能食方。

大黄十分　黄芩四分　厚朴四分,炙　干地黄四分　桂心四分　滑石四分　杏子二分　黄连四分　麦门冬四分,去心

上九味捣合下筛,和以蜜,丸如梧子,服十丸,日再服,后食,不知稍增,以知为度。忌芜荑、生葱、猪肉。

捶凿丸

【文献出处】《外台秘要》

【原文摘录】疗腹中积聚,邪气寒热消谷方。

甘遂一分　荛花一分　芫花一分　桂心一分　巴豆一分　杏仁一分　桔梗一分

上七味,荛花、芫花熬令香,巴豆、杏仁去皮,熬令变色已,各异捣,下细筛,捣合丸,以白蜜捣万杵。服如小豆一丸,日三行,长将服之。伤寒增服,膈上吐,膈下利,小儿亦服,妇人兼身亦服,名曰捶凿,以消息之。忌猪肉、芦笋、生葱。

* 鳖防丸

【文献出处】《外台秘要》

【原文摘录】延年,疗腹内积聚癖气,冲心胁急满,时吐水不能食,兼恶寒方。

鳖甲六分,炙　防葵四分　人参四分　前胡四分　桔梗四分　槟榔八分　白术八分　大黄八分　枳实四分,炙　厚朴三分,炙　当归四分　附子四分,炮　干姜四分　甘草五分,炙　吴茱萸三分

上十五味捣筛,蜜和为丸梧子大,一服十五丸,酒下,日再服,加至三十丸。忌苋菜、猪肉、生冷、鱼、蒜。

白术丸

【文献出处】《外台秘要》

【原文摘录】主积聚癖气不能食,心肋下满,四肢骨节酸疼,盗汗不绝方。

白术六分　黄芪六分　牡蛎四分,熬　人参六分　茯苓六分　乌头六分,炮　干姜六分　芍药四分　当归六分　细辛四分　麦门冬四分,去心　桂心五分　前胡四分　甘草六分,炙　防葵

144

三分　鳖甲四分,炙　紫菀三分,炙　槟榔六分　桔梗三分

上十九味捣筛,蜜和为丸,空肚,酒下二十丸,日再,加至三十丸。忌苋菜、桃李、大醋、猪肉、生葱。

范汪通命丸

【文献出处】《外台秘要》

【原文摘录】疗心腹积聚,寒中疞痛,又心胸满,胁下急绕脐痛方。

大黄四分　远志四分,去心　黄芪四分　麻黄四分,去节　甘遂四分　鹿茸四分,炙　杏仁六十枚　豉一合　巴豆五十枚　芒硝三分

上十味捣合下筛,和以蜜,丸如小豆,先食服三丸,日再。忌芦笋、野猪肉。一方无鹿茸,黄芪用黄芩。

四物丸

【文献出处】《外台秘要》

【原文摘录】疗心腹积聚,食苦不消,胸胁满,除去五脏邪气。

大戟五分,咬咀,熬令色变　芫花四分,熬　杏仁一分　巴豆一百枚,去皮心,熬

上药捣合下细筛,以鸡子中黄亦可,以蜜和丸如小豆,日三,日增一丸,觉勿复益。欲下,顿服七丸,下如清漆陈宿水。妇人乳有余疾、留饮者,下水之后,养之勿饮冷水。长壮者服五丸,先食。忌野猪肉、芦笋。

《古今录验》匈奴露宿丸

【文献出处】《外台秘要》

【原文摘录】疗心腹积聚,膈上下有宿食留饮神方。出僧深。

甘草三分,炙　大黄二分　甘遂二分　芫花二分,熬　大戟二分,炙　葶苈子二分,熬　苦参一分　硝石一分　巴豆半分,去心皮,熬

上九味细捣,合蜜和丸如小豆,服三丸当吐下,不吐下,稍益至五六丸,以知为度。先少起。忌海藻、芦笋、菘菜、野猪肉。

《深师》乌头丸

【文献出处】《外台秘要》

【原文摘录】疗心腹积聚胀满,少食多厌,绕脐痛,按之排手,寒中有水上气,女人产后余疾,大人风癫,少小风惊痫百病者。元嘉中用疗数人皆良,有一人服五服药,即出虫长一尺余三枚,复出如牛胆黑坚四枚,中皆有饭食,病即愈方。

乌头七枚,炮　干姜五分　皂荚五分,炙,兼皮子　菖蒲三分　桂心四分　柴胡三分　附子三分,炮　人参三分　厚朴三分,炙　黄连三分　茯苓三分　蜀椒五分,汗　吴茱萸四分　桔梗三分

上十四味捣筛,蜜和为丸,服如梧子二丸,日三,稍加至十五丸。忌猪肉、冷水、醋物、生葱、羊肉、饧。

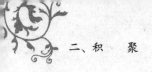
《千金翼》三台丸

【文献出处】《外台秘要》

【原文摘录】疗五脏寒热积聚，腹胀肠鸣而噫，食不作肌肤，甚者呕逆，若伤寒、寒疟已愈，令不复发，食后服五丸，饮多者吞十丸。长服令人大小便调和，长肌肉方。

大黄二两，熬　熟硝石一升　葶苈一升，熬　前胡二两　厚朴一两，炙　附子一两，炮　茯苓半两　半夏一两，洗　杏仁一升，去尖皮，熬　细辛一两

上十味捣筛，蜜和捣五千杵，酒服如梧子五丸，稍加，以知为度。忌猪羊肉、饧、生菜、酢物。

《古今录验》气痞丸

【文献出处】《外台秘要》

【原文摘录】疗寒气痞积，聚结不通，绕脐切痛，腹中胀满，胸逼满，风入脏，忧恚所积，用力不节，筋脉伤，羸瘦，不能食饮，此药令人强嗜食、益气力方。

乌头二分，炮　甘草二分，炙　葶苈子二分，熬　大黄二分　芎䓖二分　芍药二分　甘皮二分，炙

上七味下筛，蜜和丸如梧子，一服三丸，日再。不知，渐至五丸、七丸。一方桂心二分，去甘皮。忌海藻、菘菜、猪肉、冷水等。一方有通草，无甘皮。

小乌头丸

【文献出处】《外台秘要》

【原文摘录】疗久寒积聚心腹，绕脐切痛，食饮不下方。

乌头三两，炮　甘草三两，炙　茱萸半两　细辛二两　半夏二两　附子二两，炮　藁本二两

上七味下筛，蜜和丸如梧子大，先食服五丸，日再，不知，稍增之。忌羊猪肉、冷水。

五通丸

【文献出处】《外台秘要》

【原文摘录】主积聚留饮宿食，寒热烦结。长肌肤，补不足方。

椒目一两　附子一两，炮　厚朴一两，炙　杏仁三两　半夏一两　葶苈三两，熬　芒硝五两　大黄九两

上八味，捣葶苈子、杏仁使熟，和诸药末，和以蜜，捣五千杵，吞如梧子二丸。忌猪羊肉、饧、冷水。

二车丸

【文献出处】《医心方》

【原文摘录】《华佗方》云：二车丸，常在尊者后一车，故名二车丸，主心腹众病，膈上积聚，寒热，食饮不消，或从忧恚喜怒，或从劳倦气结，或有故疾气浮，有上饮食衰少，不生肌肉。

若辟在胁,吞一丸即消;若惊恐不安,吞一丸,日三;独卧不恐,病剧,昼日六七、夜三吞;微者,昼日四五、夜再吞。寒辟随利去,令人善矢气。又治:女子绝产,少腹苦痛,得阳亦痛,痛引胸中,积寒所致,风入子道,或月经未绝而合阴阳,或急欲尿而合阴阳,或衣未掺而合阴阳,或急便着之,湿从下上。久作长病,吞药如上,百日有子。

蜀椒成择一斤　干姜大小相称二十枚　粳米一升　朗陵乌头大小相称二十枚　煅灶中灰一升

凡五物,以水一斗半,渍灰,练囊中盛半绞结,纳灰中一宿,暴干之,皆末,诸药下筛,和以蜜,唾吞如梧子二丸,勿用浆水也。身中当痹,药力尽乃食,老小裁之。

三台丸

【文献出处】《医心方》

【原文摘录】主五脏寒热,积聚胪①胀,腹大空鸣而噫食,不生肌肤,剧者咳逆,若伤寒病已愈,断令不发。饭已吞五丸,饮多吞十丸,取大便调利。长肉益气,补不足,可常服方:

大黄十二两,一方二两,捶碎,熬令变色　葶苈一升,熬令变色　附子一两,焙令炘　杏仁一升,熬令变色　硝石一升　柴胡二两,洗　厚朴一两,炙　茯苓半两　细辛一两　半夏一两,洗

凡十物,皆捣筛,和以蜜捣三万杵,丸如梧子,从五丸起,不知稍增,取大便调利为度。

* 虎杖根方

【文献出处】《医心方》

【原文摘录】治久寒积聚方。

虎杖根一升许,捣之,以酒渍,日三,饮一升。

七气丸

【文献出处】《医心方》

【原文摘录】《小品方》云:七气丸治七气。七气为病,有寒气、怒气、喜气、忧气、恚气、愁气、热气。此七气为病,皆生积聚,坚牢如杯在腹中,心痛烦怨,不能饮食,时去时来,发作有时,每发痛欲绝也。其寒气则吐逆,心下胀满;其热气则恍惚闷乱,常如眩冒,失精;其怒气则不可当热,病上渊②心,短气欲绝不得息;其恚气则积聚心下,不得食饮;其喜气则不可疾行、久立;其忧气则不可苦作,卧不安席;其愁气则怒忘,置物四旁,不复忆处,四肢手足浮肿,不得举。亦治产生早起、中风余疾也。

大黄十分,炮　人参三分　椒二分,熬　半夏三分,炮　乌头五分,炮　桔梗三分　细辛三分　茱萸三分,熬　干姜三分　菖蒲三分　茯苓三分　芎䓖三分　紫菀三分　甘草三分　石膏三分　柴胡三分　桃仁三分

凡十七物,治合下筛,和以蜜,酒服如梧子三丸,日三,不知稍增,以知至十丸为度。

---

① 胪(lú):腹部的肉。

② 渊(yuān):古同"渊"。

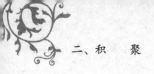

神明度命丸

【文献出处】《医心方》

【原文摘录】治久病腹内积聚,大小便不通,气上抢胸,腹中胀满,逆苦饮食,服之甚良方。

大黄一两　芍药一两

二味,蜜丸如梧子,服四丸,日二,不知,可增至六七丸,以知为度。

露宿丸

【文献出处】《医心方》

【原文摘录】《葛氏方》云:露宿丸,治大寒冷积聚方。

礜石　干姜　桂　桔梗　附子　皂荚各三两

捣筛,蜜丸,服如梧子十丸,日三,稍增至十五丸。

＊蜀椒丸

【文献出处】《医心方》

【原文摘录】《僧深方》治心下支满痛,破积聚,咳逆不受食,寒热喜嗳方。

蜀椒五分　干姜五分　桂心五分　乌头五分

上四物,治合下筛,蜜和丸如小豆,先辅食以米汁,服一丸,日三夜一。不知,稍增一丸,以知为度。禁食饮。

＊马苋丸

【文献出处】《医心方》

【原文摘录】《新录方》治积聚方。

马苋捣汁为煎,令可丸,酒服如枣,日三。

＊艾灸方

【文献出处】《医心方》

【原文摘录】《德贞常方》积聚方。

灸第十三椎节下间,相去三寸。

又方:灸上脘穴,在鸠尾下二寸。

又方:灸胃脘穴,在上脘下一寸。

又方:灸水分穴,在脐上一寸。

＊续随子方

【文献出处】《医心方》

【原文摘录】新罗法师方:续随子一名耐冬花,去上皮,以酒一合,和而服之二七粒,量人老少用之。

*蔓菁子汤

【文献出处】《医心方》

【原文摘录】崔禹锡《食经》：取蔓菁子一升，捣研，以水三升，煮取一升，浓服之，为妙药也。亦治癥瘕也。

鳖甲散

【文献出处】《太平圣惠方》

【原文摘录】虚劳积聚，心腹疼痛，四肢羸瘦，小便赤，不能饮食。

鳖甲二（三）两，涂醋炙微黄，去裙襕　厚朴一两，去粗皮，涂生姜汁炙令香熟　木香三分　槟榔三分　神曲二两，捣碎，微炒　京三棱一两，炮，锉　川大黄二两，锉碎，微炒　芎䓖半两　青橘皮三分，汤浸，去白瓤，焙　桃仁一两，汤浸，去皮尖双仁，麸炒微黄　麦蘖一两，炒微黄　当归半两　赤芍药一两　桂心三分　柴胡二（一）两半，去苗

上件药，捣粗罗为散，每服四钱，以水一中盏，入生姜半分，煎至六分，去滓，食前稍热服。忌苋菜、生冷。

槟榔散

【文献出处】《太平圣惠方》

【原文摘录】治积气，腹胁坚急，心胸胀满，不能饮食。

槟榔一两　京三棱一两，炮，锉　木香一两　桂心半两　桃仁一两，汤浸，去皮尖双仁，麸炒微黄　青橘皮半两，汤浸，去白瓤，焙　郁李仁一两，汤浸，去皮，微炒

上件药，捣筛为散，水一中盏，入生姜半分，煎至六分，去滓，食前稍热服。

紫菀散

【文献出处】《太平圣惠方》

【原文摘录】治息贲气，在右胁下，结聚胀痛，喘促咳嗽。

紫菀一两，去苗土　吴茱萸半两，汤浸七遍，焙干，微炒　白术半两　当归半两　桂心半两　鳖甲一两，涂醋炙令黄，去裙襕　槟榔半两　郁李仁一两，汤浸，去皮，微炒　枳实半两，麸炒微黄

上件药，捣筛为散，每服三钱，水一中盏，入生姜半分，煎至六分，去滓，不计时候温服。

牛蒡子散

【文献出处】《太平圣惠方》

【原文摘录】治息贲气，令人喘咳，心腹胀满，胁下疼痛。

牛蒡子一两，微炒　木香一两　当归一两　京三棱一两，炮裂，锉　吴茱萸半两，汤浸七遍，焙干微炒　槟榔半两　川大黄一两，锉碎，微炒　鳖甲二两，涂醋炙令黄，去裙襕

上件药，捣细罗为散，每服二钱，以温酒调下，食前服。生姜橘皮汤下亦得。

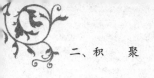

桃仁煎丸

【文献出处】《太平圣惠方》

【原文摘录】治息贲气,右胁下结硬如杯,心胸胀痛,不能饮食,胸膈壅闷,咳嗽喘促。

桃仁三两,汤浸,去皮尖双仁,细研,以酒三升,同硼砂煎成膏　硼砂一两半,不夹石者细研　鳖甲一两,涂醋炙令黄,去裙襕　川乌头半两,去皮脐,锉碎,盐拌炒令黄　紫菀半两,去苗土　猪牙皂荚半两,去皮,涂酥炙令焦黄,去子　防葵半两　木香三分　槟榔三分　干姜半两,炮裂,锉

上件药,捣细罗为末,入桃仁、硼砂煎中溶和,丸如梧桐子大,每服食前,以生姜汤下十五丸。

三棱丸

【文献出处】《太平圣惠方》

【原文摘录】治息贲气,右胁下结聚成块,喘咳胸痛,呕吐痰涎,面黄体瘦。

京三棱一两,炮,锉碎,醋拌炒令黄　川大黄二两,锉碎,微炒　附子二(一)两,炮裂,去皮脐　鳖甲一两,炮,锉,醋拌炒令黄　槟榔一两　诃黎勒皮一两　木香一两　桃仁一两,汤浸,去皮尖双仁,麸炒微黄　吴茱萸半两,汤浸七遍,焙干微炒

上件药,捣细罗为末,以醋煮面糊,和捣三二百杵,丸如梧桐子大,每服食前,生姜汤下二十丸。

木香丸

【文献出处】《太平圣惠方》

【原文摘录】治息贲气,胸膈闷,腹胁坚急,四肢不和,食少无力。

木香一两半　鳖甲一两半,涂醋炙令黄,去裙襕　桂心一两半　吴茱萸一两半,汤浸七遍,焙干微炒　诃黎勒皮一两半　槟榔一两(半)　枳实一两,麸炒微黄　牵牛子三两,微炒

上件药,捣细罗为末,以酒煮面糊,和丸如梧桐子大,每日空心,温酒下三十丸。

芫花煎丸

【文献出处】《太平圣惠方》

【原文摘录】治息贲气,结块在右胁下,疼痛。

芫花一两半,醋拌炒令干,为末　硼砂一两,不夹石者细研,用米醋三升同芫花末熬成膏　京三棱一两,锉,微炒　鳖甲一两半,涂醋炙令黄,去裙襕　青橘皮一两,汤浸,去白瓤,焙

上件药,捣细罗为末,入芫花、硼砂煎中,入少蒸饼,和溶为丸如梧桐子大,每服食前,以生姜汤下十丸。

吴茱萸散

【文献出处】《太平圣惠方》

【原文摘录】治积聚,心腹胀痛,饮食减少,四肢不和。

吴茱萸一两,汤浸七遍,焙干微炒　白术一两　当归一两,锉碎,微炒　紫菀一两,去苗土　槟榔一两　桂心一两　鳖甲一两,涂醋炒令黄,去裙襕　郁李仁一两,汤浸,去皮微炒　枳实半两,麸炒微黄

上件药,捣筛为散,每服三钱,水一中盏,入生姜半分,煎至六分,去滓,食前稍热服。

防葵散

【文献出处】《太平圣惠方》

【原文摘录】治积聚气,心腹胀硬如石,肚上青脉起,食饮不下。

防葵半两　桔梗三分,去芦头　川朴硝三分　川大黄三分,锉碎微炒　桃仁半两,汤浸,去皮尖,麸炒微黄　木香半两

上件药,捣筛为散,每服三钱,水一中盏,煎至六分,去滓,食前稍热服。当利下恶物为度,未利再服。

防葵散

【文献出处】《太平圣惠方》

【原文摘录】治妇人心腹积聚气,时有疼痛,经络不利,四肢渐瘦,食少腹胀。

防葵一两　木香一两　川大黄二两,锉碎,微炒　白术一两　当归一两,锉微炒　赤芍药一两　牛膝一两,去苗　桂心一两　桃仁一两,汤浸,去皮尖双仁,麸炒微黄

上件药,捣粗罗为散,每服三钱,水一中盏,入生姜半分,煎至六分,去滓,食前稍热服。

大黄丸

【文献出处】《太平圣惠方》

【原文摘录】治积聚气在腹胁,胸背疼痛。

川大黄二两,锉碎,微炒　桃仁一两半,汤浸,去皮尖双仁,麸炒微黄　槟榔一两半　鳖甲一两,涂醋炙令黄,去裙襕　京三棱一两,炮锉　干姜一两,炮裂,锉　川乌头一两,炮裂,去皮脐　桂心一两　吴茱萸一两,汤浸七遍,焙干微炒

上件药,捣细罗为末,以醋煮面糊和丸如梧桐子大,每服食前,以生姜橘皮汤下二十丸,温酒下亦得。

三棱丸

【文献出处】《太平圣惠方》

【原文摘录】治肥气,在左胁下,如覆杯,有头足,令人羸瘦,发寒热,不能食。

京三棱一两　川乌头一两,炮裂,去皮脐　雄黄半两,细研　硼砂一两,不夹石者,细锉　青橘皮半两,汤浸,去白瓤,焙　干漆半两,捣碎,炒令烟出　鳖甲一两,涂酥炙令黄,去裙襕　防葵一两　麝香一分,研入

上件药,捣细罗为末,入研了药令匀,以米醋一升,熬令稠,入少面作糊,和丸如绿豆大,每服,以温酒下十丸,空心腹。

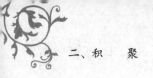
牵牛煎丸

【文献出处】《太平圣惠方》

【原文摘录】治肥气,结聚不散,腹胁胀满,呕逆酸水,饮食减少。

牵牛子末三两,以生姜汁半升、酒一升,慢火熬如膏　木香一两　附子一两,炮裂,去皮脐　鳖甲一两半,涂醋炙令黄,去裙襕　槟榔一两　桃仁一两半,汤浸,去皮尖双仁,麸炒微黄,研入　吴茱萸半两,汤浸七遍,焙干微炒　硼砂一两,不夹石者,细研入

上件药,捣细罗为末,入牵牛子,煎中和溶为丸如梧桐子大,每服食前,生姜汤下二十丸。

三棱煎丸

【文献出处】《太平圣惠方》

【原文摘录】治肥气,结固不散,腹胁急疼,食少体瘦。

湿三棱七斤,净洗去泥土,锉碎　川大黄三两　芫花一两,醋拌炒令干　鳖甲三两,涂醋炙令黄,去裙襕　木香一两

上件药,先以水二斗,煮三棱至三升,去滓,捣罗诸药为末,入前煎中,于铜器内慢火熬之,更入米醋一升,同煎熬令稠,候稍冷,并手丸如梧桐子大,每日空腹,以温酒下十丸。

干漆丸

【文献出处】《太平圣惠方》

【原文摘录】治积聚气,心腹坚胀,食饮减少,面色萎黄,肌体羸瘦。

干漆一两,捣碎,炒令烟出　鳖甲一两,涂醋炙令黄,去裙襕　诃黎勒皮二(一)两　当归一两,锉,微炒　附子一两,炮裂,去皮脐　木香三分　枳壳一两,麸炒微黄,去瓤　白术一两　桂心一两　京三棱一两,炮裂　桃仁一两,汤浸,去皮尖双仁,麸炒微黄　川大黄二两,锉碎,微炒　厚朴三(二)两,去粗皮,涂生姜汁炙令香熟　川椒三分,去目及闭口者,微炒去汗

上件药,捣细罗为末,以酒煮面糊,和捣三五百杵,丸如梧桐子大,每服食前,以粥饮下三十丸。

京三棱丸

【文献出处】《太平圣惠方》

【原文摘录】治久积聚气不消,心腹胀满,食少体瘦。

京三棱一两,炮裂　桂心一两　川大黄一两半,锉碎,微炒　槟榔一两半　吴茱萸半两,汤浸七遍,焙干,微炒　干漆一两,捣碎,炒令烟出　附子一两,炮裂,去皮脐　木香一两　桃仁一两半,汤浸,去皮尖双仁,麸炒微黄　青橘皮一两,汤浸,去白瓤,焙　鳖甲一两半,涂醋炙令黄,去裙襕

上件药,细罗为末,醋煮面糊和丸,梧桐子大,每服食前,温酒下二十丸。

鳖甲煎丸

【文献出处】《太平圣惠方》

【原文摘录】治积聚气久不消,心腹虚胀,不欲饮食。

鳖甲二两,涂醋炙令黄,去裙襕　防葵一两,锉,炒令黄　川大黄二两,锉碎,微炒

以上三味,并捣细罗为末,以醋二升,煎令如膏。

硼砂煎丸

【文献出处】《太平圣惠方》

【原文摘录】治积聚气久不消散,腹胁胀痛,面无颜色,四肢不和。

硼砂二两,不夹石者细研,以醋一升半,与芫花末同熬如膏　芫花一两,炒令黄,捣罗为末　川乌头半两,炮裂,去皮脐　川大黄一两,锉碎,微炒　鳖甲一两,涂醋炙令黄,去裙襕　当归半两　木香半两　桂心半两　蓬莪术半两　京三棱半两,炮锉　干漆三两(分),捣碎,炒令烟出　青橘皮三分,汤浸,去白瓤,焙

上件药,细罗为末,纳前煎中,更入少蒸饼,和捣三二百杵,丸如梧桐子大,每服食前,以温酒下十五丸。

牵牛子丸

【文献出处】《太平圣惠方》

【原文摘录】治痞气结聚在胃管,心腹胀硬,脏腑壅滞。

牵牛子一两半,微炒　甘遂一两,锉碎,微炒　诃黎勒皮三分　木香三分　京三棱三分,锉碎,醋拌,炒令干　青橘皮三分,汤浸,去白瓤,焙

上件药,捣细罗为末,以生姜汁二两,蜜四两,煎令稠熟,和为丸如梧桐子大,每服卧时,生姜汤下二十丸,以利为度。

木香丸

【文献出处】《太平圣惠方》

【原文摘录】治痞气,心腹坚胀,饮食不消。

木香一两　川大黄一两,锉碎,醋拌炒令干　硫黄一两,细研,水飞过

上件药,捣细罗为末,研入硫黄令匀,以酒煮面糊和丸如梧桐子大,每服空心,以生姜汤下十丸。

京三棱散

【文献出处】《太平圣惠方》

【原文摘录】治脾脏冷气,攻心腹疼痛,或胁下气聚不散,面色萎黄,手足常冷,不欲饮食。

京三棱一两,炮,锉　白术一两　桂心半两　青橘皮一两,汤浸,去白瓤,焙　木香半两　芎䓖二(一)分　枳壳三(二)分,麸炒微黄,去瓤　槟榔二分　人参一两,去芦头　附子一两,炮裂,去皮脐　干姜三分,炮裂,锉　甘草半两,炙微赤,锉　当归三分,锉,微炒　厚朴一两,去粗皮,涂生姜汁炙令香熟　吴茱萸半两,汤浸七遍,焙干微炒

上件药,捣粗罗为散,每服一钱,以水二中盏,入枣三枚,煎至六分,去滓,不计时候稍

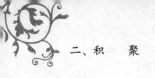

热服。

肉豆蔻散

【文献出处】《太平圣惠方》

【原文摘录】治脾脏冷气，时攻心腹疼痛，面色青黄，常多呕逆，四肢虚乏。

肉豆蔻三枚，去壳　白术半两　木香半两　半夏半两，汤浸(洗)七遍，去滑　丁香半两　青橘皮半两，汤浸，去白瓤，焙　蓬莪术半两　附子半两，炮裂，去皮脐　芎䓖半两　甘草一分，炙微赤，锉　当归三分，锉，微炒　桂心半两　干姜半两，炮裂，锉　厚朴一两，去粗皮，涂生姜汁炙令香熟

上件药，捣粗罗为散，每服三钱，以水一中盏，入生姜半分，枣三枚，煎至六分，去滓，不计时候稍热服。

吴茱萸散

【文献出处】《太平圣惠方》

【原文摘录】治脾脏冷气，攻心腹疼痛不可忍。

吴茱萸半两，汤浸七遍，焙干，微炒　高良姜半两，锉　桂心三分　厚朴二两，去粗皮，涂生姜汁炙令香熟　当归半两，锉，微炒　木香半两

上件药，捣筛为散，每服三钱，以水一中盏，煎至六分，去滓，不计时候稍热服。

红豆蔻散

【文献出处】《太平圣惠方》

【原文摘录】治脾脏冷气，攻心腹疼痛，宿食不消，及腹胁胀闷，不思饮食。

红豆蔻一两，去皮　木香半两　当归三分，锉，微炒　桂心半两　高良姜一两，锉　芎䓖三分　诃黎勒半两，煨，用皮　草豆蔻六枚，去皮　附子一两，炮裂，去皮脐　陈橘皮一两，汤浸，去白瓤，焙　白术半两　神曲三分，微炒令黄

上件药，捣筛为散，每服三钱，以水一中盏，入枣三枚，同煎至六分，去滓，不计时候稍热服。

阿魏丸

【文献出处】《太平圣惠方》

【原文摘录】治脾脏久积虚冷，气攻心腹胀痛，胃气不和，见食即呕，面色萎黄，四肢无力。

阿魏面裹煨，面熟为度　槟榔　青橘皮汤浸，去白瓤，焙　胡椒　丁香　荜茇　白豆蔻去皮　桂心　人参去芦头　附子炮裂，去皮脐　干姜炮裂，锉　蓬莪术　诃黎勒煨，用皮。以上各半两　麝香一分，细研

上件药，捣罗为末，炼蜜和捣三二百杵，丸如梧桐子大，每服不计时候，以热酒下二十九。

荜茇丸

【文献出处】《太平圣惠方》

【原文摘录】治脾脏久积冷气,攻心腹疼痛,面色青黄,四肢无力,不思饮食。

荜茇三分 木香半两 桂心半两 白茯苓三分 槟榔一两 附子一两,炮裂,去皮脐 胡椒三分 厚朴二(一)两,去粗皮,涂生姜汁炙令香熟 当归三分,锉,微炒 干姜半两,炮裂,锉 诃黎勒一两,煨,用皮 人参一两,去芦头

上件药,捣罗为末,炼蜜和捣三二百杵,丸如梧桐子大,每服不计时候,粥饮下三十丸。

诃黎勒丸

【文献出处】《太平圣惠方》

【原文摘录】治脾脏积冷,气攻心腹疼痛,不能饮食,四肢无力。

诃黎勒二两,煨,用皮 人参一两,去芦头 桂心半两 干姜半两,炮裂,锉 白茯苓一两 木香半两 肉豆蔻三枚,去壳 胡椒半两 京三棱半两,炮,锉 附子一两,炮裂,去皮脐 桔梗一两,去芦头 当归一两,锉,微炒 槟榔一两 陈橘皮半两,汤浸,去白瓤,焙 厚朴一两,去粗皮,涂生姜汁炙令香熟

上件药,捣罗为散,炼蜜和捣三五百杵,丸如梧桐子大,每服不计时候,以温酒下三十丸。

桃仁散

【文献出处】《太平圣惠方》

【原文摘录】治虚劳,积聚结块,心腹胁肋刺痛。

桃仁二两,汤浸,去皮尖双仁,麸炒微黄 川大黄二两,锉碎,微炒 鳖甲一两,涂醋炙微黄,去裙襕 吴茱萸半两,汤浸七遍,焙干微炒 诃黎勒一两半,煨,用皮 京三棱一两,炮裂 木香半两 桂心半两 当归一两

上件药,捣粗罗为散,每服四钱,以水一中盏,煎至六分,去滓;食前稍热服。忌苋菜、生冷。

白术散

【文献出处】《太平圣惠方》

【原文摘录】治虚劳,积聚坚实,腹如鼓,食即却吐,坐卧不安,喘急。

白术半两 防葵一两 槟榔二两 郁李仁二两,汤浸,去皮微炒 鳖甲二两,涂醋炙微黄,去裙襕 吴茱萸三分,汤浸七遍,焙干微炒 桃仁三分,汤浸,去皮尖双仁,麸炒微黄 诃黎勒一两半,煨,用皮

上件药,捣粗罗为散,每服四钱,以水一中盏,入生姜半分,煎至六分,去滓,食前温服,以微利为度。忌苋菜、生冷、油腻。

赤茯苓散

【文献出处】《太平圣惠方》

【原文摘录】治虚劳积聚,心胸壅闷,喘急气促,不能饮食,四肢瘦弱。

赤茯苓一两 紫菀三两(分),洗去苗土 白术半两 吴茱萸一分,汤浸七遍,焙干微炒 郁李仁

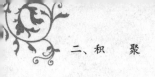

三分,汤浸,去皮尖,微炒　当归半两　人参半两,去芦头　鳖甲三分,涂醋炙微黄,去裙襕　桂心半两
槟榔半两

上件药,捣粗罗为散,每服三钱,以水一中盏,入生姜半分,煎至五分,去滓,食前温服。
忌苋菜、湿面、生冷。

*大黄木香鳖甲丸

【文献出处】《太平圣惠方》

【原文摘录】治肥气积聚不散方。

川大黄四两,锉碎,与鳖甲同煮,焙干　木香二两　鳖甲四两,以米醋二升与大黄同煮,令醋尽,炙
令黄

上件药,捣细罗为末,以酒煮面糊和丸如梧桐子大,每日空心,生姜汤下二十丸。

狼毒丸

【文献出处】《太平圣惠方》

【原文摘录】治积聚气结成块段,在腹胁下,久不消散,发歇疼痛。

狼毒细锉,醋拌,炒令干　芫花醋拌,炒令干　干漆捣碎,炒令烟出　雄雀粪微炒　五灵脂　鳖
甲涂醋炙令黄,去裙襕　硫黄细研入　硼砂不夹石者,细研。以上各一两　腻粉半两,研入

上件药,捣细罗为末,入研了药令匀,以醋煮面糊和丸如梧桐子大,每服空心,以醋汤下
三丸至五丸,当利下恶物。

硫黄丸

【文献出处】《太平圣惠方》

【原文摘录】治积聚气多年不消,变成劳证,腹内结块疼痛,两胁胀满,常吐清水,食饮
不下。

硫黄半两,细研　硼砂半两,不夹石者,细研　木香半两,为末　巴豆去皮,四十九粒,取萝卜二
(一)枚,四破开,钻四十九窍,各一窍纳巴豆一枚,却依旧合之,藏在土坑中,深一尺,四十九日后取出巴豆,
细研如膏,纸裹压去油后研入药中

上件药,取萝卜一枚,剜作坑子,纳前硫黄、硼砂,却以萝卜盖头,用纸一重裹,以好黄泥
固济,曝干,用大火煅令通赤,候冷,去泥,取出药,并萝卜一时细研,入前木香末及研了巴豆,
令匀,以醋煮面糊和丸如绿豆大,每服空心,温酒下五丸,晚食前再服,以利为度。

防葵丸

【文献出处】《太平圣惠方》

【原文摘录】治积聚气成块。

防葵半两　芫花半两,醋拌炒令干　干姜半两,炮裂,锉　鳖甲一两,涂醋炙令黄,去裙襕　硼砂
一两,不夹石者,细研入

上件药,捣细罗为末,研入硼砂令匀,以米醋一升,煎令稠,下诸药末,慢火熬,入少蒸饼

和,溶可丸即丸如绿豆大,每服空心,以温酒下十丸。

槟榔散

【文献出处】《太平圣惠方》

【原文摘录】治积聚,心腹两胁疼痛。

槟榔一两　赤芍药半两　枳壳半两,麸炒微黄,去瓤　芎藭半两　赤茯苓半两　柴胡一两,去苗　木香半两　川大黄一两,锉碎,微炒　当归二分,锉碎,微炒　陈橘皮一两,汤浸,去白瓤焙　桃仁半两,汤浸,去皮尖双仁,麸炒微黄　甘草一分,炙微赤,锉

上件药,捣粗罗为散,每服三钱,以水一中盏,煎至六分,去滓,不计时候,稍热服。

木香散

【文献出处】《太平圣惠方》

【原文摘录】治积聚,心腹疼痛,胸膈气滞,四肢无力,不思饮食。

木香半两　诃黎勒皮半两　槟榔半两　白术一分　青橘皮半两,汤浸,去白瓤,焙　赤茯苓三分　人参一分,去芦头　厚朴半两,去粗皮,涂生姜汁炙令香熟　桂心一分

上件药,捣细罗为散,每于食前,以温酒调下二钱,生姜枣汤调下亦得。

桂心散

【文献出处】《太平圣惠方》

【原文摘录】治积聚,心腹疼痛,面无润泽,渐黄瘦。

桂心一两　川大黄一两,锉碎,微炒　桔梗一两,去芦头　附子一两,炮裂,去皮脐　木香一两　白术一两　高良姜半两,锉　芎藭半两　当归一两,锉,微炒　槟榔一两　赤芍药一两　枳实半两,麸炒微黄

上件药,捣细罗为散,每于食前,以温酒调下二钱,生姜汤调下亦得。

青橘皮丸

【文献出处】《太平圣惠方》

【原文摘录】治积聚,心腹痛疼,全不欲食。

青橘皮二两,汤浸,去白瓤,焙　当归一两,锉,微炒　枳壳一两,麸炒微黄,去瓤　干漆一两,捣碎,炒令烟出　附子一两,炮裂,去皮脐　木香一两　白术一两　桃仁二两,汤浸,去皮尖双仁,麸炒微黄　桂心一两　川椒三分,去目及闭口者,微炒去汗　川大黄一(二)两,锉碎,微炒　厚朴二两,去粗皮,涂生姜汁炙令香熟

上件药,捣罗为末,炼蜜和捣三二百杵,丸如梧桐子大,每于食前,以温酒下三十丸。

诃黎勒丸

【文献出处】《太平圣惠方》

【原文摘录】治积聚,心腹相引疼痛,胸膈气滞,不欲饮食。

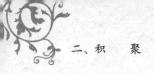

诃黎勒皮一两　川大黄二两,锉碎,微炒　乌药一两　当归一两,锉微黄　木香一两　白术三分(一两)　桂心一两　吴茱萸半两,汤浸七遍,焙干微炒　槟榔一两　蓬莪术一两　青橘皮一两,汤浸,去白瓤,焙　神曲一两,微炒令黄　附子一两,炮裂,去皮脐　麦蘖一两,微炒令黄

上件药,捣罗为末。后将硼砂三两,用醋二升,煎滤去滓,入前药末四两,纳硼砂醋中搅和匀,于银锅内煎成膏,和余药末,捣三二百杵,丸如梧桐子大,每于食前,以生姜橘皮汤下二十丸。

大黄丸

【文献出处】《太平圣惠方》

【原文摘录】治聚积气,心腹妨闷疼痛。

川大黄一两,锉碎,微炒　当归三分,锉,微炒　芎劳三分　诃黎勒皮一两　槟榔一两　吴茱萸半两,汤浸七遍,焙干微炒　干姜三分,炮裂,锉　川乌头一两,炮裂,去皮脐　桃仁一两,汤浸,去皮尖双仁,麸炒微黄

上件药,捣罗为末,炼蜜和捣三二百杵,丸如梧桐子大,不计时候,以温酒下三十丸。

巴豆丸

【文献出处】《太平圣惠方》

【原文摘录】治心腹积聚,时有疼痛。

巴豆二十枚,去皮心研,纸裹压去油　杏仁五十枚,汤浸,去皮尖双仁,麸炒微黄　藜芦一两,去头,炙黄　皂荚二两,去皮,涂酥炙令黄焦,去子　桔梗一两,去芦头

上件药,捣桔梗、皂荚、藜芦等,罗为末后,细研巴豆、杏仁如膏,炼蜜和捣三二百杵,丸如小豆大,每日空心,以温水下二丸,如未觉,即加至五丸。

巴豆丸

【文献出处】《太平圣惠方》

【原文摘录】治积聚宿食不消,心腹胀满疼痛。

巴豆半两,去皮心出油,研入　附子一两,炮裂,去皮脐　硫黄一两半,细研,水飞过　桂心一两　五灵脂一两　雄黄一两,细研,水飞　麝香一分,细研　干姜一两,炮裂,锉　香墨半两

上件药,捣罗为末,入巴豆,都研令匀,用糯米饭和丸如小豆大,每服食前,以生姜橘皮汤下二丸。

诃黎勒散

【文献出处】《太平圣惠方》

【原文摘录】治积聚心腹胀满,不能下食,四肢瘦弱。

诃黎勒三分,煨,用皮　木香三分　槟榔三分　前胡半两,去芦头　桂心半两　京三棱半两,炮裂　当归半两,锉,微炒　黄芪半两,锉　人参半两,去芦头　枳壳半两,麸炒微黄,去瓤　白术半两　赤茯苓半两　芎劳半两　厚朴三分,去粗皮,涂生姜汁炙令香熟　青橘皮三分,汤浸,去白瓤,焙

上件药,捣筛为散,每服三钱,以水一中盏,入生姜半分,枣三枚,煎至六分,去滓,每于食前,稍热服之。

诃黎勒散

【文献出处】《太平圣惠方》

【原文摘录】治积聚宿食不消,四肢羸瘦乏力。

诃黎勒二(一)两,煨,用皮　附子一两,炮,去皮脐　草豆蔻一两,去皮　白术三分　当归半两,锉碎,微炒　人参半两,去芦头　神曲一两,微炒　黄芪三分,锉　桂心二(一)两　槟榔一两　陈橘皮一两,汤浸,去白瓤焙　赤茯苓一两　郁李仁一两,汤浸,去皮,微炒

上件药,捣粗罗为散,每服三钱,以水一中盏,入生姜半分,枣三枚,煎至六分,去滓,不计时候,稍热服。

白术散

【文献出处】《太平圣惠方》

【原文摘录】治积聚,心腹胀满,不能饮食。

白术二两　赤茯苓一两　枳壳一两,麸炒微黄,去瓤　人参一两,去芦头　桔梗二(一)两,去芦头　桂心一两　京三棱一两,炮,锉　槟榔一两

上件药,捣粗罗为散,每服三钱,以水一中盏,煎至六分,去滓,每于食前温服。

白术丸

【文献出处】《太平圣惠方》

【原文摘录】治积聚,宿食不消,腹胁下妨闷,四肢羸瘦,骨节酸疼,多有盗汗。

白术一两　黄芪一两,锉　牡蛎一两,烧为粉　人参一两,去芦头　赤茯苓一两　川乌头一两,炮裂,去皮脐　干姜半两,炮裂,锉　木香一两　当归一两,锉,微炒　赤芍药三分　桂心一两　甘草半两,炙微赤,锉　防葵半两　鳖甲一两,涂醋炙令黄,去裙襕　紫菀半两,去苗　槟榔一两　桔梗半两,去芦头　枳壳一两,麸炒微黄,去瓤

上件药,捣罗为末,炼蜜和捣三二百杵,丸如梧桐子大,每于食前,以温酒下三十丸。

沉香散

【文献出处】《太平圣惠方》

【原文摘录】治积聚,心腹胀满,四肢逆冷。

沉香一两　吴茱萸半两,汤浸七遍,焙干微炒　槟榔一两　青橘皮一两,汤浸,去白瓤,焙　附子一两　香子半两,微炒

上件药,捣细罗为散,每于食前,以热酒调下一钱。

干姜丸

【文献出处】《太平圣惠方》

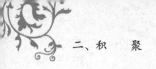

【原文摘录】治积聚,心腹胀满,食少。

干姜半两,炮裂,锉　皂荚一两,去黑皮,涂酥炙令黄焦,去子　菖蒲　桂心三分　川乌头半两,炮裂,去皮脐　柴胡三分,去苗　人参三分,去芦头　黄连三分,去须　赤茯苓三分　吴茱萸半两,汤浸七遍,焙干微炒　川椒三分,去目及闭口者,微炒去汗　厚朴二两,去粗皮,涂生姜汁炙令香熟

上件药,捣罗为末,炼蜜和捣三二百杵,丸如梧桐子大,每于食前,以温酒下二十丸。

京三棱煎丸

【文献出处】《太平圣惠方》

【原文摘录】治积聚,心腹胀满,脐下结硬。

京三棱一(二)两,炮裂　当归一两,锉,微炒　草薢一两,锉　陈橘皮一两,汤浸,去白瓤,焙　厚朴一两,去粗皮,涂生姜汁炙令香熟　肉桂一两,去皱皮　赤茯苓三分　木香三分　槟榔一两

上件药,捣罗为末,以酒三升,煎一半药末如膏,后入余药末,和捣三二百杵,丸如梧桐子大,每于食前,以温酒下三十丸。

木香丸

【文献出处】《太平圣惠方》

【原文摘录】治积聚,心腹胀满,或时疼痛。

木香一两　青橘皮二两,汤浸,去白瓤,焙　芫花三两

上件药,先捣罗木香、青橘皮为末,后别捣罗芫花为末,以醋三升,煎成膏,入前药末和丸如梧桐子大,每服,以热酒下七丸。

木香丸

【文献出处】《太平圣惠方》

【原文摘录】治积聚气,脾胃虚冷,宿食不消,心腹气滞,胀满疼痛。

木香三分　白术三分　人参三分,去芦头　赤茯苓三分　吴茱萸半两,汤浸七遍,焙干微炒　干姜半两,炮裂,锉　桂心三分　陈橘皮一两,汤浸,去白瓤,焙　诃黎勒一两,煨,用皮　槟榔一两　神曲一两,炒微黄　大麦蘖一两,炒微黄　当归半两,锉,微炒　川大黄一两,锉碎,微炒　桔梗半两,去芦头

上件药,捣罗为末,炼蜜和捣三二百杵,丸如梧桐子大,每于食前,以温酒下三十丸。

狼毒丸

【文献出处】《太平圣惠方》

【原文摘录】治积聚,心腹胀如鼓者。

狼毒四两,锉碎,醋拌炒干　附子三两,炮裂,去皮脐　防葵三两

上件药,捣罗为末,炼蜜和捣三二百杵,丸如梧桐子大,每于食前,以粥饮下五丸,以利为度。

丁香丸

【文献出处】《太平圣惠方》

【原文摘录】治积聚气,宿食留滞,不能消化。

丁香半两　木香半两　巴豆一分,去皮心,去油研入　乳香半两　硫黄半两,细研,水飞　朱砂半两,细研,水飞　腻粉一钱　麝香一两,细研　神曲一两半,别捣末

上件药,捣罗为末,都研令匀,以酒煮神曲末为糊,和丸如小豆大,每服食前,以生姜橘皮汤下三丸。

* 皂荚甘遂牵牛方

【文献出处】《太平圣惠方》

【原文摘录】治积聚,宿食不消,虚羸腹胀。

肥皂荚半两,炙,去皮子,捣为末　甘遂三钱,晒干,生捣罗为末　牵牛子二钱,生捣罗为末

上件药,一处更研细如面。患人二十以上,用药末一钱,用水温拌,用面捏作馄饨子十枚,煮熟,别用暖水嚼破下之,良久,方取下积聚。如未转,即更以煎水调药末半钱投之,良久,取下积食。初服药后,患人如欲睡,是药力行。量人虚实,加减服之。

* 吴萸巴豆丸

【文献出处】《太平圣惠方》

【原文摘录】主积聚,气滞恶阻。

吴茱萸二两,汤浸七遍,碎干,微炒　巴豆半两,去皮心,研如膏,纸裹压去油

上件药,先捣罗茱萸为末,以酽醋一大碗,浸茱萸末一宿,至来日,于银锅内熬,候茱萸似膏,即入巴豆膏更熬,候可丸,即丸如绿豆大,空心,以温酒下三丸。如气散,恶物下,即住服。

防葵散

【文献出处】《太平圣惠方》

【原文摘录】治妇人心腹积聚气,时有疼痛,经络不利,四肢渐瘦,食少腹胀。

防葵一两　木香一两　川大黄二两,锉碎,微炒　白术一两　当归一两,锉,微炒　赤芍药一两　牛膝一两,去苗　桂心一两　桃仁一两,汤浸,去皮尖双仁,麸炒微黄

上件药,捣粗罗为散,每服三钱,水一中盏,入生姜半分,煎至六分,去滓,食前稍热服。

鳖甲散

【文献出处】《太平圣惠方》

【原文摘录】治妇人积聚气,心腹胀硬,或时疼痛,体瘦乏力,不能饮食。

鳖甲二两,涂醋炙令黄,去裙襕　当归二两,锉,微炒　防葵一两　桂心一两　吴茱萸半两,汤浸七遍,焙干,微炒　白术一两　青橘皮一两,汤浸,去白瓤,焙　木香一两　赤芍药一两　桃仁一两,汤浸,去皮尖双仁,麸炒微黄　甘草半两,炙微赤,锉

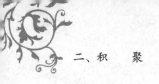

上件药,捣筛为散,每服三钱,以水一中盏,入生姜半分,煎至六分,去滓,食前稍热服之。

鳖甲丸

【文献出处】《太平圣惠方》

【原文摘录】治妇人腹中积聚大如杯,上下周流,痛不可忍,食噎腥臭,四肢寒热,经水不通,恶血停滞,体瘦无力,面色萎黄。

鳖甲一两半,涂醋炙令黄,去裙襕 露蜂房一两,锉碎,微炒 牡丹三分 川椒三分,去目及闭口者,微炒去汗 川大黄一两,锉碎,微炒 牛膝三分,去苗 附子一两,炮裂,去皮脐 吴茱萸三分,汤浸七遍,焙干微炒 干姜三分,微炒 虻虫一两,微炒 水蛭一两,微炒 皂荚半两,去皮子,涂酥炙令黄 当归一两,锉,微炒 赤芍药一两 桂心一两 琥珀一两 防葵一两 蛴螬二十枚,微炒

上件药,捣罗为末,炼蜜和捣五七百杵,丸如梧桐子大,每日空心及晚食前,以温酒下十丸。

鳖甲丸

【文献出处】《太平圣惠方》

【原文摘录】治妇人虚冷,腹中积聚,月事往来,时苦腹满,绕脐下引腰背,手足烦,或冷或热,时复心中闷,体瘦,不欲食。

鳖甲一两半,涂醋炙令黄 干姜一两半,炮裂,锉 赤石脂一两 丹参一两 代赭三分 甘草三分,炙微赤,锉 桂心一两 细辛一两 川椒一两,去目及闭口者,微炒去汗 附子一两,炮裂,去皮脐 鹿茸三分,去毛,涂酥醋炙令黄 当归一两,锉,微炒 禹余粮一两,烧令赤,醋淬七遍,细研 乌贼鱼骨三分 白僵蚕半两,微炒 牛膝一两,去苗 生干地黄一两

上件药,捣罗为末,炼蜜和捣五七百杵,丸如梧桐子大,每日空心及晚食前,以温酒下三十丸。

鳖甲散

【文献出处】《太平圣惠方》

【原文摘录】治产后,小腹内恶血结聚成块,坚硬疼痛,胀满。

鳖甲一两,涂醋炙令黄,去裙襕 桃仁一两,汤浸,去皮尖双仁,麸炒微黄 桂心一两 川大黄三分,锉碎,醋拌炒干 吴茱萸一分,汤浸七遍,焙干微炒 鬼箭羽一两 牛膝一两,去苗 当归一两,锉,微炒 莪蒿子一两

上件药,捣筛为散,每服三钱,水酒各半中盏,入生姜半分,煎至六分,去滓,食前稍热服。

硇砂散

【文献出处】《太平圣惠方》

【原文摘录】治产后恶血不散,结成癥块,脐腹疼痛。

硇砂一两,细研 芫花半两,醋拌炒干 虻虫半两,去翅足,微炒 水蛭半两,微炒 琥珀三分 干漆半两,捣碎,炒令烟出 没药三分 桂心半两 麝香一分,研入

上件药,捣细罗为散,入研了药令匀,每服食前,以温酒调下一钱。

鬼箭散

【文献出处】《太平圣惠方》

【原文摘录】治妇人积聚气,心腹胀痛,经络滞涩,四肢疼闷,坐卧不安。

鬼箭羽一两　琥珀一两　牛李子一两　当归一两,锉碎,微炒　穿山甲一两,涂醋炙令黄　桂心一两　桃仁一两,汤浸,去皮尖双仁,麸炒微黄　川大黄一两,锉碎,微炒

上件药,捣细罗为散,每服二钱,以温酒调下,食前服。

紫桂丸

【文献出处】《太平圣惠方》

【原文摘录】治妇人心腹虚冷,积聚,宿食不消,冷气时攻,心腹胀满,绕脐疼痛。

桂心一两　吴茱萸半两,汤浸七遍,焙干微炒　菖蒲半两　猪牙皂荚半两,去皮,涂酥炙黄,去子　紫菀半两,洗去苗土　干姜半两,炮裂,锉　川乌头一两,炮裂,去皮脐　当归三分,锉微炒　川椒半两,去目及闭口者,微炒出汗　蓬莪术三分　桃仁半两,汤浸,去皮尖双仁,麸炒微黄　附子半两,炮裂去皮脐　木香半两　牛膝半两,去苗　琥珀三分

上件药,捣罗为末,炼蜜和捣五七百杵,丸如梧桐子大,每日空心及病发时,以热酒下二十丸。

干漆丸

【文献出处】《太平圣惠方》

【原文摘录】治妇人积聚,及恶血不散,多攻心腹疼痛,面无颜色,四肢不和。

干漆一两,捣碎,炒令烟出　穿山甲一两,炙令微黄　槟榔三分　乳香半两　京三棱半两,微炮,锉　桂心三分　川乌头半两,炮裂,去皮脐　硇砂一两,不夹石者,细研　阿魏半两,面裹,煨面熟为度　朱砂三分,细研,水飞　鳖甲一两,涂醋炙令黄,去裙襕　木香半两　巴豆二十枚,去皮心,研,纸裹压去油

上件药,捣罗为末,炼蜜和丸如麻子大,每服不计时候,以热生姜酒下五丸,当归酒下亦得。

麝香丸

【文献出处】《太平圣惠方》

【原文摘录】治妇人积聚气,心腹疼痛,面色萎黄,不能饮食。

麝香半两,研入　木香三分　当归三分,锉微炒　附子半两,炮裂去皮脐　香墨三分　防葵半两　硇砂三分,不夹石者,细研　朱砂半两,细研　巴豆半两,去皮心,纸裹压去油,研入　吴茱萸半两,汤浸七遍,焙干微炒

上件药,捣细罗为末,入研了药令匀,以醋煮面糊和丸如麻子大,每服空心,以橘皮汤下三丸,以利下恶滞物为度。

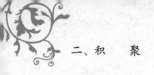

芫花散

【文献出处】《太平圣惠方》

【原文摘录】治妇人月水不通,血气积聚,脐腹妨痛,不能饮食。

芫花一两,醋拌炒令黄　牡丹一两半　鳖甲一两,涂醋炙令黄,去裙襕　没药三分　干漆三分,捣碎,炒令烟出　当归半两,锉微炒　木香半两　川大黄一两,锉碎,微炒　芎劳半两　青橘皮半两,汤浸,去白瓤,焙　干姜半两,炮裂,锉　赤芍药半两　桂心半两

上件药,捣细罗为散,每于食前,以热酒调下一钱。

芫花丸

【文献出处】《太平圣惠方》

【原文摘录】治寒疝,积聚动摇,大者如鳖,小者如杯,乍来乍去,于胃管大肠不通,风寒则腹鸣,心下寒气上抢,胸胁支满。

芫花一(二)两,醋拌炒令干　椒目一两　半夏半两,汤洗七遍,去滑　川大黄一两,锉碎,微炒　细辛一两　桔梗半两,去芦头　川乌头一两,炮裂,去皮脐　赤芍药一两　赤茯苓一两　桂心一两　吴茱萸半两,汤浸七遍,焙干微炒　木香一两

上件药,捣罗为末,炼蜜和捣三二百杵,丸如梧桐子大,每服,以温酒下七丸,日三服。当下如泥,其病即愈。

桔梗丸

【文献出处】《太平圣惠方》

【原文摘录】治心腹牢强寒疝,邪气往来,坚固积聚,苦寒烦闷,不得眠卧,夜苦汗出,大便坚,小便不利,食不生肌。

桔梗一两,去芦头　藜芦一两,去芦头,微炙　桂心一两　甜葶苈一两,微炒令香　附子一两,炮裂,去皮脐　当归一两,锉,微炒　鳖甲一两,涂醋炙微黄,去裙襕　川大黄一两,锉碎,微炒　厚朴一两,去粗皮,涂生姜汁炙令香熟　杏仁五十枚,汤浸,去皮尖双仁,麸炒微黄

上件药,捣罗为末,炼蜜和捣三二百杵,丸如梧桐子大,每于食前,以温酒下十五丸。

川乌头丸

【文献出处】《太平圣惠方》

【原文摘录】治寒疝积聚,绕脐切痛,饮食不下。

川乌头一两,炮裂,去皮脐　吴茱萸半两,汤浸七遍,焙干微炒　京三棱一两,煨锉　甘草半两,炙微赤,锉　细辛半两　桂心一两　藁本半两　木香一两　郁李仁一两,汤浸,去皮脐,微炒

上件药,捣罗为末,炼蜜和捣三二百杵,丸如梧桐子大,每服,以生姜汤下二十丸,日三四服。

吴茱萸丸

【文献出处】《太平圣惠方》

【原文摘录】治寒疝积聚,邪气往来,厥逆冲心痛,羸弱少气,不欲饮食。

吴茱萸一两　赤芍药半两　细辛一两　前胡一两,去芦头　干姜一两,炮裂,锉　川乌头二两,炮裂,去皮脐　紫菀一两,去苗土　当归半两　白术一两　白薇一两　芎䓖一两　人参一两,去芦头　熟干地黄二两　川椒一两,去目及闭口者,微炒去汗　桂心一两

上件药,捣罗为末,炼蜜和捣三二百杵,丸如梧桐子大,每于食前,以粥饮服二十丸,渐至三十丸,温酒下亦得。忌生冷、油腻、粘滑物。

附子丸

【文献出处】《太平圣惠方》

【原文摘录】治寒疝冷气,心腹积聚,绕脐切痛,食饮不下。

附子一两,炮裂,去皮脐　吴茱萸一两,汤浸七遍,焙干微炒　细辛一两　川乌头一两,炮裂,去皮脐　藁本一两　槟榔一两

上件药,捣罗为末,炼蜜和捣三二百杵,丸如梧桐子大,每服,以暖酒下二十丸,日三四服。

干姜丸

【文献出处】《太平圣惠方》

【原文摘录】治妇人寒热羸瘦,胸中支满,肩背腰脊重痛,腹里急坚,积聚急堕不可忍,引腰小腹痛,四肢烦疼,手足厥逆,寒或时烦热,涎唾喜出,时欲食酸甜,身体时如锥刀所刺,月水不通,大小便难,苦下重,不着肌肤。

干姜二两,炮裂,锉　柴胡二两,去苗　赤芍药二两　人参二两,去芦头　川椒一两,去目及闭口者,微炒去汗　硝石一两　川大黄一两,锉,微炒　当归一两,锉,微炒　杏仁二两,汤浸,去皮尖双仁,麸炒微黄　芎䓖一两　水蛭半两,炒微黄　虻虫半两,炒微黄,去翅足　桃仁一两,汤浸,去皮尖双仁,麸炒微黄　赤茯苓一两　蛴螬半两,炒微黄　䗪虫半两,微炒

上件药,捣罗为末,炼蜜和捣三五百杵,丸如梧桐子大,每于食前,以温酒下十丸,不通,稍加之。

芫花丸

【文献出处】《太平圣惠方》

【原文摘录】治产后,腹中有癥块,疼痛不可忍。

芫花一两,醋拌炒干　川乌头一两,炮裂,去皮脐　干姜一两,炮裂,锉　木香一两　蓬莪术一两　刘寄奴半两　桂心一两　当归一两,锉,微炒　没药一两

上件药,捣罗为末,先以米醋五升,于银锅中煎如稀饧,后下药末,捣三二百杵,丸如绿豆大,每服空心,以温酒下十丸。

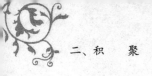

芫花丸

【文献出处】《太平圣惠方》

【原文摘录】治产后积聚癥块，腹胁疼痛。

芫花一两半,醋拌炒令干,捣罗为末　巴豆一分,去皮心研,纸裹压去油　硇砂三分,细研

上件药,都研令匀,以醋煮面糊和丸如绿豆大,每服以醋汤下二丸。兼治败血冲心,煎童子小便下五丸。

大黄丸

【文献出处】《太平圣惠方》

【原文摘录】治妇人月水不通,积聚成块,或发歇寒热,时复刺痛。

川大黄三两,锉,微炒,别研为末　鳖甲一两,涂醋炙令黄,去裙襕　柴胡一两,去苗　吴茱萸半两,汤浸七遍,焙干微炒　当归半两,锉微炒　京三棱半两,微煨锉　赤芍药半两　牛膝半两,去苗　槟榔半两　桂心半两　干漆三分,捣碎,炒令烟出

上件药,捣罗为末,先以醋一升,入大黄末熬成膏,入药末和捣三二百杵,丸如梧桐子大,每于食前,以生姜橘皮汤下三十丸。

大黄丸

【文献出处】《太平圣惠方》

【原文摘录】治妇人积聚气久不散。

川大黄三两,锉碎,微炒　鳖甲二两,涂醋炙令黄,去裙襕　防葵一两半　琥珀一两　干漆一两,捣碎,炒令烟出

上件药,捣细罗为末,以米醋一(二)升,熬令稠,入少面,煮作糊,和溲为丸如梧桐子大,每服食前,以温酒下五(十五)丸。

草粉丸子

【文献出处】《太平圣惠方》

【原文摘录】治妇人积聚气久不散,心腹疼痛。

飞天白六分(两),雄雀粪,是冬月者佳,炒令极热,为末　麝香半分,细研　巴豆三分,去皮心,纸裹压去油

上件药,都研令匀,以糯米饭和丸如梧桐子大,每服空心,以生姜汤下二丸。

牛膝散

【文献出处】《太平圣惠方》

【原文摘录】治妇人月水不通,血气滞留,积聚成块,或攻心腹疼痛,不纳饮食。

牛膝一两,去苗　川大黄一两,锉,微炒　当归半两,锉,微炒　芎藭　鳖甲一两,涂醋炙令黄,去裙襕　川芒硝二两　桂心半两　木香半两　赤芍药半两　桃仁半两,汤浸,去皮尖双仁,麸炒微黄

槟榔半两　青橘皮半两,汤浸,去白瓤,焙

上件药,捣粗罗为散,每服四钱,以水一中盏,入生姜半分,煎至六分,去滓,每于食前稍热服之。

芫花散

【文献出处】《太平圣惠方》

【原文摘录】治妇人月水不通,血气积聚,脐腹妨痛,不能饮食。

芫花一两,醋拌炒令黄　牡丹一两半　鳖甲一两,涂醋炙令黄,去裙襕　没药三分　干漆三分,捣碎,炒令烟出　当归半两,锉,微炒　木香半两　川大黄一两,锉碎,微炒　芎䓖半两　青橘皮半两,汤浸,去白瓤,焙　干姜半两,炮裂,锉　赤芍药半两　桂心半两

上件药,捣细罗为散,每于食前,以热酒调下一钱。

芫花煎丸

【文献出处】《太平圣惠方》

【原文摘录】治妇人月水不通,血气留滞于脐腹,或加妨闷,时有疼痛。

芫花一两,醋拌炒干,别杵为末　硇砂半两,细研　牛膝半两,去苗　当归半两,锉,微炒　赤芍药半两　青橘皮半两,汤浸,去白瓤,焙　虻虫一分,炒微黄,去翅足　木香三分　水蛭一分,炒微黄　川大黄三分,锉,微炒　桂心半两　琥珀半两

上件药,捣罗为末,以醋一升,熬芫花末成膏,入药末和丸如梧桐子大,每于食前,以温酒下七丸。

硇砂丸

【文献出处】《太平圣惠方》

【原文摘录】治妇人月水不通,脐腹积聚,或时疼痛,不思饮食。

硇砂二两,于净生铁器内,用酸浆水两碗旋旋添,以慢火熬尽浆水为度　干漆一两,捣碎,炒令烟出　桂心一两　没药一两　琥珀一两

上件药,捣罗为末,入硇砂都研令匀,用糯米软饭和丸如梧桐子大,每于食前,以温酒下二十丸。

硇砂丸

【文献出处】《太平圣惠方》

【原文摘录】治妇人虚冷,血气积聚,疼痛。

硇砂三分,细研　百草霜半两　川乌头半两,炮裂,去皮脐　砒黄二(一)分　凌霄花半两　香墨一分　巴豆一分,去皮心研,纸裹压去油

上件药,捣罗为末,入巴豆霜,同研令匀,用软饭和丸如绿豆大,每于食前,以温酒三丸下。

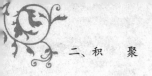

硇砂丸

【文献出处】《太平圣惠方》

【原文摘录】治产后,积聚癥块,疼痛。

硇砂五两,莹净颗块者,以固济了瓷瓶一所用,独扫灰纳瓶中,可一半安硇砂在中心,上又以灰盖之,后盖瓶口,以武火断令通赤,待冷取出,细研如粉　川大黄半两,锉碎,微炒　干姜一分,炮裂,锉　当归半两,锉,微炒　芫花半两,醋拌炒干　桂心半两　麝香一分,细研

上件药,除硇砂外,捣罗为末,入研了药令匀,以酒煮蒸饼和丸如绿豆大,每日空心,以温酒下五丸,不饮酒,荆芥汤下亦得。

姜黄丸

【文献出处】《太平圣惠方》

【原文摘录】治妇人虚冷,血气积聚,心腹妨闷,月候久不通,少思饮食,四肢羸瘦。

姜黄三分　牡丹半两　赤芍药半两　桂心三分　芫花一分,醋拌炒干　当归半两,锉,微炒　鳖甲一两,涂醋炙令黄,去裙襕　琥珀半两　延胡索半两　鬼箭羽半两　木香半两　硇砂半两　凌霄花半两　京三棱三分,微炮,锉　水蛭一分,炙(炒)令微黄　虻虫一分,炒令微黄,去翅足　川大黄一分,锉碎,微炒　干漆三分,捣碎,炒令烟出

上件药,捣罗为末,炼蜜和捣三五百杵,丸如梧桐子大,食前,以温酒下七丸。

斑蝥丸

【文献出处】《太平圣惠方》

【原文摘录】治妇人月水不通,脐腹积聚疼痛。

斑蝥一两,糯米拌炒令黄,去翅足　干漆一分,捣碎,炒令烟出　麒麟竭一分　硇砂一分　没药一分　凌霄花一分　胎发一两,烧灰　狗胆一枚,干者

上件药,捣罗为末,熬醋如饧,和丸如绿豆大,每日空心,以桃仁汤下五丸。

干漆煎丸

【文献出处】《太平圣惠方》

【原文摘录】治妇人月水不通,脐下积聚,结硬如杯,发热往来,食少羸瘦。

干漆半斤,杵末　生地黄半斤,捣绞取汁　生牛膝五斤,捣绞取汁

上件药,入于银锅中,以慢火熬,不住手搅成煎,又用桂心、芎劳末各二两和丸,如梧桐子大,每于食前,以热酒下二十丸。

菴𦮼子酒

【文献出处】《太平圣惠方》

【原文摘录】治妇人夙①有风冷,留血结聚,月水不通。

菴䕡子一斤(升)　桃仁二两,汤浸,去皮尖双仁　大麻仁二升

上件药,都捣令碎,于瓷瓶内,以酒二斗浸,密封头,五日后,每服暖饮三合,渐加至五合,日三服。

麝香丸

【文献出处】《太平圣惠方》

【原文摘录】治妇人积聚气,心腹疼痛,面色萎黄,不能饮食。

麝香半两,研入　木香三分　当归三分,锉,微炒　附子半两,炮裂,去皮脐　香墨三分　防葵半两　硇砂三分,不夹石者,细研　朱砂半两,细研　巴豆半两,去皮心,纸裹压去油,研入　吴茱萸半两,汤浸七遍,焙干微炒

上件药,捣细罗为末,入研了药令匀,以醋煮面糊和丸如麻子大,每服空心,以橘皮汤下三丸,以利下恶滞物为度。

京三棱散

【文献出处】《太平圣惠方》

【原文摘录】治产后积血不散,结聚为块,或时寒热,不思饮食。

京三棱一两,微煨,锉　当归半两,锉,微炒　桂心半两　芎䓖半两　牡丹半两　牛膝三分,去苗　赤芍药半两　桃仁三分,汤浸,去皮尖双仁,麸炒微黄　生干地黄一两　刘寄奴半两　鳖甲一两,涂醋炙令黄,去裙襕　川大黄三分,锉碎,微炒

上件药,捣筛为散,每服三钱,以水一中盏,入生姜半分,煎至六分,去滓,温服,日三四服。

木香丸

【文献出处】《太平圣惠方》

【原文摘录】治产后恶血不散,积聚成块,在脐腹下,坚硬疼痛。

木香半两　京三棱一两,微煨,锉　槟榔一两　桂心半两　附子一两,炮裂,去皮脐　没药半两　阿魏半两,面裹煨,面熟为度　桃仁一两,汤浸,去皮尖双仁,麸炒微黄　鳖甲一两,涂醋炙令黄,去裙襕　芎䓖半两　虻虫一分,去翅足,微炒　水蛭一分,微炒令黄　当归半两,锉,微炒　牡丹半两　赤芍药半两　硇砂半两,细研　川大黄一两半,锉碎,微炒　干漆一两,捣碎,炒令烟出

上件药,捣罗为末,炼蜜和捣五七百杵,丸如梧桐子大,每服,以温酒下二十丸,日三四服。

桂心丸

【文献出处】《太平圣惠方》

【原文摘录】治产后血气不散,积聚成块,上攻心腹,或时寒热,四肢羸瘦烦疼,不思饮食。

桂心半两　没药半两　槟榔半两　干漆三分,捣碎,炒令黄燥烟出　当归半两,锉,微炒　赤芍

① 夙(sù):旧,平素。

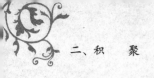

药半两　川大黄一两,锉碎,微炒　桃仁一两,汤浸,去皮尖双仁,麸炒微黄　鳖甲一两,涂醋炙令黄,去裙襕　延胡索一两　厚朴一两,去粗皮,涂生姜汁炙令香熟　京三棱一两,微煨锉　牡丹半两　青橘皮三分,汤浸,去白瓤,焙

上件药,捣罗为末,炼蜜和捣五七百杵,丸如梧桐子大,每服,以温酒下三十丸,日三四服。

琥珀丸

【文献出处】《太平圣惠方》

【原文摘录】治产后恶血不散,积聚成块。

琥珀一两　赤芍药一两　桂心一两　当归一两,锉,微炒　川大黄一两半,锉碎,微炒　干漆二两,捣碎,炒令烟出　虻虫三分,去翅足,微炒　水蛭三分,炒令黄　鳖甲一两,涂醋炙令黄,去裙襕　硇砂一两,细研　桃仁二两,汤浸,去皮尖双仁,麸炒微黄

上件药,捣罗为末,炼蜜和捣三二百杵,和丸如梧桐子大,每日空心及晚食前,以温酒下二十丸。

大黄煎

【文献出处】《太平圣惠方》

【原文摘录】治产后积聚血块,攻心腹,发即令人闷。

川大黄一两,锉碎,微炒　芫花一两,醋拌炒令干　蓬莪术一两　咸硝一两　桃仁一两,汤浸,去皮尖双仁,麸炒微黄　朱粉半分

上件药,捣罗为末,以醋二升,于铁器,慢火熬令稀稠得所,即下米粉搅匀,每日空心,以温酒调下一茶匙。

破癥丸

【文献出处】《太平圣惠方》

【原文摘录】治产后积聚,癥块疼痛。

硇砂一两半　硫黄一两　水银一钱

上件药,以不著油铫子,先下硫黄,次下硇砂,以箸搅令匀,次入水银,又搅炒令稍黑,不绝烟便倾出,候冷细研,以醋浸蒸饼和丸如绿豆大,每服食前,以当归酒下三丸。

比金丸

【文献出处】《圣济总录》

【原文摘录】治久积伏滞成块,妇人血瘕血块,及产后败血不行,儿枕刺痛,小儿奶癖。常服利胸膈,除伤滞。

没药研,一钱　五灵脂研,半两　硇砂研　乳香研。各一钱半　巴豆一百粒,去皮心膜,不出油,烂研

上七味,同研为细末,用大枣十枚去核,刮巴豆膏入在枣内。线缠了,慢火炙熟,去线捣烂,与前项药末合匀,和捣成剂,丸如绿豆大。大人脏腑实者五丸,虚者三丸;小儿芥子大,一

岁三丸,五七岁以上七丸,十岁以上十丸。取积用烧皂子,浓煎汤放冷下;利胸膈用枣一枚,烂嚼裹药干咽,不得嚼药。并临卧服,急患不拘时。

如神丸

【文献出处】《圣济总录》

【原文摘录】治久积癖气,心胸不和,呕吐痰逆,胁肋胀满疼痛。

乌头去皮脐 干漆 干姜 桂去粗皮。各一两,以上三味同为末 硇砂别研,半两 巴豆半两,去皮心膜,研为霜

上六味合研令匀,取炊枣肉和成块,用湿纸厚裹,盐泥固济。厚一指许,阴三日曝干,于地坑子内,以火三斤簇①烧,候火销半取出,看硬软捣细为丸如小豆大,每服三丸至五丸,木瓜汤下,不拘时。

陈橘皮煎丸

【文献出处】《圣济总录》

【原文摘录】治久积冷气,攻心腹疼痛,痰癖呕逆,腹胀不思饮食,肌肤瘦瘁,腰膝倦痛,下痢泄泻,疟疾肠风,并妇人血海久冷无子。

陈橘皮汤浸,去白,焙,十五两,别捣罗为末 巴戟天去心 石斛去根 牛膝酒浸,切,焙 肉苁蓉酒浸,切,焙 鹿茸去毛,酒炙 菟丝子酒浸三日,别捣,焙 杜仲去粗皮,炙,锉 阳起石酒浸,研如粉 厚朴去粗皮,生姜汁炙 附子炮裂,去皮脐 吴茱萸汤洗,焙干,炒 当归切,焙 干姜炮 京三棱煨,锉 萆薢各三两 甘草炙,锉,一两

上一十七味,捣罗为末,先以好酒五碗,于银石器内,煎橘皮末令如饧,入诸药搅匀,再捣三五百杵,稍干更入酒少许和丸,如小豆大,每服二十丸至三十丸,空心温酒下,盐汤亦得。

沉香三棱煎丸

【文献出处】《圣济总录》

【原文摘录】治脏腑久积,气块冷癖,不思饮食。

沉香锉 人参各一两 京三棱三两,捣末,用陈粟米醋五升,硇砂三分,细研,同入在醋内搅化,以银器内,慢火熬成膏 青橘皮汤浸,去白,焙,一两半

上四味,捣罗三味为末,入三棱、硇砂煎内,和匀成剂,如有余煎,更于火上慢熬,同捣约千杵,丸如梧桐子大,每服三十丸,食前米饮下,妇人醋汤下,日再。

丁香丸

【文献出处】《圣济总录》

【原文摘录】治久积食癖,心腹时发疼痛,胸膈不快,痰逆恶心,脏腑不调,不思饮食,或下利脓血,里急后重。散恶气,逐结滞。

---

① 簇(cù):丛集,聚集。

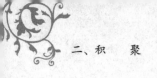

丁香　木香　桂去粗皮　阿魏面裹煨,去面研　麝香研　硫黄研　水银二味于盏内结成沙子　硇砂研飞过　粉霜研　胡粉研。各一分　巴豆去皮心膜,研取霜,四钱

上一十一味,捣罗三味为末,与八味合研匀细,用安息香半两,酒化滤过,入蜜少许,重汤同熬,和剂,旋丸如梧桐子大,每服三丸至五丸,临卧煎生姜枣汤下。更看虚实加减,取下积聚恶物为效。

人参丸

【文献出处】《圣济总录》

【原文摘录】治久癖块聚,心腹胀满。

人参　玄参　沙参　丹参　防风去叉　苦参　附子炮裂,去皮脐。各一两　巴豆去皮心,煮研出油,三十枚　蜀椒去目并闭口,炒出汗,一合　干姜炮,半两　䗪虫三十枚,熬　葶苈微炒,研,一合

上一十二味,捣研为末,炼蜜和丸,如梧桐子大,每食后米饮下一丸,未利再服。

鳖甲丸

【文献出处】《圣济总录》

【原文摘录】治久癖结硬,两胁脐下坚如石,按下痛剧,食饮不下。

鳖甲去裙襕,醋炙,二两　牛膝酒浸,切,焙　芎䓖　防葵　当归切,焙　干姜炮　桂去粗皮　附子炮裂,去皮脐　甘草炙。各一两　巴豆二枚,去皮心膜,研　大黄锉,炒,一两半

上一十一味,捣罗为末,炼蜜和丸,梧桐子大,每服空心,温酒下三丸,加至五丸,日二服,以利为度。

磨滞丸

【文献出处】《圣济总录》

【原文摘录】治积聚,心腹胀满,食已腹痛,饮食不化,呕哕恶心,胸胁胀闷,大便秘利不定。

木香　青橘皮汤浸,去白,焙　桂去粗皮。各一两　吴茱萸汤浸,焙干炒,三两　硇砂醋熬成霜,研末,一钱匕　巴豆霜半钱匕

上六味,捣罗四味为末,与硇砂、巴豆霜同拌匀,醋煮面糊为丸如绿豆大,每服三丸,加至五丸,早晚食后、临寝服。大便溏利时减丸数。

硇砂丸

【文献出处】《圣济总录》

【原文摘录】治积聚不散,心腹胀满,呕吐酸水,恶闻食气,脏腑不调,或秘或泄。

硇砂一两,以醋一盏半,同化入面一匕,煮成糊　乌梅去核炒,三两　巴豆霜一钱匕　没药研　莪术煨,锉　丁香　木香　京三棱煨,锉　干漆炒令烟出。各半两

上九味,捣研八味为末,令匀,以硇砂糊丸如绿豆大,每服二丸至三丸,煎丁香乌梅汤下,食后服,更量虚实加减。

积气丸

【文献出处】《圣济总录》

【原文摘录】治积聚心腹胀满,宿食不消,疠刺疼痛,恶心呕吐,不思饮食。

桂去粗皮,二两　附子炮裂,去皮脐,半两　丹砂研,四两　桃仁汤浸,去皮尖双仁,研,一两半　巴豆去皮心膜,压出油,一百枚　京三棱煨,锉　干漆炒烟出　鳖甲去裙襕,醋炙。各一两　硇砂研,二两　大黄生用,一两　麝香研,一两　木香一两

上一十二味,捣研为末,先以好醋一升,熬成膏,和前件药丸如绿豆大,每服三丸五丸,量虚实加减,煎木香汤下,食后。

沉香煎丸

【文献出处】《圣济总录》

【原文摘录】治积聚心腹胀满,不思饮食。

沉香　木香　胡椒　青橘皮去白,焙　阿魏醋化,面和作饼,炙　没药研　槟榔锉　丹砂硫黄研　硇砂研　高良姜各一两　巴豆霜二钱匕　丁香半两

上一十三味,除研外,捣罗为末,一处研匀,用重汤煮蜜,丸如梧桐子大,每服三丸,煎橘皮汤下。

代赭丸

【文献出处】《圣济总录》

【原文摘录】治积聚不消,心腹满,疠刺疼痛,呕逆醋心,不思饮食。

代赭研　木香　桂去粗皮　丹砂研。各半两　京三棱煨,锉,一两　杏仁去皮尖双仁,炒,研,一分　槟榔锉,三分　巴豆去皮心膜,研出尽油,三十粒

上八味,捣研为末,以醋煮面糊,丸如梧桐子大,每服三丸,食后,温橘皮汤或生姜汤下。

木香三棱丸

【文献出处】《圣济总录》

【原文摘录】治积聚不消,心腹胀满,醋心呕逆,不思饮食。

木香　京三棱煨,锉　槟榔锉。各半两　乌梅肉炒,二两　缩砂仁一两　青橘皮去白,焙,一两半　巴豆去皮心膜,研出油,一分

上七味,捣研为末,用醋煮面糊,丸如麻子大,阴干,丹砂为衣,每服二十丸,食前,生姜米饮下。

木香丸

【文献出处】《圣济总录》

【原文摘录】治积聚宿食不消,中脘痞滞,烦满气促,腹内刺痛,噫气不思饮食。

木香半两　槟榔锉,一两　陈橘皮汤浸,去白,焙,半两　丁香一分　京三棱煨,一两　干姜炮,

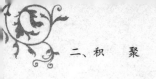

一分　蓬莪术煨,半两　巴豆去皮心膜,出油,半钱　硇砂水飞,研,半两

上九味,除研外,捣罗为末,入巴豆、硇砂研令匀,汤浸蒸饼,丸如绿豆大,每服二丸至三丸,温生姜橘皮汤下,食后服。

丁香丸

【文献出处】《圣济总录》

【原文摘录】治积聚宿食不消,胸膈痞闷,腹肚胀满,疗痛不食。

丁香一两　青橘皮汤浸,去白,焙,二两　桂去粗皮　干姜炮　附子炮裂,去皮脐。各一两　蓬莪术　京三棱煨,锉　干漆炒烟出。各二两　猪牙皂荚酥炙,去皮子　木香各一两　牵牛子细末,二两　墨一两,十二味别捣罗为细末　硇砂醋研　大黄生为末。各二两　巴豆一两,去皮心膜,研如膏,于新瓦内摊去油,取霜

上一十五味,先将后三味于石锅内,醋煎硇砂令热,先下巴豆霜,煎三两沸,次下大黄末,熬成膏,和前一十二味药末熟杵,丸如绿豆大,常服一丸二丸,茶汤任下。如要取积,生姜汤下七丸,更量力加减。

小分气丸

【文献出处】《圣济总录》

【原文摘录】治久积气块,宿食不消,胸膈痞闷,痰逆恶心,不思饮食,脐腹刺痛,醋心噎塞。

木香一两　槟榔锉　陈橘皮汤浸,去白,焙　楝实锉,炒　干姜炮　青橘皮汤浸,去白炒。各半两　蓬莪术醋浸一宿,煨,一两　巴豆去皮心膜,研出油　半夏汤洗七遍,去滑,焙　大黄煨,锉。各一分　雄黄研,一两

上一十一味,捣研为末,醋煮面糊,丸如绿豆大,每服五丸、七丸,温生姜汤下,食后临卧服。

宽中丸

【文献出处】《圣济总录》

【原文摘录】逐积滞,化宿食,利胸膈。

乌头炮裂,去皮脐　吴茱萸汤浸,焙,炒　高良姜　甘遂麸炒　大黄　栀子仁各半两　巴豆去皮心膜,研出油,四十九粒

上七味,捣研为末,用枣肉丸如小绿豆大,每服一丸,生姜橘皮汤下。

如意丸

【文献出处】《圣济总录》

【原文摘录】消积化气,温胃思食,治食后心膈妨闷。

威灵仙去苗土　附子生,去皮脐。各半两,同为末,用好醋半盏浸一宿　硇砂细研,一分　巴豆二十一粒,去皮心膜出油,二味同研,用酒半升、醋半升同煎,与前二味同熬成膏　蓬莪术煨,锉　木香各半两　青橘皮汤浸,去白,炒,一两　大黄锉,炒,三分　陈曲炒,半两　丁香一分

上一十味,将后六味为末,以前四味膏和,更别熬醋少许,研墨汁同丸如绿豆大,每服五丸至七丸,生姜汤下。

桂香匀气丸

【文献出处】《圣济总录》

【原文摘录】消积滞,化宿食痰饮。治胸膈痞闷。

桂去粗皮　丁香皮　缩砂仁　益智去皮,炒　陈橘皮汤浸,去白,焙　青橘皮汤浸,去白,焙　槟榔锉　木香　蓬莪术煨。各一两　乌梅和核,一两半　巴豆去皮心膜,研出油,六十四粒

上一十一味,除巴豆外,捣罗为末,和匀,煮面糊丸如麻子大,每服七丸至十丸,茶酒任下,食后服。

积气丸

【文献出处】《圣济总录》

【原文摘录】治一切积滞,宿食不消,痰逆恶心,吐泻霍乱,膈气痞满,胁肋膨闷,呕哕心疼泄痢。

代赭研　赤石脂研。各一分　大戟　木香　龙胆各半两　杏仁汤浸,去皮尖,四十九粒　巴豆去皮心膜,研出油,为霜,三十粒

上七味,除别研外,捣罗为末,入杏仁、巴豆霜同研匀,用面糊丸如梧桐子大,每服三丸至五丸,食后临卧,木香汤下。

紫沉消积丸

【文献出处】《圣济总录》

【原文摘录】治久积伏滞,胸膈膨胀,心腹刺痛,不化饮食,及妇人血气疼痛。

沉香锉　阿魏醋化,研　巴豆霜各一两　硇砂研,四两。四味同研匀,用蜜一斤,酒二盏,共熬成膏,以瓷合盛　丹砂研,二两　硫黄研　青橘皮汤浸,去白,焙　高良姜　槟榔锉　木香　人参桂去粗皮　胡椒各四两　丁香　干姜炮。各二两

上一十五味,将前四味蜜酒熬成膏,余并捣罗为末,用膏和捣千百杵,丸如绿豆大,每服五丸、七丸,温橘皮汤下。如心痛,温酒下;妇人血气,当归汤下。

丁香丸

【文献出处】《圣济总录》

【原文摘录】治积聚,宿食留饮不消。

丁香　木香　沉香锉　安息香　乳香　硇砂别研　肉豆蔻去壳　桂去粗皮　京三棱煨当归切,焙　陈橘皮汤浸,去白,焙　槟榔锉　荜澄茄各一两　附子炮裂,去皮脐,半两　巴豆十枚,于煻灰内炮,去皮,细研

上一十五味,先将安息香、乳香、硇砂三味,用少许酒浸良久,别研如膏,更与巴豆研匀,余药并捣罗为末,同用酒煮,面糊丸如麻子大,每服五丸至七丸,熟水下。若大段气痛,加至

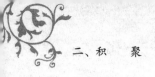

十丸,用生姜汤下。

乳香丸方

【文献出处】《圣济总录》

【原文摘录】治积聚气滞,胸膈满闷,心腹疼痛,不化饮食。

乳香研　丁香　木香各一两　附子炮裂,去皮脐　五灵脂为末　干姜炮。各半两　桂去粗皮　芫花醋拌,炒焦黄　青橘皮汤浸,去白炒。各三分　猪牙皂荚去皮酥炙,一两　巴豆去皮心膜,别研如膏,新瓦内摊,去油取霜,一钱

上十一味,除乳香、五灵脂末、巴豆霜外,八味捣罗为末,入上三味拌匀,煮陈曲糊丸如绿豆大,每服二丸、三丸,温生姜汤下,量虚实加减,食后临卧服。

如圣丸方

【文献出处】《圣济总录》

【原文摘录】治积聚癖块,一切所伤,吃食减少,日渐黄瘦。

巴豆去皮心膜,研出油,一两　丁香三钱　乌梅去核,一两半　干漆捣碎,炒烟出,一两　滑石一钱

上五味,先捣罗四味为末,然后入巴豆同研匀,用粳米饭同烂捣,丸如粟米大,每服二丸至三丸,随所伤物下,更量虚实加减。

木香丸

【文献出处】《圣济总录》

【原文摘录】消食化气,利胸膈,及积聚凝滞,脏腑刺痛,饮食减少。

木香为末　丁香为末　巴豆去皮心膜,研出油。各半两　硇砂研,半两　大枣去皮核　乌梅去核为末。各三十枚

上六味,先将水拌白面,作一薄饼,以枣肉铺饼上,次以前四味药末和匀,复上铺枣肉,作馒头,裹就用炭火四围炙熻①,候面焦黑约药透取出,地面上出火毒,候冷,打破去焦面不用,将药与乌梅末同捣,稀面糊丸如黄米大,每服二丸三丸,食后生姜汤下,或随所伤物汤下。

八仙丸

【文献出处】《圣济总录》

【原文摘录】消食化气,破积聚。治心腹胀满,噫醋恶心。

京三棱煨,锉　蓬莪术煨,锉　五灵脂各一两　乌梅六十枚,和核用　缩砂一百枚,去皮　干漆半两,炒烟出　巴豆四十粒,去皮,不出油研　木香一分

上八味,捣罗为末,用酸粟米饭三两匙,同入臼,杵五七百下,丸如绿豆大,每服五丸至七丸,生姜汤下,小儿一丸。如要宣转,十五丸,更量虚实加减。

---

① 熻(xié):烤。

槟榔丸

【文献出处】《圣济总录》

【原文摘录】破积聚，消宿食。

槟榔生，锉，两枚　巴豆去皮心膜，麸炒，二十一粒　青橘皮汤浸，去白，焙，半两　牵牛子炒　大黄湿纸裹煨　干漆炒烟出。各一分　硇砂研，一钱

上七味，捣研罗为末，汤浸蒸饼，丸如绿豆大，以丹砂为衣，每服一丸二丸，温水下。如要宣转取食积，三五丸或七丸十丸，量虚实，空心，煎葱白汤下。宣后，服和气人参汤。

益智散

【文献出处】《圣济总录》

【原文摘录】治脾胃虚冷，积聚沉结，宿食不消。

益智去皮炒　蓬莪术煨，锉　京三棱煨，锉　青橘皮　陈橘皮二味并汤浸，去白炒　白茯苓去黑皮。各一两　人参　甘草炙，锉。各半两　木香一分　厚朴去粗皮，生姜汁炙，一两一分

上一十味，捣罗为散，每服一钱匕，入盐少许，沸汤点服，不拘时候。

藿香煮散

【文献出处】《圣济总录》

【原文摘录】治久积聚，宿滞不消，或翻胃吐逆，恶心干哕，及脾寒等疾。

藿香叶　木香　陈橘皮汤浸，去白，焙　肉豆蔻去壳　诃黎勒皮　人参　白茯苓去粗皮　甘草炙　草豆蔻去皮　麦蘖炒　陈曲炒。各一两　干姜炮　高良姜锉炒。各半两　厚朴去粗皮，生姜汁炙，一两半

上一十四味，捣罗为散，每服二钱匕，水一盏，生姜一块，拍破，同煎至七分，入盐一捻热服，水泻及肠风脏毒，热陈米饮调下。

黑虎丸

【文献出处】《圣济总录》

【原文摘录】治诸积宿食不消。

芫花炒　甘遂炒　乌头炮裂，去皮脐　大戟炒，锉　京三棱煨，锉　牵牛子炒　干姜炮　陈橘皮去白，焙。各半两　干漆二两，炒烟出尽

上九味，捣罗为末，以醋煮面糊，丸如绿豆大，每服二丸。消食化气温水下；取积滞，米汤下；温病伤寒，姜醋汤下；气痛，艾汤下；本脏气虚，炒茴香子酒下；疟疾，桃枝汤下；妇人血气劳气，醋汤下；寸白虫，煎牛肉汤下。

礞石丸

【文献出处】《圣济总录》

【原文摘录】治积聚宿食不消，胁肋坚硬，及心腹刺痛诸病。

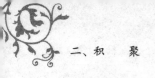

礞石研,半两　硇砂一两,米醋三升化　巴豆霜一两半　京三棱醋浸一宿,煨,一两　大黄煨锉,一两半　木香　槟榔锉　肉豆蔻去核　猪牙皂荚去皮炒　桂去粗皮　干姜炮　丁香　芫花醋浸一宿,炒微有烟　蓬莪术炮。各一两　青橘皮去白,焙　白豆蔻去皮　墨烧八分过。各半两　胡椒粉霜研。各一分　白面二两,酒半升化

上二十味,捣研各为末,先以硇砂合巴豆醋煮两食久,投礞石、三棱,又投酒面,又投大黄,相去皆半食久,乃入众药,熬成稠膏,丸如绿豆大,每服三丸,酒饮下。

大通丸

【文献出处】《圣济总录》

【原文摘录】治虚劳心腹积聚,胁肋刺痛,肌体羸瘦,不欲饮食,及八风十二痹,气血不荣,久服身体润泽。

熟干地黄焙,半斤　天门冬去心,焙　白术锉　干姜炮　当归切,焙　石斛去根　甘草炙,锉　肉苁蓉酒浸,去皱皮,切,焙　芍药　人参　大黄锉,炒　紫菀洗。各一两半　白茯苓去黑皮　杏仁汤浸,去皮尖双仁,炒　防风去叉　麻仁生,研。各三分　白芷半两　蜀椒去目及闭口,炒出汗,一两

上一十八味,捣罗为末,炼蜜煮枣肉合和,丸如梧桐子大,每服二十丸,米饮下,日三。

乌头丸

【文献出处】《圣济总录》

【原文摘录】治虚劳心腹积聚,及百病邪气往来,厥逆抢心,羸瘦不能食。破积聚。

乌头炮裂,去皮脐,一两　前胡去芦头　蜀椒去目并闭口者,炒出汗　黄芩去黑心　白头翁　吴茱萸水洗五遍,焙　甘草炙,锉　龙骨研　半夏汤洗去滑,焙　黄连去须　白术　细辛去苗叶　紫菀去苗土　桔梗炒　干姜炮　芎䓖　厚朴去粗皮,姜汁炙　葳蕤　矾石烧令汁尽　人参　桂去粗皮　生姜切焙。各半两

上二十二味,捣罗为末,炼蜜和丸如梧桐子大,每服二十丸,空心,温酒下,日午、临卧再服。

陈橘皮丸

【文献出处】《圣济总录》

【原文摘录】治虚劳坚癖,腹胀羸瘦,食久不消,面色萎黄,四肢少力。

陈橘皮汤浸,去白,炒　木香　厚朴去粗皮,姜汁浸　槟榔生,锉　硫黄细研　大黄锉,炒。各一两

上六味,捣罗为末,炼蜜和丸如梧桐子大,每服二十丸,温酒或米饮下。

鳖甲丸

【文献出处】《圣济总录》

【原文摘录】治虚劳羸瘦,癖块不消。

鳖甲去裙襕,醋炙　枳壳去瓤,麸炒。各三两　大黄锉,炒,一两　白芍药一两半

上四味，捣罗为末，米醋煮面糊，和丸如梧桐子大，每服十丸至十五丸，温酒下，日再。

大鳖甲丸

【文献出处】《圣济总录》

【原文摘录】治虚劳积聚，心腹胀满，喘促气逆，面色萎黄，痰嗽心忪，不思饮食。

鳖甲一枚，重二两，去裙襕，醋炙　柴胡去苗　大黄湿纸裹煨　熟干地黄焙　乌梅去核炒　桃仁汤退去皮尖双仁，炒。各一两　干姜炮　槟榔锉　木香　人参　白茯苓去黑皮　芎䓖　桂去粗皮　紫菀去苗土　芍药　牛膝酒浸，切，焙　知母焙　京三棱炮，锉　五味子　白术　黄连去须　厚朴去粗皮，姜汁炙　黄芩去黑心　陈橘皮汤浸，去白炒　枳壳去瓤，麸炒　当归切，焙。各半两

上二十六味，捣罗为末，炼蜜和丸如梧桐子大，每服二十丸至三十丸，温酒下，日三。

补真丸

【文献出处】《圣济总录》

【原文摘录】治冷劳心腹积聚，羸瘦盗汗，不思饮食，腹胀下痢，四肢无力。

厚朴去粗皮，姜汁炙　苍术去皮，米泔浸，切，焙。各四两　陈橘皮汤浸，去白，焙　石斛去根　附子炮裂，去皮脐　柴胡去苗　人参　白茯苓去黑皮　沉香各二两　丁香　鳖甲去裙襕，醋炙　肉苁蓉酒浸，去皱皮，切，焙　木香　巴戟天去心　当归切，焙　草豆蔻去皮　诃黎勒炮，去核　桂去粗皮　五味子　槟榔锉　山茱萸　杜仲去粗皮，炙，锉　补骨脂炒。各一两　黄芪锉，二两　吴茱萸半两，汤洗三遍，焙干炒

上二十五味，捣罗为末，煮枣肉和丸如梧桐子大，每服二十丸，米饮下，日三。

绿云丸

【文献出处】《圣济总录》

【原文摘录】治虚劳心下积聚，元气虚惫，脐下冷疼。

硇砂研　硫黄研　木香　槟榔锉。各半两　附子炮裂，去皮脐，二两　京三棱煨，锉，一两　铜绿研，半分

上七味，捣研为末，合研匀，酒煮面糊和丸如小豆大，每服十丸，炒生姜酒下，日午、夜卧服。妇人血气，当归酒下。

青金煮散

【文献出处】《圣济总录》

【原文摘录】治虚劳积聚不消，心腹妨闷，脾胃气滞，不思饮食。

青橘皮汤浸，去白炒　白术　木香　姜黄　槟榔锉　郁李仁汤浸，去皮尖　楝实锉，炒　茴香子炒　人参　益智去皮炒　赤茯苓去黑皮　白牵牛微炒。各半两

上一十二味，捣罗为散，每服二钱匕，水一盏，入生姜二片，盐一字，煎至七分，去滓，稍热空心服。

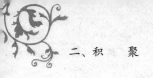

韭子丸

【文献出处】《圣济总录》

【原文摘录】治虚劳积聚,满闷疼痛,及一切风劳冷气,积年不瘥,攻击四肢,遍体酸疼,面无颜色,或即浮肿,脚膝虚肿,行步无力,大肠秘涩,常有结粪,膝冷腰疼,吃食无味。兼治妇人虚冷血气,年深不愈,气攻四肢,心膈刺痛,经脉不调,面如蜡色,手足虚肿等。

韭子二两,以醋汤煮后,炒令如油麻者　牛膝酒浸,切,焙　当归切,焙　桂去粗皮　干姜炮裂人参　芎䓖　大黄各半两　巴豆九十粒,去皮心,麸炒,别研出油

上九味,将八味捣罗为末,入巴豆旋旋调和令匀,次下熟蜜,和杵数千下,丸如梧桐子大,每服空心,以温酒下二丸至三丸,取溏利为度。

灵感丸

【文献出处】《圣济总录》

【原文摘录】治虚劳积聚,腹胁坚满,男子妇人,一切风劳冷气,头旋眼疼,手脚瘑痹,血风劳气,攻击五脏四肢,筋脉掉动,面上习习似虫行,遍生疮癣,心膈烦闷,腹痛虚鸣,腰疼膝冷,手足或冷或热。诸气刺痛,呕逆醋心,肠胃秘涩,肺气发动,耳复虚鸣,脚膝无力。仍治妇人诸病,冷血劳气,发损面黄,气刺心腹,骨筋酸痛,经脉不调,经年逾月,或下过多,不定,兼治冷热诸痢,脚气水肿等。

柴胡去苗　防风去叉　紫菀去苗土　当归切,焙　人参　赤茯苓去黑皮　干姜炮裂　桔梗炒　菖蒲　乌头炮裂,去皮脐　厚朴去粗皮,生姜汁炙,锉　大黄　吴茱萸汤洗,焙干　皂荚去皮子,酥炙　蜀椒去目并闭口,炒出汗　陈橘皮去白,炒　郁李仁别研　黄连去须,炒　巴豆各半两,去油,研

上一十九味,捣研为末,炼蜜和丸如梧桐子大,每服空心,酒饮任下五丸,取微利为度。如风冷气人,长服此药最佳,又宜夜服。

桑白皮汤

【文献出处】《圣济总录》

【原文摘录】治肺积息贲气胀满,咳嗽涕唾脓血。

桑根白皮锉　麦门冬去心,焙。各一两半　桂去粗皮　甘草炙,锉。各半两　陈橘皮汤浸,去白,焙　猪牙皂荚酥炙,去皮。各一两

上六味,粗捣筛,每服三钱匕,水一盏,入生姜半分拍碎,煎至七分,去滓温服,空心、晚食前各一。

枳实汤

【文献出处】《圣济总录》

【原文摘录】治肺积息贲,上气胸满咳逆。

枳实去瓤,麸炒　木香　槟榔锉　甘草炙,锉　吴茱萸汤浸,焙干,炒　葶苈纸上炒令紫色。各

半两　杏仁汤浸,去皮尖双仁,炒,三分

上七味,粗捣筛,每服三钱匕,水一盏,生姜一分拍碎,同煎至七分,去滓温服,空心食前,日二。

防己汤

【文献出处】《圣济总录》

【原文摘录】治肺积息贲下气。

防己　大腹和皮子用。各一两半　郁李仁汤浸,去皮　大麻仁炒　槟榔锉　陈橘皮汤浸,去白,焙　桑根白皮炙,锉　甘草炙,锉　诃黎勒微煨,去核。各一两

上九味,除郁李、大麻仁外,粗捣筛,再同捣匀,每服三钱匕,入生姜半分拍碎,以水一盏,煎至八分,去滓温服,空心、午时各一,以利为度。

半夏汤

【文献出处】《圣济总录》

【原文摘录】治肺积息贲咳嗽。

半夏汤洗去滑七遍,焙干　桑根白皮炙,锉　细辛去苗叶　前胡去芦头。各一两半　桔梗炒　甘草炙,锉　贝母去心　柴胡去苗　人参　诃黎勒微煨,去核　白术各一两

上一十一味,粗捣筛,每服三钱匕,水一盏,入枣三枚劈破,生姜半分拍碎,煎至七分,去滓温服,食后夜卧各一。

皂荚丸

【文献出处】《圣济总录》

【原文摘录】治肺积息贲上气。

皂荚二梃,不蛀者,酥炙,去皮子,锉　桂去粗皮　干姜炮　贝母去心

上四味等分,捣罗为末,炼蜜和丸如梧桐子大,空心,日午,生姜汤下十五丸,加至二十丸。

枳实木香丸

【文献出处】《圣济总录》

【原文摘录】治肺积息贲气上。

枳实去瓤,麸炒,二两　木香　陈橘皮汤浸,去白,焙　人参　海藻水洗去咸,焙　葶苈纸上炒令紫色。各一两　芍药锉　丁香各三分

上八味,捣罗为末,煮枣肉和丸如梧桐子大,每服二十丸,渐加至三十丸,用炒豆煎汤下,空心,日午、夜卧各一服。

羌活丸

【文献出处】《圣济总录》

【原文摘录】治结癖气块,饮食不消,肺积气发,心胸痰逆气喘,卒中风毒,脚气大肠秘

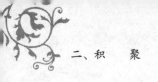

涩,奔豚气痛。

羌活去芦头　桂去粗皮　芎䓖　木香　槟榔锉。各一两　郁李仁汤浸,去皮,研如膏,五两　大黄锉,炒,二两

上七味,除郁李仁外,捣罗为末,与郁李仁研匀,炼蜜和丸如梧桐子大,每服二十丸,空腹,煎生姜汤或姜枣汤下,气痛温酒下。

干柿丸

【文献出处】《圣济总录》

【原文摘录】治积聚气块癖瘕。

硇砂研　砒霜　粉霜　干漆烧烟出　鳖甲去裙襕,醋炙　黄连去须。各一分　旋覆花炒　京三棱炮。各半两　杏仁去皮尖双仁,麸炒　干姜炮。各一两　皂荚四挺,不蚛者,去皮酥炙　巴豆四十九粒,去皮心膜,出油

上一十二味,各捣研为细末,先将干漆、鳖甲、京三棱三味末,用粟米半盏,不淘洗,以酽醋五升,同熬成粥,入众药拌和丸如豌豆大,每服三丸,烂嚼,干柿裹药,临卧温水下。

木香汤

【文献出处】《圣济总录》

【原文摘录】治远年虚实积聚瘕块。

木香一两　海马子一对,雌雄者,雌者黄色,雄者青色　大黄锉,炒　青橘皮汤浸,去白,焙　白牵牛炒。各二两　巴豆四十九粒

上六味,以童子小便浸青橘皮软,裹巴豆,以线系定,入小便内,再浸七日,取出麸炒黄,去巴豆,只使青橘皮,并余药粗捣筛,每服二钱匕,水一盏,煎三五沸,去滓,临卧温服。

木香煎丸

【文献出处】《圣济总录》

【原文摘录】治结瘕积聚,血结刺痛。

木香　巴豆去皮心膜,不出油,细研　大黄锉,炒　京三棱生锉　筒子干漆碎,炒烟出　青橘皮汤浸,去白,焙　蓬莪术炮,锉　附子炮裂,去皮脐　桂去粗皮　干姜炮裂。各一分　墨一指大,研　硇砂半两,好醋一盏化一宿,去砂石

上一十二味,各捣研为细末,先将大黄、京三棱、巴豆等三味同于银石器内,用醋一升,煎一二沸,次入硇砂,同熬成膏,次入诸药末和匀,再入白杵千下,丸如绿豆大,每服五丸。伤冷食、冷酒、冷水不消,结聚成气块痛者,干姜汤或橘皮汤下;冷面、粘食不消者,煮面汤下;牛、羊、鳖肉等不消,各以本肉煎淡汁下;宿酒不消,温酒下;妇人诸血气,当归酒下,妊娠不可服。欲宣转者,茶下七丸。小儿三丸。

乌头丸

【文献出处】《圣济总录》

【原文摘录】治脾积痞气,胸胁胀满,气逆昏闷,四肢少力。

乌头炮裂,去皮脐　半夏汤洗去滑,焙干。各一两　防风去叉　干姜炮　枳实去瓤,麸炒　皂荚去皮子,酥炙　木香各一两

上七味,捣罗为末,生姜自然汁为丸如小豆大,早晚用炒生姜汤下七丸至十丸,不可多服。

豆蔻汤

【文献出处】《圣济总录》

【原文摘录】治脾积痞气,攻注腰背痛。

肉豆蔻去壳　赤茯苓去黑皮　高良姜　附子炮裂,去皮脐　草豆蔻去皮　藿香　陈橘皮汤浸,去白,焙。各一分　人参一两　桂去粗皮,半两　槟榔一枚

上一十味,锉如麻豆,每服二钱匕,水一盏半,入枣五枚、劈,生姜一分、切碎,煎至八分,去滓热服。

半夏汤

【文献出处】《圣济总录》

【原文摘录】治脾积冷气痞结,胸满痰逆,四肢怠堕。

半夏陈者,汤洗去滑,焙干　葶苈纸上炒。各一两　麦门冬去心,焙干,二两　芦根锉碎,三两

上四味,粗捣筛,每服三钱匕,水一盏,入小麦净淘半合,生姜半枣大、切,同煎至八分,去滓,空心,日午、夜卧各一。如病人瘦弱,即加桂心、柏子仁各一两。

矾石丸

【文献出处】《圣济总录》

【原文摘录】治脾积痞气,泄泻,日夜下痢白脓。

矾石烧令汁枯　诃黎勒煨,去核。各二两　黄连去须,三两　木香一两

上四味,捣罗为末,水浸蒸饼滤如糊,为丸如梧桐子大,空心食前,陈米饮下三十丸,以泄止为度。

芜荑丸

【文献出处】《圣济总录》

【原文摘录】治脾积痞气,微有滑泄,不思饮食。

芜荑四两　陈橘皮汤浸,去白,焙干,四两,为末,米醋一升,煎如糊　附子炮裂,去皮脐,二两　莎草根去毛,三两　木香　白术各一两

上六味,除橘皮外,捣罗为末,入橘皮煎,搜和,更入炼蜜为丸如梧桐子大,空心、日午,陈米饮下三十丸。

牵牛子丸

【文献出处】《圣济总录》

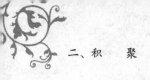

【原文摘录】治脾积痞气,大便不通,身重少力,肢节疼痛。

牵牛子一两半,微炒　甘遂半两,微炒　京三棱炮,锉　陈橘皮汤浸,去白,焙干　诃黎勒煨,去皮。各三分　木香一两

上六味,捣罗为末,生姜汁二两,蜜四两,同煎至四两,搜和前药末为丸,如梧桐子大,临卧米饮下二十丸,如不转,加至三十丸。

葛根丸

【文献出处】《圣济总录》

【原文摘录】治脾积痞气,烦渴口干。

葛根锉　附子炮裂,去皮脐　薏苡根,锉　芦根锉。各一分　糯米二合

上五味,捣罗为末,入桃胶汤浸,煮为糊,和丸如小豆大,食后临卧,灯心枇杷叶煎汤下十丸至二十丸。

脾积丸

【文献出处】《圣济总录》

【原文摘录】治脾积痞气,身黄口干,胸膈满闷,肌瘦减食,或时壮热。

陈仓米一合,醋浸淘过　青橘皮五十片,醋浸软,去白　巴豆五十枚,去皮,麻线系定,三味同炒干,去巴豆不用,入后药　石三棱一分　鸡爪三棱一分　蓬莪术三枚,炮,锉　京三棱一分,炮,锉　槟榔二枚,锉

上八味,捣罗为末,取一半面糊为丸,如绿豆大,一半作散,每服一钱匕,粥饮调下三丸。

平气丸

【文献出处】《圣济总录》

【原文摘录】治脾积痞气,腹胁膨胀,心胸痛闷,不思饮食。

槟榔一枚,锉　乌梅一两,一半去核,一半和核　京三棱炮,半两　青橘皮去白,焙,一两　缩砂去皮,半两　巴豆去皮心,别研,二两　胡椒半两

上七味,将六味捣罗为末,入巴豆研匀,白面糊和丸,如绿豆大,每服三丸,温生姜汤下,食后服。

金液丸

【文献出处】《圣济总录》

【原文摘录】治脾积痞气,痰逆恶心,腹胁满闷,胸膈噎塞,不思饮食。

京三棱炮　蓬莪术炮　白术　丁香皮刮去粗皮　牵牛子麸炒　青橘皮　陈橘皮并汤浸,去白,焙　肉豆蔻大者,去壳　槟榔炮。各一两　干姜炮　丁香　硇砂研。各半两　巴豆半两,和皮秤,去皮研如膏,纸压去油尽,以不污纸为度

上一十三味为末,搅拌匀,用头醋煮稠面糊和丸,如绿豆大,每服五丸,米饮下,食后。

缠金丹

【文献出处】《普济本事方》

【原文摘录】治五种积气及五噎，胸膈不快，停痰宿饮。

木香　丁香　沉香　槟榔　官桂去粗皮，不见火　胡椒　硇砂研　白丁香各一钱　肉豆蔻飞矾各一分　马兜铃　南星炮　五灵脂捡如鼠屎者，淘去砂石，日干　瓜蒌根　半夏汤洗七次。各半两　朱砂三分，水飞，留半为衣

上为细末，入二味研药和匀，生姜汁煮糊丸如梧子大，每服三丸，生姜汤下，或干嚼萝卜下。

枳壳散

【文献出处】《普济本事方》

【原文摘录】治心下蓄积痞闷，或作痛，多噫，败卵气。

枳壳去瓤，锉，麸炒　白术各半两　香附子一两，麸炒，舂去皮　槟榔三钱

上为细末，每服二钱，米饮调下，日三服，不拘时候。庞老方。

诃子丸

【文献出处】《普济本事方》

【原文摘录】治伏积注气，发则喘闷。

诃子去核　白茯苓去皮　桃仁去皮尖，炒　枳壳去瓤，锉，麸炒　桂心不见火　槟榔　桔梗炒　白芍药　川芎洗　川乌炮，去皮尖　人参去芦　橘红　鳖甲淡醋煮，去裙襕，洗净，酸醋炙黄。各等分

上为细末，炼蜜杵丸如梧子大，酒下二十丸，熟水亦得。

硇砂丸

【文献出处】《普济本事方》

【原文摘录】治一切积聚，有饮心痛。

硇砂研　荆三棱锉末　干姜炮　香芷不见火　巴豆出油。各半两　大黄别末　干漆各一两。锉，炒令烟尽　木香　青皮去白　胡椒各一分　槟榔　肉豆蔻各一个

上为细末，酽醋二升，煎巴豆五七沸，后下三棱、大黄末同煎五七沸，入硇砂同煎成稀膏。稠稀得所，便入诸药和匀，杵丸如绿豆大。年深气块，生姜汤下四五丸；食积，熟水下；白痢，干姜汤下；赤痢，甘草汤；血痢，当归汤，葱酒亦得。

紫金丹

【文献出处】《普济本事方》

【原文摘录】治男子妇人患食劳气劳，遍身黄肿，欲变成水肿，及久患疟癖，小肠膀胱，面目悉黄。

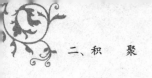

胆矾三两　黄蜡一两　青州枣五十个

上于瓷合内，用头醋五升，先下矾、枣，慢火熬半日以来，取出枣去皮核，次下蜡，一处更煮半日如膏，入好腊茶末二两同和，丸如梧子大，每服二三十丸，茶酒任下。如久患肠风痔漏，陈米饮下。

感应丸

【文献出处】《普济本事方》

【原文摘录】治沉积。

丁香　木香各半两　干姜一两，炮　百草霜二两，研　肉豆蔻二十个　巴豆六十个，取霜　杏仁一百四十个，去皮尖　麻油一两，秋冬增半两，减腊半两　煮酒腊四两

上以二香、姜、蔻为细末，并三味研极匀，炼油腊和成剂，油纸裹，旋丸如绿豆大，熟水下五七丸。此药近年盛行于世，有数方，惟此方最高。予得之于王景长，用之的有准。

枳壳散

【文献出处】《普济本事方》

【原文摘录】治五种膈气，三焦痞塞，胸膈满闷，背膂引疼，心腹膨胀，胁肋刺痛，食饮不下，噎塞不通，呕吐痰逆，口苦吞酸，羸瘦少力，短气烦闷。常服顺气宽中，消痃癖积聚，散惊忧恚气。

枳壳去瓤，锉，麸炒　荆三棱　橘皮去白　益智仁　蓬莪术　槟榔　肉桂不见火。各一两或各一两六钱　干姜炮　厚朴去粗皮，姜汁炙　甘草炙　青皮去白　肉豆蔻　木香各半两或各三两

上为细末，每服二钱，水一盏，生姜三片，枣一个，同煎至七分，热服，盐点亦得，不拘时候。

五噎膈气丸

【文献出处】《普济本事方》

【原文摘录】治气、食、忧、劳、思虑。

半夏汤浸七次，薄切，焙　桔梗各二两。炒　肉桂不见火　枳壳去瓤，麸炒。各一两半

上为细末，姜汁糊丸如梧子大，姜汤下三十丸，食后临卧服。

薰膈丸

【文献出处】《普济本事方》

【原文摘录】治胸膈闷塞作噎。

麦门冬水浥①，去心　甘草炙。各半两　人参去芦　桂心不见火　细辛去叶　川椒去目并合口，微火炒，地上出汗　远志去心，炒　附子炮。去皮脐　干姜炮。各二钱

上细末，炼蜜丸如鸡头大，绵裹一丸含化，食后，日夜三服。

---

① 浥(yì)：湿润。

连翘丸

【文献出处】《太平惠民和剂局方》

【原文摘录】治男子、妇人脾胃不和，气滞积聚，心腹胀满，干呕醋心，饮食不下，胸膈噎塞，胁肋疼痛，酒积面黄，四肢虚肿，行步不能，但是脾胃诸疾，并宜服之。

连翘洗 陈皮各二百四十两 青皮洗 蓬莪术炮 肉桂去粗皮，不见火 好墨煅。各一百六十两 槟榔八十两 牵牛子碾取末，二百二十两 三棱炮，二百四十九两 肉豆蔻二十五两

上为末，面糊为丸，如梧桐子大，每服三十丸，生姜汤下。久患赤白痢及大肠风秘，脾毒泻血，黄连煎汤下；妇人诸疾，姜醋汤下，不拘时。孕妇莫服。

南岳魏夫人济阴丹

【文献出处】《太平惠民和剂局方》

【原文摘录】治妇人血气久冷无子，及数经堕胎，皆因冲任之脉虚损，胞内宿挟疾病，经水不时，暴下不止，月内再行，或前或后，或崩中漏下，三十六疾，积聚癥瘕，脐下冷痛，小便白浊，以上疾证，皆令孕育不成，以至绝嗣。治产后百病，百日内常服，除宿血，生新血，令人有孕，及生子充实。亦治男子亡血诸疾。

秦艽 石斛去根，酒浸，焙 藁本去芦 甘草炙 蚕布烧灰 桔梗炒。各二两 京墨煅，醋淬，研 茯苓去皮 人参去芦 木香炮 桃仁去皮尖，炒。各一两 熟干地黄洗过，酒蒸，焙 香附炒，去毛 泽兰去梗。各四两 当归去芦 肉桂去粗皮 干姜炮 细辛去苗 川芎 牡丹皮各一两半 山药 川椒去目，炒。各三分 苍术米泔浸，去皮，八两 大豆黄卷炒，半升 糯米炒，一升。一本山药、川椒各云三两

上为细末，炼蜜搜，每两作六丸，每服一丸，细嚼，空心食前，温酒、醋汤任下。

七气汤

【文献出处】《太平惠民和剂局方》

【原文摘录】治虚冷上气，及寒气、热气、怒气、恚气、喜气、忧气、愁气，内结积聚，坚牢如杯，心腹绞痛，不能饮食，时发时止，发即欲死，此药主之。

人参 甘草炙 肉桂去粗皮。各一两 半夏汤洗七遍，切片，焙干，五两

上为粗末，入半夏令匀，每服三钱，水一大盏，入生姜三片，煎七分，去滓，稍热服，食前。

神仙聚宝丹

【文献出处】《太平惠民和剂局方》

【原文摘录】治妇人血海虚寒，外乘风冷，搏结不散，积聚成块，或成坚瘕，及血气攻注，腹胁疼痛，小腹急胀，或时虚鸣，面色萎黄，肢体浮肿，经候欲行，先若重病，或多或少，带下赤白，崩漏不止，惊悸健忘，小便频数，或下白水，时发虚热，盗汗羸瘦。此药不问胎前、产后、室女，并宜服之。常服安心神，去邪气，逐败血，养新血，令人有子。

没药别研 琥珀别研 木香煨，令取末 当归洗，焙，取末。各一两 辰砂别研 麝香别研。各

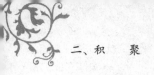

一两　滴乳香别研,一分

上研令细和停,滴冷熟水捣为丸,每一两作一十五丸,每服一丸,温酒磨下。胎息不顺,腹内疼痛,一切难产,温酒和童子小便磨下;产后血晕,败血奔心,口噤舌强,或恶露未尽,发渴面浮,煎乌梅汤和童子小便磨下;产后气力虚赢,诸药不能速效,用童子小便磨下;室女经候不调,每服半丸,温酒磨下。不拘时候服。

温白丸

【文献出处】《太平惠民和剂局方》

【原文摘录】治心腹积聚,久癥癖块,大如杯碗,黄疸宿食,朝起呕吐,支满上气,时时腹胀,心下坚结,上来抢心,傍攻两胁。十种水病,八种痞塞,翻胃吐逆,饮食噎塞,五种淋疾,九种心痛,积年食不消化,或疟疾连年不瘥。及疗一切诸风,身体顽痹,不知痛痒,或半身不遂,或眉发堕落。及疗七十二种风,三十六种遁尸疰忤,及癫痫。或妇人诸疾,断续不生,带下淋沥,五邪失心,愁忧思虑,意思不乐,饮食无味,月水不调。及腹中一切诸疾,有似怀孕,连年累月,赢瘦困弊,或歌或哭,如鬼所使,但服此药,无不除愈。

川乌炮,去皮脐,二两半　柴胡去芦　桔梗　吴茱萸汤洗七次,焙干,炒　菖蒲　紫菀去苗叶及土　黄连去须　干姜炮　肉桂去粗皮　茯苓去皮　蜀椒去目及闭口,炒出汗　人参　厚朴去粗皮,姜汁制　皂荚去皮子,炙　巴豆去皮心膜,出油,炒研。各半两

上为细末,入巴豆匀,炼蜜为丸,如梧桐子大,每服三丸,生姜汤下,食后或临卧服,渐加至五七丸。

异香散

【文献出处】《太平惠民和剂局方》

【原文摘录】治肾气不和,腹胁膨胀,痞闷噎塞,喘满不快,饮食难化,噫气吞酸,一切气痞,腹中刺痛。此药能破癥瘕结聚,大消宿冷沉积,常服调五脏三焦,和胃进食。

石莲肉去皮,一两　蓬莪术煨　京三棱炮　益智仁炮　甘草爁[1]。各六两　青皮去白　陈皮去白。各三两　厚朴去粗皮,姜汁炙,二两

上件为细末,每服二钱,水一盏,生姜三片,枣一个,盐一捻,煎至七分,通口服,不计时候。盐汤点或盐酒调,皆可服。

导气枳壳丸

【文献出处】《黄帝素问宣明论方》

【原文摘录】治气结不散,心胸痞痛,逆气上攻。分气逐风,功不可述。

枳壳去穰,麸炒　木通锉,炒　青皮去皮　陈皮去白　桑白皮锉,炒　萝卜子微炒　黑牵牛炒　莪术煨　茴香炒　荆三棱煨。各等分

上为末,生姜汁打面糊为丸,如桐子大,每服二十丸,煎橘皮汤下,不计时候。

---

① 爁(làn):烤。

玄胡丸

【文献出处】《黄帝素问宣明论方》

【原文摘录】治积聚癥瘕，解中外诸邪所伤。

玄胡索　青皮去白　陈皮去白　当归　木香　雄黄别研　荆三棱　生姜各一两

上为末，酒面糊为丸，如小豆大，每服五七丸，生姜汤下。

又一方，无陈皮、生姜，有广术一两，槟榔分两同。

木香分气丸

【文献出处】《黄帝素问宣明论方》

【原文摘录】治积滞痞块不消，心腹痞结，疼痛抢刺，如覆杯状。

陈皮去白　槟榔各一两　破故纸二两，炒　木香一两半　黑牵牛十二两，炒香熟，取末五两半，余不用

上为末，滴水为丸，如桐子大，每服二三十丸，生姜汤下，食后临卧服。

积气丹

【文献出处】《黄帝素问宣明论方》

【原文摘录】治一切新久沉积气块，面黄黑瘦，诸气无力，癥瘕积聚，口吐酸水。

槟榔二个　芫花一两　硇砂二钱　巴豆二钱半，生　青皮去白　陈皮各三两　蓬莪术　鸡爪黄连　荆三棱　章柳根　牛膝各一两　肉豆蔻三个　大戟　川大黄　甘遂　白牵牛　干姜　青礞石　干漆各半两　木香二钱半　石菖蒲三钱

上为末，醋面糊和丸，如桐子大，每服一丸，临卧烧枣汤下，每夜一丸，服后有积者肚内作声，病退为度。

金露紫菀丸

【文献出处】《黄帝素问宣明论方》

【原文摘录】治一切脾积，两肋虚胀，脐腹疼痛。

草乌头去皮尖,生　黄连各半两　官桂　桔梗　干地黄　干生姜　川椒　芫荑　紫菀去皮　柴胡　防风　厚朴　甘草　人参　川芎　鳖甲醋浸　贝母　枳壳去穰　甘遂各一两　巴豆三两,醋煮半日，出油　硇砂三钱

上为末，水煮面糊为丸，如桐子大，每服五丸，空心临卧，米饮汤下。或微疏动，详虚实加减。

金黄丸

【文献出处】《黄帝素问宣明论方》

【原文摘录】治酒积食积诸积，面黄疸，积硬块。

荆三棱　香附子各半两　泽泻二钱半　巴豆四十九粒,出油　黍米粉　牵牛各二钱半

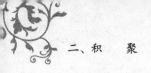

上为末,用栀子煎汤和丸,如绿豆大,每服三丸至五丸。如心痛,艾醋汤下七丸。

圣饼子

【文献出处】《黄帝素问宣明论方》

【原文摘录】治一切沉积气胀,两胁气满,无问新久者。

大黄三两　黑牵牛头末,一两　硇砂三钱　山栀子半两　轻粉二钱

上为末,炼蜜和丸,捻作饼子,如小钱大厚样,食后,每服三饼子,细嚼,温酒下。临卧,如行,粥补之,虚实加减。

五积丹

【文献出处】《黄帝素问宣明论方》

【原文摘录】治心腹痞满,呕吐不止,破积聚者。

皂荚一梃,一尺二寸,火烧留性,净盆合之,四面土壅合,勿令出烟　巴豆十二个,白面一两五钱同炒令黄色为度

上为末,醋面糊为丸,绿豆大,每服十丸,盐汤下,食后。加减。

开胃生姜丸

【文献出处】《黄帝素问宣明论方》

【原文摘录】治中焦不和,胃口气塞,水谷不化,噫气不通,噎塞痞满,口淡吞酸,食时膨胀,哕逆恶心,呕吐痰水,宿食不消,咳嗽,胁肋刺痛。宽中开胃,进饮食。

桂心一两　生姜一斤,切作片子,盐三两,腌一宿,再焙干　青皮去白　陈皮去白　甘草炙。各二两　缩砂仁四十九个　广术　当归各半两

上为末,炼蜜为丸,如弹子大,每服一丸,食前,细嚼,沸汤化下。

玄胡丸

【文献出处】《黄帝素问宣明论方》

【原文摘录】治积聚癥瘕,解中外诸邪所伤。

玄胡索　青皮去白　陈皮去白　当归　木香　雄黄别研　荆三棱　生姜各一两

上为末,酒面糊为丸,如小豆大,每服五七丸,生姜汤下。

消饮丸

【文献出处】《黄帝素问宣明论方》

【原文摘录】治一切积聚痃癖气块,及大小结胸,不能仰按。

天南星　半夏　芫花　自然铜生用。各等分

上为末,醋煮面糊为丸,如桐子大,每服五七丸,食前,温水下。良久,葱粥投之。相虚实加减。

开结妙功丸

【文献出处】《黄帝素问宣明论方》

【原文摘录】治怫热内盛，痎癖坚积肠垢，癥瘕积聚，疼痛胀闷，发作有时，三焦壅滞，二肠闭结，胸闷烦心不得眠，咳喘哕逆不能食，或风湿气两腿为肿胀，黄瘦，眼涩昏暗，一切所伤，心腹暴痛，风热燥郁，偏正头疼，筋脉拘痪，肢体麻痹，走注疼痛，头目昏眩，中风遍枯，邪气上逆，上实下虚，脚膝麻木冷痛。宣通气血。

荆三棱炮　茴香炒。各一两　川乌头四两　神曲　麦蘖　大黄各一两，好醋半升，熬成稠膏。不破坚积，不须熬膏，水丸　干姜二钱　巴豆二个，破坚积，用四个　半夏半两　桂二钱　牵牛三两

上为末，丸小豆大，生姜汤下十丸、十五丸，温水、冷水亦得。或心胸间稍觉药力暖性，却加丸数，以加至快利三五行。以意消息，病去为度。

如神木香丸

【文献出处】《三因极一病证方论》

【原文摘录】治癖气聚结癥瘕，胸胁闷痛，或吐酸水，食后噫作生熟气，腹胀泄泻，及四肢浮肿。

木香　硇砂滴淋控干　蓬术炮　胡椒　半夏浆水煮　干漆炒大烟尽。各半两　缩砂仁　桂心　青皮各三两　附子炮，去皮脐　三棱醋煮一宿。各一两　白姜炮，一两

上为末，蜜丸，如梧子大，每服三五十丸，生姜橘皮汤下，空心服。

木香槟榔煎

【文献出处】《杨氏家藏方》

【原文摘录】治脾积气块走注，胸膈攻刺，口吐清水。

木香一两　槟榔七枚　干漆半两，炒，烟尽为度　硇砂半两，别研　肉豆蔻五枚　胡椒四十九粒，炒　肉桂去粗皮，一两

上件为细末，次入硇砂，和匀，炼蜜为丸如梧桐子大，每服五丸或七丸，陈橘皮汤送下，食后。

蒜红丸

【文献出处】《是斋百一选方》

【原文摘录】治脾积，腹胀如鼓，青筋浮起，坐卧不得者。华宫使方。

拣丁香　木香　沉香　槟榔　青皮去白　陈皮去白　缩砂仁　蓬莪术炮　去皮牵牛　草果子各一两　肉豆蔻面裹煨　粉霜各一钱　白茯苓去黑皮　人参各半两　蒜二百枚，一半生用，一半火煨熟

上为细末，以生熟蒜研细，生绢扭取汁，旋用药末为丸，如梧桐子大，每服五七丸至十五丸，食后淡盐汤送下。忌咸酸、鱼酢、茶酱、腌藏、鸡鸭、生冷、马牛杂肉之类，只吃淡白粥一百日。

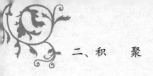
王连丸

【文献出处】《是斋百一选方》

【原文摘录】治脾积下痢,蛊痢同。

木香　诃子连核。各半两　黄连一斤,炒紫色

上为细末,研粳米饮糊为丸,如梧桐子大,每服一百丸,米饮下,空心食前,日进二服。

* 积聚针灸方

【文献出处】《针灸资生经》

【原文摘录】冲门主腹中积聚疼痛《千》。

鬲俞、阴谷见腹痛主积聚。

上管主心下坚,积聚冷胀。

悬枢主腹中积上下行。

商曲主腹中积聚。

太阴郄主腹满积聚。

膀胱俞主坚结积聚。

积聚坚满灸脾募百壮,穴在章门季肋端。

心下坚,积聚冷胀,灸上管百壮,三报之。

积聚坚大如盘,冷胀,灸胃管二百壮,三报之。

冲门见腹满、府舍见痹疼,治腹满积聚《铜》。

鬲俞、阴谷见腹痛,主积聚《千》。

悬枢治积聚上下行,水谷不化,下利,腹中留积《铜》。明下云:积气上下行解溪同,腹中尽痛。

脾俞治积聚见疢癖。

商曲治腹中积聚《千》同,肠中切痛,不嗜食。

四满治脐下积聚,疝瘕,肠澼切痛,振寒,大腹有水。

通谷治结积留饮见痰。

章门疗积聚气《明》。

中极疗冷气积聚,时上冲心,饥不能食下。

脾俞治积聚《铜》见腹胀。

中管主积聚《千》见腹胀。

积聚灸肺俞或三焦俞见腹胀。

脾俞疗黄疸积聚见黄疸。

脏腑积聚灸三焦俞。

心腹积聚灸肝俞并见腹胀。

期门主喘逆,卧不安席,咳,胁下积聚。

当归丸

【文献出处】《严氏济生方》

【原文摘录】治妇人月经不调,血积证。

当归　赤芍药　川芎　熟地黄　黄芪　京三棱各半两　神曲　百草霜各二钱半

上为细末,酒糊为丸,梧桐子大,水下三十丸,食前服。

肥气丸

【文献出处】《仁斋直指方论》(东垣方)

【原文摘录】治肝之积,在左胁下如覆杯,有头足,久不愈令人发咳逆、疟疾,连岁不已。

厚朴五钱　黄连七钱　柴胡二两　川乌头炮,去皮脐,一钱一分　巴豆霜五分　椒四钱　干姜炮,五分　皂角去皮弦,煨,一钱五分　白茯苓一钱半　甘草三钱,炙　蓬莪术炮　人参　昆布各二钱五分

上件,除茯苓、皂角、巴豆霜另末外,为极细末和匀,炼蜜为丸如桐子大。初服二丸,一日加一丸,二日加二丸,渐渐加至大便微溏,再从二加服,周则复始。积减大半,勿服。

伏梁丸

【文献出处】《仁斋直指方论》

【原文摘录】治心之积,起脐上,大如臂,上至心下,久不愈,令人烦心。

黄连一两半　厚朴制　人参各五钱　黄芩三钱　桂一钱　干姜　菖蒲　巴豆霜　红豆　川乌炮。各五分　茯神　丹参炒。各一钱

上件,除巴豆霜外,为细末,另研豆霜,渐渐入末,炼蜜为丸如桐子大,服如上,淡黄连汤下。

痞气丸

【文献出处】《仁斋直指方论》

【原文摘录】治脾之积,在胃脘,覆大如盘,久不愈,令人四肢不收,发黄疸,饮食不为肌肤。

厚朴四钱半　黄连八钱　吴茱萸三钱　黄芩二钱　茯苓　泽泻　人参各一钱　川乌头炮　川椒炒。各五分　茵陈酒炒　干姜炮。各一钱半　砂仁一钱半　白术二钱　巴豆霜　桂各四分

上件,除豆霜另研、茯苓另末渐入外,同为细末,炼蜜为丸如桐子大,每服用淡甘草汤下,服如上法。

息贲丸

【文献出处】《仁斋直指方论》

【原文摘录】治肺之积,在右胁下,覆大如杯,久不已,令人洒淅寒热,喘咳发肺壅。

厚朴制,八钱　黄连炒,一两三钱　干姜炮　白茯苓　川椒炒　紫菀各一钱半　桂　川乌头

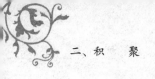

炮　桔梗　白豆蔻　陈皮　京三棱各一钱　天门冬　人参各一钱　青皮五分　巴豆霜四分

上件,除茯苓、巴豆霜渐入外,为末,炼蜜为丸如桐子大,以淡姜汤下,服如上法。以上四方,秋冬加厚朴,减黄连四分之一。

奔豚丸

【文献出处】《仁斋直指方论》

【原文摘录】治肾之积,发于小腹,上至心下,若豚状,或下或上无时,久不已,令人喘逆,骨痿,少气,及治男子内结七疝,女人瘕聚带下。

厚朴制,七钱　黄连五钱　白茯苓　泽泻　菖蒲各二钱　川乌头五分　丁香五分　苦楝酒煮,三钱　玄胡索一钱半　全蝎　附子　独活各一钱　桂二分　巴豆霜四分

上除巴豆霜、茯苓另为末渐入外,为细末,炼蜜为丸如桐子大,淡盐汤下,服如上法。

散聚汤

【文献出处】《仁斋直指方论》引《三因方》

【原文摘录】治久气积聚,状如癥瘕,随气上下,发作有时,心腹绞痛,攻刺腰胁,小腹䐜胀,大小便不利。

半夏　槟榔　当归各三分　陈皮　杏仁去皮尖,炒　桂各二两　茯苓　甘草炙　附子炮　川芎　枳壳炒　厚朴制　吴茱萸汤洗。各一两　大黄大便利去之

上咬咀,每服四钱,水煎。

《济生》大七气汤

【文献出处】《仁斋直指方论》

【原文摘录】治积聚,状如癥瘕,随气上行,发作者时心腹疞痛,上气窒塞,小腹胀满。

益智　陈皮　京三棱　蓬莪术　香附子各一两半　桔梗　肉桂　藿香叶　甘草炙　青皮各三分

上咬咀,每服五钱,水煎。

阿魏方

【文献出处】《仁斋直指方论》

【原文摘录】治肉积。

连翘半两　糖梂子一两　黄连六钱半　阿魏一两,醋煮作糊

上为末,用阿魏糊为丸,如桐子大,每二三十丸,白汤送下。

琥珀膏

【文献出处】《仁斋直指方论》

【原文摘录】专贴积块。

大黄　朴硝各一两

上为末,用大蒜捣膏和匀,贴之。

脾积丸

【文献出处】《仁斋直指方论》

【原文摘录】治饮食停滞,腹胀痛闷,呕恶吞酸,大便秘结。

莪术三两 京三棱二两 良姜半两。以上用米醋一升,于磁瓶内煮干,乘热切碎,焙 青皮去白,一两 南木香半两 不蛀皂角三大挺,烧存性 百草霜深村锅底者佳,三匙

上为细末,用川巴豆半两,只去壳,研如泥,渐入药末,研和得所,面糊丸麻子大,每服五丸,加至十丸,橘皮煎汤下。

附术汤

【文献出处】《世医得效方》

【原文摘录】治脾积气,妇人诸般气痛。

香附子五两,炒去毛,赤色止 莪术醋煮 甘草各二两

上为末,每服二钱,入盐少许,百沸汤空心点服。

硇砂煎丸

【文献出处】《卫生宝鉴》

【原文摘录】消磨积块痃癖,一切凝滞,老人虚人无妨。

黑附子两个,各重五钱半以上,正坐妥者,炮去皮脐,剜作瓮子 木香三钱 破故纸隔纸微炒 荜茇真者。各一两 硇砂三钱

上先将硇砂用水一盏,续续化开,于瓮内熬干为末,安在附子瓮内,却用剜①出附子末盖口,用和成白面裹,约半指厚,慢灰火内烧匀黄色,去面,同木香等药为细末,却用原裹附子熟黄面为末,醋调煮糊,丸桐子大,每服十五丸至三十丸,生姜汤送下。此药累有神功。

木香硇砂煎丸

【文献出处】《卫生宝鉴》

【原文摘录】治妇人消痃癖积聚,血块刺痛,脾胃虚寒,宿食不消,久不瘥者。

木香 硇砂 官桂 附子炮 干漆炒,去烟 猪牙皂角 细辛 乳香研 京三棱炮 广术炮 大黄炒,令为末 没药研 干姜炮 青皮各一两 巴豆霜半两

上除研药外,同为末,以好醋一升,化开硇砂,去渣,纳银石器中,慢火熬,次下巴豆霜、大黄末,熬成膏。将前药末膏内和丸如桐子大,每服三五十丸,食后,温酒送下。

温白丸

【文献出处】《卫生宝鉴》

---

① 剜(wān):把物体掏挖出凹形的坑。

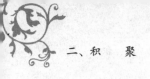

【原文摘录】治心腹积聚,久癥癖块,大如杯碗,黄疸宿食,朝起呕吐,支满上气,时时腹胀,心下坚结,上来抢心,傍攻两胁。十种水病,八种痞塞,翻胃吐逆,饮食噎塞。五种淋疾,九种心痛,积年食不消化或疟疾连年不瘥。及疗一切诸风,身体顽麻不知痛痒,或半身不遂,或眉发堕落。及疗七十二种风,三十六种遁尸疰忤,及癫痫。或妇人诸疾,断续不生,带下淋沥,五邪失心,愁忧思虑,意思不乐,饮食无味,月水不调。及腹中一切诸疾,有似怀孕,连年累月,羸瘦困惫,或歌或哭,如鬼所使。但服此药,无不除愈。

川乌炮,去皮,二两半　柴胡去芦　吴茱萸汤泡七次,拣净　桔梗　菖蒲　紫菀去苗叶及土　黄连去须　干姜炮　肉桂去粗皮　茯苓去皮　人参　蜀椒去目及闭口,炒用　厚朴去粗皮,姜汁制　皂荚去皮子,炙　巴豆去皮心膜,出油,炒研。各半两

上为细末,入巴豆匀,炼蜜为丸,如梧桐子大,每服三丸,生姜汤下,食后或临卧服,渐加至五七丸。

鸡爪三棱丸

【文献出处】《卫生宝鉴》

【原文摘录】治五脏疝癖气块,年深者一月取效。

木香　石三棱　京三棱　青皮　陈皮去白　鸡爪三棱各五钱　槟榔　肉豆蔻各一两　硇砂三钱

上九味为末,姜汁打糊丸如桐子大,每服二十丸,姜汤下,空心临卧各一服。忌一切生冷硬粘物。

青盐丸

【文献出处】《卫生宝鉴》

【原文摘录】治一切冷积,作痛无时,宿食不消,及治一切酒食所伤,神效。

青盐　硇砂各一钱　细曲末三钱　盐豉四十个　大椒三十粒　巴豆三十个,去皮心膜,出油

上入拣枣三十个,同末入巴豆和匀,醋糊丸桐子大,每服三十丸,温姜汤下。积在上,食后。

破积导饮丸

【文献出处】《卫生宝鉴》

【原文摘录】治有积块坚硬,饮食不消,心下痞闷。

槟榔　陈皮去白　广木香　青皮去白　枳壳麸炒　枳实麸炒　广术炮　半夏泡七次　京三棱炮　神曲炒　麦蘖炒　干生姜　茯苓去皮　甘草炙　泽泻各五钱　牵牛头末,二钱,一方六钱　巴豆去心膜,三个,取霜

上为末,入巴豆匀,生姜汁打糊,丸梧桐子大,每服三十丸,温姜汤下,食前。

干柿丸

【文献出处】《卫生宝鉴》

【原文摘录】取虚实积,下膈,甚妙。

朱砂研为衣　　没药研　　猪牙皂角去皮弦子,为末　　干漆碎炒,烟尽为末　　京三棱炮,为末　　青礞石为末　　干姜炮,为末　　水银沙子各一钱　　轻粉二钱　　巴豆三十个,去皮膜,醋煮十沸

上件各研匀,软饭和丸如绿豆大,煎柿蒂汤冷下三五丸,加减用。妇人有胎勿用。

神效五食汤丸

【文献出处】《卫生宝鉴》

【原文摘录】取虚实积食,气蛊胀满,积块水气,年深癖癥,并皆治之。

大戟刮去皮　　甘遂生。各半两　　猪牙皂角去皮子弦,生用　　胡椒生。各一两　　芫花米醋浸一宿,炒黄,一两　　巴豆去心膜,醋煮,二十沸,研,半两

上除巴豆外,杵为末,入巴豆再研匀,糊丸如绿豆大,每服五七丸,气实者十丸,夜卧,水一盏,用白米、白面、黑豆、生菜、猪肉各少许,煎至半盏,去渣,用汤温下,药取下病。忌油腻粘滑物。妇人有胎,不可服之。

磨积三棱丸

【文献出处】《卫生宝鉴》

【原文摘录】治远年近日诸般积聚,癖疬气块,或气积酒积诸般所伤,无问男子妇人老幼,并宜服之。常服进饮食。

木香　　麦蘗　　京三棱炮　　广术　　枳壳麸炒　　石三棱去皮　　杏仁麸炒。各半两　　干漆炒烟尽,三钱　　鸡爪三棱半两　　葛根三钱　　官桂二钱半　　黑牵牛半两,半生半熟　　丁香　　槟榔　　香附子　　青皮去白。各二钱　　缩砂三钱　　白牵牛半两,半生半熟　　陈皮去白,三钱

上为末,醋糊丸如桐子大,每服二十丸,生姜汤下,食后,日二服。病大者四十日消,温水送下,亦得。

荆蓬煎丸

【文献出处】《卫生宝鉴》

【原文摘录】破痰癖,消癥块,及冷热积聚,胃膈痞闷。通利三焦,升降阴阳,顺一切气,消化宿食。

木香　　青皮去白　　川茴香微炒　　枳壳麸炒　　槟榔各一两　　京三棱二两,酒浸,冬三日,夏一日　　广术二两,醋浸,冬三日,夏一日,同三棱以去皮巴豆二十个,银器内同炒令干,黄色为度,去巴豆不用

上七味修事毕,为末,水糊丸如豌豆大,每服三十丸,温生姜汤送下,食后。

醋煮三棱丸

【文献出处】《卫生宝鉴》

【原文摘录】治一切积聚,远年近日皆治之,如神效。

川芎二两,醋煮微软,切作片子　　京三棱四两,醋煮软,竹刀切作片子,晒干　　大黄半两,醋纸裹,火煨过,切

上三味为末,水糊丸如桐子大,每服三十丸,温水下,无时。病甚者一月效,小者半月效。

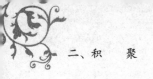

流气丸

【文献出处】《卫生宝鉴》

【原文摘录】治五积六聚,癥瘕块癖留饮。以上之疾,皆系寒气客搏于肠胃之间,久而停留,变成诸疾。此药能消导滞气,通和阴阳,消旧饮。虽年高气弱,亦宜服之。

木香　川茴香焙　红橘皮去白　菖蒲　青皮去白　萝卜子炒　广术炮　槟榔　补骨脂炒　神曲炒　枳壳麸炒,去穰　荜澄茄　缩砂　麦蘖曲各一两。炒　牵牛炒。一两半

上为末,水糊丸如桐子大,每服五七丸,细嚼白豆蔻仁一枚,白汤送下,食后。

广术溃坚汤

【文献出处】《卫生宝鉴》

【原文摘录】治中满腹胀,内有积块,坚硬如石,令人坐卧不安。

半夏泡七次　黄连各六分　当归梢　厚朴　黄芩各五分　广术　曲各三分　甘草生,三分　益智仁七分　红花　橘皮去白　升麻各二分　柴胡　泽泻　吴茱萸各三分　青皮二分

上咬咀,都作一服,水二盏,先浸药少时,煎至一盏,去渣,稍热服,食前。忌酒、湿面。如虚渴,加葛根二分。

消块丸

【文献出处】《丹溪手镜》

【原文摘录】山棱　莪术削坚　青皮　陈皮破气　香附开气　桃仁　红花治血　灵脂破血　牛膝活血　二陈汤开皮里膜外之痰　石碱破痰块　甘草　黄连吴茱萸炒,益智子炒　山楂破食块

上为末,醋糊为丸,用葵根、石碱、白术汤下。

化气汤

【文献出处】《丹溪手镜》

【原文摘录】治息积,癖于腹胁之下,腹满疼痛,呕吐酸水。

宿砂　桂心　木香　胡椒一钱　甘草炙　茴香炒　丁香　青皮　陈皮　莪术炮。各五钱　沉香一钱

上为末,生姜、紫苏、盐、酒调下三钱。

散聚汤

【文献出处】《丹溪手镜》

【原文摘录】治六聚,状如癥瘕,随气上下,心腹绞痛,攻刺腰胁,喘咳满闷腹胀。

半夏　槟榔　归三钱　桂　杏仁二两　茯苓　附炮,去皮脐　甘草　川芎　吴茱萸　朴　枳壳各一两

大便秘加大黄。

五积丸

【文献出处】《脉因证治》

【原文摘录】治积块。

黄连肝肾五钱,心肺一两半,脾七钱　厚朴肝心脾五钱,肺胃八钱　巴豆霜五分　川乌肝肺一钱,肾脾五钱　干姜心肝五分,肾一钱五分　茯苓一钱五分　人参肝肺肾二钱,心五钱

另研巴豆,旋入和匀,炼蜜丸,梧子大。微溏为度。

肝积,加柴胡二两、皂角二钱五分、川椒四钱、昆布二钱、莪术三钱五分。

心积,加茯苓三钱、肉桂一钱、茯神一钱、丹参一钱、菖蒲五钱。

肺积,加桔梗一钱、紫菀一钱五分、天门冬一钱、三棱一钱、青皮一钱、陈皮一钱、川椒一钱五分、白豆蔻一钱。

肾积,加玄胡三钱、苦楝肉三钱、全蝎一钱、附子一钱、泽泻二钱、独活三钱、肉桂三钱、菖蒲二钱、丁香五钱。

脾积,加吴萸二钱、泽泻一钱、茵陈二钱、缩砂二钱、川椒五钱。

化气汤

【文献出处】《脉因证治》

【原文摘录】治息积癖于腹胁之下,胀满瘀痛,呕吐酸水。

缩砂　肉桂　木香各一钱　甘草炙　茴香炒　丁香　青皮炒　陈皮　生姜炮。各五钱　沉香　胡椒各一钱

上为末,姜、紫苏汤、盐、酒调二钱一分。

散聚汤

【文献出处】《脉因证治》

【原文摘录】治久气六聚,状如癥瘕,随气上下,发作有时,心腹绞痛,攻刺胁腰,喘咳满闷膜胀。

半夏　槟榔　当归各三钱　陈皮　杏仁　肉桂各二钱　茯苓　甘草　炮附　川芎　枳壳　吴萸　厚朴制。各一钱　大黄大便秘加之

千金硝石丸

【文献出处】《脉因证治》

【原文摘录】止可磨块,不令困人,须量虚实。

硝石六两　大黄半斤　甘草　人参各三两

上为末,以三年苦酒即好醋也三升,置筒中,以竹片作三片刻,先纳大黄搅,使微沸尽一刻,乃下余药。又尽一刻,微火熬膏,丸梧子大,每服三十丸。

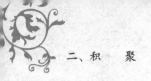

澹寮三棱煎丸

【文献出处】《玉机微义》

【原文摘录】治心腹坚胀，胁下紧硬，胸中痞塞，喘满。

京三棱半斤，为末，以酒三升，银器内熬成膏　青皮　萝卜子炒　神曲炒。各二两　麦蘖炒，三两　硇砂一两　干漆炒　杏仁炒。各半两

上为末，以膏子丸，如梧子大，每三十丸，食后，温米饮下。

导气丸

【文献出处】《玉机微义》

【原文摘录】治诸气痞塞，关膈不通，腹胀如鼓，大便虚秘。

青皮用水蛭炒　莪术虻虫炒　三棱干漆炒　槟榔斑蝥炒　茱萸牵牛炒　干姜硇砂炒　附子盐炒　赤芍川椒炒　胡椒茴香炒　石菖蒲桃仁炒

上各锉，与所同炒药熟，去水蛭等不用，只以青皮等十件为末，酒糊为丸，如梧子大，每五丸至七丸，空心，紫苏汤下。

参萸丸

【文献出处】《医学纲目》

【原文摘录】即佐金丸加人参一钱是也。庐子裕左胁下因疟后食肉与酒而成块。

白术一钱　柴胡醋炒，一钱　茯苓二钱　枳壳炒，五分　人参五分

作汤下阿魏五、保和二十、抑青十、与点十、攻块五。

磨积药

【文献出处】《医学纲目》

【原文摘录】三棱醋煮，一钱　枳实　青皮　桃仁各五钱　大黄五钱　桂枝钱半　海藻醋煮，三钱

细末，神曲糊丸，如桐子大，每服四十丸。

（海）万病紫菀丸

【文献出处】《医学纲目》

【原文摘录】疗脐腹久患痃癖如碗大，及诸黄病，每值气起时，上气冲心，绕脐绞痛，一切虫咬，十种水病，十种蛊病，及反胃吐食，呕逆恶心，饮食不消，天行时病，女人多年月露不通，或腹如怀孕多血，天阴即发。又治十二种风，顽痹不知年岁，昼夜不安，梦与鬼交，头多白屑，或哭或笑，如鬼魅所着，腹中生疮，腹痛，服之皆效。

紫菀去苗土　吴茱萸汤洗七次，焙干　菖蒲　柴胡去须　厚朴姜制。各一两　桔梗去芦　茯苓去皮　皂荚去皮子，炙　桂枝　干姜炮　黄连去须　蜀椒去目及闭口，微炒出汗　巴豆去皮膜内油，炒　人参去芦。各五钱　川乌炮，去皮脐，三钱　加羌活　独活　防风各一两

上为细末,入巴豆研匀,炼蜜丸,如桐子大,每服三丸,渐加至五丸、七丸,生姜汤送下,食后临卧服。

万病丸

【文献出处】《医学纲目》

【原文摘录】疗八种痞病,五种痫病,十种疰忤,七种飞尸,十二种蛊毒,五种黄病,十二种疟疾,十种水病,八种大风,十二种痹,并风入头,眼臀膜漠漠,及上气咳嗽,喉中如水鸡声不得卧,饮食不作肌肤,五脏滞气,积聚不消,壅闭不通,心腹胀满,及胸背膨胀,气结四肢,流入胸腹。又治心膈气满时定时发,十年二十年不瘥,五种下痢,疳虫、蛔虫、寸白诸虫,上下冷热,久积痰饮,令人多眠睡,消瘦无力,萌入骨髓,便成漏疾,身体气肿,饮食呕逆,腰腿酸疼,四肢沉重,不能久行久立,妇人因产冷入子脏,脏中不净,或闭塞不通,胞中瘀血冷滞,出流不尽,时时疼痛为恶,或因此断产。并小儿赤白下痢,及狐臭、耳聋、鼻塞等病。服此药以三丸为一剂,不过三剂,其病悉除。说无穷尽,故称万病丸。

牛黄研细　黄芩去芦　芫花醋炒赤　禹余粮淬,研飞　雄黄研飞　川芎　人参去芦　紫菀去芦头,醋炒　蒲黄微炒　麝香研　当归去芦　桔梗去芦　大戟锉,炒　干姜炮　防风去芦　黄连去须　朱砂研飞　犀角镑　前胡去芦　巴豆去皮心膜,炒　细辛去苗　葶苈炒　肉桂去粗皮　茯苓去皮　桑白皮炒　芍药　川椒去目及闭口者,微炒出汗　甘遂各一两　蜈蚣一十二节,去头足,炙　芫青二十八枚,入大米同炒黄色,去头足　石蜥蜴去头尾足,炙,四寸

上为细末,入研药匀,炼蜜为丸,如豆大。若一岁以下小儿有疾者,令乳母服两小豆大,亦以吐利为度。近病及卒病多服,积病久疾即少服常服,微溏利为度。……积聚,服二丸,日三服。

(罗)干柿丸

【文献出处】《医学纲目》

【原文摘录】取虚实积下膈,甚妙。

朱砂研,为衣　没药研　猪牙皂角去皮弦子,为细末　干姜炮,为末　干漆炒烟尽,为末　京三棱炮,为末　轻粉一钱　青礞石锻为末。各一钱　水银一钱,铅一钱结炒干　巴豆三十粒,去皮膜,醋煮十沸

上件各研匀,软饭和为丸,如绿豆大,煎柿蒂汤冷下三五丸,加减用。妇人有胎不可服。小肠移热于大肠,为久癖为沉。

(罗)流气丸

【文献出处】《医学纲目》

【原文摘录】治五积六聚,癥瘕癖块,留饮。

木香　川茴香炒　青皮　广术炮　陈皮去白　萝卜子炒　补骨脂炒　荜澄茄　砂仁　神曲炒　麦蘖炒　枳壳麸炒。各一两　牵牛一两半　槟榔一两

上为细末,面糊为丸,如桐子大,食后每服三十丸,细嚼白豆蔻仁一枚,白汤送下。

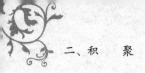

（罗）神功助化散

【文献出处】《医学纲目》

【原文摘录】专治男子妇人腹中痞块，不拘气血食积所成，此方之妙，不可尽述。

地萹蓄五钱　瞿麦穗五分　大麦蘖五钱　神曲二钱半　沉香一钱半　木香一钱半　甘草五分　大黄二两

上为细末净，根据分两和匀，男以甘草、淡竹叶二味等分煎汤，及无灰酒同调服，酒多于汤。妇人用红花、灯心、当归等分煎汤，及无灰酒同调服，酒多于汤。忌油腻动气之物，及房事一月。药须用黄昏服，大小便见恶物为度。神妙非常，誓不轻传匪人。

圣散子

【文献出处】《医学纲目》

【原文摘录】治远年积块。

硇砂六两　大黄八两　麦蘖六两　干漆烧过　萹蓄　茴香炒　槟榔各一两

如妇人干血气，加穿山甲二两，炮

上为细末，每服三钱，温酒调下，仰卧。此药只在心头，至天明，大便如鱼肠、小便赤为验。取出，并无毒，有神效。小儿用一钱，十五以上五钱，空心服之，更效。

（海）红丸子

【文献出处】《医学纲目》

【原文摘录】治大人脾积气滞，胸膈满闷，面黄，腹满胀，四肢无力，酒积不食，干呕不止，脾连心胸及两乳痛，妇人脾血积气，诸般血癥气块，及小儿食积，骨瘦面黄，肚胀气急，不嗜饮食，渐成脾虚，不拘老少，并宜服之。

京三棱五斤，水浸软，分切作小片子　蓬术五斤　陈皮五斤，拣净　青皮五斤　胡椒三斤　干姜二斤，炮

上研六味，同为细末，醋糊为丸，桐子大，矾红为衣，每三十丸，食后姜汤吞下。

（罗）鸡爪三棱丸

【文献出处】《医学纲目》

【原文摘录】治五脏痃癖气块。

鸡爪三棱　石三棱　京三棱　木香　青皮去白　陈皮去白。各半两　硇砂三钱　槟榔　肉豆蔻各一两

上为细末，生姜汁面糊为丸，桐子大，生姜汤送下。

（罗）破积导饮丸

【文献出处】《医学纲目》

【原文摘录】治内有积块坚硬，饮食不消，心下痞闷。

木香　槟榔　陈皮去白　青皮去白　枳壳麸炒　枳实麸炒　广术炮　京三棱炮　半夏汤洗七次　神曲炒　麦蘖炒　茯苓　干姜　泽泻　甘草炙。各五钱　牵牛头末，六钱　巴豆三十枚，去皮心膜

上为细末，入巴豆霜令匀，生姜汁打曲糊为丸，如桐子大，每服三十丸，温姜汤送下，食前。

（罗）神效五食汤丸

【文献出处】《医学纲目》

【原文摘录】取虚实积气食，蛊胀，积块，水气，年深痞瘕，并皆治之。

大戟刮去皮　甘遂生。各半两　猪牙皂角生，去皮子　胡椒生　芫花醋浸一宿，取出炒。各二两　巴豆去皮膜心，醋煮二十沸，研，半两

上件除巴豆杵罗为末，入巴豆再研匀，水煮面糊为丸，如绿豆大，每服五七丸，气实者十丸。夜卧水一盏，入白米、白面、黑豆、生菜、猪肉各少许，煎至半盏，去渣，候汤温下药，取下。病忌油腻粘滑物，妇人有胎者不可服。

（罗）醋煮三棱丸

【文献出处】《医学纲目》

【原文摘录】治一切积聚，不拘远年近日，治之神效。

京三棱四两，醋煮透，竹篦切，晒干　川芎二两，醋煮　大黄半两，醋煮，湿纸裹煨过

上三味，同为末，醋糊为丸，如桐子大，每三十丸，温水下，不拘时，病甚者一月效，小者半月效。

（世）二贤散

【文献出处】《医学纲目》

【原文摘录】消积块，进食。

橘红一斤，净　甘草四两　盐半两

上用水二四碗，从早煮至夜，以烂为度，水干则添水，晒干为末，淡姜汤调下。有块者，加姜黄半两，同前药煮；气滞，加香附二两，同前药煮；气虚者，加沉香半两，另入；噤口痢，加莲肉二两，去心，另入。

（世）酒积方

【文献出处】《医学纲目》

【原文摘录】（世）酒积方，累效。

乌梅肉，一两　半夏曲七钱　青木香四钱　枳实半两　砂仁半两　杏仁三钱　巴霜一钱黄连酒浸一宿，一两

上为末，蒸饼丸，桐子大，每八丸，白汤送下。

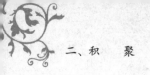

* 消块丸

【文献出处】《医学纲目》

【原文摘录】(丹)治食积死血痰积成块,在两胁,动作腹鸣嘈杂,眩运身热,时作时止。

黄连一两半,用茱萸、益智仁同炒,止用黄连　山栀半两,炒　川芎　神曲　桃仁去皮　三棱 蓬术各半两,并醋煮　香附童便浸　山楂各一两　萝卜子炒,一两半

上面糊丸。又方有青皮半两,白芥子一两半炒。

(世)小阿魏丸

【文献出处】《医学纲目》

【原文摘录】治胁下积块。

三棱醋炙,一两　蓬术醋制,一两　青皮醋制,二两　胡椒三钱　木香一两　麝香二分　阿魏 二钱半

上为末,醋煮陈仓米粉为丸,桐子大。

阿魏丸

【文献出处】《医学纲目》

【原文摘录】去诸积。

山楂　南星皂角水浸　半夏同南星浸　麦芽　神曲　黄连各一两　连翘　阿魏醋浸　栝蒌 贝母各半两　风化硝　石碱　胡黄连　白芥子各二钱半　萝卜子一两,蒸

上为末,姜汁浸,炊饼丸。一方加香附、蛤粉治嗽。

(罗)破积导饮丸

【文献出处】《医学纲目》

【原文摘录】治内有积块坚硬,饮食不消,心下痞闷。

木香　槟榔　陈皮去白　青皮去白　枳壳麸炒　枳实麸炒　广术炮　京三棱炮　半夏汤 洗七次　神曲炒　麦糵炒　茯苓　干姜　泽泻　甘草炙。各五钱　牵牛头末,六钱　巴豆三十枚, 去皮心膜

上为细末,入巴豆霜令匀,生姜汁打曲糊为丸,如桐子大,每服三十丸,温姜汤送下, 食前。

(罗)神效五食汤丸

【文献出处】《医学纲目》

【原文摘录】取虚实积气食,蛊胀,积块,水气,年深痞瘕,并皆治之。

大戟刮去皮　甘遂生。各半两　猪牙皂角生,去皮子　胡椒生　芫花醋浸一宿,取出炒。各二 两　巴豆去皮膜心,醋煮二十沸,研,半两

上件除巴豆杵罗为末,入巴豆再研匀,水煮面糊为丸,如绿豆大,每服五七丸,气实者十

丸。夜卧水一盏,入白米、白面、黑豆、生菜、猪肉各少许,煎至半盏,去渣,候汤温下药,取下。病忌油腻粘滑物,妇人有胎者不可服。

阿魏丸

【文献出处】《医学纲目》
【原文摘录】治肉积及饱食停滞,胃壮者宜此,脾虚者勿服。

山楂　萝卜子　神曲　麦芽　陈皮　青皮　香附各二两　阿魏一两,醋煮软,另研

上炊饼丸。

(罗)流气丸

【文献出处】《医学纲目》
【原文摘录】治五积六聚,癥瘕癖块,留饮。

木香　川茴香炒　青皮　广术炮　陈皮去白　萝卜子炒　补骨脂炒　荜澄茄　砂仁　神曲炒　麦蘖炒　枳壳麸炒。各一两　牵牛一两半　槟榔一两

上为细末,面糊为丸,如桐子大,食后每服三十丸,细嚼白豆蔻仁一枚,白汤送下。

积聚针灸方

【文献出处】《普济方》
【原文摘录】治积聚《资生经》,穴膈俞、阴谷。
治心下坚,积聚冷胀,穴上脘。一云灸百壮。三报之。
治腹中积聚上下行,穴悬枢。
治腹中积聚,穴商曲。
治腹满积聚,穴阴郄。
治坚结积聚,穴膀胱俞。
治积聚坚满,穴脾募灸百壮。
治腹中积聚疼痛,穴冲门。
治积聚坚大如盘,冷胀,穴胃脘灸二百壮。三报之。
治腹满积聚,穴冲门、府舍。
治积聚,上下不行,水谷不化,下利腹中留积,腹中尽痛,穴悬枢。
治积聚,穴脾俞。
治腹中积聚,肠中切痛,不嗜食,穴商曲。
治脐下积聚疝瘕,肠癖切痛,振寒,大肠有水,穴四满。
治结积留饮,穴通谷。
治积聚气,穴章门。
治冷气积聚,时上冲心,饥不能食,穴中极。
治积聚,穴中管。
治积聚,穴灸肺俞,或三焦俞。

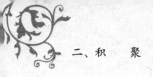
治黄疸积聚,穴脾俞。

治脏腑积聚,胀满,羸瘦不能食,灸三焦俞。

治心腹积聚,灸肝俞。

治喘逆卧不安席,咳逆,胁下积聚,穴期门。

酸枣仁丸

【文献出处】《普济方》

【原文摘录】治肝积肥气,久不已变疟,令人热多寒少,小便赤涩。

酸枣仁生用　薏苡仁　紫苏子炒,研　木通锉　黄芪锉　枳壳去瓤,麸炒　升麻　大黄锉,炒　坐拿草①　麦门冬去心,焙　木香　赤茯苓去黑皮。各一两

上为末,炼蜜丸如梧桐子大,每服二十丸,渐加至三十丸,煎麦门冬汤下。

肥气丸

【文献出处】《普济方》

【原文摘录】治肝之积,在左胁下,如覆杯,有头足,如龟鳖状,久不愈,发呕逆疹疟,连岁月不已,其脉弦而细。

青皮炒,二两　当归须　苍术各一两　蛇含石醋淬,三分　蓬术切　三棱切　铁孕粉各三两。与三棱、苍术同入,醋煮一沸

上为末,醋煮米糊丸,如绿豆大,每服四十丸,当归浸酒下。

石韦丸

【文献出处】《普济方》

【原文摘录】治肝积气。

石韦拭去毛,焙　荆三棱煨,锉　附子炮裂,去皮脐　吴茱萸水洗七次,焙干,炒　陈橘皮汤浸,去白,焙　蜀椒拣去闭口及目,炒出汗。各一两

上为末,炼蜜为丸,如梧桐子大,空腹,煎荆芥汤下二十丸。

大黄丸

【文献出处】《普济方》

【原文摘录】治肥气,结聚在左胁下,坚牢疼痛,食少体瘦。

大黄二两,锉碎,微炒　防葵一两　木香三分　干姜三分,炮裂,锉　川乌头一两,炮裂,去皮脐　鳖甲一两半,醋炙令黄,锉

上为细末,以陈米醋三斤,熬令稠,入神曲末半两,煮成火溶,和诸药末为丸,如梧桐子大,每日空心,温酒下二十丸,以微利为度。

---

① 坐拿草:蔓草类植物坐拿草的苗,主治跌打损伤、风痹。

木香丸

【文献出处】《普济方》

【原文摘录】治肝积肥气,结硬不散。

木香锉,一两　大黄锉,二两　鳖甲去裙襕,锉,二两,米醋三斤与大黄同煎,醋净为度,焙干

上为末,酒煮糊为丸,如梧桐子大,每服二十丸,空心食前,生姜汤送下。

金露紫菀丸

【文献出处】《普济方》

【原文摘录】治一切脾积,两胁虚胀,脐腹疼痛。

草乌头五枚,去皮尖,生　黄连半两　官桂　桔梗　干地黄　干生姜　川椒　芜荑　紫菀去皮　柴胡　防风　厚朴　甘草　人参　川芎　鳖甲酒浸　贝母　枳壳　甘遂以上各一两　巴豆三两,醋煎半日,出油　硼砂三钱

上为末,水煮面糊为丸,如梧桐子大,每服五丸,空心临卧,米汤下。或微疏动,详虚实加减。

蒜红丸

【文献出处】《普济方》

【原文摘录】治脾积腹胀如鼓,青筋浮起,坐卧不得者。

拣丁香　木香　沉香　槟榔　青皮去白　陈皮去白　缩砂仁　蓬莪术炮,去皮　牵牛草果子各一两　肉豆蔻面裹煨　粉霜各一两　白茯苓去黑皮　人参各半两　蒜二百枚,一半生用,一半火焙熟

上为细末,以生熟蒜研细,用细绢取汁,旋用药末为丸,如梧桐子大,每服五七丸,至十五丸,食后淡盐汤送下。忌咸酸、鱼鲊①、茶酱、油腻、腌鹅鸡鸭、生冷、马牛杂肉之类。只吃淡白粥一百日。

金液丸

【文献出处】《普济方》

【原文摘录】治脾积痞气,痰逆恶心,腹胁满闷,胸膈噎塞,不思饮食。

荆三棱炮　蓬莪术炮　白术　丁香皮刮去粗皮　牵牛子麸炒　青橘皮　陈橘皮并汤浸,去白,焙　肉豆蔻大者,去壳　槟榔炮。各一两　干姜炮　硼砂研。各半两　巴豆半两,和皮秤,去皮,研如膏,纸压油去尽,以不污纸为度

上为末,搅拌匀,用头醋煮稠,面糊为丸,如绿豆大,每服五丸,食后米饮汤下。

---

① 鲊(zhǎ):用盐和红曲腌的鱼。

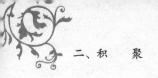

快气丸

【文献出处】《普济方》

【原文摘录】治脾积痞气,心腹胀满,呕逆噫酸。

槟榔三枚,锉　木香一两　肉豆蔻去壳,半两　甘遂半两,麸炒黄　大戟一分,炮　白牵牛一两,炒　墨一分　沉香半两　陈橘皮汤浸,去白,焙

上为末,白面糊为丸,食后生姜汤下。

豆蔻汤

【文献出处】《普济方》

【原文摘录】治脾积痞气,攻注腰背痛。

肉豆蔻去壳　赤茯苓去黑皮　高良姜　附子炮裂,去皮脐　草豆蔻去皮　藿香　陈橘皮汤浸,去白,焙。各二分　人参一两　槟榔十枚　桂去粗皮,半两

上锉如麻豆大,每服二钱,水一盏半,入枣五枚,生姜一分切碎,煎至八分,去滓热服。

木香三棱丸

【文献出处】《普济方》

【原文摘录】治胸膈痞闷,腹胀满,胁肋痛,食饮迟化,四肢困倦,呕逆恶心,口苦无味,积滞冷物,不思饮食。癥瘕疝癖,坚硬气块,并宜服之。小儿伤食服之,其效如神。

木香　丁香　砂仁　红豆　姜屑炒　甘松水洗　良姜　厚朴姜制　香附子炒　枳实炒　枳壳　萝卜子各一两　荆三棱　石三棱　鸡爪三棱　槟榔　青皮去瓤　陈皮去白。各一两半　莪术醋炙　神曲炒　麦芽炒　甘草炒。各二两　牵牛炒　苍术泔浸一半,醋浸一半。各八两　荜澄茄　白豆蔻　雷丸　青木香　藕节各半两

上为细末,滴水丸,如梧桐子大,每服四五十丸,温生姜汤送下,食后服。

太乙神明陷冰丸

【文献出处】《普济方》

【原文摘录】治诸疾,破积聚。心下支满,寒热鬼注,长病咳逆,唾噫,辟除众恶,杀鬼、逐邪恶气。胸中结气,咽中闭塞,有进有退,绕脐恻恻,随上下按之跳手,心中愠愠,如有虫状,毒注相染灭门。

雄黄油煮一日　丹砂　矾石　当归　大黄各二两　巴豆一两　犀角　鬼臼　射罔　藜芦各一两　真珠　附子各一两半　麝香　牛黄　人参各半两　蜈蚣　蜥蜴各一枚　芫青五枚　乌头八枚　杏仁四十枚　斑蝥四十枚　樗鸡三七枚　地胆三七枚　桂心三两

上为末,蜜和捣三万杵,丸如小豆大,先食饮服二丸,如不知,稍加。仍以药二丸,安门户上,使众恶不敢近家及视病人。夜行独宿,服二丸,令众恶不敢近身。伤寒服之,无不即瘥。

沉香饼子

【文献出处】《普济方》

【原文摘录】治饮食停积,胸膈痞满,胁腹疼痛,呕吐不止。

沉香　木香　桂去粗皮　藿香叶　硇砂另研。各等分　荆三棱　蓬莪术　青皮　陈皮　红豆　诃子皮　缩砂仁　半夏　芫花醋炙　干漆炒出烟　槟榔　姜黄　巴豆去皮　益智以上为粗末,慢火炒令褐子色。各等分

上为细末,打白面糊丸,如小豆大,捏作饼子,初服七饼子,渐加至十饼子,更量虚实加减,温生姜汤食后服。

参苓丸

【文献出处】《普济方》

【原文摘录】治积聚胀满,减食黄瘦。

人参　赤茯苓去黑皮　细辛去苗土　干熟地黄焙　枳实去瓤,麸炒　当归焙　麦门冬去心,焙　附子炮裂,去皮脐　干姜炮　大黄锉,炒　厚朴去粗皮,涂生姜汁炙　桂　甘草炙,锉。各一两　乌头炮裂,去皮脐　桔梗炒　紫菀去苗土　蜀椒去目并闭口,炒出汗。各一两

上为末,炼蜜和丸,如梧桐子大,每服七丸,空心,温酒下,日再,渐加至十丸,以知为度。

芍药汤

【文献出处】《普济方》

【原文摘录】治积聚,心下胀满,甚则泄痢,气不升降。

赤芍药　赤石脂　大腹皮　荆三棱煨,锉　桂去粗皮　桑根白皮锉,焙。各一两半　肉豆蔻去壳,一枚　桃仁去皮尖双仁,炒,三十枚　附子炮裂,去皮脐　白术　木香　枳壳去瓤焙,炒　当归切,焙　麻黄去根节　黄连去须。各一两

上锉如麻豆大,每服五钱,水一盏半,入生姜三片,同煎至八分,去滓温服。

诃黎勒散

【文献出处】《普济方》

【原文摘录】治积聚,心腹胀满,不能下食,四肢瘦弱。

诃黎勒三分,煨,用皮　木香三分　槟榔三分　前胡半两,去芦头　桂心半两　荆三棱半两,炮,锉　当归半两,锉,微炒　黄芪半两,锉　人参半两,去芦头　枳壳半两,麸炒微黄,去瓤　白术半两　赤茯苓半两　芎䓖半两　厚朴三分,去粗皮,涂生姜汁,炒令黄熟　青橘皮三分,汤浸,去白瓤,焙

上为粗散,每服三钱,水一中盏,生姜半分,枣三枚,煎至六分,去滓,每服,食前稍热服之。

硇砂丸

【文献出处】《普济方》

【原文摘录】治积不消,心腹胀满。化气消积。

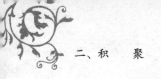

大黄锉,炒　干漆炒出烟　青橘皮去白,焙　芫花另捣末　芎䓖各半两　硇砂别研　没药别研　桂去粗皮　当归切,焙　乌头去皮脐　巴豆去皮心膜,出油尽　荆三棱煨,锉　鳖甲去裙襕,醋炙　蓬莪术煨,锉。各一分

上捣罗十味为末,用酽醋半升,于铜石器内,下芫花、硇砂、巴豆三味,慢火煎,渐添醋一升,即入十味,并没药末,同熬成膏,放冷,别入陈曲末一两半拌,和丸如绿豆大,每服三丸至五丸,茶、酒、生姜汤任下。

乌头丸

【文献出处】《普济方》

【原文摘录】疗心腹积聚,胀满少食,多见绕脐痛,按之著手,寒中有水气。女人产后余疾,大人风癫。

乌头七枚,炮　干姜　皂荚连皮子,炙　蜀椒炒出汗。各五分　桂心　吴茱萸各四分　菖蒲　柴胡　附子炮　人参　厚朴　黄连　茯苓　桔梗各三分

上捣筛,炼蜜和丸,如梧桐子大,每服二丸,日三稍加至十五丸。忌猪肉、冷水、醋物、生葱、羊肉、饧。一方无附子。

沉香煎丸

【文献出处】《普济方》

【原文摘录】治积聚心腹胀满,不思饮食。

沉香　木香　青橘皮去白,焙　阿魏醋化,面和作饼,炙　胡椒　没药研　槟榔锉　丹砂研　硫黄研　硇砂研　高良姜各一两　巴豆霜二钱　丁香半两

上除研药外,捣罗为末,一处研匀,用重汤煮,蜜丸如梧桐子大,每服三丸,煎橘皮汤下。

枳实丸

【文献出处】《普济方》

【原文摘录】治久积气不散,心胸满闷,四肢不收,痞膈不通。

枳实去瓤麸炒,一两　白术　槟榔锉　陈橘皮汤浸,去白。各三分　甘草锉,炙　昆布洗出咸,焙　生姜切,炒。各一分　赤茯苓去黑皮　青木香　桂去粗皮　诃黎勒皮　大黄煨,锉。各半分　草豆蔻去皮,一两

上为末,炼蜜丸如梧桐子大,每服二十丸,生姜木瓜汤下。

干姜丸

【文献出处】《普济方》

【原文摘录】治积聚,心腹胀满,食少。

干姜半两,炮,炒　皂荚一两,去黑皮,涂酥炙令黄,炒,去子　菖蒲三分　川乌头一两,炮裂,去皮脐　柴胡三分,去苗　人参三分,去芦头　黄连三分,去须　桂心三分　赤茯苓三分　吴茱萸半两,汤浸七次,焙干,微炒　厚朴一两,去粗皮,涂生姜汁炙令香熟　川椒去目及闭口者

上为细末,炼蜜和捣三二百杵,丸如梧桐子大,每服于食前,温酒送下二十丸。

荆三棱煎汤

【文献出处】《普济方》

【原文摘录】治腑脏不和,气血留滞,积聚痞满,心腹妨闷,食物减少,烦闷短气。

荆三棱煨,锉　大腹连皮子,炙　延胡索　天雄炮裂,去皮脐　芎䓖　白术各一两半　桃仁汤浸,去皮尖双仁,炒,三十枚　桂去粗皮　当归切,焙　硝石　郁李仁汤浸,去皮。各一两

上㕮咀,如麻豆大,每服四钱,用水一盏半,入生姜二片,煎七分,去滓温服。

半夏汤

【文献出处】《普济方》

【原文摘录】治肺积息贲,咳嗽。

半夏汤洗去滑,切片,焙干　桑根白皮炙,锉　细辛去苗叶　前胡去芦头。各一两半　桔梗炒　甘草炙,锉　贝母去心　柴胡去苗　人参　诃黎勒　白术各一两

上粗捣筛,每服三钱,水一盏,枣三枚擘破,生姜半分拍碎,煎至七分,去滓服,食后、夜卧各一服。

防己汤

【文献出处】《普济方》

【原文摘录】治肺积息贲,下气。

防己　大腹取皮去子用。各一两半　郁李仁浸,去皮　大麻仁炒　槟榔锉　陈橘皮汤浸,去白,焙　桑根白皮锉,炙　诃黎勒微煨,去核。各一两　甘草炙,锉,半两

上除郁李仁、麻仁外,粗捣筛,再同捣匀,每服三钱,入姜三分拍碎,以水一盏,煎八分去滓,温服,空心、午时,以利为度。

枳实木香丸

【文献出处】《普济方》

【原文摘录】治肺积息贲气。

枳实去瓤,麸炒,二两　木香　陈橘皮汤浸,去白,焙　人参　海藻水洗去咸,焙　葶苈纸上炒令紫色。各一两　芍药锉　丁香各三分

上为末,枣肉和丸,如桐子大,每服二十丸,用炒豆煎汤下,空心、日午、夜卧各一服,渐加至三十丸。

息贲汤

【文献出处】《普济方》

【原文摘录】治肺之积,在右胁下,大如覆杯,久久不愈,洒洒寒热,气逆喘咳,发为肺痈,其脉浮而毛。

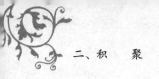

半夏汤浸七次　吴茱萸汤洗　桂心各二两半　人参　甘草炙　桑白皮炙　葶苈炒。各二两半

上锉为散，每服四钱，水一盏半，姜七片，枣二枚，煎七分，去滓，食前服。一方无人参。此病患者积久，看脉有力，咳嗽而胁下痛者，则以十枣汤下之。却用息贲汤调理，其效尤速。

枳实汤

【文献出处】《普济方》

【原文摘录】治肺积息贲，上气胸满咳逆。

枳实去穰，麸炒　木香　槟榔锉　甘草炙，锉　吴茱萸汤浸，焙干，炒　葶苈纸上炒令紫色。各半两　杏仁汤浸，去皮去双仁，炒，三分

上粗捣筛，每服三钱，水一盏，生姜一分，拍碎，同煎至七分，去滓温服，空心食前，日三。

桑白皮汤

【文献出处】《普济方》

【原文摘录】治肺积息贲，上气胀满，咳嗽，涕唾脓血。

桑白皮锉　麦门冬去心，焙。各一两半　桂去粗皮，一两半　甘草炙，锉，半两　陈橘皮汤浸，去白，焙　猪牙皂荚酥炙，去皮。各一两

上粗捣筛，每服三钱，水一盏，入生姜半分，拍碎，煎至七分，去滓温服，空心、晚食前各一服。

皂荚丸

【文献出处】《普济方》

【原文摘录】治肺积息贲，上气。

皂荚二梃不蛀者，酥炙，去皮子，锉　桂去粗皮　干姜炮　贝母去心

上等分，捣罗为末，炼蜜和丸，如梧桐子大，每服空心、日午，生姜汤下十五丸，加至二十丸。

诃黎勒丸

【文献出处】《普济方》

【原文摘录】治积聚，心腹相引疼痛，胸膈气滞，不能饮食。

诃黎勒皮一两　川大黄二两，锉研，微炒　乌头一两　当归一两，锉，微炒　木香一两　白术一两　桂心一两　吴茱萸半两，汤洗七次，焙干，微炒　槟榔一两　蓬莪术一两　青橘皮一两，汤浸，去白，焙　神曲一两，微炒令黄

上捣细末，后将硇砂三两，用醋二升，煎半，去滓，入前药末四两，纳硇砂，醋中搅和匀，于银锅内煎成膏，和余药末，捣三二百杵，丸梧桐子大，每于食前，以生姜橘皮汤下二十丸。

槟榔散

【文献出处】《普济方》

【原文摘录】治积聚,心腹内疼痛。

槟榔一两　赤芍药半两　枳壳半两,麸炒黄,去瓤　芎䓖半两　赤茯苓一两　柴胡一两,去苗　木香半两　川大黄一两,微炒　当归三分,锉碎,微炒　甘草三分,炙微赤　陈橘皮一两,汤浸,去白瓤,焙　桃仁半两,汤浸,去皮尖,炒

上为粗散,每服三钱,水一中盏,煎至六分,去滓,不拘时候,稍热服。

桂心散

【文献出处】《普济方》

【原文摘录】治积聚,心腹痛,面无润泽,日渐黄瘦。

桂心一两　川大黄一两,锉碎,微炒　桔梗一两,去芦头　木香一两　附子一两,炮裂,去皮脐　白术一两　高良姜半两　芎䓖半两　当归一两,锉,微炒　槟榔　赤芍一两　枳实半两

上为细散,每于食前,温酒调下五钱,生姜汤下亦得。

青橘皮丸

【文献出处】《普济方》

【原文摘录】治积聚,心腹疼痛,全不饮食。

青橘皮二两,汤浸,去白瓤,焙　当归一两,微炒　枳壳一两,麸炒黄　干漆一两,捣碎,炒令烟出　附子一两,炮裂,去皮脐　木香一两　白术二两　桃仁一两,汤浸,去皮尖双仁,麸炒黄　桂心一两　川椒二两,去目及闭口者,微炒出汗　川大黄二两,锉碎,微炒　厚朴二两,生姜汁炙令香

上为细末,炼蜜和捣三二百杵,如桐子大,每服于食前,以温酒下三十丸。

通命丸

【文献出处】《普济方》

【原文摘录】疗心腹积聚,寒中疞痛,迫满胁下,急绕脐痛。

大黄　远志　黄芪　麻黄去节　甘遂　鹿茸炙。各四分　杏仁六十枚,去皮尖双仁者,熬　香豆豉一合,熬　芒硝三分　巴豆五十枚,去心皮,熬

上捣筛,和以蜜丸如小豆,先食三丸,日再。忌芦笋、野猪肉。

木香散

【文献出处】《普济方》

【原文摘录】治积聚,心腹疼痛,胸膈气滞,四肢无力,不思饮食。

木香三分　诃黎勒皮　槟榔　青橘皮各半两。汤浸,去白瓤,焙　白术一分　赤苓　人参一分,去芦头　桂心一分　厚朴半两,去粗皮,涂生姜汁炙令香熟

上为细散,每于食前,以温酒调下二钱,生姜枣汤调下亦得。

大黄丸

【文献出处】《普济方》

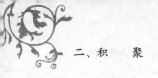

【原文摘录】治积聚气,心腹妨闷疼痛。

川大黄一两,锉碎,微炒　当归三分,微炒　芎劳三分　诃黎勒皮　槟榔各一两　川乌头一两,炮裂,去皮脐　干姜三分,炮裂,锉　吴茱萸半两,汤浸七次,焙干,微炒　桃仁一两,汤浸,去皮尖双仁,麸炒微黄

上件药捣罗为末,炼蜜和捣三二百杵,丸如桐子大,不计时候,温酒下三十丸。

气瘕丸

【文献出处】《普济方》

【原文摘录】疗寒气瘕积,聚结不通,绕脐切痛,腹中胀满,胸逼如戳,忧恚所积,用力不节,筋脉损伤,羸瘦不能食饮,此肉食之人,强嗜力食,益气壮力。

乌头炮　甘草炙　葶苈熬　大黄　芎劳　芍药　柑皮炙。各二分

上捣筛蜜和丸,如梧桐子大,每服三丸,日再,不知渐加至五丸、七丸。一方桂二分,去柑。忌海藻、菘菜、猪肉、冷水等。一方有通草,无柑皮。

乌头丸

【文献出处】《普济方》

【原文摘录】疗久寒积聚,心腹绕脐切痛,饮食不下。

乌头炮　甘草炙。各三两　茱萸半两　细辛　半夏洗三十次　附子炮　藁本各三两

上下筛蜜和丸,如桐子大,先食前服五丸,日再不知,稍增之。忌羊猪肉、冷水、姜菜、海藻、菘菜。

巴豆丸

【文献出处】《普济方》

【原文摘录】治心风积聚,时有疼痛。

巴豆二十枚,去皮研,纸包压去油　桔梗一两,去芦头　杏仁二十枚,汤浸,去皮尖双仁,麸炒微黄　藜芦一两,去芦头,炙黄　皂荚二两,去皮,涂酥炙令黄焦去子

上药先捣桔梗、皂荚、藜芦等罗为末,后细研巴豆、杏仁如膏,炼蜜捣三二百杵,丸如小豆大,每日空心,温水下三丸。如未觉即加至五丸。

万灵丸

【文献出处】《普济方》

【原文摘录】治积聚滞气,胸膈痞闷,心腹刺痛。

雄黄研　大黄锉,炒　陈橘皮去白,焙　白牵牛末　肉苁蓉酒浸,切,焙　青橘皮汤浸,去白,焙　杏仁去皮尖双仁,炒　干漆炒烟出　巴豆去皮心膜出油。各半两　诃黎勒炮,去核,三分　木香　藿香叶　天南星炮。各一分　胡椒半

上为末,用薄荷汁煮面糊丸,如绿豆大。伤饮食生姜下三丸至五丸,伤酒嚼烧生姜下十丸。妇人血气心痛,酒煎当归调没药末一钱匕,下十丸。

百当膏

【文献出处】《普济方》

【原文摘录】治一切积聚,心腹疼痛,年月深久者,皆治,一岁至百岁,并可服。

丹砂　腻粉研。各半两　水银　铅各一分,二味炒紫　牛黄研　龙脑研　粉霜研　阳起研。各一分　黄蜡半两　巴豆肥者一百二十粒,去皮心膜,研出油,取霜用　蝎梢炒,一分　半夏一钱,汤洗七次,二味杵罗为末

上合研极细匀,熔蜡并热蜜少许,同和成膏,旋丸如梧桐子大,每服三丸至五丸,量大小虚实加减服。吐逆藿香汤下;取热积,生姜蜜水下;取冷积,乳香汤下;风涎,薄荷汤下;便利,米饮下。

沉香丸

【文献出处】《普济方》

【原文摘录】治五积气结,面色萎黄,心腹疼痛,口吐酸水,有时发咳,积年不已。

沉香半两　丁香半两　木香半两　硇砂一分,研　巴豆霜半两　蓬莪术煨,锉　桂去粗皮　干漆炒出烟　干姜炮　青橘皮去白,焙　荆三棱煨,锉　白豆蔻去皮。各一两　大黄一两,生为末,用醋一升,慢火熬成膏

上捣研十二味为末,入大黄膏和丸,如梧桐子大,每服五丸,食后临卧,生姜汤下。

乙丑丸

【文献出处】《普济方》

【原文摘录】治食积隐伏,见时作攻,心胁疞刺疼痛。

硇砂细研,汤内飞过,去砂石,熬取霜　乌头生用去皮脐,为末。各一两　沉香末　五灵脂末去粗皮。各半两　胡椒末　干姜末　巴豆去皮心膜研。各半两　干漆末三分

上除巴豆外,同研匀,次入巴豆,再研极细,同熟枣肉和作一块,用湿纸裹三五重,用纸筋黄泥固济,约厚半指许。用慢炭火十斤,于乙丑日早渐进,火烧令香为度,以新盆器合,候冷取出,其焦纸灰不用。捣烂看黄色,再入熟枣肉和约千余杵得所,丸如梧桐子大,每服三丸,温木瓜酒下,木瓜汤下亦得,不计时候服。如瘕癖积块,及诸冷气疞刺疼痛,或泄痢脓血,食前服五丸至七丸,看虚实加减。

狼毒丸

【文献出处】《普济方》

【原文摘录】治积聚气,结成块段,在腹下,久不消散,发咳疼痛。

狼毒细锉,醋拌炒令干　芫花醋拌炒令干　干漆捣碎,炒令烟出　雄雀粪微炒　五灵脂　鳖甲涂醋炙令黄,去裙襕　硫黄细研入　硇砂不夹石者,细研。以上各一两　腻粉半两,研入

上件药,捣为末,入研药令匀,以醋煮面糊和丸,如梧桐子大,每服空心,以醋汤下三丸至五丸,当利下恶物。

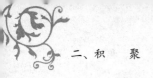

吴茱萸散

【文献出处】《普济方》

【原文摘录】治积聚气,心腹胀痛,饮食减少,四肢不和。

吴茱萸一两,汤浸七次,焙干,微炒　白术一两　当归一两,锉碎,微炒　枳实半两,麸炒微黄　紫菀一两,汤浸,去皮,微炒　桂心一两　槟榔一两　鳖甲一两,涂醋炙令黄,去裙襕　郁李仁一两,汤浸,去皮,微炒

上为粗散,每服四钱,水一中盏,生姜半分,煎至六分,去滓,食前稍热服。

软犀丸

【文献出处】《普济方》

【原文摘录】治久虚沉积,心腹撮痛,肠滑下痢,脏腑不固,日渐羸瘦。

沉香　檀香各一分　丁香　木香　肉豆蔻面裹煨熟　槟榔以上四味各半两,六味同为细末　巴豆二十一粒,去壳　杏仁二十一枚,去皮尖,炙　白丁香一字　鹰粪白一字　百草霜一字

上件除前沉香等六味外,将后巴豆等五味,用铁铫子内慢火炒至烟出,无令太过不及,候得所,用一瓷盏放冷一宿,研细,与前药末相和研匀,用黄蜡一两半,麻油一两,同炼熔和药成剂,旋丸如绿豆大,每服十丸至三十丸,生姜汤下,食后临卧服。

异香红丸子

【文献出处】《普济方》

【原文摘录】治一切积聚,心腹疼痛,妇人血气攻注。常服消宿食,破积气。

沉香　硇砂别研　使君子去壳　蓬莪术泡,切　荆三棱　朱砂别研　木香以上七味各一分　槟榔一枚,大者　肉豆蔻一枚,大者　母丁香五粒　巴豆二十粒,好者,去皮心膜,不出油研　黑牵牛一两,炒热,取末半两入药,余者不用　荜澄茄一分

上件为细末,面糊为丸,如绿豆大,朱砂为衣,每服三丸,茴香汤下。欲微利加至五七丸,食后服。

赐方五香汤

【文献出处】《普济方》

【原文摘录】治积寒,攻冲腹胁,疼痛。

木香　沉香　滴乳香别研　藿香叶去皮　吴茱萸汤浸七次以上。五味各三两　麝香一两,别研

上件除乳、麝外,为㕮咀,以水五升,煮取二升,去滓,入二香,煎令再沸,分三服。一方,寒热头痛,加独活;四肢不举无力,口干,加桑寄生、连翘;两胁胀痛,加射干、大黄,大黄看虚实加减;小便不利,加通草。不拘时候服。治五脏癥结,心腹积聚、疼痛,用戎盐①水消,服之。

---

① 戎盐:即岩盐,出自青海盐湖中,功能凉血、明目。

紫沉消积丸

【文献出处】《普济方》

【原文摘录】治久积伏滞,胸膈膨胀,心腹刺痛,不化饮食,及妇人血气疼痛。

沉香锉　阿魏醋化,研　巴豆霜各一两　硇砂研细,一两,以上四味同研匀,用蜜一斤,酒二盏,共熬成膏,以瓷盒盛　丹砂二两　硫黄研　木香　人参　桂去粗皮　胡椒各四两　丁香　干姜炮。各二两

上将前四味,蜜酒熬成膏,余并捣罗为末,用膏和捣千百杵,丸如绿豆大,每服五七丸,温橘皮汤下。如心痛,温酒下;妇人血气痛,当归汤下。一方有没药一两。

鳖甲散

【文献出处】《普济方》

【原文摘录】治肋下结块,连心腹痛,食冷物即剧。

鳖甲去裙襕,醋炙　蒺藜子炒去角。各二两　黄芩去黑,半两　桂去粗皮,一两　柴胡去苗　桔梗炒　当归切,焙　牛膝醋浸,切,焙　赤茯苓去黑皮　芍药　大黄锉,醋拌炒　人参　陈橘皮汤浸,去白,焙　诃黎勒煨去核。各二两　槟榔锉,二分

上捣罗为散,每服二钱,煮枣汤调下。

荆三棱散

【文献出处】《普济方》

【原文摘录】治积聚气,脾胃虚弱,不能化谷,及宿食不消,腹胁痛。

荆三棱一两,煨,锉　桂心三分　丁香半分　益智三分,去皮　木香五钱　大腹皮一两,锉　前胡一两,去芦　白术二分　厚朴一两,去粗皮,涂生姜汁炙令香熟　干姜半两,炮裂,锉　蓬莪术二分　郁李仁一两,汤浸,去皮,微炒　青橘皮一两,汤浸,去白瓤,焙　赤茯苓一两　川大黄一两,锉碎,微炒

上为粗散,每服三钱,水一中盏,生姜半分,枣三枚,煎至六分,去滓,每服食前,稍热服。

藿香煮散

【文献出处】《普济方》

【原文摘录】治久积聚宿滞不消,或翻胃吐逆,恶心干呕,及脾寒等疾。

藿香叶　木香　陈橘皮汤浸,去白,焙　肉豆蔻去壳,煨　人参　诃黎勒皮去黑皮　白茯苓去黑皮　甘草炙　草豆蔻去皮　麦蘖炒　厚朴去粗皮,生姜汁炙。各一两　高良姜锉,炒,五钱　干姜炒,半两

上捣罗为散,每服二钱,水一盏,生姜一块打碎,同煎至七分,入盐一捻,热服。水泻及肠风毒热,陈米饮调下。

诃黎勒散

【文献出处】《普济方》

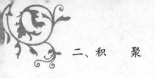

【原文摘录】治积聚,宿食不消,四肢羸瘦乏力。

诃黎勒一两,煨,用皮　附子一两,炮,去皮脐　草豆蔻一两,去皮　白术三分　当归半两,煨碎,微炒　人参半两,去芦头　神曲一两,煨　黄芪三分,锉　桂心一两　陈橘皮一两,汤浸,去白瓤,焙　槟榔一两　郁李仁一两,汤浸,去白,微炒　赤茯苓一两

上为粗散,每服三钱,水一中盏,生姜半分,枣三枚,煎至六分,去滓,不拘时候,稍热服。

乳香丸

【文献出处】《普济方》

【原文摘录】治宿食不化,心膈气滞,中焦不和,及癥癖积聚,或多呕逆,并宜服之。

乳香半两,别研入　木香半两　肉豆蔻半两,去壳　当归半两,微炒　青橘半两,汤浸,去白瓤,焙　荆三棱半两,煨,锉　干漆半两,捣碎,炒令烟出　紫菀一两,去苗土　干姜一两,炮裂,锉　附子一两,炮裂,去皮脐　鳖甲一两半,涂醋炙令黄,去裙襕　朱砂一两,细研　巴豆一两,去皮心研,纸裹压出油

上药除乳香、朱砂、巴豆外,余药并捣罗为末,入研诸药,都研令匀。每两匙药末用细荞面一匙相和,更研令匀,洒水为丸,如绿豆大,候干,以浆水煎令沸,下药丸子,煮一两沸,候药丸子浮上,乃滤出,于竹筛子内晒干,每服以温汤下三丸或五丸。若有久积聚,常于卧时服五丸,瘥。

木香丸

【文献出处】《普济方》

【原文摘录】治积聚气,脾胃虚冷,宿食不消,心腹气滞,胀满疼痛。

木香三分,锉　白术三分　人参三分,去芦　赤茯苓三分　橘皮一两,去白　吴茱萸半两,汤浸七次,焙干,微炒　干姜半两,炮　桂心三分　诃黎勒一两,煨,用皮　槟榔一两　神曲一两,炒微黄　大麦蘖一两,炒微黄　当归半两,锉,微炒　川大黄一两,锉碎,微炒　桔梗半两,去芦头

上为细末,炼蜜和捣三二百杵,丸如梧桐子大,每于食前,以温酒下三十丸。

硇砂煎丸

【文献出处】《普济方》

【原文摘录】治一切积聚停滞。化气消食,补益真气。产后逐败血,补虚损。

硇砂拣通明无石者,别研如粉　当归酒浸一宿,去芦头,切,焙　肉苁蓉酒浸一宿,薄切作片,焙干　巴戟天酒浸一宿,去心焙　槟榔生。各一两　楝实洗过切破,四两,酒浸一宿,候软再以刀子刮割下瓤,去皮核取用,三两　茴香子微炒　木香　沉香锉　附子炮裂,去皮脐　天雄用酒煮五七百沸,候软刮下皮脐。各一两　阿魏半两,米醋磨成膏,入清茶

上为细末,以无灰酒①煮面和丸,如梧桐子大,每服三十丸,空心、日午,温酒下。

---

① 无灰酒:不放石灰的酒。古人在酒内加石灰以防酒酸,但能聚痰,所以药用须无灰酒。

通神丸

【文献出处】《普济方》

【原文摘录】治积聚留饮宿食,寒热烦结。长肌肤,补不足。

蜀椒去目并闭口,炒出汗　附子炮裂,去皮脐　厚朴去粗皮,生姜汁炙　半夏汤浸七次,焙。各一两　杏仁汤浸,去皮尖双仁,炒研如膏　苈子纸上炒。各三两　芒硝研,五两　大黄锉炒,九两

上除研外,捣罗为末,与杏仁、芒硝研匀,炼蜜丸如梧桐子大,每服二十丸,米饮下。忌猪羊肉、饧、冷水。

小分气丸

【文献出处】《普济方》

【原文摘录】治久积气块,宿食不消,胸膈痞闷,痰逆恶心,不思饮食,脐腹刺痛,醋心噎塞。

木香一两　槟榔锉　陈橘皮汤浸,去白,焙　楝实锉,炒　干姜炮　青橘皮汤浸,去白。各半两　蓬莪术醋浸一宿,煨,一两　巴豆去皮心膜,出油净　半夏汤浸一次,去滑,焙　大黄煨,锉。各一分　雄黄研,一两

上为末,醋煮面和丸,如绿豆大,每服五丸至七丸,温生姜汤下,食后临卧服。

桂香匀气汤

【文献出处】《普济方》

【原文摘录】治消积滞,化宿食痰饮,胸膈痞闷。

桂去粗皮　丁香皮　缩砂仁　益智去皮,炒　槟榔锉　陈橘皮汤浸,去白,焙,一两　木香　蓬莪术煨。各一两　乌梅和核,一两半　青橘皮汤浸,去白,焙,一两　巴豆去皮心膜,研出油,六十四粒

上除巴豆外,捣罗为末,和匀,煮面和丸,如麻子大,每服七丸至十丸,茶酒任下,食后服。

益智散

【文献出处】《普济方》

【原文摘录】治脾胃虚冷,积聚沉结,宿食不化。

荆三棱煨,锉　益智去皮,炒　蓬莪术煨,锉　白茯苓去黑皮。各一两　青橘皮　陈橘皮二味并汤浸,去白,焙　人参锉　甘草炙,锉。各半两　木香一分　厚朴去粗皮,生姜汁炙,一两(一分)

上捣为散,每服一钱,入盐少许,沸汤点服,不拘时候。

三台丸

【文献出处】《普济方》

【原文摘录】疗五脏寒热积聚,腹胀肠鸣而噫食,不作肌肤,甚者呕逆。若伤寒寒疟已愈,令不复发,食后服五丸,饮多者吞十丸。长服令人大小便调和,长肌肉。

大黄二两,熬　熟硝一升　葶苈一升,煎　前胡二两　厚朴一两,炙　附子一两,炮　茯苓半两

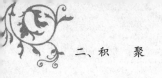

半夏一两,洗　杏仁一升,去皮炙,炒　细辛一两

上捣筛,蜜和捣五千杵,丸如桐子大,酒服五丸,稍加至十丸,以知为度。忌羊肉、饧、生菜、酢物。一方无厚朴。

丁香丸

【文献出处】《普济方》

【原文摘录】治积聚气,宿食留滞,不能消化。

丁香半两　木香半两　巴豆一分,去皮心出油,研入　硫黄半两,细研,水飞　朱砂半两,细研,水飞　腻粉一钱　麝香一钱,细研　乳香半两　神曲一两半,别捣末

上为细末,都研令匀,以酒煮神曲末和丸,如绿豆大,每服食前,生姜橘皮汤下三丸。

槟榔丸

【文献出处】《普济方》

【原文摘录】取积聚,消宿食。

槟榔生,锉,二枚　巴豆去皮心膜,麸炒,二十一粒　牵牛子炒　硇砂研,一钱　青橘皮汤浸,去白,焙,半两　大黄湿纸包煨　干漆炒烟出。各一两

上为末,汤浸蒸饼,丸如绿豆大,以丹砂为衣,每服一丸至二丸,温水下。如要泻取食积,三五丸,或七丸、十丸,量虚实加减,空心,煎葱白汤下,宜后服。

木香丸

【文献出处】《普济方》

【原文摘录】消食化气,利胸膈及积聚凝滞,脏腑刺痛。

木香为末　丁香为末　巴豆去皮心膜,研出油。各半两　硇砂研,半两　大枣去皮核　乌梅去核为末。各三十枚

上先将水拌白面,作一薄饼,以枣肉铺饼上,次以前四味药末和匀,复铺枣肉上,作馒头裹。就用炭火四围炙烧,候面焦黑,约药透取出,地面上出火毒,候冷打破,去焦面不用。将药与乌梅末同捣,稀面糊丸,如黄米大,每服二丸至三丸,食后生姜汤下,或随所伤物汤下。

木香丸

【文献出处】《普济方》

【原文摘录】治积聚,宿食不化,留滞成块,心腹疼痛,脾倦多困,日渐黄瘦。

木香三分　蓬莪术　荆三棱三味煨,锉。各一两　丹砂研,三分　巴豆去皮心膜,研出油,二十粒

上将前三味捣罗为末,入巴豆、丹砂,醋煮面糊丸,如绿豆大,每服三丸至五丸,生姜橘皮汤下,食后临卧服。

木香丸

【文献出处】《普济方》

【原文摘录】治积聚宿食不消,中脘痞滞,烦闷气促,腹内刺痛,噫气不思饮食。

木香半分　槟榔锉,一两　陈橘皮汤浸,去白,焙,半两　荆三棱煨,一两　丁香一分　干姜炮一分　蓬莪术煨,半两　巴豆去皮心膜出油,半钱　硇砂研飞,半两

上除研外,捣罗为末,入巴豆、硇砂合匀,汤浸蒸饼,丸如绿豆大,每服二丸至三丸,温生姜橘皮汤下,食后服。

巴豆丸

【文献出处】《普济方》

【原文摘录】治冷气,破积聚,消宿食。

巴豆一两,以浆水煮一日,不住添热水,去皮心膜,纸裹压出油　桂心一两　硫黄一两,研细,水飞过木香一两　槟榔半两　附子半两,炮裂,去皮脐

上件为末,入巴豆、硫黄同研令匀,用软饭和丸,如绿豆大,每服以生姜汤下五丸。

露宿丸

【文献出处】《普济方》

【原文摘录】疗心腹积聚,膈上下有宿食。

甘草三分,炙　大黄　甘遂　芫花熬　大戟炙　葶苈子熬。各二分　苦参　硝石各一分巴豆半分,去皮心,熬

上用细捣合蜜和丸,如小豆大,每服三丸,当吐下不吐下,稍益至五六丸,以知为度,先少服。忌蒲藻、芦笋、菘菜、野猪肉。

白术丸

【文献出处】《普济方》

【原文摘录】治积聚宿食不消,腹胁下妨闷,血臟羸瘦,骨节酸疼,多有盗汗。

白术一两　黄芪一两,锉　牡蛎一两,烧为粉　人参一两,去芦头　赤茯苓一两　川乌头一两,炮裂,去皮脐　干姜半两,炮裂,锉　木香一两　当归一两,锉,微炒　赤芍药三分　桂心一两　甘草半两,炙微赤,锉　防葵半两　鳖甲一两,涂醋炙令黄,去裙襕　紫菀半两,去苗　槟榔一两　桔梗去芦头,半两　枳壳一两,熬炒微黄,去瓤

上为细末,炼蜜和捣三二百杵,丸如梧桐子大,每服于食前,以温酒下三十丸。

大鳖甲丸

【文献出处】《普济方》

【原文摘录】治虚劳积聚,心腹胀满,喘促气逆,面色萎黄,痰嗽心忪,不思饮食。

鳖甲一枚,重二两,去裙襕,醋炙　柴胡去苗　大黄湿纸裹煨　熟干地黄焙　乌梅去核,炒　桃仁汤退去皮尖双仁,炒。各一两　干姜炮　槟榔锉　木香　人参　白茯苓去黑皮　芎䓖　桂去粗皮　紫菀去苗土　芍药　牛膝酒浸,切,焙　知母焙　京三棱炮,锉　五味子　白术　黄连去粗皮,姜汁炙　厚朴去粗皮,姜汁炙　黄芩去黑心　陈橘皮汤浸,去白炒　枳壳去瓤,麸炒　当归切,焙。

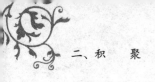

各五钱

上为末,炼蜜和丸,如梧桐子大,每服二十丸至三十丸,温酒下,日三。

补真丸

【文献出处】《普济方》

【原文摘录】治冷劳,心腹积聚,赢瘦,盗汗,不思饮食,腹胀下痢,四肢无力。

厚朴炮制,去粗皮,姜汁炙　苍术去皮,米泔浸,切焙。各四两　陈橘皮汤浸,去白,焙　石斛去根　附子炮裂,去皮脐　柴胡去苗　人参　白茯苓去黑皮　沉香各二两　丁香　鳖甲去裙襕,醋炙　肉苁蓉酒浸,去粗皮,切焙　木香　巴戟天去心　当归切焙　草豆蔻去皮　桂去粗皮　诃黎勒炮,去核　五味子　槟榔锉　山茱萸　杜仲去粗皮,炙锉　黄芪锉。各二两　补骨脂炒,一两　吴茱萸五钱,汤浸洗三次,焙干,炒

上为末,煮枣肉和丸,如梧桐子大,每服二十丸,米饮下,日三。

乌头丸

【文献出处】《普济方》

【原文摘录】治虚劳,心腹积聚,及百病邪气往来,厥逆抢心,赢瘦不能食。

乌头炮裂,去皮脐,一两　前胡去芦头　黄芩去黑皮　蜀椒去目并合口者,炒出汗　白头翁水洗五次,焙　甘草炙,锉　龙骨研　半夏汤浸,去滑,焙　黄连去须　吴茱萸水洗五遍,焙　白术　细辛去苗叶　紫菀去苗土　桔梗炒　干姜炮　葳蕤　芎䓖　厚朴去粗皮,姜汁炙　矾石烧令汁尽　人参　桂去粗皮　生姜切,焙。各五钱

上为末,炼蜜和丸,如梧桐子大,每服二十丸,空心,温酒下,日午、临卧再服。

灵感丸

【文献出处】《普济方》

【原文摘录】治虚劳积聚,腹胁坚满,男子、妇人一切风劳冷气,头旋眼疼,手脚瘰痹,血风劳气,攻击五脏,四肢筋脉掉动,面上习习似虫行,遍生疮癣,心膈烦闷,腹疼虚鸣,腰痛膝冷,手足或冷或热,诸气刺痛,呕逆醋心,肠胃秘涩,肺气发动,耳复虚鸣,脚膝无力。

柴胡去苗　防风去芦　紫菀去苗土　当归切,焙　赤茯苓去黑皮　干姜炮裂　桔梗炒　菖蒲　乌头炮裂,去皮脐　厚朴去粗皮,姜汁炙　大黄　吴茱萸汤洗,焙干　皂荚去皮子,酥炙　蜀椒去目并合口者,炒出汗　陈橘皮去白,炒　郁李仁别研　黄连去须,炒　巴豆各五钱,去油研　人参五钱

上为末,炼蜜和丸,如梧桐子大,每服空心,酒饮任下五丸,取微利为度。如风冷气人,长服此药最佳。又宜夜服。

天通丸

【文献出处】《普济方》

【原文摘录】治心腹积聚,胁肋刺痛,肌体赢瘦,不欲饮食,及八风十二痹,气血不荣。久

服身体润泽。

熟干地黄焙,五钱　天门冬去心,焙　白术锉　干姜炮　当归切,焙　石斛去根　甘草炙,锉　肉苁蓉酒浸,去粗皮,切,焙　芍药　人参　大黄炙,锉,炒　紫菀洗。各一两五钱　白茯苓去黑皮　防风去苗　麻仁生,研。各三分　白芷五钱　蜀椒去目及合口,炒出汗,一两　杏仁三分,汤浸,去皮尖双仁,炒

上为末,炼蜜煮枣肉合和丸,如梧桐子大,每服二十丸,米饮下,日三。

狼毒丸

【文献出处】《普济方》

【原文摘录】治虚劳积聚,腹中坚硬,气胀喘急。

狼毒二两五钱,醋浸尖　肉桂二两,去粗皮　川乌头五钱,去皮脐,醋拌炒　京三棱一两,炮,锉　紫菀三分,洗去苗土　附子一两,炮裂,去皮脐　川大黄二两五钱,锉碎,微炒　鳖甲一两,涂醋炙微黄,去裙襕　甜葶苈三分,隔纸炒令紫色　槟榔二两　鼍[1]甲炙　桃仁二两,汤浸,去皮尖双仁,麸炒微黄　木香各一两　芫花五钱,醋拌炒令干　吴茱萸一两,汤浸七次,焙干微炒,该一两　皂荚三分,汤浸,去皮,涂酥炙黄焦,去子

上为末,炼蜜和捣三五百杵,丸如梧桐子大,每服空心以温酒下十丸。忌苋菜、湿面、生冷。

鳖甲散

【文献出处】《普济方》

【原文摘录】治虚劳积聚,或心腹疼痛,四肢羸瘦,小便赤,不能饮食。

鳖甲二两,醋炙微黄,去裙襕　厚朴一两,去粗皮,涂生姜汁炙令香熟　木香　槟榔各三分　神曲二两,捣碎,微炒　京三棱一两,炮,锉　川大黄二两,锉碎,微炒　芎䓖半两　桃仁汤浸,去皮尖双仁,麸炒微黄　青橘皮各三分。汤浸,去白瓤,焙　桂心三分　当归五钱　麦蘖一两,炒微黄　赤芍药一两　柴胡一两五钱,去苗

上为散,每服三钱,以水一中盏,入生姜半分,煎至六分,去滓,食前稍热服。忌苋菜、生冷。

橘皮丸

【文献出处】《普济方》

【原文摘录】治脾肾虚劳,心腹积聚,面色萎黄,不思饮食,胸膈满闷。

青橘皮二两,麸炒黄,捣罗为末,醋一盏半,于银石器内,文武火熬成膏　木香　桂去粗皮用　人参　诃黎勒皮炒　京三棱炒,锉　藿香去茎　厚朴去粗皮,姜汁炙　当归切,焙　草薢　干姜炮。各五钱　半夏一分,汤洗十次,焙

上捣罗十一味为末,入橘皮煎内,捣三二百下,丸如梧桐子大,每服二十丸,空心、日午,

---

① 鼍(tuó):即扬子鳄。现为国家保护动物,禁止捕杀。

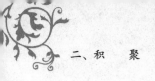

温米饮下。

青金煮散

【文献出处】《普济方》

【原文摘录】治虚劳积聚不消,心腹烦闷,脾胃气滞,不思饮食。

青橘皮汤浸,去白,焙 白术 木香 姜黄 槟榔锉 郁李仁汤浸,去皮,炒 楝实锉,炒 莪香子 人参 益智去皮,炒 赤茯苓去黑皮 白牵牛微炒。各一两五钱

上为散,每服二钱,水一盏,入生姜二片,盐一撮,煎至七分,去滓,稍热空心服。

防葵丸

【文献出处】《普济方》

【原文摘录】治虚劳积聚,胁下妨满,腹胀不能食,及腹中痛。

防葵 柴胡各一两。去苗 木香三两 桂心五钱 桃仁汤浸,去皮尖双仁,麸炒微黄 鳖甲酥醋炙微黄,去裙襕 川大黄各一两。锉碎,微炒 当归五钱 京三棱一两,炮制 赤芍药五钱 槟榔 郁李仁各一两。汤浸,去皮尖,微炒

上为末,炼蜜和捣五百杵,丸如梧桐子大,每服食前,温酒下二十丸。忌苋菜、生冷、湿面。

三棱丸

【文献出处】《普济方》

【原文摘录】治虚劳积聚,癖结,腹胁胀满。

京三棱三两,炮,锉 川大黄二两,锉碎,微炒 赤芍药 桂心 干姜各一两。炮制,锉 鳖甲涂醋炙微黄,去裙襕 诃黎勒炮,用皮 槟榔各二两 川乌头炮裂,去皮脐 吴茱萸各一两。汤浸七次,焙干,微炒 桃仁四两,汤浸,去皮尖双仁,麸炒微黄

上为末,熬醋如胶,和捣三二百杵,丸如梧桐子大,每服食前,以温酒下二十丸,渐加至三十丸,下烂肉黑脓为度。

赤茯苓散

【文献出处】《普济方》

【原文摘录】治虚劳积聚,心腹壅闷,喘息气促,不能饮食,四肢瘦弱。

赤茯苓一两 紫菀三分,洗去苗土 白术五钱 当归五钱 吴茱萸一分,汤洗七次,焙干,炒 郁李仁三分,汤浸,去皮尖,微炒 人参五钱,去芦头 鳖甲二分,涂醋炙微黄,去裙襕 桂心 槟榔各五钱

上为散,每服三钱,以水一中盏,入生姜半分,煎至五分,去滓,食前温服。忌苋菜、湿面、生冷。

韭子丸

【文献出处】《普济方》

【原文摘录】治虚劳积聚,满闷疼痛,及一切风劳冷气,积年不瘥,攻击四肢,遍体酸痛,面无颜色,或即浮肿,脚膝虚肿,行步无力,大肠秘涩,常有结粪,膝冷腰疼,吃食无味。兼治妇人虚冷血气,年深不愈,气攻四肢,心膈刺痛,经脉不调,面如蜡色,手足虚肿等。

韭子二两,以醋汤煮后,炒令如油麻者　牛膝酒浸,切,焙　当归切,焙　桂去粗皮　干姜炮裂人参　芎䓖　大黄各五钱　巴豆九十粒,去皮心,麸炒,另研出油

上将八味为末,入巴豆旋旋调和,令匀,次下熟蜜和杵数千下,丸如梧桐子大,每服空心,以温酒下二丸至三丸,取溏利为度。

桃仁散

【文献出处】《普济方》

【原文摘录】治虚劳积聚,结块,心腹胁肋刺痛。

桃仁汤浸,去皮尖双仁,麸炒微黄　川大黄锉碎,微炒。各二两　鳖甲一两,涂醋炙微黄,去裙襕当归一两　吴茱萸五钱,汤浸七次,焙干,微黄　诃黎勒一两五钱,煨,用皮　京三棱一两,炮制　木香　桂心各五钱

上为散,每服四钱,以水一中盏,煎至六分,去滓,食前稍热服。忌苋菜、生冷。

鳖甲丸

【文献出处】《普济方》

【原文摘录】治虚劳积聚,羸瘦不任。

鳖甲涂醋炙微黄,去裙襕　肉桂去粗皮　川大黄锉碎,微炒　诃黎勒各二两。煨,用皮　牵牛子微炒　京三棱炮,锉　桃仁各一两。汤浸,去皮尖双仁,麸炒微黄　吴茱萸五钱,汤洗七次,焙干,微炒白术一两

上为末,炼蜜和捣三二百杵,丸如梧桐子大,每服空心,以温酒下三十丸,加至四十丸。忌苋菜、生冷、湿面。

白术散

【文献出处】《普济方》

【原文摘录】治虚劳积聚,坚实,腹如鼓,食即却吐,坐卧不安,喘急。

白术五钱　防葵一两　槟榔　郁李仁汤浸,去皮浸,微炒　鳖甲各二两。涂醋炙微黄,去裙襕吴茱萸汤浸七次,焙干,微炒　桃仁各三分。汤浸,去皮尖双仁,麸炒微黄　诃黎勒一两五钱,煨,用皮

上为散,每服四钱,以水一中盏,入生姜半分,煎至六分,去滓,食前温服,以微利为度。忌苋菜、生冷、油腻。

绿云丸

【文献出处】《普济方》

【原文摘录】治虚劳心下积聚,元气虚惫,脐下冷疼。

硇砂研　硫黄研　槟榔锉。各五钱　附子炮裂,去皮脐,二两　京三棱煨,锉,一两　铜绿研,

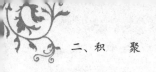

半分　木香五钱

上为末，合研匀，酒煮面糊和丸，如梧桐子大，每服十丸，炒生姜酒，午夜卧服。妇人血风，当归汤下。

牛膝散

【文献出处】《普济方》

【原文摘录】治妇人月水不通，血气滞留，聚积成块，或攻心腹疼痛，不纳饮食。

牛膝去苗　川大黄锉，微炒　鳖甲涂醋炙令黄，去裙襕。各一两　当归锉，微炒　芎䓖　桂心　赤芍药　木香　槟榔　桃仁汤浸，去皮尖双仁，麸炒微黄　青橘皮汤浸，去白瓤，焙。以上各半两　川芒硝二两

上为散，每服四钱，以水一盏，入生姜半分，煎至六分，去滓，每于食前，稍热服之。

硼砂皂荚丸

【文献出处】《普济方》

【原文摘录】治妇人月水不通，脐腹积聚疼痛。

硼砂一两　皂荚五挺，不蛀者，去皮子，锉用

上为末，以头醋一大盏熬成膏，用陈橘皮三两拌和，更捣三二百杵，丸如梧桐子大，每于食前，以温酒下五丸。

续命散

【文献出处】《普济方》（一名食茱萸丸）

【原文摘录】治寒疝积聚，邪气往来，厥逆抢心痛，羸瘦少气，胸胁满，不嗜食。

食茱萸二两　芍药　细辛去苗叶　前胡去芦头。各一两一分　干姜炮　乌头炮裂，去皮脐。各二两半　紫菀去苗叶　黄芩去黑心　白术　白薇　芎䓖　人参　生干地黄焙。各一两一分。一方用熟地黄　蜀椒去目及闭口，炒出汗　桂去粗皮。各二两半

上为末，炼蜜和丸，如梧桐子大，每服七丸，米饮或温酒下，食前服。一方无黄芩，有当归。忌生冷、油腻滑物。

桂心汤

【文献出处】《普济方》

【原文摘录】治寒疝积聚，心腹疼痛，结块不消。

桂去粗皮　大黄略炮皮　桔梗锉，炒　附子炮裂，去皮脐　木香　白术　当归切，焙　槟榔　赤芍药各一两　芎䓖　高良姜锉，炒　枳实去瓤，麸炒，共半两

上㕮咀，如麻豆大，每服三钱，水一盏，煎七分，去滓，温酒服，不拘时。

芫花丸

【文献出处】《普济方》

【原文摘录】治寒疝积聚动摇,大者如鳖,小者如杯,乍来乍去,在于胃脘,大肠不通,风寒则肠鸣,心下寒气上抢,胸胁支满。

芫花二两,醋拌,炒令干 椒目 川大黄锉碎,微炒 细辛 川乌头炮裂,去皮脐 赤芍药 赤茯苓 桂心 木香各一两 半夏汤洗七次,去滑 桔梗去芦头 吴茱萸汤浸七次,焙干炒。各半两

上为末,炼蜜和捣三二百杵,丸如梧桐子大,每服以温酒下七丸,日三服,当下如泥,其病即愈。

鳖甲汤

【文献出处】《普济方》

【原文摘录】治寒疝积聚,心腹结痛,饮食不下。

鳖甲醋炙,去裙襕 京三棱炮,锉 大黄锉,炒。各一两 当归切,焙 桂去粗皮 赤芍药 木香 枳壳去瓤,麸炒 诃黎勒炮,去皮 槟榔各半两。锉

上为散,每服三钱,水一盏,生姜三片,煎七分,去滓温服,不拘时候。

桔梗丸

【文献出处】《普济方》

【原文摘录】治心腹牢强,寒疝邪气往来,坚固积聚,苦寒烦闷,不得眠卧,夜苦汗出,大便坚,小便不利,食不生肌。

桔梗去芦头 甜葶苈微炒令香 藜芦去芦头,微炙 桂心 厚朴去粗皮,涂生姜汁炙令香熟 附子炮裂,去皮脐 当归锉,微炒 鳖甲涂醋炙微黄,去裙襕 川大黄锉碎,微炒。各一两 杏仁五十枚,汤浸,去皮尖双仁,麸炒微黄

上为末,炼蜜和捣三二百杵,丸如梧桐子大,每于食前,温酒下十五丸。

槟榔汤

【文献出处】《普济方》

【原文摘录】治寒疝积聚结块,攻注心腹胀满。

槟榔生,锉 芎䓖 桔梗锉,炒 当归切,焙 桂去粗皮 赤芍药 白术 木香各半两 大黄锉碎,微炒,一两

上为散,每服二钱匕,水一盏,煎六分,去滓温服,不拘时。

木香汤

【文献出处】《普济方》

【原文摘录】治寒疝积聚,来去攻击疼痛,不欲饮食。

木香 诃黎勒皮炮 槟榔锉 厚朴去粗皮,涂生姜汁炙 青橘皮汤浸,去白,焙。各半两 赤茯苓去黑皮,三分 白术 人参 桂去粗皮。各一两

上为散,每服三钱,水一盏,生姜三片,煎七分,去滓温服,不拘时。

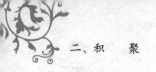

白术汤

【文献出处】《普济方》

【原文摘录】治寒疝凝结,积聚不散,攻注腹内疼痛,不下饮食。

白术二两　赤茯苓去黑皮　枳壳去瓤,麸炒　人参　桔梗锉,炒　桂去粗皮　京三棱炮制　槟榔锉。各一两

上为散,每服三钱,水一盏,煎七分,去滓温服,不拘时。

槟榔汤

【文献出处】《普济方》

【原文摘录】治寒疝积聚,胸腹坚急胀满,不思饮食。

槟榔生,锉　桃仁去皮尖双仁,炒　郁李仁炒,去皮　京三棱炮。各一两　桂去粗皮　青橘皮汤浸,去白,焙。各半两

上为散,每服三钱,水一盏,生姜三片,煎七分,去滓温服,不拘时候。

茱香子丸

【文献出处】《普济方》(一名香橘散)

【原文摘录】治寒疝积聚,脐腹疼痛,两胁胀满,及一切冷气刺痛皆治。

茱香子炒　槟榔炮,锉　京三棱炮,锉　青橘皮汤浸,去白,盐炒黄。各半两　木香一分

上为散,每服二钱,入盐少许,沸汤点服,不拘时。

鸡鸣紫丸

【文献出处】《普济方》

【原文摘录】治妇人瘕癥积聚。

皂荚一分　藜芦　甘草　矾石　乌啄　杏仁　干姜　桂心　巴豆各二分　前胡　人参各四分　代赭五分　阿胶六分　大黄八分

上为末,蜜丸如梧桐子大,鸡鸣时服二丸,日益一丸,至五丸止,仍从一起。下白者风也,赤者癥瘕也,青微黄者心腹病也。

芫花散

【文献出处】《普济方》

【原文摘录】治妇人月水不通,血气积聚,腹脐妨痛,不能食。

芫花醋拌,炒令干　鳖甲涂醋炙令黄,去裙襕　川大黄锉碎,微炒。各一两　牡丹皮二两半　没药　干漆捣碎,炒令烟出。各三分　当归锉,微炒　木香　芎䓖　青橘皮汤洗,去白瓤,焙　干姜炮制,锉　赤芍药　桂心各半两

上为细散,以热酒调下一钱。

大黄丸

【文献出处】《普济方》

【原文摘录】治妇人月水不通，积聚成块，或发歇寒热，时腹刺痛，宜服。

川大黄二两，微炒，别捣为末　鳖甲涂醋炙令黄，去裙襴　柴胡去苗。各一两　吴茱萸汤浸七次，焙干，微炒　当归锉，微炒　荆三棱微煨，锉　赤芍药　牛膝去苗　槟榔　桂心以上各半两　干漆三分，捣碎，炒令出烟

上为末，先以醋一升，入大黄末熬成膏，入药末，和捣三二百杵，丸如梧桐子大，每于食前，以生姜橘皮汤下三十丸。

斑蝥丸

【文献出处】《普济方》

【原文摘录】治妇人月水不通，脐腹积聚疼痛。

斑蝥一两，糯米拌炒令黄，去翅足　干漆捣碎，炒令烟出　硼砂　麒麟竭　没药　凌霄花以上各一分　胎发一两，烧灰　狗胆一枚

上为末，熬醋如饧，和丸以绿豆大，每日空心，以桃仁汤下五丸服。

硼砂丸

【文献出处】《普济方》

【原文摘录】治妇人月水不通，脐腹积聚，或时疼痛，不思饮食。

硼砂二两，于净生铁器内，用酸浆水两碗旋旋添，以慢火熬尽浆水为度　干漆捣碎，炒令烟出　桂心　没药　琥珀以上各一两

上为末，入硼砂，都研令匀，用糯米软饭和丸，如梧桐子大，每于食前，以温酒下二十丸。

干漆煎丸

【文献出处】《普济方》

【原文摘录】治妇人月水不通，脐下积聚，结硬如石，发热往来，食少羸瘦。

漆半斤，捣末　生地黄十斤，捣绞取汁　生牛膝三斤，绞取汁

上药入于银锅中，以慢火熬，不住手搅成膏。又用桂心、芎䓖末各二两，和丸如梧桐子大，每于食前，以热酒下三十丸。

艾附丸

【文献出处】《普济方》

【原文摘录】治妇人血海虚冷，月水不行，脐腹疼痛，筋脉拘挛，及积年坚瘕积聚，渐成劳疾。

白艾叶　枳壳去瓤取净　肉桂去粗皮　附子炮，去皮脐　当归洗，焙　赤芍药　没药别研　木香炮。各一两　沉香半两

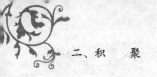

上拌为细末,将艾叶、枳壳用米醋于砂锅内煮,令枳壳烂,同艾细研为膏。搜药末为丸,如梧桐子大,每服五十丸,温酒或米饮,空心送下。

禹余粮丸

【文献出处】《普济方》

【原文摘录】治妇人产后积冷坚癖。

禹余粮　乌贼骨　吴茱萸各三两半　当归　白术　细辛　干地黄　人参　芍药　芎䓖　前胡各一两。去铢　虻虫一两　桂心　蜀椒各二两半

上为末,炼蜜丸桐子大,每服二十丸,空心,酒或米饮下二十丸,日三。不知则加之。

桂心丸

【文献出处】《普济方》

【原文摘录】治产后血气不散,积聚成块,上攻心腹,或成寒热,四肢羸瘦烦痛,不思饮食。

青皮　干漆炒烟出。各三分　没药　槟榔　当归　桂心　赤芍药　牡丹皮各半两　大黄炒　桃仁　鳖甲炙　厚朴　荆三棱　延胡索各一两

上为细末,炼蜜为丸,如梧桐子大,温酒下三十丸。

鳖甲散

【文献出处】《普济方》

【原文摘录】治产后小腹内恶血积聚成块,坚硬疼痛胀满。

鳖甲一两,涂醋炙令黄,去裙襕　桃仁一两,汤浸,去皮尖双仁,麸炒微黄　川大黄三两,锉碎,醋拌炒干　吴茱萸一分,汤浸七次,焙干,微炒　桂心一两　鬼箭羽一两　牛膝一两,去苗　当归一两,炙微炒　莨菪子一两

上为散,每服三钱,水酒各半中盏,入生姜片半分,同煎至六分,去滓,食前稍热服。

木香丸

【文献出处】《普济方》

【原文摘录】治产后恶血不散,积聚成块在脐腹下,坚硬疼痛。

木香半两　荆三棱一两,微煨　槟榔一两　桂心半两　附子一两,制,去皮脐　没药半两　阿魏半两,面裹煨,面熟为度　桃仁一两,汤浸,去皮尖双仁,麸炒微黄　鳖甲一两,涂醋炙黄,去裙襕　虻虫一分,去翅足,微炒　水蛭一分,微炒令黄　当归半两,锉,微炒　芎䓖半两　牡丹皮半两　赤芍药半两　硇砂半两,细研　川大黄一两半,锉碎,微炒　干漆一两,捣碎,微炒令烟出

上为末,炼蜜和捣五七百杵,为丸如梧桐子大,每服以温酒下二十丸,日三四服。

鳖甲丸

【文献出处】《普济方》

【原文摘录】治产后积聚,按之跃手,饮食不进,肌肤萎黄,不耐劳苦,呕逆上气,月水闭塞。

鳖甲一两半,涂醋炙令黄,去裙襕　川大黄一两,炙碎,微炒　干漆一两,捣碎,炒出烟　干熟地黄　赤芍药半两　芎䓖半两　桂心半两　延胡索半两　牡丹皮半两　蛴螬十四枚,微炒　虻虫十四枚,微炒　水蛭一分,炒令黄　当归三分,锉,微炒　干姜半两,炮制,锉

上为末,炼蜜和捣三五百杵,丸如梧桐子大,每于食前,以温酒下十丸。

琥珀丸

【文献出处】《普济方》

【原文摘录】治产后恶血不散,积聚成块。

琥珀一两　赤芍药一两　桂心一两　当归一两,锉,微炒　大黄一两半,锉碎,微炒　干漆一两,捣碎,炒令烟出　虻虫三分,去翅足,微炒　水蛭三分,炒令黄　鳖甲一两,涂醋炙令黄,去裙襕　硇砂一两,细研　桃仁三两,汤浸,去皮尖双仁,麸炒微黄

上为细末,炼蜜和捣三四百杵,丸如桐子大,每服空心及晚食前,以温酒下二十丸。

硇砂丸

【文献出处】《普济方》

【原文摘录】治产后聚积癥块,疼痛。

硇砂五两,望净夥搁者,以固济了瓷瓶一用,用独扫灰纳瓶子中,可一半安硇砂在中心,又以灰盖之,后盖瓶口,以文武火煅令通赤,待冷取出,细研如粉　川大黄半两,锉碎微炒　干姜一分,炮制,锉　当归半两,锉,微炒　芫花半两,醋拌炒干　桂心半两　麝香一分,细研

上为末,入研了药令匀,以酒煮蒸饼和为丸,如绿豆大,每服空心,以酒下五丸。不饮酒,荆汤下亦得。

大黄煎

【文献出处】《普济方》

【原文摘录】治产后积聚,血块攻心,令人闷绝,兼疗鬼胎等病。

川大黄一两,锉碎,微炒　芫花一两,醋拌炒令干　蓬莪术一两　盐硝一两　桃仁一两,汤浸,去皮尖双仁,麸炒微黄　米粉半两

上为末,以酽醋二升,于铁器中慢火熬令稀稠得所,下米粉搅匀,每日空心,以温酒下一茶匙。

干漆丸

【文献出处】《普济方》

【原文摘录】治产后恶血不散,结成癥块,经脉不利。

干漆一两,捣碎,炒令烟出　牡丹皮三分　赤芍药一两　琥珀一两　桃仁一两,汤浸,去皮尖双仁,麸炒微黄　牛膝一两,去苗　桂心三分　吴茱萸一分,汤浸七次,炒　川大黄一两,锉,微炒　水

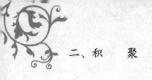

蛭三十枚,炒令黄　虻虫十五枚,去翅足,微炒　菴蕳子一两　乱发灰一钱　䗪虫二十五枚,微炒　大麻仁半两　鳖甲一两,醋涂炙令黄,去裙襴　蛴螬十五枚,微炒

上为末,炼蜜和丸如梧桐子大,每服空心,以温酒下。

芫花散

【文献出处】《普济方》

【原文摘录】治产后积聚癥块,腹胁疼痛。

芫花一两,醋拌炒令干,捣罗为末　巴豆一分,去皮心,研,纸裹去油　硇砂三分,细研

上都研令匀,以醋煮面糊和丸,如绿豆大,每服以醋汤化下二丸。兼治败血冲心,煎童子小便下五丸。

破癥丸

【文献出处】《普济方》

【原文摘录】治产后积聚癥块疼痛。

硇砂一两半　硫黄一两　水银一钱

上以不着油铫子先下硫黄,次下硇砂,以大箸搅之令匀,次入水银,又搅炒令稍黑,不绝烟便倾出,候冷细研,以醋浸蒸饼和为丸,如绿豆大,每服食前,以当归酒化下三丸。

诸积针灸方

【文献出处】《神应经》

【原文摘录】气块冷气、一切气痰:气海

心气痛连胁:百会　上脘　支沟　大陵　三里

心下如杯:中脘　百会

结气上喘及伏梁气:中脘

胁下积气:期门

血结如杯:关元

诸积:三里　阴谷　解溪　通谷　上脘　肺俞　膈俞　脾俞　三焦俞

腹中气块:块头上一穴,针二寸半,灸二七壮;块中一穴,针一二寸,灸三七壮;块尾一穴,针三寸半,灸七壮。

息贲汤

【文献出处】《奇效良方》

【原文摘录】治肺积,在右胁下大如覆杯,久不愈,病洒洒热,气逆喘咳,发为肺痈,其脉浮而毛。

半夏汤泡　桂心　人参去芦　吴茱萸汤泡　桑白皮炙　葶苈　甘草炙。各一钱半

上作一服,用水二盏,生姜五片,红枣二枚,煎一盏,食前服。

半夏汤

【文献出处】《奇效良方》

【原文摘录】治肺积，息贲咳嗽。

半夏汤泡去滑，焙干　细辛去苗叶　桑根白皮炙　前胡去芦。以上各一两半　桔梗炒　贝母去心　柴胡去苗　诃黎勒煨，去核　人参去芦　白术　甘草炙。各一两

上咬咀，每服三钱，水一盏，生姜三片，枣三枚，擘破，同煎至七分，去滓温服，食后、夜卧各一服。

痞气丸

【文献出处】《奇效良方》

【原文摘录】治脾积在胃脘，覆大如盘，久不愈，病四肢不仁，黄疸，饮食不为肌肤，心痛彻背，背痛彻心，其脉浮大而长。

赤石脂火煅，醋淬　川椒炒出汗　干姜炮。以上各二两　桂心　附子炮。各半两　大乌头炮，去皮脐，二钱半

上为细末，炼蜜和丸，如梧桐子大，以朱砂为衣，每服五十丸，食远，用米汤送下。

匀气汤

【文献出处】《奇效良方》

【原文摘录】治脾积痞气，胃脘不安，肌瘦减食。

陈曲炒　麦蘖炒　桂心去粗皮　郁李仁半生半炒　厚朴去粗皮，姜汁炙　白术以上各一两　大腹子二枚，连皮　牵牛一两，半生半炒　良姜炮，半两　甘草炙，二两

上咬咀，每服三钱，水一盏，生姜三片，枣一枚、擘破，同煎至七分，去滓，食远稍热服，日三。

阿魏丸

【文献出处】《丹溪心法》

【原文摘录】去诸积聚。

山楂　南星皂角水浸　半夏皂角水浸　麦芽炒　神曲炒　黄连各一两　连翘　阿魏醋浸　瓜蒌　贝母各半两　风化硝　石碱　萝卜子蒸　胡黄连二钱半，如无，以宣连代

上为末，姜汁浸，蒸饼丸。一方加香附、蛤粉治嗽。

大温中丸

【文献出处】《丹溪心法》

【原文摘录】又名大消痞丸。

黄连炒　黄芩六钱　姜黄　白术一两　人参　陈皮　泽泻二钱　炙甘草　砂仁　干生姜炒曲二钱　枳实炒，半两　半夏四钱　川朴三钱　猪苓一钱半

上为末，炊饼丸。

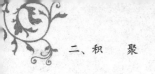

散聚汤

【文献出处】《医方选要》

【原文摘录】治久气积聚,状如癥瘕,随气上下,发作有时,心腹绞痛,攻刺腰胁,小腹膜胀,大小便不利。

半夏汤泡七次 槟榔 当归 杏仁汤泡,去皮尖,麸炒 附子炮,去皮脐 陈皮 茯苓去皮 枳壳去穰,麸炒 厚朴姜制 桂心 川芎 吴茱萸汤泡 甘草炙。各一钱

上作一服,用水二盏,生姜三片,煎至一盏,食远服。大便不利加大黄。

枳壳散

【文献出处】《医方选要》

【原文摘录】治五种积气,三焦痞塞,胸膈满闷,呕吐痰逆,口苦吞酸。常服顺气宽中,除痃癖,消积聚。

枳壳麸炒 益智 陈皮 京三棱 莪术 槟榔 肉桂以上各一钱 肉豆蔻 厚朴 青皮去穰 木香不见火 干姜以上各五分 甘草炙,五分

上作一服,用水二盏,生姜三片,红枣二枚,煎至一盏,不拘时服。

大七气汤

【文献出处】《医方选要》

【原文摘录】治五积六聚,状如癥瘕,随气上下,发作有时,心腹疼痛,上气壅塞,小腹胀满,大小便不利。

益智 陈皮去白 蓬术 京三棱 青皮去穰 桔梗去芦 香附炒,去毛 藿香叶 肉桂以上各一钱半 甘草炙,一钱

上作一服,用水二盏,生姜三片,煎至一盏,食前服。

半夏汤

【文献出处】《医方选要》

【原文摘录】治右胁下有块,令人洒淅寒热,咳嗽,名之曰肺积息贲,此药主之。

半夏汤泡七次 细辛 桑白皮炙 前胡以上各一钱 桔梗 贝母 柴胡 诃子煨,去核 人参去芦 白术 甘草炙。以上各七分

上作一服,用水二盏,生姜三片,枣二枚,煎至一盏,食后热服。

匀气汤

【文献出处】《医方选要》

【原文摘录】治脾之积,名曰痞气,胃脘不安,肌瘦减食。

神曲炒 麦蘖炒 桂心去粗皮 郁李仁半生半炒 厚朴姜制 白术各一两 大腹子二枚 牵牛半生半炒,一两 良姜炮,半两 甘草炙,二两

上㕮咀，每服五钱，水一盏半，生姜三片、枣一枚，煎至七分，食远服。

奔豚汤

【文献出处】《医方选要》

【原文摘录】治肾积发于小腹，上至心，如豚奔走之状，上下无时，久不愈，病喘逆，骨痿，少气，其脉沉而滑。

甘李根皮[1]焙　干葛　川芎　当归　白芍药　黄芩　甘草炙。各一钱半　半夏汤泡七次，二钱

上作一服，用水二盏，生姜三片，煎至一盏，食远服。

胜红丸

【文献出处】《医方选要》

【原文摘录】治脾积气滞，胸膈饱闷，腹肚疼痛，气促不安，呕吐清水。丈夫酒积，妇人血积，小儿食积，并皆治之。

青皮去穰　陈皮　三棱醋煮　蓬术醋煮　干姜炮　良姜以上各一两　香附子炒，去毛，二两

上为细末，醋糊为丸如梧桐子大，每服五十丸，食前姜汤送下。

香棱丸

【文献出处】《医方选要》

【原文摘录】治五积，破痰癖，消癥块，散积聚。

木香　丁香并不见火　青皮去穰　川楝子炒　茴香炒。以上各一两　三棱酒浸　枳壳麸炒。各二两　蓬术去壳巴豆三十粒同炒，豆黄色去豆不用，一两

上为细末，醋糊为丸如梧桐子大，以朱砂为衣，每服五十丸，用姜汤或盐汤、温酒不拘时任下。

荆蓬煎丸

【文献出处】《医方选要》

【原文摘录】治癥瘕痃癖，冷热积聚，宿食不消，呕吐辛酸。久服消积聚，进饮食，止呕吐。

荆三棱酒浸三日　蓬术醋浸切碎，用去皮巴豆二十粒，于石器内炒黄色，去豆不用　木香不见火　枳壳麸炒　茴香炒　青皮去穰　槟榔以上各一两

上为细末，姜糊为丸如梧桐子大，每服五十丸，食远用白汤送下，或用生姜汤下亦可。

肥气丸

【文献出处】《医方选要》

【原文摘录】治肝之积，在左胁下如覆杯，有头足如龟鳖状，久不愈，发咳逆、痎疟，其脉

---

① 李根皮：为蔷薇科李属植物李的根皮，具有清热下气解毒之功效，治疗气逆奔豚、湿热痢疾等。

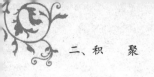

弦而细。

当归头　苍术各一两半　青皮去穰,炒,一两　蛇含石①醋煅碎,七钱半　三棱　蓬术　铁华粉②与三棱、蓬术同入醋煮一伏时久。各三两

上为细末,醋煮米糊为丸,如绿豆大,每服四十丸,用当归浸酒下,食远服。

伏梁丸

【文献出处】《医方选要》

【原文摘录】治心积起脐上至心,大如臂,久不已,病烦心,体髀股皆肿,环脐而痛,其脉沉而芤。

茯苓去皮　厚朴去皮,姜制炒　人参去芦　枳壳去穰,麸炒　三棱煨　半夏汤泡七次　白术各等分

上为细末,面糊和丸如梧桐子大,每服五十丸,食远用米饮汤送下。

三棱煎丸

【文献出处】《医方选要》

【原文摘录】消癥瘕积聚,化痰饮,宽中顺气。治心腹坚胀,胁下紧硬,喘满短气,不进饮食,大便或泄或闭。

荆三棱生锉,另为末,以酒三升,石器内熬膏　神曲炒　萝卜子微炒　麦蘖炒　硇砂飞煎如盐,研　青皮去穰　干漆炒。以上各二两　杏仁去皮尖,炒,一两

上为细末,以三棱膏和丸,如梧桐子大,每服十五丸至二十丸,食前米饮下。加阿魏半两,名阿魏丸。

白豆蔻散

【文献出处】《医方选要》

【原文摘录】治积聚心腹胀满,宿食不消,气刺疗痛,泄泻,善噫吞酸,食即呕吐,手足厥冷。

白豆蔻去皮,三分　肉豆蔻去壳,一分　高良姜　木香以上各一分　桂心去粗皮　附子炮,去皮脐　枳壳炒　陈橘皮去白,炒　人参　丁香　甘草炙。以上各半两

上为细末,每服二钱,食前用木瓜、生姜煎汤调服。

磨积三棱丸

【文献出处】《医方选要》

【原文摘录】治远年近日诸般积聚、癖疬、气块,或气积、酒积,诸般所伤,无问男子、妇人、老幼,并宜服之。常服进饮食。

---

① 蛇含石:别名蛇黄,为对硫化物类矿物黄铁矿结核,具有安神镇惊、止血定痛之功效。

② 铁华粉:为铁与醋酸形成的锈粉,具有养血安神、平肝镇惊、解毒消肿之功效。

木香不见火　麦蘖　京三棱炮　广术炮　枳壳麸炒　石三棱去皮　杏仁麸炒。各半两　干漆炒尽烟,三钱　鸡爪三棱半两　葛根三钱　官桂二钱半　黑牵牛半生半熟,半两　丁香　香附子　青皮去穰。各二钱　缩砂三钱　白牵牛半生半熟,半两　陈皮去白,三钱

上为末,醋糊丸如梧桐子大,每服二十丸,生姜汤下,食后,日二服。病大者,四十日消,温水送下亦得。

千金不换内消丸

【文献出处】《医方选要》

【原文摘录】专治积聚气虫,胸膈膨胀,肚腹饱满,心紧束等证。

苍术米泔水浸一日夜,去皮,半斤　枳壳温水浸一宿,晒干麸炒,一两五钱　青皮水浸,去穰　三棱醋煮,去毛　蓬术醋煮　香附子炒,去毛　大茴香炒　干漆醋炒烟尽　藿香洗去土　陈皮以上各一两　厚朴姜制　杏仁炒,去皮尖　砂仁　破故纸各一两二钱　猪牙皂角去皮弦子　黑牵牛各二两　草果去皮,一两　百草霜一两

上十八味为细末,面糊为丸如梧桐子大,每服七十丸,量人禀气、饮食厚薄加减,临卧好酒或茶清,或盐汤、白汤送下,不拘时。照依前丸数,汤引服之,暂待一二时间便食饭、饮酒,自觉肚腹内宽快,不分多寡服,并无肚腹响泄,有健体扶阳之益。及治小儿五六岁以上,饮食停滞饱癖,便用十数丸以上增添,丸子咬碎,用茶清、米汤送下,服之即愈。此丸男女皆可服,惟孕妇不可服。

太仓丸

【文献出处】《本草单方》

【原文摘录】治脾胃饥饱不时生病,及诸般积聚,百物所伤。

陈仓米四两,以巴豆二十一粒去皮,同炒至米香豆黑,勿令米焦,择去豆不用,入去白橘皮四两,为末,糊丸梧子大,每姜汤服五丸,日二服。

＊蚌粉丸

【文献出处】《本草单方》

【原文摘录】积聚痰涎,结于胸膈之间,心腹疼痛,日夜不止,或干呕哕食者。

蚌粉一两

用蚌粉一两、巴豆七粒同炒赤,去豆不用。醋和粉,丸梧子大,每服二十丸,姜酒下。

散聚汤

【文献出处】《医学正传》引《三因》

【原文摘录】治九气积聚,状如癥瘕,随气上下,发作有时,心腹疗痛,攻刺腰胁,小腹䐜胀,大小便不利。

半夏　槟榔　川归各四分　陈皮　杏仁去皮尖,另研　桂心各一钱　茯苓一钱　甘草炙　附子炮　川芎各五分　枳壳麸炒　厚朴姜制　吴茱萸汤泡去梗,焙干。各一钱五分　大黄酒拌湿蒸,

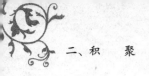

五分或一钱,大便利即去之

上细切,作一服,加生姜三片,水二盏,煎至一盏,温服。

肥气丸

【文献出处】《医学正传》

【原文摘录】治肝之积,名曰肥气,在左胁下,如复杯,有头足,久不愈,令人发咳逆痎疟,连岁不已。

厚朴姜制,五钱　黄连七钱　柴胡二两　川椒四钱,炒,去合口者　巴豆霜五分　干姜泡,五分　川乌炮,二分　皂角去皮弦,炙,一钱五分　白茯苓一钱五分　广莪术炮,二钱五分　人参二钱五分　甘草炙,三钱　昆布酒洗,二钱五分

上件除茯苓、皂角、巴豆霜另研末外,诸药共为极细末和匀,炼蜜为丸,如梧桐子大,初服二丸,一日加一丸,二日加二丸,渐渐加至大便微溏,再从二丸起加服之,周而复始,积减大半,勿服。

伏梁丸

【文献出处】《医学正传》

【原文摘录】治心之积,名曰伏梁,起脐上,大如臂,上至心下,久不愈,令人烦心。

黄连一两五钱　厚朴姜制　人参各五钱　黄芩三钱,炒　桂枝一钱　干姜炮　菖蒲　巴豆霜各五分　红豆蔻二分　川乌头炮,五分　茯神　丹参炒。各一钱

上件除巴豆霜外,为细末,另研巴豆霜旋入末和匀,炼蜜丸如梧桐子大,服如上法,淡黄连汤下。

痞气丸

【文献出处】《医学正传》

【原文摘录】治脾之积,名曰痞气,在胃脘,覆大如盘,久不愈,令人四肢不收,发黄疸,饮食不为肌肤。

厚朴姜制,四钱　黄连八钱　吴茱萸三钱　黄芩二钱,炒　白茯苓去皮　人参去芦　泽泻各一钱　川乌炮,五分　川椒五分,炒　茵陈酒炒　干姜炮　砂仁各一钱半　白术二分　巴豆霜四分　桂皮四分

上件,除巴豆霜另研、茯苓另末旋入①外,同为细末和匀,炼蜜为丸,如梧桐子大,服如上法,淡甘草汤下。

息奔丸

【文献出处】《医学正传》

【原文摘录】治肺之积,名曰息奔,在右胁下,大如覆杯,久不愈,令人洒淅寒热,喘咳发

---

① 旋入:立刻加入。

肺痈。

厚朴姜制,八钱 黄连炒,一两三钱 干姜炮 白茯苓去皮 川椒炒,去合口者 紫菀各一钱五分 川乌炮 桔梗去芦 白豆蔻去壳 陈皮去白 京三棱醋煮 天门冬去心。各一钱 人参二钱 青皮五分,去白 巴豆霜四分

上件,除茯苓、巴豆霜各另研旋入外,同为细末和匀,炼蜜为丸,如梧桐子大,服如上法,淡姜汤送下。

奔豚丸

【文献出处】《医学正传》

【原文摘录】治肾之积,名曰奔豚,发于小腹,上至心下,若豚状,或上或下无时,久不愈,令人喘逆,骨痿,少气,及治男子内结七疝,女人瘕聚带下。

厚朴姜制,七分 黄连五钱,炒 白茯苓去皮 泽泻 菖蒲各二钱 川乌炮 丁香各五分 苦楝酒煮,三钱 玄胡索一钱五分,炒 全蝎去毒尾 附子炮 独活各一钱 肉桂一分,去粗皮 巴豆霜五分

上件,除巴豆霜、茯苓各另研为末旋入外,共为细末和匀,炼蜜为丸,如梧桐子大,淡盐汤下,服如上法。

大七气汤

【文献出处】《医学正传》

【原文摘录】治积聚,状如癥瘕,随气上下,发作有时,心腹疼痛,上气窒塞,小肠胀满。

益智 陈皮 京三棱 蓬术 香附子炒。各一两五钱 桔梗 肉桂 藿香叶 甘草炙 青皮各二钱半

上㕮咀,每服五钱,水煎。

肥气方

【文献出处】《世医通变要法》

【原文摘录】治肝之积,在左胁下,大如覆杯,有头足,令人发咳逆、痎疟,脉弦而细是也。

厚朴制 黄连各一两半 柴胡 川乌各二两 川椒炒去汗 巴豆霜去油,是 干姜炮 皂角 赤茯苓 广术炮 人参各一两 昆布泡洗 甘草各七钱

上各为末,入巴豆霜研匀,炼蜜为丸,如梧桐子大。初发服一丸,一日加一丸,至大便微溏住,可服《诸积门》积聚汤,加减用之。

伏梁方

【文献出处】《世医通变要法》

【原文摘录】治心之积,起脐上至心,大如臂横,架于脐上,身体髀骨皆肿,环脐而痛,脉沉而㐂是也。

赤茯苓 厚朴制 人参各二两半 枳壳 三棱各一两 半夏汤泡 白术各一两

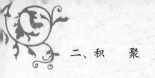

上为末,面糊为丸,如梧桐子大,每服五十丸,米汤送下。亦兼服散聚汤,五积加减用之。外用《痈疽门》膏药,倍加阿魏、龙骨,贴患处立消。

痞气方

【文献出处】《世医通变要法》

【原文摘录】治脾积如盘,覆于胃脘,四肢不仁,如黄疸,饮食不为肌肤,心背掣痛,脉浮大而长是也。

赤石脂火煅,醋淬　川椒炒　干姜炮。各一两半　桂心　附子炮。各一两　大乌头炮,去皮,一钱半

上为末,炼蜜为丸,如梧桐子大,以朱砂为衣,每服五十丸,米汤送下。用《诸积门》散聚汤加减服,亦用前方膏药贴之。

息贲方

【文献出处】《世医通变要法》

【原文摘录】治肺积,在右胁下,大如覆杯,其状洒洒寒热,气逆喘嗽,发为肺痈,脉浮而毛是也。

半夏炮　桂心　人参　吴茱萸洗　桑白皮　葶苈各一两半　甘草炙。各七钱

上㕮咀,每服五钱,姜三片,水煎,加红枣二枚。亦可用《诸积门》五积等汤、丸煎服。

贲豚方

【文献出处】《世医通变要法》

【原文摘录】治肾积,发于小腹下,上至于心,如豚走之状,上下无时,喘逆,骨痿,少气,脉沉而滑是也。

甘李根皮火焙　干姜　川芎　当归各一两　白芍药　黄芩　半夏各一两　甘草七钱

上㕮咀,每服五钱,姜三片,水煎服。用散聚汤、五积丸加减服之,外用膏药贴之。

诸积方

【文献出处】《世医通变要法》

【原文摘录】治诸食积结聚,心腹引痛,寸口脉洪而大者是也。

丁香　木香各五钱　良姜醋煮　百草霜各一两　三棱　莪术各二两　青皮　皂角各一两半　巴豆五钱

上各为末,糊为丸,如麻子大,每服十丸至二十丸止。积气,用陈皮汤下;口吐清水,淡姜汤下;呕吐,藿香甘草汤下;小肠气,用茴香酒下;妇人血气痛,淡醋汤下;小儿疳积,使君子汤下。利三五次,白米粥补之。

加减五积丸

【文献出处】《世医通变要法》

【原文摘录】治一切积块。

黄连 厚朴各五两 川乌 干姜各三两 白茯苓 人参各半斤 巴豆霜四两

上为细末后,加巴豆霜和匀,炼蜜为丸,如梧桐子大,每服二十丸。大便微溏,加厚朴减黄连;闷乱,加桂;气短,减厚朴;心积,加黄芩、桂心、茯神、石菖蒲、丹参;肝积,加柴胡、皂角、莪术、昆布、川椒;脾积,加砂仁、吴茱萸、黄芩、泽泻、茵陈、川椒;肺积,加桔梗、天门冬、紫菀、三棱、陈皮、川椒、白豆蔻、青皮;肾积,加玄胡索、川楝子、附子、泽泻、独活、桂心、石菖蒲、全蝎;癖积,加三棱、莪术;肉积,加硇砂、阿魏;酒积,加神曲、麦芽;血积,加虻虫、水蛭、桃仁、大黄;水积,加甘遂、黑牵牛、芫花;食积,加山楂、巴豆;鱼积,加陈皮、紫苏;涎积,加雄黄、腻粉;气积,加木香、槟榔、香附米;菜果积,加丁香、桂心;寒冷积,加附子、硫黄、厚朴。

加减散聚汤

【文献出处】《世医通变要法》

【原文摘录】治久气积聚,脉沉而伏,状如癥瘕,随气上下,发作有时,心腹绞痛,腰胁腹胀,大小便不利。

青皮 半夏 川芎各二两 陈皮 杏仁 肉桂 赤茯苓各一两半 甘草炙,一两 当归 枳壳 厚朴 吴茱萸 香附米各一两半 赤芍药 三棱 莪术 槟榔各一两

上㕮咀,每服七钱,姜五片。如虚呕逆,加附子、干姜;大便燥,加大黄。一方加三棱、莪术、赤茯苓、槟榔。

加减胜红丸

【文献出处】《世医通变要法》

【原文摘录】治诸积,气促不安,胸腹作痛,呕吐清水。丈夫酒积,妇人血气,小儿食积,并治之。

陈皮 青皮各一两 三棱 莪术各二两 干姜 良姜各一两半 香附米一两半 厚朴 枳壳各一两

上为末,糊为丸,如梧桐子大,每服五十丸,姜汤送下,加萝卜子炒,一两。

* 痞气块方

【文献出处】《世医通变要法》

【原文摘录】治痞气块,攻刺疼痛,肠鸣,呕吐酸水,及五积噎食。凡诸般心痛,丈夫小肠气,妇人血气,并治之。

小茴香 青皮各二两 甘草 陈皮 莪术煨 肉桂各一两 川芎一两 白芷八钱 生姜四片 盐半两,焙干 胡椒二两 砂仁 阿魏三钱半,酒浸一宿 丁皮 三棱 香附米各一两半

上各为末,糊为丸,朱砂七钱为衣,如鸡头子大,每服三五粒,炒姜汤送下。

加减二香汤

【文献出处】《世医通变要法》

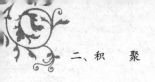

【原文摘录】治积聚成块，随气上下，发作有时，心腹攻痛，上气窒塞，小腹胀满，大小便不利。

藿香 小茴香各二两 益智 陈皮 三棱 莪术 桔梗 肉桂各一两半 甘草 香附米 枳壳各一两

上㕮咀，每服五钱，姜三片，水煎服。虚寒加干姜，痰加半夏、南星，大便实加牵牛、大黄，小便不利加木通、泽泻，气喘加葶苈、苏子、桑白皮，饮食少加白豆仁、砂仁、草果。

* 经验方

【文献出处】《世医通变要法》

【原文摘录】贴诸积块，用大黄、桂心、朴硝各一两为末，用大蒜捣膏，和匀贴之。痞块皮里膜外，须用补气开之，兼用二陈汤加香附，先须断厚味。

* 外贴膏

【文献出处】《世医通变要法》

【原文摘录】治痞，用未化石灰半斤为末，瓦器中炒微红，提出。候热消，入大黄末一两炒熟，仍提出。入桂心五钱略炒，入米醋熬成膏后摊，烘热贴。大凡积块，不可专用下药，徒损元气，病亦不去。当消导融化，行死血块。块消后，须大补，外用《痈疽门》万应膏倍加阿魏贴，使烘热鞋底。

肥气丸

【文献出处】《古今医统大全》引《三因》

【原文摘录】肝积名肥气，在左胁大如覆杯，似有头足，色青，两胁下痛，牵引小腹，足寒转筋，男为积疝，女为瘕聚，久不愈，令人发咳逆痎疟，连岁不已，其脉弦细。

当归头 苍术各两半 青皮一两，炒 蛇含石醋煅淬七次 三棱 莪术 铁华粉各三两。与棱术同入醋内煮一伏时

上为细末，醋煮米糊丸桐子大，每服四十丸，当归浸酒下。

伏梁丸

【文献出处】《古今医统大全》引《三因》

【原文摘录】心积名伏梁，起于脐上，至心下，大如臂，如梁之横架，腹热面赤咽干，心色烦赤，甚则吐血食少，久不愈，病烦心，髀股皆肿，环脐而痛，其脉沉而芤。

茯苓去皮 厚朴炒 人参 枳壳炒 三棱煨 半夏泡 白术各等分

上为末，面糊丸梧桐子大，每服五十丸，食远，米汤送下。

(东垣)伏梁丸

【文献出处】《古今医统大全》

【原文摘录】治前证。心积名伏梁，起于脐上，至心下，大如臂，如梁之横架，腹热面赤咽干，心色烦

赤,甚则吐血食少。久不愈,病烦心,脾股皆肿,环脐而痛,其脉沉而芤。

黄连两半　厚朴炒　人参半两　黄芩三钱　肉桂一钱　干姜炮　石菖蒲　红豆各五分　乌头炮,五分　茯神　丹砂炒。各一两　巴豆霜五分

上除巴霜外,为细末,另研巴霜旋入,炼蜜为丸梧桐子大,服如上。《永类方》有局方温白丸。

痞气丸

【文献出处】《古今医统大全》引《三因》

【原文摘录】脾积名痞气,在胃脘,覆大如盘,痞塞不通,色黄,病饥则减,饱则见,腹满呕泄,足肿肉削,久不愈,令人四肢不收,发疸,饮食不为肌肤,脉浮大而长。

大乌头一分,炮,去皮尖　附子　赤石脂火煅,醋淬　川椒炒,出汗　干姜　桂心各半两

上为末,炼蜜丸梧桐子大,朱砂为衣,每服十丸,米汤下。

息贲汤

【文献出处】《古今医统大全》引《三因》

【原文摘录】肺积名息贲,在右胁下,大如覆杯,喘息气逆,背痛少气,喜忘目瞑,皮寒时痛,久不已,令人洒淅寒热喘咳,发为肺痈,其脉浮而毛。

半夏泡　桂心　人参　吴茱萸泡　桑白皮炙　葶苈　甘草炙。各钱半

上水二盏,姜五片,枣一枚,煎一盏,食前服。

开气散

【文献出处】《鲁府禁方》

【原文摘录】治胁间痛,如有物刺,是气实也。

枳壳去穰,麸炒,二两半　甘草炙,七钱五分

上为末,每服二钱,浓煎葱白汤下,不拘时服。

疏肝饮

【文献出处】《鲁府禁方》

【原文摘录】治左胁下痛者,肝积属血,或因怒气所伤,或跌闪所致,或为痛。

黄连吴茱萸煎汁拌炒,二钱　当归　柴胡各一钱半　青皮一钱　桃仁研如泥,一钱　川芎　白芍酒炒。各十一分　红花五分

水煎,食远温服。

真人化铁汤

【文献出处】《万病回春》

【原文摘录】治五积六聚,癖疬癥瘕,不论新久、上下、左右。

三棱　莪术　青皮　陈皮　神曲炒　山楂肉　香附　枳实麸炒　厚朴姜制　黄连姜汁炒

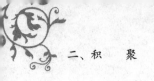

当归　川芎　桃仁去皮　红花　木香各三分　槟榔八分　甘草二分

上锉一剂,生姜一片,枣一枚,水煎服。

化痞丹

【文献出处】《万病回春》

【原文摘录】消积块专攻之剂。

大黄四两,米醋浸一七,日晒夜露一七　木鳖子[1]去油,一两　穿山甲土炒,三两　香附米童便浸,炒,一两　桃仁去皮,研,一两　红花三钱,生　青黛五分

上为细末,将大黄醋煮成糊为丸,如豆大,每服五十丸或六十丸,茅根、葛根煎汤送下。忌花椒、胡椒、煎炙、糯米等物。

神化丹

【文献出处】《万病回春》

【原文摘录】消癖积,破血块,下鬼胎,通经脉及诸痞积血气块。

硇砂　干漆炒　血竭各三钱　红娘二十个,去翅　乳香一钱半　斑蝥二十个,去翅足

上为末,枣肉丸,如豌豆大,每服一丸至三五丸,临卧,或枣汤、姜汤,或红花苏木汤下。

五仙膏

【文献出处】《万病回春》

【原文摘录】治一切痞块积气癖疾,肚大青筋,气喘上壅,或发热咳嗽,吐血衄血。

大黄　肥皂角　生姜半斤　生葱半斤　大蒜半斤

上共捣烂,用水煎,取出汁去渣,再煎汁熬成膏,黑色为度,摊绢帛上,先用针刺患处,后贴膏药。

神仙化痞膏

【文献出处】《万病回春》

【原文摘录】专治一切积聚痞块,一贴即消,应验如神。

当归　川芎　赤芍　黄连　黄芩　黄柏　栀子各一钱　红花　肉桂　丁香　生地黄　草乌　巴豆去壳。各五钱　大黄二两　苏木　川乌各一两　穿山甲二十片　蜈蚣六条　白花蛇一条或一两　桃枝　柳枝　枣枝各二寸

上锉细,香油二斤浸五七日,桑柴慢火熬至焦黑色,去渣,起白光为度,放冷,滤净澄清,取一斤半再入锅,桑柴火熬至油滚,陆续下飞过黄丹炒黑色一两、烧过官粉[2]一两、水飞过炒褐色密陀僧一两,仍慢火熬,极沸止,再加嫩松香四两、黄蜡半斤,熬至滴水成珠,用厚绵纸时时摊药贴,贴自己皮上试之,老嫩得所,方住手离火,待微温下后细药:

---

① 木鳖子:即马钱子。

② 官粉:即铅粉,功能消积杀虫、解毒生肌、燥湿止痒。

松香先以油少许入锅溶成汁入膏内方佳　乳香一两,箬叶炙过　没药一两,炙　血竭五钱,咀之如蜡,嗅之作栀子味方佳　天竺黄三钱　轻粉三钱　硇砂一钱半　胡黄连三钱　阿魏五钱,取一豆大,火化滴铜器上,上头变白者佳　麝香一钱

上九味,共为细末,陆续入膏内,不住手搅匀,以冷为度。铲出以温水洗去浮腻,埋在阴地二十一日,去火毒,狗皮摊膏,先以白酒煮朴硝洗患处,良久方贴药。时时炭火烤热,手摩熨之,一贴可愈。贴时尤当戒厚味、生冷及房欲、怒气。又以多服药饵,不可专恃贴药也。

* 积气针灸方

【文献出处】《针灸大成》

【原文摘录】心下如杯:中脘　百会

胁下积气:期门

诸积:三里　阴谷　解溪　通谷　上脘　肺俞　膈俞　脾俞　三焦俞

腹中气块:块头上一穴,针二寸半,灸二七壮;块中穴,针三寸,灸三七壮;块尾一穴,针三寸半,灸七壮。

胸腹膨胀气喘:合谷　三里　期门　乳根

木香槟榔丸

【文献出处】《医学原理》

【原文摘录】治腹胁走痛,口吐清水,此乃中气涩滞所致。盖人之气血,热则流通,寒则凝滞而积聚之痛生焉。治法当以辛温之剂行气导积,故用木香、槟榔之辛导积以行滞气,胡椒、肉蔻之辛温和脾胃以止呕吐,硇砂、干漆以导积,肉桂和荣卫以通血脉。

木香苦辛温,二两　槟榔辛温,二两　胡椒辛热,五钱　肉蔻辛温,一两　硇砂苦辛温,飞过,生姜汁煮,另研,三钱　干漆辛咸温,炒尽烟为度,五钱　肉桂辛甘温,一两

共末,炼蜜丸如梧子大,每以陈皮汤下三五十丸。

阿魏丸

【文献出处】《医学原理》

【原文摘录】治一切肉食不化,湿热郁肉成积。治宜消肉食,清湿热为主。故用山楂、阿魏以化肉食,连翘、黄连之苦寒以清湿热。

阿魏咸温辛平　山楂甘酸,去核　连翘苦寒　黄连苦寒

为末,先以阿魏用米醋溶化,成糊为丸,每以山楂、麦芽煎汤下三五十丸。

肥气丸

【文献出处】《医学原理》

【原文摘录】治肝之积,在左胁下,如覆杯,有头足,久不愈,令人发咳逆痎疟,连岁不已。夫积始因寒泣所致,治法非辛不散,非热不行,故当以辛热为主。《经》云:辛以散之,咸以软之。又云:壮者气行则愈。又云:苦以泄满。故用川乌、巴霜、木香、川椒、干姜等诸辛

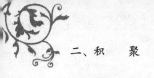

热散寒攻积,《经》云辛以散之是也;故用皂角、昆布之咸,以软坚癥瘕,《经》云咸以软之是也;用人参、茯苓、甘草等以补正气,《经》云气行则愈是也;用黄连苦寒以缓诸辛热,兼清湿热,以宽胀闷,《经》云苦以泄满是也;厚朴行滞气,柴胡为肝经之行使,佐川乌、莪术消坚积以散结气。

川乌辛热,炮,去皮,一两　巴霜辛热,五钱　木香苦辛温,一两　茯苓甘平,一两　干姜辛热,五钱　皂角辛咸,七钱　川椒辛热,五钱　炙草甘温,五钱　黄连苦寒,一两　昆布辛咸寒,一两　厚朴辛温,一两　人参甘温,二两　柴胡苦寒,七钱　莪术苦辛温,七钱

为末,入巴霜拌匀,炼蜜丸如梧子大,初服二丸,次日加一丸,渐加至大便微溏。再从二丸起,数服之,周而复始。如积减半,止服。

痞气丸

【文献出处】《医学原理》

【原文摘录】治痞积在胃脘,大如覆盆,久不愈,令人四肢不收,发黄疸,饮食不为肌肤。此乃中气虚败,运动失常,以致湿热郁而成积,法当补养中气为本,疏郁清热为标。是以用人参、白术、茯苓等诸甘温,补益中气以达运动;用川乌、川椒、巴霜、干姜、官桂、砂仁、厚朴、吴萸等诸辛热,散郁攻积;黄连、黄芩、茵陈、泽泻诸苦寒,以清湿热。

人参甘温,三两　白术苦甘温,二两　白茯甘凉平,二两　川乌辛热,五钱　川椒辛热,五钱　巴霜辛热,三钱　干姜辛热,四钱　官桂辛甘,五钱　砂仁辛温,五钱　厚朴苦辛温,一两　吴萸苦辛热,一两　黄连苦寒,一两　黄芩苦寒,一两　茵陈苦辛凉,一两　泽泻咸寒,一两

为末,炼蜜丸如梧子大,服如肥气丸法,淡甘草汤下。

息贲丸

【文献出处】《医学原理》

【原文摘录】治肺积,在右胁下,大如覆杯,久不愈,令人洒淅寒热,喘咳,发肺痈,法当攻积散寒为主。是以用川乌、三棱、巴霜、川椒、干姜等诸辛热,散寒攻积;厚朴、青皮、陈皮、白蔻诸辛温,导滞散郁;桔梗、紫蔻、天冬等以止喘咳;人参、茯苓补正气;黄连和乌头、巴霜之热毒。

川乌辛热,三钱　三棱苦辛温,五钱　川椒辛热,五钱　巴霜辛热,二钱　干姜辛热,四钱　厚朴苦辛温,一两　青皮苦辛温,一两　陈皮辛温,二两　白蔻苦辛温,五钱　桔梗苦辛温,一两　紫菀苦辛温,一两　黄连苦寒,一两　天冬苦甘寒,一两　茯苓甘淡平,一两　人参甘温,二两

为末,炼蜜丸如梧子大,服如肥气丸法,淡姜汤下。秋冬加厚朴,减黄连四分之一。

伏梁丸

【文献出处】《医学原理》

【原文摘录】治心之积,近脐上大如臂,上至心下,久不愈,令人烦心。盖积症由寒湿郁热而成,法当用辛热之剂以散寒郁,苦寒之剂以清湿热。故用川乌、巴霜、官桂、干姜、红豆等诸辛热,以散寒郁;芩、连、丹参等诸苦寒,以清湿热;人参补正气;厚朴行滞气;菖蒲、茯神以为心经引使。

川乌辛热,五钱　巴霜另研,五钱　官桂辛甘热,五钱　干姜辛热,七钱　红豆辛热,五钱　丹参苦辛热,一两　黄连苦寒,二两　黄芩苦寒,一两　人参甘温,二两　厚朴苦辛温,两半　菖蒲苦辛温,五钱　茯神甘平,一两

共为末,入巴霜和匀,炼蜜丸如梧子大,服法如前,以淡黄连汤下。

奔豚丸

【文献出处】《医学原理》

【原文摘录】治肾之积,发于小腹,上至心下若豚状,或上或下无时,久不愈,令人喘逆,骨痿,少气,及治男子内结七疝,女子瘕聚带下。法当散寒气,攻坚积,疏壅滞。故用川乌、菖蒲、巴霜、丁香、肉桂、玄胡、厚朴、独活,以散寒郁,疏壅滞,以攻坚积,佐全蝎引诸药以行经络;茯苓、泽泻为引,用助黄连、苦楝子以清湿热。

川乌辛热,三钱　巴霜辛热,二钱　丁香辛热,五钱　附子辛热,五钱　肉桂辛甘热,五钱　独活苦辛温,五钱　玄胡苦辛温,一两　菖蒲辛温,五钱　厚朴苦辛温,一两　黄连苦寒,两半　茯苓甘淡平,八钱　泽泻咸寒,一两　全蝎苦辛平,三钱　苦楝子苦寒,二两

为末,炼蜜丸,服法同前,淡汤下。

助气丸

【文献出处】《医学原理》引《御药院》

【原文摘录】治一切气郁不舒,郁聚成积,胸膈痞闷等症,治宜散郁泄满。《经》云:辛以散之,苦以泄之。故用青皮、陈皮、槟榔、枳壳、木香等散郁滞以泄满;佐三棱、莪术削坚积;白术补中以健运动。

青皮苦辛寒,一两　陈皮去白,两半　槟榔辛温,七钱　枳壳辛温,一两　木香苦辛温,七钱　三棱苦辛温,五钱　莪术苦辛温,五钱　白术甘温,二两

为末,姜汁糊丸如梧子大,以白姜汤下三五十丸。

硝石大黄丸

【文献出处】《医学原理》

【原文摘录】治一切瘀积坚满。《经》云:咸可软坚,苦可泄满。故用硝石、大黄合苦咸、软坚积以泄胀满。又云:养正而邪自除。故倍人参、甘草以补正气。

硝石咸寒,二两　大黄苦寒,二两　人参甘温,四两　甘草甘寒,二两

为末,先用磁罐盛苦酒三升,煮大黄末至升半,入硝石末,再煮至一升,入参草末,和匀,直煮至膏可丸为度,取起候冷,丸如弹子大,每空心,米饮调化一丸。

丹溪消积丸

【文献出处】《医学原理》

【原文摘录】治一切瘀血坚积、石瘕等症。《经》云:坚以软之,辛以散之。故用海粉、石碱之咸以软坚,三棱、莪术以攻积,红花、五灵脂以行瘀血,香附子以疏郁气。

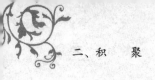

海粉咸寒,醋煮,一两　石碱咸寒,两半　三棱苦辛温,二两　莪术辛温,二两　红花苦甘平,二两　五灵苦辛温,三两　香附苦辛温,二两

为末,炼蜜丸如梧子大,每白术汤下五七十丸。

* 针砂丸

【文献出处】《医学原理》

【原文摘录】治一切积聚。用针砂攻积,山楂、神曲化宿食,香附、厚朴、台芎以疏郁热,黄连、山栀清热,半夏、苍术燥湿,人参、白术补中健脾。

针砂[①]辛咸寒,七钱　山楂甘酸温,二两　神曲苦辛温,二两半　香附辛温,一两　厚朴苦辛温,两半　台芎辛温,七钱　黄连苦寒,一两　山栀苦寒,七钱　苍术苦辛温,一两　人参甘温,二两　白术苦甘温,二两　半夏辛温,一两

为末,炼蜜丸如梧子大,空心,米清下五七十丸。

散聚汤

【文献出处】《医学原理》

【原文摘录】治一切气积挟痰。《经》云:辛以散气。故用厚朴、槟榔、橘红、枳壳、川芎、桂心、附子、吴茱萸等诸辛剂以散郁气,佐杏仁、茯苓、半夏等以豁痰,甘草以和药性,当归分理气血,各归其所。

厚朴苦辛温,一钱　槟榔辛温,七分　橘红辛温,一钱　枳壳辛温,一钱　杏仁苦甘温,七分　川芎辛温,七分　附子辛热,五分　桂心甘热,六分　吴萸苦辛热,八分　茯苓甘平,一钱　半夏苦辛温,八分　炙草甘温,八分　当归辛甘温,二钱

水煎,温服。如大便秘者,加大黄一钱。

见睍丸

【文献出处】《医学原理》

【原文摘录】治妇人、女子石瘕之症,状若怀胎,此乃寒气客于胞门、子户,以致经气不通,蓄血不泄而成者,治宜散寒逐瘀为主。故用肉桂、附子、紫石英以散胞中之寒,鬼箭、水蛭、血蝎、三棱、桃仁、大黄、玄胡等以散胞中蓄血,佐泽泻为胞引道,木香、槟榔以行滞气。

肉桂辛甘温,二两　附子辛热,一枚　紫石英辛甘温,暖子宫,五钱　水蛭苦咸寒,炒尽烟,三钱　血蝎甘咸,温散瘀血,五钱　玄胡苦辛温,一两　泽泻甘咸寒,七钱　桃仁苦辛平,一两　大黄苦寒,一两　鬼箭辛温,九钱　三棱苦辛温,五钱　木香苦甘寒,八钱　槟榔辛温,七钱

为末,以酒糊丸,盐酒下三五十丸。

香棱丸

【文献出处】《医学原理》

---

① 针砂:为制钢针时磨下的细屑,具有镇心平肝、健脾消积、补血、利湿消肿之功效。

【原文摘录】治一切五积六聚及气块等症。是以用青皮、陈皮、枳实、枳壳、香附、砂仁、木香、槟榔等以散滞疏郁，三棱、莪术、鳖甲、牛膝、硇砂等以削坚攻积，神曲、山楂、麦芽等以化宿食，桃仁、归梢以行瘀血，萝菔子豁痰，甘草和药性，黄连以清湿热。

青皮苦辛寒，二两　陈皮苦辛温，二两　枳实苦辛寒，四两　枳壳辛温，二两　砂仁苦甘平，两半　木香苦辛温，二两　槟榔苦辛温，二两　三棱苦辛，三两　鳖甲甘平，一两　牛膝苦辛温，一两　硇砂辛寒，五钱　神曲辛温，二两　山楂去核，三两　桃仁苦甘温，二两　萝菔子辛温，二两　归梢辛温，二两　香附苦辛温，二两　麦芽甘温，二两　莪术苦辛温，三两　甘草甘温，一两　黄连苦寒，二两

为末，以咸糊丸梧子大，白汤下五七十丸。

醋煮三棱丸

【文献出处】《证治准绳》引《宝鉴》

【原文摘录】治一切积聚，不拘远年近日，治之神效。

京三棱四两，醋煮软，竹刀切片，晒干　川芎二两，醋煮微软，切片　大黄半两，醋浸，湿纸裹，煨过切

上为末，醋糊丸，如桐子大，每服三十丸，温水下，无时。病甚者一月效，小者半月效。

鳖甲丸

【文献出处】《证治准绳》

【原文摘录】治肥气，体瘦无力，少思饮食。

鳖甲一枚，可用重四两者，净洗，以醋和黄泥固济，背上可厚三分，令干　荆三棱炮，锉　枳壳麸炒微黄，去穰。各三两　川大黄锉，炒，二两　木香不见火　桃仁汤浸，去皮尖双仁者，用面炒微黄，细研如膏。各一两半

上除鳖甲外，捣为细末，后泥一风炉子，上开口，可安鳖甲，取前药末并桃仁膏内鳖甲中，用好米醋二升，时时旋取入鳖甲内，以慢火熬令稠，取出药，却将鳖甲净洗去泥，焙干，捣为细末，与前药同和捣为丸，如梧桐子大，每服二十丸，空心，温酒送下，晚食前再服。

(东垣)息贲丸

【文献出处】《证治准绳》

【原文摘录】治肺之积在右胁下，覆大如杯，久不已，令人洒淅寒热，喘嗽发肺痈，其脉浮而毛。

厚朴姜制，八钱　黄连炒，一两三钱　人参去芦，二钱　干姜炮　白茯苓去皮，另末　川椒炒去汗　紫菀去苗。各一钱半　桂枝去粗皮　桔梗　京三棱炮　天门冬　陈皮　川乌炮，去皮脐　白豆蔻各一钱　青皮五分　巴豆霜四分

上除茯苓、巴豆霜旋入外，余药共为细末，炼蜜丸，如桐子大，每服二丸，一日加一丸，二日加二丸，加至大便微溏，再从二丸加服，煎淡姜汤送下，食远。周而复始，积减大半勿服。秋冬加厚朴五钱，通前一两三钱，黄连减七钱，用六钱。

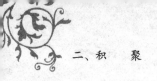

(东垣)加减息贲丸

【文献出处】《证治准绳》

【原文摘录】仲夏合此。其积为病,寒热喘咳,气上奔,脉涩,失精亡血,气滞则短气,血凝泣则寒热相参,气分寒,血分热,治法宜益元气,泄阴火,破气削其坚也。

川乌 干姜 白豆蔻 桔梗各一钱 紫菀 厚朴 川椒炒去汗 天门冬去心 京三棱 茯苓各一钱半 人参 桂枝各二钱 陈皮八钱 黄连一两三钱 巴豆霜四分 红花少许 青皮七分

上为末,汤泡蒸饼为丸,如桐子大,初服二丸,一日加一丸,二日加二丸,加至大便微溏为度,再从二丸加服,煎生姜汤送下,食前。忌酒、湿面、腥辣、生冷之物。

半夏汤

【文献出处】《证治准绳》

【原文摘录】治肺积息贲咳嗽。

半夏汤泡去滑,焙干 细辛去苗叶 桑根白皮炙 前胡去芦。各一两半 桔梗炒 贝母去心 柴胡去苗 诃黎勒煨,去核 人参去芦 白术 炙甘草各一两

上㕮咀,每服三钱,水一盏,生姜三片,枣三枚擘破,同煎至七分,去滓温服,食后、临卧各一服。

枳实散

【文献出处】《证治准绳》

【原文摘录】治息贲气,腹胁胀硬,咳嗽见血,痰粘不利。

枳实麸炒 木香 槟榔 赤茯苓去皮 五味子 甜葶苈隔纸炒令紫色 诃黎勒去核 甘草微炙。各半两 杏仁一两,汤洗,去皮尖双仁,麸炒黄色

上㕮咀,每服三钱,水一中盏,生姜半分,煎至六分,去滓温服,不拘时。

(东垣)伏梁丸

【文献出处】《证治准绳》

【原文摘录】治心之积,起脐上,大如臂,上至心下,久不愈,令人烦心,其脉沉而芤。

黄连去须,一两半 人参去芦 厚朴去粗皮,姜制。各半两 黄芩三钱 肉桂 茯神去皮 丹参炒。各一钱 川乌炮,去皮脐 干姜炮 红豆 菖蒲 巴豆霜各五分

上除巴豆霜外,为末,另研巴霜,旋入和匀,炼蜜为丸,如桐子大。初服二丸,一日加一丸,二日加二丸,渐加至大便微溏,再从二丸加服,淡黄连汤下,食远,周而复始,积减大半勿服。秋冬加厚朴半两,通前共一两,减黄连半两,只用一两,黄芩全不用。

干漆丸

【文献出处】《证治准绳》

【原文摘录】治伏梁气,横在心下,坚牢不散,胸中连背多疼。

干漆捣碎,炒烟尽　芫花醋拌炒　鳖甲去裙襕,醋涂炙　硇砂研。以上各一两　桃仁去皮尖,麸炒　木香不见火　川乌头去皮脐,锉,盐拌炒黄。各半两　雄黄细研　麝香研。各二钱半

上为细末,入别研药令匀,醋煮面糊为丸,如绿豆大,每服十丸,食前用温酒送下。

半夏散

【文献出处】《证治准绳》

【原文摘录】治伏梁积,心下硬急满闷,不能食,胸背疼痛。

半夏汤泡去滑　鳖甲醋炙。各一两半　川大黄锉,炒　诃黎勒皮　桂心　前胡　当归焙　青橘皮去白　槟榔　木香　荆三棱炮。各一两

上为末,每服三钱,水一中盏,生姜半分,煎至六分,去滓,不拘时,稍热服。

(东垣)痞气丸

【文献出处】《证治准绳》

【原文摘录】治脾之积,在胃脘,腹大如盘,久不愈,令人四肢不收,发黄疸,饮食不为肌肤,其脉浮大而长。

厚朴制,半两　黄连去须,八钱　吴茱萸洗,三钱　黄芩　白术各二钱　茵陈酒制,炒　缩砂仁　干姜炮。各一钱半　白茯苓另为末　人参　泽泻各一钱　川乌炮,去皮脐　川椒各五分　巴豆霜另研　桂各四分

上除茯苓、巴豆霜另研为末旋入外,余药同为细末,炼蜜丸,桐子大。初服二丸,一日加一丸,二日加二丸,渐加至大便微溏,再从二丸加服,淡甘草汤下,食远,周而复始,积减大半勿服。

(东垣)加减痞气丸

【文献出处】《证治准绳》

【原文摘录】孟秋合此。

厚朴一钱　黄芩酒制　黄连酒制　益智仁　当归尾　橘皮去白　附子各三分　半夏五分　吴茱萸　青皮　泽泻　茯苓　神曲炒　广术　昆布　熟地黄　人参　炙甘草　巴豆霜　葛根各二分　红花半分

上为细末,蒸饼为丸,如桐子大,依前服法。

蒜红丸

【文献出处】《证治准绳》

【原文摘录】治脾积,腹胀如鼓,青筋浮起,坐卧不得者。

丁香　木香　沉香　缩砂仁　青皮去白　槟榔　陈皮去白　蓬莪术　草果去皮　牵牛各一两　粉霜　肉豆蔻面裹煨。各一钱　白茯苓去皮　人参各半两　蒜二百瓣,半生用,半火煨熟

上为细末,以生熟蒜研膏,生绢绞取汁,和药为丸,如梧子大,每服五七丸,加至十五丸,食后淡盐汤送下。忌咸酸、鱼鲊、茶酱、淹藏鸡鸭、生冷、马牛杂肉之类,只可食淡白粥百日。

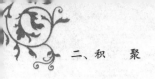

鳖甲丸

【文献出处】《证治准绳》

【原文摘录】治痃气,当胃脘结聚如杯,积久不散,腹胁疼痛,体瘦成劳,不能饮食。

鳖甲三两,去裙襕,以米醋一小盏,化硇砂一两,用涂鳖甲炙,以醋尽为度 附子炮,去皮脐 京三棱炮 干漆捣碎,炒烟尽 木香各一两 吴茱萸半两,汤泡微炒 川大黄二两,锉碎,醋拌炒令干

上为细末,醋煮面糊丸,如桐子大,每服二十丸,空心,温酒送下。

匀气汤

【文献出处】《证治准绳》

【原文摘录】治脾积痃气,胃脘不安,肌瘦减食。

陈曲炒 麦蘖炒 桂心去粗皮 郁李仁半生半炒 厚朴去粗皮,姜汁炙 白术各一两 大腹子二枚,连皮 牵牛一两,半生半炒 良姜炮,半两 甘草炙,二两

㕮咀,每服三钱,水一盏,生姜三片,枣一枚擘破,同煎至七分,去滓,食远稍热服,日三。

沉香饮子

【文献出处】《证治准绳》

【原文摘录】治痃气,升降阴阳。

沉香 木香 羌活 桑白皮微炒 人参 独活 白茯苓 紫苏叶各等分

㕮咀,每服三大钱,水一盏半,生姜五片,大枣二枚,煎至七分,去滓,食前温服,二滓又作一服。

(东垣)奔豚丸

【文献出处】《证治准绳》

【原文摘录】治肾之积,发于小腹,上至心下,若豚状,或上或下无时,久不已,令人喘逆,骨痿,少气。及治男子内结七疝,女子瘕聚带下,其脉沉而滑。

厚朴姜制,七钱 黄连炒,五钱 苦楝子酒煮,三钱 白茯苓另末 泽泻 菖蒲各二钱 玄胡索一钱半 附子去皮 全蝎 独活各一钱 川乌头炮 丁香各五分 巴豆霜四分 肉桂二分

上除巴豆霜、茯苓另为末旋入外,余药为细末炼蜜丸,如梧子大。初服二丸,一日加一丸,二日加二丸,渐加至大便微溏,再从二丸加服,淡盐汤下,食远,周而复始,积减大半勿服。秋冬加厚朴半两,通前一两二钱。如积势坚大,先服前药不减,于一料中加存性牡蛎三钱,疝、带下勿加。如积满腹或半腹,先治其所起是何积,当先服本脏积药,诸疾自愈,是治其本也,余积皆然。如服药人觉热,加黄连;如服药人气短,加厚朴;如服药人闷乱,减桂。

沉香石斛汤

【文献出处】《证治准绳》

【原文摘录】治肾脏积冷,奔豚气攻,少腹疼痛,上冲胸胁。

　　沉香　　石斛　　陈曲炒。各一两　　赤茯苓去皮　　人参　　巴戟去心　　桂心去粗皮　　五味子微炒
白术　　芎劳各七钱半　　木香　　肉豆蔻各半两

　　㕮咀,每服三钱,水一盏,生姜三片,枣三枚擘破,煎至六分,去滓,食前热服。

木香槟榔散

　　【文献出处】《证治准绳》

　　【原文摘录】治积气不散,结伏奔豚,发即上冲心胸,令人喘逆,骨痿少力。

　　木香　　槟榔煨　　磁石火煅,醋淬　　诃黎勒去核　　牡蛎　　桂心去粗皮　　莸香子炒　　芎劳　　沉
香　　白芷炒。各半两　　陈橘皮汤浸,去白,七钱半

　　上为细末,每服二钱,炒生姜、盐汤下。

醋煮三棱丸

　　【文献出处】《证治准绳》引《宝鉴》

　　【原文摘录】治一切积聚,不拘远年近日,治之神效。

　　京三棱四两,醋煮软,竹刀切片,晒干　　川芎二两,醋煮微软,切片　　大黄半两,醋浸,湿纸裹,煨过切

　　上为末,醋糊丸,如桐子大,每服三十丸,温水下,无时。病甚者一月效,小者半月效。

(太无)神功助化散

　　【文献出处】《证治准绳》

　　【原文摘录】专治男子妇人腹中痞块,不拘气血食积所成。

　　地萹蓄　　瞿麦穗　　大麦蘖各五钱　　神曲二钱半　　沉香　　木香各一钱半　　甘草五钱　　大黄
二两

　　上为细末,净依分两和匀,男以灯心、淡竹叶二味等分煎汤,及无灰酒同调服,汤多于酒;
妇人用红花、灯心、当归等分煎汤,及无灰酒同调服,酒多于汤。忌油腻动气之物及房事一月。
药须于黄昏服,大小便见恶物为度。

圣散子

　　【文献出处】《证治准绳》引《宝鉴》

　　【原文摘录】治远年积块,及妇人干血气。

　　硇砂　　大黄各八钱　　麦蘖六两,炒取净面　　干漆炒烟尽,三两　　萹蓄　　茴香炒　　槟榔各一两
妇人干血气,加穿山甲二两,炮。

　　上为细末,每服五钱,临卧温酒调下,仰卧,此药只在心头。至天明大便如烂鱼肠,小便
赤为验。药并无毒,有神效。小儿用一钱,十五以上三钱,空心服之更效。此按古本校定,今《纲
目》刻本硇砂乃六两,大黄乃八两,岂不误人。

鸡爪三棱丸

　　【文献出处】《证治准绳》引《宝鉴》

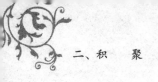

【原文摘录】治五脏痃癖气块。

鸡爪三棱　石三棱　京三棱　木香　青皮去白　陈皮去白。各半两　硇砂三钱　槟榔　肉豆蔻各一两

上为细末，生姜汁打面糊为丸，桐子大，每服二十丸，姜汤下，空心、临卧各一服。忌一切生冷硬粘物。

硇砂煎丸

【文献出处】《证治准绳》引《宝鉴》

【原文摘录】消磨积块痃癖，一切凝滞。

黑附子二枚，各重五钱以上，正坐妥者，炮裂，去皮脐，剜作瓮子　硇砂　木香各三钱　破故纸隔纸微炒　荜茇各一两

上将硇砂末，用水一斛，续续化开，纳在瓮内，火上熬干，为末，安在附子瓮内，却用剜出附子末填，盖口，用和成白面，裹约半指厚，慢灰火内烧匀黄色，去面，同木香等为细末，却用原裹附子熟黄面为末，醋调煮糊为丸，如桐子大，每服十五丸至三十丸，生姜汤下。

削坚丸

【文献出处】《证治准绳》

【原文摘录】治五积六聚，气结成块，食积癖瘕，心腹胀满，瘦悴少食。

鳖甲醋浸两宿，去裙襕，再蘸醋炙黄，取末秤　干漆捣碎，炒令烟出，取末秤　京三棱锉如半枣大，好醋浸两宿，焙，取末秤。以上各二两半　细松烟墨烧去胶　沉香　肉桂去粗皮　干姜炮　没药另研　萝卜子　干蝎去毒，炒　胡椒　槟榔　木香　硇砂通明者，为末，用汤内飞另研。各半两　乳香另研　粉霜另研　轻粉各二钱半

为细末，研匀，好醋煮薄面糊为丸，如小桐子大，每服二十丸，淡醋煎生姜汤送下，日进二服，夜间一服。如未利，渐加丸数服，微利即减。

二贤散

【文献出处】《证治准绳》

【原文摘录】消积块，进饮食。

橘红一斤，净　甘草四两　盐半两

上用水二四碗，后早煮至夜，以烂为度，水干则添水，晒干为末，淡姜汤调下。有块者，加姜黄半两，同前药煮；气滞，加香附二两，同前药煮；气虚者，加沉香半两，另入；噤口痢，加莲肉二两，去心，另入。

阿魏丸

【文献出处】《证治准绳》

【原文摘录】去诸积。

山楂肉　南星皂角水浸　半夏同南星浸　麦芽　神曲　黄连各一两　连翘　阿魏醋浸　贝

母　栝蒌各半两　风化硝　石碱　胡黄连　白芥子各二钱半　萝卜子蒸,一两

上为末,姜汁浸炊饼丸。一方,加香附、蛤粉,治嗽。

散聚汤

【文献出处】《证治准绳》引《三因》

【原文摘录】治九气积聚,状如癥瘕,随气上下,发作心腹绞痛,攻刺腰胁,小腹䐜胀,大小便不利。

半夏汤洗七次　槟榔　当归各七钱半　陈皮去白　杏仁去皮尖,麸炒　桂心各二两　茯苓
炙甘草　附子炮,去皮脐　川芎　枳壳去穰,麸炒　厚朴姜制　吴茱萸汤浸。各一两

每服四钱,水一盏,姜三片,煎七分,食前温服。大便不利加大黄。

《宣明》三棱汤

【文献出处】《证治准绳》

【原文摘录】治癥瘕痃癖,积聚不散,坚满痞膈,食不下,腹胀。

京三棱二两　白术一两　蓬术　当归各半两　槟榔　木香各七钱半

上为末,每服三钱,沸汤调下。

阿魏膏

【文献出处】《证治准绳》

【原文摘录】治一切痞块。更服胡连丸。

羌活　独活　玄参　官桂　赤芍药　穿山甲　生地黄　两头尖　大黄　白芷　天麻各
五钱　槐、柳、桃枝各三钱　红花四钱　木鳖子二十枚,去壳　乱发如鸡子大一团

上用香油二斤四两,煎黑去渣,入发煎,发化仍去渣,徐下黄丹煎,软硬得中,入芒硝、阿
魏、苏合油、乳香、没药各五钱,麝香三钱,调匀即成膏矣。摊贴患处,内服丸药。黄丹须用真
正者效。凡点膏药,先用朴硝随患处铺半指厚,以纸盖,用热熨斗熨良久,如硝耗,再加熨之,
二时许方贴膏药。若是肝积,加芦荟末同熨。

加减四物汤(东垣)

【文献出处】《证治准绳》

【原文摘录】治妇人血积。

当归　川芎　芍药　熟地黄　广术　桂去粗皮　京三棱　干漆炒烟尽。各等分

上为粗末,每服二钱,水二盏,煎法如常。

牡丹散(云岐)

【文献出处】《证治准绳》

【原文摘录】治妇人久虚羸瘦,血块走注,心腹疼痛。

牡丹皮　桂心　当归　玄胡索各一两　莪术　牛膝　赤芍药各三两　京三棱一两半

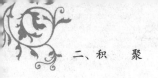

上为粗末,每服三钱,水、酒各半盏煎服。

千金硝石丸

【文献出处】《万氏家抄济世良方》

【原文摘录】磨块不令困人,须量虚实。

硝石六两　大黄八两　人参　甘草各三两

上为细末,以三年苦酒三升置器中,以竹片作准,每人一升作一刻,先入大黄不住手搅,使微沸,尽一刻乃下余药,又尽一刻微火熬便可,丸桐子大,每服三十丸,服后下如鸡肝、米泔、赤黑色等物为效。下后忌风冷,宜软粥调理。

遇仙丹

【文献出处】《万氏家抄济世良方》

【原文摘录】治邪热上攻,痰涎壅滞,翻胃吐食,十膈五噎,齁𫘝,酒积虫积,血积气块,诸般痞积,疮热肿痛,或大小便不利,妇人女子面色萎黄,鬼疰癥瘕,误吞银铁铜物,悉皆治之。五更时用冷茶送下三钱,天明可看去后之物。此药有积去积,有虫去虫,不伤元气,亦不损伤脏腑,功效不能尽述。小儿减半,孕妇勿服。

白牵牛头末,四两,半生半炒　白槟榔一两　茵陈　蓬术醋煮　三棱醋煮　牙皂炙,去皮弦。各五钱

上为细末,醋糊丸,绿豆大,依前数服行后,随以温粥啜之,忌食他物。

通玄二八丹

【文献出处】《万氏家抄济世良方》

【原文摘录】治积聚止泻痢之妙药。如治积聚,侵晨用姜汤服,稍泻一二次即除,以温粥补住之。如治泄痢,饭后用清茶服即止。积聚即肚腹饮食宿滞等疾。

黄连半斤,净　芍药净　当归净　生地黄净　乌梅净。各五钱

上为末,以雄猪肚一个盛药于内线缝之,用韭菜二斤铺底面于锅内蒸,候汤干再添,蒸一日以药熟为度。连猪肚共药,石杵捣烂,丸桐子大,每服七十丸。此药姜汤服则行,茶清服则止。

小温中丸

【文献出处】《万氏家抄济世良方》

【原文摘录】治诸积。

青皮　陈皮各一两　香附四两,酒浸　苍术　黄连姜汁炒　半夏　针砂醋炒。各二两　白术　苦参各半两

为末,面糊丸。

小阿魏丸

【文献出处】《万氏家抄济世良方》

【原文摘录】治痰积。

山楂三两　石碱二钱　半夏一两,皂角水浸透,晒干

上为末,粥丸,每服三十丸白汤下。

* 痞块方

【文献出处】《万氏家抄济世良方》

【原文摘录】治男、妇痞块。

阿魏一两　漆四两,生用滤过　木耳四两　蜂蜜六两

上用锡罐一个,内盛封固放锅内,水煮三炷香尽,取起冷定,每服二茶匙,烧酒下,日进三服。忌油腻发物。

灵宝化积膏

【文献出处】《万氏家抄济世良方》

【原文摘录】验过神效。

巴豆仁　蓖麻仁各一百粒　五灵脂四两　阿魏醋煮化　当归各一两　两头尖　穿山甲　乳香炙,去油　没药炙,去油。各五钱　麝香三分　松香一斤半　芝麻油五两

除乳香、没药、麝香、松香、阿魏外,余药俱饮片浸油内三日。用砂锅煎药焦黑色,去渣入松香,少煎一饭时再入乳香、没药、麝香,取起入水中抽洗金黄色,煎时以桃柳枝不住手搅匀,勿令枯,用狗皮摊贴患处,每日以热鞋底熨,令药气深入为妙。

消积保中丸

【文献出处】《寿世保元》

【原文摘录】痰积血积,食积气积,一切积块,或中或左或右,或上或下,久不愈者用之。

陈皮去白,一两　半夏汤浸,切片,一两　白茯苓去皮,二两　白术去芦,炒,二两　香附醋炒,一两　青皮去肉,四钱　木香三钱,不见火　槟榔七钱　莪术醋炒,八钱　三棱醋炒,八钱　莱菔子炒,一两　砂仁炒,四两　神曲炒,一两　麦芽炒,六钱　白芥子炒,一两　川芎八钱　黄连姜炒,一两　桃仁去皮尖,一两　栀子仁姜汁炒,一两　红花五钱　当归酒炒,一两　干漆炒黄,五钱　真阿魏醋浸,五钱

上为细末,姜汁酒打稀糊为丸,如梧桐子大,每服八十丸,食后,白汤送下。体虚人,加人参一两。外宜化铁膏贴之。

大七气汤

【文献出处】《寿世保元》

【原文摘录】五积六聚,状如癥瘕,随气上下,发作有时,心腹疼痛,上气窒塞,小腹胀满,大小便不利,宜以大七气汤。

三棱一钱　莪术一钱　青皮二钱　陈皮二钱　桔梗八分　藿香三钱　益智仁一钱五分　香附二钱　肉桂八分　甘草八分

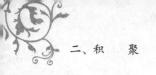

上锉一剂,生姜三片,枣一枚,水煎,温服,渣再煎服。心脾痛,加乌药、枳壳。

三棱煎丸

【文献出处】《寿世保元》

【原文摘录】心腹坚胀,胁下紧硬,胸中痞塞,喘满短气,癥瘕积块,化痰饮,宽胸腹,顺气进食,消胀软硬,用此。

三棱生,细锉,半斤,捣为末,以酒三升于砂锅内,慢火熬成膏 青皮去瓤,二两 萝卜子炒,二两 神曲炒,二两 麦芽炒,三两 干漆炒令烟尽,三两 杏仁汤泡,去皮尖,炒黄色,三两 硇砂用瓷盏细研,入水调和,坐于炭火上,候水干,取出为末

上为细末,三棱膏为丸,如梧桐子大,每服十五丸,加至二十丸,食远,米饮送下。

加味保和丸

【文献出处】《寿世保元》

【原文摘录】虚弱之人,腹内积聚癖块,胀满疼痛,面黄肌瘦,肚大青筋,不思饮食。此药消痰利气,扶脾助胃,开胸快膈,消痞除胀,清热消食,久服积块渐消,大效。

白术去芦,炒,五两 枳实麸炒,一两 陈皮去白,三两 半夏泡,姜炒,二两 白茯苓去皮,三两 苍术米泔浸,炒,一两 川厚朴姜炒,二两 香附酒炒,一两 神曲炒,三两 连翘二两 黄连酒炒,一两 黄芩酒炒,一两 山楂肉三两 麦芽炒,一两 萝卜子二两 木香五钱 三棱醋炒,一两 莪术醋炒,一两

上为细末,姜汁糊为丸,如梧子大,每服五十丸,加至七八十丸,食后,白滚汤送下。

加减补中益气汤

【文献出处】《寿世保元》

【原文摘录】五积六聚,七癥八瘕,或左或右,或上或下,或腹中有时攻作疼痛,诸医误治,以攻击太过,以致面黄肌瘦,四肢困倦,不思饮食等症,宜以此方久服,则元气渐复,脾胃健壮。盖养正积自除,譬如满坐皆君子,纵有一小人,自无容地而出。此洁古之言,岂欺我哉!

黄芪蜜水炒,一钱半 人参一钱 白术去芦,炒,一钱半 白茯苓去皮,一钱 陈皮七分 柴胡五分 当归酒炒,一钱 半夏泡姜汁,炒,七分 山楂肉五分 枳实麸炒,五分 厚朴姜汁炒,七分 甘草炙,四分

上锉一剂,生姜三片,枣一枚,水煎,温服。与前加味保和丸兼而服之,久则病根自拔。

指迷七气汤

【文献出处】《寿世保元》

【原文摘录】治五积六聚,状若癥瘕,随气上下,发作有时,心腹疼痛攻刺胁肋,上气窒塞,喘嗽满闷,小腹膜胀,大小便不利。

三棱 莪术 青皮去瓤 陈皮 藿香 桔梗 肉桂 益智仁 香附 甘草

上锉作剂,生姜煎服。心脾痛加乌药、枳壳。

化积汤

【文献出处】《寿世保元》

【原文摘录】治妇人气积，血块癥瘕，不拘左右上下，年月新久。

当归酒洗，一钱　白芍酒炒，二钱　川芎一钱　生地黄一钱　熟地黄姜汁炒，一钱　赤芍一钱
玄胡索一钱　桃仁去皮，五分　红花三分　青皮去穰，一钱　陈皮去白，五分　三棱醋炒，一钱半
莪术醋炒，一钱半　贝母一钱　半夏姜炒，一钱　木香三分，不见火　香附一钱半

上共十七味作一剂，生姜三片，水煎，空心服。

千金化铁丹

【文献出处】《寿世保元》

【原文摘录】治男、妇气血、痰饮、食积，诸般积块、癥瘕、胀满诸症。

当归一两半　白芍酒炒，一两半　川芎七钱半　生地黄酒洗，一两半　白术去芦，炒，一两半
白茯苓去皮，一两　陈皮去白，一两　青皮去穰，七钱半　木香二钱半　槟榔五钱　香附炒，一两
枳实麸炒，七钱半　半夏姜炒，一两　厚朴去皮，姜炒，一两　莱菔子炒，五钱　三棱醋炒，一两半
莪术醋炒，一两半　桃仁去皮，五钱　红花五钱　干漆炒，五钱　硇砂用磁器盛放，灰中煨过，五钱
琥珀五钱

上共二十二味为末，醋糊为丸，如梧子大，每六七十丸，米汤下。

神化丹

【文献出处】《寿世保元》

【原文摘录】消癖块，破血气，下鬼胎，通经脉，及诸癖积血。

硇砂　干漆炒　血竭各一钱　红娘子二十个　斑蝥二十个　乳香一钱半

上为末，枣肉为丸，碗豆大，每一丸，服至三五丸，临卧枣汤下，或姜汤，或红花、苏木煎汤下。

* 积聚针灸方

【文献出处】《针方六集》

【原文摘录】府舍二穴，主疝气，脾中急痛，循胁抢心，腹满积聚，厥气霍乱。

冲门二穴，主中虚气满，积气阴疝。妇人难产，上冲心不得息。

丹溪方

【文献出处】《济阴纲目》

【原文摘录】治血块如盘，有孕难服峻剂，此方主之。

香附子醋煮，四两　桃仁去皮尖，一两　海粉①醋煮，二两　白术一两

---

① 海粉：为海兔科动物蓝斑背肛海兔的卵群带，具有清热养阴、软坚消痰之功效。

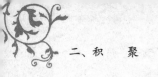

上为末,面糊丸服。

河间芍药汤

【文献出处】《济阴纲目》

【原文摘录】治产后诸积不可攻,宜养阴去热,其病自安。此方若为风冷所致,与夫瘀血所积者,当以别治之。

芍药一斤　黄芩　茯苓各六两

上锉散,每服半两,水煎,温服,日三。

四神散

【文献出处】《济阴纲目》

【原文摘录】治产后瘀血不消,积聚作块,心腹切痛。此以佛手散温行。

当归去芦　川芎　赤芍药　干姜炮。各等分

上为细末,每服二钱,食前,同温酒调服。

桂心丸

【文献出处】《济阴纲目》

【原文摘录】治产后血气不散,积聚成块,上攻心腹,或成寒热,四肢羸瘦烦疼。此三方皆以消瘀为主,而此兼行气,然有轻重之分,在人因病采择。

桂心　当归　赤芍　牡丹皮　没药　槟榔　干漆炒烟尽　青皮各七钱半　厚朴制　三棱煨　玄胡索　大黄　桃仁去皮尖　鳖甲酥炙。各一两

上为细末,炼蜜丸如桐子大,每服三四十丸,食前,温酒下。

香积丸

【文献出处】《明医指掌》

【原文摘录】治五积六聚气块。

三棱醋炒,六两　蓬术炮,或醋炒　青皮炒　陈皮炒　枳壳炒　枳实炒　萝卜子炒　香附醋炒。各二两　黄连姜炒　神曲炒　麦蘖炒　鳖甲醋炙　干漆炒令烟尽　桃仁去皮尖　砂仁炒　硇砂　甘草炙　木香　归尾各一两　槟榔六两　山楂四两

一方去枳实、陈皮、萝卜子,加益智、红花、柴胡、白术、茯苓。

上为末,醋糊丸,每服三五十丸,空心,陈米汤送下。

大阿魏丸

【文献出处】《明医指掌》

【原文摘录】去诸积聚痰癖。

山楂　麦芽　神曲炒　南星　半夏　黄连各一两　连翘　阿魏醋浸,另研入药　栝蒌仁　贝母各半两　风化硝　石碱　萝卜子蒸　胡黄连各一钱半

上为末,姜汁浸,蒸饼为丸,空心,白汤送下二钱。

* 积聚针灸良方

【文献出处】《景岳全书》

【原文摘录】(肺积)名息奔,在右胁下。尺泽　章门　足三里

(心积)名伏梁,起脐上,上至心下。神门　后溪　巨阙　足三里

(肝积)名肥气,在左胁下。肝俞七壮　章门三七壮　行间七壮

(脾积)名痞气,横在脐上二寸。脾俞　胃俞　肾俞　通谷　章门二七壮　足三里上俱七壮

(肾积)名奔豚,生脐下,或上下无时。肾俞　关元瘕癖　中极脐下积聚疼痛　涌泉四五壮,不可太过,炷如麦粒

(气块)脾俞　胃俞　肾俞　梁门疼痛　天枢

长桑君针积块癥瘕,先于块上针之,甚者又于块首一针,块尾一针,针讫灸之立应。

香棱丸

【文献出处】《济阳纲目》

【原文摘录】治五积六聚,气块。

三棱　莪术泡或醋炒　青皮　陈皮　枳壳炒　枳实炒　萝卜子炒　香附子　黄连　神曲炒　麦芽炒　鳖甲醋炙　干漆炒烟尽为度　桃仁　杏仁　硇砂　归尾　木香　甘草炙。各一两　槟榔六两　山楂四两

上为细末,醋糊丸,如桐子大,每服三五十丸,白汤下。

磨积三棱丸

【文献出处】《济阳纲目》

【原文摘录】治远年近日,诸般积聚癖疟,气块,或气积酒积,诸般所伤,无问男子妇人老幼,并宜服之。

木香不见火　麦芽　京三棱炮　莪术炮　枳壳麸炒　石三棱去皮　杏仁麸炒。各半两　葛根三钱　干漆炒烟尽,三钱　鸡爪三棱半两　黑牵牛半生半熟　白牵牛半生半熟。各半两　官桂二钱半　丁香　香附子　缩砂　青皮去穰。各二钱　陈皮去白,五钱

上为末,醋糊丸,如桐子大,每服二十丸,生姜汤下,食后温水下亦得,日二服,病大者,四十日消。

木香通气丸

【文献出处】《济阳纲目》

【原文摘录】治疟癖气滞,心腹痞满,呕逆咳嗽。顺气消痰,进饮食,消痞。

人参　木香各一两半　元胡索一两　陈皮　槟榔　黑牵牛各六两　丁香各半两　三棱炮　莪术炮。各三两　半夏制　茴香炒　木通　神曲　麦芽各二两　青皮一两

上为末,水糊丸,如小豆大,每服三四十丸,姜汤下,食后,日二服。

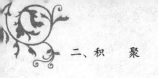

大阿魏丸

【文献出处】《济阳纲目》

【原文摘录】去诸积。

南星皂角水浸　半夏炮　山楂　神曲　麦芽　黄连各一两　连翘　阿魏醋浸　瓜蒌仁　风化硝　贝母各五钱　石碱　胡黄连　白芥子各二钱半　萝卜子一两,蒸

上为末,姜汁浸炊饼为丸,如桐子大,每服三十丸,白汤下。一方加香附、蛤粉,治嗽。

白芥丸

【文献出处】《济阳纲目》

【原文摘录】治男、妇食积,死血痰积成块,在两胁动作,腹鸣嘈杂,眩晕身热,时作时止。

白芥子　萝卜子各一两半　山栀　川芎　三棱　莪术　桃仁　香附　山楂　神曲各一两　青皮五钱　黄连一两半,一半用吴茱萸水炒,一半用砂仁水炒

上为末,蒸饼为丸,如桐子大,每服七八十丸,白汤下。

破积导饮丸

【文献出处】《济阳纲目》

【原文摘录】治内有积块坚硬,饮食不消,心下痞闷。

木香　槟榔　青皮去白　陈皮去白　枳壳麸炒　枳实麸炒　莪术炮　半夏汤洗七次　神曲炒　麦芽炒　茯苓　干姜　泽泻　甘草炙。各五钱　牵牛头末,六钱　巴豆三十枚,去油,皮心膜另研

上为细末,入巴豆霜令匀,生姜汁打面糊为丸,如桐子大,每服三十丸,姜汤下,食前。

莪术溃坚汤

【文献出处】《济阳纲目》

【原文摘录】治中满腹胀,内有积块,坚硬如石,令人坐卧不安。

半夏泡七次　黄连各六分　当归梢　厚朴　黄芩各五分　莪术　神曲各三分　甘草生,三分　益智仁七分　红花　橘皮去白　升麻各二分　柴胡　泽泻　吴茱萸各三分　青皮二分

如虚渴,加葛根二分。

上㕮咀,都作一服,水二盏,先浸药少时,煎至一盏,去渣稍热服,食前。忌酒湿面。

增损肥气丸

【文献出处】《济阳纲目》

【原文摘录】治肝积。

当归　苍术各一两半　青皮炒,一两　三棱　莪术　铁华粉各三两。与三棱、莪术同入,醋煮一伏时　蛇含石醋淬,五钱

上为末,醋煮米糊丸,如绿豆大,每服四十丸,当归酒下。

增损痞气丸

【文献出处】《济阳纲目》

【原文摘录】治脾积。

附子炮　赤石脂煨,醋淬　川椒炒出汗　干姜　桂心各半两　大乌头炮去皮脐,二钱半

上为末,炼蜜丸,如桐子大,朱砂为衣,每十丸,米饮下。

化铁膏

【文献出处】《疑难急症简方》

【原文摘录】治积块久不愈者。

肥皂　姜各四两　葱　独蒜各半斤。各捣烂　皮硝半斤,化水　大黄末四两

先将肥皂熬膏,入硝水再熬,次入葱、蒜、姜,熬至三炷香,滤去渣,后入大黄,搅匀成膏,另以醋炒麦粉黑,再入醋,同前药再熬成膏,用纸布摊贴积块上。

* 痰积成块灸方

【文献出处】《勉学堂针灸集成》

【原文摘录】肺俞、期门,化痰消积。

肺俞百壮,期门三壮,灸法。

半夏汤

【文献出处】《医灯续焰》

【原文摘录】治肺积息贲咳嗽。

半夏汤泡去滑,焙干　细辛去苗叶　桑白皮炙　前胡去芦。各一两半　桔梗炒　贝母去心柴胡去苗　诃黎勒煨,去核　炙甘草　人参去芦　白术各一两

上咬咀,每服三钱,水一盏,生姜三片、枣三枚、擘破,同煎至七分,去滓温服,食后、临卧各一服。

针灸法

【文献出处】《病机沙篆》

【原文摘录】食积血瘕痛,胃俞、气海、行间。痞块闷痛,大陵、中脘、三阴交。脾积气块痛,脾俞、天枢、中脘、气海、三里。腹中有积作痛,大便闭,灸神阙,用巴豆肉为饼,填入脐中,灸三壮、五壮。

新制阴阳攻积散

【文献出处】《证治汇补》

【原文摘录】治积聚、癥瘕、痃癖、蛊血、痰食,不问阴阳。

吴茱萸泡　干姜炒　官桂　川乌泡。各一两　黄连炒　半夏　橘红　茯苓　槟榔　厚朴

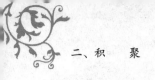

枳实　菖蒲　玄胡索　人参　沉香　琥珀另研　桔梗各八钱　巴霜五钱,另研

末之,皂角水煎汁泛丸绿豆大,每服八分,渐加一钱五分,姜汤送下。

遇仙丹

【文献出处】《证治汇补》

【原文摘录】治血积气积痰癖,肢节肿痛,一切有余湿热痰火,痰涎壅滞,脉滑实有力者。

白牵牛头末,四两,半生半炒　白槟榔一两　茵陈六钱　蓬术　三棱各五钱,俱醋炒　牙皂五钱,炙,去皮弦

一方,加沉香一两,末之,醋糊丸绿豆大,每服三钱,五更凉茶下。天明看所去之物,有积去积,有虫去虫。小儿减半,孕妇勿服。

济阴丸

【文献出处】《证治汇补》

【原文摘录】治经候不调,疢癖积块刺痛。

香附一斤,醋浸炒　莪术　当归各四两,俱酒浸

末之,醋糊丸,醋汤下。

三圣膏

【文献出处】《证治汇补》

【原文摘录】贴积。

用未化石灰十两,筛过极细,炒红,将好醋熬成膏,入大黄末一两,再入肉桂末五钱,略炒,搅匀,厚摊,烘热贴之。

灵脂散

【文献出处】《本草易读》

【原文摘录】灵脂

烧烟尽为末,每下一钱。治丈夫脾积气痛,妇人血崩诸痛。又治产后一切痛。又治产后血逆。当归酒下,治经血不止。同神曲醋丸服,治血崩不止。

伏梁丸

【文献出处】《医林口谱六治秘书》

【原文摘录】黄连一两半　人参五钱　厚朴姜制,五钱　黄芩三钱　肉桂一钱　干姜　巴霜川乌焙,去皮。各五分　红豆　茯神各一钱　丹参炮,一钱　菖蒲五分

上除巴霜外,为末,另研巴霜,旋入和匀,蜜丸如桐子大。初服二丸,一日加一丸,二日加二丸,渐加至大便微溏,再从二丸加服,淡黄连汤下,食远,周而复始,即减半勿服。秋冬加厚朴半两,减黄连半两,黄芩勿用。

肥气丸

【文献出处】《医林口谱六治秘书》

【原文摘录】治肝之积,其脉弦而细。

青皮炒　当归　苍术各一两半　蛇含石煅,醋盛,三分　蓬术　三棱　铁华粉各二两,与三棱、蓬术同人煮醋一伏时

为末,醋煮,米糊丸桐子大,每服四十丸,当归酒下。

阿魏化痞丸

【文献出处】《医林口谱六治秘书》

【原文摘录】真阿魏二钱二　穿甲七片　甘草　天虫①各三钱　儿茶二钱　土木鳖一个　芦荟二钱　天竺黄三钱　九节蛔火煅　将军②一两

共为末,每服三钱,酒下。

又方

【文献出处】《医林口谱六治秘书》

【原文摘录】老鸦一只,去毛油　阿魏三两半　蓬术　芦荟各六钱　白术一两三钱　当归一两二钱　陈皮六钱　青皮五钱　雄黄二钱　枳壳五钱　神曲一两六钱　水红花子　天仙子各十两　急性子二钱　枳实五钱　甘草三钱

为末,老鸦汁、神曲末二两四钱糊丸。白术膏一斤,每服三钱,酒烊白术膏下。

痞块煎方

【文献出处】《医林口谱六治秘书》

【原文摘录】三年陈茶、白芷、川芎、苏梗,酒水各一钟煎,宿露一服,三四帖即愈。

酒癖方

【文献出处】《医林口谱六治秘书》

【原文摘录】神曲　麦芽各一两。炒　黄连五钱,入红子③肉三粒,炒焦,去红子

为末,汤为丸如梧子大,每服二十五丸,食前姜盐汤下,热服。

血癖方

【文献出处】《医林口谱六治秘书》

【原文摘录】专治妇人血癖癥瘕。

---

① 天虫:即僵蚕。

② 将军:即大黄。

③ 红子:即水红花子。

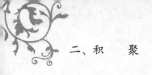

苏木　红花　当归　大黄各一两

酒浸一宿,去大黄,焙干为末,酒为丸梧子大,每服五十丸,食远,淡醋汤下,虚者三十丸。

疟癖方

【文献出处】《医林口谱六治秘书》

【原文摘录】鳖甲一个大如癖者,新瓦上煅,醋炙;又入瓦罐,醋煮半日,日干为末。同雄精[①]五钱为末,黄米饭为丸,每服三钱。

外治膏

【文献出处】《医林口谱六治秘书》

【原文摘录】鸽粪五合、大蒜三合去皮打烂,加寸香[②]一分,做成饼子,敷贴患处,四围用湿粗纸,炭火熨之,如热且停熨,再熨三四次,即消。

又方

【文献出处】《医林口谱六治秘书》

【原文摘录】雄黄、言灰[③]共末,独瓣蒜五七九个,分轻重用,贴一炷香。患处如烙热极,内再服化痞阿魏更妙。

又法

【文献出处】《医林口谱六治秘书》

【原文摘录】老军[④]、蒜头、老糟、芒硝,打烂贴患处。

* 糯米饼

【文献出处】《医林口谱六治秘书》

【原文摘录】将白糯米五合烧饭,用葱白十根捣成膏,加盐一撮,做成饼,照式大小贴患处即软,重者两个即消。

破块方

【文献出处】《医林口谱六治秘书》

【原文摘录】荜拨　大黄各一两　麝香少许

为末,蜜丸梧子大,每服三十丸,空心,冷酒下。

---

① 雄精:雄黄的结晶体,具有解毒杀虫、燥湿祛痰、截疟的功用。

② 寸香:即麝香。

③ 言灰:即砒霜末,因原产信州(今江西上饶),故又有信石等名,后隐"信"为"人言"。

④ 老军:大黄有将军的别称,据方义当为陈久之大黄。

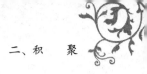

保安丸

【文献出处】《医林口谱六治秘书》

【原文摘录】大黄三两　炮姜一两　大附子一个　鳖甲醋炙,一两

为末,用陈醋煎一二沸,入药末,丸如桐子大,每服二十丸,空心,白滚汤送下。取下积如鱼肠烂内青泥是验。

立验癖块方

【文献出处】《医林口谱六治秘书》

【原文摘录】不论男妇大小左右。

川郁金必蟾腹者二两八钱,先用三年陈细茶四两,煎汁制,日晒;再用苏木节二两,煎汁制,日晒;再用当归二两,煎汁制,日晒;再用白芷一两,煎汁制,日晒。蓼实一两八钱,为末,拌于郁金之上,日晒干黄。沉香三钱五分,琥珀一钱四分,与郁金同为末。每服二钱,在上者食远酒调,在下者食前酒调下。

又方

【文献出处】《医林口谱六治秘书》

【原文摘录】朱蓼实晒干,炒开为末,雄猪胰去云衣,煮熟,和蓼末含之,好酒送下,尽醉。

琥珀膏

【文献出处】《医林口谱六治秘书》

【原文摘录】大黄　芒硝各一两　樟脑二钱　寸香一钱

为末,大蒜打膏贴之。

痞膏

【文献出处】《医林口谱六治秘书》

【原文摘录】大黄、芒硝、蒜头、老姜,打膏贴患处。

治痞方

【文献出处】《医林口谱六治秘书》

【原文摘录】天荷叶草①二三十片,书内拭干,打烂成膏,先用白及醋磨,圈痞之四傍,吃白鸽粪煨胡桃二三斤,先吃尽。

三才却病丹

【文献出处】《良朋汇集经验神方》

---

① 天荷叶草:即虎耳草,功能祛风清热、凉血解毒。

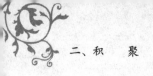

【原文摘录】专治五积六聚,心疼腹痛,小儿诸般胀闷,及妇人干血痞满等症。

巴豆七百粒,拣白仁去油成霜　绿豆拣净,十三两四钱,研细末　黑脐白豇豆拣净,二十两,研末
飞罗面八两

上四味和匀,清水为丸如绿豆大,每服大人五分,小儿三分。

* 积聚腹胀方

【文献出处】《良朋汇集经验神方》

【原文摘录】治积聚腹内膨胀。

神曲　麦芽　山楂　松萝茶①各二钱

水二碗,姜二片,煎一碗温服。

* 木香槟榔方

【文献出处】《良朋汇集经验神方》

【原文摘录】治胃气积聚作痛,移动不定者。

木香、槟榔各等分,磨酒服。

* 消瘀汤

【文献出处】《良朋汇集经验神方》

【原文摘录】治瘀血作痛。

桃仁四十个,去皮尖炒为末,煎酒服。伏梁气者亦可治。

醋煎三棱丸

【文献出处】《良朋汇集经验神方》

【原文摘录】治一切积聚,不拘远年近日,神效。

京三棱四两,醋煮,竹刀切片　川芎二两,醋炒　大黄八两,醋浸,用纸包好,灰火煨熟

上研细末,醋糊为丸,如桐子大,每服三十丸,温水送下。大病服一月,小病半月可也。

朱砂守病丸

【文献出处】《良朋汇集经验神方》

【原文摘录】专治远年近日肠内积块。

朱砂　硼砂　血竭　黄腊各三钱　巴豆去油　轻粉　硇砂各一钱

上为末,将黄腊化开入药为丸,如绿豆大,每服十五丸,烧酒送下,其积块消化行下为愈。

阴阳攻积丸

【文献出处】《顾松园医镜》

---

① 松萝茶:产于安徽休宁城松萝山的绿茶。

【原文摘录】治积聚癥瘕，一切皆效。

三棱 蓬术消积聚癥瘕之要药 香附漆渣制之，化气破瘀，且漆渣同槟榔，兼能杀虫。烧酒、醋各浸三日，漆渣拌炒去之。只此二味，治痞块神效 枳实 槟榔 青皮凡积必由气结，气利而积消，故用枳、槟、青皮，破气散结滞之气 桃仁 䗪虫 海石 瓦楞子凡积必假血依痰，故用桃、䗪、海石、瓦楞子消瘀化血 黄连邪聚则热，用连之苦寒以清之 巴豆霜荡涤一切有形之物，辛热大毒，性最猛烈，不可轻用，一钱，余各五钱 人参恐专用克削，脾虚不运，积愈难去，故用参补助脾元 皂荚五钱。宣壅导滞，性极尖利，无闭不开，无坚不破

煎汁，同蜜为丸，桐子大，每服二丸，一日三服。如积不去，每服再加一丸，渐加至积去暂停，服补脾药数日，仍如上法再服，积去大半即止。凡治痞块，俱宜丸散，外用化痞膏贴之。此利气清痰，破瘀削积攻下之剂。

仲淳肥气方

【文献出处】《顾松园医镜》

【原文摘录】治肥气。属气血两虚，肝气不和，逆气与瘀血相并而成。

当归 抚芎和肝 郁金 香附 沉香 砂仁调气 红花 赤芍 玄胡 山楂 肉桂活血化瘀

此和肝调气、活血化瘀之剂。

仲淳息贲方

【文献出处】《顾松园医镜》

【原文摘录】治息贲。属肺经气虚，痰热壅结所致。

桑皮 紫菀 郁金降气 天冬清热 栝蒌 贝母 花粉 茯苓开痰 桔梗入肺开发 射干散结气，疗瘀血，消积痰，破癥结

此降气清热、开痰散结之剂。

仲淳伏梁方

【文献出处】《顾松园医镜》

【原文摘录】治伏梁。属心经气血两虚，以致邪留不去。

茯神 远志 丹参 当归安神养血 郁金 乳香 没药 赤芍 玄胡 五灵脂活血行滞 菖蒲辛能四达，以散结邪

此安神养血、活血行滞之剂。

仲淳痞气方

【文献出处】《顾松园医镜》

【原文摘录】治痞气。属脾经气虚，及气壅所致。

人参 白芍健脾 木香 砂仁 橘红 香附理气 神曲 麦芽消滞

此健脾理气散滞之剂。

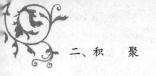

仲淳奔豚方

【文献出处】《顾松园医镜》

【原文摘录】治奔豚。属肾火虚衰，阴凝结气，上攻所致。

附子　肉桂温肾　沉香　砂仁　牛膝散结　人参　山药　茯苓　泽泻扶脾制邪

此温肾散结、扶脾制邪之剂。

三圣膏

【文献出处】《灵验良方汇编》

【原文摘录】贴积聚癥块。

石灰十两，筛过极细，炒红，用好醋熬成膏。入大黄末一两、官桂末五钱，搅匀以磁器收贮。用柿漆纸摊贴患处，火烘熨之。

奔豚丸

【文献出处】《医学心悟》

【原文摘录】川楝子煨去肉，一两　茯苓　橘核盐酒炒。各一两五钱　肉桂三钱　附子炮吴茱萸汤泡七次，各五钱　荔枝子煨，八钱　小茴香　木香各七钱

熬砂糖为丸，每服二钱，淡盐汤下。若有热者，去附、桂。

硇砂丸

【文献出处】《类证普济本事方释义》

【原文摘录】治一切积聚，停饮心痛。

硇砂　荆三棱别末　干姜　香白芷　巴豆去油。各半两　大黄别末　干漆各一两　木香青皮　胡椒各一分　槟榔　肉豆蔻各一个

上为细末，酽醋二升，煎巴豆五七沸，后下三棱、大黄末同煎五七沸，入硇砂同煎成稀膏。稠稀得所，便入诸药和匀，杵丸如绿豆大。年深气块，生姜汤下四五丸；食积，熟水下；白痢，干姜汤下；赤痢，甘草汤下；血痢，当归汤下，葱酒亦得。

缠金丹

【文献出处】《类证普济本事方释义》

【原文摘录】治五种积气及五噎，胸膈不快，停痰宿饮。

木香　丁香　沉香　槟榔　官桂　胡椒　硇砂研　白丁香　肉豆蔻　飞矾各一分　马兜铃　南木香　五灵脂　瓜蒌根　半夏各半两　朱砂三分，留半为衣

上为细末，入硇砂、朱砂二味同药研和匀，生姜汁煮糊丸如梧子大，朱砂为衣，每服三丸，生姜汤下，或干嚼萝卜下。

枳壳散

【文献出处】《类证普济本事方释义》

【原文摘录】治五种积气,三焦痞塞,胸膈满闷,背膂引疼,心腹膨胀,胁肋刺痛,食饮不下,噎塞不通,呕吐痰逆,口苦吞酸,羸瘦少力,短气烦闷。常服顺气宽中,消疟癖积聚,散惊忧恚气。

枳壳　荆三棱　橘皮　益智仁　蓬莪术　槟榔　肉桂各一两　干姜　厚朴　甘草　青皮　木香　肉豆蔻各半两

上为细末,每服二钱,水一盏,生姜三片,枣一个,同煎至七分,热服,盐点亦得,不拘时候。

诃子丸

【文献出处】《类证普济本事方释义》

【原文摘录】治伏积注气,发则喘闷。

诃子　白茯苓　桃仁　枳壳　桂心　槟榔　鳖甲　桔梗　白芍药　川芎　川乌　人参　橘红以上各等分

上为细末,炼蜜杵丸如梧子大,酒下二十丸,熟水亦得,不拘时候服。

感应丸

【文献出处】《类证普济本事方释义》

【原文摘录】治沉积。

丁香　木香各半两　干姜一两　百草霜二两,研　肉豆蔻二十个　巴豆七十个,取霜　杏仁一百四十个　煮酒腊糟四两　麻油一两,如冬月增半两,减腊糟半两

上以二香、姜、蔻为细末,并三味研极匀,炼油、腊糟和成剂,油纸裹,旋丸如绿豆大,熟水下五七丸。此药近年盛行于世,有数方,惟此方最高。予得之于王景长,用之有准。

化坚膏

【文献出处】《类证普济本事方释义》

【原文摘录】归尾四钱　鳖甲八钱　巴豆四钱,研　黄连四钱　三棱四钱　莪术四钱　山甲一两二钱　筋余①一钱

以上八味,用芝麻油一斤、净丹八两熬膏。

* 硼砂膏

【文献出处】《类证普济本事方释义》

【原文摘录】硼砂四两　硇砂四钱　阿魏六钱,炒,研　麝香二钱　人参四钱　三七四钱　山羊血四钱　肉桂四钱

---

① 筋余:即人指甲。

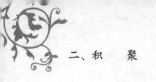

以上八味,研细,入膏,火化,搅匀,稍冷,倾入水盆,浸二三日,罐收,狗皮摊。皮硝水热洗皮肤,令透,拭干。生姜切,搽数十次,贴膏。一切癖块积聚,轻者一贴,重者两贴,全消。渐贴渐小,膏渐离皮,未消之处,则膏粘不脱。

积块丸

【文献出处】《兰台轨范》

【原文摘录】治癥瘕积聚,癖块虫积。

京三棱　莪术各用醋煨　自然铜　蛇含石各烧研。各二两　雄黄　蜈蚣各一钱二分,焙研　木香一钱半　铁华粉用粳米醋炒,一钱　辰砂　沉香各八分　冰片五分　芦荟　天竺黄　阿魏　全蝎焙干。各四钱

上为末,用雄猪胆汁丸如桐子大,每服七八分。诸虫皆效。

大七气汤

【文献出处】《金匮翼》

【原文摘录】气滞成积也,凡忧思郁怒,久不得解者,多成此疾。故王宇泰云:治积之法,理气为先,气既升降,津液流畅,积聚何由而生?丹溪乃谓气无形,不能作聚成积,只一消痰破血为主,误矣。天地间有形之物,每自无中生,何止积聚也。戴复庵只以一味大七气汤治一切积聚,其知此道欤?

香附一钱半　青皮　陈皮　桔梗　官桂　藿香　益智　莪术　三棱各一钱　甘草七分半

为末,每服四五钱,姜三斤,枣一枚,水煎服。

肝积肥气,用前汤煎熟待冷,却以铁器烧通红,以药淋之,乘热服。肺积息贲,用前汤加桑皮、半夏、杏仁各五分;心积伏梁,用前汤加石菖蒲、半夏各五分;脾积痞气,用前汤下红丸子;肾积奔豚,用前方倍桂,加茴香、炒楝子肉各五分,此《济生方》也。《指迷》有半夏,无三棱。《统旨》有元胡索、姜黄、草蔻,无桔梗。

溃坚汤

【文献出处】《一见能医》

【原文摘录】枳实一钱半　半夏一钱半　陈皮一钱半　当归二钱　白术三钱　香附三钱　厚朴一钱半　山楂三钱　砂仁八分　木香八分

溃坚丸依本方加海石、瓦楞子、鳖甲。各为细末,将阿魏用醋煮化,和煎药末,姜汁糊丸,桐子大,每服六十丸,酒下。

攻积丸

【文献出处】《杂病源流犀烛》

【原文摘录】攻伐。

吴萸　干姜　官桂　川乌各一两　黄连　橘红　槟榔　茯苓　厚朴　枳实　菖蒲　人参　沉香　桔梗　琥珀另研　元胡索　半夏曲各八钱　巴霜另研,五钱

皂角六两,煎汁泛丸,每八分,加至一钱,姜汤下

增损五积丸

【文献出处】《杂病源流犀烛》

【原文摘录】总治五积。

黄连肝积五钱,脾肾积七,心肺积两半　厚朴肝心肺积五钱,脾肾积八钱　川乌肝肺积一钱,心肾脾积五钱　干姜肝心积五分,肺脾肾积钱半　人参肝心脾肺积二钱,肾积五分　茯苓钱半　巴霜五分

蜜丸,服法亦照五积丸。

如肝积,另加柴胡一两,川椒四钱,蓬术三钱,皂角、昆布各二钱半。

如心积,另加黄芩三钱,肉桂、茯神、丹参各一钱,菖蒲五分。

如肺积,另加桔梗、三棱、天冬、青皮、陈皮、蔻仁各一钱,紫菀、川椒各钱半。

如脾积,另加吴萸、黄芩、砂仁各二钱,泽泻、茵陈各一钱,川椒五分。

肾积,另加元胡索三钱,苦楝肉、全蝎、附子、独活各一钱,泽泻、菖蒲各二钱,肉桂三分,母丁香五分。

此方兼治一切积块,不拘脐上下左右通用。

化积丸

【文献出处】《杂病源流犀烛》

【原文摘录】通治诸积。

三棱　蓬术　阿魏　海浮石　香附　雄黄　槟榔　苏木　瓦楞子　五灵脂

水丸。

大七气汤

【文献出处】《妇科冰鉴》

【原文摘录】三棱　莪茂各煨切　青皮去穰　陈皮去白　木香　藿香　益智仁　桔梗　肉桂　甘草炙。各七钱五分

每服五钱,水二盏,煎一盏,食前温服。

芎归六君汤

【文献出处】《妇科冰鉴》

【原文摘录】人参　白术土炒　白苓　橘皮　半夏姜制　炙草　川芎　当归

姜,冬水煎服。

乌药散

【文献出处】《妇科冰鉴》

【原文摘录】乌药　莪茂　桂心　当归炒　桃仁　青皮　木香各等分

上为末,每服二钱,热酒调下。

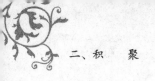

血竭散

【文献出处】《妇科冰鉴》

【原文摘录】真血竭如无,紫矿代　当归　赤芍药　蒲黄　延胡索各等分

上研极细末,每服一钱,用童便合好酒半大盏,煎一沸,温调下方,产下时一服,上床良久再服,其恶血自循经下行,不致冲上,免生百病。

助气丸

【文献出处】《妇科冰鉴》

【原文摘录】三棱　莪茂各用湿纸包,灰火中煨透,切片,各二斤　青皮去穰,醋炒　陈皮去白白术各十五两。土炒　枳壳麸炒　槟榔　木香各十两

上为末,糊丸桐子大,每服五十,空滚水下。

开郁正元散

【文献出处】《妇科冰鉴》

【原文摘录】白术　陈皮　青皮　香附　山楂　海粉　桔梗　茯苓　砂仁　延胡　麦芽　甘草　神曲各等分。炒

上锉,每服一两,生姜三片,水煎服。

桃奴散

【文献出处】《妇科冰鉴》

【原文摘录】桃奴炒,即桃树上未熟不落之干桃子也　雄鼠粪炒,两头尖者是　延胡索　肉桂五灵脂　香附　缩砂仁　桃仁各等分

上为末,每服三钱,温酒调下。

葱白散

【文献出处】《妇科冰鉴》

【原文摘录】当归　熟地　赤芍　川芎　人参　茯苓　枳壳　肉桂　厚朴　干姜　木香　青皮　莪茂　三棱　茄香　神曲　麦芽　苦楝子各等分

上末,加葱白三寸,食盐五分,煎服三钱。大便结燥者,去盐加大黄;大便自利加诃子。

乌鸡丸

【文献出处】《妇科冰鉴》

【原文摘录】乌骨雄鸡一只,要白毛者　乌药　蛇床子　丹皮　人参　白术　黄芪各一两苍术一两五钱,米泔浸,切焙　海桐皮　肉桂去粗皮　附子制　川乌制　红花　白芍　莪术　陈皮各一两　延胡索　木香　肉蔻　熟地焙　琥珀　草果各一两五钱

上药细锉,将鸡汤拭去毛及肠肚,放药于内,用新磁瓶以好酒一斗同煮,令干,去鸡骨,以

油单盛,焙干为细末,炼蜜和丸,如桐子大,每服三十丸。

当归散

【文献出处】《妇科冰鉴》

【原文摘录】当归　川芎各二钱　鳖甲三钱,醋炙　吴萸　桃仁十五粒　赤芍　肉桂各一钱　槟榔　青皮各八分　木香　莪茂　川大黄各七分

上为末,每服一钱,水一盏,入于胭脂一钱,同煎六分服,食后。

益气养荣汤

【文献出处】《罗氏会约医镜》

【原文摘录】治产后气血虚弱,风冷所乘,搏于脏腑,积聚为患者也。

人参　当归四钱　香附醋炒,二钱　干漆捶碎,炒令烟尽,钱半　干姜炒　肉桂各一钱　陈皮去白,七分

水煎服。如无参者,加黄芪蜜炒三五钱。如坚结不能化者,加三棱醋炒钱半、莪术火炮钱半。或多服不应,须用丸药渐磨之法。

* 消坚丸

【文献出处】《罗氏会约医镜》

【原文摘录】治积块坚结,渐磨自化。

熟地　香附醋炒　归身各二两　枣皮　肉桂　川芎　三棱煨,醋炒　莪术醋炒　鳖甲醋炙　桃仁去皮　元胡　补骨脂各一两　五灵脂两半　广木香六钱　丹皮两半

共为末,蜜丸,用去白陈皮汤下五十丸。

三棱煎

【文献出处】《彤园妇人科》

【原文摘录】治血癥、血瘕、食积、痰聚。

三棱　莪术　青皮俱醋炒　炒麦芽　神曲　法半等分,研末

煮醋糊为小丸,姜汤每下二钱,日三服。

保合丸

【文献出处】《彤园妇人科》

【原文摘录】虚人积聚癥瘕,久服自效。

炙白术二两　茯苓　陈皮　法半　酒炒香附各一两　姜炒厚朴　面炒枳实　姜炒川连　酒炒条芩　醋炒三棱　莪术　炒萝葡子　炒神曲　炒麦芽　制苍术　山楂肉　连翘各五钱　炙草　木香各三钱

晒研极细,姜汁糊为小丸,白汤下二钱,日三服。

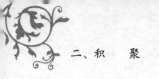

河间方

【文献出处】《彤园妇人科》

【原文摘录】治产后诸积，不任攻伐，用此去热养阴，积聚自消。

酒洗白芍三钱　酒炒条芩钱半　茯苓二钱　生姜三片

日三服。

四神散

【文献出处】《彤园妇人科》

【原文摘录】治产后瘀血不消，积聚成块，心腹切痛。

当归　川芎　赤芍　炮黑姜等分

晒研极细，每用酒调三钱，日二服，或煎服。

济阴方

【文献出处】《彤园妇人科》

【原文摘录】治血瘕积聚，脐下胀痛发热，食少倦怠。

当归二两　酒炒赤芍　炒蒲黄　炒元胡　桂心　血竭各一两

晒研极细，每用酒调二钱，日二服。

加味平胃散

【文献出处】《医学实在易》

【原文摘录】治积气痞块、癥瘕等症。

苍术　陈皮　厚朴　甘草　瞿麦　麦芽　川芎各五钱　沉香　木香各一钱五分　大黄酒浸，三两

共为末，每服三钱，姜汤下。忌油腻动风之物及房事一月。药须黄昏服，勿食晚饭，大小便见恶物为度。加减详本论。

攻积丸

【文献出处】《古今医彻》

【原文摘录】以攻积丸累累加用，倍入人参汤监之，贫者以白术膏代之，必使元气胜乎邪气，而邪自无容留地。否则专补元气，复其健运之常，则所积者、所聚者，将不攻而自走。又必须其人善自珍摄，爱护生命，而后可与施此术也。苟不然者，亦终无如何矣。

人参　京三棱醋煮　蓬术醋煮　菟丝子酒煮　桃仁　当归　香附醋煮　黄连土炒　青皮醋炒　枳实麸炒　茯苓　半夏各一两　炮姜五钱　泽泻七钱　肉桂一两，不见火

上为末，神曲为丸，浓煎人参汤下，每服二钱，不拘时服。

* 针灸方

【文献出处】《针灸逢源》

【原文摘录】胁下积气。

期门　章门　尺泽治肺积　行间治肝积

伏梁治环脐而痛。

中脘　治贲豚气,从少腹起,气上冲胸腹痛。

肾俞　章门　气海　关元　中极　治痞块,气壅塞为痞。凡人饮食无节,以致阳明胃气一有所逆,则阴寒之气得以乘之,而脾不及化,则胃络所出之道以渐留滞,结成痞块,必在肠胃之外,膈膜之间,故宜用灸以拔其结络之根。

上脘　中脘　通谷　期门灸积块在上者　肾俞　天枢　章门　气海　关元　中极灸积块在下者　脾俞　梁门灸诸痞块

凡灸宜先上而后下,皆先灸七壮,或十四壮以后渐次增加,多灸为妙,以上诸穴择宜用之。然有不可按穴者,如痞之最坚处,或头或尾,或突或动处,但察其脉络所由者,皆当灸之。火力所到,则其坚聚之气自然以渐解散。第灸痞之法,非一次便能必效,须择其要处,至再至三,连次陆续灸之,无有不愈者。

一治痞须灸痞根,在脊骨十三椎下当中点记,两旁各开三寸半,以指揣摸觉微有动脉,此即痞根也。多灸左边,或左右俱灸,或患左灸右,患右灸左,皆效。长桑君针积块癥瘕法,先于块中针之,甚者又于块头一针,块尾一针,讫以艾灸之立应。块头二七壮,块中三七壮,块尾七壮。

* 干漆丸

【文献出处】《验方新编》

【原文摘录】干漆一两,捣碎炒至烟尽为度,研末,醋煮面糊为丸如梧子大,每服五丸至九丸,热酒送下。

又方

【文献出处】《验方新编》

【原文摘录】元胡索、当归、乳香、没药、良姜、五灵脂各五钱,共为细末,每服三钱,烧酒送下。

* 陈酱茄膏

【文献出处】《四科简效方》

【原文摘录】陈酱茄烧存性,入麝香、轻粉少许,猪油调贴。

* 黄白膏

【文献出处】《四科简效方》

【原文摘录】雄黄、白矾各一两,共研,面糊调膏,摊贴患处,重者再贴必消。

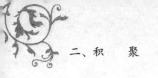

* 消积饼

【文献出处】《四科简效方》

【原文摘录】皮硝一两　大黄末八分

独蒜一个,捣饼贴之,以消为度。

* 痰积针灸方

【文献出处】《勉学堂针灸集成》

【原文摘录】痰积成块　肺俞百壮,期门三壮。

奔豚气　小腹痛也,气海百壮,期门三壮,独阴五壮,章门百壮,肾俞年壮,太冲、太溪、三阴交、甲根各三壮。

小腹积聚,腰脊周痹,咳嗽,大便难　肾俞以年壮,肺俞、大肠俞、肝俞、太冲各七壮,中泉、独阴、曲池。

腹中积聚,气行上下　中极百壮,悬枢三壮,在第十三椎节下间,伏而取之。

痛气随往随针,敷缸灸必以三棱针。缸灸之法在腹部。

* 痞块针灸方

【文献出处】《勉学堂针灸集成》

【原文摘录】专治痞根,穴在十二椎下两旁各三寸半,多灸左边。若左右俱有块,并灸左右。

又方:块头上一穴针入二寸半,灸二七壮;块中一穴针入一二寸,灸三七壮;块尾一穴针入三寸半,灸七壮。

脐下结块如盆　关元、间使各三十壮,太冲、太溪、三阴交各三壮,肾俞以年壮,独阴五壮。

伏梁及奔豚积聚　章门、脾俞、三焦俞、中脘、独阴、太冲。

太无神功散

【文献出处】《医方简义》

【原文摘录】治痞满积聚,嗳气食滞,痰郁血郁,心肝脾肺肾五积,干血痨损,癥瘕等症。

萹蓄　瞿麦　麦芽各五钱　神曲三钱　沉香　木香各一钱五分　甘草五钱　制军二两

共为细末服之,每服二三钱,灯心竹叶煎汤,稍加陈酒调服。凡妇人干血症,用红花汤调下;痰积用橘红汤,加酒调下。肝积名肥气,用柴胡、青皮各一钱,泡汤加酒调下;肺积名息贲,用合欢皮、百合各二钱,泡汤加酒调下;心积名伏梁,用石菖蒲、厚朴各一钱,煎汤加酒调下;脾积名痞气,用厚朴、天仙藤各一钱,煎汤调下;肾积名奔豚,用花椒五十粒泡汤调下。如瘕与癥,俱用酒调下可也。

金匮奔豚汤

【文献出处】《张氏医通》

【原文摘录】治肾积上贲犯肺,喘胀发热。

甘草　芎劳　白芍　当归　黄芩各一钱　半夏　甘李根白皮　葛根各二钱　生姜三片

上九味,水煎,温分四服,日三夜一。以积下小腹减为度。不应,加戎盐一字。《千金》无甘草、黄芩,有吴茱萸、石膏、人参、茯苓、桂心。

赤丸

【文献出处】《张氏医通》引《金匮》

【原文摘录】治寒积厥冷。

茯苓　半夏各四两。一方用桂　乌头二枚。炮　细辛一两。《千金》作人参

上四味为末,纳真朱即朱砂为色,蜜丸如麻子大,先食酒下三丸,日再夜一服,不知稍增,以知为度。《千金》无半夏,有附子、桂心、射罔。

乔氏阴阳攻积丸

【文献出处】《张氏医通》

【原文摘录】治寒热诸积。

吴茱萸　干姜炮　观桂　川乌炮　黄连姜汁拌炒　半夏姜制　茯苓　延胡索　人参各一两　沉香另研　琥珀另研。各五钱　巴豆霜另研。一钱

为末,皂角四两煎汁,糊丸桐子大,每服八分,加至一钱五分,姜汤下。与脾胃药间服。

木香通气散

【文献出处】《张氏医通》

【原文摘录】治寒气成积,腹痛坚满不可忍。

木香　戎盐　三棱炮。各半两　厚朴姜制,一两　枳实炒　甘草炙。各三钱　干姜炮　蓬术煨。各二钱

为散,每服三钱,食前,淡姜汤调下。

三因化气散

【文献出处】《张氏医通》

【原文摘录】治息积上下贲胀。

肉桂勿见火　蓬术煨　青皮炒　陈皮　干姜炮　沉香另研,勿见火。各五钱　木香　甘草炙　丁香　胡椒　砂仁炒。各二钱　茴香炒,四钱

为散,每服三钱,姜、苏、盐汤调下。妇人,醋汤调服。

阿魏膏

【文献出处】《张氏医通》

【原文摘录】治一切痞块。

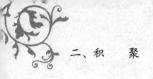

羌活 独活 黑参 观桂 赤芍 穿山甲炮 生地黄 猳①鼠粪 大黄 白芷 天麻各五分 红花 槐柳枝各三钱 土木鳖二十枚,去壳

上用真麻油二斤浸,春五夏三秋七冬十日,煎黑去滓,入乱发鸡子大一握,再熬滤清,徐下真黄丹煎,较软硬得中,入芒硝、阿魏、乳香、没药各五钱,取起离火,再入苏合香油半两,麝香三钱,调匀成膏,瓷器收藏,临用时取两许,摊大红纻②上贴患处,内服健脾消积开郁药。凡贴膏须正当痞块,不可偏,偏则随药少处遁去,即不得力,贴后以绵纸掩,用芒硝随患处铺半指厚,用热熨斗熨一时许,日熨三次,硝耗再加,月余药力尽,其膏自脱便愈,年久者连用二膏,无不消尽。若是肝积见于左胁,加芦荟末和硝熨之,倘积去,于所遁处再贴一膏,必仍归旧窠矣。

三圣膏

【文献出处】《疑难急症简方》

【原文摘录】贴积聚,五脏之积为积,六腑之聚为聚。积有定位,聚无常处;积如杯覆有定处,聚亦如杯覆而无定处也。诸痞胸膈闷而不痛。《医级》。

石灰十两,炒红,醋熬成膏 官桂五钱 锦纹大黄二两

共末搅匀,磁瓶收藏,以柿漆纸小布摊贴。

化铁膏

【文献出处】《疑难急症简方》

【原文摘录】治积块久不愈者。

肥皂 姜各四两 葱 独蒜各半斤,各捣烂 皮硝半斤,化水 大黄末四两

先将肥皂熬膏,入硝水再熬,次入葱、蒜、姜,熬至三炷香,滤去渣,后入大黄,搅匀成膏,另以醋炒麦粉黑,再入醋,同前药再熬成膏,用纸布摊贴积块上,神效。

* 化痞膏

【文献出处】《疑难急症简方》

【原文摘录】一切痞块。

水红花子在水边,一碗,研碎

水数碗,桑柴火熬成膏,量痞大小,用纸布摊贴。

* 消积丸

【文献出处】《疑难急症简方》

【原文摘录】积聚痰气痞胀。各家。

黑丑炒,二两 香附炒 五灵脂各一两

---

① 猳(jiā):雄性动物。

② 纻(zhù):苎麻纤维织成的布。

共末醋糊丸,桐子大,每服二十丸,食后姜汤下。

琥珀膏

【文献出处】《疑难急症简方》
【原文摘录】贴积块。医学。

大黄　朴硝各一两

共末,大蒜捣成膏,贴之。

* 红花饼

【文献出处】《疑难急症简方》
【原文摘录】痞块。玉历。

鲜水红花即水边蓼

同老蒜打烂,加皮硝一二两捣成饼,比块大一围,放痞上,用布扎紧,干则再换,痞自消。

* 猪脾方

【文献出处】《疑难急症简方》
【原文摘录】脾积痞块。

猪脾七个

每个用新针刺烂,以皮硝一钱擦之,盛磁器内七日,用铁器焙干。又水红花子七钱,同杵为末,温酒空肚调下。一年以下者,一服愈;五年以下者,两服;十年以下者,三服。

三棱煎丸

【文献出处】《疑难急症简方》引《医鉴》
【原文摘录】治饮食过伤,诸般积块。又治妇人血块,干血气,及经闭不通。

大黄八两,醋浸焙末　三棱末　莪术煨末。各一两

醋熬干为丸,绿豆大,每服二三十丸,食后白汤送下。

* 消痞丸

【文献出处】《疑难急症简方》
【原文摘录】大小人痞积,时痛难忍,并远近恶积,服之神效。各家。

乌梅三枚,去核　巴豆十八粒,去衣油　胡椒五十四粒

共研烂,或加水为丸,绿豆大,大人每服十丸,或十三丸,小人九丸或七丸,空心,白汤下。

化坚丸

【文献出处】《医学摘粹》
【原文摘录】内积在脏腑者,以化坚丸主之。外积在经络者,以化坚膏敷之。

甘草二两　丹皮三两　橘皮三两　桃仁三两　杏仁三两　桂枝三两

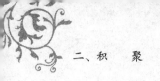

炼蜜陈醋丸，酸枣大，米饮下三五丸，日二次。若癥瘕结硬难消，须用破坚化癖之品。内寒加巴豆、川椒；内热加芒硝、大黄。如左积者，血多而气少，加鳖甲、牡蛎；右聚者，气多而血少，加枳实、厚朴。其内在脏腑者，可以丸愈；外在经络者，以膏药消之。

化坚膏

【文献出处】《医学摘粹》

【原文摘录】归尾四钱　鳖甲八钱　巴豆四钱，研　黄连四钱　三棱四钱　莪术四钱　山甲一两二钱　筋余即人爪甲，一钱

以上八味，用芝麻油一斤，净丹八两，熬膏。

硼砂四钱　硇砂四钱　阿魏六钱，炒，研　麝香二钱　人参四钱　三七四钱　山羊血四钱肉桂四钱

以上八味，研细入膏，火化搅匀。稍冷倾入水盆，浸二三日，罐收，狗皮摊。皮硝水热洗皮肤令透，拭干，生姜切搽数十次，贴膏。一切癖块积聚，轻者一帖，重者两帖，全消。渐贴渐小，膏渐离皮，未消之处，则膏粘不脱。忌一切发病诸物，惟猪、犬、鸭、凫、有鳞河鱼、蒜、韭、米面不忌，其余海味，鸡、羊、黄瓜，凡有宿根之物，皆忌。若无鳞鱼、天鹅肉、母猪、荞麦、马齿苋，则忌之终身，犯之病根立发。若癖块重发，则不可拔矣。

名　案

扁鹊心书[105]

一人脾气虚，致积气留于胁下，两肋常如流水，多服草神丹而愈。脾虚致积，当用温行，水流胁下，更仗温化。　（老人两胁痛）

卫生宝鉴[106]

客有病痞者，积于其中，伏而不得下，自外至者捍而不得纳，从医而问之，曰：非下之不可。归而饮其药，既饮而暴下，不终日而向之伏者散而无余，向之捍者柔而不支，焦膈导达，呼吸开利，快然若未始有疾者。不数日痞复作，投以故药，其快然也亦如初。自是不逾月，而痞五作而五下，每下辄愈，然客之气，一语而三引，体不劳而汗，股不步而栗，肤革无所耗于前，而其中柔然莫知其所来，嗟夫！心痞非下不可已，予从而下之，术未爽也，茶然独何如？闻楚之南有良医焉，往而问之，医叹曰：子无怪是茶然①者也，凡子之术固而是茶然也。坐，吾语汝：且天下之理，有甚快于吾心者，其末必有伤。求无伤于终者，则初无望其快于吾心。夫阴伏而阳蓄，气与血不运而为痞，横乎子之胸中者，其累大矣。击而去之，不须臾而除甚大之累，和平之物，不能为也，必将击搏震挠而后可。夫人之和气，冲然而甚微，泪乎其易危，击搏震挠之功未成，而子之和盖已病矣。由是观之，则子之痞凡一快者，子之和一伤矣。不终月

---

① 茶（niè）然：形容衰落不振。

而快者五,子之和平之气不既索乎? 故体不劳而汗,股不步而栗,茶然如不可终日也。且将去子之痞而无害于和也。子归燕居三月,而后与之药可为也。客归三月,斋戒而复请之。医曰:子之气少复矣。取药而授之曰:服之,三月而疾少平,又三月而少康,终年而复常,且饮药不得亟进。客归而行其说。然其初使人满然而迟之,盖三投药而三反之也。然日不见其所攻之效,久较则月异而时不同,盖终岁而疾平。客谒医,再拜而谢之,坐而问其故。医曰:是医国之说也。岂特医之于疾哉? 子独不见秦之治民乎? 悍而不听分,堕而不勤事,放而不畏法。令之不听,治之不变,则秦之民尝痞矣。商君见其痞也,厉以刑法,威而斩伐,悍厉猛鸷,不贷毫发,痛划而力锄之。于是乎秦之政如建瓴,流通四达,无敢或拒,而秦之痞尝一快矣。自孝公以至二世也,凡几痞而几快矣,顽者已圮①,强者已柔,而秦之民无欢心矣。《史记·商公传》:孝公用卫鞅欲变法。孝公曰:善,卒定变法之令:令民为什五而相守,司连坐。不告奸者腰斩,告奸者与斩敌首同赏,匿奸者与降敌同罚。故猛政一快者,欢心一亡,积快而不已,而秦之四支枵然,徒具其物而已,民心日离而君孤立于上,故匹夫大呼,不终日而百疾皆起。秦欲运其手足肩膂,而漠然不我应,故秦之已者,是好为快者之过也。昔者先王之民,其初亦尝痞矣。先王岂不知奢然击去之以为速也? 惟其有伤于终也,故不敢求快于吾心,优柔而抚存之,教以仁义,导以礼乐,阴解其乱而除去其滞。旁视而满然有之矣,然月计之,岁察之,前岁之俗,非今岁之俗也,不击不搏,无所忤逆,是以日去其戾气而不婴其欢心。于是政成教达,安乐久而无后患矣。是以三代之治,皆更数圣人,历数百年,而后俗成。则予之药终年而愈疾,盖无足怪也。故曰天下之理,有快于吾心者,其末也必有伤。求无伤于其终,则初无望其快吾心。虽然,岂独于治天下哉? 客再拜而记其说。(卷十三·烦躁门·药戒)

真定总管董公长孙,年十一岁,病癖积。左胁下硬如覆手,肚大青筋,发热肌热,咳嗽自汗,日晡尤甚,牙疳臭恶,宣露出血,四肢困倦,饮食减少。病甚危笃,召太医刘仲安先生治之,约百日可愈。先与沉香海金沙丸一服,下秽物两三行。次日,合塌气丸服之。十日,复以沉香海金沙丸再利之。又令服塌气丸,如此互换,服至月余,其癖减半,未及百日良愈。近年多有此疾,服此愈之者多,录之以救将来之病者也。

塌气丸:治中满下虚,单腹胀满虚损者。

陈皮　萝卜子炒。各半两　木香　胡椒各三钱　草豆蔻去皮　青皮各三钱　蝎梢去毒,二钱半

上为末,糊丸如桐子大,每服三十丸,米饮下,食后,日三服。白粥百日,重者一年。小儿丸如麻子大,桑白皮汤下十丸,日三服。大人丸如桐子大,每服四十丸。如阴囊洪肿冰冷,用沧盐、干姜、白面为末各三钱,水和膏子摊纸上,涂阴囊上。(卷十九·小儿门·癖积治验)

真定王君用,年一十九岁,病积,脐左连胁如覆杯,腹胀如鼓,多青络脉,喘不能卧。时值暑雨,加之自利完谷,日晡潮热,夜有盗汗,以危急来求。予往视之,脉得浮数,按之有力,谓病家曰:凡治积非有毒之剂攻之则不可,今脉虚弱如此,岂敢以常法治之? 遂投分渗益胃之

---

① 圮(pǐ):毁灭,断绝。

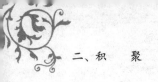

剂,数服而清便自调。杂以升降阴阳,进食和气,而腹大减,胃气稍平,间以削之,不月余良愈。先师尝曰:洁古老人有云,养正积自除,犹之满坐皆君子,纵有一小人,自无容地而出。今令真气实,胃气强,积自消矣。洁古之言,岂欺我哉?《内经》云:大积大聚,衰其大半而止。满实中有积气,大毒之剂尚不可过,况虚中有积者乎? 此亦治积之一端也。邪正虚实,宜精审焉。(卷十四·腹中积聚·养正积自除)

外科心法[107]

黄恭人,腹内一块,不时作痛,痛则人事不知,良久方苏,诸药不应。诊其脉沉细,则非疮毒。刘河间云:失笑散治疝气,及妇人血气痛欲死,并效。与一服,痛去六七,再而平。此药治产后心痛、腹绞痛及儿枕痛,尤妙。(腹痛)

名医类案

汾州王氏得病,右胁有声如虾蟆,常欲手按之,不则有声,声相接,群医莫能辨。诣留阳山人赵峦诊之,赵曰:此因惊气入于脏腑,不治而成疾,故常作声。王氏曰:因边水行次有大虾蟆,跃高数尺,蓦作一声,忽惊叫,便觉右胁牵痛,自后作声尚似虾蟆也,久未瘥。峦乃诊王氏脉,有关脉伏结。结,积病也,故正作积病治,用六神丹,泄下青涎类虾蟆之衣,遂瘥。《名医录》。(癥瘕)

一人年六十,素好酒,因暑忽足冷过膝,上脘有块如拳,引胁痛,不可眠,食减不渴。已服生料五积散三帖,脉沉涩数小而右甚,便赤。用大承气汤,大黄减半而熟炒,加黄连、芍药、川芎、干葛、甘草,作汤,以栝蒌仁、半夏、黄连、贝母为丸,吞之,至二十帖,足冷退,块减半,遂止药,半月而愈。(积块)

一人茶癖,用石膏、黄芩、升麻为末,砂糖水调服,愈。

一人年近三十,旧因饱食牛肉豆腐,患呕吐,即次饮食不节,左胁下生块,渐大如掌,痛发则见,痛止则伏。其人性急,脉弦数,块上不可按,按之愈痛,时吐酸苦水。或作肾气治。朱曰:非也。此足太阴有食积与湿痰。遂投烧荔枝核二枚,炒山栀五枚去皮,炒枳核十五枚去壳,山楂九枚,炒茱萸九枚,人参一钱,细研,取急流水一盏煎沸,入生姜汁令辣,食前通酒热服,与六帖,吐二帖,服四帖。与此药且止其痛,却与消块药,用半夏末六钱,皂角六个,黄连半两炒,石碱二钱,另研,上以皂角水煮取汁,拌半夏末,晒干,同为末,以糖球膏为丸胡椒大,每服百丸,姜汤下,数日愈。

一人正月发痧,因此有块在脐边,或举发,起则痛,伏则不痛,有时自隐痛。自灸脐中。脉甚弦,右手伏,重按则略数。此蕴热,因春欲汗解,而气弱不能自发为汗,复郁,又因食不节,热挟食,所以成块。宜以保和丸二十、温中丸二十、抑青丸二十,白术木通三棱汤下之。

一妇死血、食积、痰饮成块在胁，动作雷鸣，嘈杂眩晕，身热时作时止。以台芎、山栀炒、三棱、莪术，并醋煮，桃仁去皮尖、青皮、麦皮面各五钱，黄连一两，半用吴萸炒，半用益智炒，去萸、益不用。山楂、香附各一两，萝卜子一两半，炊饼丸服。（积块）

刘仲安治真定总兵董公之孙，年二十余，病癖积，左胁下硬如覆手，肚大青筋，发热肌热，咳嗽自汗，日晡尤甚，牙疳臭恶，宣露出血，四肢困倦，饮食减少，病甚危。刘先以沉香二钱，海金沙、轻粉各一钱，牵牛末一两，为末，研独头蒜如泥，丸如桐子大，名曰沉香海金沙丸，每服五十丸，煎灯草汤送下，下秽物两三行。次日以陈皮、萝卜子炒各半两，木香、胡椒、草豆蔻去皮、青皮各三钱，蝎梢去毒二钱半，为末，糊丸梧子大，每服米饮下三十丸，名曰塌气丸。服之十日，复以沉香海金沙丸再利之，又令服塌气丸，如此互换，服至月余，其癖减半，百日良愈。（积块）

一兵官食粉多成积，师以积气丸、杏仁相半，细研，为丸五丸，熟水下，数服愈。今厨家索粉与掉粉，不得近杏仁，近之则烂，可征也。（积块）

证治准绳

张戴人过谯，遇一卒，说出妻事。戴人问其故，答曰：吾妇为室女时，心下有冷积如覆杯，按之如水声，以热手熨之如冰，娶来已十五年矣，恐断我嗣，是故弃之。戴人曰：公勿黜①也，如用吾药，病可除，孕可得。卒从之。戴人诊其脉，沉而迟，尺脉洪大而有力，非无子之候也，可不逾年而孕。其良人笑曰：试之。先以三圣散吐涎一斗，心下平软，次服白术调中汤、五苓散，后以四物汤和之，不再月气血合度，数月而娠二子。戴人尝曰：用吾此法，无不妇。此言不诬。三圣散用防风、瓜蒂各三两，藜芦一两，为粗末，以齑汁煎服。制煎法，详见《儒门事亲》。白术调中汤用白术、茯苓、泽泻、橘红各半两，甘草一两，干姜、官桂、砂仁、藿香各二钱半，为末，白汤化蜜调服二钱，无时。五苓散见伤寒渴门。　（女科·卷之三·杂证门下·积聚癥痕）

阳夏张主簿之妻，病肥气，初如酒杯大，发寒热十五余年，后因性急悲感，病益甚，惟心下三指许无病，满腹如石片，不能坐卧，针灸匝矣，徒劳人耳。乃邀戴人诊之曰：此肥气也。得之季夏戊己日，在左胁下如覆杯，久不愈，令人发痎疟。以瓜蒂散吐之鱼腥黄涎约一二缶，至夜继用舟车丸、通经散投之，五更黄涎脓水相半五六行，凡有积处皆觉痛，后用白术散、当归散和血流经之药，如斯涌泄，凡三四次方愈。瓜蒂散、舟车丸，方见杂病伤食、痰饮二门。通经散用橘红、当归、甘遂，以面包不令透水，煮百余沸，用冷水浸过，去面晒干，三味各等分为细末，每服三钱，临卧温淡酒调下。白术散：白术、黄芩、当归各等分为末，每服二三钱，水煎，食前服。当归散：当归、杜蒺藜等分为末，米饮调服，食前。此吐下兼施，且甘遂等逐水太峻，用者审之。　（女科·卷之三·杂证门下·积聚癥痕）

---

① 黜（chù）：罢免。

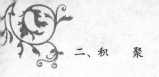

一妇人内热作渴，饮食少思，腹内初如鸡卵，渐大四寸许，经水三月一至，肢体消瘦，齿颊似疮，脉洪数而虚，左关尤甚。此肝脾郁结之证，外贴阿魏膏，午前用补中益气汤杂病伤劳倦，午后用加味归脾汤即归脾加山栀、丹皮，两月许，肝火稍退，脾土少健，午前补中益气下六味丸杂病虚劳，午后逍遥散调经下归脾丸，又月余，日用芦荟丸本门之末二服，空心以逍遥散下，日晡以归脾汤下。喜其谨疾，调理年余而愈。（女科·卷之三·杂证门下·积聚癥痕）

一妇人腹内一块，不时上攻，或作痛有声，或吞酸痞闷，月经不调，小便不利，二年余矣，面色青黄。余以为肝脾气滞，以六君加芎、归、柴胡、炒连、木香、吴茱各少许，二剂，却与归脾汤送下芦荟丸。三月余，肝脾和而诸证退，又与调中益气汤加茯苓、牡丹皮，中气健而经自调。（女科·卷之三·杂证门下·积聚癥痕）

一妇人性多郁善怒，勤于女工，小腹内结一块，或作痛，或痞闷，月经不调，恪服伐肝之剂，内热寒热，胸膈不利，饮食不甘，形体日瘦，牙龈蚀烂。此脾土不能生肺金，肺金不能生肾水，肾水不能生肝木，当滋化源。用补中益气汤、六味丸，至仲春而愈。

一妇人经候过期，发热倦怠，或用四物、黄连之类，反两月一度，且少而成块；又用峻药通之，两目如帛所蔽。余曰：脾为诸阴之首，目为血脉之宗，此脾伤五脏皆为失所，不能归于目也。遂用补中益气、《济生》归脾二汤，专主脾胃，年余而愈。

松江太守何恭人，性善怒，腹结一块，年余上腭蚀透，血气虚极，时季冬，肝脉洪数，按之弦紧。或用伐肝木、清胃火之药。余曰：真气虚而邪气实也，恐伐肝木至春不能发生耳。用八珍汤以生气血，用地黄丸以滋肾水，肝脉顿退。因大怒耳内出血，肝脉仍大，烦热作渴，此无根之火也。仍以前药加肉桂二剂，脉敛热退。复因大怒，果卒于季冬辛巳日，乃金克木故也。（女科·卷之三·杂证门下·积聚癥痕）

寿世保元

一戴雷门夫人，年近三旬，患腹左有一大块，坚硬如石。有时作痛，肚腹膨闷。经水不调或前或后，或多或少，或闭而不通，白带频下，夜间发热，脉急数。予以千金化铁丸。

当归酒炒，一两半　白芍酒炒，一两半　川芎七钱　怀生地酒洗，一两半　白术去芦炒，一两半　白茯苓去皮，一两　陈皮去白，一两　青皮七钱半　半夏姜汁炒，一两　枳实麸炒，七钱五分　木香炒，七钱五分　香附炒，一两　槟榔五钱　萝卜子炒，五钱　三棱炒，五钱　红花五钱　干漆炒令烟尽，五钱　桃仁去皮尖，五钱　莪术醋炒，一两五钱　硇砂为末，瓷器内煨过，五钱　琥珀五钱

上为细末，醋打面糊为丸，如梧桐子大，每服三钱，白汤送下。早晚各进一服，服尽药，其块潜消，经水即调，而后孕生一女也。（卷三·积聚）

陆氏三世医验 [108]

养正胜邪治验二六

梅先之，年二十五岁，右胁间患一块，用棱术等药峻剂攻之年余，遂饮食减半，且飧泄潮热盗汗，而块反觉日大。予诊其脉，左浮而数，右沉而弦。予曰：浮数者，血虚有火也，应热

与汗;沉弦者,木气乘脾也,应泄与块。先之欲急去其块。予曰:块久未尝为患,因峻攻正气致虚,所以邪气反盛。今只宜先培元气,俟泄止汗收食进,次养血以退热,血气充足后,议消导其块。若攻补兼施,未必获效,至纯用攻击,尤非所宜。因用人参、黄芪、白术、茯苓、枣仁、炙草、豆蔻、木香、白芍药、姜、枣,煎服数剂,泄减,胃气稍开。至二十剂,大便结实,饮食觉有味,病初盗汗,合眼即出而且多,今但间作而甚少,潮热亦不常发矣。块不见进退,而汗与热未能全止。改用清气养荣汤,加人参、白术之半,又药二十剂,后间以消痞丸投之,或二日一服,或五日一服,调理三月而块始消大半。因止消痞丸,纯以补养气血之药投之,半年而块无踪迹矣。

　　陆阊生曰:但言患块而不言作痛作胀,块未为祟,乃峻攻之,以致元气削乏,泄汗交作,亦危矣,而犹欲攻块,抑何不知轻重缓急也。先生始用益气,继兼养血,正洁古所谓满座皆君子,使小人无所容地之法也。迨气血充盈,而消块不必求其尽,又《内经》所谓大积大聚,衰其大半而止之法也。后只培养元气,血块自然失去,盖正胜而邪自却也。(卷之三)

　　块因补消治验三二

　　费台简令堂,年五十余岁,原因多产,七情欠调,本元微弱,痰中见血咳嗽等症不时发作。今患胸膈痞满,饮食少思,心下有块如桃,按之微痛,头面四肢浮肿,痰出稠腻,症甚可虑,所可喜者,不发热,不作泄,夜卧常安,小水不利耳。其脉左手浮弦而关更甚,右手沉细而关则带滑。此肝木有余,脾血不足之候也。脾血不足,则失其健运之常,故饮食不思而痰聚成块,血虚则火旺气郁,故胸膈痞满而四肢浮肿。第以四物汤养血,则以滞益滞;以二陈消痰,则脾血益虚;以栀连清火,则脾虚恐不任寒凉;以辛温理中,恐燥湿不宜咳嗽。为今之计,合当疏肝助脾,调气养血,则火降郁开,而痰自消。用调气养荣汤加陈皮、前胡,佐茯苓消痰止嗽;青皮、香附,佐白豆蔻疏肝宽膈。总之气得流走,则血自津润。数剂之后,用润字丸间服,每次五分。疗治十日,嗽减食进,块已小其半。第[①]饮食无味,胸膈不甚舒畅,改用六君子加养血调气药。盖邪之所凑,其气必虚。壮者气行则愈,怯者着而成病。此后纯以补为主,而间用调气治嗽之品调理,前后约五十日,诸症始得尽瘳。

　　陆阊生曰:先生治块之法,或先益气,或先养血,而后以消痞之药间服之,总视气血亏盈以为调治之,先后未尝纯用攻伐意,以气血皆旺,邪无容聚,即已聚自可复散,无俟峻削,反伤元气也。(卷之三)

冰壑老人医案[109]

　　薛贞宇,冬月寓杭,春半而归,天寒肾王,患奔豚,医两月不识人,清食日减。薛,石婿也。石氏闻其将亡,欲集赙絮来。先生笑曰:此症鸣而上,少顷鸣而下否? 薛曰:然。先生曰:二剂愈。薛笑曰:君神仙耶? 先生投以五苓,去术加桂,果愈。长浜徐某,亦患此,草医以凉药杂投而殂[②]。

---

① 第:但。
② 殂(cú):死亡。

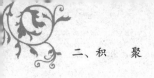

幼科医验[110]

一儿，向以脾胃受伤，积聚内起，致腹大胀满，渐至饮食、步履俱废。医以补中、行湿、利水治之，半年余不效。余视之，脉沉小而实，腹坚实有形，乃积滞胶固，与单腹胀又属两途。拟攻积除坚，间服补脾开胃，攻补两施，始得寻愈。今交春肝木得令，不饥食减，肠胃传化失职，恐前症复萌，取丸剂以缓攻为宜，仿古法之所有，非杜撰也。

黄连　陈皮　香附　山楂肉　焦麦芽　神曲　厚朴　青皮　莱菔子　焦白术　白芍　胆草

水泛为丸。

一儿，腹痛有形如癖，脉沉细，独肝部洪而急。乃伤于怒气而得之。怒则气逆，致六腑浊滞而为聚。服消积之剂，脉见虚象，是虚中挟滞，不宜纯用攻坚之剂。

陈皮　青皮　人参　云茯苓　法半夏　柴胡　当归　白芍　川抚芎　粉甘草

蜜丸。

一儿，痢后时常寒热腹痛，十指忽肿而无痛苦，左胁下如覆杯，往来攻痛，气逆作喘。此肺之积也，名为息贲。

苏子　桑皮　山楂　细青皮　甜葶苈　法夏　陈皮　厚朴

一儿，面色不荣，眼白飞青，乃肺金不足而然。当大培脾土以生金，则肺家之积自除。

黄芪　白术　茯苓　当归身　白芍药　楂肉　麦芽　陈皮　淮山药　薏苡米　炙草

上为细末，神曲浆糊丸，每服二钱，黄米汤调服。

一儿，痘后两月，因伤食太过，致身热不已，胸腹胀满，乃气滞郁热，六腑为聚，议用和剂。

陈皮　楂肉　川黄连　云茯苓　甘草　知母　柴胡　青防风

寓意草[111]

论顾鸣仲痞块锢疾根源及治法

顾鸣仲有腹疾近三十年，朝宽暮急，每一大发，腹胀十余日方减。食湿面及房劳，其应如响，腹左隐隐微高，鼓呼吸触之，汩汩有声。以痞块法治之，内攻外帖，究莫能疗。余为悬内照之鉴，先与明之，后乃治之。人身五积六聚之症，心肝脾肺肾之邪，结于腹之上下左右，及当脐之中者，皆高如覆盂者也。胆、胃、大小肠、膀胱、命门之邪，各结于其本位，不甚形见者也。此症乃肾藏之阴气，聚于膀胱之阳经，有似于痞块耳。何以知之？肾有两窍，左肾之窍，从前通膀胱，右肾之窍，从后通命门。邪结于腹之左畔，即左肾与膀胱为之主也。六腑惟胆无输泻，其五腑受五脏浊气传入，不能久留，即为输泻者也。今肾邪传于膀胱，膀胱溺其输泻之职,旧邪未行,新邪踵①至,势必以渐透入膜原,如革囊裹物者然。《经》曰:膀胱者,州都之官,津液藏焉,气化则能出矣。然则肾气久聚不出,岂非膀胱之失其运化乎? 夫人一围之腹,大小肠、膀胱俱居其中,而胞又居膀胱之中,惟其不久留输泻,是以宽乎若有余地。今肾之气,不自收摄,悉输膀胱,膀胱蓄而不泻,有同胆腑之清净无为,其能理乎? 宜其胀也,有与生俱焉者矣!《经》曰:肾病者善胀。尻②以代踵,脊以代头。倘膀胱能司其输泻,何致若此之极耶? 又曰:巨阳引精者三日。太阳膀胱经,吸引精气者,其胀止于三日。此之为胀,且数十年之久,其吸引之权安在哉! 治法补肾水而致充足,则精气深藏,而膀胱之胀自消。补膀胱而令气旺,则肾邪不蓄,而输化之机自裕。所以然者,以肾不补不能藏,膀胱不补不能泻。然补肾易而补膀胱则难。以本草诸药,多泻少补也。《经》于膀胱之予不足者,断以死期,后人莫解其故。吾试揣之,岂非以膀胱愈不足则愈胀,胀极势必逆传于肾;肾胀极,势必逆传于小肠;小肠胀极,势必逆传于脾。乃至通身之气,散漫而无统耶? 医者于未传之先,早见而预图之,能事殚矣!

胡卣臣先生曰:言腹中事,如张炬而游洞天,愈深愈朗。(卷四)

袁聚东痞块危证治验

袁聚东年二十岁,生痞块,卧床数月,无医不投。日进化坚削痞之药,渐至枯瘁肉脱,面黧发卷,殆无生理。买舟载往郡中就医,因虑不能生还而止。然尚医巫日费,余至则家计已罄,姑请一诊,以决生死远近耳,无他望也。余诊时,先视其块,自少腹至脐旁,分为三岐,皆坚硬如石,以手拊③之,痛不可忍。其脉止两尺洪盛,余俱微细。谓曰:是病由见块医块,不究其源而误治也。初起时块必不坚,以峻猛药攻之,至真气内乱,转护邪气为害,如人厮打,扭结一团,旁无解散,故进紧不放,其实全是空气聚成,非如女子冲任血海之地,其月经凝而不行,即成血块之比。观两尺脉洪盛,明明是少阴肾经之气传于膀胱,膀胱之气,本可传于前后二便而出,误以破血之药,兼破其气,其气遂不能转运,而结为石块。以手摩触则愈痛,情状大露。若是血块得手,则何痛之有? 此病本一剂可瘳,但数月误治,从上至下,无病之地亦先受伤。姑用补中药一剂,以通中下之气,然后用大剂药,内收肾气,外散膀胱之气,以解其相厮相结。约计三剂,可痊愈也。于是先以理中汤,少加附子五分,服一剂,块已减十之三。再用桂、附药一大剂,腹中气响甚喧,顷之三块一时顿没。戚友共骇为神。再服一剂,果然全愈。调摄月余,肌肉复生,面转明润,堆云之发,才剩数茎而已。每遇天气阴寒,必用重裀④厚被盖覆,不敢起身。余谓病根尚在,盖以肾气之收藏未固,膀胱之气化未旺,兼之年少新婚,倘犯房室,其块复作,仍为后日之累。更用补肾药,加入桂、附,而多用河车为丸,取其以胞补胞,而助膀胱之化源也。服之竟不畏寒,腰围亦大,而体加充盛。年余又得子。感前恩而思建祠肖像以报,以连直岁凶,姑尸祝于家庭焉,亦厚之道矣。

胡卣臣先生曰:辨证十分明彻,故未用药,先早知其功效矣! 又早善其后,得心应手之

---

① 踵(zhǒng):跟随。
② 尻(kāo):屁股,脊骨的末端。
③ 拊:古同"抚"。
④ 裀(yīn):夹衣。

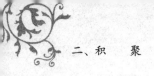

妙，一一传之纸上，大有可观。（卷四）

里中医案[112]

张大燚子中虚有积

常镇道张大燚子，舍有腹疾。余曰：六脉俱濡，气口独牢，乃中气太虚而有坚积也。困惫不食者，以攻积太过也。虽用补中汤，只可延时日耳，果月余毙。

于鉴如腹痛有积

襄阳邑侯于鉴如，酒后腹痛，痛处渐坚。余曰：脉大而长，且搏指矣，必有坚积。然两尺濡软，不敢峻攻。先以四君子汤补完胃气，然后以攻积丸，下十数行黑而韧者，腹犹痛也。《经》曰：大积大聚，其可犯也，衰其半而止。但以补中益气加蓬术为丸，服两月而霍然。

程旃林肥气

新安程旃林，素禀虚羸，左腹有肥气。余以补中汤，兼肥气丸，三增三减，积始尽去，更以参、术、姜、附为丸，调摄数月而瘳。

医权初编[113]

丁妻五十余岁，素有胃疾，忽然厥倒，上腹饱胀，二便不通，脉沉迟有力，予用消伐药，多加槟榔，则气下坠，阴孔挺出，小便愈闭，槟榔换桔梗，则下焦少宽，而大腹饱胀如鼓，以槟榔丸合滚痰丸四钱，再以汤药催之，下积滞五六遍，则脉有时数大矣，为其痞结少开，伏火少出也。然久积之症，非一朝所能去，正气亦非一朝所能复，若再用刻伐，则正气愈亏，滞愈难去，将必变为中满而后已。当用半补半消，或屡补屡下，殿[①]以纯补之剂，日久自然全愈。丁姓逞才妄议，见予继用补泻兼施，谓理相矛盾，予置不辨辞去。后更他医，用药阿[②]其所好，至今一载未起。（丁妻积聚一案第四十七）

今世之谈医者，皆云贱霸而贵王，殊不知王道不当，流而为迂，用霸得当，正所以全王也，非霸也，权也。试问孔子夹谷之会，而以司马随之，权乎？霸乎？医明此义，方可称为王道。不然，乃宋襄之愚，安得谓之王乎？缪姓胃患积聚，六七载矣。发则数月方愈，系膏粱善饮之人，积滞半化胶痰，不必言矣。旧岁疾发，数月不愈，一医以为久病无实，惟执补正而邪自去一语，所投皆温补之剂。予往视，见其形肉已瘦，信乎当补，然脉重按滑数，舌厚黄胎，二便不通，此症当以参汤下滚痰丸。但久服温补，取先补后泻之义，两日陆续单进滚痰丸四钱，止泻两遍，遂觉胃快。前医复至，谮[③]予大伤元气，速进补剂，遂补而痉。医家病家，盛传予过，予置不辨。试问从前数月皆补，何不愈乎？何以知予泻后不善补乎？今岁复发，彼医仍补数月，

① 殿：在最后。
② 阿：迎合。
③ 谮（zèn）：诬陷，中伤。

予往视,脉仍滑数有力,舌黄且黑,然大肉已尽,较上岁更惫矣。予不觉为之泪下,虽欲仍进滚痰丸,不能救矣。噫,可慨也夫!(繆姓积聚一案第四十八)

东皋草堂医案[114]

枫关一舟子,患癖块,大如盘,不能食,六脉虚芤,此脾肺之积也。白术、枳壳、茵陈、熟地、青皮、丹皮、蓬术、白芍、川连、香附、黄芪、泽泻、人参、砂仁、当归。服四剂能食,癖块四围俱软,再为定方:厚朴、黄连、干姜、茯苓、紫菀、桂枝、桔梗、川乌、豆蔻、青皮、茵陈、白术、泽泻、白芥子。外贴上池膏一大张,两月全愈。

一人癖坚如石,得食则痛,形肉渐脱,求余诊脉。两关缓而结。问其病因,知是过饱之后,又为忧郁所伤,结成癖积。先与厚朴丸利之,外贴消癖膏而愈。(积聚)

(评选)静香楼医案[115]

脐下积块,扪之则热,病者自言前后二阴俱觉热痛,其为热结可知。况自来之病,皆出于肝耶。鄙见非泄厥阴,不能获效。

龙荟丸五十粒,酒下。

络病瘀痹,左胁板实,前年用虫蚁,通血升降开发已效,但胸脘似是有形,按之微痛。前药太峻,兹用两调气血,以缓法图之。

醋炒延胡　姜黄　阿魏　桃仁　生香附　麝香　归须

为末蜜丸,每服二钱。

诒按:承前方来,虽曰两调气血,而仍以疏瘀为主。

脉虚数,色白不泽。左胁有块杯大,大便小便自利。病在肝家,营血不和,此为虚中有实,补必兼通。

白术　归身　炙草　白芍　生地　茯苓　琥珀　广皮　桃仁　红花　沉香　郁金

诒按:方治亲切不肤。

时病食复,至今不知饥饱,大便不爽,右胁之旁,虚里天枢,隐隐有形。此阳明胃络循行之所,多嗳气不化,并不烦渴,岂是攻消急驱实热之证耶!拟用丹溪泄木安土法。

小温中丸　如半月后有效,仍以前法。

诒按:此中焦湿积阻结之证。

左胁积块,日以益大,按之则痛,食入不安。凡痞结之处,必有阳火郁伏于中,故见烦躁、口干、心热等证。宜以苦辛寒药清之开之。然非易事也。

川连　枳实　香附　川芎　神曲　茯苓　青皮　赤芍

诒按:胁块有形益大,则营络必窒,似宜兼通乃效。

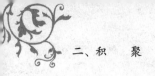

大腹右有形为聚,脉大,食入即作胀,治在六腑。

白术　茯苓　广皮　生香附汁　三棱　厚朴　草果　山楂

诒按:方以疏通气分为主。

心下高突,延及左胁有形,渐加腹胀。思正月暴寒,口鼻吸受冷气,入胃络膜原,清阳不用,浊阴凝阻,胃气重伤,有单腹之累,殊非小恙。

厚朴　草果　半夏　干姜　茯苓　荜茇

另苏合香丸一粒,化服。

诒按:寒邪闭于营络,故用温通,方中可加桂枝尖。(痕癖门)

脉微迟,左胁宿痞,腹渐胀大,便溏溺少。此是浊阴上攻,当与通阳。

熟附子　远志　椒目　小茴香　泽泻　茯苓

诒按:此温通治胀之正法。(肿胀门)

临证指南医案

沈　年岁壮盛,脘有气痕,嗳噫震动,气降乃平,流痰未愈,睾丸肿硬,今入夜将寐,少腹气冲至心,竟夕但痛不寐,头眩目花,耳内风雷,四肢麻痹,肌腠如刺如虫行。此属操持怒劳,内损乎肝,致少阳上聚为痕,厥阴下结为疝,冲脉不静,脉中气逆混扰,气燥热化,风阳交动,营液日耗,变乱种种,总是肝风之害,非攻消温补能治,惟以静养,勿加怒劳,半年可望有成。怒劳伤肝,结疝痕。

阿胶　细生地　天冬　茯神　陈小麦　南枣肉　(卷一·肝风)

吴三四　形畏冷,寒热,左胁有宿痞,失血咳嗽,曾骤劳力,经年尪羸,药不易效。

旋覆花　新绛　归须　炒桃仁　柏子仁　茯神　(卷二·吐血)

王十三　癖积,是重着有质,今痛升有形,痛解无迹,发于暮夜,冲逆,欲呕不吐。明是厥气攻胃,由恼怒强食,气滞紊乱而成病,发时用河间金铃子散,兼以宣通阳明凝遏可愈。

金铃子　延胡　半夏　瓜蒌皮　山栀　橘红　(卷三·木乘土)

某二八　舌微黄,痕逆,脘胸悉胀,当和肝胃。

桂枝木　干姜　青皮　吴萸　川楝子　炒半夏　(卷三·肿胀)

董　初因下血转痢,继而大便秘艰,自左胁下有形,渐致胀大坚满,小便自利。病在血分,久病两年,形瘦气短,不敢峻攻,若五积成例,议用古禹余粮丸,每日一钱。(卷三·肿胀)

杨十六　味过辛酸,脾胃气伤结聚,食入则胀满,曾服礞石大黄丸,滞浊既下不愈,病不在乎肠中,前贤治胀治满必曰分消,攻有形不效,自属气聚为痕,疏胃宜清,调脾当暖,此宗前

贤立法。脾胃气窒不和

生茅术　广皮　丁香皮　黄柏　草豆蔻　川黄连　厚朴　茯苓　泽泻

水法丸。（卷三·肿胀）

葛　嗔怒强食，肝木犯土，腹痛，突如有形，缓则泯然无迹，气下鸣响，皆木火余威，乃瘕疝之属，攻伐消导，必变腹满，以虚中挟滞，最难速功，近日痛泻，恐延秋痢。木犯土，虚中挟滞。

丁香　厚朴　茯苓　炒白芍　广皮　煨益智仁

又　下午倦甚，暮夜痛发，阳微，阴浊乃踞，用温通阳明法。

人参　吴萸　半夏　姜汁　茯苓　炒白芍

又　照前方去白芍，加川楝、牡蛎。

白十四　疟邪久留，结聚血分成形，仲景有缓攻通络方法可宗，但疟母必在胁下，以少阳厥阴表里为病。今脉弦大，面色黄滞，腹大青筋皆露，颈脉震动，纯是脾胃受伤，积聚内起，气分受病，痞满势成，与疟母邪结血分又属两途，经年病久，正气已怯，观东垣五积，必疏补两施，盖缓攻为宜。脾胃伤，气分结痞。

生於术　鸡肫皮　川连　厚朴　新会皮　姜渣

水法丸。

马三二　病后食物失和，肠中变化，传导失职，气滞酿湿，郁而成热，六腑滞浊为之聚。昔洁古东垣辈，于肠胃宿病，每取丸剂缓攻，当仿之。气滞湿热腑聚。

川连　芦荟箬叶上炙　鸡肫皮不落水去垢，新瓦上炙脆　煨木香　小青皮　莱菔子　南山楂　紫厚朴

蒸饼为小丸。

陈十八　湿胜脾胃，食物不化，向有聚积，肠腑不通，热气固郁，当进和中，忌口勿劳，不致变病。湿热食滞。

黄芩　枳实　广皮　莱菔子　白芍　白术　苍术　鸡肫皮

水泛丸。

吴三一　右胁有形高突，按之无痛，此属痰痞，非若气聚凝痰，难以推求。然病久仅阻在脉，须佐针刺宣通，正在伏天宜商。痰凝脉络。

真蛤粉　白芥子　瓜蒌皮　黑栀皮　半夏　郁金　橘红　姜皮

曹　着而不移，是为阴邪聚络，诊脉弦缓，难以五积肥气攻治，大旨以辛温入血络治之。脉络凝痹。

当归须　延胡　官桂　橘核　韭白

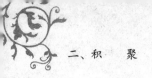

王三七　骑射驰骤,寒暑劳形,皆令阳气受伤,三年来,右胸胁形高微突,初病胀痛无形,久则形坚似梗,是初为气结在经,久则血伤入络。盖经络系于脏腑外廓,犹堪勉强支撑,但气钝血滞,日渐瘀痹,而延癥瘕,怒劳努力,气血交乱,病必旋发,故寒温消克,理气逐血,总之未能讲究络病工夫。考仲景于劳伤血痹诸法,其通络方法,每取虫蚁迅速飞走诸灵,俾飞者升,走者降,血无凝着,气可宣通,与攻积除坚,徒入脏腑者有间,录法备参末议。

蜣螂虫　䗪虫　当归须　桃仁　川郁金　川芎　生香附　煨木香　生牡蛎　夏枯草

用大酒曲末二两,加水稀糊丸,无灰酒送三钱。

某　伏梁病在络,日后当血凝之虑,脉数左大是其征也。伏梁。

厚朴一钱　青皮八分　当归一钱　郁金一钱　益母草三钱　茯苓一钱　泽泻一钱

某　脉数坚,伏梁病在络,宜气血分消。

桃仁三钱,炒研　郁金一钱　茺蔚子一钱　枳实七分　厚朴一钱　茯苓三钱　通草五分

（卷四·积聚）

谢　冲气至脘则痛,散漫高突,气聚如瘕,由乎过劳伤阳。

薤白　桂枝　茯苓　甘草

临服冲入白酒一小杯。（卷四·肺痹）

江　远客,水土各别。胃受食物未和,更遭嗔怒动肝,木犯胃土,疟伤,胁中有形瘕聚,三年宿恙,气血暗消,但久必入血,汤药焉能取效,宜用缓法,以疏通其络,若不追拔,致阳结阴枯,酿成噎膈难治矣。

生鳖甲　桃仁　麝香　䗪虫　韭白根粉　归须　郁李仁　冬葵子

熬膏。（卷六·疟）

叶氏医案存真[116]

因嗔怒心胸痞胀三年,左胁下坚凝有形,偶触劳忿,则寒热无汗。此属郁痹气血,延成肥气。治当宣通营卫,流行脉络,佐入攻坚,俾寒热得止再议。

炒柴胡　生香附　半夏曲　丹皮　桃仁　青皮　姜汁炒栀仁　生牡蛎

临服入鳖血五匙。

三疟留热,伏于厥阴络中,左胁瘕聚有形,是为疟母。寐则惊惕,若见鬼神。夫肝为藏魂、藏血之乡,热邪内灼,藏聚失司,非攻补可疗,议清解血中之结以祛热。

大生地　柏子仁　炒丹皮　生鳖甲　生牡蛎　郁李仁　炒桃仁

脐旁有块,仍流动,按之软,或时攻胁刺痛,外肾寒冷拘束,病属肝血肾精之损。凡肾当温,肝宜凉。肾主藏纳,肝喜疏泄,收纳佐以流通,温肾凉肝,是此病制方之大法。

当归身　枸杞子　生牡蛎　炙鳖甲　小茴香　沙蒺藜

邪与气血交凝，则成疟母。病在络，自左胁渐归于中焦，木乘土位。东垣谓：疟母必伤脾胃。既成形象，宣通佐芳香乃能入络。凡食物肥腻呆滞，尤在禁例，所虑延成中满。

人参　茯苓　木香　草果　陈皮　香附汁　厚朴　青皮

病因食物不节，其受病在脾胃，既成形象，在左胁之旁，是五积六聚。喜暖恶寒，阳气久伤，温剂必佐宣通，食物宜慎。

草果　荜拨　鸡内金　砂仁壳　厚朴　广皮

阿魏捣丸。

膈间肿，横如臂，坚硬痛楚，体髀骱股皆肿，《经》谓之伏梁，又曰凤根。此下焦阳虚，气不能运化也。此属危症，勉拟一方，恐未能效。

淡川附　荜澄茄　人参　鹿茸　茯苓

太平四十九　左胁有形，渐次腹大，每投攻下泄夺，大便得泻，胀必少减，继则仍然不通。频频攻下，希图暂缓。病中胀浮，下部加针刺以决水之出，肿消，病仍不去。病患六年，久已断想此病之愈。要知此病初由肝气不和，气聚成瘕，屡发攻泻，脾胃反伤。古云：脐突伤脾。今之所苦，二便欲出，痛如刀刺。盖气胀久下，再夺其血，血液枯，气愈结矣。宣通宜以利窍润剂。

琥珀屑一钱　麝香一分　大黑豆皮四钱　杜牛膝一两

二便通后接服：

茺蔚子　郁李仁　杜牛膝　当归身　冬葵子

常熟廿七眷　疟母瘕聚有形，治有宣通气血。第所述病状，已是产虚。八脉交损，不敢攻瘕。

当归生姜羊肉汤。

叶天士晚年方案真本[117]

高陆墓，二十岁　少壮，脉小涩属阴，脐左起瘕，年来渐大而长，此系小肠部位。小肠失司变化传导，大便旬日始通，但脾胃约束津液不行。古人必用温通缓攻，但通肠壅，莫令碍脾。

麻仁　桂心　桃仁　大黄

蜜丸，服二钱。（杂症）

稽石塔头，四十八岁　夏月黄疸，是脾胃湿热气化。治疸茵陈，乃苦清淡渗，右胁之傍为虚里穴，久进寒药，胃伤气阻成瘕。问大便不爽，用阿魏丸，每服一钱。（杂症）

翁四十四岁　夏月露宿，冷湿下入阴络，少腹坚凝有形，两傍筋绊牵引，自述梦遗。然有

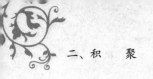

形固结，非补助之症，当与结疝同治，乃络中病。

　　南木香　穿山甲　金铃子　橘核　延胡　蓬术　麝香

　　葱白汁丸。（杂症）

　　杨廿二岁　心事闷萦，脘嗝痞痹，多嗳吐涎。述脐左及小腹有形而坚，按之微痛，大便亦不爽适。此属小肠部位，腑病宜通。

　　枳实　桔梗　蓬术　青皮　槟榔　芦荟

　　葱汁泛丸。（杂症）

　　杨东许巷，廿岁　农人劳力，左胁有形自能升动，未必瘀血。当理血中之气，须戒用力。不致变凶。

　　左牡蛎　茯苓　海石　桂枝　熟半夏　枳实皮（杂症）

　　谢六十一岁　《内经》论诸痛在络，络护脏腑外郭。逆气攻入络脉为痛，久则络血瘀气凝滞，现出块垒为瘕。所吐黑汁，即瘀浊水液相混。初因嗔怒动肝，肝传胃土，以致呕吐。老人脂液日枯，血枯则便艰，辛香温燥愈进必凶，渐成反胃格症矣。肝性刚，凡辛香取气皆刚燥。议辛润柔剂，无滞腻浊味，以之治格，不失按经仿古。

　　炒熟桃仁　青葱管　炒黑芝麻　当归须　桑叶　冬葵子　（杂症）

　　张三十六岁　据说三年前病后左胁起有形坚凝，无痛胀，但未交冬，下焦已冷。议温通阳，望其开结。

　　生左牡蛎　姜汁炒天南星　真甜交桂　竹节白附子　当归身　小川芎

　　姜汁泛丸。（杂症）

未刻本叶氏医案

　　脉涩，少腹癥积，不时攻逆作痛，心中嘈杂。癥积痹在血分，宜攻宜泄。第营血颇虚，只宜养之和之。

　　旋覆花汤加桃仁、柏子仁、稽豆皮。

　　左胁癖积，大便艰涩，胃络痹耳。

　　半夏　生姜渣　枳实　杏仁　瓜蒌实　大麦芽

　　络痹。右胁癖积，脉涩。法宜通泄。

　　鳖甲　丹皮　化橘红　桃仁　牡蛎　白蒺藜

　　年五十，精神渐衰，宿癖难以攻涤，只宜两和气血缓图之。

　　白术二两　茯苓二两　荆三棱二两　白蒺藜一两五钱　青皮一两　厚朴一两　桂心五钱

蓬莪术　大麦芽—两五钱　片姜黄—两

癖积便血，此饥饱伤及脾胃所致。
绛矾丸

气结有积，能食少运。疏之为主。
阿魏丸

右胁癖积，攻逆腹痛，不能纳，邪在阳明之络，日久有腹满之累。
姜渣　肉桂　炙草　厚朴　茯苓　广皮

脉弦数，少腹气冲，映背交痛。此高年阴血槁枯，少阴肾气不摄，势欲为奔豚。法宜温养下焦。
茯苓　紫石英　小茴香　杞子　川楝子　柏子仁

中脘有形如梗，摩之汩汩有声，据述不时举发，此属肝积耳。
厚朴　姜渣　白蒺藜　肉桂　茯苓　广皮白

疮疡、疟发由湿热者偏多。湿邪无有不戕阳气，阳伤则腑气不宣，络遂为之凝泣。少腹块垒，若奔豚状。腑以通为用，络以辛为泄，此其治也。
巴戟天　茯苓　沉香汁　桂心　胡芦巴　琥珀　川楝子　泽泻
络痹癖积，左胁胀痛。法宜通泄。

医验录[118]

壬戌年秋月，余在休邑，一男子忘其姓氏来就诊于予，云一奇症，将一年矣，通敝县医人，皆不知为何病，特请教高明。余为诊之，两关尺脉俱沉弦，予谓此不过下焦阴寒病耳，有何奇处？答曰：自某月起，每夜约交二更时，即有一股气从小肚下起，冲至脐下边，后渐至胸前，久之渐抵住喉之下，腹内如有物跳动。此气一起，即不能睡，夜必坐至五更方平息下去，扪之又无形，日间又如常，夜间则苦甚不能眠。敝县诸先生俱医过，皆不知为何病，只有著名某先生云是肝火，用柴胡、黄芩、山栀，服下更不安。余笑曰：倒是不知病名，还不妄用药，知是肝火，则恣用清凉，其害反甚矣！旁有他客咸急问病名。余戏语曰：病极小，要好亦极易，只是病名却不轻易说。众客愈坚问。余笑曰：此奔豚症耳。每至二更而起者，二更乃亥时，亥属猪，豚即猪也，故至其时则阴起感动。五更阳气回，则阴气潜伏而下。豚本至阴性柔，有时而奔，其性更烈，此气伏于肾脏至阴之中，毫无形影，突然上冲，不可架御，如豚之疾奔，故以为名。盖阴气上逆也，当以纯阳之药御之。为定方，用肉桂一钱为君，余则胡芦巴、茯苓、泽泻、熟地、丹皮、山萸、附子，是夜服一剂，其气只冲至脐边即止。仍加重肉桂，服数剂而全愈。

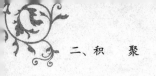

洄溪医案[119]

洞庭席载岳,素胁下留饮,发则大痛,呕吐,先清水,后黄水,再后吐黑水而兼以血,哀苦万状,不能支矣。愈则复发。余按其腹有块在左胁下,所谓饮囊也。非消此则病根不除,法当外治,因合蒸药一料,用面作围,放药在内,上盖铜皮,以艾火蒸之,日十余次,蒸至三百六十火而止,依法治三月而毕,块尽消,其病永除,年至七十七而卒。此病极多,而医者俱不知,虽轻重不一,而蒸法为要。

雄按:今夏江阴沙沛生嵯尹①,患胸下痞闷,腹中聚块,卧则膊间有气下行至指,而惕然惊痞。余谓气郁饮停,治以通降。适渠②将赴都,自虑体弱,有医者迎合其意,投以大剂温补,初若相安,旬日后神呆不语,目眩不饥,便闭不眠,寒热时作,复延余诊。按其心下,则濯濯有声,环脐左右,块已累累,溺赤苔黄,脉弦而急,幸其家深信有年,旁无掣肘。凡通气涤饮、清络舒肝之剂,调理三月,各恙皆瘳。(饮癖)

续名医类案

陈藏器曰:昔有患疝癖者,梦人教每日食大蒜三颗,初食遂致瞑眩吐逆,下部如火。后有人教取数瓣,合皮截却两头吞之,名曰内炙,果获大效。《本草纲目》张景岳治面停小肠右角,与此意同。 (卷十·癥瘕)

柴屿青乾隆己未寓沈阳京兆署,兵房吏王某患癥疾,教以蒸脐法治之,兼服加减五积散而愈。其妻母同患是症,王即照方遗之,亦痊。(卷十·癥瘕)

张子和治一童子,入门状如鞠躬而行。张曰:此疝气也。令解衣揣之,二道如臂,其家求疗。先刺其左,如刺重纸,剥然有声,而令按摩之,立软,其右亦然。观者嗟异,或问之,曰:石关穴也。

永康应童婴腹疾,恒病娄行,久不伸,松阳周汉卿解裳视之,气冲起腹间者二,其大如臂。汉卿刺其一,魄然鸣,又刺其一,亦如之。稍按摩之,气血尽解,平趋无留行。《续大粹》。 (卷十·癥瘕)

宋孝武路太后病,众医不识,徐文伯诊之曰:此石博小腹耳,乃为水济消石汤病即愈。《南史》。

董含妾腹内生一痞,始如弹丸,五六年后,大类鹅卵,中似有一窟,往来移动,或痛或止,百药罔效。久之遍体发肿,内作水声,日夕呻吟,死而复苏者再,诸医束手无策,皆云:此名水

---

① 嵯(cuó)尹:官职,负责盐的经营工作。
② 渠:他。

鼓，病已成，不可复痊矣。章文学旭，字东生，名医也，善治奇疾。往邀之，曰：此非水症，乃积聚所致，不半日可愈。但所用药猛烈，转斗而下，驱水甚疾，试问疾人愿服与否？而病者曰：我已垂殆，苟一线可救，死无憾也。于是取红丸十粒，如绿豆大，以槟榔、枳实等五六味煎汤下之。初觉喉中响声可畏，势将不支。顷之，胸膈间如刀刃乱刺，哀号转掷，痛不可状。又顷之，下水斗许，头面肿退，不逾时又下数升，腹背亦退。病人曰：我今觉胸背顿宽，遂熟睡片刻。时章君犹在坐也，曰：此番不独水去，痞亦当渐散矣。进补剂二日，明后日可连服之，遂辞去。至晚又下水四五升，手足肿全退，不三日病全愈。既而忽痞势摇动，下红黑痢三昼夜，痞亦不见。众医惊服，往叩其故。章曰：此名肠覃，在《内经》水胀论中，君辈自坐不读书耳。皆惭而退。按岐伯曰：寒气客于肠外，与胃气相搏，癖而内着，瘜肉乃生，始如鸡卵，至其成，若怀子之状，按之则坚，推之则移，月事以时下，肠覃生于肠外故也。又有一种名石瘕，病状相同，月事不以时下，石瘕生于胞中故也。皆妇人之病，因有积聚，可导而下，似水胀而非水胀也。临症之工，大宜分别。此疾若非章君，久作泉下之鬼矣。今人能感激如是者鲜矣。《三冈识略》。

一男子肠鸣食少，脐下有块耕动，若得下气多乃已，已而复鸣，屡用疏气降火药，半年不愈。乃以理中汤为君，佐芩、连、枳实，一服肠鸣止。又每服吞厚朴红豆蔻丸，其气耕亦平矣。（卷十·癥瘕）

钱国宾治陈小山妻，年三十二岁，痞成形，状宛如鲫鱼，长五寸，阔寸许，头尾口牙悉具，渐渐游行穿肠透膜，上近喉边，下近谷道，饮血咬肝，声呼痛楚，形神狼狈。其脉强牵，尚有胃气，可治。先以古方五味紫金锭磨服止痛，次以煅刀豆壳一两为君，以此豆能杀痞也。乳香、没药定痛活血，麝香通窍，木香顺气，调以砂糖作饵。痞受毒药，旬日内伏不动，月余而化，便出如蚬肉一堆。以四物、参、术、枸杞、香附，调理百日全安。

张文潜《药戒》云：张子病痞，积于中者，伏而不能下，自外至者，捍而不能纳。从医而问之，曰：非下之不可。归而饮其药，既饮而暴下。不终日，而向之伏者，散而无余；向之捍者，柔而又不支。焦膈导达，呼吸开利，快然若未始疾者。不数日，痞复作，以故药，其快然也亦如初。自是逾月，而痞五作五下，辄下每愈。然张子之气，一语而三引，体不劳而汗，股不步而栗，肤革无所耗于外，而其中藟然 [①]，莫知所自来。闻楚之南有良医焉，往而问之。医叹曰：子无叹是藟然者也。天下之理，其甚快于余心者，其未必有所伤。求无伤于终身者，则初无快于吾心。痞横于胸中，其累大矣，击而去之，不须臾而除甚大之累，和平之物，不能为也，必将击搏震挠而后可。其攻未成，而和平已病，则子之痞，凡一快者，子之和一伤矣。不终日而快者五，则和平之气，不既索乎？且将去子之痞，而无害其和乎？子归燕居三月，而后予之药，可为也。张子归，三月而后请之。医曰：子之气少全矣。取药而授之，三日而疾少平，又三日而少康，终年而复常，且饮药不得亟进。张子归而行其说，其初使人满然迟之，盖三投其药，而三反之也。然日不见其所攻，久较则月异而时不同，盖终岁而疾平。《容斋五笔》。

---

① 藟（ěr）然：疲困貌。

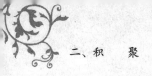

张子和治息城司侯，闻父死于贼，乃大悲，哭之罢，便觉心痛，日增不已，月余成块，状若杯覆而大，痛不住，药无功。议用燔针炷艾，病人患之，乃求于张。张至，适巫者坐其旁，乃学巫者，杂以狂言以谑[1]疾者。至是大笑不可忍，回面向壁，一二日，心下结块皆散。张曰：《内经》言忧则气结，喜则百脉舒。又曰：喜胜悲。《内经》亦有此法，治之不知，何用针灸哉？适足增其痛耳。妙人妙想，触机即应，故古今真能治疾者，子和一人而已。

刘子平妻，腹中有块如瓢，十八年矣，经水断绝，诸法无措。张令一月之内，涌四次，下六次，所去痰约一二桶，其中不化之物，有如葵菜烂鱼肠之状。涌时以木如意揃[2]之，觉病稍如刮，渐渐而平。及积之尽，块反洼如臼，略无少损。至是面有童色，经水既行，若当年少，可以有子。

山东颜先生，有积二十年，目视物不真，细字不睹，当心如顽石，每发痛不可忍，食减肉消，黑黚满面，腰不能直。因遇张，令涌寒痰一大盆如片粉。夜以舟车丸、通经散，下烂鱼肠葵菜汁七八行。病十去三四，以热浆粥投之，复去痰一盆。次日又以舟车丸、通经散，前后约一百余行，略无少困。不五六日，面红黚去，食进目明，心中空旷，遂失顽石所在。旬日外来谢。

杜弓匠子妇，年三十，有孕已岁半矣，每发痛则召侍媪侍之，以为将产也，一二日复故，凡数次。张诊其脉涩而小，断之曰：块病也，非孕也。《脉诀》所谓涩脉如刀刮竹形，主丈夫伤精，女人败血，治法有病当泻之。先以舟车丸百余粒，后以调胃承气汤加当归、桃仁，用河水煎，乘热投之。三日后，又以舟车丸、桃仁承气汤，泻出脓血杂然而下。每更衣，以手向下推之揉之则出。后三二日，又用舟车丸，以猪肾散佐之。一二日，又以舟车丸、通经散，如前数服，病去十九。俟晴明，当未食时，以针泻三阴交穴，不再旬，已消矣。（卷十·癥）

龚子才治吴仰泉坚，年五旬，患腹中积块如盘大，年余渐卧不倒，腹响如雷，嗳气不透，口干，吐白沫，下气通则少宽，五心烦热，不思饮食，肌瘦如柴，屡治无效。诊之，六脉涩乱数，气口紧盛，知为寒凉克伐之过，使真气不运，而瘀血不行。与八珍粉加半夏、陈皮、木香、厚朴、莱菔子、大腹皮、海金沙，三剂，小便下血如鸡肝状。至十二剂，下黑血块盆许。腹中仍有数块，仍以八珍汤加枳实、香附，五剂而痊。（卷十·癥）

李河山患腹左一块，数年不愈，后食柿饼过多，腹胀满闷。诊之，六脉洪数，气口紧盛。以藿香正气丸加山楂、神曲，二剂而愈。逾月，又因饮食失节，腹胀如初，用前药勿效，与行湿补气养血汤，二十余剂始安。因嘱曰：病虽愈，体未复元，务宜谨守，勿犯禁忌。后数月，过龚曰：凡有病者，皆天与也，不在服药谨守，若颜子亚圣，岂不能保养，何短命死矣？我今保养半年，未见何如，从可知也。龚不能对，遂复恣纵无忌。未旬日，忽患痢赤白，里急后重，痛不可

---

① 谑（xuè）：取笑作乐。

② 揃（jiǎn）：分割。

忍，日夜无度，乃自置大黄一剂，数下无效，复求诊。六脉洪数。先与调中益气汤二剂，又以补中益气汤加白芍、黄连微效。彼欲速愈，易医，不审其夙有痞满之病，复下之，不愈。又易一医，再与下药，遂肛门下脱，痛如刀割，腹胀如鼓。此元气下陷也，当大补升提而反泻之，不亡何待？此症湿热内蕴，兼有积滞，因柿饼之寒滞，故为胀满。藿香正气能燥湿行气，故遂愈。然病根未拔，故伤食而复病。继用汤药，想即藿香正气之类，去湿而不能去热，故不效。行湿补气养血汤，又加以血药益湿之品，虽迁延而愈，非真愈也。始终治法，均未中肯。若早以黄连理中，枳实理中，更互治之，病必速愈，何至有变痢之患乎？　（卷十·痞）

冯楚瞻治戚氏妇，腹中有块作痛，发则攻心欲死，上则不进饮食，下则泄泻无度，医药三百余剂不效。脉之，六部沉细已极，右关尺似有似无，明系火衰土弱，肾家虚气上凌于心，脾土不能按纳，奔豚之气，非温补不可。用炒干熟地八钱，补水以滋土；炒黄白术六钱，补土以固中；炮姜、熟附各二钱，补火以生土；更入五味子一钱以敛之，俾祖气有归，脏得其藏，而肾气纳而不出也。数剂而安，一月全愈。琇按：冯公此案，前人所未发，字字如良玉精金，后贤宜三复之。

吴孚先治一人患痞，前医用攻药已去六七。适前医他往，吴与汤丸，俱系参、术补剂。病者云：去疾莫如尽，奈何留之？吴曰：正所以尽去其疾也。《经》曰：大积大聚，衰其半而止。此前医之用攻也。又曰：补正则邪自除。此余之用补也。若必尽攻，则痞去而鼓胀成，是欲尽去其疾，而反益其疾矣。乃遵服，不间而痊。

张路玉曰：顾晋封室，患痞在胁下，或令用膏药加阿魏一分，麝香半分帖之。五六日间，遂下鲜血，血块甚多，一二日方止。是后每岁当帖膏时必发。近邻妪亦用阿魏膏贴痞，下血如前。世以阿魏、麝香为痞块必用之药，外用为患若此，况服食乎！为拈出，以为虚弱人漫用攻击之戒。

韩贻丰治昝中翰如颖，病数日，二旬不食矣，已治木①。韩视之，病色如灰，声低喉涩，瞳神黯然无光。私语其子曰：此甚难治。病者觉之，乃哀恳曰：我今年六十七矣，即死不为夭，但遇神针而不一用而死，死且不瞑目，我生平好酒而不好色，幸为我下一针。于是乃勉为用针，令卧床坦腹，拊其脐下有一痞，周遭径七寸，坚硬如石。乃以梅花针法，重重针之。又针其三脘，又针其百劳、百会，皆二十一针。针毕，令饮醇酒一杯。乃摇手曰：恶闻酒气，以两月矣。强之，初攒眉，既而满引如初。

陈三农治一少年，体薄弱，且咳血，左边一块，不时上攻作痛，左金、芦荟俱不应。诊其脉，三部虽平，而细涩不流利，因作阴虚治，四物汤加知、柏、元参、丹参、鳖甲，数剂顿愈。

---

① 治木：棺材。

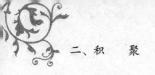

卢缝中去声痞痰,忽梦一白衣妇人谓之曰:食蔗即愈。诘朝见鬻[1]蔗,缝揣囊中,且乏一锤[2],惟有唐山一册,遂请易之。曰:吾乃负贩者,将安用此?哀求之,遂贻数挺。缝喜而食之,至旦遂愈。《野史》。琇按:本草蔗能治蛔,蛔能令人瘄胀。卢病迨是蛔作楚耳,故食之即愈。

张子和治显庆公僧应寺,有沉积数年,虽不卧床枕,每于四更后,心头闷硬,不能安卧,须起行寺中,习以为常。人莫知为何病,以请于张。张令涌出涎胶一二升,如黑矾水,继出绿水,又下脓血数升,自尔胸中如失,便能饮饵无算,安眠至晓。

一妇人小腹中有块,其脉涩,服攻药后,脉见大,以四物汤倍白术,白芍、甘草为佐。俟脉充实,间与硝石丸,两月消尽。至正二十五年夏六月,里人周伯安,病积气在右胁下,喘且胀者五阅月。医来,类补以温热之剂,病日剧,几殆矣。陆君祥往视之曰:是息贲也,法当大下,《内经》所谓留者攻之,土郁者夺之也。积气贲门,邪未去,其可补乎?从之,不终日而愈。《强斋集》。(卷十·痞)

钱国宾治王元直父,腹左一痞,形如镜大,视之乃镜痞也,生于皮内肉上,可治以三品膏。巴豆、蓖麻子肉各四两,杏仁一两,黄丹八两,香油一斤二两,熬膏药,帖二十日,一日一换,出脓一二碗。内服参、芪托里,月余收口而愈。(卷十·痞)

聂久吾治刘氏妹,禀气怯弱,性情沉郁,年三十,病晚间发热,天明复止,饮食少进,烦躁不安,肉削骨露,医药不效。诊其脉歇至。因其烦躁发热,颇用芩、连、知、柏等凉剂,虽无效,亦不觉寒凉。第恐多服伤胃,则无生机矣。因问其热从何处起,曰:自右胁一围先热,遂至遍身。乃悟此必气郁痰结而成痞块,胸膈壅滞,遂燥热,气结而脉亦结,此脉与症合,不足忧也。当先攻痞,以除其根,则诸症自愈。因用磨痞丸,每日服三次。服至三四次而块消其半,热渐退。至七八两,块消热尽除,不数月全安矣。当其痰凝气滞,痞结右胁,不惟医者不知,而病者亦不觉也。非察其病根而拔去之,何能取效也?三棱、莪术皆醋炒、花粉、大黄酒炒、制香附各八钱,槟榔、黄连姜汁炒、黄芩酒炒、枳实炒、贝母、连翘各六钱,山栀、前胡、青皮醋炒、延索各五钱,广皮四钱,南木香二钱,郁金三钱,为末,先用竹沥洒润,次用粘米粉搅硬,糊丸绿豆大,每服百丸。按:此案与痰门陆养愚治董浔阳夫人,脉症俱同而方异,大约陆案乃剽袭耳。今此案入痞门者,俾知痞症,有痰结一端也。(卷十·痞)

龚子才治小儿患痞癖,服槟榔、蓬术、枳实、黄连之类,痞益甚。曰:此脾经血虚痞也,不可克伐。遂用六君子加当归,数剂,胃气耗歇,脾胃损伤,气血干涸,肢体羸瘦,面色瘦黄,肚大青筋,身热自汗,喘急气促,泄泻腹胀,浮肿,不思饮食,与补中益气汤,久服而愈。

---

① 鬻(yù):卖,出售。

② 锤(qiǎng):为成串的钱,后多指银子或银锭。

万密斋治一小儿周岁,因食鸡肉太早,自此成积,日渐赢瘦,不思乳食。其父详告,取药治之,与养脾去积丸:白术、陈皮、苍术、厚朴、枳壳、半夏、青皮、神曲、麦芽、山楂、甘草。先服三日,后服丁香脾积丸,鸡肉汤下,取下鸡肉一片,犹未化也。再进养脾丸而愈。

李时珍治宗室富顺王孙,嗜灯花,但闻其气,即哭索不已。诊之曰:此癖也。以杀虫治癖之药丸,服一料而愈。《本草纲目》。 (卷三十·癖积)

汤某治户部侍郎小娘子患痞,蕴积结聚,已经年矣。其候腹满壮热,大小便闭,不食。诸医皆作虚热潮湿,或作胃寒不食治。然既不食,大小便自然少,又欲作疳热治。百药俱试,而无一中,势已窘迫,招汤视之。问曰:合服何药? 答曰:当服甘遂、大黄。张惊曰:前诸医者,皆用补剂,此女不进食久矣,不宜利动肠胃。答曰:信我者生,逆我者死。张曰:更有无甘遂而次于此药方者可否? 乃令即服大承气汤,二服而愈。次日诊之,尚有余滞积实,其症必过数日而复闭,须服前药,始可除根。数日后,果再闭,腹满痞结,再服此药,一服而痊。

朱丹溪治贾福六舅子,十六岁,左胁有块,能饮食。青皮醋炒、三棱、柴胡三分,桂枝、川芎、防风各二钱,白术二钱半,木通一钱半,海藻一钱,甘草五分,分七帖,煎取半盏,下保和丸十五丸,忌一切发物。

蒋仲芳治一儿,七岁,食后受惊,遂发寒热,右胁有块,重则胀痛,轻则硬满,已三年。忽患三阴疟,又年余,以丸药截之。疟虽愈,而朝凉暮热,咳嗽骨立,痞块痛甚,用芪、术、鳖甲、当归各四两,参、芍、知母、丹皮、麦芽、神曲、山楂各二两,青皮、陈皮、槟榔、木香、官桂各一两,棱、莪、柴胡、桃仁各七钱,煎成膏,入饴糖四两和匀,不拘时服,未终剂而愈。(卷三十·癖积)

种福堂公选医案[120]

管六七 少腹有形,六七年渐加胀满,述临暮纳食,夜必腹鸣瘕泄。盖老年坎阳日衰,坤土不运,浊阴下聚。凡冷滞肥腻食物宜忌,勿预家务,怡悦情怀,以为却病之计,若徒恃医药,非养生之法矣。

人参 菟丝子 胡芦巴 茯苓 舶茴香 上肉桂 补骨脂 砂仁 金铃子肉果

山药糊捣丸。(疝精血虚)

张二四 上年产后,至今夏经转寒凛,遂结气瘕,自少腹攻至胃脘,脘痛气结宜开,先用金铃子散。

延胡 金铃子 青葱管 山楂 生香附 蓬莪术(瘕痕寒凝气结)

刘 瘕聚攻触中脘,心痛映背,呕吐涎沫。凡久病病必在络,络空必成胀满,已经旦食苟安,暮食痛呕。其胃中清阳久失旋运之司,饮食尚助呕胀,焉能承受汤药? 病退无期,颇为棘手。阅古方书于久病有形通剂是议。先拟通阳,改投小丸。

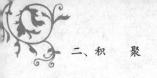

一昧阿魏丸，朱砂为衣，服五分。(痕阳伤呕吐)

顾氏医案[121]

冲气阴亏，肝气悒郁，左胁痞结绞痛。法当和养肝阴。辛燥刚热，破气破血，必然弄成臌胀。

化肝煎加阿胶、生地。

右腹有形攻痛，此肝气也。

乌梅　赤苓　山栀　归须　木香　木通　茴香(肝气门)

脐腹起痞有形，略偏于左，脉细数，左弦右软，舌苔干质。高年气血两衰，思虑伤脾，郁怒伤肝，乃为中虚气痞之症，理之谅非易也。

於术　黄连　白芍　沉香　炙草　肉桂　牡蛎　茯苓(噯噫痞块门)

赤厓医案[122]

大总戎凌苍白公，官扬州，劳绩素著，商民兵弁，爱之如慈父母焉。庚寅溽暑病疟，三发截止，邪有未尽，续生热疖如桃李者十余，溃脓将愈，闻民间失火，公往救之，火熄，跨马过桥，马忽惊跃，左胁肋即刺痛难忍，回署后，其痛不止，视肋下膨急有形，全身不能动掸，已逾半月。始延山西来君，继以邵伯黄君，或言疟痞，或言肠痈，药俱未效，昼夜呻吟，肌肉大脱，而积块乃大如盘坚如铁矣。最后请镇江蔡君，坚辞不治而去。时张蔚彤先生荐予于公，公乃以简相招，一见如故。诊脉毕，乃告公曰：此血病也，人言为痞为痈，请为公辨之。盖疟痞起于疟时，胀多痛缓，肠痈多在少腹脐旁，必兼寒热淋涩，今公病得之马上伤络，恶血内留，且痛有常处而不移，脉左关沉涩，其为血积无疑也。然公以英伟之姿，因痛剧伤中，致日食无几，体为瘦减，宜望之欲走矣。所幸两尺脉未大坏，面黄不枯，犹有当生之理。但此时虽有急病，难用急法，惟缓攻而徐图之，公闻言而唯唯。乃以归尾、川芎、桃仁、肉桂、红花、青皮、泽兰等，通络脉而逐瘀，大便秘少加大黄。数剂后，大便果下血条，兼有黑粪。又间以甘温为剂，养胃气以佐之，痛势渐减，食亦渐进，似日有起色矣。忽一夜，公遣卒传请甚急，予趋视之，公魄汗淋漓，色惨声嘶，六脉沉微，因细询之。公向有胃痛症，晚间食梨稍多，觉胁痛已缓，而中脘痛不可当，奈何？予曰：此易与耳。方用茯苓、炮姜、木香、砂仁、沉香、炙甘草，与海宁查先生坐床前。服药少顷，痛已如失。公喜曰：剂何神也？适以制台大人来扬阅兵，公自朝至日昃，不得消息，怒郁愤满，胁痛复甚。予仍主前方，参用逍遥，于是痛又大减，未几，其旁生一疖，乃兼延朱君丙南治其外焉。予谓：公病久正伤。况积已衰其大半，而疖从末治，唯宜八珍加减，调和气血，则余积当自除。朱君明理之士，亦以为然。服后其疖仅去脓杯许，旋即生肌敛口，而积乃摧刚为柔，潜消暗殄，脉症日以向安。再与十全养荣补养之，自是饮食大啖，精采充实，人皆以公胜于未病之时。予医学浅陋，千虑一得，由公之始终委任，而查先生复维持左右之故，得以奏薄技而愈公之病也。

扫叶庄一瓢老人医案 [123]

血结为癥，气聚为瘕，病在络为胀，形寒鼓栗，已是阳微，夏季腹膨溺少。议暖水脏。

大针砂丸，滚水送下。

少腹宿瘕，悲哀痛厥，继而腹胀大满，直至心下，经来淋漓，过月乃止，其胀不减，便泻溺少，肢冷内热，是气血皆病。议温水脏法。

大针砂丸。（痞胀便秘）

述小腹之右，入暮有形如梗，按之而痛。此为疝瘕肝病，乃浊阴凝聚，必犯胃气。大半夏汤有去痰扶胃之功，必加泄浊和肝，勿令致胀满。

人参　茯苓　炒小茴香　青木香　半夏　炒橘核　川楝子　（痞胀便秘）

时病食复，至今不知饥饱，大便不爽，右胁之傍，虚里天枢，隐隐有形。此阳胃络经行之所，多嗳气，食不化，并不烦渴，已非攻下急骤实热之症。先用：

丹溪小温中丸。（痞胀便秘）

锦芳太史医案求真初编 [124]

治族侄太学字光廷乃郎名士霖癖积案一百十五

治病不从外证细考，无以知其病见之标；不从内脉深究，无以识其病见之本。岁乾隆丙申，余自省会抵舍，适遇族侄字光廷乃郎士霖，身患癖积，其候肚腹胀大，面色微青而浮，唇亦色赤，大便不快。其儿年已四岁，犹在母怀，足步莫行，脊骨七节之处有一骨见高突，背则屈而不伸。先请余族在地医士调治，皆言儿属积热。其药每逢腹胀不消，不离壳、朴、楂肉、云连；每遇身热不退，不离羌、防、柴、芩；每遇体倦神昏，不离防、党、桔梗、当归；每遇脚步莫移，不离加皮、牛膝、木瓜；每遇食积虫发，不离使君、槟榔。服之无一克效，且更滋甚。余细从证考究，其儿左胁之下有一硬块不移，知其病之积结在此，而非区区食物留滞肠胃间也，且再从脉细究，其儿六脉，惟左关一脉洪大至极，知病即在左关之处，恰与横结在左之症相合，则其用药施治，自当从肝起见，而非寻常楂、曲、壳、朴之药所可愈矣。况儿肝气既胜，是儿真阴必亏，儿之真阴既亏，则儿命门之火自必随肝上越而泊于胁。斯时即用地、萸以救真阴，以抑肝强，犹虞不暇，安敢用防、党、桔梗、柴胡、当归升拔之剂，而不顾其肝气上浮，其癖愈结而不可解乎？惟以余制抑肝截癖饮，内有山药、地黄以救真阴之槁；栀仁、赤芍、连翘、丹皮、鳖甲以抑肝气之强；青皮、没药以疏肝气肝血之滞；麦芽、神曲以消脾胃谷食之积；牛膝、车前、泽泻以引肾中之火使之下归于阴，而脚有力；狗脊以除在腰风湿，而又兼补肝肾，使脊以平。盖癖寒热皆有，不独寒积寒食而始见也。是药渠服数剂稍效，再服以至数十余剂，其儿癖结之处渐软，足亦能行，脊虽血气已定，不能尽愈，然亦较其高突差可。始信癖有属寒属热之辨，在人随证观变，而不以古书尽拘如此。

识得脉症皆从左见，自当滋阴抑肝为是，何得妄用升拔之药以致肝益燥烈莫解？观兄所论治此，不独

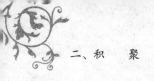

今已效见,更究其理,实是莫易。晁雯。

此症止用通行治积之药,固属不能;即用恶毒破劣之药,更属不得;惟取轻平滋阴抑肝、疏血活气之药,则癖始可渐除。况癖本内寒,热乘其内虚渐积而成,故病亦非一朝所至,即治亦非一日可愈。倘或因服一二剂未效,而即转辗更医,则又前功尽弃,而医亦莫之何? 但医每逢是症,当以辞治为高,切勿轻尝自试。男省吾识。

治余身思疢癖病案百五十

岁乾隆庚辰,余同族侄步周同往湖北,在船已有疢癖之恙,及履其地稍安,至辛巳新正旋归,忽见原症复发。余恨外科之书尚未遇目,每谓余脏素阴,忽沾是病,质之外科诸医,皆谓是热是毒,及考《外科正宗》亦言是热居多,并有族权某某,指称伊有草药,只用猪肉半斤、番木鳖一个煮服,可以全愈。又有云此药宜重用黄芪升发,不宜攻下。惟有《薛氏医案》指称疢癖端不尽热,亦有属寒。余思余于饭食日见减少,逢肉欲吐,岂有脾胃虚寒,内有热毒而成疢癖之理? 惟以治疗杂病之法以推,因用附、桂、姜、半、香、砂、丁、沉之药重投,服至四十余剂而食渐加,其疢癖之病渐平。又服二十余剂而食倍进,并食猪肉有味,更服二十余剂而疢癖之病尽除。适逢广饶九南道秦老大人命召治病,余思余病痊除,力尚堪赴,始叹外科之治,本与内科之理互相通贯,甚无泥于时见,及阅坊板小书,而致固执而不通也。

外科本与内科相通,时人理道不明,故治自多舛错。此案症之真处,仍在饮食减少,逢肉欲吐讨出消息,故尔治无不合。血侄绍音。

南雅堂医案[125]

脉涩,大便黑,腹有积块,发则攻痛如刺,系瘀血之确证,死血宜下,用药莫嫌其峻,宜用桃仁承气汤主之。

大黄四钱　桂枝二钱,去皮　桃仁十五枚,去皮尖　芒硝七分　甘草八分

水同煎八分服。(腹痛门)

腹有积块,攻动痛甚,平素无形,时时呕吐酸水,系中虚阳气不运,兹仿大建中法。

人参二钱　川椒一钱　干姜八分　橘饼一枚　　(膈症门)

内有积聚,兼挟暑湿之气阻滞肠胃,中土健运失司,腹部胀满,时作痛,痛则大便常下黏腻,色赤如脓,小便短少,脉象沉而滑数,拟先疏导其肠腑。

陈橘皮三钱　炒白术三钱　赤茯苓三钱　泽泻一钱　猪苓二钱　大腹皮二钱　飞滑石三钱广木香八分　川朴一钱　缩砂仁八分

水同煎服,另吞木香槟榔丸三钱。(肿胀门)

脐下有形,发则觉有气自小腹上冲心脘而痛,名曰奔豚,是为肾积。

炮附子五钱　肉桂五钱　吴茱萸五钱　当归身五钱　川楝子一两　李根白皮一两　白茯苓四两　川朴一两,姜炒　炙甘草一两　川芎五钱　瞿麦穗五钱　沉香一钱五分　木香一钱五分

上药十三味,共研细末,每服三钱,姜汤送下。

素有积聚,肠腑不通,湿热内阻,食物难化,法宜和中。

炒白术二钱　苍术二钱,米泔浸炒　淡黄芩二钱　枳实一钱　白芍药一钱五分　莱菔子一钱五分　陈皮八分　鸡内金二分

病由嗔怒而起,腹痛有形,缓则气下鸣响,泯然无迹,木强侮土,是乃瘕疝之属,土虚兼挟积滞,若徒施以攻导,恐变中满之虑,近复腹痛泄泻,延久防成滞下,治之宜慎。

川朴一钱　炒白芍二钱　白茯苓三钱　陈皮一钱　益智仁一钱,炒　丁香一钱
水同煎服。

食入而痛,是必有积,脉形弦数,面黄苔白,小便热黄,干咳不爽,定有湿热食痰内阻为患,邪无从出之路,是以郁而为痛,兹用越鞠加味法。

苍术二钱,米泔浸炒　黑山栀二钱　赤茯苓二钱　川芎一钱　焦山楂二钱　神曲二钱　杏仁二钱　炒白芍一钱　枳实八分　川贝母一钱　枇杷叶露一盏,冲
水同煎服。(积聚门)

《金匮》云:坚而不移者名为积,病在脏;推移不定者名为聚,病在腑。皆由中土虚衰,血气不运,兹用攻伐消导之剂,兼加养正扶元之品,方列后。

肉桂一钱　炮姜三钱　川朴四钱　吴茱萸三钱　炒白术二钱　黄芩二钱　茵陈三钱,酒炒　川连六钱　辰砂八分　巴豆霜三分
上药炼蜜为丸,每服二钱,灯草汤下。

初起曾有寒热,脘左隐癖作痛,脉形弦细,舌苔滞腻,是湿热痰食交阻为患,拟用消导法。

制半夏二钱　白茯苓三钱　山楂肉一钱五分　青皮一钱五分　苏梗一钱　鸡内金三钱　沉香五分,冲　陈皮一钱　朱砂三分　香橼一钱

中虚阳弱,寒积内停,脉迟,当脐而痛,连及腰胁,身常凛凛恶寒,拟通阳以驱沉痼,益火以消阴翳,拟方列下。

肉桂八分　炮附子八分　人参二钱　白茯苓三钱　炒白术二钱　肉苁蓉二钱　乌药一钱五分　木香一钱

肝胃不和,兼有寒积,脘间胀满作痛,脉沉弦而紧,舌苔白腻,口渴不欲引饮,大便似利不利,恐为脏结之证,治法最为棘手,非温无以通其阳,非下无以破其结,拟用许氏温脾法主之。

附子一枚,炮　肉桂五分　干姜八分　川朴一钱　大黄二钱,酒蒸　枳实一钱
水同煎服。

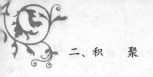

自述昔年经阻半载,疑为有孕,后下污秽臭水甚多,因而渐结成块,八九年来其形渐长渐大,静则伏于脐旁,动则上攻至脘,连及两胁,想系水寒气血瘀聚而成,但久病宜用缓攻之法,匪可急切以图功,拟方开列于后。

肉桂一钱　香附一两,炒　桃仁五钱,炒去皮尖　甘遂三钱,面煨　五灵脂五钱,醋炒　川楝子五钱,用巴豆七粒炒后去豆　地鳖虫二十一个,酒浸　三棱一两,醋炒　蓬莪术一两,醋炒

上药共研细末,炼蜜为丸,如梧桐子大,每服十丸,早晚开水送下。

左胁有形攻痛,发则上冲至脘,其积在肝,乃肥气也。

柴胡二钱　鳖甲二钱　川朴一钱,姜汁炒　陈皮一钱,去白　大麦芽二钱　川芎一钱　萹蓄一钱　瞿麦穗一钱　沉香五分　木香五分　大黄三钱　青皮一钱　蓬莪术一钱

水同煎服。

六腑浊滞为之聚,推之自能移动,病属于阳,由气机流行不畅,湿阻热蒸,肠中变化传导失司,兹仿东垣法。

川朴一钱　川连八分　山楂肉二钱　青皮一钱　鸡内金二钱　木香八分,煨　萝卜子一钱　芦荟八分

色黄脉弦,内有积聚,脾胃受伤,腹大青筋突露,势恐成为臌胀,但病已年余之久,正气已虚,必须疏补兼施,以缓攻取效为宜。

川连一两　生白术四两　厚朴二两　陈皮二两　鸡内金三两　姜汁三杯

上药研为末,水泛为丸,如梧桐子大,每服三钱,开水送下。

推之着而不移,知为阴邪聚络,脉弦而缓,攻伐恐非所宜,姑用辛温入络一法。

肉桂七分　当归须三钱　延胡索二钱　橘核二钱　韭白一钱

水同煎服。

右胁攻痛作胀,时发时止,乃浊阴聚而成瘕,病在络脉,拟以和营通络为主。

肉桂一钱　当归身三钱　小茴香一钱,炒　青葱管一尺

右胁积聚有形,动则攻痛,是名息贲,此为肺积。右脉形浮滑,内必挟有热痰,是以干咳心烦,脘闷作胀,拟用平胃散加味治之。

制苍术二钱　桑白皮一钱五分　白豆蔻一钱五分　川芎一钱　大麦芽二钱　瞿麦穗一钱　川朴一钱　陈皮一钱　黄郁金一钱　淡黄芩一钱五分　黄连一钱五分　萹蓄一钱　大黄三钱,酒蒸　沉香五分　木香五分　生姜三片

病由抑郁而起,肝木不舒,胃土必受其侮,病久入络,左胁聚积有形,发必呕吐涎沫酸浊,瘖不成痰,便闭忽泻,急攻防变胀满,宜缓图为妥,拟方列后。

吴茱萸一两五钱　制半夏二两　左牡蛎三两　桃仁八钱,去皮尖　川楝子一两　白茯苓二两
延胡索一两　川连八钱　白芥子一两　陈皮一两,去白

上药十二味研为末,用香附、生姜合捣汁,将前药和匀为丸,每服三钱。

脐下结瘕胀痛,痛则气升自汗,脉形弦涩,乃寒气与精血相搏,拟用温通和营一法。

制香附二钱　吴茱萸二钱　白茯苓三钱　陈皮一钱　当归身二钱　乌药一钱五分　山楂肉
一钱五分,炒　川楝子一钱　粉丹皮二钱　干姜八分　炒白芍一钱

自述上年秋间曾患伏暑,延至百日始痊。病去,左胁下即有结症。每逢春令,晨起必吐
痰沫,午后兼有微热,偶进油腻面食之物,必作溏泄,系当时热邪未清,因口腹不慎,食积与痰
气互相纠结为患。倘峻急图功,恐反致偾事①,法以缓消为宜。

柴胡一两,炒　大黄一两,酒炒　蓬莪术五钱,醋炒　荆三棱五钱,醋炒　雄黄一两　青皮一
两,巴豆七粒同炒俟黄去豆

上药六味,捣研为末,神曲糊丸。每服一钱,橘红汤下。下午另服六君子丸三钱,开水
送下。

腹有结瘕,脘胁攻痛,口干心悸,咳嗽痰多,当脐动跳,渐致食减内热,大便闭结,皆由肝
气横逆,营血未调所致,是即血痹虚劳之症,调治颇为不易,聊为拟方列后。

制香附一钱　人参一钱　当归身二钱　白茯苓二钱　酸枣仁二钱　没药一钱五分　桃仁一
钱五分,去皮尖　川贝母二钱　乳香一钱　土鳖虫十枚,酒煎　白蜜半盏,炼

脉形迟细,脘有积块,纳食作胀,肠间漉漉有声,嗳腐吞酸,大便坚结,是必有寒积在中,
宜用温通一法。

桂枝木一钱　大黄二钱,酒蒸　川朴二钱　陈皮八分　炮附子五分　干姜八分　枳实一钱
白茯苓三钱

水同煎服。

脉来细而附骨,是为有积。病已半年,隐癖偏踞胁下,坚硬如故,是寒食痰阻结于气分,
拟用理中加味。

炒白术二钱　人参一钱　干姜一钱　炙甘草八分　制半夏二钱　白茯苓二钱　陈皮一钱
旋覆花一钱　大麦芽一钱　枳壳八分　当归身三钱

疟后留邪入络,结为疟母,偏踞于左,发则身下攻逆,加以左胁素有结癖,左右升降之机
因此俱窒,致渐有中满之虑,治颇棘手,拟方姑列于后。

鸡内金三个,不见水焙存性　沉香五分　缩砂仁八分　陈皮八分　白芥子一钱五分　姜黄八

---

① 偾(fèn)事:败事。

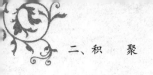

分　枳壳一钱,炒　竹沥一杯　香橼皮二钱,炒

水同煎服,另吞鳖甲煎丸一钱。

积为五脏所生,推之不移,病属于阴,阴邪沉着,阳气无由展布,少腹连及两胁,隐隐作胀攻痛,执中央以运四旁,令大气流行充满,则阴霾不驱而自消,拟用理中加味治之。

炒白术二钱　人参一钱　煨姜八分　炙甘草八分　桂枝八分　炮附子五分　麻黄五分　细辛八分

脐下积块有形,发则有气自小腹上冲心口而痛,是即奔豚,乃肾积也,今从足少阴治,方列下。

上肉桂五钱　附子五钱　吴茱萸五钱　川朴五钱　当归身五钱　川楝子一两　瞿麦穗五钱川芎五钱　沉香一钱五分　木香一钱五分　大黄二两,酒浸　李根白皮一两　白茯苓四两

上药十三味,共研细末,炼蜜为丸,临睡用姜汤送下四钱。

脘中积瘕,久而不化,气逆上升,时作攻痛,大便坚,病属血分居多,故以和营化瘀为主。

当归身二钱,酒洗　白芍二钱　白茯苓三钱　陈皮一钱　延胡索一钱五分　淮牛膝一钱五分粉丹皮二钱　红花二钱　血余炭一钱　川楝子一钱　鳖甲二钱　(积聚门)

龢山草堂医案[126]

肝郁气滞,脘次作痛成块,食不下化,大便闭结。此五积之中痞气也,不易治。

川连姜汁拌炒　淡干姜　瓜蒌仁　归尾　瓦楞子　槟榔　上肉桂　炒枳实　炒白芍郁金　川楝子　(痞积)

疟后阴虚结癖,渐致腹满而坚,不易消去也。

炒柴胡　生茅术　草果仁　小青皮　陈皮　荷叶　生鳖甲　炒川朴　川郁金　焦建曲赤苓　(痞积)

向有疟母,痞气攻冲脘间,痛及胁肋,右脉软,左脉弦,肝木犯胃也。暂用左金法。

川连姜汁拌炒　炒白芍　川郁金　乌梅肉　白茯苓　淡吴萸　炒川楝　煨益智　炙甘草　鲜橘叶　(痞积)

疟后肝阴亏损而致结痞,久防腹满,宜丸子调理。

炒川连　炙鳖甲　牡丹皮　法半夏　炒青皮　炒於术　炒白芍　川郁金　广陈皮　焦神曲　(痞积)

痎疟不已,腹胀结痞,势必成鼓。

软柴胡　炒白芍　青皮炒　焦神曲　赤茯苓　炙鳖甲　焦茅术　陈皮　大麦芽　(痞积)

宿痞作胀,肝郁气滞所致,久必腹满,当从肝肾调治。

炙鳖甲　菟丝子　制於术　川郁金　新会皮　炒白芍　枸杞子　缩砂仁　制香附　紫石英　（痞积）

劳力内伤,肝脾俱病,以致疟久不止,痞胀腹胀,神色萎顿,脉细而弦,鼓证之根也。舍温补无策。

制附子　枸杞　炒白芍　半夏　新会皮　煨姜　上肉桂　菟丝　炒冬术　茯苓　建泽泻　红枣　（痞积）

病久,脉弱肌削神困,脘次隆起,形如覆杯,此脾积也。病实脉虚,难治之候。

川连姜汁炒　淡干姜　生白术　大麦芽　新会皮　川朴姜汁炒　炒枳实　焦建曲　缩砂仁　赤茯苓　（痞积）

下元真气不足,奔豚上逆,脐旁作痛不止,两尺虚软。当用温补滋纳之法,多服数剂,庶可奏效。

上肉桂　炒白芍　补骨脂　怀膝炒,盐水拌　淮山药　炒熟地　山萸肉　炙五味　潞党参　白茯苓　小茴香　荔枝核　（痞积）

气从少腹上升,则脘闷作痛,得嗳乃舒,所谓肾之积奔豚是也。脉象左弱于右,此其明验也。

安南桂　大熟地　炒枸杞　炙甘草　陈皮　大枣　炒於术　炒白芍　炒怀膝　白茯苓　煨姜　（奔豚）

杏轩医案[127]

王明府夫人积聚久痛

脉弱质亏,操持多劳,昔年产后,少腹起有痞块,不时作痛,迩[①]来痛于早晨,日日如是。《经》云:任脉起于中极之下,循腹里。任之为病,其内若结,男子七疝,女子瘕聚。再考古人论积聚,分癥瘕两端。癥者征也,有块可征,其病在血;瘕者假也,聚则有形,散则无迹,其病在气。良由新产之后,或因寒侵,或因气滞,以致循经之血凝结成形,胶粘牢固,长大则易,铲削则难。须待本身元气充旺,始能消磨。倘务急攻,非但积不可消,反伤正气。《内经》有大积大聚其可犯也之戒,旨可见矣。现在痛势攻冲较甚,滋腻之补,似非所宜。思久痛在络,冲为血海,先商煎剂,调和冲任,使其脉络流通,气机条畅,痛势稍缓,再议丸药,图刈病根。

王九峰医案[128]

据来恙源,细参一切始原,遍身发冷,出汗不止,服真武加减未效。后便血,脐左右有硬

---

① 迩(ěr):近。

积二块,头晕夜烦。两胁心腹作胀,筋骨疼痛不舒。肝主筋,脾主四肢。阴液本亏,阳明郁痰闷结,气积凝而成块,连服温胆小效。后服下剂,更兼礞石丸,据云症势已减六七,惟硬积跳动不消。此症虽在肝脾,总由肾之水亏,肝之阳强,阴液不充,是以气积不化。《素问》云:阳在外为阴之使,阴在内为阳之守。气行血流如风行水动也。仲景谓养正而积自除,正充而块自解,攻乏之剂不过一时,恐未能豁然。拟养正消积,固气和阴,久服可效,但不知脉象何如耳。

制首乌 延胡索 春柴胡 半夏曲 明党参 肥牛膝 杭白芍 建橘红 茜草根 蓬莪术 全当归 黄郁金 上丹参 大生地 淮山药 白茯苓 (积聚)

气积上冲则膨胀,咳逆多痰,此脾湿生痰,痰延伤肺,以致肝血不能荣润,故积块亦觉坚硬。治宜扶土和肝舒肺。

白蔻衣 台乌药 杭白芍 建泽泻 沉水香 淮山药 蓬莪术 制半夏 当归尾 生苡仁 (补遗)

恙由三阴疟后,腹右成块,胸闷不舒。此邪热之伤肝脾,逆成疟母,治宜养正消积。

制首乌 京三棱 全当归 广橘白络各 纹党参 淮牛膝 杭白芍 冬瓜皮 於白术 川郁金 (补遗)

年甫十五,经水未通,小腹右角有形,大如覆杯,痛如针刺,痛时其形反隐伏不见。盖积居膜原之间,如气血源流冲击,暂离窠臼,潜行于里。小便不利,且痛如淋证之状,积瘀壅塞膀胱。《经》以膀胱为州都之官,津液藏焉,气化则能出矣。州都气化失常,故小便如淋证之状,非淋证也。胸次气血往来不畅,肺司百脉之气,为水之上源,下流不通,上流壅塞,气不化液,无水通调,水道郁而不伸,非喘促可比。扁鹊云:积者五脏所生,聚者六腑所成。脉来细数兼弦,证本先天元阴不足,水不涵木,木乘土位,健运失常,致令血液精华不归正化,凝结于脏腑之外,隔膜之间,少腹厥阴肝木之部,症名肥气。当从养正除积论治,暂拟交加散加味,观其进退。

生地 生姜二味同捣汁 丁香 蔻仁 洋参 青陈皮 木香 红花 为丸。(积聚)

王旭高临证医案

金 少腹两旁结块,渐大渐长,静则夹脐而居,动则上攻至脘,旁及两胁,已八九年矣。据云始因积经半载,疑其有孕,及产多是污水,后遂结块。想是水寒血气凝聚而成。

甘遂面包煨,三钱 香附盐水炒,一两 三棱醋炒,一两 蓬莪术醋炒,一两 桃仁炒,五钱 肉桂另研,一钱 川楝子五钱,巴豆七粒合炒黄,去巴豆 五灵脂醋炒,五钱 地鳖虫酒浸炙,二十一个 共研为末,炼白蜜捣和为丸。每服十丸,日三服。

渊按:水寒血气凝聚冲脉之分,果是实证,此方必效。

金 脐以上有块一条，直攻心下作痛，痛连两胁，此属伏梁，为心之积，乃气血寒痰凝聚而成。背脊热而眩悸，营气内亏也。法当和营化积。

当归 半夏 瓦楞子 香附 丹参 茯苓 陈皮 木香 延胡索 川楝子 砂仁

渊按：眩悸亦寒痰为患，未必即是营虚，否则背脊之热何来。

复诊 投化积和营，伏梁之攻痛稍缓，背脊之热亦减。仍从前制。

前方去茯苓、瓦楞子、木香，加茯神、玫瑰花。

王 腹中癖块，渐大如盘，经事不来，腰酸带下。此属营虚气滞，瘀积内停。近日水泻，伤于暑湿。当先治其新病。

平胃散去甘草，加芍药、香附、吴茱萸、焦六曲。

复诊 腹块如覆盘，上攻则痛，下伏则安。足跗浮肿，时时沃酸。从肝脾胃三经主治。

川楝子 延胡索 吴茱萸 川椒 木香 蓬莪术 制香附 陈皮 茯苓 川连姜汁炒

三诊 腹中结块，内热微寒，四肢无力，口沃酸水。肝脾气郁，营卫两亏，劳损之象。

党参 香附 当归 丹参 川楝子 川椒 延胡索 冬术 干姜 青蒿梗 神曲 大枣

渊按：内热微寒，乃肝脾郁结，肺金治节不行，营卫不调也。宜参逍遥、左金法。

丁 肝之积，在左胁下，名曰肥气，日久撑痛。

川楝子 延胡索 川连 青皮 五灵脂 山楂炭 当归须 蓬莪术 荆三棱 茯苓 木香 砂仁

复诊 左胁之痛已缓，夜增咳嗽，寒痰走于肺络。宜肺肝同治。

旋覆花 杏仁 川楝子 荆三棱 茯苓 款冬花 半夏 新会皮 蓬莪术 新绛 青葱管

蒋 少腹结块，渐大如盘，此属肠覃，气血凝滞而成。拟两疏气血。

香附 五灵脂 红花 当归 泽兰 桃仁 延胡索 丹参 陈皮 砂仁

大黄䗪虫丸，每服二十粒，开水送。

金 气从少腹上冲咽嗌，则心中跳，胁中痛，初起寒热而呕，此奔豚气之挟肝邪者也。半月以来，寒热虽止，气仍上逆。脉沉弦小。宜宗《金匮》法。

二陈汤去甘草，加当归、白芍、吴茱萸、香附、川朴、槟榔、苏梗、沉香、姜汁、东行李根。

复诊 奔豚之气渐平，脘中之气未静。当从肝胃求治。

淡吴萸 半夏 香附 川楝子 延胡索 茯苓 焦六曲 陈皮 白芍 蔻仁

丁 久患休息痢，止数日后气攻胸脘板痛，上下不通，几至发厥，须大便通始减其痛。匝月大便仅通三次。板痛者聚而成块，偏于右部，是脾之积也。脉沉紧而细，当与温通。

熟附子 淡干姜 川朴 陈皮 茯苓 香附 大腹皮 延胡索 沉香化气丸 东垣五

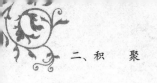

积丸

米　右关尺牢弦,腰腹有块攻痛,是肝肾之积在下焦也。用缓消止痛法。

肉桂　雄黄　尖槟榔

共研细末,用独头蒜捣丸。早晚服各五丸,开水送。

渊按:雄黄散结,槟榔破滞,肉桂温散下焦沉寒痼冷,又能温脾疏肝。丸以独蒜,以浊攻浊,深得制方之妙。（积聚附虫积）

陈　病起逢食则呃,食入则胀。今脐上至心下一条胀痛,坐久则知饥,行动则饱胀,此属伏梁。胃为心之子,故胃亦病也。仿东垣五积治例。

川连　吴茱萸　干姜　陈皮　香附　半夏　茯苓　丁香　延胡索　五灵脂

渊按:所谓食呃也。病在肠胃。

钱　脉微细,阴之象也。少腹有块,上攻及脘,自脘至嗌一条气塞,发作则大痛欲厥,头汗如雨。用方大法固宜以温通为主矣,惟舌有黄腻浊苔,便泄臭秽,必兼湿热,而块痛得按稍减,中气又虚,方法极难周顾,尚祈斟酌是荷。

川楝子　乌药　肉桂　乌梅　木香　淡吴萸　泽泻　延胡索　茯苓　川连酒炒

复诊　下焦浊阴之气上干清阳之位,少腹胸胁有块,攻撑作痛,痛甚发厥。昨用温通,病势稍减,脉仍微细,泄仍臭秽,恶谷厌纳,中气大亏,阴气凝结,当脐硬痛,恐属脏结。攻之不可,补之亦难,诚为棘手。

肉桂　吴茱萸　炮姜　枸杞子　乌药　木香　延胡索　金铃子　白芍　茯苓　泽泻　萱花　金橘饼

伍　胸脘有块,大如碗,每午后则痛,甚于黄昏,连及背胀,时沃清水,诸药无效。

枳壳九枚,纳入阿魏三钱,炙焦　牡蛎二两　肉桂三钱　白蛳螺壳二两

共炙为末。每痛发时服一钱,开水送。

渊按:枳壳破气。阿魏佐肉桂散寒,以浊攻浊。牡蛎软坚。白蛳螺壳始用于丹溪,云化伏痰,消宿水。

周　食填太阴,肝气欲升而不得,胃气欲降而不能,气塞于中,与食相并,脘胁疼痛,气攻有块,汤饮辄呕,上不得纳,下不得出。法当疏运其中。

半夏　橘红　青皮　莱菔子　川朴姜汁炒　吴茱萸　赤苓　白蔻仁研冲

另:苏梗、枳壳、槟榔三味摩冲。

丁　脉迟细,脘中有块,纳食撑胀,腹中辘辘作声,嗳腐吞酸,大便坚结。此脾胃有寒积也。当以温药下之,仿温脾法。

附子制　干姜　枳实　大黄　桂木　陈皮　半夏

洪　结癖累累，久踞腹中。年逾六旬，元气下虚，中气已弱，肝气肆横，腹渐胀满。脉沉弦细，细而沉为虚为寒，沉而弦为气为郁。病关情志，非湿热积滞可比，攻消克伐难施。拟商通补，补者补其虚，通者通其气。

六君子汤　苏梗　肉桂　香附　川朴姜汁炒　白芍　生姜

冯　脉右关滑动，舌苔黄白而腻，是痰积在中焦也。左关弦搏，肝木气旺，故左肋斜至脐下有梗一条，按之觉硬，乃肝气入络所结。尺寸脉俱微缓。泄痢一载，气血两亏。补之无益，攻之不可，而病根终莫能拔。根者何？痰积、湿热、肝气也。夫湿热、痰积，须借元气以运行。洁古所谓养正积自除，脾胃健则湿热自化，原指久病而言。此病不谓不久，然则攻消克伐何敢妄施。兹择性味不猛而能通能化者用之。

人参　茯苓　於术　青陈皮　炙甘草　泽泻　枳壳　神曲　茅术　当归土炒　黄芪　白芍吴萸三分煎汁炒　防风根

又丸方：制半夏三两，分六份。一份木香二钱煎汁拌炒；一份白芥子二钱煎汁拌炒；一份乌药三钱煎汁拌炒；一份金铃子三钱煎汁拌炒；一份猪苓二钱煎汁拌炒；一份醋拌炒。炒毕，去诸药，仅以半夏为末，入雄精三钱，研末，麝香一分，独头蒜三个，打烂，用醋一茶杯，打和为丸。每晨服一钱五分，开水送。

渊按：制法极佳，通化肺脾之痰，疏利肝胆之结。丸法亦有巧思。诸凡与此证相类者，皆可用之。

曹　寒饮痰涎气血凝结成癖，踞于脘肋，下及腰间，久必成囊而为寋曰。如贼伏于隐僻之处，一时难以攻捣。昔许学士有此论，法当内和脾胃，外用攻消，今仿其意。

半夏　茯苓　乌药　白芥子　当归　青皮　泽泻　吴茱萸　延胡索　桂枝　杜仲姜汁炒　生木香　生熟谷芽

华　脾虚胃弱，则湿热不运而生痰。痰停中脘，则食不化而成积。胃脘结块，按之则痛，面色青黄，木乘中土。饮食少纳，虑延胀满。

党参姜汁炒　半夏　陈皮　川朴　茯苓　白芥子　山楂肉　砂仁　六曲　鸡内金

丁　血虚木横，两胁气撑痛，腹中有块，心荡而寒热。病根日久，损及奇经。《经》云：冲脉为病，逆气里急；任脉为病，男疝女瘕。阳维为病苦寒热，阴维为病苦心痛。合而参之，谓非奇经之病乎？调之不易。

黄芪　党参　茯神　白薇　枸杞子　沙苑子　白芍　当归　陈皮　香附　紫石英

复诊　和营卫而调摄奇经，病势皆减。惟腹中之块未平。仍从前法增损。

前方去枸杞子，加砂仁、冬术。

孔　病由肝气横逆，营血不调，腹中结瘕，脘胁攻痛，渐致食减内热，咳嗽痰多，当脐动跳，心悸少寐，口干肠燥，而显虚劳血痹之象，极难医治。姑仿仲景法。

党参　茯苓　枣仁　乳香　没药　桃仁　当归　川贝　香附　白蜜　地鳖虫酒炙

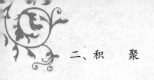

复诊 前方养营化瘀,下得血块两枚。腹满稍软,内热咳嗽未减。今且和营启胃,退热止咳,再望转机。

西党参 茯苓 丹参 广皮 血余炭 川贝母 杏仁 当归 阿胶 地鳖虫

三诊 气滞血瘀,腹满有块攻痛,内热已减,咳嗽未平。拟两和气血方法。

党参 香附 郁金 茯苓 山楂肉 延胡索 当归 杏仁 阿胶 桃仁 沉香 血余炭

四诊 咳嗽不止,腹仍满痛。肝肺同病,久延不已,终成劳损。

桃杏仁 车前子 川贝 当归 丹皮 阿胶蒲黄炒 旋覆花 苏子 茯苓 新绛（积聚附虫积）

马 心之积,名曰伏梁,得之忧思而气结也。居于心下胃脘之间,其形竖直而长。痛发则呕吐酸水,兼夹肝气,痰饮为患也。开发心阳以化浊阴之凝结,兼平肝气而化胃中之痰饮。

桂枝 石菖蒲 延胡索 半夏 川连吴萸炒 茯苓 川楝子 陈皮 蔻仁 郁金 瓦楞子

朱 久有伏梁痞痛呕酸之患,是气血寒痰凝结也。自遭惊恐奔波,遂至脘腹气撑,旁攻胁肋,上至咽嗌,血随气而上溢,甚至盈碗盈盆。两载以来,屡发屡止,血虽时止,而气之撑胀终未全平。近来发作,不吐酸水而但吐血,想久伏之寒化而为热矣。立方当从气血凝积二字推求,备候商用。

郁金 香附醋炒 丹参 茯苓 炒黑丹皮 苏梗 延胡索醋炒 韭菜根汁一酒杯冲 童便冲 鲜藕

另用云南黑白棋子二枚,研细末。用白蜜调,徐徐咽下。

渊按:血从惊恐而来,所谓惊则气乱,恐则气下。气乱血逆,必然之理,棋子治何病未详。

复诊 肝郁化火,胃寒化热,气满于腹,上攻脘胁,则血亦上出。前方疏理气血之壅,病情稍效。今以化肝煎加减。盖肝胃之气,必以下降为顺,而瘀凝之血,亦以下行为安。气降而血不复升,是知气降而火降,瘀化而血安,必相须为用也。

郁金 三棱醋炒 延胡索 川贝 青皮 桃仁 泽泻 焦山栀 茯苓 苏梗 丝瓜络 鲜藕 鲜苎麻连根叶

范 素有肝胃气痛,兼挟寒积。脘腹胀满,痛及于腰,咳不可忍。舌苔白腻,渴不欲饮,大便似利不利,脉沉弦而紧。恐属脏结,颇为险候。非温不能通其阳,非下不能破其结,仿许学士温脾法。

制附子 干姜 肉桂 川朴姜汁炒 生大黄 枳实

渊按:咳不可忍,上焦之气亦闭矣。所谓五实证非耶?

复诊 脘腹胀满,上至心下,下连少腹,中横一纹,如亚腰葫芦之状。中宫痞塞,阴阳结绝,上下不通,势濒于危。勉进附子泻心一法,温阳以泄浊阴,冀其大便得通。否则恐致喘汗厥脱,难以挽回。

制附子　川连姜汁炒　川朴姜汁炒　生大黄酒浸

长流水煎。再服备急丸七粒，砂仁汤送下。

三诊　两投温下，大便仍然不通，胸腹高突，汤水下咽辄吐，肢渐冷，脉渐细，鼻煽额汗，厥脱可忧。按结胸、脏结之分，在乎有寒热、无寒热为别。下之不通，胀满愈甚，乃太阴脾脏受戕，清阳失于转运。崔行功有枳实理中一法，取其转运中阳，通便在是，挽回厥脱亦在是。惟高明裁酌之。

此证死。（积聚附虫积）

吴鞠通医案

张　二十七岁　甲子三月十三日　脐右有积气，以故右脉沉细弦沉伏，阳微之极，浊阴太甚克之也。溯其初原从左胁注痛而起，其为肝着之咳无疑。此症不必治咳，但宜通肝之阴络，久病在络故也。使浊阴得有出路，病可自已，所谓治病必求其本者也。如不识纲领而妄冀速愈，必致剥削阳气殆尽而亡。

桂枝尖三钱　小茴香三钱　降香末二钱　桃仁三钱　川楝子二钱　青皮络二钱　炒广皮一钱　归须三钱　乌药三钱　苏子霜三钱　旋覆花三钱，新绛纱包

十九日　服通络药，已见小效，脉气大为回转，但右胁着席则咳甚，胁下支饮故也，议于前方内去桃仁、川楝、小茴，加：

生香附三钱　半夏六钱　杏仁三钱　肉桂八分

再服四帖。

二十三日　先痛后便而见血，议通阴络法。

苏子霜三钱　归须二钱　降香末三钱　桃仁二钱　两头尖三钱　丹皮三钱　藏红花一钱　半夏五钱　小茴香三钱　香附二钱　广木香一钱　广陈皮一钱

吴　三十一岁　脐右结症，径广五寸，睾如鹅卵大，以受重凉，又加暴怒而得，痛不可忍，不能立，不能坐，并不能卧，服辛香流气饮，三日服五帖，重加附子、肉桂，至五七钱之多，丝毫无效，因服天台乌药散，初服二钱，满腹如火烧，明知药至脐右患处，如搏物然，痛加十倍，少时腹中起蓓蕾无数，凡一蓓蕾，下浊气一次，如是者二三十次，腹中痛楚松快。少时痛又大作，服药如前，腹中热痛，起蓓蕾，下浊气亦如前，但少轻耳。自巳初服药起，至亥正共服五次，每次轻一等。次一日腹微痛，再服乌药散，则腹中不知热矣。以后每日服二三次，七日后肿痛全消。后以习射助阳而体壮。

王氏　四十岁　乙酉五月二十一日　六脉弦紧，心下伏梁，非易化之症。一生忧泣，肝之郁也，又当燥金太乙天符之年，金来克木，痛愈甚矣。与温络法，其吐血亦络中寒也。

降香末三钱　川椒炭二钱　香附三钱　半夏三钱　枳实三钱　归须三钱　公丁香八分　广皮

服四帖。

二十五日　诸症皆效，自觉气上阻咽。加：

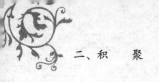

旋覆花五钱

二十九日　效不更方，再服。

六月初二日　加吴萸三钱

　　车　五十五岁　须发已白大半，脐左坚大如盘，隐隐微痛，不大便十数日。先延外科治之，外科谓肠痈，以大承气下之，三四次终不通。延余诊视，按之坚冷如石，面色青黄，脉短涩而迟，先尚能食，屡下之后，糜粥不进，不大便已四十九日。余曰：此癥也，金气之所结也，以肝木抑郁，又感秋金燥气，邪中入里，久而结成，愈久愈坚，非下不可。然寒下非其治也，以天台乌药散二钱，加巴豆一分，姜汤和服。设三服以待之，如不通，第二次加巴豆霜分半，再不通，第三次加巴豆霜二分，服至三次后，始下黑亮球四十九枚，坚莫能破，继以苦温甘辛之法调理，渐次能食。又十五日不大便，余如前法，下至第二次而通，下黑亮球十五枚，虽亦坚结，然破之能碎，但燥极耳，外以香油熬川椒熨其坚处，内服芳香透络，月余化净。于此证方知燥金之气伤人如此，而温下之法，断不容紊也。（积聚）

何书田先生医案[129]

　　中虚挟湿，结痞渐大，脉细模糊，久防腹满。

　　川茅术二钱　半夏一钱五分　黑姜五分　橘白一钱　姜皮三分　郁金一钱五分　白芍一钱五分　茯苓二钱　泽泻一钱五分

　　左胁下结痞作痛，饮食减少，形衰脉弱。此属木部侮土，病势非轻。

　　当归身一钱五分　木香五分　郁金一钱五分　半夏一钱五分　白芍一钱五分　川楝子一钱五分　蔻仁五分　陈皮一钱　青橘叶一钱五分　焦谷芽三钱

　　肋痞胀痛，恐有停饮，脉弦滑，当燥土分清。

　　麻油炒茅术一钱五分　橘红一钱五分　郁金一钱五分　川楝子一钱五分　广木香五分　半夏一钱五分　姜皮五分　赤苓二钱　泽泻一钱五分　（痞）

类证治裁

　　陈氏　气阻胸膈引背，食入胀痛，脐上瘕聚有形，脉来虚缓，胃逆不降少纳，五旬余得此，惧延中膈。宜缓攻，姑与辛通，制半夏、杏仁、陈皮、草蔻煨研、枳壳、砂仁壳、淡姜渣、延胡索酒炒，韭白捣汁冲。四服而病若失。（诸气论治）

　　姜　左胁气逆攻胸，久而瘕聚，妨食作胀。医用硝黄攻夺，无形元气受伤，腹鸣便泻，脘中坚聚成块，诊脉左强右弱，食少不运，木旺土衰，必延吐逆之咎。议和肝通腑，降浊驱胀。白芍药、牡蛎粉、枳壳、栝蒌仁俱炒、青皮、砂仁壳、益智仁煨、茯苓、制半夏、煨姜。五服病减食加，块亦软小。去积、蒌，加党参、生术扶脾阳，而右脉亦振。

张　小腹积聚。自用大黄、郁金、枳实等，下瘀血数次，暂宽，恃气壮频年屡用。予谓积聚随元气为消长，元气衰而后邪气踞之，屡行攻夺，终损脾元。《经》言：大积大聚，其可去也，衰其半而止。宜扶脾兼消积为稳。方用六君子料，加木香、青皮、归尾、延胡索、白芍药、官桂之属，水泛丸。庶痞积日渐消磨，不至损动真元耳。

房弟　少腹偏左瘕聚有形，感寒坠痛。昔用针刺原得痛缓，今宿疴遇劳辄发，块肿不任峻攻，仿痛久伤络之例，兼咸以软坚，主治宜效。特下焦深远之乡，乃厥阴宗筋所主，直达病所，良复不易。舶茴香、橘核俱酒焙、当归须、韭子炒、延胡索、胡芦巴俱酒炒、牡蛎醋煅、沉香汁冲服。三剂痛定肿消，块亦渐软。

房侄　右胁上痞胀，按之肿满绷急，渐妨饱食。仿《石室秘录》软治法，用生术、茯苓、神曲、地栗粉、鳖甲炙、白芍药、制半夏、白芥子、厚朴、桂心、潞参。蜜丸服，以食物压之效。（积聚）

韩　右胁有块，梗起攻胸，气痹食少，宵胀引背。此肝强胃弱，升降失和，泄肝通胃可效。厚朴、枳壳、杏仁、蒌仁、青皮、旋覆花、降香末、木瓜，三服而平。（胁痛）

沈氏　冬寒小腹瘕聚，左胁撑痛，上攻胸背，大小便不通，胀闷欲绝，汤饮不下，兼发寒热，脉短涩，宜先导其瘀滞，古云痛则不通也。枳壳、桃仁各二钱，厚朴姜制、青皮麸炒各七分，延胡索酒炒、归尾酒润各钱半，苏梗、郁李仁各二钱，沉香磨汁三分，二服痛定，二便通调，惟左胁偶一隐痛。原方去桃仁、归尾、苏梗、延胡，加郁金、香附，沉香改木香，仍磨汁冲服。又将煎剂挫为细末，服愈。（腹痛）

龙砂八家医案[130]

顾山李　脉弦细，左胁亦坚大如盘，痰裹气凝血结，此五积癥中之肥气也。

蒸白术　枳实　茯苓　厚朴　白蔻仁　白芥子　木香　青皮　煨生姜（戚云门先生方案）

金匮陶叔和，年五十外，少腹有块，少腹是二阴所处，今少腹若有形质，其势日甚，上冲至胃，皆由平素胃阳有余，肾阴不足，湿热痰饮，日渐下趋，遂使阳不通阴，升降失职，非疝非痹，无所定名，潜匿其间，时或隐现。投以温治则热，凉治则寒，究竟下焦之邪，不因有形之蓄积，始来然耶。

茯苓　瓜蒌霜　山楂肉　半夏　飞滑石　延胡　青木香　川楝子　白蛳螺壳

水泛为丸。（王钟岳先生方案）

钟狱处陈老老　左胁中痰气结成痞块，按之汩汩有声，服之大效。

半夏姜汁炒，三两　白术土炒黄，一两　上肉桂去皮不见火，五钱　炒山楂二两　姜黄晒，一两　炒白芥子一两　瓦楞子煅，二两　醋炒青皮一两　广皮括去白，二两　炒茯苓二两　生木香五钱

共制为末，醋打神曲糊丸，如绿豆大，每服三钱，姜汤送下。（叶德培先生方案）

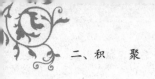

（评选）爱庐医案 [131]

少腹块磊，上攻及脘，其力猛而痛势剧，转瞬之间，腹中鸣响，则块磊一阵向下即平。证名奔豚者，因其性情踪迹行止类似江豚耳。然考其证有三：犯肺之贲豚，属心火；犯心之贲豚，属肾寒；脐下悸欲作贲豚者，属水邪。今系肾水寒邪所发，体属阳亏所致。拟以真武汤参贲豚汤意。

茯苓五钱　川芎五分　小茴五分　归尾一钱　附子五分　白芍一钱　半夏一钱五分　橘核三钱　李根皮一两

诒按：案语明辨以晰，立方精切不浮。（痃癖门案一条）

沈俞医案合钞 [132]

夏秋时行之病，原属客邪郁伏，汗出已多，邪当解散，乃自秋徂冬，身热不能尽退，近则午后寒热，寒重热轻，宛如疟状，迨汗出而热渐减，却仍不净。诊其脉象尚带弦数，但左手空软，右关滑大，此营阴已亏，阳明犹有痰气阻滞，所以胃脘左畔结硬成块，幸不作痛，惟按之坚硬，仲景"少阳篇"中所谓心下有支结也。此块不除，寒热不止，仲景本用柴胡桂枝干姜汤，今宗是方加减，可获愈。

桂皮　花粉　炙草　丹皮　蒌皮　橘红　牡蛎　（时证）

问斋医案 [133]

《经》以心积伏梁，肝积肥气，脾积痞气，肺积息贲，肾积奔豚。后世又有癥瘕、痃癖、血鳖诸名，总不离《内经》之五积也。心下有形，大如覆杯，动作牵疼，饮食减少，便溏溲数，面色黧黑，目珠暗黄。由笃志好学，深宵不寐，血凝气阻，饮聚痰生所致。乃伏梁危症，于兹二载，诸药不应，当求其本。

人参　云茯苓　冬白术　炙甘草　制半夏　陈橘皮　当归身　酸枣仁　远志肉　广木香　水红花子　四制香附　（积聚）

伏梁盘踞膻中，横连虚里穴处，大如覆碗，按之不移。由盛怒，纵饮食，感风寒所致。然积以寒留，留久则寒多化热风以致积，积成则癥已非风。古人虽有养正积除之法，效者甚鲜。《经》言：坚者削之，留者攻之，结者散之，客者除之。盖有形之积，以攻为是。宜《医话》伏梁煎主之。

人参　川黄连　川椒红　猪牙皂角　京三棱　蓬莪术　肥桔梗　巴豆霜　乌梅肉（积聚）

心积伏梁踞心下，大如覆碗，痛而不移。宜《医话》伏梁煎加减主之。

京三棱　蓬莪术　黄郁金　醋炒香附　牡丹皮　赤芍药　大丹参　当归身　川芎劳　延胡索　成块朱砂　桃枭① （积聚）

---

① 桃枭：经冬不落的干桃子。功能杀疰恶鬼，除水气，利大小便，下三虫，消肿胀，下恶气。

左胁下坚硬，大如覆碗，按之则痛，弹之有声，不时寒热，乃肝积肥气，同于疟母。《医话》肥气散为宜。

京三棱　蓬莪术　醋煮常山　九肋鳖甲　夜明沙　枳实　海南槟榔　威灵仙　银州柴胡　人参　当归身　（积聚）

当脐有形大如手掌，按之坚硬作痛，乃脾积痞气。《医话》痞气饮为宜。

京三棱　蓬莪术　枯麦芽　山楂肉　鸡心槟榔　麸炒枳实　青木香　川厚朴　冬白术　制半夏　陈橘皮　小青皮　（积聚）

胸右按之有形，大如覆杯，坚硬如石，动劳气急，饮食减少，痰嗽频仍，由食味酸、咸、甜太过所致。与哮喘相近，乃肺积息贲危症。宜《医话》息贲丸，缓缓图痊可也。

人参　枳实　制半夏　京三棱　蓬莪术　制南星　陈橘皮　苦杏仁　甜桔梗
共为末，水叠丸。早晚各服三钱，开水下。（积聚）

脐下按之坚满，有气上冲，惊悸烦乱。水不润下，上泛为灾，乃肾积奔豚危症。拟《医话》奔豚汤主治。

油肉桂　赤芍药　炙甘草　云茯苓　制半夏　冬白术　李根白皮　生姜　大枣　（积聚）

伏梁在脐上，奔豚在脐下，肥气在脐左，息贲在脐右，痞气在当脐。现在当脐、脐上、脐左，横亘有形，乃伏梁、肥气、痞气兼症，极难奏效。

京三棱　蓬莪术　人参　川黄连　猪牙皂角　川椒红　海南槟榔　醋炒香附　麸炒枳实　川厚朴　山楂肉　冬白术　生姜　大枣　（积聚）

五味失宜，七情不节，二气失其和顺之机，驯致水谷、精华不归正化，凝于肠胃之外，膜原之间，心下脐旁有形，或见或隐，为气聚，理气为先。

广藿香　广木香　川厚朴　枳实　冬白术　陈橘皮　蛀青皮　制香附　台乌药　黑沉香　公丁香　白檀香　（积聚）

心下痞，按之软，推之则移，寻之无迹，为气聚。《难经》言：聚者，阳气也。阳浮而动，六腑所成是也。

四制香附　天台乌药　广木香　莱菔子　鸡心槟榔　枳实　小青皮　陈橘皮　（积聚）

用力络伤，血溢凝结成症，心下当脐有形，大如覆碗，动作牵引而痛，饮食减少，脉象沉潜，介乎伏梁、痞积之间。延今二载之久，难期速效。

京三棱　蓬莪术　醋炒香附　当归身　川芎劳　赤芍药　延胡索　山楂肉　广木香　桃仁泥　生姜　大枣　（积聚）

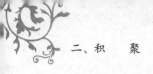

　　壮人无积，虚人则有。由于脾失健运，湿痰、瘀血互结，如中满之状。故前哲有养正积除之法，譬如满坐皆君子，纵有一小人，自无容地而去。

　　人参　於潜白术　广木香　水红花子　四制香附　陈橘皮　当归身　赤芍药　蛀青皮　制半夏　制南星　（积聚）

　　诊脉五十动，浮、中、沉三取，虽有力有神，而弦数不静。弦为肝逆，数乃脾虚。因昔年抑郁、烦劳、思虑太过，土为木克。肝脾已致病，于前客冬复感风寒，标本交互难分，因循怠治，二气潜消在昔，所致病由于兹益着。驯致心下有形，大如覆碗，略偏于左，饮食减少，呕吐，痰多，血色不华，精神慵倦。现在呕甚，间带血缕，大便紫黑，亦带停瘀。显系肝木犯中，肝不藏，脾失统，故血妄行。上逆则见于呕吐之中，下溜则见于大便之内。治此大法，壮水以生木，培土以安木，水土调平，则木欣欣以向荣，而无克制之患，自能渐入佳境。服五十剂再议。

　　大熟地　粉丹皮　福泽泻　人参　冬白术　制半夏　陈橘皮　当归身　赤芍药　广木香　水红花子　血余炭　（积聚）

得心集医案[134]

　　吴继文　有腹痛病，时呕吐苦水，汤水难入，二便阻塞，而虽屡发得安，不过腹中宿积，由呕稍尽，究竟绸缪融结之情，并未去也。今春宿痰举发，倍盛于前，四肢厥逆，呕吐口渴，小水涓沥不通，大肠壅塞不行。延绵旬日，遍尝诸药，未能下咽，绝粒不进。脉尚弦数冲指。攒腹攻痛，每痛极时，索饮烧酒盏许，似若稍可。吴问曰：阴症乎？余曰：非也。若是阴症，当早已入阴矣。又问曰：热症乎？余曰：非也。若是热症，岂有汤水不入，而反可咽饮烧酒乎？吴不悦曰：无病乎？余曰：兄之病，乃兄自招。良由舍命嗜酒，将息失宜，以致酒毒内结，已成酒癖，治疗之法，未易言也。亟宜从此痛戒，庶几希之命，得延岁月。言未毕，痛复作，呕复升，急急促令疏方。数剂，诸苦如失。但善后之法，犹未尽也。越日，寓中诸生偶问吴之病，经先生手到病除，难明其妙，而酒癖之义，尤所不识，请受教焉。答曰：癖义颇微，难以言象，当喻而达之。酒关甚巨，夭枉死亡，吾不知其几许人矣。吾侪[①]其操司命之权，各有尊生之任，可不亟讲乎。夫酒虽谷造，原借曲水两性、湿热二气酿成，少饮未必无益，过饮暗中损命，多饮则乱血，恣饮则注肝。且酒后食必少，中必虚，饮入于胃，中虚未能施化，其浊质虽输注于小肠，而烈性必聚蓄乎肝经，故善饮者面常青，于此可验。盖酒性助肝，肝性横逆，克于脾则腹痛，乘于胃则哕呕，横于血则肢痹，逆于气则便塞，是肝邪为患，此又历历可征也。又善饮之人，其有终于痿厥、偏枯之疾者，禀阳脏而伤于热烈之曲性故也。有终于肿胀、膈噎之疾者，禀阴脏而伤于寒冷之水性故也。吴之病，其始必因过量，肝胃受伤，气血多乱，由是乱气乱血，随酒性而溢于络，其气血酒性，交互凝结，势难分解，傍依肝胃之膜，藏于隐微之中，结成囊癖，如燕之巢，如蜂之窠，其积垒非一日也。继是所饮淫质，随饮随渗，由胃肝而入囊癖，久之囊癖充塞，满则必溢，势必仰冲肝胃，犯肝而为痛厥，犯胃而为呕吐。向者病发，呕吐数日，得以安者，不过囊癖之蓄积，由呕暂空，得以暂息。其后仍饮仍聚，癖势日增，关隘渐塞，故所呕渐艰，

----

① 侪（chái）：等辈。

未易出也。他日此癖，为蛊为胀，滋蔓难图者，在所难辞。然则今日之治，尤当亟讲矣。大抵酒客忌甘，酸味助肝，最难相适，斯义惟喻嘉言透此一关，必取其气味俱雄之药，所谓能变胃，而不受胃变者，今师其意而扩用之，有如寇匪蟠据，侵漫已极，使非有斩关夺门之将，其何以突围而劫寨乎。方中附子、吴萸、肉桂、草蔻之辛热者，用之以通经入络、散痞消癥。然讨寇之兵，性情暴烈，每多峻厉，恐其放肆僭佚，不得不以法度制之，故以黄柏、桃仁、明粉苦寒咸下者，以制其猛烈，且借以泄热佐之也。但膈膜隐僻之区，道路常多曲折，非所易入，恐难决胜，故复使丑牛、草乌、牙皂气味俱雄者，有锋锐巧捷之能，且有逐水搜湿之功。饮之下咽，犹号令一举，各皆走而不守，直达癖所，赞襄①成事，取功易易。然征伐之地，难免受伤，隐曲之处，尚未尽扫，故锐兵利导之举，可暂而不可常，则善后清净之法，尤不可无。越日，吴闻余与诸生会讲是疾，透彻异常，于是坚志戒酒，亟求善后之方。疏平胃散，打糊小丸，晒令干坚，以攻寇也。另以理中加黄连，研极细末，护晒极坚，以安民也。每日空心沸汤吞服数钱，毋令间断。逾年疾不再发，胸膈顿宽，色枯者泽，肌槁者润。（便闭门）

　　万海生　腹胁胀痛，或呕或利，而胀痛仍若。医者不察，误与消食行滞之剂，遂腹胁起块有形，攻触作痛，痛缓则泯然无迹。自冬迄春，食减肌削，骨立如柴，唇红溺赤，时寒时热。诊脉两手弦数，似属木邪侮土之证，究归阴阳错杂之邪，正《内经》所谓胃中寒、肠中热，故胀而且泻。处仲景黄连汤加金铃、吴萸、白术、川椒，数剂而安，随进连理汤乃健。

黄连汤

黄连　干姜　人参　桂枝　半夏　甘草　大枣

连理汤（诸痛门）

　　江发祥　得痃癖病，少腹作痛，左胁肋下有筋一条高突痛楚，上贯胃脘，下连睾丸，痛甚欲死，或呕或利，稍缓若无，呕利则痛苦迫切，连宵累日，绝粒不进，或得腹中气转，稍觉宽舒。医人不识，辄以治疝常法，苦辛之味，杂投不已。有以肾气不藏者，或以冲任不固者，而《金匮》肾气、青囊斑龙，迭投益甚。误治两载，疾已濒危。视其形瘦骨立，腹胁帖背，知为误药减食所致。按脉滑沉，且觉有力。审病经两载，形虽瘦而神不衰，拟是肝胃二经痼冷沉寒、积凝胶聚、绸缪纠结，而为痃癖之症。盖痃者，玄妙莫测之谓；癖者，隐僻难知之称。察脉审症，非大剂温通，何以驱阴逐冷？于是以附、术、姜、桂、故纸、胡巴、丁蔻大剂，稍加枳实、金铃，以为向导，兼进硫黄丸火精将军之品，用以破邪归正，逐滞还清，冀其消阴回阳生魂化魄之力，日夜交锉。按治半月，病全不减。再坚持旬日，势虽稍缓，然亦有时复增，且沉滑着指之脉，仍然不动。因谓之曰：病虽减，而积未除，尚非愈也，此症颇顽，姑忍以待之。所喜者，倾心信治，余益踌躇。因思冷积不解，欲与景岳赤金豆攻之。然恐久病体衰，断难胜任其药，只得坚守前法。再进旬日，忽然大便大通，所出尽如鱼脑，其痛如失。姑减硫黄丸，仍与前药，稍加黄柏，每日出鱼脑半瓯。再经半月，前药不辍，鱼脑方尽，冷积始消，前此腹肋高突之形，泯然无迹，厥后露出皱纹一条，如蛇蜕之状。乃知先贤人身气血痰水之积，

---

① 赞襄：辅助，协助。

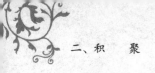

均有澼巢科臼①之说，为有征矣。（诸痛门）

徐养恬方案 135

少腹痕聚不消，正虚难任攻伐。拟疏泄厥阴方。

金铃子 青皮 冬瓜子 米仁 两头尖 酒延胡 牛膝 韭根白 桃仁

痕聚偏坠少腹之右，或隐或现，脉细无力。此下焦虚寒，浊气不舒也，法宜温通。

甜桂心 木香 韭菜子 乌药 赤苓 金铃子 延胡 尖槟榔 木瓜 吴萸

积聚在于少腹之左，近日攻冲作痛，饱食则安，饥则痛。年衰正虚，浊气欲上逆，宜温通泄浊法。

甜桂心 赤苓 白术 炙草 延胡 金铃子 当归小茴拌抄 生牡蛎 青葱 （痕积疝痛）

左胁下有块，冲逆痛楚，匝月不止，得食更甚。此属五积中之肥气也。舌白腻，脉缓弱。法宜温通阳气以降浊邪。

高良姜 小朴 金香附 茯苓 法半夏 金铃子 青皮 九香虫 葱管 （痕积疝痛）

医学举要 136

郡城侯姓妇年三十有八，因元宵夜游，行走太劳，归即小产。医者皆以其胸腹有块，用逐瘀成法，每剂必加炮姜，俱未有效。后虽停药，而骨节如焚，积块愈大，小便艰涩，热痛异常。至三月初始延余诊，已奄奄一息。诊其脉沉伏之极，隐隐难寻，予固知其阴虚阳盛，但日期多延，宜用缓治。初投复脉减去姜、桂，神气稍安；继投丹溪大补阴丸，诸恙悉减；终投本事虎杖汤，积块平复，淋痛皆除，不及一月，饮食大增而痊愈。（卷六）

寿石轩医案 137

肝脾不和，湿痰内困，脐右及左胁有形，少腹肿胀，脘中吞酸嘈杂。非温饮不解。脉象弦细。起于戒烟后，气血不能运行湿痰故也。久延有土败木贼之虞。

云茯苓三钱 鸡谷袋②五具 制於术七分 宣木瓜一钱五分 干蟾皮一钱五分 制半夏三钱 汉防己一钱 砂仁壳一钱五分 福橘皮八分 大腹皮一钱五分，水洗 白蔻衣一钱五分 冬瓜子三钱

次方：

野於术一钱 细枳实八分 橘皮七分 鸡谷袋五具 姜汁制半夏一钱五分 省头草三钱 砂仁八分，研 荷叶三钱

膏方：

太子参一两 干蟾皮七具 橘皮络各六钱 法半夏一两五钱 鸡谷袋二十具 野黄芝一两 於术一两，枳实水炒 附片四钱 省头草一两五钱 茯苓二两 防己一两五钱 干姜四钱 荷叶八钱

---

① 科臼：臼形的坑。

② 鸡谷袋：即鸡内金。

上药熬取原汁，用南枣三十三枚，煮烂，同渣再熬，去渣滓，再兑入药汁熬成膏。每早服三钱，开水和服。（膨胀中满）

慎五堂治验录 [138]

管少泉令郎，敏之，雪葭泾。旧秋患小腹与脐阵痛，按之释然，别无他苦。历医数手，亦有识为肾病者，共服桂、附数两，及龟、鹿酸甘大补，俱无寸功。又作亢阳乘龙，后亦不止。庚辰正月初五日，呼舟来请。诊毕问曰：可有医者作奔豚证治否？答云：并无此论。余乃笑曰：诸公皆舍近而谋远，宜乎劳而无功也。拙用仲景奔豚汤出入，是释远而谋近，庶可逸而有功乎！连服五剂，固效。方留下。

赤芍一钱半　安肉桂五分　川杜仲三钱　香附三钱　李根一两半　云茯神三钱　金铃子一钱半　甘草三分　黄连三分　冬虫夏草一钱半

朱，右，辛巳，夏家桥。进仲圣辛开苦降甘缓之法，脐腹有形攻痛虽减，气喘呕泻如前，神疲不寐，渐难支持，脉舌如昨，总由肾气夹肝木之威，上冲肺胃，即仲景所云奔豚重症，有直入宫城之险，依原进步，希图百一。

李根皮七钱　制半夏二钱　甘草六分　上瑶桂三分，冲入　左金丸五分　茯苓三钱　赤芍二钱　白芍一钱　旋覆花三钱　楝实二钱　伏龙肝五钱　白螺蛳壳五钱

张金母，西泥泾。吐泻后而起奔豚，乃肾寒上泛之故，治非桂枝法不可。

桂枝三分　茯苓三钱　广郁金一钱半　木通五分　赤芍一钱半　楝实一钱半　制半夏一钱半　甘草四分　苏梗一钱半　旋覆花一钱半

姚在明，癸未十一月下浣[①]，突起腹痛，二便皆秘，上支胸膈，呕吐涎沫，肢冷头汗，米饮不受，脉无舌白。作奔豚治，用仲景桂枝加桂汤，加蜣螂末，同安桂末冲服，一剂知，二剂已。数日复病，其势益厉，自问无生理矣，乃用前方加咸苁蓉、旋、半，一剂痛缓，再剂痛处移下，三剂便通痛止，安寐能食。数日后，可起榻出外行走矣。

赵竹轩，戊寅，西门外竹行。左胁宿痞，胀大攻痛，脉右弦，苔薄白。此金邪凌木，木病侮土，土受伐则食难消迟矣。当以法和之。

生谷芽四钱　茯神三钱　金石斛二钱半　荷梗二尺　旋覆花三钱　香附三钱　宋半夏一钱半　橘络五分　益智仁七分　蒌皮三钱　绿萼白梅花一钱半

纳运如常，宿痞亦小，再拟补中理气治之，加潞党参三钱。

方梅溪，戊寅，古塘行。小腹聚气，攻冲直贯心坎，汗多大痛，小溲少，口不渴，脉弦苔糙。肾气上冲，奔豚症也。宗仲景法主之。

---

① 浣：唐代定制，官吏十天一次休息沐浴，每月分上浣、中浣、下浣，后借作上旬、中旬、下旬的别称。

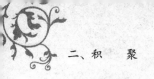

李根白皮五分　甘草三分　紫石英四钱　橘络一钱　油足肉桂三分,冲入　茯神三钱　川楝子三钱　西赤芍药一钱半　半夏一钱半　左金丸三分

奔豚症平,仍宗前方出入:

李根白皮三钱　紫油肉桂二分　鲜石菖蒲一钱　朱茯神三钱　磁石三钱　紫石英三钱远志一钱半　左金丸二分　楝实二钱　制半夏二钱　香附三钱

见届主气太商,客气太角,木金相克则肾水泛滥而作奔豚,投助心火为助解之法,既得效矣。今思其次当补中州,俾土能堤水则肾寒亦不上泛也已。

潞党参三钱　半夏二钱　远志一钱　左金丸三分　白茯苓三钱　香附三钱　磁石三钱　金铃子一钱　紫石英三钱　秫米三钱　砂仁一钱

杨胜,同上。始由腰膂闪伤,渐至肿痛吐血,医投敛补,脘间胀块一条,横格且痛。腰即肿退,脘上之块若隐,则腰间肿痛难支,咳嗽痰中有血,纳食不能下膈,脉沉弦,舌色紫。此乃瘀血久留,病成伏梁,虽治以镇降,然亦危矣哉。

代赭石四钱　五灵脂一钱半　三七四分　香附一钱半　灵磁石四钱　旋覆花三钱　桃花一钱　茯神二钱　山茶花一钱半　沉香四分　白螺蛳壳一两半

大便下血颇多,各恙霍然若蜕,微咳胁痛,络虚所致,再当抚养。

旋覆花二钱　金石斛一钱半　生谷芽一两　猩绛炭五分　丝瓜络五钱　山茶花二钱

奚,左,辛巳。脘痛宿癖数年,因吐血四罐而释。近缘劳动,兼之情志违和,腹又结块,仍有攻痛,且以调肝和胃治之。

香附一钱半　合欢皮三钱　甘草五分　佛手一钱半　茯神一钱半　金铃子一钱半　新绛四分　藿香一钱半　赤芍一钱半　旋覆花一钱半　蒌皮四钱

陆云标子,年二十许,癸未,南码头。八月中旬患疟,早截疟止则左胁结癖。至冬令,渐胀至脘,纳食少,面色青,即以香砂六君子汤加搜络品,并晚服《金匮》鳖甲煎丸七粒,外以狗皮膏帖之。服丸六百粒而癖尽矣。

杨小云,西门外。进仲景李根皮法,伏梁奔豚稍安,呵欠则脐下冷气上升,直至于咽,脉数苔黄,乃胆火也,拟折降之。本方去葛根,加金铃子。

阴分素亏则相火自旺,火性炎上,故其气上冲也,仍当折伏之。

黄柏七分　丹皮一钱半　磁石三钱　海蜇五钱　龙胆五分　桑叶一钱半　龟甲五钱　藕肉一两　李根白皮五钱　辰茯神一钱半　生谷芽五钱

诸候渐平,原方守服。

生首乌三钱　南沙参三钱　猪胆一枚　谷芽五钱　生枣仁一钱半　李根皮五钱　桑叶一钱半　郁李仁一钱半　云茯神一钱半　丹皮一钱半

刘坤观,丁丑七月中患疟,截之太早,左胁结母。戊寅五月,微寒微热,疟母胀大如卵,一医以为食积也,大投化滞破气,以致胀至心口,下及阴丸,按之如石,脉余部皆弦,右关缓大。曰:此邪依肝络而为巢窟,治宜安抚,或宜缓攻,右脉不弦未为死候。授以楝、旋、绛、连、萸、葱、香附、滋肾丸为方,十剂诸恙渐减,以香砂六君丸晚服,滋肾丸早服,调理半月而康。朝阳门外庄泾潭沈和尚叙。

顾,妪。奔豚肥气伏梁,心肝之积,胀而不动,惟肾积上冲则呕痰食,脉弦苔白,形瘦如豺,年近古稀,姑拟补中理气。

砂仁三分　土炒白术二钱　乌梅三分　肉桂三分　潞参四钱　姜炒竹茹一钱半　甘草三分　白芍一钱半　谷芽四钱　净旋覆花一钱半　香附一钱半　陈皮一钱半　宋半夏一钱半　左金丸三分　楝实一钱半

诸症皆愈,膏方调理。

潞党参六两　谷芽三两　甘草七钱　旋覆花一两半　於邑术三两　桂枝三钱　乌梅三钱　金铃子一两半　制半夏一两半　白芍一两半　茯苓三两　制香附四两　金石斛三两　陈皮五钱　安桂四钱　土尔番四两　瓜蒌皮三两　砂仁三钱　竹茹一两半

煎膏服。

王小姐,大疟已累一载,胁中结母,疟犹不止。治以仲祖飞走攻络缓治法。雷制鳖甲煎丸,日服。

蔡裕,住薛家滩,年近五旬。丁亥仲秋起脘痛,寒热,形日消索。延至腊底,纳谷鲜少,脘间癖块胀大,便难溲赤,痛仍不止,名剂遍尝无验。雅诊脉弦苔黄,病是木郁土中,土气不达,留邪在络,癖乃肆横。先用左金、安桂、楝、芍、香附、旋、蒌、半、茯、沉、苏、橘皮、丝瓜络、雪羹等,一剂即松,渐加补中,后以香砂六君子合安东加桂芍归为丸服之,竟刈其根。

汪艺香先生医案[139]

去夏疟后,脘左结成一癖,攻撑气逆,甚则咳呛,舌黄便艰,是寒浊阻气,气痹血瘀,升降不利也。

炒干姜　大豆卷　没药　香附　枳实　温化丸二钱　延胡索　制茅术　陈皮　草果花槟　槟榔丸二钱

疟母必结于左胁者,疟不离胆,其络行于此也。夫块当分聚散,散则无形曰瘕,气也;聚则不散、不移、不动曰癥,血也。至于疟母,当假邪浊痰沫而成,其根较深,其愈益迟,洁古、东垣每取丸散留中,亦由有形之病,治以有形,即同气相求之谓耳。

鳖甲煎丸　香砂枳术丸

横泖病鸿医案[140]

向有痞积,脘闷腹胀足肿,纳谷即吐,脉细涩,暂从温疏,忌生冷,少食为妙。

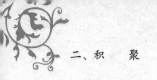

　　焦冬术一钱五分　　法半夏一钱五分　　广木香五分　　炒川连四分　　泡吴萸四分　　炒小茴香五分　　煨益智一钱五分　　炒枳壳一钱五分　　炮黑姜五分　　香附炭三钱　　茯苓三钱　　炒青皮一钱五分　　肉桂五分

　　加:姜汁炒竹茹一钱五分

　　龚右　　四十四岁　　丁丑二月十二日辰刻

　　肝郁气阻,脾不克运,致痞积,临经腹痛,脉数无力,当用和理,少食为佳。

　　焦冬术一钱五分　　酒炒归尾二钱　　香附炭三钱　　广木香四分　　泡吴萸四分　　炒白芍一钱五分　　炮黑姜五分　　炒枳实一钱　　艾绒一钱　　茯苓三钱　　甘草三分

　　加:官桂四分　　砂仁壳六分

　　咳呛止,气逆未舒,痞积不减,脉细软无力,踵前法温理,少食为妙。

　　潞党参二钱　　焦冬术二钱　　炒归身二钱　　广陈皮八分　　枸杞子三钱　　炙甘草四分　　炒枳壳一钱五分　　广木香五分　　茯苓三钱　　五味子三分　　炒苏子一钱五分　　炮黑姜五分

　　加:砂仁壳六分　　官桂五分

　　疟后积痞作胀,骨热脉数,当从和理,忌生冷,少食为妙。

　　焦冬术一钱五分　　生鳖甲三钱　　广木香五分　　炒山栀一钱五分　　炒青皮一钱五分　　白茯苓三钱　　炒归尾一钱五分　　炒枳壳一钱五分　　焦白术一钱五分　　山楂炭三钱　　炒川楝子一钱五分　　炒麦芽三钱　　冬瓜子三钱

　　加:白蔻壳六分

　　向有痞积,渐至腹胀牵及胁肋,又兼咳呛,脉细弱无力,关[①]肝脾肺交困,调复非易也。

　　土炒於术一钱五分　　广木香五分　　炒枳壳一钱五分　　煨益智一钱五分　　酒炒白芍一钱五分　　炒当归身一钱五分　　香附炭三钱　　大腹绒一钱五分　　炮黑姜四分　　茯苓三钱　　冬瓜子三钱

　　加:砂仁末四分,冲

　　陈　　二十六岁　　庚辰九月十三日巳刻

　　劳热久缠,积痞作胀,脉弦数不和,肝液枯,脾不克运,恐延臌疾,忌生冷,少食为要。

　　秦艽一钱五分　　生鳖甲四钱　　生归尾一钱五分　　炒枳实一钱五分　　真建曲三钱　　炒青皮一钱五分　　茯苓三钱　　山楂炭三钱　　老苏梗一钱　　广术香四分　　炒黄芩一钱

　　加:白蔻壳六分　　姜汁炒竹茹一钱五分

　　痞积,腹胀不减,兼有腹痛,小便不行,脉细不应指,肝脾交困,臌疾有日深之势矣。

　　尖槟榔一钱五分　　广木香五分　　茯苓三钱　　炒麦芽三钱　　真建曲二钱　　炒青皮一钱五分　　炒

---

① 关:牵连,联属。

苏子一钱五分　炮黑姜四分　大腹皮一钱五分　炒川楝子一钱五分　泡吴萸四分　乌药六分,磨冲

加:砂仁壳六分

肝郁气阻,烦火上炽,痞积作胀且痛,脉细不应指,肝脾交困,恐不离乎臌疾也,少食为妙。

焦冬术一钱五分　香附炭三钱　炒山栀一钱五分　茯苓三钱　炒小茴香五分　炮黑姜四分
炒归尾一钱五分　炒延胡索二钱　炒丹皮一钱五分　木香五分　炒青皮一钱五分　泡吴萸四分

加:姜汁炒竹茹一钱五分　肉桂五分,劈碎同煎　（痞积臌疾）

一得集 [141]

贲豚气治验

吴山水陆财神殿三师太患贲豚,气上冲腹即大痛,坚硬一块从小腹上攻,呕吐不能食,形常伛偻不堪,与以桂枝、吴萸、东洋参、归芍、半夏、茯苓、小茴香、黄连、乌梅、木香、川楝子、干姜、炙草等,从少阴、厥阴、阳明主治。每早空心,令吞肾气丸三钱,更灸中脘、石门、关元穴,其患遂愈。惜其烟瘾甚大,体又怯弱,精血耗尽,后至次年患春温暴脱。（卷下）

外证医案汇编 [142]

吴　右胁有形高突,按之无痛。此属瘕聚,非若气结痰凝,难以推求。然病久仅阻在脉,须佐针刺宣通。正在伏天,宜商。

真蛤粉　白芥子　半夏　郁金　瓜蒌皮　黑栀皮　橘红　姜皮

王　骑射驰驱,寒暑劳形,皆令阳气受伤。三年来右胸胁形高微突,初病胀痛无形,久则形坚以硬。是初为气结在经,久则血伤入络。系于脏腑外廓,犹堪勉强支持。但气钝血滞,日渐瘀痹,延为癥瘕。怒劳努力,气血交乱,病必旋发。故寒温消克,理气逐血,总之未能讲究络病工夫。考仲景于劳伤血痹诸法,其通络方法,每取虫蚁迅速,飞走诸灵,俾飞者升,走者降,血无凝阻,气可宣通。与攻积除坚,徒入脏腑者有间。录法,备末议。

蜣螂虫　䗪虫　当归须　生牡蛎　煨木香　川芎　生香附　夏枯草

用火酒曲末二两,加水稀糊丸,无灰酒送下三钱。（胁痛）

李仪藩　常熟毛家桥人,城中庞氏戚也。胃脘中坚硬如盘,约有六七寸,他医皆谓胃脘痛,治之罔效。就余诊之,脉来坚涩,饮食二便行动如常。余曰:饮食二便如常,中宫无病,此非胃脘痛也,痞积症也。寒气夹痰,阻于皮里膜外,营卫凝涩不通。况烟体阳虚,阴气凝结,少阳气运化,非温补不可,进附、桂、鹿角、枸杞、杜仲、巴戟、茴香、当归、仙灵脾、参、术、木香、姜、枣等温补通气活血,外贴附子、肉桂、阿魏、丁香、细辛、三棱、莪术、水红花子、麝香、鹿角粉、木香、麻黄等品研末摊厚膏药贴之。服药五十余剂,贴膏药两月余而痞,消尽软复如旧。（胃痛）

张聿青医案 [143]

左　中脘聚形,形如覆碗,按之作酸,至卧则气从上逆。此痰气结聚,阳明太阴之滞,阻

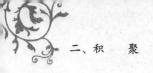

而难降,不易图治也。

制半夏　连皮苓　瓦楞子　橘红　九香虫　大腹皮　淡干姜　薤白头　枳壳　砂仁

某　左胁下聚形窒碍气机,甚则攻冲入脘,胀满不舒,似觉气自左升,不能右降,而仍还于左,冲入胸中,则似觉火逆,所谓火而不泄为阳,抑而不舒为气也。

制香附　杭白芍　朱茯神　川石斛　青皮　金铃子　白归身　白蒺藜　香橼皮

马左　少腹偏左聚形,食入胀满,色夺形衰。脉迟苔白。此情志抑郁,木不条达也,致气湿瘀滞,酒积不行,名曰积聚。恐元气耗损而入损门。

上官桂　制香附　金铃子　楂炭　延胡索　砂仁末　广陈皮　连皮苓　泽泻　猪苓

左　少腹结聚有形,按之坚硬。脉沉而弦。此气寒交阻,恐成胀病。

酒炒归须二钱　乌药一钱五分　查炭三钱　酒炒赤苓一钱五分　制香附二钱　郁金一钱五分　桂枝五分　酒炒延胡一钱五分　金铃子一钱五分　炒蓬术一钱五分

徐右　结块坚大如盘,推之不移。气寒血滞,与肠胃汁沫相抟,未可轻视。

川桂木　延胡　香附　白术　炒蓬术一钱五分　两头尖　归须　乌药　查炭　野水红花子

二诊　结块稍软,而频咳气逆。此兼感新邪,药宜兼顾。

桂木　金铃子　延胡　苏梗　当归须　乌药　查炭　两头尖　前胡　蓬术　荆三棱　杏仁　香附

某　中脘结块,按之不甚痛。脉象沉滑。此痰湿流入分肉之间。

制香附　制半夏　广皮　台白术　青葱管　白茯苓　旋覆花　猩绛　指迷茯苓丸

郁左　时病之后,左胁下癖块胀大,腹满不舒。脉弦滑,苔白。脾土不运,胃络阻滞。拟宣通气血,参以运土。

川桂木六分　焦麦芽四钱　猪苓二钱　范志曲二钱,炒　南查炭三钱　广陈皮一钱　茯苓三钱　当归炭一钱五分　台白术二钱　延胡索一钱五分

二诊　癖积稍收,腹仍胀满,胃络不宣,生化因而不及。再宣通胃气,运土理湿。

川桂木五分　台白术二钱　范志曲二钱,炒　猪苓二钱　泽泻一钱五分　南查炭三钱　焦麦芽四钱　川郁金一钱五分　茯苓三钱　炒枳壳一钱

贾右　瘕聚有形,甚则上冲胸脘,寒热往来。恐延入损途。

醋炒柴胡四分　归尾一钱五分　延胡索一钱五分,酒炒　制香附二钱,打　白芍一钱五分　金铃子一钱五分,切　广皮一钱　柏子仁三钱　砂仁七分　台乌药一钱五分

某　胁下结块。

香附五钱　吴萸三钱　青皮五钱　乌药五钱　木香五钱

上五味研粗末，麸皮一升、姜三片、葱三茎同炒，火起用陈酒喷，炒干，置洋布包内熨痛处，稍冷再炒，至焦而弃。（积聚附癥瘕）

某　夙有哮喘，肺气不克下降，脾土不主运旋，始则生痰聚饮，继则气机凝滞，不能通泄，以致少腹疝瘕，脐下有形，小腹胀满，按之坚硬。少腹两旁属肝，居中为冲脉，《经》谓冲脉为病，男子内结七疝，女子带下瘕聚。良由冲气不调，则脉络皆阻，为积为聚，由是来矣。宜宣通脉络。勿谓冬季膏丸，须藉滋补以养生却病，邪之不去，正与何有。

全当归一两，酒炒　制香附一两　薄橘红八钱　泽泻七钱　炒小茴三钱　川芎蜜水炒，五钱　制半夏一两　炒薏仁一两五钱　柏子仁一两五钱，去油　吴萸盐水炒，三钱　查炭一两五钱　白茯苓一两五钱　酒炒杭白芍七钱　甘杞子一两五钱　生熟草各一钱　台乌药八钱　酒炒延胡索八钱　上瑶桂一钱五分，另研和入　金铃子一两　干苁蓉一两

上药研为细末，用青葱连根叶三十茎，打烂糊药为丸，如药末嫌干，可加浓米汤，每晨服二钱，下午半饥时服一钱，俱用开水送下。（丸方）

柳宝诒医案[144]

尤　据述心下及左胁之块，推之活动，按之作响，病在脾胃部分。此缘肝木乘土，木气陷于脾胃之络，痰凝气阻，络道不通所致；与痰凝坚积，有需乎攻消者，似属有间。其脐下坚长之块，非块也。冲脉挟脐上行，凡病伤中气者，每见冲气上逆不柔。此病关涉本原，不但不可攻削，并破气药亦非所宜。惟左少腹之块，在厥阴部位，病与疝气相似，乃肝气自结于本宫者，当用疏肝和络法治之。总之，此病全是肝气为患，木病乘土，中气受戕。治不如法，即有散而成臌之虑。当于疏肝泄木之中，处处卫护中气，勿使被伤，则虽无速效，尚不至于生变耳。至珠生白翳，并无眵痛等象，此因脏气内滞，致浊气上熏而然，与外受之风火不同，亦只可于疏肝养血中兼顾及之，无庸另法图治也。刍见若此，未识当否？拟方用建中法以固中气，合平胃、二陈以疏痰滞，金铃子散以泄肝木，再参和络调气降逆之品，作丸药缓缓调之，盖久病无急攻之法也。

东白芍　桂枝　姜半夏　白茯苓　橘红　野於术　金铃子小茴香煎汁炒　醋延胡　小青皮醋炒　青木香　刺蒺藜　长牛膝吴萸煎汁，拌炒　瓦楞子壳　上沉香小磨　山栀仁姜汁炒　归须

上药取净末，用乌梅肉六钱、绿萼梅蕊六钱，煎汁泛丸，每服三钱，开水送下。

潘　病邪留恋入络，左胁结瘕，时或撑及上脘则气迫，脘室不得舒畅，纳谷更甚。时有寒热，近乎疟状，而多盗汗，足底掣痛，则三阴之经气亦亏矣。邪郁肝脾之络，上则窒及脾胃之气，下则耗及肝肾之阴，恐其脏气内窒，渐成腹满之候。脉象虚细带数。拟先用疏络泄邪，宣通气结之法。

桂枝　白芍酒炒　生鳖甲　左牡蛎　归尾　延胡醋炒　金铃子酒炒　青蒿　丹皮炒　丹

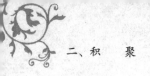

参　白薇　小青皮醋炒　旋覆花　炙鸡金　茅根肉生姜同打

二诊　病邪留于阴络。胁满痞闷，晚热如疟，脉象细数左弦。阴弱脾虚，邪机交阻。推其病变所及，则肝伤者营损而热重，脾伤者气窒而胀增。温燥则虑其伤阴，滋补又虞其滞气。舌色偏红少苔，阴伤热恋。仍以前方，参入养阴泄邪之意。须得邪机外转，乃为松象。

生鳖甲　全当归　白芍土炒　桃仁泥　桂枝　丹皮酒炒　广木香　川郁金醋炒　小青皮醋炒　北沙参　大腹皮　苏梗　茅根肉生姜同打

另：鳖甲煎丸，空心开水送下。

董　脉象左手弱细而数，阴虚而有内热也。右脉寸关浮搏，肺胃中有痰热也。脘右块撑作胀，气噎不降，头晕耳鸣口渴，舌中光红，此肝气化火，犯胃劫阴，致肺胃之气不能清降。古人论气瘕之证，右甚于左。诚以右为金位，而木反乘之，则其病必甚也。刻下养阴滋腻之药未便多进，先与疏利右降之气，佐以平木清阴。

旋覆花　瓦楞子壳醋煅　麦冬肉　瓜蒌皮　枳壳　白薇　炒丹皮　广郁金　白芍土炒　生地炭　刺蒺藜　九香虫　枇杷叶　檀香片

龙芝生令爱病按：起病之初，年甫七龄。始由胁痛及脘，痛甚则厥。屡发之后，左胁结瘕，渐至少腹臌硬。每值撑痛，则脘腹俱胀，纳物作呕，几同膈证。两年以来，肝脾之气郁陷已深，近感新邪，寒热日作，因之痛呕愈甚，而气阻邪窒，汗出不及脘腹，两便均不爽利。窃思肝木之病，犯胃则呕，克脾则胀，上升则撑痛而气逆，下陷则滞痛而便艰。其肝气之自结于本经者，则阻于络而结瘕。证虽散于他经，病实不离乎肝木。若泛与健脾和胃，消积消瘕，不特满屋散钱，无从贯串，亦且见病治病，有应按不暇之虑矣。此证以病情论，当从乌梅丸法，为入手张本。因小水不畅，恐非酸味所宜，且与兼挟新邪之病不合。拟用四逆散，以疏肝止厥；合泻心法，以平肝气之上逆；鸡金散，以通肝气之中壅；金铃子散，以和肝气之下陷。治虽在肝，而痛呕撑胀，以及暑湿新邪，均在所治之中。非敢谓丝丝入扣也，亦庶几无顾此失彼之虑耳！录方如左，呈候采择。

柴胡醋炙　白芍土炒　枳实　生甘草　川连姜汁炒　淡干姜盐水炒　制半夏　炙鸡金　焦查炭　金铃子　延胡索醋炒　小青皮醋炒　生姜汁炒竹二青

此方兼备诸法，方中惟金铃子散专泄肝破瘕而设，不能兼顾他病，其余诸药，均有一箭双雕之用。如四逆散原方，本与小柴胡汤相为表里。此以白芍和阴，彼以半夏和胃。此以枳实泄满，移治此证，可以和时感之寒热，可以疏肝火之郁陷；而以枳实一味，合入泻心，更佐姜、茹，则止呕除烦，消痞泄浊，均在其中矣。鸡金散，能于脾中泄木，可以治胀，而消瘕导滞之法，亦出于此。是以一药而兼数长者也。（瘕癖）

雪雅堂医案[145]

脐下小腹积如鸡卵，日见其大，虽能左右移动，仍不离小腹部位，两年来攻伐消水迅利之药，服之殆遍，病未能除，元气大伤，每月例胀一次，不治亦能自消，诊脉沉弦而牢。石水为患，宜进真武汤，王道缓攻之法。

云茯苓三钱　生白术二钱　炒白芍三钱　熟附子二钱　大生地三钱　甘遂末一钱

连服五六剂，其积略小，再加腹皮三钱，间日一服，其积渐消七八，仅如酒杯大，嗣去腹皮、甘遂，十余剂而痊。

王嫂　因惊得奔豚症三年之久，百药罔效，良以《金匮》以下诸书治奔豚各方，施诸今时，无一应者，亦古今病因方哉异耳。拟方数剂，其病若失。

桂枝尖三钱　代赭石六钱　半夏二钱　焦白芍三钱　旋覆花三钱　生姜二钱　炙甘草钱半
白茯苓三钱　黑枣三枚

梦石夫人　左关弦涩，左胁有形瘕聚，如有拂郁嗔怒，则窜痛膜胀。据述病根因截疟而起，此乃疟邪未净，深陷厥阴血络之中，与气血胶混凝阻，消导只走气分，宜乎弗效。喻嘉言所谓截疟太早，易变疟胀是也。病延一年，少阳生气久郁，气血暗自消耗，应进缓法，搜剔其邪，俾血脉流通，不至成癥瘕疟母。今采又可三甲散加减为丸，参入辛香，始合络病大旨，借虫甲灵异之类，飞走迅速，追拔沉混之邪耳。

酒炒䗪虫六钱　当归须一两　柴胡梢四钱　桃仁泥五钱　醋炒鳖甲六钱　生僵蚕五钱
杭青皮三钱　柏子仁四钱　土炒山甲六钱

韭根汁为丸，梧子大，每早晚开水送下二十粒。

环溪草堂医案[146]

丁　久患休息痢，止数日后，气攻胸脘板痛，上下不通，几至发厥，须大便通始减其痛。匝月以来，大便仅通三次。板痛者聚而成块，偏于右部，是脾之积也。脉沉紧而细，面色晦滞。阳气郁伏，浊阴凝聚。当与温通。

熟附子　淡干姜　川朴　陈皮　茯苓　香附　大腹皮　延胡索　沉香　化气丸　五积丸

复诊　大便已通，脘腹之块未化，脉象沉弦而紧，面色之晦滞已明，阳光一晛，阴凝渐通之象，仍以温通。

附子　干姜　陈皮　茯苓　木香　砂仁　通草　水红花子　白螺蛳壳
诒按：凡阳气郁伏者，与阳虚不同，于温药中，宜兼清泄之意乃妥。（痃癖门）

医验随笔[147]

南门许海秋之媳从脐上至心下起一梗，粗如拇指，时时作痛。来诊适值酷暑，先生用附、桂、吴萸、干姜等味，不数剂而梗消。此系寒浊凝结所致，与古书所谓伏梁，寒热微有差别也。

陈莲舫先生医案[148]

左。腹痞胀满，阴阳络两为受伤，鼻血便血，形黄内热。脉见弦滑，治以疏和。

白术　茅花　香附　川楝　鳖甲　大腹　丹参　九香　建曲　楂炭　新会　白芍　侧柏　砂仁　红枣

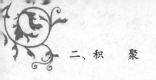

陆，左。腹痞攻胀，阴阳络伤，吐血虽止，便血未除。脉见沉弦，再以调降。

白术　大腹　川断　川楝　赤曲　香附　丹参　香虫　楂炭　煨木香　新会　白芍
炒侧柏

柴，左。腹痞肢肿，形黄神倦，脉见细弦。阴阳络伤，鼻血虽止，便血未除。治以疏和。

白术　大腹　香附　白芍　建曲　防己　川楝　丹参　楂炭　萆薢　九香　胡芦巴
西砂仁

左。左胁之下，迸结若痞，脱力气痹，治以疏和。

吴萸　香附　独活　杜仲　白芍　川楝　寄生　当归　建曲　九香　青木香　新会
丝瓜络

左。早有腹痞，或痛或胀，肝脾内伤，治以疏和。

吴萸　川楝　佛香　香附　白芍　九香　茯苓　大腹　建曲　陈橼　丹参　新会
砂仁

陈，左。腹痛痞攻，便血潺潺，脉息细弦，治以疏和。

香附　炮姜　吴萸　佛柑　建曲　地榆　白芍　川楝　楂炭　大腹　煨木香　新会
砂仁

周，左。便血体肝脾早伤，右腹结痞攻动作痛，痛连腰部，脉来细软。治以温通。

香附　吴萸　川楝　腹皮　建曲　白芍　九香　川断　楂炭　新会　桑梗　丹参
砂仁

左。腹痛痞攻，内热肌灼，脉数。拟清阴调中。

鳖甲　川楝　大腹　鸡金　志曲　九香　陈橼　白芍　银柴　香附　新会　茯苓
砂仁

左。腹痞痛胀，咳呛肢肿，属旧伤新邪，肺脾同病。脉见细弦。拟以疏和。

吴萸　香附　苏子　木防己　白芍　大腹　款冬　萆薢　建曲　新会　茯苓　米仁
砂仁

顾，左。腹痞作胀，洞泄无度。旧伤新邪，再从疏和。

白术　大腹　吴萸　川楝　香附　茯苓　白芍　九虫　煨木香　新会　建曲　车前
砂仁

左。中焦气痹，积痰蓄饮，当脘屡屡作痛，两痞交攻，溏泄亦因之而发，脉见沉弦。久防痰饮常扰,再加呕吐,拟以温通。

半夏 茯神 川楝 陈橼 香附 远志 香虫 白芍 煨木香 澄茄 志曲 新会 砂仁 姜竹茹

右。腹痞便溏,经事应通未通,转为鼻血屡溢。脉见沉弦,治以疏和。

香附 建曲 大腹 茺蔚 川楝 丹参 侧柏 延胡 香虫 白芍 新会 枳壳 砂仁

左。肝脾肺三者俱伤,肝为胁痛,脾为痞胀,肺为咳呛。脉见沉弦,治以疏和。

香附 陈橼 苏子 大腹 川楝 建曲 款冬 白归须 香虫 白芍 新会 猩绛 砂仁 丝瓜络

右。痞痛旧根,近发连及腰胁。脉见沉弦,治以疏和。

鹿衔 猩绛 丹参 杜仲 当归 香附 白芍 香虫 寄生 川楝 会络 志曲 丝瓜络 砂仁 （痞块）

左。疟母攻胀,肢酸脘闷,脉见细弦。治以疏和。

焦茅术 大腹 连皮苓 小朴 米仁 蔻仁 建曲 戈半夏冲入三分 新会 荷梗

左。疟母内损,头眩肢倦,便溏带血,脉见细弦。恐其成劳。

生白术 米仁 泽泻 大腹 小朴 佩兰 野赤豆 白芍 建曲 楂炭 佛手 新会 荷蒂 枣 （疟母）

王。便血之后,结痞内攻,脐上四旁常常跳动,甚至小便不利,脘腹坚结。奔豚症肾气有伤,牵连肝肺。脉见弦细,治以温通。

赤桂心去粗皮,后入,四分 川楝 归须 茯苓 川黄柏 九香 枳实 紫石英 白芍 会皮 狗脊 香附 枣 （奔豚）

医案摘奇[149]

高子明好读医书,亲戚有恙,常用为开方治理,每多取效,所用之方,不今不古,颇合时宜。其弟七岁,忽小腹阵痛,屡治无效,始邀余商。见其弟形寒,切脉弦紧,按其腹柔软。子明云:近日痛甚至于咬牙发厥。余曰:此寒邪入腹也。与以炮姜、吴萸、川楝子、小茴香、木香、元胡索,一方不应。继之以肉桂、肉果、橘核、乌药、川芎、沉香,又不应。其母曰:照此发厥,命难保矣。然余两日来未见其发厥之状。第三日余至,适逢其发厥,子明导余入室,见其咬牙直视,口不能言,肢冷脉伏,有战栗之象,复按其腹,脐之两傍,如有竹竿两枝,挺于腹内,坚硬异常。余曰:此病,名为疝气也。乃书以川乌、良姜、乳香、木香、防风、乌药,煎调苏合油三分。一剂而安。

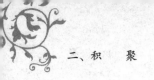

曹沧洲医案

右　客冬经停血崩，肝脾克贼，气营交困，腹块上下冲突，胀时极甚，神疲形寒，脉细数，右微滑。病绪杂出，姑治所急。

旋覆花三钱五分，绢包　大白芍三钱　车前子三钱，炒，包　茯苓皮四钱　煅瓦楞粉一两，包　杜仲二钱，盐水炒　川楝子三钱五分，炒　盐半夏二钱　归身三钱五分，炒　九香虫七分，焙　橘叶一钱　陈麦柴三钱　炙鸡金二钱　（肝脾门）

上池医案

肝气久郁，左胁结痞，痞气攻冲，脘痛作哕，眩晕气逆，总是肝病。
旋覆　归身　焦半夏　茯苓块　上沉香镑　代赭　白芍　陈皮　橘核

积劳之体，中气不运，胁痞无攻击之理，扶正而痞自化。
熟地砂仁末拌炒　茯苓　牡蛎　橘核　沉香　生白术　智仁　半夏　萆薢
为末蜜丸

积劳素疟痞，近来腹满，非煎药可愈。
小温中丸

疟后阴虚，痞时痛，和营化痞，扶正为主。
归身　焦白术　山楂　茯苓　制首乌　炙龟甲　白芍　泽泻
蜜丸

诸呕吐逆皆属于肝。若腹满作胀，胀而有痞，累累如块，上冲则呕，下迫则泻，是肝病犯胃，木侮乘土矣。吐泻之后，腹痞不现，此系气聚而成，即交而为泰，不交而为否也。痞之为蔽塞而不通也，非温不开，非辛不散，非淡不渗，拟仲景法。
桂木　淡干姜　茯苓　生冬术　炙甘草　北五味与干姜同炒同研

此肝肾病，素有湿痰，大以而痰饮扫荡，中气从此大伤，先自疝气攻冲，久而睾丸胀大，病情病象不外肝家气郁，肾家阳虚，治法不外疏肝温肾。今则脘下结痞，大如盂，坚如石，与妇科癥聚相类，不化不软，渐且肿满，是肝肾两虚，而病及脾胃。须知中脘是气机展布之地，升降转输之枢纽，结痞不化，中气不运。秋分前后，气机分理之时，急扶正化邪，俾痞结渐消，默运为要，疏肝温肾，通阳化痞，补而勿滞，得补受补，乃可奏效。
大熟地砂仁末炒　炒发黄肉　川楝皮　上沉香　真橘核　制淡附子　延胡索　淡老姜渣

沈氏医案[150]

少腹右边，结成有形之块，日渐以大，上干胃家，则呕吐而发寒热。此乃瘕聚，借其气以成形,即为子疝也。近因散而至于左边,作痛不宁,脉息弦急,当以疏肝和胃为治。

半夏　广皮　青皮　香附　瓜蒌　山栀　黄柏　钩藤　夏枯草　柴胡　甘草　加姜煎

丸方:加橘核、砂仁,夏枯草汤法丸。

剑慧草堂医案[151]

湿阻气滞,瘕聚肠鸣,脉濡弦。恐成中满。

白术　枳实　香附炭　砂仁　鸡金　志曲　煅瓦楞　小朴　青陈皮　川郁金　白芍
麦芽　沉香　香橼皮

耀庭诊　伤于湿者,下先受之。跗肿麻木,似属脚气。

防己　巴戟　冬瓜皮　泽泻　蚕砂五钱　葶苈　桑皮　苡仁　五加　商陆　猪茯苓皮
牛膝　木瓜　杏仁　姜皮三分　蒲壳　(肿胀)

病后元虚,气无依附,痞聚腹痛,痛甚肢厥,汗出舌糙,脉弦滑数。以三甲饮子。

鳖甲　甲片　银胡　胡连　青陈皮　槟榔　生小朴　龟甲　百部　白芍　砂壳　开口
椒　枳实　陈香橼皮

改方:鳖甲　甲片　银胡　槟榔　青陈皮　砂仁　龟甲　瓜蒌　白芍　枳实　吉梅肉
吴萸五分拌　红枣　生小朴

形寒身热,痞聚腹胀,脉濡弦。由寒湿气滞,以仲景法。

白芍桂枝二分拌　桑叶　山栀　半夏　炙鳖甲　扁斛　青陈皮　苡仁　池菊　大腹
云苓　佩兰　竹茹　香橼皮　(痞聚)

孤鹤医案

素患痞结,延成腹胀便溏。此脾虚挟湿也,不易调治。

炒毛术一钱半　制白术一钱半　法半夏一钱半　茯苓三钱　炮姜五分　大腹绒一钱半　制
香附三钱　炒车前三钱　泽泻一钱半　陈皮一钱
加冬瓜子二钱。

痞结为患,延至腹痛,食减,便溏,脉软无力。此脾土阳衰,殊非轻候。

西党参三钱　茯苓三钱　广皮一钱　煨木香五分　煨肉果六分　制白术一钱半　半夏一钱
白芍一钱半　菟丝子三钱

左。脾之积曰痞气,结于中脘,正气旺则邪气自散。此方于培土中参痞气丸方。

党参三钱　於术一钱半　肉桂五分　枳壳一钱　干姜五分　川连三分　木香五分　茯苓三
钱　归身二钱　建曲三钱　厚朴一钱　昆布　肉果六分　砂仁三分　陈皮一钱

胡，左。阴疟淹久，现虽截止，而余邪未清，营液素亏，肝脾失养，疟后气弱，而营血益耗。舌中脱液，宿痞作胀，甚则呕逆，肌削色黄，脉形濡细。恐其中满，培中为主，参用疏达。

西党参三钱　柴胡六分　厚朴一钱　广藿香一钱半　蜜炙干姜五分　归身二钱　香附三钱　新会一钱　白茯苓三钱

加谷壳三钱，刀豆子二粒。

肝为先天，冲带皆为所主，木亢乘土，虚邪结痞，营络阻滞，八月愆期，去秋起患阴疟，现虽已至，肝脾益亏，日后渐恐腹满。右脉略涩，左见虚弦。不必急于通经，健脾养肝，俾得渐复，平日忌服酸冷等物，并戒气恼。

於术一钱半　桂枝四分　当归二钱　柴胡六分　香附三钱　枣仁三钱　生芪二钱　艾绒一钱　白芍一钱半　茯神三钱　陈皮一钱　生地砂仁炒，四钱

加煨姜二片，玫瑰花二朵。

肝邪侮土，宿痞作胀，腹大渐坚。脾阳本虚，素日操烦，营液亦耗，肝脾之阳为气，而阴即血，血足以滋养则肝柔，而脾土亦安。拟方营气并补，参用温疏之品。

砂仁炒熟地五钱　肉桂三分　香附二钱　泽泻一钱半　茯苓三钱　西潞党参三钱　当归二钱　远志一钱　怀膝一钱半　新会一钱

加佛手五分，淡竹叶一钱半。

肝邪结痞，侮土作痛，甚则呕逆，木托根于土，土弱则木病，则侮土，右脉大而见濡，左部亦弱，并无弦急之象。此系积劳内伤，营气二亏，木失养所致，惟已病多经年，急切不能见效。拟以温养之剂扶脾柔肝，济以恒力，更能颐养，或可渐次就痊也。

党参三钱　茯神三钱　干姜五分　吴萸三分　郁金一钱　肉桂三分　陈皮一钱　炙草五分　木香五分　杞子三钱

加秫米。

柴，左。胃气素旺，过食易伤，夏秋不无暑湿，中脘结痞，气陷下趋，则便泄成利，胁腹掣痛，左脉弦，右沉实。土弱木亢，消补参用，佐以辛温升降之品。

於术一钱半　干姜五分　柴胡七分　陈皮一钱　茯苓二钱　泽泻一钱半　香附三钱　川朴一钱　吴萸三分　茅术一钱半　羌活一钱半　枳实一钱

加佛手五分，荷蒂二枚。

营液内亏，血不营筋，因风牵掣，木邪结痞，时或作胀，表虚则多汗，心跳时眩，脉弦促不伦。拟用滋补，专理肝脾之阴。

熟地六钱　枣仁二钱　甘菊一钱　怀膝一钱半　蒺藜三钱

加胡桃二钱。

寒热之后,厥阴气滞,小腹痞痛,归于右偏,脉弦紧实者,宜疏。

香附三钱　吴萸三分　延胡二钱　柴胡六分　青皮一钱　归尾一钱半　炙草五分　茯苓三钱　枳实一钱　麦芽三钱

加橘叶、玫瑰花。(痞)

肝邪结痞,侮土作痛,脉弦而促。气弱而营液亦亏,酌进滋养。

党参三钱　肉桂三分　当归二钱　香附三钱　延胡二钱　白芍一钱半　柴胡七分　新会一钱　泽泻一钱半　枳壳一钱半

加佛手五分。(痞)

肝脾气滞,左腹结痞,大便带红,左脉弦大。拟用疏理。

炒党参二钱　上肉桂三分　煨木香四分　白芍炭一钱半　白茯苓三钱　制香附三钱　炒柴胡六分　草郁金一钱　山楂炭二钱　砂仁末三分　(杂证案例)

疟后结痞,肝脾已伤,近因积湿滞气,先肿后胀,土不培木,木来乘土,气阻则水亦不行矣,脉形濡细。暂用温通。

制香附三钱　制小朴一钱　酒炒归身一钱　新会皮一钱　车前二钱　川牛膝一钱半　上肉桂三分　炒毛术一钱　淡干姜五分　地肤子一钱半　泽泻一钱半　冬瓜皮三钱　(杂证案例)

劳乏伤脾,兼受木克,少腹作痛,左偏结痞,纳多时胀,脉左弦,右濡涩。久恐成臌,拟用温疏。

制香附三钱　淡吴萸三分　青皮一钱　炒延胡一钱半　陈皮一钱　炒柴胡七分　上肉桂三分　炒冬术一钱半　泽泻一钱半　草郁金一钱　楂肉三钱　佛手柑五分　(杂证案例)

疟后未复,宿痞时胀,体软,纳减,现出纳减盗汗,脉来弦细。肝脾内亏,骤不能补,拟和理。

炒冬术一钱半　焦白芍一钱半　法半夏一钱半　黑山栀一钱半　鳖血拌柴胡六分　炒枳壳一钱半　制香附三钱　白茯苓三钱　炒苡米三钱　生姜二片　新会皮一钱　枣三个　(杂证案例)

阴疟之后,肝脾两亏,邪亢结痞,时胀而痛,素体营虚,气分亦弱,补而兼疏。

高丽参一钱　炙鳖甲四钱　酒炒当归二钱　焦白芍一钱半　茯苓二钱　制香附三钱　炒柴胡六分　小青皮八分　炒枳壳一钱半　红枣四枚　(杂证案例)

宿痞作胀,脘腹不舒,脾阳中虚,木郁不达,脉形浮濡。当用温疏。

炒冬术一钱半　淡吴萸三分　淡干姜五分　枳实炭二钱　川芎一钱　白茯苓三钱　煨木香五分　焦党参二钱　山楂炭二钱　制香附五分　炒柴胡六分　青皮一钱　酒炒归尾一钱半　佛

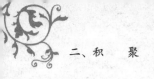

手柑五分

宿痞时胀,肝木侮土。中气未和,纳减少味,畏寒不热,右脉见弦。疏补并进。

炒冬术一钱半　炒党参二钱　淡干姜五分　羌活一钱半　炒枳壳一钱半　酒炒当归二钱　佛手柑四分　炒柴胡七分　制香附三钱　细桂枝四分　赤苓三钱　煨木香五分　焦谷芽三钱 (杂证案例)

脾虚木亢,宿痞作胀。纳食不安,体软肌削,肢节酸楚,脉濡不弦。久恐腹满,当用温疏。

炒冬术一钱半　焦白芍一钱半　制香附三钱　淡吴萸三分　川芎一钱　胡桃二钱　炒杜仲三钱　炒柴胡七分　炒黑归身二钱　细桂枝四分　川断二钱 (杂证案例)

气泛少腹,上冲至心,此属肾邪,名奔豚。惟真阴素亏,舌红脱液,左关尺脉弦大不摄。拟用温纳之法。更须静养为妙。

沉香炒熟地六钱　蜜炙远志一钱　菟丝三钱　枸杞二钱　延胡索二钱　肉桂三分　盐水怀膝一钱半　川楝二钱　泽泻一钱半　胡桃肉二钱 (杂记)

也是山人医案[152]

陈十六　肝气肆横,腹痛,向有瘕聚,法当疏泄。

青皮一钱　归须一钱　茺蔚子一钱　炒延胡一钱　郁金一钱　黑山栀一钱五分　南山楂一钱五分

褚廿七　久患积聚,痛而不移,兼有肠澼,未呕缓攻。

青皮一钱　茅术炭一钱　归须一钱　煨木香五分　炒地榆一钱五分　生香附五分　钱槟榔一钱　厚朴一钱 (积聚)

施十八　寒热已久,左胁瘕聚,邪入肝络矣。

生牡蛎三钱　归须一钱　炒延胡一钱　炙鳖甲一两　炒桃仁一钱　桂枝八分　柴胡五分 (疟)

丛桂草堂医案[153]

龙耀南年逾五旬,素有疝病,时发时愈,辛亥冬月,病复作,然与从前发病时情形不同,自觉有气从脐下直冲于心,则心痛欲裂,于是手冷汗出,不能支持,吸鸦片烟暂止片刻,然于病无济,初犹间一二日始发,继则日发无已,精神疲倦,饮食大减,两脉弦小,舌中有白苔,盖奔豚病也。乃肾气素虚,复受客寒,身中阳气不能胜寒气之侵逼,则上冲而作痛,昔人所谓肾气凌心者是也。乃与桂枝加桂汤,再加熟地、鹿角胶、小茴香,服两剂后,痛大退。越两日,天气愈寒,而病之复作,更兼呕吐,遂改用理中汤加肉桂、吴茱萸、半夏、鹿角胶、沉香,接服三剂全安。(卷三)

阮氏医案 [154]

戴　内伤湿食，外感风寒。前医表散消利太过，有伤真元，引动冲气上逆，兼之阴液虚燥，上不纳食，下不敛气，故胃脘噎塞，小腹悸动。拟用金匮肾气丸变法治之。

大蒸地四钱　山萸肉一钱半　湖丹皮一钱半　淡附片一钱半　淮山药三钱　白茯苓三钱　建泽泻二钱　紫瑶桂一钱,冲　怀牛膝三钱,盐水炒　净车前一钱半　（卷一）

蔡　脉象紧弦，舌苔白滑。病来气从小腹上冲、心下而痛，痛止其气仍归小腹，如豚之奔走，或上或下，名曰奔豚，乃肾积也。此系少阴寒水之气结成病，若非温通达下，安能消散乎？

淡附片八分　紫瑶桂八分　白归身二钱　紫沉香六分　老干姜八分　淡吴萸八分　白茯苓三钱　紫川朴六分　瞿麦穗一钱　川楝子一钱半　广木香六分　炙甘草六分　李根白皮六钱　（卷二）

沈　左脐旁有块攻触，或现或隐，或大或小，系郁怒伤肝，肝气凝聚，积成肥气之病。夫肝藏血属木，而主风，风即气也，乃风性迅速，发则飘荡无制，而一时能鼓动于周身，或头面手足，以及身体，蓦然浮肿，退则仍然无踪。拟以养血敛气，佐以平肝息风。

全当归三钱　紫瑶桂八分　玫瑰花八朵　淡吴萸六分　酒白芍三钱　紫沉香八分　炙甘草八分　水云连六分　明天麻钱半　石决明四钱　（卷二）

钟　素因劳心过度，每多梦失，阴精日渐内耗，致下焦寒湿乘虚袭络，积成疝癖之症。有时元实则偏隐平复，元虚则直透坚强，甚则攻痛触胁。据云：攻之无益，补之有效。兹拟补土泻肝，滋水涵木，佐以降气软坚。

东洋参钱半　川桂枝钱半　红枣杞三钱　巴戟肉三钱　酒白芍三钱　炙甘草一钱　金锁阳三钱　西小茴钱半　杭青皮钱半　淡吴萸六分　紫沉香六分　左牡蛎六钱　（卷四）

小　结

积聚之证，按其病因病机的不同，分为积和聚。先因气滞而成聚，日久血瘀而成积，由于病机上不能绝对划分，故前人以积聚并称。积聚的病因病机历代论述颇多，如《难经·五十六难》论述了五脏积病的病理机制及日久不愈引起的继发病变。《诸病源候论》认为："积聚者，由阴阳不和，腑脏虚弱，受于风邪，搏于腑脏之气所为也。"清代名医陈修园在《时方妙用》云："积者，五脏所生，推之不移，属阴；聚者，六腑所成，推之则移动，属阳。"基本与《难经》的观点一致。

有学者以《灵枢·百病始生》记载为基础，认为积的病因主要有感受寒邪、内伤忧怒、饮食不节、起居失常、劳力过度等；病机主要是脏腑经络的气机逆乱，气滞而致血瘀、津停，三者结聚不散，日久逐渐成积。陈群伟等总结了明代医家汪机《医学原理》对积聚的认识，认为积聚是由"中气亏败、健运失常"而致，"痰、血、饮、食、气、水"停蓄不散是积聚形成之根本，

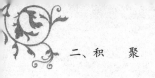

明确了"中气亏败"为积聚形成之病机基础。杨清高等则总结了清代名医陈修园《时方妙用》对积聚的认识，认为积聚有脏腑阴阳的不同，病形也各有特点。孙晓霞等通过对虞抟《医学正传》中关于积聚的论述，归纳整理出虞氏辨治积聚的学术特点，以及积聚的病因包括外感六淫、内伤七情、饮食劳倦等。

这些观点在一定程度上丰富了积聚的理论体系，使理论更符合临证，对肿瘤病的认识与治疗有借鉴意义。

《素问·阴阳应象大论》有"阳化气，阴成形"的理论，我们也可以阴阳来分，认为积聚属阴邪的范畴，故在治疗中应重视温阳。《素问·至真要大论》中有"坚者削之，留者攻之，结者散之，客者除之"的治疗方法，即用攻、削、散、逐等法荡涤其积留日久的病理产物，积聚日久，损伤正气，故在治疗上始终注意保护正气，攻伐之药，用之不宜过度，邪衰应扶正达邪，以免伤正。正如《素问·六元正纪大论》所言："大积大聚，其可犯也，衰其大半而止。"攻伐之剂不无辛热毒药，直待积散再停药，可致遗药毒于内，反伤正气。明确了药物治疗药效与不良反应之间需要保持良好的平衡关系。

《医宗必读·积聚》曾提出分初、中、末三个阶段的治疗原则，很有现实意义，认为"初者，病邪初起，正气尚强，邪气尚浅，则任受攻；中者，受病渐久，邪气较深，正气较弱，任受且攻且补；末者，病魔经久，邪气侵凌，正气消残，则任受补"。所以临床应根据病史长短、邪正盛衰、伴有症状，辨明虚实的主次。

徐重明等总结得出《黄帝素问宣明论方》治积聚的方药特点是注重血、气、水，治血重在破血活血，治气重在破气行气，治水重在逐水泻下。例如木香三棱丸，组方有青木香、川楝子破气理气，逐水有黑牵牛、甘遂、芫花、大戟、巴豆等峻猛之品，破血有京三棱、蓬莪术，认为"治一切气闷，胸膈痞满，荣卫不和，口吐酸水，呕逆恶心，饮食不化，胁肋疼痛，无问久新"；如导气枳壳丸"治气结不散，心胸疼痛，逆气上攻，分气逐风，功不可述"。

沈烈钧总结隋唐时期重要医著《诸病源候论》《备急千金要方》《外台秘要》等关于痰饮积聚的论述，指出治疗积聚应多用丸散剂，以图峻药缓攻。因痰饮之成积聚，必多时日，而正气之虚，亦非一朝一夕。以丸、散者，正取渐消渐化之意，亦取峻药缓图之意，临证当可借鉴。

杨清高等认为陈修园在积聚认识中以平胃散为主方加减，结合五脏及病因辨证加减治疗，变通自如；在疾病治疗上还突出明辨病家新病、久病及正气虚实，突出新病祛实为主，久病应虚实兼顾，虚实同治，疾病后期，更加强调顾护后天正气。

张娟等提出《医宗必读》所载治疗积聚的方剂，无一方不寒热并用、攻补兼施，温药喜用川乌、干姜、吴茱萸、官桂，寒药喜用黄连、黄芩、大黄，个别方剂用苦楝子。偏温方剂用大剂量温热药配伍小剂量寒凉药，偏寒方剂用大剂量寒凉药物配伍小剂量温热药物。如偏温的新制阴阳攻积丸，寒热并用、补泻兼施、升降兼顾，正如《医宗必读》所言"治五积、六聚、七癥、八瘕、痃癖、虫积、痰食，不问阴阳"。

在针灸方面，杜旭等通过对古代文献中有关针灸治疗积聚的内容进行了归纳分析，总结得出针灸治疗积聚的特点：从循经取穴上看多取任脉以及肝肾、膀胱、脾胃经穴；从分部取穴上看多取腹部、下肢阴面相关经穴以及背部穴，并重视运用灸法。

吴盛宏等通过研究总结《备急千金要方》，以灵活多样治疗方法和手段治疗坚癥积聚，内服以丸药为主,辅以汤药、外用膏药,并用灸法。并提出温阳的方法,尤其是毒性的大热之品应联合使用外治膏药和灸的方法,这种多种治疗方式并用的研究思路值得现代学者加以继续深入挖掘。

目前,临床上应用中医药治疗积聚疾病也取得了一定的进展。刘冠位用"益肾化瘀方"和"桂枝茯苓丸"治疗子宫肌瘤患者,都能缓解患者经行腹痛程度,且两者效果相当。宫艳秋用消癥丸和桂枝茯苓丸分别治疗 40 例气滞血瘀型子宫肌瘤患者,并进行对比,结果消癥丸治疗组有更显著的疗效,获得更为理想的血液流变指标改善效果。赵登科等用逍遥鳖甲汤治疗 42 例非酒精性脂肪肝,结果治疗组疗效明显优于对照组。

综上所述,现代医家对积聚的治疗多以古籍中的经典理论为基础,走的是经典理论到临床实践应用的理论、实践相结合的研究道路,不仅传承发扬了经典,还提高了临床疗效。对中医古籍的研究,一方面是对传统中医药理论实践的继承传承,另一方面可以深入挖掘分析、创新发展其中的经典理论,指导临床应用实践。时代在变迁,而我们对积聚类疾病的治疗也应该与时俱进,正如中医讲究辨证论治,因人制宜、因时制宜、因地制宜。故在治疗积聚类疾病时,不仅需要继承前人的理论和经验,更要在临床实践中检验理论,从多方面对不同治疗方法或不同治疗方法的组合进行对照分析,以期获得更好的临床诊疗方案。

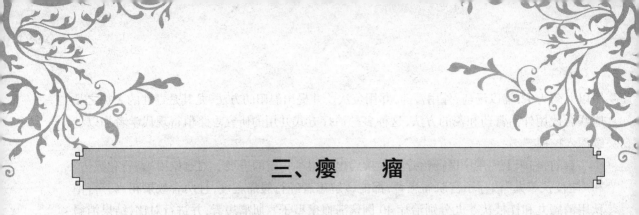

三、瘿　瘤

概　述

瘿瘤是临床上的常见疾病,名为一症,实则二病。瘿发生于颈部结喉处,因其形如缨络之状而命名;瘤大多发生于体表,随处可见。由于瘿瘤的共同特点均表现为机体组织的肿块,故在历代医籍将二病合称为"瘿瘤"。

中医古籍有关瘿瘤的论述丰富多彩,早在《黄帝内经》中就有"马刀侠瘿"的记载,后世医家对其分类和证、因、机、治多有发挥,尤其在病因上指出其与"忧恚气结"有关,显示出中医特色,更难能可贵的是,《诸病源候论》谓"诸山水黑土中出泉流者,不可久居,常食令人作瘿病",说明古人对瘿病流行的地区性已有认识。至于治疗方药,更是林林总总,给后人留下了大量的遗产,弥足珍贵,对现代治疗结节性甲状腺肿、甲状腺瘤、甲状腺癌等,很有实用价值。

本篇收录多种瘿、瘤等古代病名。

名　论

黄帝内经灵枢

是主骨所生病者,头痛颔痛,目锐眦痛,缺盆中肿痛,腋下肿,马刀侠瘿,汗出振寒,疟,胸、胁肋、髀、膝外至胫绝骨、外踝前及诸节皆痛,小指次指不用。(经脉第十)

虚邪之入于身也深,寒与热相搏,久留而内著,寒胜其热,则骨疼肉枯;热胜其寒,则烂肉腐肌为脓,内伤骨,内伤骨为骨蚀。有所疾前筋,筋屈不得伸,邪气居其间而不反,发为筋溜。有所结,气归之,卫气留之,不得反,津液久留,合而为肠溜。久者,数岁乃成,以手按之柔,已有所结,气归之,津液留之,邪气中之,凝结日以易甚,连以聚居,为昔瘤。以手按之坚,有所结,深中骨,气因于骨,骨与气并,日以益大,则为骨疽。有所结,中于肉,宗气归之,邪留而不去,有热则化而为脓,无热则为肉疽。凡此数气者,其发无常处,而有常名也。(刺节真邪第七十五)

发于肩及臑,名曰疵痈,其状赤黑,急治之,此令人汗出至足,不害五脏。痈发四五日,逞

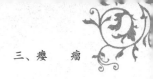

焫①之。发于腋下赤坚者，名曰米疽。治之以砭石，欲细而长，疏砭之，涂以豕膏，六日已，勿裹之。其痈坚而不溃者，为马刀挟瘿，急治之。（痈疽第八十一）

小品方 155

瘿病者，始作与瘿核相似。其瘿病喜生颈下，当中央不偏两边也，乃不急腄②然，则是瘿也。中国人患气结瘿者，但垂腄腄无核也。长安及襄阳蛮人，其饮沙水，喜病沙瘿有核瘰瘰耳，无根，浮动在皮中，其地妇人患之，肾气实，沙石性合于肾，则令肾实，故病瘿也。北方妇人饮沙水者，产乳其于难，非针不出，是以此家有不救者，良由此也。（要方第十卷·治瘿病诸方）

诸病源候论

瘿候

瘿者，由忧恚气结所生，亦曰饮沙水，沙随气入于脉，搏颈下而成之，初作与瘿核相似，而当颈下也，皮宽不急，垂捶捶然是也。恚气结成瘿者，但垂核捶捶无脉也；饮沙水成瘿者，有核瘰瘰无根，浮动在皮中。又云：有三种瘿，有血瘿，可破之；有息肉瘿，可割之；有气瘿，可具针之。《养生方》云：诸山水黑土中出泉流者，不可久居，常食令人作瘿病，动气增患。

瘤候

瘤者，皮肉中忽肿起，初如梅李大，渐长大，不痛不痒，又不结强。言留结不散，谓之为瘤，不治，乃至堰③大则不复消。不能杀人，亦慎不可辄破。（瘿瘤等诸候凡一十五论）

华佗神方

粉瘤初生时宜即治，否则日渐加大，受累不堪。先用艾条十数壮，再以醋磨雄黄涂纸上，剪如螺厣④大，贴灸处，外更贴以膏药，一二日一换，必挤尽其中粉浆，敷以生肌散自愈。（卷五·五〇二六·华佗治粉瘤神方）

筋瘤无甚大害，本可置之不治。若妄用刀针，往往伤筋，反至死亡，故最忌刀割。若欲割去，须于初出之日，以芫花煮细扣线系之，日久自落。（卷五·五〇三一·华佗治筋瘤神方）

医心方

《范汪方》云：发肿都软者，血瘤也。发肿状如蚖⑤虽极大，此肉瘤非痈也。

又云：凡肉瘤勿治，治杀人，慎慎之。（卷第十六·治瘤方第十五）

---

① 焫（ruò）：用火烧针以刺激体表穴位。

② 腄（zhuì）：义与"捶"同。

③ 堰（ōu）：沙堆。

④ 厣（yǎn）：螺类介壳口圆片状的盖。

⑤ 蚖（yuán）：一类微小无翅昆虫，生活在阴暗潮湿的场所。

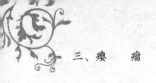

太平圣惠方

夫瘿初结者,由人忧恚气逆,蕴蓄所成也。久饮沙石流水,毒气不散之所致也。皆是脾肺壅滞,胸膈否塞,不得宣通,邪气搏于咽颈,故令渐渐结聚面瘿,宜早疗之,便当消散也。(卷第三十五·治瘿初结诸方)

夫瘤者,为皮肉中忽有肿起,如梅李子,渐以长大,不痛不痒,又不结强,按之柔软,言其留结不散,谓之瘤也,若不疗之,乃至碗大,则不复消下。然非杀人之疾,亦慎不可辄破,但如瘿法疗之,当得瘥。(卷第三十五·治瘤诸方)

圣济总录

论曰:石瘿、泥瘿、劳瘿、忧瘿、气瘿,是为五瘿,石与泥则因山水饮食而得之,忧劳气则本于七情,情之所至,气则随之,或上而不下,或结而不散是也。(卷第一百二十五·瘿瘤门·五瘿)

三因极一病证方论

夫血气凝滞,结瘿瘤者,虽与痈疽不同,所因一也。瘿多着于肩项,瘤则随气凝结。此等皆年数深远,浸大浸长。坚硬不可移者,名曰石瘿;皮色不变,即名肉瘿;筋脉露结者,名筋瘿;赤脉交络者,名血瘿;随忧愁消长者,名气瘿。五瘿皆不可妄决破,决破则脓血崩溃,多致夭枉。瘤则有六:骨瘤、脂瘤、肉瘤、脓瘤、血瘤,亦不可决溃,肉瘤尤不可治,治则杀人;唯脂瘤,破而去其脂粉,则愈。(卷之十五·瘿瘤证治)

神巧万全方

瘿有二种,有气瘿、有石瘿。气瘿因忧怒气结而成,石瘿由饮沙水而成,硬如石也,或血或瘾肉结成也。气瘿可针,石瘿可破。瘤者不在颈下,初起如梅李,渐长大者如碗盏,治如瘿法。(瘿瘤方论)

严氏济生方

夫瘿瘤者,多由喜怒不节,忧思过度,而成斯疾焉。大抵人之气血,循环一身,常欲无滞留之患,调摄失宜,气凝血滞,为瘿为瘤。瘿者,多结于颈项之间;瘤者,随气凝结于皮肉之中,忽然肿起,状如梅李子,久则滋长。医经所谓:瘿有五种,瘤有六证。五瘿者,石瘿、肉瘿、筋瘿、血瘿、气瘿是也。六瘤者,骨瘤、脂瘤、脓瘤、血瘤、石瘤、肉瘤是也。治疗之法,五瘿不可决破,破则脓血崩溃,多致夭枉。六瘤者,脂瘤可破,去脂粉则愈,外五证,亦不可轻易决溃,慎之!慎之!(瘿瘤瘰疬门·瘿瘤论治)

仁斋直指方论

气血凝滞,结为瘿瘤。瘿则忧恚所生,多着于肩项,皮宽不急,捶捶而垂是也。瘤则随气留住,初作梅李之状,皮嫩而光,渐如杯卵是也。其肉色不变者,谓之肉瘿;其筋脉呈露者,谓之筋瘿;其赤脉交络者,谓之血瘿;随忧愁而消长者,谓之气瘿;坚硬而不可移者,谓之石瘿,瘿之名有五者此也。一曰骨瘤,二曰脂瘤,三曰肉瘤,四曰脓瘤,五曰血瘤,六曰石瘤,瘤之种有六者此也。瘿瘤二者,虽无痛痒,最不可决破,决破则脓血崩溃,渗漏无已,必至杀人,其间肉瘤,攻疗尤所不许。若夫脂瘤、气瘿,随顺用药,尚庶几焉。(卷之二十二·瘿瘤·瘿瘤方论)

永类钤方 [156]

巢氏云:诸山水黑土石中出泉流者,不可久居,令人气凝血滞,为瘿瘤。瘿者,多结于颈项之间;瘤者,随凝结于皮肤之中。当节喜怒,忌食甘草、鲫鱼、猪肉、五辛、生菜诸杂等物。

石、肉、筋、血、气五瘿,石瘿坚不可移,肉瘿皮色不变,筋瘿筋脉露结,血瘿赤脉交络,气瘿随忧愁消长。骨、脂、风、血、石、肉六瘤,忽然肿,状如梅李核,久则滋长,皆喜怒忧思所致,切不可决溃,惟脂瘤可破,去脂粉则愈。《济生》破结散、南星膏、昆布丸、《三因》白膏。(瘿瘤)

医学纲目

(《甲》)四者时也,时者四时八风之客于经络之中,为瘤病者也,故为之治锋针。锋针者,取法于絮针,筒其身而锋其末,刃三隅,长一寸六分,令可以泻热出血,发泄瘤疾。故曰:病在五脏固居者,取以锋针,泻于井荥分输,取以四时也。(卷之七·阴阳脏腑部·刺灸通论)

(《灵》)虚邪之入于身也深,寒与热相搏,久留而内着,寒胜其热则骨疼肉枯;热胜其寒则烂肉腐肌为脓;内伤骨,内伤骨为骨蚀,有所疾前筋“疾前”二字,衍文也,筋当作“结”,筋屈不得伸,邪气居其间而不反,发为筋溜。有所结,气归之,卫气留之,不得反,津液久留,合为肠溜。久者数岁乃成,以手按之柔,已有所结,气归之,津液留之,邪气中之,凝结日以易甚,连以聚居,为昔瘤。以手按之坚,有所结,深中骨,气因于骨,骨与气并,日以益大,则为骨疽。有所结,中于肉,宗气居之,邪留而不去,有热则化而为脓,无热则为肉疽。凡此数气者,其发无常处,而有常名也。《刺节真邪》篇此皆虚邪中人为病弗去而久留着,故积岁累月而成疽瘤也。(卷之十九·心小肠部·痈疽所发部分名状不同·瘿瘤)

(无)瘿多着于肩项,瘤则随气凝结,此等皆年数深远,浸大浸长。坚硬不可移者,名曰石瘿。皮色不变者,名曰肉瘿。筋脉露结者,名曰筋瘿。赤脉交结者,名曰血瘿。随忧愁消长者,名曰气瘿。五瘿皆不可妄决破,决破则脓血崩溃,多致夭枉。瘤则有五,骨瘤、脂瘤、肉瘤、脓瘤、血瘤,亦不可决溃,肉瘤尤不可治,治则杀人。唯脂瘤,破而去其脂粉则愈。(卷之十九·心小肠部·痈疽所发部分名状不同·瘿瘤)

普济方

筋瘤疮第四十,其疮多生于胸背上着骨,肿硬不消,疼痛不止。宜服乳香散托之,水沉膏贴之,撮毒散扫之。(卷二百七十六·诸疮肿门·许真君七十二证)

夫瘿瘤者,多由喜怒不节,忧思过度,而成斯病焉。大抵人之气血,循环常欲无滞留之患,

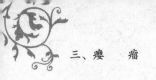

调摄失宜,气凝血滞,故为瘤为瘿。瘿者,多结于颈项之间,瘤者随气凝结于皮肉之内,忽然肿起,状如桃李子,久则滋长。医经所谓瘿有五种、瘤有六证。五瘿者,石瘿、肉瘿、筋瘿、血瘿、气瘿是也。六瘤者,骨瘤、脂瘤、血瘤、石瘤、脓瘤、肉瘤是也。治疗之法,五瘿不可决破,决破则脓血崩溃,多致夭枉;六瘤者,脂瘤可破,去脂粉则愈,外五瘤亦不可轻易决溃,慎之。(卷二百九十四·瘿瘤门·总论)

瘤之为义,留滞而不去也。气血流行,不失其常,则形体和平,无或余赘。及郁结壅塞,则乘虚投隙,瘤所以生。初为小核,浸以长大,若杯盂然,不痒不痛,亦不硬强。方剂与治瘿法同,但瘿有可针割而瘤慎不可破决尔。(卷二百九十)

凡骨瘤、肉瘤、脓瘤、血瘤、石瘤皆不可决。惟脂瘤决去其脂粉,则愈。盖六种瘤,尤不可治,治则杀人。(卷二百九十四·瘿瘤门·瘤)

软筋瘤,带经络垂;米瘤,开如米;脂瘤,肉如粉;番花瘤,形如石榴花;肉瘤,色红;茄子瘤,色如紫茄;气瘤,肉实;骨瘤,硬实;血瘤,色如系茄软白。油瘤,搭开如牛血。上十般瘤子,惟有七般可医。如软瘤、番花瘤,自有破者,不可疗。用药之际,切须审察。(卷二百九十四·瘿瘤门·瘤)

医学正传

瘤者,气血凝滞结聚而成,或如桃李,或如瓜瓠。其名有六:曰骨瘤,曰脂瘤,曰脓瘤,曰血瘤,曰筋瘤,曰风瘤,以其中各有此物而名之也。以上诸瘤,通用龙珠膏治之。(卷之六·疮疡)

世医通变要法

夫瘿瘤者,多因气血所伤而作斯疾也。大抵人之气血循环,无滞。瘿瘤之患,如调摄失宜,气血凝结皮肉之中,忽然肿起,状如梅子,久则滋长。瘿有五种,曰石、肉、筋、血、气是也。瘤有六种,曰骨、脂、脓、血、石、肉是也。治法,瘿瘤二者切不可针破,针破则脓溃漏,则杀人。惟脂瘤可破,去脂粉即为异,不可轻易为。余将瘿瘤之分于后,医者。宜审辩之,则不误也。(五瘿一百七十一)

主方经验 治头面或在皮肤生瘤,大者如拳,小者如粟,或软或硬,不痛不痒,无药可疗。又有不可针灸也,用南星大者一枚去心,薄切为细末,捣稠粘如膏,好醋五七滴,先将小针针患处,冷气透,以膏摊纸上,谅大小贴之,觉痒,五七日易瘥。(六瘤一百七十二)

医方集宜[157]

凡瘿瘤之症,先须断厚味戒愠怒,当用利气软坚之药,久则消散矣。一瘿气生于颈项之间,肿高皮白软而不痛,随气消长,宜用昆布散、木通散、海藻丸、海藻散瘿丸。一脂瘤肿硬皮色如常,不痒不痛,渐渐长大,宜用散肿溃坚汤、南星膏。一瘤大而根细,宜用系瘤法。一结

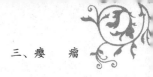

核生项背之间,形如肿毒内有核,推之动摇,不红不疼不作脓者,多是痰注不散,宜用倍星膏贴即五星散、加味二陈汤。(卷之十·外科·治法·治瘿瘤法)

保婴撮要 158

《经》云:肝主筋,心主血,脾主肉,肺主气,肾主骨。故云:肝为筋瘤,心为血瘤,脾为肉瘤,肺为气瘤,肾为骨瘤。小儿患之,多因禀赋不足,乳母七情起居,饮食失调,致儿五脏不和,内火沸腾,血凝气滞也。夫瘤者留也,随气凝滞,脏腑受伤,气血不和所致。五瘤之外,更有脂瘤、粉瘤、虱瘤、虫瘤之类。若行气破血,或敷寒凉追蚀之药,或用蛛丝缠芫花线等法,以治其外则误矣。(卷十四·五瘤)

古今医统大全

瘿瘤之病,乃足阳明之经与任脉二经气血凝滞,加以忧郁之所成也。何则?阳明为多气多血之经,任脉为阴血之至脉,气滞上焦,即血不下流,而着于任脉之杪①,故多着于颈项皮宽处是也。

《外科精义》云:人之气血循环一身,常欲无滞流之患。倘喜怒不节,忧思过度,调摄失宜,以致气滞血凝,而成瘿瘤。既久,血气寝衰,不能攻击,其形坚实,无如之何。(卷之六十七·瘿瘤候·病机·瘿瘤叙论)

五瘿者,一曰肉瘿,其肉色不变,软硬中和;二曰筋瘿,其筋脉露呈;三曰血瘿,其赤脉交结,如缠红丝;四曰气瘿,忧愁肿甚,喜乐渐消,随气消长;五曰石瘿,其中坚硬如石,不能转移是也。

瘤病有六者,一曰骨瘤,二曰脂瘤,三曰肉瘤,四曰脓瘤,五曰血瘤,六曰石瘤是也。瘿瘤二证,虽不痛痒,诚不美观。治之不得其法者,又莫如弗治之为愈也。尝见用针及烂药决破脓血,崩溃渗漏不已而致死者。其间肉瘤、石瘤攻治尤所不可,惟气瘿粉瘤之类,可以服药而痊。医此者慎毋轻忽也。(卷之六十七·瘿瘤候·病机·五瘿六瘤其状各异)

《经》曰:坚者削之,留者攻之,结者散之,郁者达之是也。如海带、昆布之咸以软坚,黄药子之苦辛以行气,破结散之类是也。丹溪云:治瘿必须断厚味。(卷之六十七·瘿瘤候·病机·五瘿六瘤其状各异)

外科枢要 159

《内经》云:肝统筋而藏血,心裹血而主脉,脾主肉而统血,肺主气而司腠理,肾统骨而主水。若怒动肝火,血涸而筋挛者,其自筋肿起。按之如筋,久而或有赤缕,名曰筋瘤。用六味地黄丸、四物、山栀、木瓜之类。若劳役火动,阴血沸腾,外邪所搏而为肿者,其自肌肉肿起,久而有赤缕,或皮俱赤,名曰血瘤,用四物、茯苓、远志之类。若郁结伤脾,肌肉消薄,外邪所

---

① 杪(miǎo):树枝的细梢。

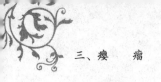

搏而为肿者,其自肌肉肿起,按之实软,名曰肉瘤,用归脾、益气二汤。若劳伤肺气,腠理不密,外邪所搏而壅肿者,其自皮肤肿起,按之浮软,名曰气瘤,用补中益气之类。若劳伤肾水,不能荣骨而为肿者,其自骨肿起,按之坚硬,名曰骨瘤,用地黄丸,及补中益气汤主之。夫瘤者,留也。随气凝滞,皆因脏腑受伤,气血乖违,当求其属,而治其本。大凡属肝胆二经结核,八珍加山栀、胆草,以养气血清肝火;六味丸以养肺金生肾水。若属肝火血燥,须生血凉血,用四物、生地、丹皮、酒炒黑胆草、山栀。中气虚者,补中益气兼服。若治失其法,脾胃亏损,营气虚弱,不能濡于患处,或寒气凝于疮口,荣气不能滋养于患处,以致久不生肌,而成漏者,悉调补脾胃,则气血壮而肌肉自生矣。若不慎起居及七情六淫,或用寒凉蚀药、蛛丝缠、芫花线等法,以治其外,则误矣。(卷三·论瘤赘十四)

医学入门 [160]

瘿瘤有五应五脏,旧分五瘿六瘤,惟薛立斋止言五瘤。盖瘿、瘤本共一种,皆痰气结成,惟形有大小,及生颈项、遍身之殊耳。立斋云:肝统筋,怒动肝火,血燥筋挛,曰筋瘤;心主血,劳役火动,阴火沸腾,外邪所搏而为肿,曰血瘤;脾主肉,郁结伤脾,肌肉消薄,外邪搏而为肿,曰肉瘤;肺主气,劳动元气,腠理不密,外邪搏而为肿,曰气瘤;肾主骨,劳伤肾水,不能荣骨而为肿,曰骨瘤。瘤之名有五者,此也。《仁斋》云:筋脉呈露曰筋瘿,赤脉交络曰血瘿,皮色不变曰肉瘿,随忧愁消长曰气瘿,坚硬不可移曰石瘿。瘿之名有五者,此也。瘿、瘤俱内应五脏,药治相同。

瘤赤遍身瘿颈项,瘿、瘤所以两名者,以瘿形似樱桃,一边纵大亦似之,捶捶而垂,皮宽不急。原因忧恚所生,故又曰瘿气,今之所谓影囊者,是也。瘤初起如梅、李,皮嫩而光,渐如石榴、瓜瓠之状。原因七情劳欲,复被外邪,生痰聚瘀,随气流住,故又曰瘤,瘤总皆气血凝滞结成。惟忧恚耗伤心肺,故瘿多着颈项及肩,劳欲邪气乘经之虚而作,故瘤随处有之。

虽无痛痒有虚实,散坚行气不可妄。瘿瘤或软或硬,无痛无痒,体实者,海藻散坚丸、海带丸;痰火盛者,舐掌散、神效开结散。此皆化痰行气破坚之剂,久虚者不可妄服。虚者:筋瘤,肾气丸,或八物汤加山栀、木瓜、炒黑龙胆草,肝火盛者,间以芦荟丸暂服;血瘤,四物汤加茯苓、远志;肉瘤,归脾汤、补中益气汤;气瘤,补中益气汤;骨瘤,肾气丸、补中益气汤。通用:初起者,十六味流气饮、单蜘蛛方;稍久者,蜡矾丸,常服自然缩小消磨。外敷南星膏。切不可轻用针刀决破,破则脓血崩溃,渗漏无已,必至杀人。但有一种脂瘤红粉色,全是痰结,用利刀破去脂粉则愈。或有如茄垂下,根甚小者,用药点其蒂,俟茄落,即用生肌敛口药敷之,防其出血。(外集·卷五·外科·痈疽总论·脑颈部)

万氏秘传外科心法 [161]

或问曰,子云:外症分门类治,其立意勤矣,用心仁矣。古之外症,又有所谓瘤者,不知从何而起,从何而成,未尝有痛痒苦楚,无寒热脓血之灾,突然而生,如有物伏于其中,不便于人者,是何而然也? 答曰:瘤者,流而积,积而聚,聚而成也。乃人身之滞气浊血结聚而成也。如李如桃,而形状不同,如瓜如瓠,而名色不一。古称有六:曰骨瘤,曰脂瘤,曰脓瘤,曰血瘤,曰筋瘤,曰石瘤,以其瘤之中有此物,故指其实而名之也。今原图形一十三症,证其所生之处而言之也，其瘤中所伏之物，亦不过六者之聚而已。或又曰：子云，是矣，治之亦有方乎？答曰：百病皆自内发于外，古人治病用膏药以攻内，针灸以攻外，皆祛也。今瘤之所生，由滞气浊血所成，岂无药以祛之？内服汤药，外贴膏药，内外交攻，表里并治，瘤可愈矣。切不可妄用针刀勾割，恐脓血崩溃，多致夭亡。慎之！慎之！（卷之九·瘤症总论）

万病回春 [162]

瘿多着于肩项，瘤则随气凝结。此等年数深远，侵大侵长，坚硬不可移者，名曰石瘿。皮色不变者，名曰肉瘿。筋脉露结者，名曰筋瘿。赤脉交结者，名曰血瘿。随忧愁消长者，名曰气瘿。五瘿者，不可决破。决破则脓血崩溃，多致夭枉难治。瘤则有六种：骨瘤、脂瘤、肉瘤、脓瘤、血瘤、筋瘤。亦不可决破，决破则亦难医。肉瘤尤不可治，治则杀人。唯脂瘤破而去其脂粉则愈。

瘿瘤，气血凝滞也。（卷五·瘿瘤）

灵枢心得 [163]

（邪气）有所结，中于筋，筋屈不得伸，邪气居其间而不反，发为筋瘤。有所结，气归之，卫气留之，不得复发，津液久留，合而为肠溜，久者数岁乃成，以手按之柔。有所结，气归之，津液留之，邪气中之，凝结日以易甚，连以聚居，为昔瘤，以手按之坚。有所结，深中骨，气因于骨，骨与气并，日以益大，则为骨瘤。（卷下·刺节真邪）

证治准绳

《三因》云：瘿多着于肩项，瘤则随气凝结，此等皆年数深远，浸大浸长。坚硬不可移者，名曰石瘿。皮色不变者，名曰肉瘿。筋脉露结者，名曰筋瘿。赤脉交结者，名曰血瘿，随忧愁消长者，名曰气瘿。五瘿皆不可妄决破，决破则脓血崩溃，多致夭枉。瘿则有六，骨瘤、脂瘤、气瘤、肉瘤、脓瘤、血瘤，亦不可决溃，肉瘤尤不可治，治则杀人。唯脂瘤，破而去其脂粉则愈。丹溪云：服瘿瘤药，先须断厚味。（卷之五·瘿瘤）

六瘤者，随气凝结皮肤之中，忽然肿起，状如梅李，皮软而光，渐如杯卵。若发肿都软，不痛者，血瘤。发肿日渐增长，而不大热，时时牵痛者，气瘤。气结微肿，久而不消，后亦成脓。诸瘿瘤、疣赘等，至年衰皆自内溃，治于壮年，可无后忧。按之推移得动者，可用取法去之。如推之不动者，不可取也。瘤无大小，不量可否而妄取之，必妨人命。俗云：瘤者留也，不可轻去，不为无理。治法：先以铁罐膏，点瘤顶上令肉黑腐，不痛，方可以刀剪去黑腐，又以药涂，令肉腐溃，又可剪之，又涂又剪，瘤根去尽为度，若怕针刀者，却以井金散涂之，令肉黑极，十分腐烂，方可用刀剪之、刮之。若稍有些肉不黑尽，恐肉未死，肉未死血亦未死，血未死则不可剪刮，恐血来多，致有昏晕之失。其肉十分黑极，十分腐烂，推得动者，此肌肉死也，肌死则血死。其血死乃可剪刮无妨，虽血瘤、肉瘤取之亦无妨也。小瘤取之即愈，大瘤取之有半载肌肉麻痹也，宜服养气血药，久之自愈。

（薛）《内经》云：肝统筋而藏血，心裹血而主脉，脾主肉而统血，肺主气而司腠理，肾统骨

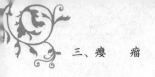

而主水。若怒动肝火，血涸而筋挛者，其自筋肿起，按之如箸，久而或有血缕，名曰筋瘤，用六味地黄丸，四物、山栀、木瓜之类。若劳役火动，阴血沸腾，外邪所搏而为肿者，其自肌肉肿起，久而有赤缕，或皮俱赤，名曰血瘤，用四物、茯苓、远志之类。若郁结伤脾，肌肉消薄，外邪所搏而为肿者，其自肌肉肿起，按之实软，名曰肉瘤，用归脾、益气二汤。若劳伤肺气，腠理不密，外邪所搏而壅肿者，其自皮肤肿起，按之浮软，名曰气瘤，用补中益气之类。若劳伤肾水，不能荣骨而为肿者，其自骨肿起，按之坚硬，名曰骨瘤，用地黄丸及补中益气汤主之。夫瘤者，留也。随气凝滞，皆因脏腑受伤，气血乖违，当求其属而治其本。大凡属肝胆二经结核，八珍加山栀、胆草以养气血，清肝火；六味丸以养肺金，生肾水。若属肝火血燥，须生血凉血，用四物、二地、丹皮、酒炒黑胆草、山栀。中气虚者，补中益气兼服。若治失其法，脾胃亏损，营气虚弱，不能濡于患处，或寒气凝于疮口，荣气不能滋养于患处，以致久不生肌而成漏者，悉调补脾胃，则气血壮而肌肉自生矣。若不慎饮食起居，及六淫七情，或用寒凉蚀药、蛛丝缠、芫花线等法以治其外则误矣。（卷之五·瘿瘤）

外科启玄[164]

凡粉瘤大而必软，久久渐大，似乎有脓非脓，乃是粉浆于内。若不治之，日久大甚，亦被其累。当用艾灸十数壮，即以醋磨雄黄涂在纸上，剪如螺蛳盖大，贴灸处，外用膏药，贴一二日一换。待挤出脓即愈。

凡肉瘤初生如栗如桃，久则如馒头大，其根皆阔大，不疼不痒、不红不溃、不软不硬、不冷不热，日渐增加，亦无法治，治恐难痊。虽针灸无功，故录之。（卷之八·肉瘤赘）

寿世保元

夫瘿瘤者，多因气血所伤，而作斯疾也。大抵人之气血，循环无滞。瘿瘤之患，如调摄失宜，血凝结皮肉之中，忽然肿起，状如梅子，久则滋长。瘿有五种，曰石、肉、筋、血、气是也。瘤有六种，曰骨、脂、石、肉、脓、血是也。治法瘿瘤二者，切不可针破，针破则脓，误漏则杀人。惟脂瘤可破去脂粉，即为异，不可轻易。余将瘤瘿之分于后，医者宜审辨之，则不误也。（卷六·瘿瘤）

外科正宗[165]

初起红色光亮，微热微痛，根脚浮浅，不坚实者为易。已成红赤高肿，作热焮痛，顶破皮穿，脓溃肿消者易。已溃脓稠色鲜，根脚缩小，内肉渐生，外皮渐紧者顺。溃后气体平和，饮食如故，肿消痛止，口平收敛者顺。

初起肉色不变，寒热渐生，根脚散漫，时或阴痛者险。已成坚硬如石，举动牵强，咳嗽生痰，皮寒食少者逆。已溃无脓，惟流血水，肿不消，痛不止，脾气衰弱者逆。破后血水不止，肿硬更增，败腐不脱，哕气恶心者死。（卷之二·上部疽毒门·瘿瘤论第二十三·瘿瘤看法）

夫人生瘿瘤之症，非阴阳正气结肿，乃五脏瘀血、浊气、痰滞而成。瘿者阳也，色红而高突,或蒂小而下垂;瘤者阴也,色白而漫肿,亦无痒痛,人所不觉,薛立斋分别甚详。肝统筋,怒动肝火,血燥筋挛曰筋瘤。心主血,暴急太甚,火旺逼血沸腾,复被外邪所搏而肿曰血瘤。脾主肌肉,郁结伤脾,肌肉消薄,土气不行,逆于肉里而为肿曰肉瘤。肺主气,劳伤元气,腠理不密,外寒搏而为肿曰气瘤。肾主骨,恣欲伤肾,肾火郁遏,骨无荣养而为肿曰骨瘤。予曰:筋瘤者,坚而色紫,垒垒青筋,盘曲甚者,结若蚯蚓;治当清肝解郁,养血舒筋,清肝芦荟丸是也。血瘤者,微紫微红,软硬间杂,皮肤隐隐,缠若红丝,擦破血流,禁之不住;治当养血凉血,抑火滋阴,安敛心神,调和血脉,芩连二母丸是也。肉瘤者,软若绵,硬似馒,皮色不变,不紧不宽,终年只似复肝然;治当理脾宽中,疏通戊土,开郁行痰,调理饮食,加味归脾丸是也。气瘤者,软而不坚,皮色如故,或消或长,无热无寒;治当清肺气,调经脉,理劳伤,和荣卫,通气散坚丸是也。骨瘤者,形色紫黑,坚硬如石,疙瘩高起,推之不移,昂昂①坚贴于骨;治当补肾气,养血行瘀,散肿破坚,利窍调元,肾气丸是也。此瘤之五名,治瘤之五法,惟在此也。又观立斋云:筋骨呈露曰筋瘿,赤脉交结曰血瘿,皮色不变曰肉瘿,随忧喜消长曰气瘿,坚硬不可移曰石瘿,此瘿之五名也。通治瘿瘤初起,元气实者,海藻玉壶汤、六军丸;久而元气虚者,琥珀黑龙丹、十全流气饮,选服此药,自然缩小消磨;切不可轻用针刀,掘破出血不止,多致立危;久则脓血崩溃,渗漏不已,终致伤人。又一种粉瘤,红粉色,多生耳项前后,亦有生于下体者,全是痰气凝结而成;宜铍针破去脂粉,以三品一条枪插入,数次以净内膜自愈。又一种黑砂瘤,多生臀腿,肿突大小不一,以手摄起,内有黑色是也;亦用针刺,内出黑砂有声,软硬不一。又一种发瘤,多生耳后发下寸许,软小高突,按之不痛,亦针之,粉发齐出。又一种蛔虫瘤,生于胁下;又一种疽瘤,连生肩膊,详在后治验中。予观古又有虱瘤矣,但其形状之异,皆五脏湿热、邪火、浊气、瘀血各感而成,此非正病也。以上数瘤,皆亲手治验非谬也。(卷之二·上部疽毒门·瘿瘤论第二十三)

初起自无表里之症相兼,但结成形者,宜行散气血。已成无痛无痒,或软或硬色白者,痰聚也,行痰顺气。已成色红坚硬,渐大微痒微疼者,补肾气、活血散坚。形如茄蒂,瘤大下垂者,用药点其蒂,茄落生肌收敛。已破流脓不止,瘤仍不消,宜健脾胃为主,佐以化坚。已溃出血不常,瘤口开泛者,宜养血凉血,佐以清肝。溃后瘤肿渐消,脾弱不能收敛者,补肾气,兼助脾胃。(卷之二·上部疽毒门·瘿瘤论第二十三·瘿瘤治法)

明医指掌

【歌】五瘿多缘气与痰,结于颈项两颐间。
若生身体肌肤内,气聚成瘤不等闲。
【论】夫瘿有五:气、血、石、筋、肉是也。瘤有六:骨、肉、脓、血、脂、石是也。瘿但生于颈项之间;瘤则遍身体头面、手足,上下不拘其处,随气凝结于皮肤之间,日久结聚不散,积累而成。若人之元气循环周流,脉络清顺流通,焉有瘿瘤之患也,必因气滞痰凝,隧道中有所留止故也。瘿气绝不可破,破则脓血崩溃,多致夭枉,但当破气豁痰,咸剂以软其坚结,自然消散。

---

① 昂昂:高仰貌。

丹溪云：瘿气先须断厚味。只此一言，深达病机之旨也。盖瘿初起如梅、李，久则滋长如升、斗，大小不一，盖非一朝一夕之故也。然六瘤中惟脂瘤可破，去脂粉则愈，余皆不可轻易决破也。慎之！慎之！（卷八·外科·瘿瘤证八）

景岳全书

　　按瘤赘一证，如前薛论，已尽其略。然此五瘤之外，又惟粉瘤为最多，盖此以腠理津沫，偶有所滞，聚而不散，则渐以成瘤，是亦粉刺之属，但有浅深耳。深者在皮里则渐成大瘤也。余尝闻之，先辈曰：瘤赘既大，最畏其破。非成脓者，必不可开，开则牵连诸经，漏竭血气，最难收拾，无一可活。及详考薛按所载数人，凡其破溃者，皆至不治，诚信然也，不可不知。（卷之四十七贤集·外科钤·瘤赘）

　　立斋曰：《内经》云：肝主筋而藏血，心裹血而主脉，脾统血而主肉，肺司腠理而主气，肾统骨而主水。若怒动肝火，血涸而筋挛者，自筋肿起，按之如筋，久而或有赤缕，名曰筋瘤。（卷之四十七贤集·外科钤·瘤赘）

类经

　　久者数岁乃成，以手按之柔，已有所结，气归之，津液留之，邪气中之，凝结日以易甚，连以聚居为昔瘤。其有久者，必数岁而后成也。然其始也，按之虽柔，或上或下，已有所结。及其久也，气渐归之，津液留之，复中邪气，则易于日甚，乃结为昔瘤。昔瘤者，非一朝夕之谓。瘤音溜。（十三卷·疾病类·邪变无穷）

简明医彀

　　《经》曰：坚者削之，留者攻之，结者散之，郁者达之，发者夺之，泄者折之。夫人之气血，循环一身，必使周流，常无留滞之患。倘喜怒失节，忧思过度之类，致气滞血凝，而成此疾，属足阳明与任脉二经。气凝于上，血不下流，故多着颈项、腹胁皮宽之处，日久血气寝衰，不能攻击矣。瘿有五：曰肉、筋、血、气、石；瘤有六：曰骨、脂、肉、筋、血、石。二证惟气瘿可消，脂瘤可破，余证皆不宜强治。屡见脓血溃漏无已，竟致难救。服药内消，必咸以软坚，断厚味，戒房室。

外科大成[166]

　　夫瘿瘤者，由五脏邪火浊气，瘀血痰滞，各有所感而成，非正病也。且瘿者阳也，色红而高突，或蒂小而下垂。瘤者阴也，色白而漫肿，而无痛痒之苦。然症而各有五。筋瘤属肝，色紫而坚，青筋盘曲如蚓，治宜养血舒筋，如清肝芦荟丸。血瘤属心，皮肤缠隐红丝，软硬间杂，治宜凉血抑火，如芩连二母丸。肉瘤属脾，色不变，软如绵，不宽不紧，治宜行痰开郁理中，如顺气归脾丸。气瘤属肺，亦色不变，软如绵，但其随喜怒而消长，治宜清肺和荣，如通气散坚丸。骨瘤属肾，色黑皮紧，高堆如石，贴骨不移，治宜补肾行瘀，破坚利窍，如调元肾气丸。

　　上五瘤。俱宜复元通气散，兼以蜡矾丸。甚捷。

筋瘿者，筋骨呈露。血瘿者，赤脉交结。肉瘿者，皮色不变。气瘿者，随喜怒而消长。石瘿者，坚硬不移。此五瘿也。初起元气实者，海藻玉壶汤、六军丸。久而元气虚者，琥珀黑龙丹、十全流气饮。选而服之，自然缩小，渐渐消磨。若久而脓血崩溃，渗漏不已者，不治。

瘿瘤总诀 如初起者，根脚浮浅而不坚实；已成者，脓溃而肿消；已溃者，脓稠且根缩而皮紧；溃后者，气体平和，饮食如故，皆为顺候。若初起时，则根散而阴痛，已成时则坚强而痰嗽，已溃时则流血水，肿仍不消，痛仍不止，皆为逆候。再溃后，肿硬更增，败腐不脱，浼气恶心者，死。再生于耳后，有头痛症者，不治。

瘤者留也，毋论大小，不可妄取，不可轻去，不为无理。故忌用刀针，多致危殆，然亦有可刺者。如粉瘤色如红粉，多生于耳项前后及下体者，由痰气凝结而成，宜铍针破去脂粉，插三品一条枪数次，以内膜净，自愈。黑砂瘤多生于臀腿，肿突大小不一，以手摄起，内有黑色是也，刺出黑砂有声，或黑粉，软硬不一，插药如前。再以胶瘤、虫瘤、蛔瘤、发瘤，随处而生者，悉难枚举。惟在认之的确，刺插同前，如有四五枚者，先刺一二枚，觉有昏愦，由泄气之过也。余瘤停止，服补中益气汤数剂，外以膏药盖之，五七日患者健，则渐渐破之补之。若前云瘤者不可去之，则又胶柱矣。（卷四·不分部位大毒·内痈总论·瘿瘤）

石室秘录 [167]

碎治法最奇。人有病腹中癥结，或成虫形、鸟形、蛇形，各药不愈，或头内生鹊，手内生鸠之类，必内无异症，而外显奇形，如瘿如瘤之类，必须割去瘤瘿，去其鸟鹊，始能病愈。然此犹是节外生枝，虽动刀圭，无伤内脏，用生肌之药一敷上，即如无病之人。独是脑内生虫，必须劈开头脑，将虫取出，则头风自去。至于腹中龟蛇鸟虫之类，亦必割破小腹，将前物取出，始可再活。第术过于神奇，不便留方，存此说以见医道之奇有如此。论其治法，先用忘形酒，使其人饮醉，忽忽不知人事，任人劈破，绝不知痛痒，取出虫物，然后以神膏异药，缝其破处，后以膏药贴敷，一昼夜即全好如初。徐以解生汤药饮之，如梦初觉，而前症顿失矣。自青囊传后，华君获罪之后，失传者数千载矣。今再传术远公，终不敢以此等术轻授，使远公再犯也。前车可鉴，勿再重求。子既以瘿瘤之类再请，吾不敢秘，再传子以全活人可也。

瘿瘤不同，瘿者连肉而生，根大而身亦大；瘤者根小而身大也。即瘤之中又各不同，有粉瘤，有肉瘤，有筋瘤，有物瘤。筋瘤不可治，亦不必治，终身十载，不过大如核桃。粉瘤则三年之后，彼自然而破，出粉如线香末，出尽自愈，亦不必治也。肉瘤最易治，用水银一钱，儿茶三钱，冰片三分，硼砂一钱，麝香三分，黄柏五钱，血竭三钱，各为细末。将此药擦于瘤之根处，随擦随落，根小者无不落也。物瘤则根大，最难治。不特而动，无故而鸣，或如虫鸣，或如鸟啼。必须用刀破其中孔，则物自难居，必然突围而出。后用生肌神药敷之，则瘤化为水，平复如故矣。此乃不敬神鬼，触犯岁君而得，病不可测，非理可谈，故吾《内经》不言，然世未尝无此病也。生肌散开后：人参一钱，三七根末三钱，轻粉五分，麒麟血竭三钱，象皮一钱，乳香去油一钱，没药一钱，千年石灰三钱，广木香末一钱，冰片三分，儿茶二钱。各为绝细末，研无声为度。修合时须用端午日，不可使一人见之。

瘿不同，形亦各异，然皆湿热之病也。由小而大，由大而破，由破而死矣。初起之时，即宜用小刀割破，略出白水，以生肌散敷之立愈。倘若失治，渐渐大来，用药一点，点其陷处，半

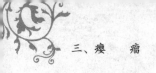

日作痛,必然出水。其色白者易愈,黄者、红者皆难愈。然服吾药,无不愈也。(卷一礼集·碎治法)

洞天奥旨 [168]

盖粉瘤大而必软,久则加大,似乎有脓而非脓也,乃是粉浆藏于其内,挤出宛如线香焚后之滓,又受水湿之状。如已破矣,必挤净后用生肌药搽之,不再生,否则仍复长也。初生此瘤,必须治之,如不治,日必大甚,亦被其累。当用艾灸十数壮,即以醋磨雄黄涂纸上,剪如螺狮盖大,贴灸处,外用膏药,贴一二日一换,挤出其脓必愈,妙法也。(卷十一·粉瘿瘤)

筋瘤者,乃筋结成于体上也。初起之时,必然细小,按之乃筋也,筋蓄则屈,屈久成瘤而渐大矣。然虽渐大,亦不甚大也。固是筋瘤,亦无大害,竟可以不治置之。若至大时,妄用刀针,往往伤筋,反至死亡,故筋瘤忌割也。必要割去,亦宜于初生之日,以芫花煮细扣线系之,日久自落。因线系而筋不能长大,或可用利刀割断,辄用止血生肌之药敷之,可庆安全。倘初生根大,难用线系,万不可轻试利刀割断也。至于骨瘤、石瘤,亦生皮肤之上,按之如有一骨生于其中,或如石之坚,按之不疼者是也。皆不可外治,或用陷肿散内治则可。(卷十一·筋瘤、骨瘤、石瘤)

肉瘤,乃于皮上生一瘤,宛如肉也。初生如桃如栗,渐渐加大如拳,其根皆阔大,非若血瘤之根细小也。不疼不痒,不红不溃,不软不硬,不冷不热,其形可丑,而病则不苦也。此等之瘤,皆犯神道之忌,故生于四体,以纪罪愆,不妨顺受。倘必欲治之,用刀割伤,用火烧灸,不特无功,转添痛楚矣。(卷十一·肉瘤赘)

经验丹方汇编 [169]

瘿多着于肩顶,瘤则随气凝结,此等年数远得大侵长。坚硬不可移者,名曰石瘿;皮色不变者,名曰肉瘿;筋脉露结者,名曰筋瘿;赤脉交结者,名曰血瘿;随忧愁消长者,名曰气瘿。五瘿皆不可决破,决破则浓血崩溃多致夭枉,难治。瘤有六种:骨瘤、脂瘤、肉瘤、脓瘤、血瘤、筋瘤,亦不可决破,决破则亦难治。肉瘤尤不可治,治则杀人。唯脂瘤去其脂粉则愈。(瘿瘤)

瘿瘤多缘气与痰,结于身体项颈间。
惟有血瘤病最恶,未可寻常一类看。(诸症歌诀)

灵验良方汇编

患者宜细考之。通治瘿瘤,用海藻玉壶汤,或六军丸。选而服之,自然缩小消磨。切不可轻用针刀掘破,出血不止,多致伤人。又有粉瘤、黑砂瘤,发瘤等,则宜针刺。

外科心法要诀 [170]

五瘿属阳六瘤阴,瘿别血气肉石筋。瘤气血肉脂筋骨,惟脂开溃不伤身。瘿蒂细小红不紧,瘤根漫大亮白新。证由内外岚水气,疗治须当戒怒嗔。

【注】瘿瘤二证,发于皮肤血肉筋骨之处。瘿者,如缨络之状;瘤者,随气留住,故有是名也。多外因六邪,荣卫气血凝郁;内因七情,忧恚怒气,湿痰瘀滞山岚水气而成,皆不痛痒。瘿证属阳,色红而高突,皮宽不急,蒂小而下垂;瘤证属阴,色白而漫肿,皮嫩而光亮,顶小而根大。瘿有五种:肉色不变者,为肉瘿;其筋脉现露者,名筋瘿;若赤脉交络者,名血瘿;随喜怒消长者,名气瘿;坚硬推之不移者,名石瘿。五瘿皆不可破,破则脓血崩溃,多致伤生。

瘤有六种:坚硬紫色,累累青筋,盘曲若蚯蚓状者,名筋瘤,又名石瘤;微紫微红,软硬间杂,皮肤中隐隐若红丝纠缠,时时牵痛,误有触破,而血流不止者,名血瘤;或软如绵,或硬如馒,皮色如常,不紧不宽,始终只似覆肝,软而不坚,皮色如常,随喜怒消长,无寒无热者,名气瘤;日久化脓流出,又名脓瘤也;形色紫黑,坚硬如石,疙瘩叠起,推之不移,昂昂坚贴于骨者,名骨瘤;软而不硬,皮色淡红者,名脂瘤,即粉瘤也。六瘤之形色如此。

凡瘿多生于肩项两颐,瘤则随处有之。夫肝统筋,怒气动肝,则火盛血燥,致生筋瘿、筋瘤,宜清肝解郁、养血舒筋,清肝芦荟丸主之。心主血,暴戾太甚,则火旺逼血沸腾,复被外邪所搏,致生血瘿、血瘤,宜养血凉血、抑火滋阴、安敛心神、调和血脉,芩连二母丸主之。脾主肌肉,郁结伤脾,肌肉浅薄,土气不行,逆于肉里,致生肉瘿、肉瘤,宜理脾宽中、疏通戊土、开郁行痰、调理饮食,加味归脾丸主之。肺主气,劳伤元气,腠里不密,外寒搏之,致生气瘿、气瘤,宜清肺气、调经脉、理劳伤、和荣卫,通气散坚丸主之。肾主骨,恣欲伤肾,肾火郁遏,骨无荣养,致生石瘿、骨瘤,石瘿海藻玉壶汤主之,骨瘤尤宜补肾散坚、行瘀利窍,调元肾气丸主之。瘿瘤诸证,用药缓缓消磨,自然缩小;若久而脓血崩溃,渗漏不已者,皆为逆证。不可轻用刀针决破,以致出血不止,立见危殆。惟粉瘤可破,其色粉红,多生耳项前后,亦有生于下体者,全系痰凝气结而成,治宜铍针破去脂粉,以白降丹捻子插入,数次将内膜化净,用生肌玉红膏贴之自愈。又有一种黑砂瘤,多生臀腿,肿突大小不一,以手摄起,内有黑色即是,亦用针刺出黑砂有声,软硬不一。又有发瘤,多生耳后发下寸许,软小高突,按之不痛,亦用针刺之,粉发齐出。又有虱瘤,发后其痒彻骨,开破出虱无数,内有极大一虱出,其虱方尽。黑砂、发、虱三瘤,外治皆同粉瘤之法,其口方收。又有虫瘤,每生胁下,治法当按痈疽肿疡、溃疡门,但本忧思化成,每难获效。诸证形状各异,皆五脏湿热邪火浊瘀,各有所感而成,总非正气之所化也。(卷十二·发无定处·瘿瘤)

吴氏医方汇编[171]

《内经》云:肝统筋而藏血,心生血而主脉,脾主肉而统血,肺主气而司腠理,肾统骨而主水。若怒动肝火,血涸而筋挛者,其自筋肿起,按之如筋,久而或有赤缕,名曰筋瘤,用六味地黄丸、四物、山栀、木瓜之类。若劳役火动,阴血沸腾,外邪所搏而为肿者,其自肌肉肿起,久而赤缕,或皮俱赤,名曰赤瘤,用四物、茯苓、远志之类。若郁结伤脾,肌肉渐薄,外邪所搏而为肿者,其自肌肉肿起,按之实软,名曰肉瘤,用归脾、益气二汤。若劳伤肺气,腠理不密,外邪所搏而为肿者,其自皮肤肿起,按之浮软,名曰气瘤,用补中益气之类。若劳伤肾水,不能荣骨而为肿者,其自骨肿起,按之坚硬,名曰骨瘤,用地黄丸、补中益气汤主之。夫瘤者,留也,随气凝滞,皆因脏腑受伤,气血乖违,当求其属而治其本。大凡肝胆二经结核者,用八珍加山栀、胆草以养气血、清肝火。血燥,须生血凉血,用四物、二地、丹皮、酒炒黑胆草、山栀。中气

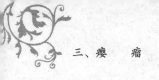

虚者,兼服补中益气汤。若治失其法,则荣不能滋养于患处,以致久不生肌而成漏,更不可用寒凉之剂、药线缠缚之法。(第五册·瘤赘)

疡医大全[172]

陈实功曰:瘿瘤非阴阳正气结肿,乃五脏瘀血,浊气痰滞而成也。瘿者,阳也。色红而高突,或蒂小而下垂。瘤者,阴也。色白而漫肿,亦无痒痛,人所不觉。《正宗》。

又曰:筋骨呈露曰筋瘿,属肝。赤脉交结曰血瘿,属心。皮色不变曰肉瘿,属脾。忧喜消长曰气瘿,属肺。坚硬不移曰石瘿,属肾。治宜消散,自然缩小。切不可轻用刀针掘破,出血不止,多致危亡。久则脓血崩溃,渗漏不已,终致伤人。《正宗》。

又曰:筋瘤坚而色紫,累累青筋盘曲,甚则结若蚯蚓。此乃肝统筋,怒动肝火,血燥筋挛而成也。治当清肝解郁,养血舒筋为主。清肝芦荟丸主之。

又曰:肉瘤软如绵,硬似馒,皮色不变,不紧不宽,终年只似覆肝,此乃脾主肌肉,郁结伤脾,肌肉消薄,土气不行,逆于肉里而为肿也。治当理脾宽中,疏通戊土,开郁行痰,调理饮食为主。加味归脾汤主之。

又曰:气瘤,软而带坚,皮色如故,或消或长,无热无寒,此乃肺主气,劳伤元气,腠理不密,外寒传而为肿也。治当清肺气,调经脉,理劳伤,和荣卫为主。通气散坚丸主之。

又曰:骨瘤形色紫黑,坚硬如石,疙瘩高起,推之不移,昂昂坚贴于骨,此乃肾主骨,恣欲伤肾,肾火郁遏,骨无荣养而为肿也。治当滋补肾气,养血行瘀,散肿破坚利窍为主。调元肾气丸主之。

又曰:粉瘤,红粉色,多生耳项前后,亦有生于下体者,全是痰气凝结而成。宜用铍针破去脂粉,以三品一条枪插入,数次化尽内膜自愈。

又曰:黑砂瘤多生臀腿,肿突大小不一,以手捏起,内有黑色是也。亦用铍针刺内,出黑砂有声,软硬不一。

又曰:发瘤多生耳后发下寸许,软小高突,按之不痛,针之粉发齐出。

又曰:虱瘤破之虱出,但诸瘤形状之异,皆由五脏湿热邪火,浊气瘀血,各感而成,非正病耳。

又曰:小儿胎瘤,初生头上、胸乳间,肿起大者如馒,小似梅李,此乃胎中瘀血凝滞而成。须候小儿满月以后,方可用针刺破,内如赤豆汁则安,内服五福化毒丹即愈。

又曰:治瘿之法,初起元气实者,海藻玉壶汤、六军丸,久而元气虚者,琥珀黑龙丹、十全流气饮。选而治之。

薛立斋曰:瘿瘤诸证,只宜服药消磨,切不可轻用刀针掘破,血出不止,多致立危。医家病家,均当慎之,万勿孟浪。

冯楚瞻曰:瘿则着于肩项,瘤则随气凝结,戒食厚味,忌妄破掘,五瘿皆不可妄掘破,惟脂瘤破而去其脂粉则愈。《锦囊》。

李东垣辨瘤法:若发肿都软而不痛者,血瘤也。发肿日渐增长而大,不热,时时牵痛者,气瘤也。气结微肿,久而不消,后亦成脓,此是寒热所为也。留积经久,极阴生阳,寒化为热,以此溃必多成瘘。宜早服内塞散以排之,诸瘰瘤疣赘等至年衰,皆自内溃,理于壮年,可无后忧。《十书》。

《百效全书》曰：夫瘿瘤皆因气血凝滞，结而成之。瘿则喜怒所生，多着于肩项，皮宽不急，垂垂而重者是也。瘤则随留所住，初如梅李之状，皮嫩而光，渐如杯卵者是也。瘿虽有五，瘤则类多，不痛不痒，切不可抉破，恐脓血崩溃，渗漏无已，必致杀人。惟肉瘤更不可攻疗，如脂瘤、气瘤，体气充实者，如海藻散坚丸，东垣散肿溃坚汤多服，亦可消散。如虚弱者，又宜斟酌，不可纯用化痰行气破坚之药。

《灵枢》曰：虚邪之入于身也深，寒与热相搏，久留而内着，寒胜其热，则骨疼肉枯，热胜其寒，则烂肉腐肌为脓，内伤骨，内伤骨为骨蚀。有所疾前筋疾前二字，衍文也。筋当作结，筋结不得伸，邪气居其间而不及，发为筋瘤。有所结，气归之，卫气留之，不得反，津液久留，合为肠瘤，久者数岁乃成，以手按之柔。已有所结，气居为昔瘤，以手按之坚。有所结，日以易甚，连以聚归之，津液留之，邪气中之，凝结深中骨，气固于骨，骨与气并，日以益大，则为骨疽。有所结，中于肉，宗气居之，邪留而不去，有热则化而为脓，无热则为肉疽。凡此数气者，其发无常处，而有常名也。《刺节真邪》篇：此皆虚邪中人为病，弗去而久留着，故积岁累月而成疽瘤也。

《三因》云：瘿多着肩项，瘤则随气凝结。

岐天师曰：瘿瘤不同，瘿者连肉而生，根大而身亦大；瘤者根小而身亦大也。即瘤之中，又各有不同，有粉瘤，有肉瘤，有筋瘤，有物瘤。筋瘤不可治，亦不必治，终身十载，不过大如核桃。粉瘤则三年之后，彼自然而破，出粉如线香末，出尽自愈，亦不必治也。肉瘤最易治，用水银、硼砂各一钱，血竭、儿茶各三钱，黄柏五钱，冰片、麝香各三分。共为细末，将此药擦于瘤之根处，随擦随落，根小者，无不落也。物瘤则根大，最难治，不时而动，无故而鸣，或如虫鸣，或如鸟啼，必须用刀破其中孔，则物自难居，必然突围而出，后用生肌神药，则瘤化为水，平复如故矣。《秘录》。

又曰：物瘤乃不敬神鬼，触犯岁君而得。病不可测，非理可谈，故《内经》不言，然世未尝无此病也。

又曰：瘿固不同，形亦各异，然皆湿热之病也。由小而大，由大而破，由破而死矣。初起之时，即宜用小刀割破，略出白水，以生肌散敷之立愈。倘若失治，渐渐大来，用药一点，点其陷处，半日乃疼，出水，其色白者易愈，如黄者、红者皆难愈。

张仲景曰：人有手臂生疮，变成大块，更有肚上生疮，结成顽块，终年不去者，或如拳头大者，必须用刀割去，人必晕绝，不可学也。止用小刀略破其皮一分后，以化毒丹敷之，即化为水，此方神奇，不可轻视。如足上生瘤如斗大者，不必破碎治之，止用针轻轻刺一小针眼，以化毒丹敷之，必流水不止，急用煎方治之，方用人参、黄芪各三两，生甘草、薏苡仁各五两，白芥子三钱，水煎服。二剂即消尽其水，而人绝无恙色，此内外双治之法。然此方之妙，乃补其本源之气，又利水而不走其气，刺其孔而出水，未免大损元气，今补其气，又何惧水之尽出哉？此方之所以奇也，妙也。

岐天师曰：人有喉患大肿，又非瘿瘤，忽痛忽不痛，外现五色之纹，中按之半空半实，此乃痰病结成，似瘤非瘤，似瘿非瘿也。宜消痰汤主之。此方乃消上焦之痰圣药也。又有海藻、昆布以去瘿瘤之外象，消其五色之奇纹，妙在消痰而仍不损气，则胃气健而痰易化也。一剂知，二剂消大半，三剂则全消，四剂永不再发。此方兼可治瘿证神效。《秘录》。 （卷十八·颈项

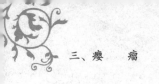

部·瘿瘤门主论）

彤园医书外科[173]

瘿证属阳,色红而高突,皮宽不急,蒂小而下垂。瘤证属阴,色白漫肿,皮嫩光亮,顶小而根大。皆外因六邪,荣卫气血郁结,内因七情,忧思恚怒,痰湿瘀滞,山岚水气而成。瘿多生于两颐肩项,瘤则随处可生。

瘿有五种:肉色不变者,为肉瘿;筋脉突露者,为筋瘿;赤脉交络者,为血瘿;随喜怒消长者,为气瘿;坚硬不移者,为石瘿。

瘤有六种:坚硬色紫,累累青筋,盘曲如蚯蚓状者,名筋瘤;微紫微红,软硬间杂,皮肤中隐隐若红丝纠缠,时时牵痛,误触破之,血流不止者,名血瘤;若软如绵,或硬如馒,皮色如常,不宽不急,始终如覆肝者,此名肉瘤;软而不坚,皮色如常,随喜怒消长,无寒无热者,名气瘤,日久化脓流出,又名脓瘤。形色紫黑,坚硬如石,叠起疙瘩,推之不移,坚实贴骨者,名骨瘤;软而不硬,皮色淡红者,名脂瘤,即粉瘤也。

大法瘿瘤名症虽多,总按五藏分别施治。心主血,暴戾太甚则火旺,逼血沸腾,复被外邪所挟致生血瘿、血瘤,宜养血凉血、抑火滋阴、安心神、调血脉,常服芩连二母丸。

肝主筋,怒气伤肝则火盛,血燥筋失所养致生筋瘿、筋瘤,宜清肝解郁、养血舒筋,常服清肝芦荟丸。

脾主肌肉,郁结伤脾,肌肉娇薄,土气不行,逆于肉里,致生肉瘿、肉瘤,宜理脾宽中、行痰开郁、疏戊土、调饮食,主以归脾丸加香附、乌药、贝母、合欢树根皮,共研细末,面糊小丸常服自效。

肺主气,劳伤元气,腠理不固,外寒挟之,致生气瘿、气瘤,宜清肺气、调血脉、理劳伤、和荣卫,宜服通气散坚丸。

肾主骨,恣欲伤肾,肾火郁遏,骨无荣养,致生石瘿、骨瘤。石瘿常服海藻玉壶汤,骨瘤尤宜补肾散坚、行瘀利窍,常服调元肾气丸。

外治之法:五瘿六瘤只宜照法服药,缓缓消磨,自然缩小。外治只可敷冲和膏,或贴万应膏、化坚膏。若日久脓血崩溃、渗漏不已者逆,按六卷霜字号及去腐生肌汇方,调治得法,或可得愈。倘误用刀针,刺之割之,则血出不止而立危矣。（卷之四发无定处·杂证门·瘿瘤总括）

粉瘤,多生耳项前后,或生下体,其色粉红,全系痰凝气结而成。方可用针刺开放出脂粉,取白降丹,和面糊搓成数条扦入,数次将内膜化尽,再贴生肌玉红膏,收功。（卷之四发无定处·杂证门·瘿瘤总括）

神仙济世良方[174]

华真人曰:自青囊失后,数千载矣,今不敢以传世,叹前车可鉴。今以瘿瘤之类,吾不敢秘,再传世人,以全活人可也。瘿瘤不同,瘿者,连肉而生,根大而身亦大;瘤者,根小而身大也。即瘤之中又各不同,有粉瘤、肉瘤、筋瘤、物瘤,不可治亦不必治,终身十载不过如桃。

粉瘤三年之后,自然出粉,如线香出尽自愈。

物瘤根大难治，不时而动，无故而鸣，或如虫鸟之鸣，必须用刀破其孔，则物自难居，必然突出，后用生肌散敷之，则瘤化为水矣。此乃不敬鬼神，而独犯岁君而得，病不可测，非理可谈，然世人未尝无此病也。

瘿不同，形亦各异，然皆湿热之病也。由小而大，大而破，破必死也。初起之时，即宜用小刀割破，略出白水，以生肌散敷之即愈。倘若失治，渐渐大来，用药一点，点其陷处，半日作疼，必出水，其色白者易愈，黄红者皆难愈。然服吾药无不愈也。（下卷·治瘿瘤方）

急救广生集[175]

论瘿瘤　瘿、瘤不同。瘿者，连肉而生，根大而身亦大；瘤者，根小而身大也。即瘤之中，又各不同。有骨瘤、有脂瘤、有肉瘤、有脓瘤、有血瘤、有粉瘤、有筋瘤、有物瘤。筋瘤不可治，亦不必治，终身十载，不过大如桃核。脂瘤，破去其脂粉则愈，亦不必治也。肉瘤最易治，用黄柏五钱，儿茶、血竭各三钱，水银、硼砂各一钱，麝香、冰片各三分，共为细末，擦于瘤之根处，随擦随落，根小者，无不落也。物瘤则根大，最难治，不时而动，无故而鸣，或如虫鸣，或如鸟啼，必须用刀，破其中孔，则物自难居，必然突围而出，后用生肌神药敷之，则瘤化为水，平复如故矣。此乃不敬神鬼，触犯岁君而得。病不可测，非理可谈，故吾《内经》不言。《岐天师别传》。　（卷七·疡科·瘿瘤）

疡科心得集[176]

瘿瘤者，非阴阳正气所结肿，乃五脏瘀血浊气痰滞而成也。瘿者，阳也，色红而高突，或蒂小而下垂；瘤者，阴也，色白而漫肿，无痒无痛，人所不觉。《内经》云：肝主筋而藏血，心裹血而主脉，脾统血而主肉，肺司腠理而主气，肾统骨而主水。若怒动肝火，血涸而筋挛者，自筋肿起，按之如筋，久而或有赤缕，名曰筋瘤。若劳役火动，阴血沸腾，外邪所搏而为肿者，自肌肉肿起，久而有赤缕，或皮俱赤者，名曰血瘤。若郁结伤脾，肌肉消薄，外邪所搏而为肿者，自肌肉肿起，按之石软，名曰肉瘤。若劳伤肺气，腠理不密，外邪所搏而壅肿者，自皮肤肿起，按之浮软，名曰气瘤。若劳伤肾水，不能荣骨而为肿者，自骨肿起，按之坚硬，名曰骨瘤。当各求其所伤而治其本。大凡属肝胆二经结核，宜八珍加山栀、胆草，以养气血、清肝火，六味丸以养肺金、生肾水。若属肝火血燥，须生血凉血，用四物、二地、丹皮、酒炒黑胆草、山栀。若中气虚者，补中益气汤兼服之。倘治失其法，脾胃亏损，营气虚弱，不能濡于患处，或寒气凝于疮口，营气不能滋养于患处，以致久不生肌而成漏者，悉宜调补脾气，则气血壮而肌肉自生。若不慎饮食起居，及七情六淫，或用寒凉蚀药，蛛丝缠、芫花线等法以治其外，则误矣。又瘿瘤诸证，只宜服药消磨，切不可轻用刀针掘破，血出不止，多致危殆。（卷上·辨瘰疬瘿瘤论）

灵枢识[177]

筋溜　《甲乙》溜，作瘤。张云：有所疾前筋，谓疾有始于筋也。筋之初着于邪，则筋屈不得伸。若久居其间而不退，则发为筋溜。筋溜者，有所流注而结聚于筋也，即赘瘤之属，下仿此。简案、刘熙释名云：瘤，流也。血气聚所生瘤肿也。陈氏《外科正宗》云：筋瘤者，坚而色紫，

垒垒青筋,盘曲甚者,结若蚯蚓。(卷六·刺节真邪篇第七十五)

瘤病,《甲乙》作瘤病。张云:瘤者留也。简案、《九针十二原》《官针》等篇,俱谓锋针取瘤疾。又下文云:瘤病竭明,是留乃瘤之讹。当从《甲乙》。(卷六·九针论第七十八)

针灸逢源

(一云有时牵痛者)若劳伤肾水不能荣骨而为肿者,自骨肿起,按之坚硬,名曰骨瘤一名石瘿。(卷五·证治参详·瘤赘)

灵素节注类编

此言人身阴阳气血而中贼风,日久深沉,寒热相结,在阴则寒胜,在阳则热胜,寒胜则骨疼肉枯,热胜则烂肉腐肌而为脓,内伤于骨,则骨损如虫蚀也。上言邪搏于筋而筋挛,即屈不能伸,邪居其间,则发为筋溜,同瘤也;邪气内结,卫气留滞,津液不输,与邪合而结成肠瘤,久者,数岁乃成;初起按之尚柔,已有所结,则气日以归,而津液留之,邪气中之,故凝结日易而成昔瘤,谓由宿昔渐结,故云数岁乃成,于是按之坚矣。(卷六·诸风病证·虚邪贼风虚风贼邪)

外科证治全书[178]

大者为瘿,小者为瘤。瘿证蒂小而下垂,瘤证顶小而根大。瘿多生于肩项两颐,瘤则随处可生。诸书虽有五瘿、六瘤之名类,要皆七情六欲,脏腑受伤,经膝乖变,气凝阻逆所致。瘤证易治,瘿证鲜有瘥者。瘿证内用开结散、内府神效方,外用蛛丝缠法,或甘草缩法,缓缓消磨亦能缩愈。切勿轻用刀、针,致血出不止,立见危殆。

瘤证惟粉瘤最多,其色粉红,多生耳项前后,亦有生于下体者,乃腠理津沫,偶有所滞,聚而不散则渐成此瘤也。治宜针破挤出脂粉,用生南星、大黄等分为末,以白玉簪花根捣汁调敷之。然每有愈而复发者,乃内有胳囊,化净膏贴,生肌自愈。

又有黑沙瘤多生臀腿,其肿大小不一,以手摄起,内有黑色者是。亦用针刺,出黑沙有声,软硬不等。

又有发瘤,多生耳后发下寸许,软小高突,按之不痛,亦用针刺之,粉发齐出。

又有虱瘤,发后其痒彻骨,开破出虱无数,内有极大一虱,出之方尽。此三者皆同粉瘤治法,或用艾灸之亦可。

又有虫瘤,每生胁下,本忧郁结成,治难获效。

又有贴骨瘤,贴骨而生,极疼痛。用枸杞根连皮骨、野菊花根连皮骨,切片晒干,以多为妙,再加地丁根同煎,一服即愈。

又有胎瘤,初生小儿头上、胸乳间肿起,大者如馒首,小者如梅李,乃胎中瘀血凝滞而成,不可乱治,法须待儿满三五个月外,方可用针刺破,出如赤豆汁,内以生地黄汁饮之则安。(卷四·发无定处证·瘿瘤)

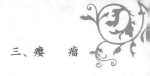

疡科捷径 [179]

五瘿阳症六瘤阴，大小还宜仔细寻。感受山岚凝气血，治当戒怒静安心。（卷下·发无定处·瘿瘤）

新刻图形枕藏外科 [180]

筋瘤，肝经受风热之邪，传脾，逆于筋骨之间，用清肝流气饮。（枕藏外科诸症·第六十三形图）

外科真诠

瘿瘤诸症，俱宜用药缓缓消磨，不可轻用刀针决破，以致出血不止，立见危殆。

瘤症若畏开针者，先用灯火灸一壮，将白降丹点少许于灸迹上，用膏盖之，次日即能开口，仍照上法治。

瘿瘤初起，先用甘草煎浓膏，笔蘸涂瘤四围，待干再涂，凡三次。次以大戟、芫花、甘遂为末以醋调，另用笔蘸药涂其中。不得近着甘草处。次日则缩小些。又照前法涂两三次，自然渐渐缩小而消矣。（瘿瘤）

类证治裁

更有瘿瘤初生，如梅李状，皮嫩而光，渐如杯卵。瘿生肩项，瘤随处皆有，其症属五脏，其原由肝火。瘿有五：筋瘿者，筋脉呈露，宜玉壶散、破结散。血瘿者，赤脉交络，宜化瘿丹合四物汤。肉瘿者，皮色不变，宜人参化瘿丹。气瘿者，随忧思消长，宜白头翁丸、消瘿散、归脾丸。石瘿者，坚硬不移，宜破结散。瘤有五：筋瘤者，自筋肿起，按之如筋，或有赤缕，此怒动肝火，血涸而筋挛也，六味丸，或四物汤，加山栀、木瓜。血瘤者，自肌肉肿起，久而现赤缕，或皮色赤，此劳役动火，血沸而邪搏也，四物汤加茯苓、远志。肉瘤者，自肌肉肿起，按之实软，此郁结伤脾，肌肉伤而邪搏也，归脾汤、补中益气汤。气瘤者，自皮肤肿起，按之浮软，此劳伤肺气，腠疏而邪搏也，补中益气汤。骨瘤者，自骨肿起，按之坚硬，此房劳肾伤，阴虚不荣骨也，六味丸。外有脓瘤，宜海藻丸。石瘤，神效开结散、一井散。脂瘤，用针挑去脂粉自愈。凡瘿瘤皆忌决破，令脓血崩溃，多致夭枉。宜敷桃花散，止血药。惟脂粉瘤红色，全是痰结，可决去脂粉。又有形似垂茄，根甚小者，用五灰膏点其蒂。俟茄落，以生猪脂贴自愈。又有手背生瘤，如鸡距，如羊角，向明照之如桃胶，名胶瘤，以鈹针刺破，按出脓立平。生于面名粉瘤，海藻浸酒饮。有翻花瘤，用马齿苋烧灰，研猪脂调服。立斋云：瘤者留也，随气留滞，皆因脏腑受伤，气血乖违。当求其属而治其本，勿用蛛丝缠芫花线等治。又有毒坚如石，形长似蛤，疮名马刀，亦属肝胆三焦经部分，浸及太阳阳明，流注胸胁腋下，不论未溃已溃，用鲜夏枯草熬膏服，并敷患处。初起气血未损，用立应散一钱，浓煎木通汤下。毒从小便出，如粉片血块是也。倘小便涩，用益元散，煎灯心汤调下。宣毒后，接服薄荷丹，疏散风热。若肿犹不消，海藻溃坚汤、消肿汤。气血已亏，补中胜毒饼。溃久不愈，依前瘰疬法治。（卷之八·瘰疬结核瘿瘤马刀论治）

骨瘤者，自骨肿起，按之坚硬，此房劳肾伤，阴虚不荣骨也，六味丸。（卷之八·瘰疬结核瘿瘤

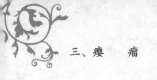

马刀）

医门补要[181]

凡人生起瘿瘤,不拘患之大小、年月浅深,不破溃尚可延生,倘一决裂,重则脓血涌射,登时殒命,轻则痰水杂流连绵不断,患处内容如囊,有时似欲渐敛,忽然仍酿空腐,提之无毒可提,长之终无肉长。无非带病以俟月日耳。(外症提脓生肌法)

外科备要[182]

瘿有五种:肉色不变者为肉瘿;筋脉现露者为筋瘿;赤脉交络者为血瘿;随喜怒消长者为气瘿;坚硬推之不移者为石瘿。五瘿皆不可破,破则多致伤生。瘤有六种:坚硬色紫,累累青筋盘曲如蚯蚓状者,名筋瘤,又名石瘤;微紫微红,软硬间杂,皮肤中隐隐若红丝纠缠,时时牵痛,误触破之,血流不止者,名血瘤;或软如绵,或硬如馒,皮色如常,不宽不紧,始终只似覆肝者,名肉瘤;软而不坚,皮色如常,随喜怒消长,无寒无热者,名气瘤;日久化脓流出,名脓瘤也;形色紫黑,坚硬如石,疙瘩叠起,推之不移,昂昂坚贴于骨者,名骨瘤;软而不硬,皮色淡红者,名脂瘤,即粉瘤也。六瘤之形色如此。瘿瘤名症虽多,大法总按五藏分施治。

心主血,暴戾太甚则火旺,逼血沸腾,复被外邪所搏,致生血瘿、血瘤。宜养血凉血,抑火滋阴,安心神,调血脉。常服芩连二母丸成。

肝统筋,怒气伤肝,则火盛血燥,筋失所养,致生筋瘿、筋瘤。宜清肝解郁,养血舒筋。常服清肝芦荟丸成。

脾主肌肉,郁结伤脾,肌肉浇薄[①],土气不行,逆于肉里,致生肉瘿、肉瘤。宜理脾宽中,疏通戊土,开郁行痰,调理饮食。主以归脾丸加香附、乌药、贝母、合欢树根皮,研细末,面糊小丸,常服自效。

肺主气,劳伤元气,腠理不固,外寒搏之,致生气瘿、气瘤。宜清肺气,调经脉,理劳伤,和营卫。宜服通气散坚丸成。

肾主骨,恣欲伤肾,肾火郁遏,骨无荣养,致生石瘿、骨瘤。石瘿海藻玉壶汤主之成;骨瘤尤宜补肾散坚,行瘀利窍,调元肾气丸成主之。

以上瘿瘤诸证,只宜照法服药,缓缓消磨,自然缩小。若久而脓血崩溃,渗漏不已者,皆为逆证。不可轻用刀针决破,以致出血不止,立见危殆。(卷二·证治·发无定处·瘿瘤)

形色紫黑,坚硬如石,疙瘩叠起,推之不移,昂昂坚贴于骨者,名骨瘤。(卷二·证治·发无定处·瘿瘤)

粉瘤,多生耳项前后,亦有生于下体者。其色粉红,全系痰凝气结而成。治宜铍针破去脂粉,以白降丹和面糊,搓作捻子数条,插入数次,将内膜化尽,再贴生肌玉红膏,自愈。(卷二·证治·发无定处·瘿瘤)

---

① 浇薄:贫瘠。这里指消瘦。

名　　方

瘿瘤方

【文献出处】《备急千金要方》

【原文摘录】天府、臑会、气舍主瘿瘤气咽肿。《甲乙》云：天府作天窗。脑户、通天、消泺、天突主颈有大气。通天主瘿，灸五十壮。胸堂，羊尿灸一百壮。

* 海藻海蛤方

【文献出处】《备急千金要方》

【原文摘录】海藻　海蛤　龙胆　通草　昆布　礜石①一作矾石　松萝各三分　麦曲四分　半夏二分

上九味，治下筛，酒服方寸匕，日三。禁食猪、鱼、五辛、生菜，诸难消之物。十日知，二十日愈。

* 小麦散

【文献出处】《备急千金要方》

【原文摘录】小麦面一升　海藻一两　特生礜石十两

上三味，以三年米醋渍小麦面，曝干，各捣为散合和，服一方寸匕，日四五服，药含极乃咽之。禁姜、五辛、猪、鱼、生菜、大吹、大读诵、大叫语等。

* 昆布松萝方

【文献出处】《备急千金要方》

【原文摘录】昆布　松萝　海藻各三两　海蛤　桂心　通草　白蔹各二两

上七味，治下筛，酒服方寸匕，日三。

* 海藻海蛤方

【文献出处】《备急千金要方》

【原文摘录】海藻　海蛤各三两　昆布　半夏　细辛　土瓜根　松萝各一两　通草　白蔹　龙胆各二两

上十味，治下筛，酒服方寸匕，日二，不得作重用方。

* 昆布方

【文献出处】《备急千金要方》

---

① 礜（yù）石：矿物，是制砷和亚砷酸的原料。

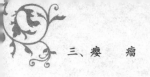

【原文摘录】昆布二两,洗切如指大,醋渍含咽,汁尽愈。

* 海藻小麦散

【文献出处】《备急千金要方》

【原文摘录】海藻一斤,《小品》作三两　小麦曲一斤

上二味,以三年醋一升,溲面,曝干,往反醋尽,合捣为散,酒服方寸匕,日三服。忌努力。崔氏云:疗三十年瘿瘤。

* 菖蒲海蛤丸

【文献出处】《备急千金要方》

【原文摘录】菖蒲　海蛤　白蔹　续断　海藻　松萝　桂心　蜀椒　倒挂草[①]　半夏各一两　神曲三两　羊靥百枚

上十二味,治下筛,以牛羊髓脂为丸如梧子,日服三丸。

* 瘿灸方

【文献出处】《备急千金要方》

【原文摘录】瘿上气短气,灸肺腧百壮。

瘿上气胸满,灸云门五十壮。

瘿恶气,灸天府五十壮。

瘿劳气,灸冲阳随年壮。

瘿,灸天瞿三百壮,大横三间寸灸之。

瘿气面肿,灸通天五十壮。

瘿,灸中封随年壮,在两足跌上曲尺宛宛中。

诸瘿,灸肩髃左右相对宛宛处。男左十八壮,右十七壮;女右十八壮,左十七壮。或再三,取瘥止。

又,灸风池百壮,侠项两边。

又,灸两耳后发际一百壮。

又,灸头冲,头冲在伸两手直向前令臂著头对鼻所注处,灸之各随年壮。

陷肿散

【文献出处】《备急千金要方》

【原文摘录】治二三十年瘿瘤,及骨瘤、石瘤、肉瘤、脂瘤、脓瘤、血瘤,或息肉大如杯杆升斗,十年不瘥,致有漏溃,令人骨消肉尽,或坚或软或溃,令人惊悸,寤寐不安,身体瘛缩,愈而复发方。

乌贼骨　石硫黄各一分　钟乳　紫石英　白石英各二分　丹参三分　琥珀　附子　胡燕

---

① 倒挂草:为铁角蕨科植物倒挂铁角蕨的全草,功能清热解毒、止血。

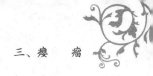

屎　大黄　干姜各四分

上十一味,治下筛,以韦囊盛,勿泄气。若疮湿即敷,若疮干猪脂和敷,日三四,以干为度。若汁不尽,至五剂十剂止,药令人不痛。若不消,加芒硝二两佳。

治瘿瘤方

【文献出处】《备急千金要方》

【原文摘录】海藻　干姜各二两　昆布　桂心　逆流水柳须各一两　羊靥七枚,阴干

上六味,末之,蜜丸如小弹子大,含丸,咽津。

陷脉散

【文献出处】《千金翼方》

【原文摘录】主二十三十年瘿瘤及骨瘤、石瘤、肉瘤、脓瘤、血瘤,或大如杯盂,十年不瘥,致有漏溃,令人骨消肉尽,或坚或软或溃,令人惊惕寐卧不安,体中掣缩,愈而复发,治之方。《千金》云陷肿散。

乌贼鱼骨一分　白石英半两　石硫黄一分　紫石英半两　钟乳半两,粉　干姜一两　丹参三分　琥珀一两　大黄一两　蜀附子一两,炮去皮

上一十味,捣为散,贮以韦囊,勿令泻气,若疮湿即敷,无汁者以猪膏和敷之,日三四,以干为度。若汁不尽者,至五剂十剂止,勿惜意不作也,著药令人不疼痛。若不消,加芒硝二两,益佳。《千金》有胡燕屎一两。

瘤病方

【文献出处】《千金翼方》

【原文摘录】取獐、鹿二肉,治如厚脯,火炙令热,拓掩瘤上,冷更炙拓,可四炙四易,痛脓便愈,不除,更炙新肉用之。

* 外擦瘿瘤散

【文献出处】《华佗神方》

【原文摘录】华佗治腋下瘿瘤神方。

长柄壶卢

烧存性,研末搽之,以消为度。或加麻油调敷,尤效。

* 外擦肉瘤散

【文献出处】《华佗神方》

【原文摘录】华佗治肉瘤神方。

水银一钱　儿茶一钱　冰片三分　硼砂一钱　麝香三钱　黄柏五钱　血竭三钱

共为细末,擦其根部,随擦随落。

又方

【文献出处】《外台秘要》

【原文摘录】白矾　硫黄等分

上二味末，以酢和封上。

深师灰煎

【文献出处】《外台秘要》

【原文摘录】疗瘤赘、瘢痕、疵痣，及瘑疽、恶肉等方。

石灰一斗五升　湿桑灰四斗　柞栎灰四斗

上三味，合九斗五升，以沸汤令浥浥[①]调湿，纳甑[②]中蒸之，从平旦至日中，还取釜中沸汤七斗，合甑三淋之，澄清纳铜器中，煎令至夜，斟量余五斗汁，微火徐徐煎取一斗，洗乱发干之，如鸡子大，纳药中即消尽，又取五色彩剪如韭叶大，量五寸，着药中亦消尽，又令不强，药成，以白罂子中贮之。作药时，不得令妇人、小儿、鸡犬临见之。灰煎亦疗瘤，验其肉瘤、石瘤，药敷之皆愈，其血瘤，瘤附左右胡脉，及上下悬雍、舌本诸险处，皆不可令消，消即血出不止，杀人，不可不详之。

* 千金五瘿散

【文献出处】《外台秘要》

【原文摘录】《千金》疗石瘿、劳瘿、泥瘿、忧瘿、气瘿方。

海藻洗　龙胆草　海蛤研　通草　昆布洗　礜石烧　松萝各三分　小麦曲四分,熬　半夏洗,二分

上九味作散，酒服方寸匕，日三。禁食鱼、猪肉、五辛、生菜、羊肉、饧。十日知，二十日愈。

* 五瘿方

【文献出处】《外台秘要》

【原文摘录】《千金翼》五瘿方。

海藻一两洗　昆布洗　半夏洗　细辛　土瓜根　松萝各一两　白蔹　龙胆草各二两　海蛤二两　通草二两

上十味作散，酒服方寸匕，日再。忌羊肉，余忌同前。

* 瘤病敷贴方

【文献出处】《医心方》

【原文摘录】《千金方》治瘤病方。

---

① 浥(yì)浥：湿润貌。

② 甑(zèng)：古代蒸饭的一种瓦器。

矾石　芎䓖　当归　大黄　黄连　夕药　白蔹　黄芩各二分　吴茱萸一分

九味为末,鸡子黄和之,涂细故布上,随瘤大小以敷贴之,干即易。着药当熟作脓脂细细从孔出也。按却脓血尽,着生肉膏。若脓不尽,复起故也。

生肉膏

【文献出处】《医心方》

【原文摘录】主痈、瘤、溃、漏及金疮,凡百疮方。

当归一两　附子一两　甘草一两　白芷一两　芎䓖一两　生地黄五两　薤白二两

七味,切,以猪脂二升半,煎白芷黄,去滓稍以敷之,日三。《僧深方》同之。

杨树酒

【文献出处】《医心方》

【原文摘录】《玉箱方》杨树酒治瘤瘿方。

河边水所注杨树根三十斤,熟洗细锉,以水一石,煮取五斗,用米三斗,面三斤,酿之酒成,服一升。《集验方》同之。

木通散

【文献出处】《太平圣惠方》

【原文摘录】治颈卒生结囊欲成瘿。

木通一两,锉　海藻一两,热洗去咸水　昆布一两,洗去咸味　松萝一两　桂心一两　蛤蚧一两,涂酥炙令微黄　白蔹一两　琥珀一两

上件药,捣细罗为散,每服不计时候,以温酒调下二钱。

海藻散

【文献出处】《太平圣惠方》

【原文摘录】治咽喉气壅闷,渐结成瘿。

海藻一两,洗去咸味　贝母二两,煨微炒　土瓜根半两　小麦面半两,炒微黄

上件药,捣细罗为散,每于食后,以温酒调下一钱。

昆布丸

【文献出处】《太平圣惠方》

【原文摘录】治瘿气初结,咽喉中壅闷,不治即渐渐肿大。

昆布一两,洗去咸味　诃黎勒皮一两　槟榔一两　松萝半两　干姜半两,炮裂锉　桂心半两　海藻一两,洗去咸味　木通二两,锉

上件药,捣罗为末,炼蜜和丸,如梧桐子大,每于食后,以温酒下二十丸。

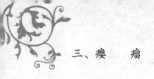
* 昆布海藻方

【文献出处】《太平圣惠方》

【原文摘录】昆布一两,洗去咸味　海藻一两,洗去咸味　诃黎勒皮一两　枳壳半两,麸炒,去瓤

上件药,捣罗为末,炼蜜和丸,如杏核大,常含一丸咽津。

* 琥珀方

【文献出处】《太平圣惠方》

【原文摘录】琥珀一两　川大黄一两,锉炮微炒　昆布半两,洗去咸味

上件药,捣罗为末,炼蜜和丸,如梧桐子大,每日空心及晚食后,以温酒下二十丸。

* 槟榔方

【文献出处】《太平圣惠方》

【原文摘录】槟榔三两　海藻二两,洗去咸　昆布三两,洗去咸水

上件药,捣罗为末,炼蜜和丸,如小弹子大,常含一丸咽津。

* 小麦昆布方

【文献出处】《太平圣惠方》

【原文摘录】小麦三(一)升,以三年米醋三升浸之,曝干更浸,候醋尽为度　昆布五两,洗去咸味

上捣细罗为散,每于食后,以温酒调下二钱。如不饮酒,以水调服之,服尽即瘥。多服弥佳。不得引重及悲怒。

昆布散

【文献出处】《太平圣惠方》

【原文摘录】治瘿气结肿,胸膈不利。

昆布一两,洗去咸味　海藻一两,洗去咸味　松萝一两　细辛一两　半夏一两,汤洗七遍去滑　海蛤一两,细研　甘草一两,炙微赤,锉　白蔹一两　龙胆二两,去芦头　土瓜根一两　槟榔一两

上件药,捣细罗为散,每于食后,以温酒调下二钱。不得用力劳动。

* 消瘿散

【文献出处】《太平圣惠方》

【原文摘录】治瘿气结硬肿大,诸药无效,服之百日,必得痊瘥方。

黄牛食系五具,以猛炭火烧为灰,研为末,于瓷瓶内收,密盖瓶口,不得见风　海藻五两　昆布五两。以上二味以水渍五日,旋换清水洗去咸味,曝干　白僵蚕五两

上件药,捣细罗为散,入牛食系末,研令匀,每服以温酒调下二钱,日三服,以瘥为度。

* 三海消瘿散

【文献出处】《太平圣惠方》

【原文摘录】治瘿肿结渐大,宜服此方。

海藻洗去咸味　海带　海蛤细研　昆布洗去咸味　木香以上各一两　金箔五十片,细研　猪靥七枚,炙干　羊靥七枚,炙干

上件药,捣细罗为散,每夜临卧时,以温酒调下二钱。仍不得着枕卧,如是食瘿即难治。

* 散瘿丸

【文献出处】《太平圣惠方》

【原文摘录】治瘿气神验方。

琥珀半两　昆布一两,洗去咸味　乌贼鱼骨一两　桔梗半两,去芦头　赤小豆三分,酒煮熟曝干　小麦三两,酒煮熟曝干

上件药,捣罗为末,炼蜜和丸,如小弹子大,绵裹一丸,常含咽津。

* 小麦方

【文献出处】《太平圣惠方》

【原文摘录】小麦一升,以醋一升浸一夜,曝干　海藻三分,洗去咸味　昆布三两,洗去咸味

上件药,捣细罗为散,每服以粥饮调下二钱,日三服,以瘥为度。

* 消瘿散结丸

【文献出处】《太平圣惠方》

【原文摘录】治瘿气结肿,宜服此方。

昆布一两,洗去咸味　茵芋① 半两　马芹子② 半两　芜荑仁半两　蒟酱③ 半两

上件药,捣罗为末,以醋浸蒸饼和丸,如小弹子大,以绵裹一丸,含咽津,日四五服,以瘥为度。

* 消瘿开胸丸

【文献出处】《太平圣惠方》

【原文摘录】治瘿气结肿,心胸不利,烦满,宜服此方。

海藻一两,洗去咸味　昆布一两,洗去咸味　木通一两,锉　连翘一两　杏仁一两,汤浸,去皮尖双仁,麸炒微黄　麦门冬一两半,去心焙　赤茯苓一两　人参半两,去芦头　陈橘皮半两,汤浸,去白瓤焙　牛蒡子一两　羊靥二十枚,炙干

---

① 茵芋:芸香科植物茵芋的茎叶,具有祛风胜湿之功效。

② 马芹子:为伞形科植物水芹的子实,功能清热解毒。

③ 蒟(jǔ)酱:为胡椒科植物蒟酱的果穗,具有温中下气、消痰散结止痛的功效。

上件药,捣罗为末,炼蜜和丸,如小弹子大,绵裹一丸,含咽津,日三四度。

* 神效丸

【文献出处】《太平圣惠方》

【原文摘录】治瘿气经久不消,神效方。

海带一两　海藻一两,洗去咸味　昆布一两,洗去咸味

上件药,捣罗为末,煮赤小豆并枣肉,同研为丸,如小粟子大,以绵裹。每月如大尽①,取二十八日夜;小尽,取二十七日。至月终三夜,临卧时,净灌漱,含卧咽津,不语,至明别日,即不得服。

松萝丸

【文献出处】《太平圣惠方》

【原文摘录】治瘿气结核,瘰疬肿硬。

松萝　昆布洗去咸味　木通锉　柳根须逆水生者,洗,焙干。以上各二两

上件药,捣罗为末,炼蜜和捣三二百杵,丸如小弹子大,常含一丸,细细咽津,令药味在喉中相接为妙。

* 海藻方

【文献出处】《太平圣惠方》

【原文摘录】海藻二两,洗去咸味,捣为末　小麦面二合

上件药,以好醋溶为一剂,曝干,再捣细罗为散,每于食后,以醋汤调下一钱,以瘥为度。

* 昆布方

【文献出处】《太平圣惠方》

【原文摘录】昆布一两,洗去咸味

上件药,捣罗为散,每用一钱,以绵裹于好醋中浸过,含咽津觉药味尽,即再含之。

浸酒方

【文献出处】《太平圣惠方》

【原文摘录】治瘿气,咽喉噎塞妨闷。

海藻一两,洗去咸味

上细锉,以清酒四升,浸两宿,滤去滓,每取半盏,细细含咽,不计时候服之,以瘥为度。

* 内消散

【文献出处】《太平圣惠方》

---

① 大尽:农历的大月俗称为大尽。《俚言解·小尽大尽》云:"月满三十日为大尽,少一日为小尽。"

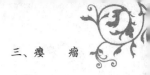

【原文摘录】治瘿气,令内消方。

黄牛食系三具,干者

上纳于瓷瓶子中,以瓦子盖头,盐泥固济,候干,烧令通赤,待冷取出,细研为散,每于食后,以粥饮调下一钱。

* 鹿靥方

【文献出处】《太平圣惠方》

【原文摘录】上取鹿靥,以酒浸良久,炙令干,又纳酒中,更炙令香,含咽汁,尽更易之,十具即愈。

* 治瘤散

【文献出处】《太平圣惠方》

【原文摘录】治瘤肿闷,宜服此方。

昆布一两,洗去咸味　黄芪一两,锉　麦门冬一两,去心　川大黄一两,锉碎,微炒　陈橘皮半两,汤浸,去白瓤,焙　甘草半两,炙微赤,锉　杏仁半两,汤浸,去皮尖双仁,麸炒微黄

上件药,捣筛为散,每服三钱,以水一中盏,煎至六分,去滓,不计时候,温服。

* 大黄丸

【文献出处】《太平圣惠方》

【原文摘录】川大黄二两,锉碎,微炒　昆布一两,洗去咸味　海藻一两,洗去咸味　玄参一两　枳壳一两,麸炒微黄,去瓤　芎䓖一两　杏仁一两,汤浸,去皮尖双仁,麸炒微黄　延胡索一两　琥珀一两

上件药,捣罗为末,炼蜜和丸,如梧桐子大,每服,食后以木通汤下二十丸。

* 羊靥方

【文献出处】《太平圣惠方》

【原文摘录】羊靥一两,干者　青橘皮一两,汤浸,去白瓤,焙　烧银砂锅一两

上件药,捣罗为末,用糯米饭和丸,如梧桐子大,每于食后,以温酒下五丸至七丸,如不吃酒,煎赤小豆汤下亦得。

* 乌贼鱼骨散

【文献出处】《太平圣惠方》

【原文摘录】治二三十年痛及骨瘤、肉瘤、脓瘤、血瘤、息肉,大如杯盆,久不瘥,致有痈溃,令人骨消肉尽,或溃令人惊惕,寝寐不安,身体瘦缩,愈而复发方。

乌贼鱼骨半两,烧灰　硫黄半两,细研　白石英粉半两　钟乳粉半两　丹参三分　琥珀末一两　附子一两,炮裂,去皮脐　燕粪一两　干姜一两,炮裂,锉　川大黄一两　川芒硝一两

上件药,捣细罗为散,以囊盛,勿泄气。若疮湿,即干敷之;若疮干,以猪脂和敷之。日

三四上,以效为度。

* 消瘤贴

【文献出处】《太平圣惠方》

【原文摘录】治肉中肿起生瘤,如梅李子大,渐渐长大,宜用此方。

芎蒡　白矾　当归　川大黄　黄连　黄芩　赤芍药以上各半两　吴茱萸一分　白蔹一两

上件药,捣细罗为散,每用时,以鸡子黄调涂于故帛上,随大小贴之。

蓖麻子方

【文献出处】《圣济总录》

【原文摘录】治大人小儿,项下结核,渐成瘤病。

蓖麻子炒黄,风中吹干

上一味,每服温汤下一枚,不拘时候,日服三五枚。服之五日后,捣玄参为散,食后温米饮调下一钱匕,与蓖麻相间服。三日后,依前只服蓖麻,五日后却与玄参同服三日,周而复始。

陷脉散

【文献出处】《圣济总录》

【原文摘录】治积年瘿瘤、骨瘤、石瘤、肉瘤、脓瘤、血瘤,大如杯盂,或漏溃骨消肉尽,或坚或软,惊惕不安,身体掣缩者。

乌贼鱼骨去甲　琥珀　石硫黄各一分　白石脂　紫石英　钟乳各半两　丹参三分　大黄　干姜　附子各一两

上十味,捣罗为散,贮以韦囊,勿令泄气。若疮湿,日三四敷;无汁,以猪膏和敷之,以干为度。若汁不尽者,至五剂,著药不令人疼痛。若不消,加芒硝二两。

海藻汤

【文献出处】《圣济总录》

【原文摘录】治五瘿。

海藻洗去咸汁,炙,半斤　小麦面半两　特生礜石煅,五两

上三味,以经年陈醋一升,拌小麦面焙干,再蘸醋焙,以醋尽为度,入二药,粗捣筛,每服二钱匕,水一盏,煎至七分,去滓温服,日再,不拘时候。

海藻散

【文献出处】《圣济总录》

【原文摘录】治五瘿。

海藻洗去咸,焙　海蛤各三两　昆布洗去咸　半夏汤洗七遍,焙　细辛去苗叶　王瓜根　松萝各一两　木通锉　白蔹　龙胆草各二两

上十味,捣罗为细末,每服一钱匕,酒调服,日再。不得作劳用力。

昆布散

【文献出处】《圣济总录》

【原文摘录】治五瘿。

昆布洗去咸,焙,三两　木通锉　白蔹　海蛤研　松萝各二两　桂去粗皮　海藻洗去咸,焙。各三两

上七味,捣罗为细散,每服温酒调下二钱匕,日二服,不拘时候。

海藻丸

【文献出处】《圣济总录》

【原文摘录】治诸瘿瘤。

海藻洗去咸,焙　干姜炮裂。各二两　昆布洗去咸,焙　桂心　逆流水柳须各一两

上六味,捣罗为细末,炼蜜和丸,如小弹子大,每含一丸咽津,不拘时候。但服药时,须忌五辛、湿面、热物之类。

＊菖蒲丸

【文献出处】《圣济总录》

【原文摘录】菖蒲二两　海蛤　白蔹　续断　海藻　松萝　桂心　蜀椒　倒挂草各一两　神曲三两　齐州半夏一两,汤浸七次,焙干,取末　羊靥一百枚,焙干

上十二味,捣罗为细末,以羊牛髓和为丸,如梧子大,每服三十丸,酒下,不拘时候。

茯苓丸

【文献出处】《圣济总录》

【原文摘录】治气结喉中,蓄聚不散成瘿。

白茯苓去黑皮,三两　半夏汤洗去滑　生姜切,焙,二两　昆布洗去咸焙　海藻洗去咸焙。各五两　桂去粗皮　陈橘皮去白,焙。各一两

上七味,捣罗为末,炼蜜丸如杏仁大,常含化一粒,细细咽津,令药气不绝。

杏仁丸

【文献出处】《圣济总录》

【原文摘录】治气结颈项,蓄聚不散成瘿。

杏仁去皮尖双仁者,炒令黄　连翘各一两半　海藻洗去咸焙,一两一分　昆布洗去咸焙　木香各二两　蔓荆实揉去皮　羊靥炙。各一两　诃黎勒煨,去核,二两半　槟榔锉　陈橘皮去白,焙。各半两

上十味,捣罗为末,炼蜜丸如梧子大,每服三十丸,空心米饮下,仍常含化一丸。

白膏

【文献出处】《三因极一病证方论》

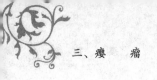

【原文摘录】治一切风热毒肿,及脏气郁结,丹石发动,结为痈疽、瘰疬,诸疮肿未破,即令消散。九漏浸淫,脓汁淋漓,诸治不瘥者,悉主之。

白蔹　白薇　白及　白芷　薤白各半两,锉,洗,以清油一斤,煎至半斤,滤去滓入　黄芪　甘松　藿香　零陵香　防风　当归各半两,再入前油煎,十上火,棉滤去滓入　定粉二两　黄蜡三两寒水石①煅,水飞过,二两,细研

上再煎,滴水成珠为度,磁器盛之,以脑子少许糁上,煎时忌铁器,以柳枝搅。

* 针灸方

【文献出处】《针灸资生经》

【原文摘录】天府《甲乙》作天窗、臑会、气舍,主瘤瘿气咽肿。

通天,主瘿,灸五十壮。

胸堂、羊矢,灸百壮。

脑户、通天、消泺、天突,主颈有大气。

臑会,治项瘿气溜。

(明)下云,疗瘿及臂气肿。

气舍,治瘤瘿见咳逆上气。

浮白,疗瘿,肩不举。《铜》云:治瘿气。

肺俞疗瘿气、瘿上气短气,灸肺俞百壮。

瘿上气胸满,云门五十壮;瘿恶气,天府五十壮。《千金翼》云:又胸堂百壮。瘿劳气,冲阳随年壮。

瘿,灸天瞿三百,横三间寸灸之。

瘿气面肿,通天五十壮。

瘿,灸中封,随年壮。

诸瘿,灸肩髃左右相对宛宛处。男左十八壮,右十七壮;女右十八壮,左十七壮。或再三取瘥止。又风池百壮,又两耳后发际百壮,又头冲一作颈冲灸之,各随年壮。《千金翼》云:一名臂臑。

瘿恶气,大椎横三间寸灸之。

风池、耳上发际、大椎各百壮。

大椎两边各寸半小垂下各三十,又臂臑随年壮,凡五处,共九穴。

又垂两手两腋上文头各三百壮,针亦良。《千翼》。

* 天南星膏

【文献出处】《针灸资生经》

【原文摘录】大智禅师云:皮肤头面生瘤,大如拳,小如栗,或软或硬,不痛,不可辄针灸。天南星生干皆得滴少醋研膏。先将小针刺病处令气透,以药膏摊纸上贴,三五易瘥。此

---

① 寒水石:硫酸盐类矿物芒硝的晶体,功能清热降火、利窍、消肿。

亦一说也,故并存之。

昆布丸

【文献出处】《严氏济生方》

【原文摘录】治一切瘿瘤,不问久新。

昆布一两,洗　海藻一两,洗　小麦一两,好醋煮干

上三味,为细末,炼蜜为丸,如杏核大,每服一丸,食后噙咽。

破结散

【文献出处】《世医得效方》

【原文摘录】治五瘿。坚硬不可移,名石瘿;皮色不变,名肉瘿;筋络露结,名筋瘿;赤脉交络,名血瘿;随忧愁消长,名气瘿。五瘿皆不可妄决破,破则脓血崩溃,多致夭枉。服此十日知,二十日愈。

海藻洗　龙胆草　海蛤　通草　昆布洗　矾石枯　松萝各三分　麦曲四两　半夏　海带各二分

上为末,每服方寸匕,酒调,日三服。忌鸡、鱼、猪肉、五辛、生菜及诸毒物。

灸法

【文献出处】《世医得效方》

【原文摘录】治诸瘿。灸大空穴三七壮。又灸肩髃左右相当宛宛处。男左十八壮,右十七壮;女右十八壮,左十七壮。穴在肩端两骨间陷者宛宛中,举臂取之。又灸两耳后发际,共百壮。

治小瘤方

【文献出处】《世医得效方》

【原文摘录】先用甘草煎膏,笔蘸妆瘤旁四围,干后复妆,凡三次,然后以药。

大戟　芫花　甘遂

上为末,米醋调,别笔妆敷其中,不得近著甘草处。次日缩小,又以甘草膏妆小晕三次。中间仍用大戟、芫花、甘遂如前法,自然焦缩。凡骨瘤、肉瘤、脓瘤、血瘤、石瘤皆不可决,惟脂瘤决去其脂粉则愈。盖六种瘤疮,肉瘤尤不可治,治则杀人。

(《济》)玉壶散

【文献出处】《医学纲目》

【原文摘录】治三种瘿。

海藻洗　海带洗　昆布　雷丸各一两　青盐　广术各半两

上等分为细末,陈米饮丸,如榛子大,噙化。以炼蜜丸,亦好。

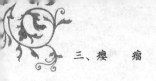

（子和）人参化瘿丹

【文献出处】《医学纲目》

【原文摘录】海带洗　海藻洗　海蛤　昆布以上四味皆焙　泽泻炒　连翘以上各等分　猪靥　羊靥各十枚,猪羊靥即猪羊外肾,乃囊中之卵也

上为末,蜜丸,如鸡头大,临卧嚼化一二丸。忌油腻物。

（罗）宝金散

【文献出处】《医学纲目》

【原文摘录】偏医瘿气无不瘥。

猪羊靥十对。暖水洗去脂膜后晒干,杵为细末　海藻洗　海带洗。各二两　丁香　木香　琥珀研　麝香研。各一分　真朱研,半两

上件,先将丁香、木香、海藻、海带杵为细末,入下项药味,合和再研细,重罗过,每服一钱,热酒一盏调服,夜卧服,垂头而睡。若在室男女,十服必效。如男子、妇人患者,一月见效。有胎不可服。

一井散

【文献出处】《医学纲目》

【原文摘录】硇砂　粉霜　雄黄以上各二钱　轻粉　没药　乳香以上各一钱　土黄三钱,做土黄法:砒黄另末二两,木鳖子半两去壳,巴豆半两去油,硇砂另为末二钱,上以砒黄一处为末,用木鳖子同石脑油成一块,油纸裹定,埋于地坑内四十九日,取出于瓷器盛,掰作小块研细,少许。砒黄即雌黄

上为细末,以津调涂瘤顶,外边歇一韭叶,先以花纸贴之,上用小黄膏贴之。

小黄膏

【文献出处】《医学纲目》

【原文摘录】黄柏　黄芩　大黄各等分

上为细末,以水调为糊,比前药大一遭,三日一易,至八九日不取,直候可取。一方,单用黄柏末亦佳。

枯瘤方

【文献出处】《医学纲目》

【原文摘录】砒　硇砂　黄丹　雄黄　轻粉以上各一钱　斑蝥生用,三十个　朱砂　乳香　没药各一钱

上研为末,糯米粥为丸,捏作棋子样,爆干。先灸破瘤顶三炷,以药饼盖上,用黄柏末以水调贴之,数日,自然枯干落下。

（罗）枯瘤方

【文献出处】《医学纲目》

【原文摘录】桑柴灰三碗　石灰三碗　朽木三两　干桑耳三两　草乌半斤　川乌四两

上朽木等四味，一处烧灰，令存性，同前二灰研匀，用水一桶，淋汁，如法熬成膏用之。

饼金散

【文献出处】《普济方》

【原文摘录】治枯瘤子。

砒霜一两　砒黄脚一两　巴豆半两，去皮，出油　木鳖子一两，去皮，研如泥

上同为细末，入石脑油和一块，用纸二十四重裹药，磁合内盛，入地二尺埋，两个月取出，阴干，后入

轻粉一钱　雄黄半钱　粉霜二两　乳香一钱　没药三钱　蟾酥一钱

上同前药研为细末，先放疮子顶上灸三炷，唾调涂之，上用纸封三重，每日上，次洗药休去了。

昆布黄芪汤

【文献出处】《普济方》

【原文摘录】（一名麦门冬丸）治瘤肿。

麦门冬去心，焙　昆布洗去咸味，焙。各三分　黄芪焙　大黄锉，一钱，蒸　陈橘皮汤浸，去白，焙　杏仁汤浸，去皮尖双仁，炒　甘草炙，锉。各一两

上为末，与靥末相和，以好酱更捣丸，如梧桐子大，每服酒下五丸。

消毒散

【文献出处】《普济方》

【原文摘录】治毒气项下结核，欲成瘤者。

皂角子五百枚，慢火炒黄　薄荷干者，二两　槟榔锉，半两　甘草炙，锉　连翘各一两

上为散，每服二钱半，食后临卧，米饮调下，腊茶亦可。

＊茱萸贴

【文献出处】《普济方》

【原文摘录】深师疗瘤脂细瘤方。

吴茱萸一分　矾石烧　芎䓖　当归　大黄　黄连　芍药　白蔹　黄芩各二分

上合捣下筛，和鸡子涂著细故布上，随瘤大小厚薄贴之。燥辄易换，著药当熟作脓脂，细细从孔中出，探知脓血尽，著生肉膏，若脓血不尽，因复起故也。

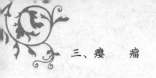

* 系瘤贴

【文献出处】《普济方》

【原文摘录】系瘤子自落方。

砒黄　砒霜　硼砂各半两　巴豆五粒,去皮心　蚖青①七枚,去头足翅,糯米拌炒,以黄为度　斑蝥七枚,去头足翅,糯米拌炒,以黄为度

上研为末,先取蜘蛛网及丝,共搓为线子,水湿涂药末于上,贴瘤子中,常以药末养,遇有患者,以线系之,留线头,如痛即不用系,其瘤自黑而干。如核桃大者,三四日自落。如茄子大者,半月落。更大者,不过二十八日。如瓜者,不过一月。如血瘤系之血出者,服定血药,咽服药治之。

黄芩散

【文献出处】《普济方》

【原文摘录】治诸瘤血出。

黄芩去黑心　黄柏去粗皮,锉　黄连去须　郁金各半两

上为散,入寒食面②五钱半,水调贴之。

二色丸

【文献出处】《普济方》

【原文摘录】治一切肿赤、皮肤毒及瘤。

天南星　半夏　甘遂　大戟各三钱　干姜　胡荽　肉桂　荜茇各二钱　代赭石一两　大黄生用,三钱

上取前四味,以浆水一升,煮水尽为度,晒干。余六味同捣为末,每用一钱,巴豆三枚,烧得焰起,盏合,却候冷,与前药一处研。更用醋一盏,煎成膏,共药同丸如绿豆大。少分两处,丹砂为衣。一用腻粉为白衣,此两等颜色,白者或捏作饼子亦可。用治瘤子,每服一丸,生姜汤下。

系瘤方

【文献出处】《普济方》

【原文摘录】用稻上花蜘蛛十余枚,置桃李枝上,候丝垂下取东边者。纴③为线子,系定瘤子,七日候换,瘤子自落。昔人病瘤如拳大,以此系之,至三换,瘤子自干。一夜忽失所在,天明于枕边得之,如一干粟。

---

① 蚖青:即甲虫地胆,见李时珍《本草纲目·虫二·地胆》。

② 寒食面:每年四月四日寒食节所做的面食。

③ 纴(rèn):织布帛的丝缕。

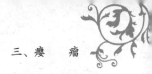

枯瘤子药方

【文献出处】《普济方》

【原文摘录】桑柴灰二碗　腻白石灰三碗　朽木三两　干桑耳三两　草乌头半斤　川乌头四两

上朽木等四味,烧灰存性,同煎桑柴灰匀,用水一桶淋汁如法,微火成膏敷之。

海藻丸

【文献出处】《普济方》

【原文摘录】海藻洗去咸味,晒干,一两　海蛤煅　松萝各七钱半,研　当归　川芎　官桂　白芷　细辛　藿香　白蔹　明矾煅　昆布洗去咸味,晒干。各五钱

上为细末,炼蜜和丸如弹子大,每服一丸,含咽下之。

穿瘿丸

【文献出处】《普济方》

【原文摘录】治瘿瘤结硬。

通草二两　杏仁去皮尖,研　牛蒡子去油。各一两　射干　昆布去咸　诃黎勒　海藻去咸。各四两

上为末,炼蜜和丸如弹子大,嚼化咽津下,日进三服。

海藻散

【文献出处】《普济方》

【原文摘录】治瘿瘤。

海藻洗去咸味,焙,一两一钱　昆布洗去咸味,焙,一两半　白茯苓去黑皮,半两　海蛤研　木通锉　桂去粗皮。各半两　羊靥十枚,去脂,炙令黄

上为散,随时温酒下三钱,半夜一服。

海蛤散

【文献出处】《普济方》

【原文摘录】治瘿瘤。

海蛤研　海藻马尾者,洗去咸味　白茯苓去黑皮　人参　半夏水煮,一两,洗去滑,切,焙,各半两

上为散,每服一钱匕,入猪靥子末一钱匕,甜藤一尺,去根五寸取之,甘草一寸。水五盏同煎,取一盏半,分三次,每次调散二钱匕,临卧服。男人四服,女人八服,次用丸药宣下。

除毒丸

【文献出处】《普济方》

【原文摘录】治瘿瘤。服海蛤散后,宜服此。

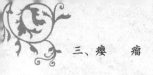

巴豆铁串穿烧,去心用　大黄末各半两

上研末,端午日粽子为丸,如绿豆大,空心冷茶下三丸,良久,热茶投之。下多以冷粥止之。

连壳丸

【文献出处】《普济方》

【原文摘录】治气瘤及瘿。

连壳微炒,二两　石榴皮醋焙　干姜炮。各三分半　枳壳麸炒去瓤,一两

上为末,更入百草霜一两,麝香少许,各细研,打醋面糊为丸如小豆大,每日空心,用胡椒米饮汤下三十丸至五十丸。

猪靥散

【文献出处】《普济方》

【原文摘录】治气瘤瘿。

羖猪[①]靥二七枚　半夏洗去滑,二十二枚

上为散,每服温酒调一钱匕,临卧垂头服。

海藻酒方

【文献出处】《普济方》

【原文摘录】治颈下卒然结核,渐大,欲成瘤瘿。

用海藻洗去咸味一斤,酒二升,渍一宿,取三合饮之。酒尽,将海藻晒干,捣为末,酒调一钱,一日三服,即瘥。如浸时用绢袋盛了,春夏浸二日,秋冬浸三日。

柳根酒

【文献出处】《普济方》

【原文摘录】治瘤瘿。

用柳根三斤,须水所经有露出者,水一斗,煮取五升,用米三升酿之。酒成,每服饮半升,空心,日午及临卧时各一服。

南星散

【文献出处】《医学正传》

【原文摘录】南星散疮疡集　治皮肤颈项面上生瘤,大者如拳,小者如粟,或软或硬,不痒不痛,宜用此药。切不可辄用针灸,多致不救。

生南星大者一枚

上细研烂,入好醋五七点,杵如膏。如无生者,即以干者为末,醋调如膏。先以细针刺患

---

① 羖(fén)猪:阉割的猪。

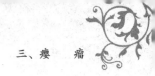

处,令气透,却以膏药摊贴,觉痒则频换贴取效。

破结散

【文献出处】《医学正传》

【原文摘录】破结散大成方　治石瘿、气瘿、筋瘿、血瘿、肉瘿、马刀、瘰疬等症。

海藻酒洗净　龙胆草酒洗　海蛤粉　通草　贝母去心　昆布酒洗净　矾石枯　松萝各三钱,今以桑寄生代效　麦曲炒,四钱　半夏曲二钱

上为细末,每服二钱,热酒调,食后服。忌甘草、鲫鱼、鸡肉、五辛、生果。有人于项上生疬,大如茄子,潮热不食,形瘦日久,百方不效,后得此方,去松萝,加真桑寄生一倍服,三五日后,其疮软而散,热退而愈,屡医数人皆效。

十七味大流气饮

【文献出处】《万氏秘传外科心法》

【原文摘录】治诸般瘤症,无论头面胸背手足,通用皆效。

人参　黄芪　当归　川芎　肉桂　厚朴　白芷　甘草　桔梗　防风　乌药槟榔　白芍　枳壳　木香　紫苏　青皮

姜枣引。瘤在上食后服,在下食前服。

七味昆布散

【文献出处】《万氏秘传外科心法》

【原文摘录】海藻　昆布俱用酒　海石飞过　海粉　白芷　青黛　浮麦　加海马

共为末,掌上咽之,或蜜丸如杏核大,食后以酒咽一丸。

二味白芷膏

【文献出处】《万氏秘传外科心法》

【原文摘录】石灰如铜钱大一块　糯米十四粒

二味俱用盐水化开,入辰砂末,澄片时,用此点之。

四味梅花片散

【文献出处】《万氏秘传外科心法》

【原文摘录】片脑[①]　血蝎　黄丹　寒水石

共为末,搽于瘤上。

十二味龙珠膏

【文献出处】《万氏秘传外科心法》

---

① 片脑:即龙脑。

【原文摘录】此膏治诸瘤颇效，宜量势而用，若眼上、喉下、乳下，宜斟酌之。

龙芽草[①]三两　棘枣根五钱　海藻五钱　苏木五钱

共为末，水二十碗，煎至十碗，去渣。又用桑柴灰二碗，面灰一碗，苍耳子草灰二碗，用草纸放罗底上，用前药水煎热，淋取灰汁十碗，澄清入锅内，微火熬成膏，用巴豆霜、白丁香、寸香、轻粉搅匀，瓷器收贮，每取敷瘤，去旧药敷新药，如此敷数次，其瘤自溃，用万灵膏彻尽脓水，上生肌散而愈。

治瘿瘤方

【文献出处】《万氏秘传外科心法》

【原文摘录】即气颈也。

昆布　海藻　海带　海马米泔水浸涨.各二两　穿甲土炒　石燕醋煮七次　黄药烧净土焙干。各二钱

共为末，蜜少加面为丸，如黄豆大，每服五至十丸，以木香磨水吞之。

* 螵蛸散

【文献出处】《万氏秘传外科心法》

【原文摘录】螵蛸　昆布　海金沙　冬花　木香　水晶石　海带　夏枯草各五钱　海马一个　石燕一两

共为末，再用黄药引，酒送下。

* 消瘤散

【文献出处】《万氏秘传外科心法》

【原文摘录】海藻一两　昆布一两　海马三个　石膏三钱　螵蛸一钱八分　木香三钱　陈皮三钱　黄药子二两

共研末，黄药汤送下。忌生冷、盐。

* 昆布散

【文献出处】《万氏秘传外科心法》

【原文摘录】昆布　螵蛸　海带各四两　黄药二两　小茴五钱　小草[②]五钱　木香三钱

共为末，饭后连送下三茶匙。

* 瘿瘤散

【文献出处】《万氏秘传外科心法》

【原文摘录】昆布半斤,用米泔水洗　海藻一斤　醋制海马一对　醋煅石燕一对,火烧向醋中

---

① 龙芽草:即仙鹤草。

② 小草:远志苗别名。

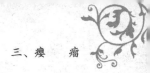

焠之,自然榨细　海螵蛸三钱　夏枯草子一两,即紫背天葵子是也,醋炒

一人只用五钱。研末,酒送下。

* 海藻方

【文献出处】《赤水玄珠》

【原文摘录】瘿气气结于项,久留不去,而项为胀大。丹溪曰:瘿气先须断厚味。

海藻洗,一两　黄连二两

上为末,以少许置掌上,时时舌舐之,津咽下,如消三之二,须止后服。

又方

【文献出处】《赤水玄珠》

【原文摘录】黄柏二两　海藻一两

不用黄连亦佳。

* 昆布方

【文献出处】《赤水玄珠》

【原文摘录】治瘿气结核,磊磊肿硬。

昆布一两

洗去咸,为末,每周一钱,绵裹于好醋中浸过食之,咽津,药味尽,再嚼之。

破结散

【文献出处】《赤水玄珠》

【原文摘录】治五瘿极佳。

麦面四分　松萝　半夏　贝母　海藻洗　龙胆草　海蛤　通草　昆布　枯矾各三分

上为末,酒服一钱,日三。忌鲫鱼、猪肉、五辛、生菜、毒物,二十日愈。

玉壶散

【文献出处】《赤水玄珠》

【原文摘录】治三种瘿。

海藻洗　海带洗　昆布　雷丸各一两　青盐　广术各五钱

上为末,炼蜜丸,芡实大,嚼化。

人参化瘿丹

【文献出处】《赤水玄珠》

【原文摘录】海带洗　海藻洗　海蛤　昆布四味皆焙　泽泻炒　连翘各一两　猪靥　羊靥
各十枚

上为末,蜜丸,芡实大,临睡嚼化一二丸。忌油腻。

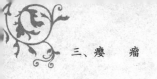

宝金散

【文献出处】《赤水玄珠》

【原文摘录】治瘿气无不瘥。

猪羊靥十对,暖水洗去脂膜后,晒干,为细末　海藻洗　海带各三两　丁香　木香　琥珀研　麝香研。各一分　珍珠研,五钱

上先将各味为细末,配和匀,再重罗过,每服一钱,热酒一盏调服。夜睡时须垂头而睡。若童男女,十服效,大人一日见效。有孕者忌之。

治瘿气神效方

【文献出处】《赤水玄珠》

【原文摘录】治瘿气神效方

海藻　海带　昆布　蒲黄各二钱　猪靥子五枚,焙干

上为末,每服二钱半,临睡以酒调服,且不用枕头三日。

点瘤赘方

【文献出处】《赤水玄珠》

【原文摘录】治点瘤赘方,神验。

桑炭灰　枣木灰　黄荆灰　桐壳灰各二升半　荞麦灰炒

上以沸汤淋汁五碗许,澄清入斑蝥四十个,穿山甲五片,乳香、冰片不拘多少,后入煎,作二碗,以磁器盛之,临用时入新石灰调成膏,敷瘤上。干则以清水润之,其效若神。

*丹瘤擦膏

【文献出处】《赤水玄珠》

【原文摘录】丹溪治丹瘤。

蓖麻子,去壳研,入面一匙,水调搽之,甚妙。

消瘤方

【文献出处】《赤水玄珠》

【原文摘录】用向阳槐枝,于菜油灯盏火上,以槐枝熏热,浸油熨瘤上。如法熨数次,其瘤自消。

消瘤五海散

【文献出处】《万病回春》

【原文摘录】海带　海藻　海布　海蛤　海螵蛸各二两半　木香二两　三棱　莪术　桔梗　细辛　香附米　猪靥子七个,陈壁土炒,去油焙干

上为末,每服七分半,食远,米汤下。

内府秘传方

【文献出处】《万病回春》

【原文摘录】治瘿气神效。

海藻热水洗净　昆布洗净　海带　海螵蛸　海粉飞过　海螺醋炙　甘草少许

如颈下摇者,用长螺;颈不摇,用圆螺。

上各等分为末,炼蜜为丸,如圆眼大,每夜临卧,口中噙化一丸,功效不可言也。

*针灸方

【文献出处】《针灸大成》

【原文摘录】治瘿气神效。五瘿等症。项瘿之症有五:一曰石瘿,如石之硬;二曰气瘿,如绵之软;三曰血瘿,如赤脉细丝;四曰筋瘿,乃无骨;五曰肉瘿,如袋之状。此乃五瘿之形也。

扶突　天突　天窗　缺盆　俞府　膺俞喉上　膻中　合谷　十宣出血

海藻丸

【文献出处】《证治准绳》

【原文摘录】治瘿瘤通用。

海藻洗晒　川芎　当归　官桂　白芷　细辛　藿香　白蔹　昆布洗晒　明矾煅。各一两海蛤煅　松萝各七钱半

为细末,炼蜜丸如弹子大,每服一丸,食后,含咽下。

守瘿丸

【文献出处】《证治准绳》

【原文摘录】治瘿瘤结硬。

通草二两　杏仁去皮尖,研　牛蒡子各一合　昆布洗　射干　诃黎勒　海藻洗。各四两

上为细末,炼蜜和丸,如弹子大,每服一丸,食后,噙化,日三。

海藻酒方

【文献出处】《证治准绳》

【原文摘录】治颈下卒结核渐大,欲成瘿瘤。

上用海藻,洗去咸一斤,酒二升,渍一宿,取一二合饮之,酒尽,将海藻曝干,捣末,酒调一钱匕,日三,即瘥。如浸,用绢袋盛了浸,春夏二日,秋冬三日。

白头翁丸

【文献出处】《证治准绳》

【原文摘录】治气瘿、气瘤。

白头翁半两　昆布十分,洗　通草　海藻洗。各七分　连翘　玄参各八分　桂心三分　白

莶六分

上为细末,炼蜜和丸,如梧桐子大,每服五丸,用酒送下。忌蒜、面、生葱、猪、鱼。

海藻散坚丸

【文献出处】《证治准绳》

【原文摘录】治肝经瘿瘤。

海藻　昆布各二两　小麦四两,醋煮,炒干　龙胆草二两

上为末,炼蜜丸桐子大,每服二三十丸,临卧白汤送下,并噙化咽之。

瘿瘤主方

【文献出处】《简明医彀》

【原文摘录】海藻　胆草　海蛤煅　通草　昆布　枯矾　松萝各三两　半夏　贝母各七钱

上末,入麦面一两,每二钱酒下,日三服。

秘传木香散

【文献出处】《简明医彀》

【原文摘录】治一切瘿瘤结核。

猪腌子七个,灯盏火烘干,为细末　海螵蛸　南木香　青木香　神曲　麦芽　孩儿茶各五钱　雄黄　辰砂各二钱

上为末,每服三钱,临睡酒调下即卧,勿言语、恼怒、房室,累验。

简便方

【文献出处】《简明医彀》

【原文摘录】消瘤。

黄连　海藻等分为末

置掌中,时舐之,津咽下。

* 食疗方

【文献出处】《简明医彀》

【原文摘录】海藻、昆布嫩者,酒浸或醋拌,家常作小菜,久食消瘿瘤、结核。

神效开结散

【文献出处】《寿世保元》

【原文摘录】沉香　木香各一钱　橘红四两　珍珠四十九粒,入砂罐内,以盐泥封固煅赤取出晒　猪靥子肉四十九枚,用豚猪者生项间如枣子大

上为末,每服一钱,临卧酒调,徐徐咽下。患小三五服,大者一剂愈。忌酸咸、油腻、滞气之物,须用除日于净室修合。

清肝芦荟丸

【文献出处】《外科正宗》

【原文摘录】清肝芦荟丸芎芍，昆布青连皂地黄。海粉还兼甘草节，当归加上共成方。

治恼怒伤肝，致肝气郁结为瘤，其坚硬色紫，垒垒青筋，结若蚯蚓，遇喜则安，遇怒则痛者服之。

川芎　当归　白芍各二两　生地酒浸，捣膏，二两　青皮　芦荟　昆布　海粉　甘草节　牙皂　黄连各五钱

上为末，神曲糊为丸，如梧桐子大，每服八十丸，白滚汤量病上下、食前后服之。

芩莲二母丸

【文献出处】《外科正宗》

【原文摘录】芩连二母丸芎芍，熟地当归羚羊角。蒲黄生地与骨皮，甘草柏叶同丸服。

治心火妄动，逼血沸腾，外受寒凉，结为血瘤。其患微紫微红，软硬间杂，皮肤隐隐，缠如红丝，皮破血流，禁之不住者宜服。

黄连　黄芩　知母　贝母　川芎　当归　白芍　生地　熟地　蒲黄　羚羊角　甘草减半　地骨皮各等分

上为末，侧柏叶煎汤，打寒食面为丸，如桐子大，每服七十丸，灯心汤送下，或作煎剂服之。亦效。

顺气归脾丸

【文献出处】《外科正宗》

【原文摘录】顺气归脾汤贝母，乌附芪陈术茯神。枣仁远志人参等，木香甘草合欢灵。

治思虑伤脾，致脾气郁结乃生肉瘤，软如绵，肿似馒，脾气虚弱，日久渐大，或微疼或不疼者服。

陈皮　贝母　香附　乌药　当归　白术　茯神　黄芪　酸枣仁　远志　人参各一两　木香　甘草炙。各三钱

上为末，合欢树根皮四两煎汤，煮老米糊，丸如桐子大，每服六十丸，食远，白滚汤送下。

通气散坚丸

【文献出处】《外科正宗》

【原文摘录】通气散坚丸半夏，陈贝芎归粉草芩。香附桔蒌参海藻，南星枳实共黄芩。

治忧郁伤肺，致气浊而不清，聚结为瘤，色白不赤，软而不坚，由阴阳失度，随喜怒消长者宜服。

陈皮　半夏　茯苓　甘草　石菖蒲　枳实炒　人参　胆南星　天花粉　桔梗　川芎　当归　贝母　香附　海藻　黄芩酒炒。各等分

上为末，荷叶煎汤泛为丸，寒豆大，每服一钱，食远，灯心二十根，姜三片，泡汤送下。

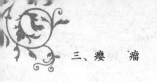

调元肾气丸

【文献出处】《外科正宗》

【原文摘录】调元肾气丸参地,山药丹归萸泽苓。麦冬龙骨香砂柏,骨皮知母效如神。

治房欲劳伤,忧恐损肾,致肾气弱而骨无荣养,遂生骨瘤。其患坚硬如石,形色或紫或不紫,推之不移,坚贴于骨,形体日渐衰瘦,气血不荣,皮肤枯槁;甚者寒热交作,饮食无味,举动艰辛,脚膝无力者并服之。

淮生地酒煮,捣膏,四两　山萸肉　山药　牡丹皮　白苓各二两　人参　当归身　泽泻　麦门冬捣膏　龙骨　地骨皮各一两　木香　砂仁各三钱　黄柏盐水炒　知母童便炒。各五钱

上为末,鹿角胶四两,老酒化稠加蜜四两同煎,滴水成珠,和药为丸如桐子大,每服八十丸,空心,温酒送下。忌白萝卜、火酒、房事。

海藻玉壶汤

【文献出处】《外科正宗》

【原文摘录】海藻玉壶汤青陈,翘贝芎归昆布评。半夏独活并甘草,海带煎来效有灵。

治瘿瘤初起,或肿或硬,或赤不赤,但未破者服。

海藻　贝母　陈皮　昆布　青皮　川芎　当归　半夏　连翘　甘草节　独活各一钱　海带五分

水二钟,煎八分,量病上下、食前后服之。凡服此门药饵,先断厚味大荤,次宜绝欲虚心者为妙。

活血散瘿汤

【文献出处】《外科正宗》

【原文摘录】活血散瘿汤芍归,青皮芎半地黄随。参苓昆布丹皮草,红花肉桂木香催。

治瘿瘤已成,日久渐大,无痛无痒,气血虚弱者。

白芍　当归　陈皮　川芎　半夏　熟地　人参　茯苓　丹皮各一钱　红花　昆布　木香　甘草节。各五分　青皮　肉桂各三分

水二钟,煎八分,量病上下,服后饮酒一小杯。

六军丸

【文献出处】《外科正宗》

【原文摘录】六军丸内用蜈蚣,全蝎姜蚕蝉脱同。夜明砂与穿山甲,诸肿瘿瘤可觅功。

治瘿瘤已成未溃者,不论年月新久并宜服之。

蜈蚣去头足　蝉脱　全蝎　姜蚕炒,去丝　夜明砂　穿山甲

以上等分为细末,神曲糊为丸粟米大,朱砂为衣,每服三分,食远酒下。忌大荤煎炒,日渐可消。

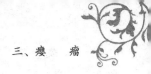

枯瘤方

【文献出处】《外科正宗》

【原文摘录】枯瘤方用白砒硇,黄丹轻粉雄黄饼。乳香没药硼砂等,斑蝥田螺米粥调。

治瘤初起成形未破者,及根蒂小而不散者用。

白砒　硇砂　黄丹　轻粉　雄黄　乳香　没药　硼砂各一钱　斑蝥二十个　田螺三枚,大者,去壳,晒干切片

共研极细,糯米粥调安,捏作小棋子样,曝干,先灸瘤顶三炷,以药饼贴之,上用黄柏末水调,盖敷药饼。候十日外,其瘤自然枯落,次用敛口药。

秘传敛瘤膏

【文献出处】《外科正宗》

【原文摘录】秘传敛瘤膏血竭,轻粉龙骨海螵蛸。象皮乳香各等分,鸡子熬油一处调。

治瘿瘤枯药落后,用此搽贴,自然生肌完口。

血竭　轻粉　龙骨　海螵蛸　象皮　乳香各一钱　鸡蛋十五枚,煮熟,用黄熬油一小钟

以上各等细末,共再研,和入鸡蛋油内搅匀,每日早晚甘草汤洗净患上,鸡翎蘸涂,膏药盖贴。

琥珀黑龙丹

【文献出处】《外科正宗》

【原文摘录】琥珀黑龙丹海带,南星血竭五灵脂。海藻木香并京墨,麝香加上效堪随。

治五瘿六瘤,不论新久,但未穿破者并宜用之。

琥珀一两　血竭二两　京墨　五灵脂炒　海带　海藻　南星姜汁拌炒。各五钱　木香三钱　麝香一钱

以上各为细末,和匀再研,炼蜜丸一钱重,金箔为衣,晒干密收。每用一丸,热酒一杯,量病上下、食前后化服。如患在下部,服后随用美膳压之。

十全流气饮

【文献出处】《外科正宗》

【原文摘录】十全流气饮陈皮,赤茯青皮香附随。木香乌药芎归芍,甘草同煎效可奇。

治忧郁伤肝,思虑伤脾,致脾气不行,逆于肉里,乃生气瘿、肉瘤,皮色不变,日久渐大,宜服此药。

陈皮　赤茯苓　乌药　川芎　当归　白芍各一钱　香附八分　青皮六分　甘草五分　木香三分

姜三片,枣二枚,水二钟,煎八分,食远服。

神效开结散

【文献出处】《明医指掌》

【原文摘录】沉香二钱　木香三钱　陈皮四两　珍珠四十九颗,炒,内泥封口　海藻二钱　猪靥肉子生雄猪项,红色,四十九个,瓦上焙干

末之,服二钱。

昆布丸

【文献出处】《明医指掌》

【原文摘录】治一切瘿瘤,不拘久近。

昆布洗,一两,小麦醋煮干　海藻一两,小麦醋煮干

末之,蜜丸弹子大,每一丸噙化下。

清肝芦荟丸

【文献出处】《外科大成》

【原文摘录】治肝气郁结为瘤,遇怒则痛。

川芎　当归　白芍　生地各二两　青皮　芦荟　昆布　海粉　黄连　甘草节　牙皂各五钱

上为末,打神曲糊为丸,梧子大,每服八十丸,随病上下,白滚汤送。

活血散瘿汤

【文献出处】《外科大成》

【原文摘录】瘿瘤日久,无痛痒者,气血弱也。

川芎　白芍　当归　熟地　陈皮　半夏　茯苓　人参　丹皮各一钱　红花　昆布　甘草节　木香各五分　青皮　肉桂各三分

用水二钟,煎八分,分上下服,服后饮酒一小杯。

消瘤二反膏

【文献出处】《外科大成》

【原文摘录】瘿瘤、瘰疬、结核,通用。

先用甘草煎浓膏,笔蘸涂瘤四围,待干再涂,凡三次;次以大戟、芫花、甘遂等分为末,以醋调,另用笔蘸药涂其中,不得近着甘草处。次日则缩小些,又以甘草膏涂四围,比先小些,中涂照前,自然渐渐缩小而消矣。

缚瘤法

【文献出处】《外科大成》

【原文摘录】治瘿瘤根蒂小者用之,亦可扎痔。

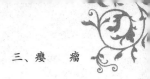

桑白皮刮细　芫花倍之

入罐内,醋煮一炷香,取出搓线,扎一夜即落。次用龙骨、诃子、细茶等分为末,敷敛疮口。

消瘿散

【文献出处】《洞天奥旨》

【原文摘录】岐天师传。统治各瘿。

海藻一钱　龙胆草一钱　昆布五分　土瓜根二钱　半夏一钱　小麦面一撮　甘草一钱　干姜五分　附子一片

水煎,十剂必散。

内托外消散

【文献出处】《洞天奥旨》

【原文摘录】治肉瘤、血瘤、粉瘤。张仲景真人传。盖湿热生耳。

水银一两　儿茶二两,共研至无星为度　冰片一钱　轻粉三钱　麝香五分

又入硼砂五分,不见水银始可用。以此药敷于瘤处,肉瘤、粉瘤俱化为水,约三日必消尽。然后再服汤药,用人参二钱、白术三钱、茯苓三钱、陈皮五分、生甘草五分、柴胡八分、白芍三钱,水煎服,十剂永断根矣。如筋瘤难治,然亦不必治也。骨瘤亦不必治,终身大如杏也。

化瘿丹

【文献出处】《洞天奥旨》

【原文摘录】仲景夫子传,治诸瘿。

海藻三钱　桔梗三钱　生甘草一钱　陈皮一钱　半夏三钱　茯苓五分

水煎服。

* 瘿气方

【文献出处】《良朋汇集经验神方》

【原文摘录】治瘿气结聚于颈口渐肿大。

黄药子一斤　煮酒十斤,浸之

上入甑蒸透候取饮,常常勿绝酒气,三五日渐消,常把镜照或以绵逐日度之,觉消即停饮,不然令人项细也。

* 海藻酒

【文献出处】《良朋汇集经验神方》

【原文摘录】治颈下卒结囊欲成瘿,兼治瘰疬。

海藻一斤,黄酒一斤半,泡数日徐徐饮之。

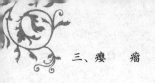

治瘿瘤方

【文献出处】《良朋汇集经验神方》

【原文摘录】昆布　海藻热水洗净　海粉　海螺醋制　海螵蛸　海带

如项上垂者，用长海螺；不垂者，用圆的。各等分，为细末，炼蜜为丸，栗子大，每服一丸，临卧，口中噙化。

枯瘤方

【文献出处】《灵验良方汇编》

【原文摘录】治瘤初起，成形未破者，及根蒂小而不散者可用之。

白矾　硇砂　黄丹　轻粉　雄黄　乳香　没药　硼砂各一钱　斑蝥二十个　田螺大者，去壳切片，晒干，三个

共研极细，糯米粥调和，捏作棋子样，晒干。先灸瘤顶三炷，随以药饼贴之。上用黄柏末水调，盖敷药饼，候十日外，其瘤自然枯落，次用敛口药。

枯瘤散

【文献出处】《串雅内外编》

【原文摘录】灰苋菜晒干烧灰半碗，荞麦烧灰半碗，风化石灰一碗，和一处淋汁三碗，慢火熬成霜取下，加番木鳖三个，巴豆六十粒去油，胡椒十九粒去粗皮，明雄黄一钱，人信[1]一钱为末，入前药和匀，瓷瓶收用，不可见风。以滴醋调匀，用新羊毛笔蘸药点瘤上，瘤有碗大，则点如龙眼核大；若茶杯大，则点如黄豆大。干则频点之，其瘤干枯自落。如血瘤破，以发灰掺之，外以膏护好，自能敛口收功。

瘿瘤方

【文献出处】《惠直堂经验方》

【原文摘录】或水或血或粉或肉。

红信一钱　明矾一钱　雄黄三分　象牙[2]　没药各五分　狗宝三分

为细末，用纸捻麻油浸湿药末，敷纸捻上圈瘤根，外用清凉膏贴之，四日一换，或六七次，或十余次，不痛不烂，其瘤自下，下后用收口膏药治之，永无后患。

通气散坚丸

【文献出处】《疡医大全》

【原文摘录】人参　桔梗　川芎　当归　花粉　黄芩酒炒　枳实麸炒　陈皮　半夏制白茯苓　胆星　贝母去心　海藻洗　香附　石菖蒲　甘草生。各一两

---

① 人信：即砒霜。

② 象牙：现已禁用。下同。

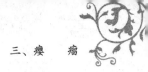

上为细末,荷叶煎汤为丸,如豌豆大,每服一钱,食远,灯心、生姜煎汤送下。

【方歌】通气散坚气瘿瘤,参桔芎归花粉投。芩枳二陈星贝藻,香附石菖患渐瘳。

通气散坚丸

【文献出处】《疡医大全》

【原文摘录】治忧郁伤肺,致气浊而不清,聚结为瘤,色白不赤,软而不坚,由阴阳失度,随喜怒消长者宜服。

黄芩酒炒　石菖蒲　当归　制半夏　陈皮　香附米　川芎　天花粉　海藻　白茯苓　甘草　陈枳壳　桔梗　川贝母　人参　胆南星各等分

研细,薄荷煎汤,叠丸豌豆大,每服一钱,食远服,灯心二十根,姜三片,泡汤送下。

灰浆膏

【文献出处】《疡医大全》

【原文摘录】消瘤神效。

天南星　半夏各一两　草乌煅存性,五钱

三味煎浓汁,去渣,入木莲蓬蒂上白浆一二两,采时以蛤蜊壳在蒂上刮取。搅匀,再用石灰以竹片拨炒,俟竹片焦黑成炭为度。徐徐投下,调成不稀不厚膏子,入瓷瓶收贮,黄蜡封口。用时如干,以唾津润开,敷瘤上,或木莲蓬浆润敷尤妙,二三日即愈。

点瘤赘神验方

【文献出处】《疡医大全》

【原文摘录】凡瘤有六,骨瘤、脂瘤、肉瘤、脓瘤、血粉瘤。脓瘤,即胶瘤也。惟粉瘤与脓瘤可决,余瘤皆不可决溃,肉瘤尤不治,治则杀人。

桑柴灰　枣木灰　黄荆灰　荞麦灰　桐壳灰各二升五合

以沸汤淋汁三碗,澄清,入斑蝥四十个,穿山甲五片,乳香、冰片不拘多少,煎作两碗,以瓷器盛之。临用时入新石灰调成膏,敷瘤上,干则以清水润之,其效如神。

灸法

【文献出处】《疡医大全》

【原文摘录】先将瘤上面包好,然后照其大小,用杏核或桃核半个,内填极干人粪,合瘤上以艾团灸之,知痛即止。

秘方

【文献出处】《疡医大全》

【原文摘录】用竹刺将瘤顶略略拨损油皮,勿令见血,入铜绿细末少许,膏盖自消。

又方

【文献出处】《疡医大全》

【原文摘录】极细生铁屑醋拌,放铜勺内煅干,再拌再煅,如此三度,研极细,再以醋调敷上,便觉瘤上不甚适意,过一宿,剥去再敷,以平为度。

* 鲜蒲公英方

【文献出处】《疡医大全》

【原文摘录】瘤生面上初起,鲜蒲公英摘断,以白浆点瘤上,干了又点,数日全消。

点瘿法

【文献出处】《疡医大全》

【原文摘录】用此点在瘿之陷处,半日作疼,必然出水。

水银 鹰粪 绿矾 鹊粪 皂矾 轻粉 硼砂各一钱 潮脑 冰片各五分 麝香三分

研为绝细末。用针刺一小孔,然后乘其出血之时,将药点上,即粘连矣。约用一分,以人乳调之,点上如鸡头子大,一日点三次,第二日必然流水,流水之时,不可再点,点则过疼,转难收口矣。三日后,必水流尽而皮宽如袋,后用煎方,自然平复如故。

煎方:黄芪 薏苡仁各一两 人参 山药各三钱 白芍 白茯苓各五钱 泽泻二钱 猪苓 生甘草 陈皮各一钱

水煎服。十剂全消如故。但忌房事一月,余无所忌。若犯房事,必破不能收口,终身成漏。

* 肉瘤方

【文献出处】《疡医大全》

【原文摘录】肉瘤最易治,用水银、硼砂各一钱,血竭、儿茶各三钱,黄柏五钱,冰片、麝香各三分,共为细末,将此药擦于瘤之根处,随擦随落,根小者,无不落也。

枯瘤散

【文献出处】《种福堂公选良方》

【原文摘录】灰苋菜即藜藿晒干烧灰,半碗 荞麦烧灰,半碗 风化石灰一碗

三味和一处,淋汁三碗,慢火熬成霜,取下配后药:

番木鳖三个,捣去油 巴豆六十粒,捣去油 胡椒十九粒,擦去粗皮 明雄一钱 人言①一钱

上共为末,入前药和匀,以瓷瓶收贮,不可见风,以滴醋调匀,用新羊毛笔蘸药点瘤当头,瘤有碗大则点药如龙眼核大,若茶杯大则点药如黄豆大,干则频频点之,其瘤干枯自落。如血瘤破,以发灰掺之,粉瘤破,以白麻皮烧灰掺之,外以膏护好,自能敛口收功。

---

① 人言:即砒霜。

敛瘤膏

【文献出处】《种福堂公选良方》

【原文摘录】治瘿瘤枯落后,用此搽贴生肌收口。

海螵蛸　血竭　轻粉　龙骨　象皮　乳香各一钱　鸡蛋五个,煮熟用黄熬油一小钟

上各研细末,将蛋油调匀,用甘草汤洗净患处,以鸡毛扫敷,再将膏药贴之。

海带丸

【文献出处】《种福堂公选良方》

【原文摘录】治瘿气久不消。

海带　海藻　贝母　青皮　陈皮各等分

上共为末,蜜丸如弹子大,食后嚼一丸。

内府神效方

【文献出处】《外科证治全书》

【原文摘录】海藻洗　昆布洗　海带　海粉飞　海螵蛸　海螺顶上摇者用长螺,不摇者用海螺

上各等分,研细末,蜜丸龙眼大,每卧时嚼化一丸如神。系内府传方。

珠丝缠法

【文献出处】《外科证治全书》

【原文摘录】珠丝缠法

取蛛丝拈成粗线,缠孔患根,数日其丝渐紧,瘤根渐细。屡易屡细,不半月瘤自脱。按诸线日松,惟蛛丝日紧,物理之妙,有当格致者。

治瘤妙方

【文献出处】《外科证治全书》

【原文摘录】治瘤妙方存验。

用麝香数厘重,一整块安放瘤当中,上加蕲艾绿豆大一丸灸之,不起泡不破,瘤自干退如旧。

* 皂角膏

【文献出处】《外科证治全书》

【原文摘录】遍身痰瘤作痒主治方。

用肥皂角二斤去边皮,以滴醋十斤,徐徐熬添成膏,摊贴。

又方

【文献出处】《外科证治全书》

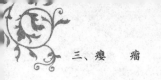

【原文摘录】用生南星末醋调,或玉簪花根汁调敷之。

名　　案

十形三疗

新寨一妇,年四十余,在瘿三瓣,戴人令以咸吐之,三涌三汗下,瘿已半消,次服化瘿之药,遂大消去。夫病在上者,皆宜吐,亦自有消息之法耳。(瘿)

校注妇人良方

一妇人素郁结,肩臂各肿如覆杯。余以为肝脾亏损,用加味逍遥散百余剂,元气复而肿消。后因劳役怒气,经行不止,服凉血之剂,其血如崩。余以为此因脾气复伤下陷,而血从之,朝用补中益气汤,夕用加味归脾汤而愈。(妇人流注方论第五)

名医类案

安康伶人①刁俊朝,其妻巴妪,项瘿初若鸡卵,渐巨如升,积五年,大如数斛之鼎,重不能行,有声如音乐,积数年,瘿外生小穴如针芒者不知几千亿,每天阴欲雨,则穴中吹白烟霏霏如丝缕,渐高布散,结为屯云,雨则立降。其家少长惧之,咸请远送岩穴。妻惧送,请决拆之。俊朝即淬利刃,将及之,中轩然有声,遂四分披裂,有一大猱跳跃而去,即以白絮裹之,瘿疾顿愈。时大定中也。后犹有说,不具论。《续元怪录》。

汝州人多病颈瘿,其地饶风沙,沙入井中,饮其水则生瘿。故今房人家井以锡为栏,皆以夹锡钱镇之,或沉锡其中,则饮者免此患。

华亭有一老僧,昔行脚河南管下,寺僧童仆无一不病瘿。时有洛僧共寮②,每食取携行苔脯同餐,经数月,僧项赘尽消,若未尝病。寺徒仆叹诃,乃知海崖咸物能除是疾。《癸志》。

倪仲贤治顾显卿妻,年五十余,患瘿,始生如块,近三年如盆,一首痛楚不可忍。群医视之,投药不效。老人曰:是少阳经为邪所攻耳。即投以其药,服之月余而愈。

江应宿治一妇人颈瘿,知其为少阳厥阴肝胆因郁怒痰气所成,治以海藻三两,昆布一两五钱,海带一两俱水洗净,半夏制、小松萝、枯矾、蛤粉、通草各一两,龙胆草洗三两,小麦面炒去湿四两,共为细末,食后用酒调下三钱,去枕睡片时,或临卧服,以消止药,不必尽剂,一月愈。(肿瘿)

---

① 伶(líng)人:古代乐人之称。
② 寮(liáo):小屋。

保婴撮要

一女子腿外臁一瘤寸许,色赤,破而血逆漂甚多,发热作渴。先用当归补血汤,渴热渐愈;又用加味逍遥散,疮口寻愈。

一女子腿前肿一小瘤,作痒,搔破出虫,如蚊而飞去,寒热如疟。乃肝经之症,即虱瘤之类,用加味逍遥散而愈。又有一种发瘤,破开有发,属肾经之症也。(五瘤)

外科枢要

长州庠王天爵,辛丑春,左腿近环跳患之,状如大桃,按之濡软,恪服除湿流气化痰之剂,恶寒发热,食少体倦,形气俱虚,脉洪大而虚,气瘤也,肺主之。盖胆属木,肺属金,然发于胆经部分,乃肺金侮肝木,元气亏损,而其脓已内溃矣。遂用十全大补汤数剂,出青白稀脓甚多,顿加寒热,烦渴头痛,殊类伤寒状。余谓:此因脓泄而血气益虚耳。仍用前汤,其势益甚,脉洪数大,按之如无,乃加附子一钱,其势愈甚,而脉复如前,此虚甚而药未能及也。更加附子二钱,三剂诸症顿退。乃朝用补中益气汤,夕用十全大补汤,各三十余剂,出腐骨五块,疮口将完。后因不慎起居,患处复溃,诸症更发,咽间如焚,口舌无皮,用十全大补加附子一钱服之,诸症痊。二日不服,内病悉至,患处复溃。二年后又患,服前药不应,诊其尺脉,微细如丝,此属命门火衰,用七味丸为主,佐以十全大补汤稍愈。至乙巳仍患虚寒之症而殁。(卷三·论瘤赘)

先醒斋医学广笔记

梁溪一女子,颏下发一硬块而不痛,有似石瘿。仲淳疏方服十剂全消。

贝母去心,三钱　连翘二钱　鼠粘子酒炒,一钱五分　栝蒌根二钱　金银花五钱　何首乌去皮,竹刀切,三钱　白及二钱　苍耳子研,一钱五分　生甘菊五钱　青木香一钱五分　紫花地丁五钱

先用夏枯草五两、河水五碗,煎至三碗,去渣,纳前药,同煎至一碗。

敷药方:南星三两　海藻　昆布　槟榔　姜黄　白蔹　猪牙皂角各一两

细末,醋调敷。(肿毒)

外科正宗

一男子臀瘤五年,形如复瓢,按之隐隐黑色,此黑粉瘤也。以针破之,按出黑砂兼黑粉共约碗许,用三品一条枪插入患内十余日,每次捺出黑膜,其瘤渐消。内服十全大补汤健脾胃,养气血,月余而敛。

一男子腮上生瘤半年,形若复桃,皮色不变,按之微红,此粉瘤也。针破之,捺出脂粉,插前药半月而愈。

一义乌兵士,肩膊上连生小瘤五枚三月余,渐发痒异状,以手扪之,内则歆歆攻动。予视

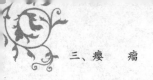

之,内动果如虾鞠,此必有异虫;以针破其一枚,先出红水一匙,少顷攻出黑嘴粉红虫一条,形如蛆样,长六七分;又破一枚,依然如是,其人渐觉昏晕,此泄气之过也。余瘤停止,服补中益气汤数剂,外以膏盖,又五六日,患者方健,渐渐破之,仍以补药十余服而愈。

一妇人并一女子,耳后、发际下一寸各生一瘤半年余,渐渐而大,此乃粉瘤。用针破之,先出脂粉,后出头发数根,长约二尺余,齐根剪断,出血微许;俱用插药,数日化出内膜而愈。从此观之,知有发瘤也。

一妇人腰间生一肉瘤,三年余方渐微痛,一日溃后出小蛔三条,长约五寸,置温汤中游动半时方息。其时患者形体衰弱,面黄肌瘦,口干发热,朝以八味丸,午用人参养荣汤,服至百日外,元气渐醒,又百日,其口方收。予意度之,其蛔乃经络气血所化。

一妇人气冲穴生瘤,红紫坚硬,乃血瘤也。请视之,心、肝二脉俱已洪数,其患得之心气郁结,肝气受伤之故,辞不可治。后请京师明公医治,其时头已穿溃,虽强投补托、化坚、凉血等剂,日溃日烂,终至不应。破经两月,一旦涌出紫血盆许,随即身亡。后人问曰:何以致此?予曰:心脉洪数,心火旺也;肝脉弦数,肝气伤也;火旺逼血妄行,肝气伤不能藏血,后破之必出血不止,多致危亡,预辞不治者此意也。(卷之二·上部疽毒门·瘿瘤论第二十三·瘿瘤治验)

景岳全书 [183]

向一人于眼皮下弦,生一小瘤,初如米粒,渐大如豆。其人疑畏,求治于外科,彼用攒针三四枚,翻转眼皮,刺其内膜,少少出血,如此二三次,其瘤日缩,竟得尽消。

又一人于手臂上生一瘤,渐大如龙眼,其人用小艾于瘤上灸七壮,竟尔渐消不长,亦善法也。或用隔蒜灸之,亦无不可。凡于不便处有生此物者,当以此二法酌宜用之。大都筋脉宜灸,血病宜刺,或有以萝卜子、南星、朴硝之类敷而治者,亦可暂消。若欲拔根,无如前法。

予尝见一人于腹上生一瘤,其大如胡桃,一治者取珠丝捻成粗线,缠扎其根。数日其丝渐紧,瘤根渐细,屡易屡细,不十日竟尔脱落,诚奇法也。可见诸线日松,惟蛛丝日紧,物理之妙,有当格致者如此。然亦缠治宜早,若形势既大,恐不宜也。(卷之四十七贤集·外科钤·瘤赘)

兹纪子,于三旬之外,忽于臀下、肛门前骨际皮里,生一小粒,初如绿豆许,不以为意,及半年,而如黄豆矣。又一年,而如皂子,复如栗矣。此时乘马坐椅,皆有所碍,而渐而痛矣。然料此非敷药可散,又非煎药可及,使其日渐长大,则如升如斗,悬挂腰股间行动不便,岂不竟成废物乎?抱忧殊甚。谋之识者,皆言不可割刺,恐为祸不小。予熟筹数月,莫敢妄动。然窃计,此时乘小不取,则日后愈大愈难矣,将奈之何?尝见人臀股间受箭伤者,未必即处此之利害,不过如是,遂决意去之。一日,饮酒微醉,乘醉以柳叶针刺之,所出者,皆如豆腐白皮之属,盖即粉瘤也。刺后顿消,予甚快然。及两日后,则肿如热痈,予以会通膏贴三日,脓溃而愈,予又快然。不两日又肿起,更热更大,予则大惧大悔,谓瘤赘诚不可刺也。然而无奈,复以会通膏贴之,又三日而大溃,则溃出一囊如鱼胞者,然后收口全愈。今愈后数十年,此间仍有一小窍,诚险证也。向非予之勇决,则此后不知作何状。使开之再迟,则真有不可收拾矣。是以病不早治,则不知所终,此亦可为治病者之鉴。(外科钤)

薛案辨疏[184]

一男子素善怒,左项微肿,渐大如升,用清痰理气而大热作渴,小便频浊,余谓肾水亏损,六味地黄、补中益气而愈。亦有胸胁等处大如升斗,或破而如菌如榴,不问大小,俱治以前法。

疏曰:善怒肝病也,左项肝部也,肝之失职,肾虚不能养也。然肿大如升,此何物乎?谁不曰痰也、气也、血也,其如清痰理气而反增大热大渴,小便频浊者,香燥复伤其脾肺也,故既用六味壮水以生木,复用补中补土以生金也。或曰乙癸同源,故壮水以生木,若补土生金于木何益?曰:肝木之阴虚则肝木之气强,而况素怒者乎?其肝气未有不强,强则势必克土,土无所生,而木寡于畏势,终不得平,徒补水以生之无益焉,故六味后继以补中,生之制之培之防之,而肝气始得其平矣。虽不服清痰理气以伤脾肺者,亦当如此培法。故又云亦有胸胁等处云云,但治以前法也。夫胸胁亦肝之部分,破之而如菌如榴,足以见其亦属血燥火结,如前杨泽之症,所论初非有形之气血痰所结也。但前案虽先补中,而六味又兼以芦荟,此案先六味而后补中,不用芦荟。其缓急轻重之间,是在用者权之耳。(肝肾亏损血燥结核等症)

洄溪医案

苏州一小童,背上肿大如覆碗,俯不能仰,群谓驼疾也。或戏余曰:君能治奇疾,若愈此,则我辈服矣。其父母以余为果能治也,亦力求焉。余实不知其中何物,姑以腐药涂上,数日皮开肉烂,视其肉,如蚯蚓者盘结数条。细审之,乃背上之筋所聚也。余颇悔轻举,急以舒筋收口丸散,外敷内服,筋渐散,创渐平,肤完而身直矣。此筋瘤之一种也。哄传以余为能治驼疾,从此求治驼者云集,余俱谢不能,此乃幸而偶中,古人并无此治法。癸未入都,尚有人询及者,余谢无此事而已,存此以识异。

雄按:洄溪神于外科,读其所评《外科正宗》等书,已见一斑。是编列案仅十余条,然各大证治法略备,洄痈疽家赤文绿字[①]之书也,可不奉为圭臬哉!(筋瘤)

续名医类案

高阳民家子方十余岁,忽臂上生宿瘤,痛痒不可忍,医皆不辨何症。一日忽自溃,中有圆卵坠出,寻化为石。刘工部[②]霖以一金售之,治膈病如神。《池北偶谈》。 (卷二十二·奇疾)

黄履素曰:予年三十时,臀生一小瘤,根细如线,而头如豆大。越十年,渐大如荔,有妨跨马。予有鉴于决瘤之说,不敢医。常叹曰:吾年若六七十,此瘤当如碗大,必妨行坐矣,奈何?

---

① 赤文绿字:古代传说中的一种符瑞。谓江河所出图箓皆为绿色,或用朱书刻于石碑上,故云。
② 工部:古代中央官署名,掌管营造工程事项。

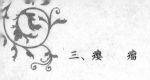
既而叹曰:七十即碍行坐,亦何妨? 遂安意养之。及四十七岁时,偶擦伤瘤皮,水渗出不止。惧其成漏,乃延潘惠峰问之。云:欲去此瘤甚易,欲塞此漏甚难,瘤去则漏自塞矣。不得已,听其治。潘以药涂瘤,甚痛,其肉尽黑,少倾血出津津。予甚惧且悔,不复求治,但求止血之药。越宿,则黑肉已坚如石片,数日脱去,其根尚存如豆,水出仍不止,复商之潘。潘曰:不去其根,漏仍不可塞也。又以前药点之,痛甚,肉黑如初。次日复点,凡三次。内服托里散,每剂用黄芪五钱。凡旬日,坚肉脱去,则根已平,仍服托里散,外用长肌收口药,绝欲色劳,以渐收满,肌肉完好。予之服药,勤守戒慎者,而潘君亦可谓妙手矣。

张子和在西华,众人皆讪①以为吐泻。一日,魏寿之与张入食肆中,见一夫病一瘤,正当目之上纲,肉色如灰李,下垂覆目之睛,不能视物。乃谓寿之曰:吾不待食熟,立取此瘤。魏未之信也。语其人,其人曰:人皆不敢割。曰:吾非用刀割,别有一术焉。其人从之,乃引入一小室中,令俯卧一床,以绳束其胕,刺乳中大出血,先令以手揉其目,瘤上亦刺,出雀粪立平。寿之大惊。张曰:人之有技,可尽窥乎?

一女子未嫁,年十八,两手背皆有瘤,一类鸡距,一类角丸,腕不能驯。向明望之,如桃胶然。夫家欲弃之。张见之曰:在手背为胶瘤,在面者为粉瘤,此胶瘤也。以鈚针十字刺破,按出黄胶三两匙,立平,更不再作。非素明者,不敢用此法。

一妇人年四十余,有瘿三瓣。张令以咸吐之,三涌、三汗、三下,瘿已半消。次服化瘿之药,遂大消去。夫病在上皆宜吐,亦自有消息之法耳。

一人眼皮下弦生一小瘤,初如米粒,渐大如豆,外科用攒针三四枚,翻转眼皮,刺其内膜,少少出血。如此二三次,其瘤日缩,竟得尽消。

一人臂上生一瘤,渐大如龙眼,其人用小艾于瘤上灸七壮,竟尔渐消,亦善法也。或用隔蒜灸之,亦无不可。

一人腹上生一瘤,大如胡桃,治者以蛛丝捻成粗线,扎其根。数日其丝渐紧,瘤根渐细,屡易屡细,不十日竟脱落,诚奇法也。可见他线日松,惟蛛丝日紧,物理之妙,有当知者如此。然缠之亦宜早,若情势既大,恐不宜也。方出焦氏《笔乘》,旧案已载其略。

沈抠文,幼啮指甲,及长不能自禁,此肝火血燥也。又颈侧常生小疣子,屡散屡发。又臂生一块如绿豆大,若触碎则如断束缕,扯之则长,纵之则缩。后两鬓发白点,求治。曰:子素肝病,此部亦属肝胆经也。夫爪为筋之余,但行人身之侧,正与啮爪生疣等症相应,须滋补肾水,以生肝胆,则诸症自愈。与六味地黄丸服之,一年白点自退,瘤亦不生。(卷三十四外科·疣)

---

① 讪:讥刺,挖苦。

予兄奇峰生两瘤,大如拳,僧传一方,用竹刺将瘤顶上,稍稍拨开油皮,勿令见血,细研铜绿少许,放于拨开处,以膏药贴之,数日即溃出粉而愈。《续金陵琐事》。

钱国宾治山西神池百长张侄女,年十七,自八岁左手背生瘤,日大,已如钟许,看系粉瘤可治。与一方,用巴豆、蓖麻子肉各四两,大杏仁一两,香油一斤二两,血丹八两,熬膏药贴之,一日一换。其皮渐厚,旬日皮红,半月皮破,出脓碗许,瘤消口平。(卷三十四外科·疣)

会溪黄元亮,文士也,年五旬颈生气瘤。候其六脉颇旺,荣卫俱足,精神元气亦厚,止肝部沉滞,气结成瘤。钱告之曰:公无病人也,气瘤结于颈下,不过不美观耳,然无大害。书云:凡粉瘤、痰瘤、蛊瘤、石瘤、腿瘤、虱瘤、发疽瘤可治,凡气瘤、筋瘤、肉瘤、肩瘤、瘿瘤、血瘤、肋瘤、乳瘤、肘臂瘤不可治,治之破膜泄气不救,宜绝此念,勿信庸愚,以轻性命也。黄拜谢而去。
(卷三十四外科·疣)

临证指南医案

王十四　脉左数右长,颈项结瘿,时衄。

生地三两　丹皮一两半　犀角二两　生夏枯草一两半　生钩藤一两半　黑山栀二两　土贝母二两　生薄荷五钱

陈　躁急善怒,气火结瘿,烁筋为痛,热郁化风,气阻痹塞,则腹鸣脘胀,苟非开怀欢畅,不能向安。

土贝母　山栀　瓜蒌皮　郁金　白芥子　海藻　昆布　夏枯草 (疮疡)

医门补要

一童周身生骨瘤,坚硬贴骨,小大不一,肌肉日瘦。由母肾虚,与骨肉至戚苟合,胎感其气而成,久服肾气汤,自消。

熟地　菟丝子　黄肉　破故纸　杞子　当归　昆布　海带　淮牛膝　乳香　覆盆子　陈皮 (医案)

一人手腕生三坚硬核,大如棋子,由恼怒伤肝,气分郁结,痰凝络脉所致,烙以燔针出黄胶水,此为痰瘤。插入降条,提出坚核。大凡瘤,皮有红丝缠绕,即是血瘤。若用刀针,则血流不止而死。若按软棉,或大或小,乃是气瘤。误用刀针,真气立散而危。有种筋瘤,其筋似蚯蚓蟠结形,不禁刀针,易使筋缩难伸。惟骨瘤、肉瘤,初起可用火针,插进降条,化尽其根可愈。至已肿大如桃李,决不可动刀针害人。(医案)

外证医案汇编

萧　常熟
骨瘤疽经年,由五志郁结而成。春夏之交,每每出血。恬淡其心,自可延年。如计收功,

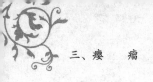

必须仙手。

北沙参 党参 茯神 川贝 桔梗 海浮石 远志 牡蛎 紫菜

刘女,年十六,天癸不至,颈项瘰痰,入夏寒热咳嗽。乃先天禀薄,生气不来,夏令发泄致病,阳气不肯收藏。病属劳怯,不治。

戊己汤去白术。(风痰)

陈莘田外科方案[185]

(案1)吴,左,南浔。八月初六日。郁怒伤肝,思虑伤脾,肝脾气郁,郁则生火,火盛生痰,痰随气阻,左腿下面结为肉瘤。起经十有七载,渐次长大,腐溃翻花,滋水淋漓,或时出血。舌苔糙黄,脉来濡细。本原情志之病,药难奏效。

人参须 白归身 东白芍 远志肉 川贝 橘白 甘草节 左牡蛎 藕汁 (卷二·肉瘤)

孤鹤医案

木郁气阻,虚痰结瘿,归于额之右偏。此太阴厥阴兼症,急切难效。

香附三钱 半夏一钱半 橘红一钱 蒌仁三钱 枳壳一钱半 山栀一钱半 川贝二钱 浮石三钱

加枯草、紫菜。

营阴素亏,少阳真气亦弱,虚痰结瘿,聚于颔下,舌干,少阴虚火不潜,脉形濡细。拟用柔剂滋补。

炒生地四钱 蛤粉拌阿胶二钱 麦冬三钱 茯神三钱 桑椹子二钱 远志一钱 制首乌三钱 橘红一钱 元参二钱 枣仁三钱 夏枯草一钱半 荷叶一角 (杂记)

小 结

瘿瘤,名为一症,实则二病。由于瘿瘤的共同特点均表现为机体组织的肿块,故历代医籍将二病合称为"瘿瘤"。

《黄帝内经》中关于瘿瘤的论述非常丰富,大多是对瘿瘤病因病机理论的阐述,而未将瘿瘤作为独立的疾病,比如《灵枢》称其为马刀侠瘿,划分在痈疽范畴内。由于瘿病划入痈疽,所以瘿病和瘤病都是分开的,所谓瘿有五种,瘤有六证。其中瘿有五,分别为筋瘿者筋脉呈露,血瘿者赤脉交络,肉瘿者皮色不变,气瘿者随忧思消长,石瘿者坚硬不移;瘤有六,分别为骨瘤、脂瘤、肉瘤、脓瘤、血瘤、石瘤。但到明代薛立斋时只言五瘤,分属肝、心、脾、肺、肾。其中筋瘤者,自筋肿起,按之如筋,或有赤缕,此怒动肝火,血涸而筋挛也;血瘤者,自肌肉肿起,久而现赤缕,或皮色赤,此劳役动火,血沸而邪搏也;肉瘤者,自肌肉肿起,按之实软,此郁结伤脾,肌肉伤而邪搏也;气瘤者,自皮肤肿起,按之浮软,此劳伤肺气,腠疏而邪搏也;骨瘤者,自骨肿起,按之坚硬,此房劳肾伤,阴虚不荣骨也。

　　到了明清时期，大量官修、私著、专著、丛书等医学文献的涌现，尤其是外科专著，推动了瘿瘤证候学理论的发展。《明医指掌》就瘿瘤的发病部位，总结为"瘿但生于颈项之间；瘤则遍身体头面、手足，上下不拘其处"。《保幼新编》[186] 描述瘿瘤的大小、质地为"瘿者，细而垂，肉块也；瘤者，圆大如大肿而持久不脓，年久后成虫而脓，难治"。《外科启玄》对粉瘤的认识为"大而必软，久久渐大，似乎又脓非脓，乃是粉浆于内"，与西医学对皮脂腺囊肿的认识几乎一致。

　　《外科正宗》对瘿瘤证候的描述则更为详细，主要表现为：①按阴阳辨证指出瘿病特点为"色红而高突，或蒂小而下垂"，瘤病的特点为"色白而漫肿，亦无痒痛，人所不觉"，可见二者可从颜色、大小、界限方面加以鉴别。②从颜色、大小、质地、活动度多方面详述瘤病，"筋瘤者，坚而色紫，垒垒青筋，盘曲甚者，结若蚯蚓""血瘤者，微紫微红，软硬间杂，皮肤隐隐，缠若红丝，擦破血流，禁之不住""肉瘤者，软若绵，硬似馒，皮色不变，不紧不宽，终年只似复肝然""气瘤者，软而不坚，皮色如故，或消或长，无热无寒""骨瘤者，形色紫黑，坚硬如石，疙瘩高起，推之不移，昂昂坚贴于骨"，对六瘤的鉴别更加容易，弥补了《三因极一病证方论》论述的不足，使瘿瘤的诊疗理论框架更加完善。

　　由于瘿瘤的共同特点表现为机体组织的肿块，故在历代医籍将二病全称为"瘿瘤"。现代的结节性甲状腺肿、甲状腺瘤、甲状腺癌等，可参照本证辨证论证。

　　值得指出的是，古人限于历史条件，对瘿的发病机制不可能清楚认识与碘的关系，现代已有了明确认识，因此我们应吸取西医学的知识，对地方性甲状腺肿应坚持长期补充足够的碘，如多食含碘的食品和药物，如海藻、昆布之类，而对高碘性甲状腺肿，则慎用或忌用高碘食品和药物。总之，对古方应选择性应用。

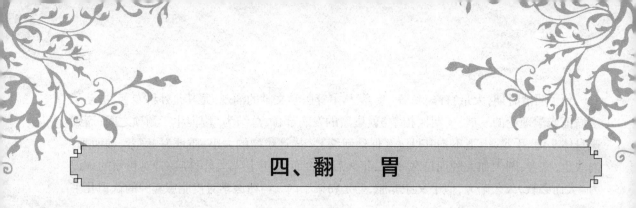

四、翻　胃

概　述

翻胃是古老的病名，又称胃反、反胃。临床症状以脘腹痞胀，宿食不化，朝食暮吐或暮食朝吐为主要特点。早在东汉张仲景《金匮要略》卷中《呕吐哕下利病脉证治》篇中，就提出了胃反这个病症的证治，后世医家多有发挥。

朱丹溪曰："膈噎，即翻胃也，噎病也。大概因血液俱耗，胃脘亦槁。在上近咽之下，水饮可行，食物难入，间或可食，人亦不多，名之曰噎；其槁在下，与胃为近，食虽可入，难尽入胃，良久复出，名之曰膈，亦名翻胃，大便秘少如羊矢。名虽不同，病本一也。"又曰："翻胃即膈噎，膈噎乃翻胃之渐。"

当然也有医家认为朱丹溪认识不足。如尤怡《医学读书记》载："噎膈、反胃，自是二病，世医每称而并举之者，丹溪实作之俑也……以噎膈分上下二病，而以反胃属之膈，殊欠分明。愚谓噎膈之所以反胃者，以食噎不下，故反而上出，若不噎则并不反矣；其反胃之病，则全不噎食，或迟或速，自然吐出，与膈病何相干哉？二者病本不同，治法亦异，不可不辨。"

这里的翻胃包括了现代胃癌在内的多种消化系统疾病，其病变与幽门梗阻关系最为密切。

本篇收录翻胃、反胃、胃反等古代病名。

名　论

金匮要略

问曰：病人脉数，数为热，当消谷引食，而反吐者，何也？师曰：以发其汗，令阳微，膈气虚，脉乃数，数为客热，不能消谷，胃中虚冷故也，脉弦者虚也，胃气无余，朝食暮吐，变为胃反。

趺阳脉浮而涩，浮则为虚，涩则伤脾，脾伤则不磨，朝食暮吐，暮食朝吐，宿谷不化，名曰胃反。（呕吐哕下利病脉证治第十七）

诸病源候论

荣卫俱虚，其血气不足，停水积饮，在胃脘则脏冷，脏冷则脾不磨，脾不磨则宿谷不化，其气逆而成胃反也。则朝食暮吐，暮食朝吐，心下牢大如杯，往往寒热，甚者食已即吐，其脉紧而弦，紧则为寒，弦则为虚，虚寒相搏，故食已即吐，名为胃反。（卷二十一·脾胃病诸候·胃反候）

备急千金要方

寸紧尺涩，其人胸满不能食而吐，吐止者为下之，故不能食。设言未止，此为胃反，故尺为之微涩。趺阳脉浮而涩，浮即为虚，涩即伤脾，脾伤即不磨，朝食暮吐，暮食朝吐，宿谷不化，名胃反。趺阳脉紧而涩，其病难治。（反胃）

神巧万全方

反胃者，胃口翻而不受食也。有食已便吐者，有食久乃吐者，此受病不同，轻重有异。或因酒食伤损脾胃；或有久积风气，滞在脾胃之内，不能消磨谷食；或有忧愁忿怒，肠结而胃翻；或有宿滞痼癖，痰冷不除；或有热毒壅隔，胃口闭塞，不下饮食。呕而脉弱，小便复利，身有微热，见厥难治。阳紧阴数，其人食已即吐；阳浮而数，亦为吐；寸紧尺涩，其人胸痛不能食而吐；脉紧而弦为虚寒，虚寒相搏，则胃反也。凡服汤吐逆不入口，先以甘草三两，水二升，煮取二升服，得吐，但服之不吐，益加消息，然后服药。（反胃）

太平圣惠方

反胃者，为食物呕吐，胃不受食，言胃口翻也。则有因饮酒过伤脾胃，劳乏所致；则有久积风气，郁滞在脾胃之间，不能消磨谷食所致；则有因忧悒怏①蓄怒，肠结胃翻所致；则有宿滞痼癖，积聚冷痰，久不全除，致成兹疾；则有热毒壅隔，胃口闭塞，不下饮食；女人皆由血气所为，男子多因冷惫所致。大凡呕哕，饮食所为，病根既若异同，医疗固宜审察。其中有才食便吐，有食久乃翻，不可一概用方，切在仔细体候也。（第四十七卷·治反胃呕哕诸方）

圣济总录

脾与胃合，主腐熟水谷，今脾胃气虚，水谷不化，与停饮相击，胃中虚胀，其气逆上，食久反出，故名胃反也。其候，朝食暮吐，暮食朝吐，寒热作时，心下痞结，状如覆杯。（胃反）

严氏济生方

夫翻胃者，本乎胃，食物呕吐，胃不受纳，言胃口翻也。多因胃气先逆，饮酒过伤，或积风寒，或因忧思悒怏，或因蓄怒抑郁，宿滞痼癖，积聚冷痰，动扰脾胃，不能消磨谷食，致成斯疾。原其所自，女人得之，多由血气虚损，男子得之，多因下元冷惫。有才食而便吐者，有食久而后翻者，受病既若异同，医疗固宜审察，如前方所载玉浮丸、胃丹等药，后方所载入药灵砂、丁附散之类，皆可对证选而用之。（翻胃）

医方大成[187]

翻胃之证，其初也，未有不由五噎、五膈而始者；五噎、五膈者，喜怒不常，忧思劳役，惊恐无时，七情伤于脾胃，郁而生痰，痰与气搏，升而不降，饮食不下。盖气留于咽嗌者，为五噎，

---

① 悒怏（yàng）：郁郁不乐。

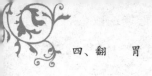

结于胸膈者，为五膈。治疗之法，当顺气化痰，温脾养胃。久而不治，则气体虚弱，脾胃冷绝，致成翻胃。食罢即反，或一日二日而反，至此亦甚危矣。非硇砂坠痰化积，兼以刚剂暖胃，不足以疗此证。如水谷并不能下，方便集中一方，用丁香、附子为末，于掌心舔吃，亦一法也。如趺阳脉紧而涩者，为难治之证。又有下虚之人，气上控膈，令人心下紧满痞急，肌中苦痹，缓急如刺，不得俯仰，名曰胸痞。其证类乎五膈，又当以严氏栝蒌实丸治之，临证又宜详审。

（翻胃附五噎五膈）

医学纲目

（丹）翻胃即膈噎，大约有四：血虚、气虚、有热、有痰。治必用童便、竹沥、韭汁、牛羊乳、姜汁。气虚，入四君子汤；血虚，入四物汤加童便；年少者，四物汤清胃脘血。血燥不润故便涩，年高者不治，治必用参、术辈，关防气虚胃虚。（卷之二十二·脾胃部·呕吐膈气总论）

（丹）《局方》治气一门有曰：治一切气，冷气、滞气、逆气、上气，用安息香丸、丁沉丸、大沉香丸、苏子丸、匀气散、如神丸、集香丸、白沉香丸、煨姜丸、盐煎散、七气散、温白丸、生姜汤。其治呕吐膈噎也，用五膈丸、五膈宽中散、膈气散、酒症丸、草豆蔻丸、撞气丸、人参丁香散。其治吞酸也，用丁香煎丸、小理中丸。其治痰饮也，用倍术丸、消饮丸、温中化痰丸、五套丸。且于各方条下，或曰口苦失味、曰噎酸、曰舌涩、曰吐清水、曰痞满、曰气急、曰胁下急痛、曰五心中热，口烂生疮。皆是明言热症，何为悉用热药？夫周流于人之一身以为主者，气也。阳往则阴来，阴往则阳来，一升一降，无有穷已。苟内不伤于七情，外不感于六淫，其为气也，何病之有？今曰冷气、滞气、逆气、上气，皆是肺受火邪，气得炎上之化，有升无降，熏蒸清道，甚而至于上焦不纳，中焦不化，下焦不渗，展转变为呕、为吐、为膈、为噎、为痰、为饮、为反胃、为吞酸。夫治寒以热，治热以寒，此正治之法也。治热用热，治寒用寒，此反佐之法也。详味前方，既非正治，又非反佐，此愚之所以不能无疑也。……胃反呕吐者，半夏参蜜汤主之。食已即吐者，大黄甘草汤主之。胃反吐而渴者，茯苓泽泻汤主之。……或曰：《脉诀》谓热则生风，冷生气，寒主收引。今冷气上冲矣，气逆矣，气滞矣，非冷而何？吾子引仲景之言而斥其非，然则诸气、诸饮、诸呕吐、反胃、吞酸等病，将无寒症耶？予曰：五脏各有火，五志激之，其火随起。若诸寒为病，必须身犯寒气，口食寒物，乃为病寒，非若诸火病自内作。所以气之病寒者，十无一二。或曰：其余痰气、呕吐、吞酸、噎膈、反胃，作热作火，论治于理可通。若病患自言冷气从下而上，非冷而何？予曰：上升之气，自肝而出；中挟相火，自下而出。其热为甚，自觉其冷，非真冷也。火极似水，积热之甚，阳亢阴微，故见此症。冷生气者，出高阳生之谬言也。……或曰：诸气诸饮，与夫呕吐、吞酸、噎膈、反胃等症，《局方》未中肯綮①，我知之矣。然则《要略》之方，果足用乎？抑犹有未发者乎？予曰：天地之气化无穷，人身之病亦变化无穷，仲景之书，载道者也。医之良者，引例推类，可谓无穷之用，借令略有加减修合，终难逾越矩度。夫气之初病也，其端甚微，或因些小饮食不谨；或外冒风雨寒暑；或内感七情；或食味过浓，偏助阳气，积成膈热；或资禀素实表密无汗；或性急易怒，阴火炎上，以致津液不行，清

---

① 肯綮（qìng）：筋骨结合的地方，比喻要害或最重要的关键。

浊相干。气为之病，或痞或痛，或不思食，或嗳噫腐气，或吞酸，或嘈杂，或膨满。不求本原，便认为寒，遽[1]以辛香燥热之剂投之，数帖暂得快然，以为神方。仍前浓味不节，将理不谨，旧疾被劫暂舒，浊液易于攒聚，或半月，或一月，前病复作。如此延蔓，自气成积，自积成痰，此为痰、为饮、为吞酸之由也。良工未遇，谬药已行，痰挟污血，遂成窠囊，于是为痞、为痛、为呕、为噎膈、反胃之次第诸症隆起。饮食汤液，泥滞不行，渗道塞涩，大便或秘或溏，下失传化，中焦愈停。医者不察，犹执为冷，翻思前药随手得快，至此宾主皆恨药欠燥热。俟久服，脾可以温，胃可以壮，以冀一旦豁然之效。不思胃为水谷之海，多血多气，气清和则能受。脾为消化之宫，气清和则能运。今得香热之药，偏助气血沸腾。其始也，胃液凝聚，无所容受；其久也，脾气耗散，传化渐迟。其有胃热易饥，急于得食，脾伤不磨，郁积成痛，医者犹曰虚而积寒，非寻常草木可疗，妄以乌、附助佐丹剂，专意服饵。积而久也，血液俱耗，胃脘干槁。其槁在上，近咽之下水饮可行，食物难入，间或可入，入亦不多，名之曰噎。其槁在下，与胃为近，食虽可入，难尽入胃，良久复出，名之曰膈，亦曰反胃。大便秘，小若羊屎，然名虽不同，病出一体。《要略》论饮有六：曰痰饮、悬饮、溢饮、支饮、留饮、伏饮。分别五脏诸证，治法至矣尽矣。第恨医者不善处治，病者不守禁忌，遂使药助病邪，展转深痼，去生渐远，深可哀悯。或曰：《千金》诸方治膈噎反胃，未尝废姜、桂等剂，何吾子之多言也？予曰：气之郁滞，久留清道，非借香热不足以行。然悉有大黄、石膏、竹茹、芒硝、泽泻、前胡、朴硝、茯苓、黄芩、芦根、栝蒌等药为之佐使，其始则同，其终则异。病邪易伏，故易于安。或曰：胃脘干槁者，古方果可治乎？将他有要捷之法，或可补前人之未发者乎？予曰：古方用人参以补肺，御米[2]以解毒，竹沥以清痰，干姜以养血，粟米以实胃，蜜水以润燥，姜以去秽，正是此意。张鸡峰亦曰：噎当是神思间病，惟内观自养，可以治之。此言深中病情，治法亦为近理。夫噎病主于血干，夫血者阴气也，阴主静，内外两静，则脏腑之火不起，而金水二气有养，阴血自生，肠胃津液传化合宜，何噎之有。

（卷之二十二·脾胃部·呕吐膈气总论）

玉机微义

《难经》云：脉格则吐逆。

《脉经》云：紧而滑者吐逆，小弱而涩胃反。

《千金》云：寸紧尺涩，其人胸满不能食而吐，吐止者，为下之，故不能食。设言未止者，此为胃反，故尺为微涩。（反胃脉法）

病机云：治吐有三，气积寒也，皆从三焦论之。上焦吐者，皆从于气，气者天之阳也，其脉浮而洪，其证食已暴吐，渴于饮水，大便燥结，气上冲胸，发痛，其治当降气和中；中焦吐者，皆从于积，有阴有阳，食与气相假为积而痛，其脉浮而匿，其证或先痛而后吐，或先吐而后痛，治法当以小毒药去其积，槟榔、木香行其气；下焦吐者，皆从于寒地道也，其脉沉而迟，其证朝食暮吐，暮食朝吐，小便清，大便秘而不通，治法当以毒药通其闭塞，温其寒气，大便渐通，复以

---

① 遽（jù）：急，仓猝。

② 御米：罂粟别名，主治反胃吐食。

中焦药和之,不令大便秘结而自愈也。

按:此分三法治吐,以上焦为阳,阳主热;下焦为阴,阴主寒;中焦为寒热相半之分,有阴而有阳,此亦大略之法耳。盖以其在上者,则食已而暴吐;在下者,则食久而始吐。久暴之间,所以为寒热之别,难专以上下为寒热之别也。王冰曰:食不得入,是有火也;食入反出,是无火也。与此同意。又《原病式》曰:呕涌溢食不下,火气炎上,胃膈热甚,则传化失常故也。(治吐分三焦法)

丹溪心法

翻胃大约有四:血虚、气虚、有热、有痰兼病,必用童便、韭汁、竹沥、牛羊乳、生姜汁。

气虚,入四君子汤,右手脉无力;血虚,入四物汤加童便,左手脉无力。切不可用香燥之药,若服之必死,宜薄滋味。治反胃,用黄连三钱生姜汁浸,炒山楂肉二钱,保和丸二钱,同为末,糊丸如麻子大,胭脂为衣,人参汤入竹沥再煎一沸,下六十丸。有痰,二陈汤为主,寸关脉沉或伏而大。有气结,宜开滞导气之药,寸关脉沉而涩。有内虚阴火上炎而反胃者,作阴火治之。

年少者,四物汤清胃脘,血燥不润便故涩,《格致余论》甚详;年老虽不治,亦用参、术,关防气虚胃虚。

气虚者,四君子汤加芦根、童便,或参苓白术散,或韭汁、牛羊乳,或入驳驴尿。又有积血停于内而致,当消息逐之。大便涩者难治,常令食兔肉则便利。

翻胃即膈噎,膈噎乃翻胃之渐。《发挥》备言:年高者不治。粪如羊屎者,断不可治,大肠无血故也。

戴云:翻胃血虚者,脉必数而无力;气虚者,脉必缓而无力;气血俱虚者,则口中多出沫,但见沫大出者必死。有热者,脉数而有力;有痰者,脉滑数,二者可治。血虚者,四物为主;气虚者,四君子为主;热以解毒为主;痰以二陈为主。(卷三·翻胃三十二)

金匮钩玄[188]

翻胃即膈噎。大法有四,血虚、气虚、热、兼痰。药中必用童便、竹沥、韭汁,并牛羊乳以润之。粪如羊屎者,则不可治,大肠无血故也。寸关脉沉或伏而大者,有痰,三陈汤为主;寸关脉沉而涩者,有气结滞,通气之药皆可用;气虚,四君子汤为主右手脉无力。血虚,四物汤为主左手脉无力。大不可用香燥之药,服之必死,宜薄滋味。(卷一·翻胃)

丹溪心法附余[189]

翻胃大约有四:血虚、气虚、有热、有痰兼病,必用童便、韭汁、竹沥、牛羊乳、生姜汁。气虚,入四君子汤,右手脉无力;血虚,入四物汤加童便,左手脉无力。切不可用香燥之药,若服之必死,宜薄滋味。治反胃,用黄连三钱,生姜汁浸,炒山楂肉二钱,保和丸二钱,同为末,糊丸如麻子大,胭脂为衣,人参汤入竹沥再煎一沸,下六十丸。有痰,二陈汤为主,寸关脉沉或伏而大。有气结,宜开滞导气之药,寸关脉沉而涩。有内虚阴火上炎而反胃者,作阴火治之。年少者,四物汤清胃脘,血燥不润便故涩,《格致余论》甚详;年老虽不治,亦用参、术,关防气虚胃虚。气虚者,四君子汤加芦根、童便,或参苓白术散,或韭汁、牛羊乳,或入驳驴尿。又有积血停于内而致,当消息逐之。大便涩者难治,常令食兔肉则便利。翻胃即膈噎,膈噎乃翻胃之渐。《发挥》备言:年高者不治。粪如羊屎者,断不可治,大肠无血故也。

戴云:翻胃血虚者,脉必数而无力;气虚者,脉必缓而无力;气血俱虚者,则口中多出沫,但见沫大出者必死。有热者,脉数而有力;有痰者,脉滑数,二者可治。血虚者,四物为主;气虚者,四君子为主;热以解毒为主;痰以二陈为主。(翻胃三十三)

世医通变要法

夫翻胃之证,其初也,未有不因五噎、五膈而始者。盖喜怒不常,忧思劳役,惊恐无时,七情伤于脾胃,郁而生痰,涎与气搏,升而不降,饮食不下,呕吐痰涎,或食罢则反,或一二日而反,久不治之,则气体虚弱,脾胃瘦冷,至此亦甚危也。然翻胃者,每大便秘结,上下壅遏,气不流行,小便复利,身微热而手足厥冷者,虚寒之极也。识者忧焉,当顺气化痰,温脾养胃。大抵脉浮而缓者生,沉涩者危也。(翻胃三十八)

景岳全书

反胃一证,本属火虚,盖食入于胃,使果胃暖脾强,则食无不化,何至复出?今诸家之论,有谓其有痰者,有谓其有热者,不知痰饮之留,正因胃虚而完谷复出,岂犹有热?观王太仆曰:内格呕逆,食不得入,是有火也;病呕而吐,食入反出,是无火也。此一言者,诚尽之矣。然无火之由,则犹有上中下三焦之辨,又当察也。若寒在上焦,则多为恶心,或泛泛欲吐者,此胃脘之阳虚也。若寒在中焦,则食入不化,每食至中脘,或少顷,或半日复出者,此胃中之阳虚也。若寒在下焦,则朝食暮吐,或暮食朝吐,乃以食入幽门,丙火不能传化,故久而复出,此命门之阳虚也。故凡治此者,使不知病本所在,混行猜摸,而妄祈奏效,所以难也。(卷之二十一明集·杂证谟·反胃·论证)

治反胃之法,当辨其新久,及所致之因,或以酷饮无度,伤于酒湿;或以纵食生冷,败其真阳;或因七情忧郁,竭其中气,总之,无非内伤之甚,致损胃气而然。故凡治此者,必宜以扶助正气,健脾养胃为主。但新病者,胃气犹未尽坏,若果饮食未消,则当兼去其滞,若有逆气未调,则当兼解其郁。若病稍久,或气体禀弱之辈,则当专用温补,不可标本杂进,妄行峻利开导、消食化痰等剂,以致重伤胃气,必致不起也。

虚在上焦,微寒呕恶者,惟姜汤为最佳,或橘皮汤亦可。若气虚为寒所侵,而恶心呕食者,宜黄芽丸,或橘皮干姜汤之类主之。若寒痰胜者,宜小半夏汤,或大半夏汤之类主之。

虚在中焦,而食入反出者,宜五君子煎、理中汤、温胃饮、圣术煎之类主之。若胃虚甚者,宜四味回阳饮,或黄芽丸主之。若兼寒痰者,宜六君子汤,或理中化痰丸之类主之。或水泛为痰者,宜金水六君煎主之。若胃不甚寒,而微虚兼滞者,宜五味异功散主之。

虚在下焦,而朝食暮吐,或食入久而反出者,其责在阴,非补命门以扶脾土之母,则火无以化,土无以生,亦犹釜底无薪,不能腐熟水谷,终无济也。宜六味回阳饮,或人参附子理阴煎,或右归饮之类主之。此屡用之妙法,不可忽也。

反胃初起,而气体强壮者,乃可先从清理,如二陈汤、橘皮半夏汤之类,皆可清痰顺气。

平胃散、不换金正气散、五苓散之类,皆可去湿去滞。半夏干姜散、仲景吴茱萸汤、橘皮汤之类,皆可去寒。然此惟真有邪滞,乃可用之,若病稍久而胃气涉虚者,则非所宜。

反胃证,多有大便闭结者,此其上出,固因下之不通也,然下之不通,又何非上气之不化乎。盖脾胃气虚,然后治节不行,而无以生血,血涸于下,所以结闭不行,此真阴枯槁证也。必使血气渐充,脏腑渐润,方是救本之治,若徒为目前计,而推之逐之,则虽见暂通,而真阴愈竭矣。故治此之法,但见其阴虚兼寒者,宜以补阳为主,而大加当归、肉苁蓉、韭汁、姜汁之属;阴虚兼热者,宜以补阴为主,而加乳汁、童便、酥油、蜂蜜、豕[1]膏、诸血之属。然此等证治,取效最难,万毋欲速,非加以旬月功夫,安心调理,不能愈也。其有粪如羊矢,或年高病此者,尤为难治。

反胃由于酒湿伤脾者,宜葛花解酲[2]汤主之。若湿多成热,而见胃火上冲者,宜黄芩汤,或半夏泻心汤之类主之。(卷之二十一明集·杂证谟·反胃·论治共七条)

戴原礼曰:翻胃证,血虚者,脉必数而无力。气虚者,脉必缓而无力。气血俱虚者,则口中多出沫,但见沫大出者,必死。有热者脉数而有力,有痰者脉滑数,二者可治。血虚者,四物为主;气虚者,四君子为主。热以解毒为主,痰以二陈为主。(卷之二十一明集·杂证谟·反胃·述古共三条)

证治汇补

大意
王太仆曰:食入反出是谓无火。张洁古曰:下焦吐者因于寒,合是两说而并衡之,其为真火衰微,不能腐熟水谷则一也。《汇补》。

内因
病由悲愤气结,思虑伤脾,或先富后贫之失精,或先贵后贱之脱营,抑郁无聊,而寄情诗酒,或艳冶当前,而纵饮高歌,皆能酿成痰火,妨碍饷道[3]而食反出。《汇补》。

外候
或食已则吐,或再食则吐,或朝食暮吐,或暮食朝吐,心胸痞闷,往来寒热,或大便不实,或嗳腐噫酸。(丹溪)

反胃分辨
有损伤胃气而吐者,有脾不运化而吐者,有中焦积热者,有下焦虚寒者。脉大有力,当作热治;脉小无力,当作寒医。色之黄白而枯者为虚寒,色之红赤而泽者为实热。(士材)

脉法
趺阳脉浮而涩,虚而微,弦而迟,小而滑者,均为反胃。右尺濡弱者,亦成反胃。

治法
治宜开胃顺气以调上,培脾扶土以和中,壮火回阳以温下,其他如化痰抑肝镇坠诸药,酌

---

① 豕(shǐ):猪。

② 酲(chéng):酒醉昏沉。

③ 饷道:即食物进入人体之道。

而用之。

用药

主以二陈汤，加藿香、蔻仁、木香、砂仁、香附、苏梗；消食，加神曲、麦芽；助脾，加人参、白术；抑肝，加沉香、白芍；温中，加炮姜、益智；壮火，加肉桂、丁香，甚用附子理中汤，或八味丸。反胃，用伏龙肝水煎药以补土，糯米汁以泽脾，代赭以镇逆，乌梅以抑肝。若服药初愈者，切不便与粥，复伤胃家。惟以人参五钱、陈皮一钱、老黄米一两，作汤细啜，旬日之后，方可食粥。否则仓廪未固，卒至不救。(卷之五·胸膈门·反胃)

医级 [190]

偶吐而出食者，呕吐之疴；日食而必吐者，翻胃之恙。朝食暮吐，乃土无火化不磨；食少沃多，本气血两虚危败。内格逆而食难入，如因痰火宜清；食已顷而食复翻，症属中寒宜热。暴病质强者因实，中衰延久者多虚。

脉滑且数者因痰，二陈汤导痰汤专主；脉数胸痞者因热，半夏泻心汤堪求。缓而无力属气虚，温胃饮理中急与；数而无神多血竭，理阴煎四物汤参投。寒在上者多恶呕，姜茱可效；寒在中者津不纳，姜枣可瘳。热在内而胃火冲，玉女煎黄连败毒最妙；寒在下而阴气格，四逆汤八味丸宜投。水谷废而津亡便结，郁李五仁酌进；阴阳虚而强通阴涸，养营固本堪施。阳虚温润理阴，加入苏麻韭汁苁蓉、麻仁；阴槁滋培四物，再参梨蜜乳酥。痰气之疴，或进青礞，或投三子养亲汤五汁膏；虚寒之愆，或餐姜枣，或灸三脘上中下三脘也天枢脐旁也。饮入而食不入，卫气先亡，桃膈胡桃膈也丁茱冀效；食入而水并出，营气亦竭，泡蒸柿饭常餐日以柿蒸透和饭嚼服，得不反则渐平矣。

反胃之候，有痰、食、虚、实、寒、火之异，大抵中寒者多。其治有导滞温中、泻火补虚等法，当与噎膈参看。(杂病卷之三·翻胃)

类证治裁

再论反胃，由食久不化，腐浊上攻，彻底翻澜，二肠失司传送，病在幽门以下，古法多谓胃中无阳，精微不能蒸化。然《经》云：诸呕吐逆，皆属于热。且胃津先夺，热燥难投，必细参脉症，或苦降辛通，宣行壅滞。曾记一壮年反胃吐食，服八味汤，暂止复吐，食羊血得愈。又沈姓年高嗜饮，兼情悒不遂，吐沫拒食，半载未愈。一老医投药四剂，病势减半，再用十剂料，浸酒服而全愈。方用大生地五钱，海浮石一两，乌药钱半，牛膝、灵磁石、云苓、归身各三钱。玩此方兼温清镇泄，升降气血，性味不偏，传者目睹治验，因附记备考。(卷之三·噎膈反胃论治)

急救仙方 [191]

反胃之疾，十有九死，非药不效，良因辄强以食，或饮以羹汤，是速其吐，今得其说，不强以食，绝其羹汤，先投来复丹暑药，知其非伏暑证，遂投养正、灵砂之类，饥则以饭炒香干啖之，一点汤水亦不再，三日后，竟不复吐，饮食如初。治方用甘蔗捣汁七升，生姜捣汁一升，打和分作三服。(治反胃)

名　方

* 人参汤

【文献出处】《备急千金要方》

【原文摘录】治胃虚反食，下喉便吐方。

人参一两　泽泻　甘草　桂心各二两　橘皮　干姜各三两　茯苓四两　大黄六两　青竹茹五两

上九味㕮咀，以水八升，煮取三升，一服七合，日三夜一。已利者，去大黄。

* 茯苓泽泻汤

【文献出处】《备急千金要方》

【原文摘录】治反胃而渴方。

茯苓　泽泻　半夏各四两　桂心　甘草各三两

上五味㕮咀，以水五升，煮取二升，分三服。一方入生姜四两。

* 止吐汤

【文献出处】《备急千金要方》

【原文摘录】治胃反，吐逆不消食，吐不止方。

人参　泽泻　桂心各二两　茯苓四两　橘皮　甘草　黄芪各三两　大黄一两半　生姜八两　半夏一升　麦门冬三升

上十一味㕮咀，以水一斗二升，煮取三升二合，一服八合，日三夜一。羸人六合，已利去大黄。

* 橘皮止吐汤

【文献出处】《备急千金要方》

【原文摘录】治胃反朝食暮吐，食讫，腹中刺痛，此由久冷方。

橘皮三两　甘草　朴皮　茯苓　桂心　细辛　杏仁　竹皮各二两　槟榔十枚　前胡八两　生姜五两　人参一两

上十二味㕮咀，以水一斗三升，煮取三升，分三服。一方有甘皮二两。

又方

【文献出处】《备急千金要方》

【原文摘录】橘皮三两　白术　人参各二两　蜀椒一百二十粒　桂心一两　薤白一握

上六味㕮咀，以水二升，渍一宿，内羊肚中缝合，以三升水煮，水尽出之决破，去滓，分三服。

* 反胃汤

【文献出处】《备急千金要方》

【原文摘录】治反胃大验方。

前胡　生姜各四两　阿胶一两　大麻仁五合　橘皮三两　桂心三寸　甘草五寸　大枣十枚　吴茱萸四合

上九味㕮咀,以水三升,酒二升,煮取一升七合,分二服。

* 华佗胃反丸

【文献出处】《备急千金要方》

【原文摘录】华佗治胃反。胃反为病,朝食暮吐,心下坚如杯升,往来寒热,吐逆不下食,此为关上寒澼所作,将成肺痿,治之之方。

真珠　雄黄　丹砂各三两　朴硝五两　干姜十累

上五味为末,蜜丸如梧子,先食服三丸。若小烦者,饮水即解,然无所忌,神良无比。一方用桂心一两。

大半夏汤

【文献出处】《备急千金要方》

【原文摘录】治胃反不受食,食已即呕吐方。

半夏三升　白蜜　白术各一升　人参二两　生姜三两

上五味㕮咀,以水五升,和蜜扬之二三百下,煮取一升半,分三服。

* 二根汤

【文献出处】《备急千金要方》

【原文摘录】治胃反食即吐出上气方。

芦根　茅根各二两,细切

上二味,以水四升,煮取二升,顿服之,得下良。

* 粟米丸

【文献出处】《寿域神方》

【原文摘录】治一切翻胃,不问新久、冷热二证,并效如神。捣粟米作粉,水丸,如梧桐子大,七枚,烂煮,内醋中,细嚼咽之,得下便好。

* 甘桂散

【文献出处】《千金月令》

【原文摘录】主翻胃不下食方。

甘草一分,炙　桂心三分

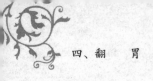

上捣筛为末,酒服方寸匕,三服。

* 青羊肝方

【文献出处】《千金月令》

【原文摘录】取青羊肝,勿洗,切吞,以淡姜蔊下。

* 干柿方

【文献出处】《海上仙方》

【原文摘录】若人翻胃病,干柿两三枚,捣匀和酒服,效验不须疑。

白豆蔻散

【文献出处】《太平圣惠方》

【原文摘录】治反胃胸膈不利,食即呕吐。

白豆蔻半两,去皮　枇杷叶一分,拭去毛,炙微黄　诃黎勒皮三分　前胡一两,去芦头　人参三分,去芦头　槟榔一两　陈橘皮三分,汤浸,去白瓤,焙　白术三分

上件药,捣筛为散,每服三钱,以水一中盏,入生姜半分,煎至六分,去滓,不计时候温服。

反胃呕哕方

【文献出处】《太平圣惠方》

【原文摘录】治脏腑久积虚冷,反胃呕哕,宜服此方。

白矾二两　黄丹二两　硫黄一两

上先将白矾、黄丹入于甘锅内,以炭火半秤烧通赤,任火自消,取出,于湿地出火毒两日,入硫黄同细研为末,以粟米饭和丸,如绿豆大,不计时候,以粥饮下二十丸。

猬皮方

【文献出处】《太平圣惠方》

【原文摘录】治反胃呕哕,不下食,宜服此方。

猬皮一两,炙令焦黄　人参一两,去芦头　白茯苓一两　厚朴一两,去粗皮,涂生姜汁炙令香熟　生干地黄一两　甘草一两,炙微赤,锉

上件药,捣罗为末,炼蜜和丸,如梧桐子大,不计时候,以温生姜汤下二十丸。

半夏散

【文献出处】《太平圣惠方》

【原文摘录】治反胃呕哕吐食,渴欲饮水。

半夏一两,汤洗七遍,去滑　白茯苓二两　泽泻一两　桂心半两　甘草半两,炙微赤,锉　麦门冬二两,去心

上件药,捣筛为散,每服三钱,以水一中盏,入生姜半分,煎至六分,去滓,不计时候温服。

麦门冬散

【文献出处】《太平圣惠方》

【原文摘录】治反胃呕哕吐食，烦热。

麦门冬半两，去心　半夏半两，汤洗七遍，去滑　陈橘皮三分，汤浸，去白瓤，焙　白茯苓三分　甘草一分，炙微赤，锉　枇杷叶一分，拭去毛，炙微黄　人参三分，去芦头

上件药，捣筛为散，每服三钱，以水一中盏，入生姜半分，枣三枚，煎至六分，去滓，不计时候温服。

枳实方

【文献出处】《太平圣惠方》

【原文摘录】治反胃呕哕吐食及噎闷方。

枳实半两，麸炒微黄　人参三分，去芦头　陈橘皮二两，汤浸，去白瓤，焙　吴茱萸一分，汤浸七遍，焙干微炒

上件药，捣筛为散，每服三钱，以水一中盏，入生姜半分，枣三枚，煎至六分，去滓，不计时候温服。

肉豆蔻方

【文献出处】《太平圣惠方》

【原文摘录】治反胃呕哕吐食，宜服此方。

肉豆蔻半两，去壳　胡椒一两　荜拨一两　甘草三分，炙微赤，锉

上件药，捣细罗为散，每服一钱，以水一中盏，煎至五分，入牛乳半合，不计时候温服。

大腹皮散

【文献出处】《太平圣惠方》

【原文摘录】治反胃呕哕，全不住食。

大腹皮一两，锉　厚朴一两，去粗皮，涂生姜汁炙令香熟　人参一两，去芦头　桂心三分　白术一两　甘草一分，炙微赤，锉　陈橘皮一两，汤浸，去白瓤，焙　半夏一两，汤洗七遍，去滑

上件药，捣筛为散，每服三钱，以水一中盏，入生姜半分，枣三枚，煎至六分，去滓，不计时候温服。

枇杷叶方

【文献出处】《太平圣惠方》

【原文摘录】治反胃呕哕不止，胸膈闷，宜服此方。

枇杷叶一两，拭去毛，炙微黄　前胡一两，去芦头　桂心半两　槟榔一两　陈橘皮一两，汤浸，去白瓤，焙　人参三分，去芦头

上件药，捣筛为散，每服三钱，以水一中盏，入生姜半分，煎至五分，去滓，不计时候温服。

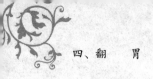
丁香散

【文献出处】《太平圣惠方》

【原文摘录】治反胃呕哕不止。

丁香一两　人参二两,去芦头　枇杷叶一两,拭去毛,炙微黄

上件药,捣筛为散,每服三钱,以水一中盏,入生姜半分,煎至五分,去滓,不计时候温服。

又方

【文献出处】《太平圣惠方》

【原文摘录】干枣叶一两　藿香半两　丁香一分

上件药,捣细罗为散,每服二钱,以水一小盏,入生姜半分,煎至六分,即去生姜,不计时候,和滓热服。

胡椒方

【文献出处】《太平圣惠方》

【原文摘录】治反胃呕哕吐食,数日不定,宜服此方。

胡椒三分,末　生姜一两,微煨,切

上件药,以水二大盏,煎取一盏,去滓,分温三服。

附子方

【文献出处】《太平圣惠方》

【原文摘录】治患痃冷反胃,呕哕不下食方。

附子三分,炮裂,去皮脐　生姜汁一升半,入水二合

上切附子如豆许大,入姜汁中,煎令汁尽,更入蜜一合,捣一千杵,丸如梧子大,不计时候,以生姜汤下二十丸,渐加至三十丸。

*补膏

【文献出处】《太平圣惠方》

【原文摘录】治反胃病吐后补方。

白术五两,杵罗为末,　生姜五斤,捣绞取汁五升,入酒一升

上件药汁,下白术,以慢火煎去半,入白蜜二合,酥二两,更煎如稀饧,泻于银器中凝定,每日空腹,以清酒调下半匙,服之一月,百病除愈。

赤石脂丸

【文献出处】《太平圣惠方》

【原文摘录】治反胃病,吐后令永瘥。

赤石脂一斤,好腻无砂者

上捣罗研，以蜜和丸，如梧桐子大，每日空腹，以生姜汤下十丸，加至二十丸。一云：水飞，丸如绿豆大，令干，以布揩①令光净，空腹津吞十丸。仍先以巴豆一枚去皮，勿令破，津吞之后服药。

* 黄白丸

【文献出处】《太平圣惠方》

【原文摘录】治反胃吐逆方。

硫黄一两　白矾一两

上二味，于铫子内炼过，入朱砂一分，同研如面，以面糊和丸，如小豆大，不计时候，以生姜汤下五丸。

* 人参粥

【文献出处】《卫生十全方》

【原文摘录】治翻胃，不问久近皆效。

好人参一两，薄切片，以水一升，煎取三合　生姜自然汁一合　乌鸡子一枚，去黄不用　薤白一握，细切

上先熟煮粟米粥，令稀稠得所，却以鸡子白、薤白乘滚打入粥内，搅匀，却暖姜参汤相和，更打匀，顿服之，不拘时，未定再服。如思饮食，且以此粥与之。

* 针砂丸

【文献出处】《卫生十全方》

【原文摘录】治男女久患冷疾翻胃，口吐清水，遍身虚肿，胸腹胀满，上气喘急，及冷气筑心，面色萎黄，不进饮食。

真针砂一斤，先淘去赤水令清了，却以米醋煮砂红色　苍术半斤，炒赤　陈皮去白　干姜炮。各五两

上为末，以蒸饼糊丸，如梧子大，空心，温酒送下三十丸。妇人醋汤下。忌生冷毒物。

* 丁香方

【文献出处】《卫生十全方》

【原文摘录】治翻胃，朝食暮吐。丁香十四粒，嚼细，其甘蔗自然汁半盏咽下，只以此汁解，少姜汁同服至一盏亦佳，日二服，食前。

人参汤

【文献出处】《神巧万全方》

【原文摘录】治反胃。

---

① 揩（kāi）：擦，抹。

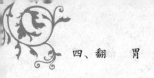
人参一两,细切,以水一升,火煎取三合　鸡子白三枚　薤白三七茎,切　粟米粥一大合

上以鸡子白、薤白、粟米粥三味,调搅,然后暖人参汤相和,顿服,未定,更准前服。出传信方。唐李直方舍人[①]任韶州刺史,病反胃,服诸药无效,用此立验。

煨姜丸

【文献出处】《神巧万全方》

【原文摘录】治反胃呕哕吐食,数日不定。

丁香一两　大附子　肉豆蔻去壳　木香　青橘皮各半两

上件,捣罗为末,煮枣肉为丸,如豌豆大,每服用生姜一块,批开,纳药三丸,湿纸裹煨熟,烂嚼,盐汤咽下。

正胃散

【文献出处】《是斋医方》

【原文摘录】治翻吐呕逆,药食俱不下结肠,三五日至七八日大便不通,如此者,必死之疾。全州大智禅师进方云,臣得自异人传授,十痊八九。

白水牛喉一条,去两头节并筋膜、脂、肉,节节取下,如阿胶片。黑牛不可用,须就宰牛人买下修事了,临病时旋炙修合

上喉节,用好米醋一大盏浸,频翻令匀,微火炙干,再蘸再炙,醋尽为度,存性,不得见太阳火,为细末,每服一钱,食前用陈米饮调下,轻者一服见效。

《良方》:如偶遇有白水牛喉,收取一条,去两头节并筋膜、脂、肉,节又取下,如阿胶片,用好米醋一大盏浸,频翻动,浸令匀,微火炙干,淬醋炙干,再炙再淬,醋干为度,候干为末,不见太阳火,研为细末,用厚纸包收,或遇阴湿时月,连纸包于微火上温温焙之,再收。如有此疾,每服一盏,食前陈米饮调下,轻者一服立效。切不可专意杀牛取喉,决然不效,非惟无益于病,徒尔有害于物,且受杀牛之报。收方君子,见药预收,以济人病。

大效散

【文献出处】《是斋医方》

【原文摘录】治翻胃大效散:罗大丞方。

田螺壳　黄蚬壳二件,不以多少,久在泥土中多年陈者尤佳,各处烧成白灰

上每剂用白梅肉四两,田螺壳灰二两,黄蚬壳灰一两,同搜拌令匀,作团,用砂合子盛,盖了泥固缝发顶,火煅令焦黑存性,取出碾细,每服二钱,用人参、缩砂汤调下,陈米饮亦得。如无合子,只用建盏两只相合,依前法烧,食前服。凡人觉心腹疼痛,即翻胃先兆,此药亦能治之。

单方

【文献出处】《是斋医方》

---

① 舍人:亲信或门客的通称。

【原文摘录】治翻胃单方。

灶中土用十余年者

上为细末,米饮调下三二钱许。

安脾散

【文献出处】《是斋医方》

【原文摘录】治翻胃吐食,及吃食咽酸,日吐黄水,曾经诸方不瘥者,服之神效。

高良姜一两,以百年壁上土三二合,敲碎,用水二盏煮干,薄切成片　南木香　草果面裹煨,去壳　胡椒　白茯苓　白术　丁香怀干　人参去芦　陈橘皮汤浸,去穰。已上各半两　甘草一两半,炙

上同为细末,每服二大钱,空心,食前米饮入盐点服,盐酒亦得。顷者,甲申之春,以事至临安,寓止朱家桥詹翁店,詹翁年六十余,苦翻胃,危殆,已治棺在床侧,适予有宣司之辟,往别而去,其詹翁已不能言。及十一月,自淮上归,过其门,意此翁已不存,为之惨然,方访问间,而此翁已出迎揖,见其颜色极红润,甚惊异之,问其所以,乃云:官人是日离去,即有一州官来歇,得药数服,遂无事,其后授得此方,昨以此在建康[1]医朱机宜新妇,及近日医圆通观维那[2],皆作效。詹承宗书。

*半夏丸

【文献出处】《是斋医方》

【原文摘录】治翻胃及不快饮食。杨叔子知府传。

半夏汤洗十遍　胡椒

上等分,为细末,姜汁为丸,如梧桐子大,每服三五十丸,姜汤下。

*得效丸

【文献出处】《是斋医方》

【原文摘录】治翻胃及脾间诸疾,腹痛泄泻等。圆通维那可观传,渠曾亲得效。

皱面地葱花即火杦草花也

上不以多少,焙干,为细末,蜜煮面糊为丸,如梧桐子大,每服五十丸,白汤送下,不拘时候。

枣合丸

【文献出处】《是斋医方》

【原文摘录】治脾胃虚冷,干呕恶心,呕吐涎沫,全不思食,十膈五噎,并皆治之。

丁香半两　半夏曲一两　胡椒二钱　干姜二钱,炮　木香二钱

---

① 建康:南京在六朝时期的名称。
② 维那:寺院中的纲领职事。

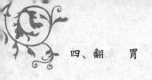

上为细末,生姜汁浸,蒸饼为丸,每一两作一十五丸,每服一丸,用大枣一枚,去核,入药在内,用湿纸裹枣,煨令香熟,去纸,细嚼,温生姜汤送下,空心食前。

* 松节方

【文献出处】《是斋医方》

【原文摘录】治翻胃。葛丞相传。

松节

上锉碎,酒煎服之。

六丁丸

【文献出处】《是斋医方》

【原文摘录】治翻胃如神。姜尧章传。

五灵脂五钱重　生辰砂一钱重,《得效方》一分　母丁香一两,不见火

上捣罗为细末,入黄狗胆,粽子尖为丸,如鸡头大,姜汤、米饮下,每服一丸,三十年病,三两丸止。此即《本事方》香灵丸,只用丁香,及分两不同。母丁香即丁香也,沈存中《笔谈》言之甚详。

胡椒方

【文献出处】《是斋医方》

【原文摘录】治呕吐,无为徐医。

胡椒二十一粒　丁香十四粒　半夏七个,汤洗去滑

上同为细末,生姜自然汁丸,如大鸡头大,每用一丸,以干枣一枚,擘破去核,入药在内,以湿纸裹煨熟,放温,以米饮汤烂嚼送下。

小木香散

【文献出处】《是斋医方》

【原文摘录】治翻胃,全不下饮食,开胃和气。

胡椒二十一粒　木香一小块,《总录》一分,锉　糯米一撮

上三味,同炒至米熟为度,杵为末,分作两服,每用水一盏,煎至六分,温服。庚戌年乳媪病,得上三方而愈。

白术散

【文献出处】《普济本事方》

【原文摘录】食后多吐,欲作翻胃。

泽泻　白术　茯苓去皮。各等分

上为细末,每服一钱,汤调温服。

安中散

【文献出处】《太平惠民和剂局方》

【原文摘录】治远年日近脾疼翻胃,口吐酸水,寒邪之气留滞于内,停积不消,胸膈胀满,攻刺腹胁,恶心呕逆,面黄肌瘦,四肢倦怠。又治妇人血气刺痛,小腹连腰攻注重痛,并能治之。

玄胡索去皮　良姜炒　干姜炮　茴香炒　肉桂各五两　牡蛎煅,四两　甘草炒,十两

上为细末,每服二钱,热酒调下,妇人淡醋汤调服。如不饮酒者,用盐汤点下,并不拘时。

白术六一汤

【文献出处】《太平惠民和剂局方》

【原文摘录】治脾胃不和,心腹痞闷,胁肋膜胀,口苦无味,呕哕恶心,不思饮食,面色萎黄,肠虚自利,肌体瘦弱,膈气翻胃。

白术去芦,六两　甘草炙,一两

上为细末,每服二钱,水一盏,煎至八分,空心,食前服,或沸汤点服亦得。常服育神温胃,逐湿消痰,不以四时,并宜服之。

参苓壮脾丸

【文献出处】《太平惠民和剂局方》

【原文摘录】治脾胃虚弱,胸膈痞闷,胁肋胀满,心腹刺痛,反胃吐食,口苦吞酸,胸满短气,肢体怠惰,面色萎黄,及中焦痞,不任攻击,脏腑虚寒,不受峻补,或因病气衰,食不复常,禀受怯弱,不能饮食,及久病泄痢,肠胃虚滑,并宜服之。

人参　白术　茯苓去皮　肉桂去粗皮,不见火　缩砂去皮　干姜　胡椒　麦蘖微炒　神曲山药　白扁豆炒

上件等分为末,炼蜜为丸,如弹子大,每服一丸细嚼,白汤送下,温酒亦得,空心,食前。常服育神养气,和补脾胃,进美饮食。

丁香脾积丸

【文献出处】《太平惠民和剂局方》

【原文摘录】治丈夫、妇人、小儿诸般食伤积聚,胸膈胀满,心腹膨胀,噫气吞酸,宿食不化,脾疼翻胃。妇人血气刺痛,并宜服之。

丁香　木香各半两　皂荚三大枚,烧存性　青橘皮洗,一两　莪术三两　三棱二两　高良姜二两。以上同用米醋一升,于瓷瓶内煮干,莪茂、三棱、良姜,并乘热切碎,同焙干　巴豆去壳,半两

上入百草霜三匙,同碾为细末,面糊为丸,如麻仁大,每服五丸、七丸至十五、二十丸止。食伤,随物下;脾积气,陈橘皮汤下;口吐酸水,淡姜汤下;翻吐,藿香甘草汤下;丈夫小肠气,炒茴香酒下;妇人血气刺痛,淡醋汤下;呕逆,菖蒲汤下;小儿疳气,使君子汤下。更量虚实加减。如欲宣转,可加丸数,五更初,冷茶清下,利三五行后,以白粥补之。孕妇不得服。

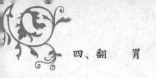

丁香丸

【文献出处】《太平惠民和剂局方》

【原文摘录】治积滞不消，心腹坚胀，痰逆呕哕，噫醋吞酸，胁肋刺痛，胸膈痞闷，或反胃恶心，食饮不下，气上冲胸，痞噎不通，及食癥酒癖，血瘕气块，时发刺痛，全不思食，并治之。常服消饮食，行滞气。

猪牙皂角去皮，炙焦黑，为细末　好墨烧，醋淬　肉桂去粗皮　干姜炮　丁香　木香各一两　干漆碎，炒令烟尽，为细末　黑牵牛炒，为细末　川大黄别为细末　蓬莪术炮，捣碎　京三棱炮，捣碎　硇砂别研　附子炮，去皮脐。各二两　青皮去白，三两　巴豆霜先用醋煎硇砂令热，下巴豆霜，煎三两沸，下大黄末熬膏，一钱半

上以大黄、硇砂、巴豆膏和丸，如绿豆大，每服一两丸，茶酒任下。如要取化癥痕癖块，用生姜汤下七丸，并食后、临卧服之。

平胃散

【文献出处】《太平惠民和剂局方》

【原文摘录】治脾胃不和，不思饮食，心腹胁肋胀满刺痛，口苦无味，胸满短气，呕哕恶心，噫气吞酸，面色萎黄，肌体瘦弱，怠惰嗜卧，体重节痛，常多自利，或发霍乱，及五噎八痞，膈气反胃，并宜服。

苍术去粗皮，米泔浸二日，五斤　厚朴去粗皮，姜汁制，炒香　陈皮去白。各三斤二两　甘草炒，三十两

上为细末，每服二钱，以水一盏，入生姜二片，干枣二枚，同煎至七分，去姜、枣，带热服，空心食前。入盐一捻，沸汤点服亦得。常服调气暖胃，化宿食，消痰饮，辟风寒冷湿四时非节之气。

人参丁香散

【文献出处】《太平惠民和剂局方》

【原文摘录】治大人、小儿呕吐不已，粥饮汤药不下。凡呕吐之病，皆因三焦不调，脾胃虚弱，冷热失和，邪正相干，清浊不分，阴阳错乱，停痰留饮，不能运化，胸膈痞满，呕逆恶心，腹胁胀痛，短气噎闷，咳呕痰水，噫醋吞酸，不思饮食，渐至羸瘦。及疗女人妊娠阻病，心中烦愦，头目眩重，憎闻食气，呕吐烦闷，颠倒不安，四肢困弱，不自胜持，多卧少起。又治久病羸弱，脾胃虚极，中满呕逆，全不入食，并宜服之。

白芍药半斤　当归去芦　丁香　丁皮　肉桂去粗皮　蓬莪茂　人参各二两　干姜炮　茯苓去皮　香附炒　白术　甘草炒　山药各四两

上为细末，每服五钱，水一盏，生姜三片，同煎至七分，空心，食前温服。小儿二岁可服半钱，水五分盏，生姜一片，同煎四分以下温服，更宜量岁数加减与之。常服和脾胃，进饮食。

三棱散

【文献出处】《太平惠民和剂局方》

【原文摘录】治酒食所伤,胸膈不快,腹胁胀满,呕吐酸水,翻胃脾疼,及食积气块,攻刺腹胁,不思饮食,日渐羸瘦。又治年高气弱,三焦痞塞,常觉妨闷,并宜服之。

蓬莪术煨　益智仁　京三棱煨,切　青皮去白。各二两　白茯苓焙,四两　甘草爁,三两

上为细末,每服二钱,用水一大盏,枣一枚擘破,盐少许,同煎至半盏,温服,不拘时候。常服宽胸利膈,消酒食,和胃。

烧脾散

【文献出处】《太平惠民和剂局方》

【原文摘录】治脾胃虚弱,久寒积冷,心气脾痛,冷痰翻胃,脐腹刺痛,呕吐恶心,不思饮食。及疗妇人血气攻刺,腹胁撮痛,服之立效。

赤芍药　干姜炮。各六两半　良姜油炒,十两　甘草炙,四两

上为末,每服二大钱,白汤点下,不拘时候。

温中良姜丸

【文献出处】《太平惠民和剂局方》

【原文摘录】温脾胃,顺三焦。治寒痰聚结,气壅不通,食即辄吐,咽膈噎闷,两胁肋疗刺,呕吐哕逆,噫醋恶心,中满短气,噫闻食臭,及疗留饮肠鸣,湿泄、冷泻,注下不止。常服健脾胃,美饮食,辟寒邪,养正气。

高良姜炒,四斤　干姜炮　白术各二斤四两　肉桂去粗皮,二十八两　甘草爁,一斤

上为细末,炼蜜为丸,每一两作一十二丸,每服一丸,细嚼,生姜橘皮汤,米饮亦得,空心,食前。

小理中丸

【文献出处】《太平惠民和剂局方》

【原文摘录】治三脘气弱,中焦积寒,脾虚不磨,饮食迟化,吃物频伤,胸膈满闷,胁肋疗刺,呕吐哕逆,噫醋恶心,腹胀肠鸣,心腹疼痛,噫塞膈气,翻胃吐食,饮食减少。

红豆　莪术煨,乘热碎捣　缩砂仁各一两　草豆蔻煨　青皮去白瓤　陈皮去白　干姜炮京三棱煨,乘热碎捣　肉桂去粗皮。各二两　良姜　牵牛炒香熟。各三两　阿魏醋化,去沙石,研,三两

上为末,水煮面糊丸如梧子大,每服三十粒,生姜橘皮汤下,温汤亦得,不拘时。此药无利性,不损气,脾胃偏虚寒者最宜服。

新法半夏汤

【文献出处】《太平惠民和剂局方》

【原文摘录】治脾胃不和,中脘气滞,宿寒留饮,停积不消,心腹刺痛,胁肋膨胀,呕吐痰水,噫气吞酸,中酒吐酒,哕逆恶心,头痛烦渴,倦怠嗜卧,不思饮食。

陈皮去白　神曲炒。各四两　草果煨,去皮　半夏曲炒。各二两三钱　干姜炮,四两　丁皮

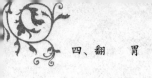

木香　白茯苓各七钱半　甘草四钱半

上为细末，每服一钱，盐汤点服，不拘时候。常服温中破痰，开胃健脾，消酒进食。

养脾丸

【文献出处】《太平惠民和剂局方》

【原文摘录】治脾胃虚冷，心腹绞痛，胸膈满闷，胁肋虚胀，呕逆恶心，噫气吞酸，泄泻肠鸣，米谷不化，肢体倦怠，不思饮食。

大麦蘖炒　白茯苓去皮　人参去芦。各一斤　干姜炮　缩砂去皮。各二斤　白术半斤　甘草锉，爁，一斤半

上为细末，炼蜜和丸，每两作八丸，每服一丸，细嚼，生姜汤送下，食前服。此药养胃进食。

俞山人降气汤

【文献出处】《太平惠民和剂局方》

【原文摘录】治虚阳上攻，气不升降，上盛下虚，膈壅痰实喘满，咽干不利，烦渴引饮，头目昏眩，腰脚无力，四肢倦怠，咳嗽。兼治风湿脚气。

前胡　五加皮姜汁涂，炙　厚朴姜浸一宿，炒　黄芪去芦　当归　紫苏子微炒　甘草炙　肉桂不见火　人参　附子炮，去尖　羌活　桔梗炒。各半两

上十五味，同作粗末，每服三钱，水一盏半，入紫苏三叶，生姜三片，枣一枚，煎至七分，去滓，食后服。

橘皮汤

【文献出处】《直指方》

【原文摘录】治翻胃呕吐。

真橘皮用日照西方壁土炒香，取橘皮为末

上每二钱，姜、枣略煎服。

莲子散

【文献出处】《直指方》

【原文摘录】治翻胃。

石莲肉为末，入些肉豆蔻末，米汤乘热调服。二方患痢禁口通用。

温胃散

【文献出处】《直指方》

【原文摘录】治久冷翻胃。

真附子一个，生，去皮脐，分作四块，生姜半斤，水一大碗，慢火同煮至水尽，取附子切，焙

上为末，每一钱，空心，温米汤调下。

附子散

【文献出处】《朱氏集验方》

【原文摘录】治虚弱翻胃。

大黑附子一枚,作两截,中心各剜小孔,入丁香四十九粒,塞满,以竹针插合,置砖上,炭火熁四围,淬生姜自然汁半碗,再熁再淬,以尽为度,去皮切,焙

上为细末,每服一钱半,粟米一捻,北枣二个煎,食前服。

* 丁附散

【文献出处】《朱氏集验方》

【原文摘录】治翻胃方。

大附子一枚,切去盖,剜中使净,丁香四十九粒,以盖覆之,线缚,著置银石器中,浸以生姜自然汁,及盖而止,慢火煮干为度

上为细末,一钱匕糁舌上,漱津下。若烦渴,则徐食糜粥。忌油腻、生冷。淳熙元年冬,傫侄自鄱阳往四明过婺州义坞,晚泊逆旅,倏有野服者,坐于傍,扣其何人? 曰:邑医孙道,攻疗眼疾。傫与之语。孙曰:君贵家子弟,必藏好方,畀我一二,或可以为人起疾。傫素秘翻胃方,即口授之,孙喜书之于册。未几,州铃辖苦此疾,危甚,孙为拯治,用此方数服愈。

* 经验方

【文献出处】《朱氏集验方》

【原文摘录】驴尿治翻胃方:《外台》载云:昔幼年经患此疾,每食饼及羹粥等,须臾吐出,正观中许奉御兄弟及柴蒋等,时称名医,奉敕令治,罄竭其术。竟不能疗,渐至羸惫,死在朝夕。忽一卫士云:服驴小便极验。日服二合,后食,惟吐一半,晡食又服二合,人定时食粥,吐即便定,迄至今日午时奏之,大内五六人患翻胃同服,一时俱瘥。此药稍有毒,服时不过多,盛取及热服二合,病深七日来服之良验。

姜桂汤

【文献出处】《朱氏集验方》

【原文摘录】治翻胃呕吐立效。

白姜炮　红豆　肉桂　丁香　粉草①　缩砂仁炒　败姜用灶心土炒

上各半两,为细末,每服一钱,生姜自然汁一分,沸汤调下。

* 翻胃散

【文献出处】《朱氏集验方》

【原文摘录】翻胃呕吐方。

---

① 粉草:即甘草。

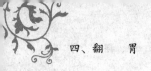

山矾叶①不以多少,炒黄用　黑小豆炒香　田螺壳火煅

上为末,或酒或熟水调二三钱,服之立止。

附子五苓散

【文献出处】《朱氏集验方》

【原文摘录】治翻胃吐食。

大附子一只,取空,入五苓散在内,炮熟

上为细末,用姜汤下。何元寿方。

十膈散

【文献出处】《朱氏集验方》

【原文摘录】治翻胃呕吐。

老姜二大拇指大,剜空中间,以子母丁香二粒在内,合住,以湿纸煨

上以十膈散,嚼生姜、丁香同下。萧纯仲方。

入药灵砂

【文献出处】《严氏济生续方》

【原文摘录】治翻胃呕吐,食饮不下。

灵砂末一两　丁香末　木香末　胡椒末各半钱

上件和匀,煮枣圈肉杵和为丸,如绿豆大,每服五十粒,生姜、米饮送下,不拘时候。

丁附散

【文献出处】《严氏济生续方》

【原文摘录】治翻胃吐逆,粥药不下者。

大附子一只

上坐于砖上,四面著火,渐渐逼热,淬入生姜自然汁中,浸一霎时,再用火逼,再淬,约尽姜汁半碗为度,削去皮,焙干为末,入丁香末二钱和匀,每服二钱,水一盏,粟米少许,煎至七分,撼去粟米,带温服之,不拘时候。

太仓丸

【文献出处】《严氏济生续方》

【原文摘录】治脾胃虚弱,不进饮食,翻胃不食,亦宜服之。

陈仓米一升,用黄土炒米熟,去土不用　白豆蔻仁二两　丁香一两　缩砂仁二两

上为细末,用生姜自然汁法丸,如梧桐子大,每服百丸,食后,用淡姜汤送下。

---

① 山矾叶:为山矾科山矾属植物山矾的叶,具有清热解毒、收敛止血之功效。

沉香透膈丸

【文献出处】《修月鲁般经后录》

【原文摘录】治翻胃吐食，一切膈气，噎食，并皆治之。

丁香　沉香　木香各一两　粉霜半两　硇砂三钱　巴豆大者四十九丸，去油，用霜　麝香一钱　朱砂五钱　人信五钱，用锡炒，去锡不用

上为末，酒糊丸粟米大，每服一十丸，冷姜汤送下，三五服不效，则难治矣。

水煮沉香丸

【文献出处】《修月鲁般经后录》

【原文摘录】治呕噎。讳本心传效。

陈皮一两　青皮五钱　枳实五钱　香附五钱　半夏五钱　巴豆去壳，五钱　沉香五钱，劈碎

上各味不锉，同煎至干，再添水煮，如此三遍取出，去巴豆，用面糊丸，如芡实大，每服一丸，好酒下，或姜汤亦可，不拘时，病发方可服。

千转丹

【文献出处】《修月鲁般经后录》

【原文摘录】治反胃吐食等病。

牛涎半斤　好蜜半斤　木鳖子三十介①，去油皮

上为细末，牛涎、蜜一处，于银器内慢火熬，用槐条七根搅之，煨干为度，每和白粥两匙，日进三服。

桂苓散

【文献出处】《世医得效方》

【原文摘录】治翻胃发渴。

半夏四钱　桂心　甘草各三钱　赤茯苓四钱　泽泻四两

上锉散，每服四钱，生姜煎服。

粉灵砂

【文献出处】《世医得效方》

【原文摘录】治脾疼翻胃。

灵砂一两　蚌粉同炒略变色，二两　丁香　胡椒各四十九粒

上为末，生姜自然汁煮半夏糊丸，如梧子大，每服三十丸。翻胃，煨生姜汤吞下；虚人脾痛，炒盐汤下。

---

① 介:通"个"。

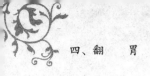

香牛饮

【文献出处】《世医得效方》

【原文摘录】治哽噎、翻胃、吐食,神效。先以羯[①]牛用绳挂开牛口,以净布巾抹令口舌净,却拖牛舌出来,候有涎出,以碗盛之,每服用八分盏为一服,研好麝香末一捻打匀,却以银盏荡令温,先以绢帛束缚中脘胃口,令极紧,候气喘,乘热解开,随气喘一二口便服,药时先对病人说煮白粥恼烦之,并煎丁香汁和粥,服药罢,随与粥吃。

盐滚丸

【文献出处】《世医得效方》

【原文摘录】治翻胃膈气。

丁香　木香　肉豆蔻　缩砂　青皮　陈皮　胡椒　荜拨　沉香各半两

上为末,以大蒜瓣子不拘多少,每瓣作二瓣,入去壳巴豆一粒,用饼药调面裹蒜片,慢火煨熟,去巴豆及面,只将蒜研成膏,将前项药末一半搜和为丸,如梧子大,每服三十丸,于盐内滚过,萝卜汤调前药末二钱吞下,神效。

又方

【文献出处】《世医得效方》

【原文摘录】治翻胃。

真蚌粉

上每服二钱,姜汁、米饮调下。

* 大黄甘草汤

【文献出处】《肘后备急方》

【原文摘录】治人胃反不受食,食毕辄吐出方。

大黄四两　甘草二两

水二升,煮取一升半,分为再服之。

大半夏汤

【文献出处】《肘后备急方》

【原文摘录】张仲景方治反胃呕吐。

半夏三升　人参三两　白蜜一升

以水一斗二升,煎扬之一百二十遍,煮下三升半,温服一升,日再。亦治膈间痰饮。

---

① 羯(jié):阉割。

翻胃散

【文献出处】《肘后备急方》

【原文摘录】《经验方》治呕逆。

大附子一个,生姜一斤,细锉,煮研如面糊,米饮下之。

＊粟米丸

【文献出处】《肘后备急方》

【原文摘录】《食医心镜》主脾胃气弱,食不消化,呕逆反胃,汤饮不下。

粟米半升,杵细,水和丸,如梧子大,煮令熟,点少盐,空心和汁吞下。

＊二汁饮

【文献出处】《肘后备急方》

【原文摘录】《梅师方》主胃反,朝食暮吐,暮食朝吐,旋旋吐者。

以甘蔗汁七升,生姜汁一升,二味相和,分为三服。

翻胃方

【文献出处】《澹寮方》

【原文摘录】翻胃方。

大附子一枚,钻穴,入丁香以多为妙,面裹煨熟

上为细末,米饮调服,如汤饮不过膈者,煨姜钱蘸嚼下。一方以生姜入丁香,如前制。一方以干姜钻穴,入丁香,尤易作末。仓卒呕甚者,可用《类编》载一翻胃方:用大附子一枚,去其盖,剜中使空,纳丁香四十九粒,复以元盖覆之,线缚定,置银石器中,浸以生姜自然汁,及盖为度,慢火煮干,细末,一钱匕,掺舌上漱津咽下。若烦渴,则徐食糜粥。忌生冷、油腻。

生姜散

【文献出处】《圣济总录》

【原文摘录】治胃反,吐逆不止,心膈不利,饮食减少。

生姜切,炒,三两　蓬莪茂锉,炒,一两　陈橘皮汤浸,去白,炒　甘草锉,炒。各二两

上四味,捣罗为散,每服一钱匕,入盐少许,沸汤点服。

藿香丸

【文献出处】《圣济总录》

【原文摘录】治反胃吐逆,虚气上攻,心疼腹痛,多吐酸水。

藿香叶　木香各一两半　半夏汤洗去滑,二两　丁香　槟榔锉。各三分　白术一两　荜澄茄红豆蔻去皮。各半两

上八味,捣罗为末,酒煮面糊和丸,梧桐子大,每服二十丸,橘皮汤下,不拘时候。

镇脾散

【文献出处】《圣济总录》

【原文摘录】治胃反恶心,粥药不下。

京三棱炮,一两半　丁香三分

上二味,捣罗为散,每服一钱匕,沸汤点,不拘时候。

丹砂丸

【文献出处】《圣济总录》

【原文摘录】治反胃吐食,日久不止,大肠结燥。

丹砂研　铅丹研　陈橘皮去白,炒。各半两　半夏汤洗七遍,去滑,焙　厚朴去粗皮,生姜汁炙　麦蘖炒　陈曲焙　代赭煅。各一两　皂荚去皮子,炙取半两

上九味,捣研为末,和匀,稀糊为丸,如梧桐子大,每服二十丸,空心,日午、卧时,用温酒下,米饮亦得。

铅丹丸

【文献出处】《圣济总录》

【原文摘录】治反胃,呕吐哕逆。

黑铅铅汁入纸灰,以柳木椎同研成粉罗过,一两

上二味,同研极细,用米醋一升,同入砂石器内熬为膏,入干蒸饼少许,捣令熟,丸如赤小豆大,每服十丸,生姜汤或米饮下,不拘时候。

苍术汤

【文献出处】《圣济总录》

【原文摘录】治反胃及膈气,不下食方。

苍米或白米,遇日西时,于日下水微拌湿,自心中想日气如在米中,便只日中晒干,纸袋盛,挂通风处

上一味,每有患者,水煎一撮,和汁饮之,即时便下。

橘皮饮

【文献出处】《圣济总录》

【原文摘录】治反胃,胸胁妨胀,不下食。

陈橘皮汤去白,焙,一两　诃黎勒煨,去核　木香　薏苡仁　干木瓜去穰,切,焙。各一两半

上五味,粗捣筛,每服三钱匕,水一盏半,入生姜五片,煎至一盏,去滓,空腹温服。如人行五里,再服。

半夏饮

【文献出处】《圣济总录》

【原文摘录】治反胃不食,食即吐逆,羸瘦少力。

半夏汤洗七遍去滑,尽焙,二两　厚朴去粗皮,生姜汁炙,一两半　糯米两合　陈橘皮汤去白,焙,一两　生姜切,焙,一两半

上五味,粗捣筛,每服三钱匕,枣二枚,擘破,水一盏半,煎至一盏,去滓,空腹温服。如人行五里,再服。

雌黄丸

【文献出处】《圣济总录》

【原文摘录】治胃反,呕吐不止,饮食不下。

雌黄一分,研　甘草半分,生

上二味为末,烂饭和丸,梧桐子大,用五叶草[①]、糯米同煎,汤下四丸。

半夏丸

【文献出处】《圣济总录》

【原文摘录】治胃反,呕逆不下食。

半夏汤洗七遍,焙　伏龙肝各一两　白矾煅令汁枯　铅丹研。各三分

上四味,捣研为末,生姜汁煮面糊和丸,如梧桐子大,每服二十丸至三十丸,生姜橘皮汤下。

吴茱萸丸

【文献出处】《圣济总录》

【原文摘录】治年深膈气翻胃,饮食之物至晚皆吐出,悉皆生存不化,膈上常有痰涎,时时呕血,胸中多酸水,吐清水无时,夜吐辄至晓,日渐羸瘦,腹中痛楚,时复冷滑,或即闭结。

吴茱萸瓦上炒,三分　胡椒　人参　当归锉,焙。各半两　甘草半两,一半生用,一半纸裹五七重,醋浸令透,火内慢煨干,又浸,如此七遍　半夏一两,用生姜四两研汁,入沙罐子内,姜汁并水煮,候劈破,看存二分白心,取半夏细研为膏　白矾烧存性,半两

上七味,捣罗为细末,以半夏膏和丸,如稍硬添姜汁,丸如梧桐子大,每服七丸,桑柳枝各二十一茎,银器内煎汤吞下,日三服。忌诸毒物,惟可食油煎猪胰脾软饭。

茯苓饮

【文献出处】《圣济总录》

【原文摘录】治胃反吐逆,发渴饮水。

赤茯苓去黑皮,二两　泽泻　干姜炮。各一两　白术　桂去粗皮　甘草炙。各半两

上六味,粗捣筛,每服五钱匕,水一盏半,煎至一盏,去滓,空腹频呷,日三。

---

① 五叶草:即老鹳草。

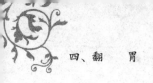

* 人参散

【文献出处】《圣济总录》

【原文摘录】治反胃吐食方。

人参　虎掌[①]各三分　附子炮裂,去皮脐　枳壳去瓤,麸炒　厚朴去粗皮,生姜汁炙　枇杷叶炙,去毛。各半两

上六味,锉如麻豆,令匀,每服五钱匕,水一盏半,入生姜半分切,煎取七分,去滓,温服。

肉豆蔻饮

【文献出处】《圣济总录》

【原文摘录】治反胃,饮食入口即吐。

肉豆蔻炮,去壳,四枚　高良姜　白芷　人参　赤茯苓去黑皮　槟榔锉。各一两半

上六味,粗捣筛,每服三钱匕,水一盏半,薤白三寸切,煎至一盏,去滓,空腹温服,如人行五里再服。

厚朴饮

【文献出处】《圣济总录》

【原文摘录】治反胃,两胁妨胀,食不消化。

厚朴去粗皮,生姜汁炙　生姜切,焙。各一两半　槟榔锉,三枚　肉豆蔻去壳,炮,一两　吴茱萸洗焙,微炒,三分　陈橘皮汤去白,焙,一两

上六味,粗捣筛,每服三钱匕,水一盏半,煎至一盏,去滓,空腹温服。如人行五里,再服。

橘皮汤

【文献出处】《圣济总录》

【原文摘录】治脾虚胃反,食下即吐。

陈橘皮汤浸,去白,焙　人参　泽泻　甘草炙,锉。各一两　桂去粗皮　干姜煨裂　赤茯苓去黑皮。各一两半　青竹茹二两半

上八味,粗捣筛,每服四钱匕,水一盏半,煎至七分,去滓,温服,不拘时。

通膈汤

【文献出处】《圣济总录》

【原文摘录】治胃反不下食。

昆布洗去咸,焙　白术各一两　丁香　槟榔煨,锉　诃黎勒皮　木香　半夏汤洗七遍,炒。各三分　大黄锉,炒,半两

上八味,粗捣筛,每服三钱匕,水一盏,入生姜三片,同煎至六分,去滓,温服。

---

① 虎掌:即虎杖。

人参厚朴汤

【文献出处】《圣济总录》

【原文摘录】治胃气虚弱,停饮相击,发为虚胀,其气逆上,食已反出。

人参　厚朴去粗皮,涂生姜汁炙透熟　桂去粗皮　半夏汤洗去滑,姜汁制,炒干。各二两　陈橘皮去白,炒　甘草炙,锉　白术各一两

上七味,粗捣筛,分作十帖,每帖以水二盏,生姜半分拍破,同煎,取一盏,去滓,空心顿服。

铅丹丸

【文献出处】《圣济总录》

【原文摘录】治久积痰壅,胃反,呕逆不下食。

铅丹　半夏汤洗去滑七遍。各一两　山芋　人参各三分　干姜炮　陈橘皮汤浸,去白,焙。各半两　甘草炙,一分

上七味,捣罗为末,研匀,汤浸蒸饼和丸,如梧桐子大,每服二十丸,煎人参汤下。

参桂汤

【文献出处】《圣济总录》

【原文摘录】治胃反呕吐不止,妨碍饮食。

人参　桂去粗皮　泽泻　甘草炙,锉。各三分　陈橘皮汤去白,炒　麦门冬去心,锉　半夏汤洗去滑,生姜汁制,炒,一两

上七味,粗捣筛,每服五钱匕,生姜一枣大,拍破,水一盏半,煎至八分,去滓,温服,不拘时,日三五服。

翻胃平胃散

【文献出处】《必用全书》

【原文摘录】平胃散多加硇砂、姜为末,沸汤点服,当吐出恶物一块黑色如石,屡验。

丁香散

【文献出处】《瑞竹堂经验方》

【原文摘录】治反胃吐食,水不能停。

黑锡一钱半,又名黑铅　水银一钱半。二件一处,于慢火上结沙子,为细末　丁香三钱　官桂一钱　舶上硫黄五钱

上为细末,用小黄米汤调,每服三钱,再用生姜自然汁三钱调一处,空心服之。

千转丹

【文献出处】《瑞竹堂经验方》

【原文摘录】治反胃吐食等病。

牛涎半斤　好蜜半斤　木鳖子三十介,去皮油

上为细末,牛涎、蜜一处,于银器内,用慢火熬,用槐条七枝搅之,煨干为度,每和白粥两匙,日进三服。

丁香煮散

【文献出处】《医方大成》引《仁斋直指方》

【原文摘录】治翻胃呕逆。

石莲肉　丁香各十四枚　生姜七片　北枣七介,切碎　黄秫米半合,洗

上用水碗半,煮稀粥,去药食粥。

附子丁香散

【文献出处】《医方大成》引《经验方》

【原文摘录】治翻胃吐逆,脏腑泄泻等疾。

附子一两,炮　干姜炮　丁香　肉豆蔻煨　白术各半两　甘草三钱

上为粗末,每服三钱,水一盏,姜五片,煎六分,空心服。

徐同知养胃汤

【文献出处】《南北经验方》

【原文摘录】治脾胃虚冷,不思饮食,翻胃呕吐。

白豆蔻仁　人参　丁香　缩砂仁　肉豆蔻　炮附子　粉草炙　沉香　橘红　麦芽　麦曲各二钱半

上为细末,姜盐汤调下。

治翻胃方

【文献出处】《袖珍方》

【原文摘录】治翻胃。

生姜二两,刀切大片　丁香全　重罗荞面

上将丁香脚儿于姜上载定,将荞面水和成剂,作饼四个,将前药裹定,用文武火烧熟为用,无药头酒于石臼内木椿捣为泥,磁罐内盛,土内埋七日,春秋五日,夏三日,取出,空心服一茶盏,温服三日。后用枣二升,蒸熟去核皮,研泥,熬成汤,服药罢,每日一盏送之。次后将粟米煎汤服,不要见米,忌口妙。

又方

【文献出处】《袖珍方》

【原文摘录】丁香一两

上为末,炼卤梅取肉,以香末为膏,嚼化即愈。

槿花散

【文献出处】《袖珍方》

【原文摘录】千叶白槿花阴干为末,陈米汤调送三五口。不转,再将饮调陈饮药送之。

养胃汤

【文献出处】《经验秘方》

【原文摘录】治反胃,萝卜蜜煎,细细嚼服,有效。

养胃汤料:厚朴姜汁炒　藿香叶　半夏汤炮七次　白茯苓去皮。各一两　人参　甘草炙
橘红各三钱　草果仁　苍术泔浸一宿,削去皮,锉,炒。各半两

上件,每服水两盏,生姜七片,枣子一个,煎至八分,去滓温服,不拘时,滓再煎。

* 五种翻胃方

【文献出处】《经验秘方》

【原文摘录】五种翻胃:

第一停饮,早晨吃物,日午吐出,心痛头疼,又吐酸水者是也。

第二膈气,吃物随手吐出,而小便赤,腹肚气膨,坐卧不安,上暖下冷者是也。

第三结肠,登溷① 如羊粪,吐出乃藏坏鸡子,大小便急涩疼痛者是也。

第四呕逆,吐酸水有顽痰,心头燥者是也。

第五膈宿,今日吃物,来日吐出,心嘈、腹膨、迷闷者是也。

治方:田螺壳半斤,火烧存性　郑树叶半斤,烧灰存性,染纸者是

上二味,以糯米饮捣成糍团,作块,火中煅红,好米醋淬七次,以瓦碗盖覆地上一宿取,研
为细末。

木香　丁香　荜澄茄各一钱　藿香五钱　白术　白茯苓各二钱　附子一只,炮,去皮脐

上为细末,每服三钱,却加前项药末二钱,共一处,看病轻重,量虚实加减。停饮者,炒茴
香汤下;膈气者,麦门冬、白术、木香煎汤下;结肠者,枳壳、藿香、人参煎汤下;呕逆者,紫苏、
半夏曲、良姜汤下;隔宿者,陈皮、枳壳、人参、藿香汤下。皆日进三服,才有效。用罂粟子② 同
粟米共猪肝三件煮粥,吃一遍便吃盏粥,如此调理一月,自然平复。

椒酒方

【文献出处】《经验秘方》

【原文摘录】治翻胃,胃寒吞酸等疾,胃壮者不宜服。

舶上硫黄二两,明者　汉椒四两,净拣去合口者并黑目　诃子二十四个,略捶碎

上三味,各用生绢袋盛之,以无灰酒十斤渍之,七日即可服,饮一杯,即加一杯生酒在内,

---

① 登溷(hùn):上厕所。

② 罂粟子:即罂粟子。

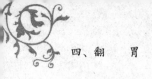

汉椒九十日一换,诃子七十二日一换,硫黄则长用,病除少止,春月少服,脾胃弱者,夏秋间服之,永无泄泻之患。

木香透膈饼子

【文献出处】《经验秘方》

【原文摘录】众家奴元帅常服。

沉香二两,不见火　木香二两,不见火　丁香皮二两,不见火　檀香末不见火　藿香去土　甘松去土。各二两半　缩砂仁四两　白豆蔻四两,用仁　益智仁三两　香附子三两半,去毛者　粉草炙,二两二钱　片子姜黄一两半　陈皮去白,一两二钱　白茯苓去皮,一两

上为极细末,汤浸宿,蒸饼和剂,丸如龙眼大,捻作饼子晒干,细嚼三二饼,食后姜汤下。

加味导痰汤

【文献出处】《经验秘方》

【原文摘录】治反胃呕吐。

大天南星姜汁浸三日,锉,晒干　大半夏生用。以上各一两　枳实麸炒,去穰　桔梗　赤茯苓　沉香　木香　陈皮各半两

上件叹咀,每服五钱,水一盏半,生姜自然汁一呷,同煎至六分,去滓,澄清汁上服。此药煎时不要搅动,须文武火煎。服此药后,却服生料治中汤加沉香,更入生姜煎,滤取澄清,水中浸冷服。

* 斑蝥方

【文献出处】《经验秘方》

【原文摘录】治反胃,枣一介去核,裹全斑蝥一介,用文武火煨毕,去斑蝥用枣,空心吃,白汤送下。

* 硫黄水银方

【文献出处】《经验秘方》

【原文摘录】治反胃,久药不效,及指吐不止者,好硫黄半两细研,入水银二钱半,同研无星,每服三钱,先取生姜汁酒一盏,煎热调药,空心服,调时逐渐著缓调,服了用被盖汗出安。

螺泥丸

【文献出处】《经验良方》

【原文摘录】治翻胃呕噎。

上用大田螺不拘多少,洗净,磁盆水养令吐出泥,用米筛张灰于地上,却将沙皮纸铺干灰上,去已养田螺,令泥水澄清,旋去上面清水,却将泥倾于纸上,候泥干稠,丸如梧桐子大,每服三十丸,藿香汤下,立愈。仍将田螺放于江中,如杀食下,其病不安。

通胃散

【文献出处】《经验良方》

【原文摘录】治结肠翻胃。

肉豆蔻　鸡心槟榔各一枚　胡椒四十九粒

上生为末，每服半钱，空心，以无灰酒、枳壳末少许调下，稀粥压之。

甘露汤

【文献出处】《经验良方》

【原文摘录】专治翻胃呕吐。

上用干飏糟头酢者六分，生姜四分和皮，拌和研烂作饼子，或焙，或晒干，每十两用甘草二两炙，同研为末，每服入盐少许，汤调无时。昔川中有一人翻胃，往京口甘露寺，设水陆，夜梦一僧持汤与之，胸膈少快，早入寺，知客供汤乃梦中所饮者，遂求其方，合数十服愈。临江有一吏得此方，合服即愈，幸勿轻之。出陈氏验方。

* 丁香散

【文献出处】《经验良方》

【原文摘录】治逆不食及翻胃。

母丁香　神曲炒

上为细末，稀粥调下一钱。

* 藿香散

【文献出处】《经验良方》

【原文摘录】治翻胃吐逆。

藿香叶去土　香附子去毛。各半两　橘皮二钱

上为末，每服二钱，姜三片，水一盏，煎六分服。

三一承气汤

【文献出处】《经验良方》

【原文摘录】治呕吐，水浆不入，或食已即吐，大便秘，或利而不松快，时觉腹满者，或下利赤白，而呕吐食不下者，或大肠、小肠、膀胱结而不通，上为呕吐隔食。

川大黄　厚朴　枳壳　芒硝各半两　甘草一两

上四件为粗末，每服四钱，水一盏，生姜三片，煎至六分，却入硝细细啜服。

* 丁橘丸

【文献出处】《经验良方》

【原文摘录】橘皮、丁香为末，糯米糊如麻子大服。

理中汤

【文献出处】《经验良方》

【原文摘录】理中焦不和,脾胃中寒,胸膈噎塞,呕吐冷痰,噫醋吞酸,饮食减少,短气虚羸,胸胁满闷,心腹搅痛,怠惰嗜卧。伤寒时气,里寒外热,上吐下利,心气结痛,手足逆冷,伤胃吐血,冷湿气泻,水谷不分,肠内虚鸣。霍乱之后,气体尚虚,未禁热药者,并宜服之,温中散寒,逐饮去湿,固卫止汗。

人参　干姜炮　白术炮　粉草各一两

上为粗末,每服三钱,水一盏半,煎一盏,空心服。伤胃吐血,服如本方。过啖热食,迫血上行,发为鼻衄,加川芎,能理中脘,分利阴阳,安定血脉。停痰留饮,加茯苓、半夏,导利去之。心脾气痛,加泡过茱萸三十粒。肾气发动,绕脐筑痛,去术加桂半两,肾恶燥,故去术,恐作奔豚,加桂以泄之。小肠气痛,加桂枝、川楝子。四肢麻痹,加附子、天麻各四分之一。霍乱后转筋,加煅石膏。一方生用,恐经火无性。若误服附子中毒者,正用本方,或止用干姜、甘草等分煎服,仍以黑豆煎汤佐之。寒湿所中,昏晕缓弱,腰背强急,心腹满胀,胸膈痞塞,吐利交作,加附子等分。又定斋于本方中,甘草但用四分,一作细末,每二钱入烧盐点服。若欲快气,加橘皮半两。诸吐利后,胸痞欲绝者,心膈高起急痛,手不可近者,加枳实、茯苓等分。若虚寒泄泻者,加茯苓、陈皮等分。若泻不已,加附子半两。若水谷不化,食少翻胃,更加缩砂半两。饮食过节,脾胃受伤,霍乱吐利者,加陈皮、青皮等分。胃脘有寒痰浮于上,呕吐不已,又加半夏等分,丁香减半。

* 进食丸

【文献出处】《经验良方》

【原文摘录】治翻胃吐食,暑气烦躁不食,小儿呕吐,泄泻黄色,杀疳虫进食。

平胃散一两　硫黄　硝石各半两

上二味,姜汁煮令干,为末,同平胃散酒煮糊为丸,如梧桐子大,每服二十丸,米饮下。

* 木槿花粥

【文献出处】《经验良方》

【原文摘录】治翻胃,用木槿花煮糯米粥服之。

乌头散

【文献出处】《经验良方》

【原文摘录】治年深膈气翻胃,常有痰涎,时时呕吐,胸中多酸水,吐清水无时,腹中痛楚,或时秘结,或时冷滑,此药主之。

川乌头炮,去皮　川楝肉各一两半　槟榔　木香各一两

上为末,每服二钱,水一盏,煎至七分,入盐一捻,温服。有一妇人年深翻胃,服此方效。

* 雪梨丁香方

【文献出处】《经验良方》

【原文摘录】用大雪梨一介,将丁香十五粒刺入梨肉内,用湿纸包裹四五重,炭火煨熟,热服。

* 禾稿灰

【文献出处】《经验良方》

【原文摘录】用早禾稿①烧灰,却将热汤淋灰汁,带温服之,听其吐出。盖胃中有虫,灰能杀。

五灵丸

【文献出处】《医林方》

【原文摘录】治返胃吐食。

丁香六钱　辰砂六钱　五灵芝②四钱

上为细末,用狗胆汁为丸,如鸡头大,每服一丸,生姜汤送下。

反食妙方

【文献出处】《医林方》

【原文摘录】买来的御史傅,轻者只一丸,重者二丸定可。

五灵不以多少,为细末,用黑狗胆汁和为二丸,如弹子大,每服一丸,病人先饮好酒半盏,约一盏药时,细嚼,好热酒送下,不拘时。

人参粥

【文献出处】《寿亲养老书》

【原文摘录】人参半两,为末　生姜取汁,半两

上二味,以水二升,煮取一升,入粟米一合,煮为稀粥,觉饥即食之,治反胃吐酸水。

捣姜饼

【文献出处】《吴氏集验方》

【原文摘录】治翻胃膈气。

丁香　水银研不见星　胡椒各一钱　硫黄三钱,用水银研　藿香　桂　木香　半夏各三钱。姜汁制　甘锅子二钱,醋煅过,酒煅

上为极细末,生姜自然汁为饼子,作四十九饼,每服一饼,姜汁化开,沸汤浸,晨,空心服

---

① 禾稿:连穗带杆的禾把子。

② 五灵芝:即五灵脂。

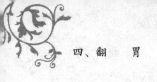

之良。

* 黄柏末

【文献出处】《神效名方》

【原文摘录】反胃,黄柏末,热酒调三五钱,食后服之。

* 棠梨叶方

【文献出处】《山居四要》

【原文摘录】翻胃,用棠梨叶油炒去刺,为末,酒调下。

又方

【文献出处】《山居四要》

【原文摘录】丁香、附子为末,以掌心内舐吃。

九仙饼

【文献出处】《急救仙方》

【原文摘录】治翻胃噎食,其效如神。

人参　南木香不见火　南星姜汁洗七次。各二钱　甘草一钱　半夏姜洗十次,五钱　枳壳去穰,面炒　白矾明净者,火枯　豆豉煅过。各十钱仲　厚朴姜汁浸炒,十五钱仲

上九味,各依等分,制过,为细末,候夜间晴时露过,以人参、厚朴煎汤,糊作饼子小平钱大,慢火焙干,每服一饼,用姜一大块,切作两片,夹饼子药,用纸裹浸湿,慢火熟煨,连姜及饼子嚼碎,以真料平胃散调汤吞下。切忌诸般生冷。仍令病者宽心开怀,服药调理,方可见效。

延年护命丹

【文献出处】《简奇方》

【原文摘录】治男子、妇人脾胃不和,饮食减少,心腹绞痛,反胃吐食,痰涎喘嗽,五般淋沥,伤寒结胸,大小便不通,泻血肠风,痔瘘,或伤寒后热甚发黄,久患疟疾,滑泻痢,米谷不分不消,酒疸,食劳黄,十种水气,遍身黄肿,一切蛊毒,五脏移积气,衄血不止,及至腮喉闭,口疮,遍身疥癣,九种心痛,三十六般积,二十四般气,诸药不效,无问年深日近,并妇人所患产后恶血冲心,令人欲死,口燥舌干,四肢困倦,血出崩漏不止,面色萎黄,赤白带下,血经瘀闭不通,小儿三十六种惊风。如十五以下,五十以上,一丸分作两服;十岁以下,六十以上,一丸分作三服;六岁以下,七十以上,一丸分作四服;三岁以下,八十以上,一丸分作五服。然临时更宜酌量虚实加减服之。此药不损脏腑,通和血脉,亦无困倦,其功不可尽述。

没药别研　乳香别研　轻粉各二钱　蓬莪术　京三棱炮。各一两　芫花　鳖甲醋蘸,炙黄色,去尖捶碎,一两半　黑牵牛四两,取头末二两　陈皮半两,与芫花二味好醋同浸一宿,漉去干更焙　川大黄一半生,一半醋浸一宿,软,作切块子,更作小块,切作片子,微日干,更焙,勿令焦,计二十二两半,先将此两分数非浸晒后,秤数目

上七味，杵筛为细末，入前三味研匀，炼蜜和为块，入臼中杵三千下，每一两分作四丸，细嚼，温水送下，临卧服毕，不用枕头，仰卧至一更后，任便睡卧，来日取下积块，或片字或虫、或脓血为效，忌生冷、硬物、油腻等三日，宜食白粥。如病大者，三日后再服一丸；病小者，五日后再进一服。如遍身走注疼痛，用乳香、没药煎汤化下；鼻血不止，冷水化下；有虫者，生麻子油化下。忌仁苋三日。修事此药，宜于初七、十七、二十七，入洁净室，斋心向东焚香，忌鸡犬、妇人。若腊月腊辰制合尤好，孕妇不可服。病大，三五服决瘥。东斋汪先生挟此一药，纵横四方，攻疗诸病，取效极多，秘其方，因其故人青社刘公恳求，遂传此药，每服一丸。

干食方

【文献出处】《世医得效方》

【原文摘录】惟食干饭饼饵，尽去羹饮水浆，药亦用丸，自不反动，调理旬日奇效，有人三世死于胃反，至孙收效此方。

*针灸方

【文献出处】《神巧万全方》

【原文摘录】心俞灸百壮，主吐逆不得食。

膈俞灸百壮，主吐泄逆，不下食，今日食，明日吐者。

巨阙灸五十壮，主吐逆，不得下食。

胃管灸百壮，三报之，主吐逆不住食。

脾募灸百壮，三报之，主吐逆食却出。

神光一名胆募，灸百壮三报，主吐逆宿汁含酸。

灸两乳下各一寸，以差为度。

灸脐上一寸，二十壮。

《明堂针灸经》云：三里主胃气不足，反胃针腹背，须针三里穴，灸之亦佳。

*针灸方

【文献出处】《严氏济生续方》

【原文摘录】服药未应者，宜灸中脘、足三里，各灸七壮或九壮，其效尤著焉。

*针灸方

【文献出处】《修月鲁般经》

【原文摘录】灸翻胃，气海、膻中、中庭。

治翻胃吐食，膈气噎塞，并一切胀满。取法，手中指第二节横纹是穴。用法，灸七壮。禁针，犯之令人指挛。

*粟米方

【文献出处】《医学纲目》

【原文摘录】(《食》)主脾胃气弱,食不消化,呕逆反胃,汤饮不下。

粟米半升研粉,水和丸,如桐子大,煮令熟,点少盐,空心和汁吞下。

* 饧糖渣方

【文献出处】《医学纲目》

【原文摘录】(世)治翻胃吞酸。

饧糖渣六两、生姜四两,研细和为饼,晒干。每用饼十两,入甘草一两为末,汤调下。陈彦正服得效。

(垣)厚朴丸

【文献出处】《医学纲目》

【原文摘录】主翻胃吐逆,饮食噎塞,气上冲心,腹中诸疾。其药味即与万病紫菀丸同。

厚朴　蜀椒去目,微炒　川乌头炮,去皮。各一两半　紫菀去上苗　吴茱萸汤洗　菖蒲　柴胡去苗　桔梗　茯苓　官桂　皂角去皮弦,炙　干姜炮　人参各二两　黄连二两半　巴豆霜半两

上为细末,入巴豆霜匀,炼蜜为剂,旋旋丸如桐子大,每服三丸,渐次加至五七丸,以利为度,生姜汤下,食后而卧。此药治效与《局方》温白丸同,及治处暑以后秋冬间下痢大效。春夏,加黄连二两,秋冬再加厚朴二两。如治风于春秋,所加黄连、厚朴外,更加菖蒲、茯苓各一两半。如治风痛不愈者,根据春秋加药外,更加人参、菖蒲、茯苓各一两半。如心之积,加菖蒲、白茯苓为辅;如肝之积,加柴胡、蜀椒为辅;如肺之积,加黄连、人参为辅;如脾之积,加茱萸、干姜为辅。秋冬久泻不止,加黄连、茯苓。

* 附子巴豆丸

【文献出处】《医学纲目》

【原文摘录】(《保》)反胃大便不通者,是肠胜胃也。服《局方》半硫丸三十丸。大府秘,用后药。

附子五钱　巴豆二个　砒一豆许

上末极细,生姜糊丸,绿豆大,每服一丸,白汤下。

附子丸

【文献出处】《医学纲目》

【原文摘录】治下焦吐食,朝食暮吐,暮食朝吐,大便不通。

附子炮,五钱　砒研,半钱　巴豆霜一钱

上同研极细,溶黄蜡为丸,如桐子大,每服一二丸,冷水送下,利为度。利后更服紫菀丸,常服一丸,勿令再闭。

(丹)翻胃方

【文献出处】《医学纲目》

【原文摘录】(丹)翻胃方。

黄连细切,姜汁熳炒,三钱　山楂肉一钱　保和末六钱

上粥丸,桐子大,人参汤入竹沥再煎沸,热下六十丸。

(《本》)大黄汤

【文献出处】《医学纲目》

【原文摘录】治冷涎翻胃。其候欲发时,先流冷涎,次则吐食。此乃劳证,治不早,死在旦夕。

用大黄一两,生姜自然汁半茶盏,炙大黄令燥,又焠入姜汁中,如此焠汁尽,切焙为末,每服二钱,陈米一撮,葱白二茎,水一大盏,煎至七分,先食葱白,次服其药,不十日去根。

* 玄朴散

【文献出处】《医学纲目》

【原文摘录】(罗)玄明粉、朴硝不以多少,煎过澄滤五七遍,晚于星月露至明旦,自然结成青白硝。用一瓦罐按实,炭火内煅,从慢至紧,自然成汁,煎至不响。再加顶火一煅,取出于净地上倒,合盆去火毒,至晚取出为细末,每二斤入甘草末二两。每用一钱二钱,桃花汤或葱白汤调下。治膈上气壅滞,五脏秘塞邪热。忌鱼及藕。

芫花丸

【文献出处】《医学纲目》

【原文摘录】(《本》)治积聚停饮,痰水生虫,久则成反胃,及变为胃痈,其说在《灵枢》及《巢氏病源》芫花丸。

芫花醋炒,秤,一两　牛膝　野狼牙根　桔梗炒黄　藜芦炒　槟榔各半两　巴豆十粒,炒黑

上为细末,醋糊为丸,如赤豆大,每服二三丸,加至五七丸,食前生姜汤下。此方常服,化痰、消坚、杀虫。予患饮癖三十年,暮年常多杂痰饮来潮,迟即吐,有时饮半杯酒即止,盖合此症也。因读《巢氏病源》论酒瘕云:饮酒多而食谷少,积久渐瘦,其病常欲思酒,不得酒则吐,多睡,不复能食,是胃中有虫使然,名为酒瘕,此药治之。要之须禁酒,即易治,不禁无益也。

* 反胃香附末

【文献出处】《医学纲目》

【原文摘录】治反胃多年,壁土和香附子末,米饮汤频频服之。

* 白矾方

【文献出处】《医学纲目》

【原文摘录】(《本》)治反胃吐食。

白矾二两　黄丹一两

上为末,入瓦罐内煅,令和取出,以净纸盛放地上,盆盖一宿,再为末,蒸饼丸如桐子,每

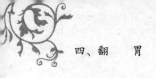

服五丸至七丸,空心温酒下,更量老少虚实与之。

（罗）红豆丸

【文献出处】《医学纲目》

【原文摘录】治诸呕逆、膈气、反胃。

丁香　胡椒　砂仁　红豆各二十一个

上为细末,姜汁糊为丸,如皂角子大,每服一丸,以大枣一枚去核,填药面裹烧熟,去面细嚼,白汤下。食前进三服,神效。

丁香附子散

【文献出处】《医学纲目》

【原文摘录】治膈气吐食。

丁香半两　槟榔一大个　黑附一个,半两重,炮去皮脐　硫黄去石　胡椒各二钱

上先将前四味为末,次入硫黄再研匀,每服二钱,用飞硫黄一个,去毛、翅、足、肠肚,填药在内,用湿纸五七重裹定,置慢火内烧熟,取出嚼吃,后用温酒送下,一日三服,不拘时候。如不吃荤,酒温粟粥饮调下。飞硫黄或云蝙蝠,《本草》无考。

（《本》）附子散

【文献出处】《医学纲目》

【原文摘录】治反胃。

用附子一枚极大者,坐于砖上四面着火,渐渐逼熟,入生姜自然汁中,再用火逼,再焠,约尽生姜汁半碗,焙干,入丁香二钱,每服二钱,水一盏,粟米少许,同煎七分,不过三服瘥。《斗门方》用粟米饮调下一钱服之。又方,治男妇小儿唇青面黄,肚里冷疼,引牵小腹,以至翻胃换食,呕吐,口苦舌干,少寤多寐,脚手牵掣,不拘年日远近,一切脾冷病,悉能除愈。有一妇人,年四十余,久患翻胃,面目黄黑,历三十余年,医不能效,脾俞诸穴烧灸交遍,其病愈甚。服此药七日,顿然全愈。服至一月,遂去其根。自是服之不三五服,些小脾疾,立便瘥平。保全胃气,能生肌肉、进饮食、顺荣卫。常服大有补益,累试累验,幸毋忽焉。

人参一两　茯苓白者,二两　附子七钱以上重者,炮去皮脐　粉草一两　黄芪一两,盐炙

上为细末,每服三大钱,盐汤煎服。忌生冷、油面、粘腻等毒物,无不效者,甚妙。

（罗）桂香散

【文献出处】《医学纲目》

【原文摘录】治膈气反胃,诸药难瘥,朝食暮吐,甚者食已辄出,其效神速。

水银　黑锡各三钱　硫黄五钱

上三味,铫内用柳木捶熬研,微火上细研为灰,取出后,用丁香末二钱、桂末二钱、生姜末三钱,都一处研令匀,每服三钱,黄米粥饮调下一服效,甚者再服。上丁香、附子例治翻胃,灼见脏腑有寒者服之。丹溪云:治反胃忌甚燥之剂,犯之必死。设用必与润血药相兼服。

五灵脂方

【文献出处】《医学纲目》

【原文摘录】(《本》)治男妇小儿远年近日翻胃吐食方。

用五灵脂一味，不拘多少，为细末，用黄犬胆汁为丸，如龙眼大，每服一丸，好酒半盏温服。不止再服，不过三服即效。《衍义》云：五灵脂行经血有效。《本草》云：味甘温，疗心腹冷气，通气脉，女子月闭。

鲫鱼散

【文献出处】《医学纲目》

【原文摘录】大鲫鱼一个，去肠留胆，纳绿矾末填满，缝口，以炭火炙黄为末，每服一钱，陈米饮调下，日三服。

又方

【文献出处】《医学纲目》

【原文摘录】松木节为末，酒下。

灸刺方

【文献出处】《医学纲目》

【原文摘录】(《撮》)翻胃：劳宫一分　中脘灸，泻之　心俞一分，沿皮向外一寸半，补之

(《玉》)翻胃吐食：中魁中指第三节，灸，泻之　中脘寸半　腕骨一分，泻之，灸

(东)吐食不化：上脘　中脘　下脘

(《甲》)食饮不化，入腹还出，下脘主之。

又法：三里　阴陵泉　不应，取下穴：中脘　天枢

又法：中脘　脾中魁　三里

又法：腋聚毛下宛宛中五十壮　石关五十壮

(《东》)今日食，明日吐。心腧沿皮，寸半　膈腧沿皮，寸半　胸堂七壮。即膻中　巨阙　胃脘寸半。各灸五十壮

又翻胃：商丘　通谷　巨阙　然谷　隐白　阳陵泉　内庭　膈关

(《甲》)背痛恶寒，脊强俯仰难，食不下，呕吐多痰，鬲关主之。

九仙饼

【文献出处】《玉机微义》

【原文摘录】治胃反吐而渴欲饮水者。

茯苓半斤　泽泻四两　甘草　桂枝各二两　白术三两　生姜四两

上水一斗，煮取三升，内泽泻，再煮取二升半，温服八合，日三。外一有小麦一升。

和中桔梗汤

【文献出处】《玉机微义》引《病机》

【原文摘录】治上焦气热上冲,食已暴吐,脉浮而洪。

桔梗一两半　半夏曲二两　陈皮去白　枳实炒　白茯苓各一两　白术一两半　厚朴一两,姜制

煮法如前。

上㕮咀,每服一两,取清温调木香散二钱,隔夜空服,三服之后,气渐下,吐渐止,然后去木香等末,每料中,加芍药二两,黄芪一两半服之,病愈即已。如大便燥硬,食不尽下,以大承气汤去硝微下之,少利为度,再服前药补之。

荆黄汤

【文献出处】《玉机微义》引《病机》

【原文摘录】治暴吐者,上焦热气所冲也,脉浮而洪。

荆芥穗一两　人参五钱　甘草二钱半　大黄三钱

上粗末,都作一服,水煎去滓,调槟榔散二钱,空心服。

紫沉丸

【文献出处】《玉机微义》引《病机》

【原文摘录】治中焦吐食,由食积与寒气相假,故吐而痛。

半夏曲　代赭石　砂仁各三钱　杏仁　沉香　木香　白术各一钱　乌梅肉　丁香　槟榔各二钱　橘皮五钱　肉果　巴豆霜各半钱。别研

上为末,入巴霜令匀,醋糊为丸,如黍米大,每服五十丸,食后柿霜汤下,吐愈则止。

厚朴丸

【文献出处】《玉机微义》

【原文摘录】主翻胃吐逆,饮食噎塞,气上冲心,腹中结疾。

厚朴　黄连二两半　吴茱萸汤洗七次　紫菀　菖蒲　柴胡　桔梗　茯苓　皂角炙　桂刮干姜炮　巴豆霜另研　蜀椒炒出汗　人参各半两　川乌头炮,去皮脐,二两半

上为细末,入巴豆霜匀,炼蜜为剂,旋丸桐子大,每服三丸,渐次加之,以利为度,姜汤下。春夏加黄连二两,秋冬加厚朴二两。

* 火枚草方

【文献出处】《寿域神方》

【原文摘录】翻胃及脾间诸疾,腹痛泄泻,用火枚草①不以多少,焙为细末,蜜煮糊为丸,

---

① 火枚草:即豨莶草。

如梧桐子大，每服五十丸，白汤送下，不拘时服。

胃丹

【文献出处】《普济方》

【原文摘录】（出《永类钤方》）朱砂禀太阴之精，不经火煅，以丁、附等脾药阴炼成丹，平补不僭。善治真阳衰虚，心火怯弱，不养脾土，冲和失布，中州虚寒，饮食不进，胸膈痞塞，或不食而胀满，或已食而不消，痰逆恶心，翻胃吐食，脏气虚寒，米谷不化，心腹绞痛，泄利不止。凡是一切脾胃诸疾，不问男子妇人，皆可服之。

朱砂大块去石者，五十两　附子炮，去皮脐，四两　肉豆蔻面裹煨　缩砂仁　荜澄茄　白豆蔻　红豆　高良姜锉，炒　白术　厚朴姜汁炙炒　胡椒　益智仁　麦门冬去心　草果仁　橘红　丁香不见火　藿香叶　五味子　干姜炮，去土。各四两　人参三两

上各如法修制锉，以锅一口，用白砂蜜五斤，将药一半与蜜拌匀，入银锅内，以桑柴火，重汤煮四日四夜，换蜜五斤，入前药一半和匀，再煮三日三夜，取砂淘净，焙干入乳钵，用玉杵研，直候十分细，米粽为丸，如绿豆大，阴干，每服十粒，加至十五粒，空心食前，用人参汤下，枣汤亦得。如或呕吐，用淡姜汤下。忌食猪羊肉。

玉浮丸

【文献出处】《普济方》

【原文摘录】（出《永类钤方》）治男子妇人脾胃虚弱，一切呕吐及久新翻胃，不问得病之由皆可服之，真良方也。

人参　白僵蚕炒去丝　白术　干姜炮　丁香　肉豆蔻面裹煨　橘红　白豆蔻仁　麦蘖炒　附子炮，去皮脐　木香　南星炮　槟榔　半夏汤浸七次　甘草炙。各等分

上为末，每服二钱，生面一钱和匀，生姜自然汁拌，入百沸汤煮令极细和丸药，丸梧桐子大，用淡姜汤下，不拘时。病甚者不过三服，恶热药者去附子，大便秘者去肉豆蔻。

丁香饼

【文献出处】《普济方》

【原文摘录】治脾胃虚寒，痰逆呕吐，饮食减少，五膈五噎，反胃恶心，并皆治之。

丁香　木香各一两　人参　荜澄茄各三钱　白豆蔻　肉豆蔻　半夏曲　神曲各五钱　白术　陈皮各一两五钱　甘草二钱

上为末，生姜汁煮糊作饼，如棋子大，第①服一饼，细嚼，生姜汤送下。

哽生散

【文献出处】《普济方》

【原文摘录】治反胃吐食。

---

① 第：只。

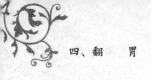

丁香五钱　木香二钱五分　官桂心二分半　人参　神曲各二分半　川芎七钱五分　诃子七个,去核　巴豆十四粒,水浸一宿如泥　草果仁二个　广术七分半

上除巴豆外,并生用,为极细末,入巴豆泥和匀,磁器内盛贮,蜜封之。此药过腊月半辰时,不见火方合药,于来年夏至后方可用。每用一铜钱半字,令病人男左女右置药,米汤调成稀糊,以舌舐之,卧少时后,用细米粥汤压之。病人多年可二服,病浅一服。修合不令鸡犬、妇人见。忌生冷、硬物、油腻、湿面、盐醋等物。止服白粥百日。孕妇不可服。

藿香汤

【文献出处】《普济方》

【原文摘录】治心虚满,饮食不入,时时呕吐,抑郁短气。或大病将理未复,胃气无以养,日渐羸弱,反胃。

藿香　人参　桂　桔梗　木香　白术各五钱　茯苓五钱　枇杷叶十片,去毛　半夏一两,汤洗,用姜汁制

上咬咀,每服五钱,水二盏,入姜皮一分,煎七分,去滓,食前服之。

加味姜附汤

【文献出处】《普济方》

【原文摘录】治远年近日翻胃呕吐,全不进饮食。

大附子一个,一两以上,匀炮分四破,生姜一斤,取自然汁于铫内慢煮附子至干,去脐焙　丁香　胡椒各五钱　木香　荜澄茄各二钱　沉香三钱　甘草炙,三钱　干饧糟半斤,生姜五两(斤)同捣烂饼子焙干

上为末,每服二钱,烧盐少许,米汤点,空心服。

半夏饮子

【文献出处】《普济方》

【原文摘录】治饮食吐逆,水谷不化,此为胃反。

半夏八分,汤浸,去滑　厚朴炙　人参　白术各四两　粳米二(一)合　橘皮四分　京枣七枚　生姜七片,切

上咬咀,水二大升,煎取一升,去滓,分温四服,空腹服二服。忌羊肉饧。

安中散

【文献出处】《普济方》

【原文摘录】治远年近日脾疼翻胃,口吐酸水,寒邪之气留于内,停积不消,胸膈胀满,攻刺腹痛。

玄胡索去皮　良姜油炒　干姜炮　茴香炒　肉桂各五两　牡蛎四两　甘草炒,十两

上为末,每服二钱,热酒调下,妇人淡醋汤调。不饮酒,盐汤下,不拘时。

化铁丸

【文献出处】《普济方》

【原文摘录】治结肠翻胃，兼治蛊胀，紧急如鼓，烦闷气促，不能坐卧，饮食顿减，手足干瘦。

五灵脂土炒，研，去石　陈皮不去白，真者　青皮并不去白。各一两　陈秫米一合，拣净，一作糯米　巴豆七十五粒，去壳

上先炒五灵脂香透，次下青皮，候色变又下陈皮，变色却下秫米、巴豆炒，须要秫米黄色取出，以纸摊在地上出火毒，去巴豆不用，只用三五粒亦可，为末，用好米醋浸，蒸饼，丸绿豆大，每服十五丸至二十丸，葱汤或茶汤下，妇人醋汤下，艾汤亦可。

丁香饮

【文献出处】《普济方》

【原文摘录】治翻胃呕逆。

石莲肉　丁香各四十枚　北枣七个，切碎　生姜七片　秫米一合

上水碗半，煮稀粥，去药食用。

木香豆蔻散

【文献出处】《普济方》

【原文摘录】人参　木香　肉豆蔻面裹煨。各五钱　白豆蔻一分　甘草炒，一钱五分

上㕮咀，每服三钱，姜枣煎服。

平气丸

【文献出处】《普济方》

【原文摘录】治胸中痞闷，气不下行，饮食不化，翻胃吐食。由胃气滞而不转，胃中为浊气逆行则吐。

乌梅一个　巴豆二粒，去油　丁香三粒　砂仁四粒

上为末，泛为丸，每服五七丸，姜汤下。

火食丸

【文献出处】《普济方》

【原文摘录】治脾虚弱，不进饮食，翻胃不食。

陈仓米一升，黄土炒，米熟之，去土　白豆蔻仁一两　丁香一两　缩砂仁二两

上为末，用生姜自然汁为丸，如梧桐子大，每服五十丸，食后淡姜汤下。

参橘汤

【文献出处】《普济方》

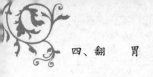

【原文摘录】治翻胃。

人参　真橘红　石莲肉各五钱　透明乳香一钱五分

上为末，每服一钱，姜汤点服。

朴附丸

【文献出处】《普济方》

【原文摘录】治虚寒相搏，翻胃吐食，中焦气痞。

厚朴去粗皮，锉　附子炮，去皮脐。各一两　生姜八两，取自然汁

上二味，姜汁煮干为度，焙干为末，酒煮面糊为丸，梧桐子大，米饮下三十丸，食前。一方用银石器内慢火熬姜汁尽为度。

干转丹

【文献出处】《普济方》

【原文摘录】治脾胃吐食等病。

牛涎半斤　好蜜半斤　木鳖子三十个，去油皮

上为末，牛涎、蜜一处于银器内用慢火熬，用槐条搅干为度，每和白粥两匙，日进三服。

石亭脂丸

【文献出处】《普济方》

【原文摘录】治年久胃反不止。

石亭脂[①]　紫背铅各二两　盐卤五两

上旋烧铅，煎卤中汁滓尽，将铅与石亭脂搅匀炒之，或焰起，即将铫子放水，上焰止，候匀熟，水浸炊饼，丸如梧桐子大，每服二十丸，煎石莲、干枣、干柿、干姜汤下。

加味青金丹

【文献出处】《普济方》

【原文摘录】(出指南方)治清浊不分，中焦气痞闷，心下大如杯，或时寒，或时热，朝食暮吐，暮食朝吐。其关脉弦而紧，弦则为虚，紧则为寒，虚寒相搏，此名为格，与关格同也，是为胃反。

硫黄　水银各等分

上各研细，不见星子为度，入木香末、丁香末各等分，用生姜自然汁煮糊丸，梧桐子大，每服十丸，食前米汤下。

*大黄甘草汤

【文献出处】《普济方》

---

① 石亭脂：即石硫赤，为硫黄之呈现红色者，功同硫黄。

【原文摘录】治翻胃,吐水及吐食。

大黄四两　甘草二两,炙

上㕮咀,水三升,煮取一升,去滓,分温再服。如得可,则隔两日更服一剂。

健胃丁香散

【文献出处】《普济方》

【原文摘录】(出德生堂)治反食,呕吐气噎,关格不通。

广木香　净全丁香各一两

上㕮咀,每服四钱,水一盏半,煎一盏。先用好黄土和泥,做成碗样一个,却以药滤去滓,盛于土碗内,食前服,越数时再煎服。此方有台掾吴安之得传于内台,盖耘夫都司自得之效,本堂试果验。盖用土碗盛药,取其有脾土生助之功。

白梅丸

【文献出处】《普济方》

【原文摘录】治反胃。

用生硫黄将白梅研成膏,丸梧桐子大,每服二十丸,米饮下。

大苍散

【文献出处】《普济方》

【原文摘录】治胃反及膈气不下食。

用苍米或白米,遇日西时于日下水微拌湿,自心中想日气如在米中,便在日中晒干,纸袋盛挂于通风处,每服水一煎一撮,和汁饮之,即是便下。一方陈苍米炊饭,焙干为末五两,沉香末五钱令匀,米饮调下。

椒附丸

【文献出处】《普济方》

【原文摘录】(出《余居士选奇方》)治翻胃。

胡椒　白姜　茴香　川附各等分　巴豆四十九粒

上以巴豆去壳同炒,去巴豆为细末,每服半钱,米饮调下。

灵砂丹

【文献出处】《普济方》

【原文摘录】(出《如宜方》)治翻胃,脏寒停饮后吐。

灵砂一两　丁香　木香　胡椒各半钱

上为末,枣肉杵丸如绿豆大,每服六十丸,姜汤下。

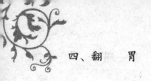

清膈散

【文献出处】《普济方》

【原文摘录】(出《卫生家宝方》)治热翻胃吐食。

蝉蜕五十个,去尽土用　滑石一两

上为末,水半盏,调药一盏去水,用蜜一匙调下,不拘时候服。

黄附丸

【文献出处】《普济方》

【原文摘录】(出《卫生家宝方》)治翻胃呕吐。

附子炮,去皮脐

上为末,糊丸如梧桐子大,以大黄为衣,每服十丸,温水下。

黑白附子丸

【文献出处】《普济方》

【原文摘录】(出《卫生家宝方》)治翻胃。

白附子　黑附子炮,去皮　白术　白茯苓各等分

上为末,面糊为丸,如梧桐子大,蚌粉为衣,每服三十丸,用麻油于手心内磨动,次滴水和油吞下,少时便吃粥一小碗即吐,吐止可服补胃药,随老少神效。

安胃散

【文献出处】《普济方》

【原文摘录】(出指南方)治胃反呕。

五灵脂杏核大,以醋和面裹,烧令香熟,去面　白茯苓一枚,杏核　丁香三十粒　朱砂五分　人参　木香各一分

上为细末,每服半钱,茶清调下。

＊猬皮方

【文献出处】《卫生易简方》

【原文摘录】治反胃,用猬皮煮汁服,或烧灰调服,或以其肉五味煮食,不得食骨,令人瘦缩小。

＊陈皮蚬壳散

【文献出处】《卫生易简方》

【原文摘录】治反胃吐食,心胸痰水,用陈皮、烂蚬壳,烧灰为末,每服饮下方寸匕,亦治失精。田螺烂壳亦好。

* 猕猴梨藤汁

【文献出处】《卫生易简方》

【原文摘录】治反胃，用猕猴梨①藤汁，和姜汁服之。

* 胞衣方

【文献出处】《卫生易简方》

【原文摘录】治反胃吐食，上气，用三五年胞衣化水一钟，好酒一钟，纵热饮之。

* 陈柿饼末

【文献出处】《卫生易简方》

【原文摘录】治反胃，用陈柿饼为末，酒调服。

* 大附子散

【文献出处】《卫生易简方》

【原文摘录】用一两二钱重大附子一个，米泔水浸三宿，将附子钻眼四十九个，以白丁香四十九枚，放在附子眼内，用湿纸先裹，却以黄泥固济半指厚，火烧红为度，待冷，去泥出火毒，为末，每服一钱，空心，桂皮汤下。如不通，用葱、蜜捣烂，贴于脐上。

* 粟壳煮汁饮

【文献出处】《卫生易简方》

【原文摘录】用粟壳②煮汁饮。

* 千捶花散

【文献出处】《卫生易简方》

【原文摘录】用千捶花③一个，烧灰存性，为末，酒调服。

* 黑铅水银方

【文献出处】《卫生易简方》

【原文摘录】治反胃吐食，水不能停，用黑铅、水银各一钱半一处于慢火上结成沙子，为细末，丁香三钱，官桂一钱，硫黄五钱，为末，每服三钱，生姜汁三钱，用小黄米汤调，空心服。

---

① 猕猴梨：猕猴槐科植物软枣猕猴桃的根、叶，功能健胃清热利湿，治消化不良、呕吐、腹泻等。

② 粟壳：即罂粟壳。

③ 千捶花：茜草科植物千锤打的花，功能清热解毒、利尿消肿、活血止痛。

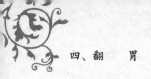

又方

【文献出处】《丹溪心法附余》

【原文摘录】茱萸　黄连　贝母　瓜蒌　牛转草[①]

韭菜汁

【文献出处】《丹溪心法附余》

【原文摘录】治翻胃。

韭菜汁二两　牛乳一盏

上用生姜汁半两和匀,温服效。

益元散

【文献出处】《丹溪心法附余》

【原文摘录】治翻胃,积饮通用。

益元散,生姜自然汁澄白脚,丸小丸子,时时服。

温清丸

【文献出处】《丹溪心法附余》

【原文摘录】治翻胃,伐肝邪。

干姜一两　滑石　甘草各二两

上为末,丸如桐子大,每服三五十丸,白汤下。

槿花散

【文献出处】《丹溪心法附余》

【原文摘录】治翻胃。

以千叶白槿花阴干为末,陈米汤调下三五口,不转再服。

一方

【文献出处】《丹溪心法附余》

【原文摘录】治翻胃,不问新久、冷热二症。

用虎脂[②]半斤,切如豆大,用清油一斤,入瓦瓶内浸虎脂一月,厚绵纸封口,勿令气泄,每用清油一两,入无灰好酒一大钟,调匀,不拘时温服,服尽病减。其虎脂再添油再浸,再可活二人。若一时无虎脂,只用珠子硫黄细研半两,水银二钱半,入硫黄末研至无水银星,再研如

---

① 牛转草:牛反刍出来的草。《本草纲目·兽一·牛》说它“治反胃噎膈”。

② 虎脂:现已禁用,可用牛、羊脂代替。下同。

墨煤色,每服三钱,生姜四两,取自然汁入好浓酒一钟,汤热调,空心服。厚衾^①盖之,当自足趾间汗出遍身皆汗透,吐当立止,不止再服。此药轻浮难调,须先滴酒少许,以脂缓缓研之,旋添酒调。

* 翻胃方

【文献出处】《世医通变要法》

【原文摘录】主方经验　治七情伤于脾胃,以致阴阳不和,胸膈痞闷,停痰气逆,遂成翻胃之病。

陈皮　青皮各二两　丁香　厚朴制　甘草各一两　白豆仁　砂仁各一两半　木香五钱　香附米二两半

上咬咀,每服五钱,姜三片,水煎服。或为末,盐酒调下。

* 砂苍丸

【文献出处】《世医通变要法》

【原文摘录】又方经验　治脾胃虚弱,呕吐,脉弦,翻胃不食。

砂仁　苍术陈者,用水二升,黄土炒熟,去土不用,三两　白豆仁　丁香各一两半

上为末,姜汁糊为丸,如梧桐子大,每服一百丸,姜汤送下。

加味豆香汤

【文献出处】《世医通变要法》

【原文摘录】治脾胃虚冷,呕吐不食,脉紧而弦。

红豆二两　丁香　甘草各一两　干姜　青皮　川乌　陈皮　良姜各一两半　胡椒　益智各五钱　白茯苓　半夏各一两半

上咬咀,每服五钱,姜三片,水煎,入盐一捻,空心服之。加藿香、砂仁,神效。

* 大附子方

【文献出处】《世医通变要法》

【原文摘录】一法经验　治翻胃不细饮食,用大附子,不切,上下截,留作盖子,勿使碎,将下一截剜窍,以丁香四十九粒安于内,以小截盖之,用线绊缚,置罐内,用姜汁浸过附子为则,慢火熬至干,取附子、丁香和匀,挑少许在掌上,以舌舐而食之,一早数次。忌毒物生冷。

又治　翻胃之证,血虚四物汤,气虚四君子汤,有痰二陈汤,俱必用童便、竹沥、姜汁、牛羊乳。粪若羊屎者,断不可治,大肠无血故也。

新瓦散

【文献出处】《赤水玄珠》

---

① 衾(qīn):被子。

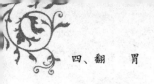

【原文摘录】治反胃。

用多年瓦一片,烧红入驴尿内,淬二十一次,研末,仓米饭焦为末,二分饭末,一分瓦末,蜡精和饭丸,以驴尿和平胃散服之。

丹溪翻胃方

【文献出处】《赤水玄珠》

【原文摘录】丹溪翻胃方。

黄连姜汁炒,三钱　山楂肉一钱　保和末六钱

上粥丸,桐子大,以人参汤入竹沥,再煎沸,热下六十丸。

玄明粉

【文献出处】《赤水玄珠》

【原文摘录】罗太无云:玄明粉硝提八九次,入瓦罐煅成汁,不响再加顶火煅。其煅过净硝一斤,入甘草末一两,和匀,名曰玄明粉。每用一二钱,桃花汤或葱白汤调下。治膈上气壅滞五脏,秘结邪热。忌鱼及藕。

翻胃方

【文献出处】《赤水玄珠》

【原文摘录】治翻胃用吴茱萸、贝母、瓜蒌根、牛膝草。

五灵脂丸

【文献出处】《赤水玄珠》

【原文摘录】男妇小儿,远近反胃吐食,或有污血停蓄胸膈者,方用五灵脂一味为末,以黄狗胆汁为丸,龙眼大,每服一丸,好酒半盏,温服。不止,再服即效。

雄黄二豆丸

【文献出处】《赤水玄珠》

【原文摘录】治翻胃噎食神验。

大乌梅三十枚,水洗净,取肉　硇砂　雄黄各二钱　乳香一钱　真百草霜　黑豆　绿豆各十九粒

上五味,为细末,乌梅肉捣,丸弹子大,每服一丸噙化。待一炷香时,药力方行,烙白面饼一枚,清热汤泡开,吃之无碍为妙。设仍有微碍,一二日后,再噙一丸,三五丸除根。

太仓丸

【文献出处】《赤水玄珠》

【原文摘录】脾胃虚弱,不思饮食,翻胃不食,亦宜服之。

砂仁　白豆仁各二两　陈仓米一升,用朝东向阳壁土炒,去土不用

上末,生姜自然汁丸,桐子大,每服百丸,淡生姜汤下。

* 硫黄酒

【文献出处】《赤水玄珠》

【原文摘录】《青囊》治反胃,久药不效,及小儿吐不止者。

硫黄五钱,为末,入水银二钱半,同研,无星为度。每服二钱,先取生姜汁,酒一盏,煎熟调药,空心服。调时逐渐著酒,缓调令匀,服讫,以被盖出汗安。

* 人参治翻胃方

【文献出处】《赤水玄珠》

【原文摘录】又曰:人参治翻胃之良。

用人参二两,拍破,每服一两,水一盏半,煎四分,热服。兼以人参汁煮粥吃愈。有人患翻胃,诸方不瘥,只服人参而愈。若卒呕吐逆,凡粥饮入口即吐,困弱,为丸服良。

* 二汁饮

【文献出处】《景岳全书》

【原文摘录】用甘蔗汁二分,姜汁一分,和匀,每服半碗或一碗,日三服,则止。

灸法

【文献出处】《景岳全书》

【原文摘录】上脘、中脘、下脘各二七壮,天枢三七壮。

木香调气散

【文献出处】《证治汇补》

【原文摘录】白豆蔻　丁香　木香各二钱　檀香一钱半　藿香八分　砂仁四钱　甘草八分

为末,每服二钱,加盐少许,沸汤下。

滋阴清膈散

【文献出处】《证治汇补》

【原文摘录】治阴火上冲而食反出。

当归　白芍　黄柏　黄连各一钱半　黄芩　山栀　生地各一钱　甘草三分

水煎,入童便、竹沥服。

九伯饼

【文献出处】《证治汇补》

【原文摘录】治反胃饮食不下,下即吐痰涎。

南星姜汁制,炮七次　人参各三钱　半夏姜汁洗七次　枯矾　枳实麸炒七次　厚朴姜炒　甘

草各五钱　木香四钱　豆豉一两

为末，老米打糊为饼，如钱大，瓦上焙干，露过。每服一饼，细嚼，以姜煎平胃散下。此方加阿魏三钱，神效。

金桃酒

【文献出处】《证治汇补》

【原文摘录】治反胃吐酸。

古铜四钱，敲如米大，再入核桃肉一斤，与前同研烂。用烧酒一斤，和铜挑匀，入瓶内，封口，隔水慢火煮一时，取出埋地下一二时。每日空心服一盏，如病重者，午后再服。

灵丹

【文献出处】《医林口谱六治秘书》

【原文摘录】治翻胃隔食，痰涌茶黄，气块鬼胎，误吞铜铁锡物、骨硬，冷茶送下三钱，天明有虫积泻出。

白丑头末，一两　槟榔一两　茵陈　蓬术各五钱。醋炒　三棱醋炒　牙皂去皮尖。各五钱

共为末，醋为丸绿豆大，空心，姜汤下，利后冷粥止之。

名　案

医学纲目

一中年妇人患反胃，以四物汤加和白陈皮、留尖桃仁、生甘草、酒红花浓煎，入驴尿，以防其或生虫也，与数十帖而安。（卷之二十二·脾胃部·呕吐膈气总论）

台州一木匠，年二十七，勤于任务，而性巧慧，有一艾妻[①]，且喜酒。病反胃者半载，其面白，其脉涩而不匀，重取则大而弱，大便八九日方通一次，粪皆燥结如羊屎，甚羸乏无力。予谓精血耗竭也。先与甘蔗汁煎六君子汤，加附子、大黄与之。伺大便稍润，令谢去任务，卧于牛家，取新温牛乳细饮之，每顿尽一杯，一昼夜可五六次，以渐而至七八次，其余菜果粥饭，皆不入口。半月而大便润，月余而安。然或口干，盖酒毒未解，间饮甘蔗汁少许，近两月而安矣。六君子汤谓人参、茯苓、白术、枳壳、陈皮、半夏各等分，姜、枣煎也。翻胃用韭汁二盏、牛乳一盏、生姜汁半盏，和匀温服，效。别有方见前。　（卷之二十二·脾胃部·呕吐膈气总论）

（梅）主反胃，朝食暮吐，旋旋吐者。以甘蔗汁七升，生姜汁一升，二味相和，分为三服。（卷之二十二·脾胃部·呕吐膈气总论）

---

① 艾妻：年轻美貌的妻子。

（丹）杭州一男子，四十余岁，患反胃两月矣。口干而不喜饮食，有时不吐，或吐则食物里涎沫而出，吐后胸膈方快。其脉俱涩，重则弦大。盖其壮年多服金石房中之药所致。时正秋初尚热，遂令其多作竹沥煮罂粟米为粥，代粥饭与之，每啜一二口而止，却带温频频与之，自此不吐。至旬日稍凉，以流水作稀粥入少竹沥与之，时间以四物汤加陈皮益其血，月余而安。（卷之二十二·脾胃部·呕吐膈气总论）

（《本》）驴尿治反胃。《外台》载：昔幼年经患此疾，每食饼及羹粥等，须臾吐出。贞观中，许奉御兄弟及柴蒋等，时称名医，奉敕令治。医竭其术，竟不能疗，渐至羸惫，死在朝夕。忽有卫士云：服驴小便极验。旦服二合，后食唯吐一半。晡时又服二合，人定时食粥，吐即便定。后奏知，大内中五六人患反胃，同服，一时俱瘥。此药稍有毒，服时不可过多，盛取尿，热服二合。病深者，日服之良验。《本草》云：驴尿治癥瘕反胃。又云：驴尿性冷味甘。（卷之二十二·脾胃部·呕吐膈气总论）

名医类案

滑伯仁治一妇，病反胃，每隔夜食饮，至明日中昃皆出，不消化。他医悉试以暖胃之药，罔[①]效。滑视，脉在肌肉下即沉。且甚微而弱。窃揆众医用药，于病无远，何至罔效？心歉然未决。一日读东垣书，谓吐证有三，气、积、寒也。上焦吐者从于气，中焦吐者从于积，下焦从于寒。脉沉而迟，朝食暮吐，暮食朝吐，小溲利，大便秘，为下焦吐也。法当通其秘，温其寒，复以中焦药和之。滑得此说，遂复往视，但大便不秘。专治下焦，散寒。以吴萸、茴香为君，丁、桂、半夏为佐，服至二三十剂，而饮食晏如。所谓寒淫所胜，平以辛热是也。（呕吐）

《外台》载昔幼年经患此病，每食饼及羹粥等，须臾吐出。正观中，许奉御兄弟及柴蒋等时称名医，奉敕令治，穷其术不能疗，渐至羸惫，危在旦夕。忽一卫士云：服驴溺极验。黄疸服牛尿，效亦同。旦服二合，后食惟吐一半，晡时又服二合，入定时食粥，吐即定。迄至次日午时，奏之大内。五六人患翻胃，同服，一时俱瘥。此溺稍有毒，服时不可过多。盛取，及热服二合，病深，七日以来服之，良验。《本事方》。

孙道秘传翻胃方：州斡辖苦此病，危甚，孙为诊之，数服愈。其法：用一附子，去其盖，刳中使净，纳丁香四十九粒，复以盖覆之，线缚定，著置银石器中，浸以生姜自然汁，及盖而止，慢火煮干，细末一钱匕，糁[②]舌上，漱津下。若烦渴，则徐食糜粥。忌油腻生冷。累试累验。《类编》。（噎膈）

一中年妇人反胃，以四物汤加带白陈皮、留尖桃仁、去皮生甘草、酒红花，浓煎，入驴尿以防生虫，与数十帖而安。

---

① 罔（wǎng）：无。
② 糁（sǎn）：涂抹，粘。

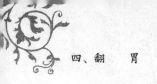

　　一人勤劳而有艾妻,且喜酒,病反胃半年。脉涩不匀,重取大而无力,便燥,面白形瘦,精血耗故也。取新温牛乳细饮之,每次尽一杯,昼夜五七次,渐至八九次,半月便润,月余而安。然或口干,盖酒毒未解,间饮以甘蔗汁少许。一云先与六君子汤加附子、大黄、甘蔗汁,饮之便润,乃以牛乳饮之,二月而安。

　　一人年四十,病反胃二月,不喜饮食,或不吐,或吐涎裹食出,得吐则快。脉涩,重取弦大,因多服金石房中药所致。时秋热,以竹沥、御米御米即罂粟米,治反胃为粥,二三啜而止。频与之,遂不吐。后天气稍凉,以流水煮粥,少入竹沥与之,间与四物加陈皮益其血,月余而安。(噎膈)

东皋草堂医案

　　一人反胃,眼下颧骨俱黑色,气上冲心,大便燥结,诊其右关脉细而附骨,寸口沉而横,此脾家有寒积也。以厚朴丸利之,一月而症减。厚朴一两五钱姜汁炒,川椒去目一两微炒,川乌炮,去皮一两,紫菀一两,吴茱萸一两汤泡,菖蒲一两,柴胡一两,桔梗五钱,茯苓五钱,官桂一两二钱,皂角去皮弦,炙一两,干姜炮、人参各一两四钱,川连一两,巴豆霜五钱。炼蜜丸如梧子,每服三丸,渐加至七八丸,生姜汤下。(膈噎)

(评选)静香楼医案

　　朝食暮吐,肝胃克贼,病属反胃。
　　旋覆花　代赭石　茯苓　半夏　吴萸　生姜　粳米　人参　枇杷叶
　　诒按:此专治吐,故加姜、萸。　(呕哕门)

临证指南医案

　　苏五四　向来翻胃,原可撑持,秋季骤加惊忧,厥阳陡升莫制,遂废食不便,消渴不已,如心热,呕吐涎沫,五味中喜食酸甘,肝阴胃汁,枯槁殆尽,难任燥药通关,胃属阳土,宜凉宜润,肝为刚脏,宜柔宜和,酸甘两济其阴。肝阴胃汁枯。
　　乌梅肉　人参　鲜生地　阿胶　麦冬汁　生白芍　(噎膈反胃)

叶氏医案存真

　　中年饱食,虚里穴痛胀,引之吐出,痛胀势减,必起寒热,旬日乃已。夫脾主营,胃主卫。因吐动中,营卫造偏周行,脉中脉外参差,遂致寒热。且纳物主胃,运化在脾,皆因阳健失司,法当暖中,用火生土意,再以脉沉弦细参论,都系阴象,有年反胃格胀,清阳渐弱,浊阴僭窃为多。症脉属虚,温补宜佐宣通,守中非法。
　　生淡干姜　茯苓　人参　熟半夏　白粳米　(卷一)

　　凡久病必入络脉,医但写药凑方,不明入络之理,药由咽入,过胃至肠而已。此症由肝络而来,过膈入胃,胃翻呕吐。致吐致胀之由,从肝而出也。偏胜病起,务以急攻。用药如用兵,直捣中坚,使病溃散,然非入络之方,弗能效矣。议于病发之时,疏理肝木。病缓再安胃土。

人参　厚朴　茯苓　熟半夏

磨入蓬莪术五分。　（卷二）

十九岁，翻胃三月，粒米不存，左脉大空虚，右脉细小虚涩，纳食少停，即涌出口，面白神瘁，大便燥结。此阴血枯槁，阳气郁结，已成膈症。勉拟补中纳下法。

人参　於术　麦冬　苇茎　牛涎　半夏　益智　茯苓　（卷三）

武进四十六　阳伤胃反。

熟附子　淡干姜　桂枝　黄连　厚朴　茯苓　（卷三）

同里五十六　酒热深入血分，瘀呕盈盆，越六七年，病变反胃妨食，呕吐涎沫。问大便仍通，结闭止在中脘，先通瘀开闭。

韭白汁　金墨汁　生桃仁　生蒲黄　延胡索　片姜黄　（卷三）

叶天士晚年方案真本

钱同里，五十六岁　酒热入血，瘀呕盈盆，越六七年变成反胃妨食，呕吐涎沫，问大便仍通，结闭在脘中，姑以通瘀开闭。

韭白汁　桃仁　延胡　京墨汁　生蒲黄　片子姜黄　（杂症）

孙五十九岁　食入气冲，痰升阻塞咽干，此为反胃。病根起于久积烦劳，壮盛不觉，及气血已衰有年，人恒有此症。未见医愈，自能身心安逸，可望久延年月。

黑栀　半夏　橘红　茯苓　金斛　竹沥一两　姜汁三分　（杂症）

杨五十二岁　气从左升，自肝而出，酸水涌上，食入呕出。胃中乏阳运行，木来克土。当此年岁，反胃妨食，乃大症也。

人参　茯苓　吴萸　干姜　胡芦巴　炒黑川椒　（杂症）

萧五十三岁　面色萎黄少采，脉来小濡微涩。此皆壮盛积劳，向衰阳弱，病至食下咽，气迎阻挡，明明反胃格拒。安静快活，可延年岁。

大半夏汤。（杂症）

洄溪医案

嘉兴朱亭立，曾任广信太守，向病呕吐，时发时愈，是时吐不止，粒米不下者三日，医以膈证回绝，其友人来邀诊。余曰：此翻胃证，非膈证也。膈乃胃腑干枯，翻胃乃痰火上逆，轻重悬殊。以半夏泻心汤加减治之，渐能进食，寻复旧，从此遂成知己。每因饮食无节，时时小发，且不善饭，如是数年，非余方不服，甚相安也。后余便道过其家，谓余曰：我遇武

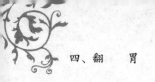

林①名医，谓我体虚，非参、附不可，今服其方，觉强旺加餐。余谓此乃助火以腐食，元气必耗，将有热毒之害。亭立笑而腹非②之，似有恨不早遇此医之意。不两月遣人连夜来迎，即登舟，抵暮入其寝室。见床前血汗满地，骇问故，亭立已不能言，惟垂泪引过，作泣别之态而已。盖血涌斗余，无药可施矣，天明而逝。十年幸活，殒于一朝，天下之服热剂而隐受其害者，何可胜数也。

雄按：服温补药而强旺加餐，病家必以为对证矣，而孰知隐受其害哉。更有至死而犹不悟者，目击甚多，可为叹息。（翻胃）

续名医类案

常熟一富人病反胃，往京口甘露寺设水陆，泊舟岸下。梦一僧持汤一杯与之，饮罢便觉胸快。次早入寺，乃梦中所见僧，常以此汤待宾，故易名曰：甘露饮。用干饧糖六两，生姜四两，二味合捣作饼，或焙或晒，入炙甘草末二两，盐少许，点汤服之。予在临汀疗一小吏，旋愈，切勿忽之。继洪《澹疗方》《本草纲目》。

金山周禅师，得正胃散方于异人，用白水牛喉一条，去两头节并筋膜脂肉，煎如阿胶黑片收之。临时旋炙，用米醋一盏浸之，微火炙干，淬之，再炙再淬。醋尽为度，研末厚纸包收。或遇阴湿时，微火烘之再收。遇此疾，每服一钱，食前陈米饮调下，轻者一服立效。凡反胃吐食，药物不下，结肠三五日，至七八日大便不通，如此者必死。用此方十痊八九。君子收之，可济人命也。《普济方》《本草纲目》。

天顺间，有周岐凤者，身兼百技，溺意③方术，既死。友人偶召箕④，周至，运箕如飞。顷刻数百言，乃长诗也。后一段云：朗吟堂前夜欲阑，丹方写与期平安。菊庄老人此老病，翻胃病实由胃寒。枇杷叶兮白豆蔻，紫苏子兮用莫谬。良姜官桂用些须，厚朴陈皮看功奏。半夏槟榔赤茯苓，沉香丁香皆用轻。白芥藿香吐圣药，杵头糠兮寻至诚。三片生姜两枚枣，切切分明向君道。人参乃是佐使者，食前一服沉疴好。盖菊庄患此病，用示以方也。第菊庄未知何许人，余诗不录。《祝子志怪》。（卷六·反胃）

张路玉治汤伯干子，年及三旬，患呕吐经年，每食后半日许吐出原物，全不秽腐，大便二三日一行，仍不燥结，渴不喜饮，小便时白时黄。屡用六君子、附子理中、六味丸，皆罔效，日濒于危。诊之，两尺弦细而沉，两寸皆涩而大，此肾脏真阳大亏，不能温养脾土之故，遂以崔氏八味丸与之。或谓附子已服过二枚，六味亦曾服过，恐八味未能奏效也。张曰：不然。此证本属肾虚，反以姜、附、白术伐其肾水，转耗真阴。至于六味，虽曰补肾，而阴药性滞，无阳则阴无以生，必于水中补火，斯为合法。服之不终剂而愈。

---

① 武林：旧时杭州的别称。
② 腹非：即腹诽。口里不言，心中讥笑。
③ 溺意：指心志沉湎于某一方面。
④ 召箕：召请箕仙问吉凶的一种活动。

张三锡曰：治反胃，用新水一大碗，留半碗，将半碗水内细细浇香油，铺满水面，然后将益元散一帖，轻轻铺满香油面上，须臾，自然沉水底，此即阴阳升降之道也。方即灵活可法，用治实症当有效。但香油却最容易引吐，用者审之。用匙扰匀服，却将所留水半碗荡药碗，漱口令净。吐既止，却进末予凉膈散，通其二便。未效，再进一帖益元及凉膈，即效也。此方极验。

王叔权曰：有人久患反胃，予与震灵丹服，更令服七气汤，遂立能食。若加以灸艾尤佳。有老妇患反胃，饮食至晚即吐出，见其气绕脐而转，予为点水分、气海，并夹脐边两穴。他医只灸水分、气海即愈，神效。《资生经》。

浙省平章[1]南征阅越还，病反胃，医以为可治。朱先生诊其脉，告曰：公之病不可言也。即出，独告其左右曰：此病得之惊后而使内[2]，火木之邪相挟，气伤液亡，肠胃枯损，食虽入而不化。食既不化，五脏皆无所禀，去此十日当死。果如其言。《越游集》《医说续编》。　（卷六·反胃）

许学士治一妇人，年四十余，久患翻胃，面目黄黑，历三十余年，医不能效。脾俞诸穴，烧灸交遍，其病愈甚。服此药，顿然全愈。服至一月，遂去其根。方名附子散，用附子一枚极大者，坐于砖上，四面煮火，渐渐逼熟，淬入生姜自然汁中，再用火逼，再淬，约尽生姜汁半碗，焙干，入丁香二钱。每服二钱，水一盏，粟米少许同煎七分，不过三服瘥。

王海云：赵侍郎先食后吐，目无所见，耳无所闻，服紫菀丸五十日，泻出青蛇五七条，四寸许，恶脓三升，愈。

萧万与曰：崇祯戊寅岁，余客汴梁，为一郡王宫人治产后发呃证。因言及先王壮龄时，患疟痢反胃，遍治不瘥，自料无生理。一草医亦精于脉者，连投五剂，用大黄七两始能食。此亦常有之症。吾乡有患痢者，医以大黄四两下之，见者皆惊愕。然服之痢反减，数服而愈。使此等证，遇读立斋、景岳书者，讵有生理乎？再投十余剂，计服大黄斤许，前证渐愈。后日服痰药，滚痰丸两旬方得全痊。越年余，连生五子，寿至九十三岁而薨[3]。如此禀赋，亦所不概见者。（卷六·反胃）

扫叶庄一瓢老人医案

凝瘀既久，三焦道路为壅，延成反胃噎膈，议缓逐一法。

人参研　桃仁去皮尖，烘脆　麝香研　大黄　䗪虫酒浸，新瓦上烘焙脆　当归梢烘

炼蜜为丸。

《经》云：食下不化，是无阳也。今早纳晚吐，仍然完谷，胃阳衰惫困穷，反胃涌吐，阳气

---

① 平章：地方高级长官。

② 使内：行房事。

③ 薨（hōng）：君主时代称诸侯或大官等的死。

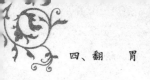

结痹,浊阴壅遏,况少壮至中年,操持萦思,喜饮少谷,阳气积伤。虞天民有云:格拒反胃,必阴枯阳结。视面赤属饮,脉弦为痰,饮留气凝,焉得不痛。缓痛宜通,然非攻下荡涤之比,当从通阳镇逆为法。真寒辛酸,破泄真气,大伤阳阳,不可再服。仿仲景胃虚客气上逆例。

人参　淡附子　淡干姜　代赭　块苓　白旋覆花　(气痹噎膈关格呃逆)

种福堂公选医案

高七一　老年逆气右升,脘阻妨食,涎沫上涌,此属反胃。夫阳气结闭,为无形之伤,前药小效,未几反复,以老人生阳不至耳。

人参　生淡干姜　炒黑附子　猪胆汁　(噎膈反胃阳结)

邹五三　酒客食管窄隘,向有脘痛,今多食即反胃。气阻日久必致瘀凝,食物宜淡薄,以上中二焦宣通气血治。

桃仁　蒲黄　降香末　苏梗　香附　橘红　(噎膈反胃气滞血瘀)

王四六　望五年岁,真阳已衰。纳食逾二三日,反胃涌吐,仍有不化之形,痰涎浊水俱出,大便渐秘。此关格大症,阴枯阳结使然。

人参　半夏　茯苓　泡淡吴萸　生淡干姜

夜另服半硫丸一钱五分。(噎膈反胃关格)

钱五一　中年食入,涎沫上壅吐食,此属反胃。姑以淡薄滋味,清肃上气,平昔饮酒恶甜,药不宜重以损胃。

鲜枇杷叶　杜苏子　降香　橘红　芦根　苡仁　(噎膈反胃)

南雅堂医案

中焦虚寒,脾阳不能运化水谷,致成反胃之症。王太仆云:食不得食,是有火也;食入反出,是无火也。中土火衰,自无疑义,拟用吴萸饮主之,俾震坤合德,土木不害,是为正治之法。

吴茱萸二钱五分,泡　人参一钱五分　生姜五钱　大枣五枚

水煎八分,温服。

完谷不化,朝食暮吐,是为反胃之症。自述始由寒疝,腹中结块,气从少腹上攻,胃脘作痛吐酸,此系中下两焦,阳气不振,肝木侵侮脾土,脾失运化,幽门不通,大便时苦艰涩,宜用温通扶阳法。

制半夏三钱　淡苁蓉三钱　柏子仁二钱　桂心一钱　淮牛膝二钱　陈皮一钱　枳壳一钱　吴茱萸二钱　沉香五分,研末冲　干姜五分

水同煎服。(膈症门)

朝食暮吐,或至次日又复吐出,本为肾虚之候。然肾有水火两脏,食入即吐,多属肾水之

亏,食久始吐,多属肾火之衰,此症乃食久而始吐,非肾寒而何? 盖脾胃土居中央,必赖命门之火以生,所谓母旺则子生也。治宜益火之源,使一阳复转,大地融和,其恙自平矣,方列后。

大熟地六钱　陈萸肉三钱　白茯苓三钱　肉桂一钱　附子八分

水同煎服。(膈症门)

朝食暮吐,完谷不化,中气已伤,不能健运。诊得脉虚色黑,腰腿乏力,知病不独在胃,而肾亦俱病矣,法宜温养。

人参二钱　炮附子八分　白茯苓三钱　益智仁一钱　川连八分　肉桂八分　(膈症门)

怫怒动肝,肝木犯胃,胃阳被伤,变化失司,不能传及小肠,六七日始一更衣,左胁下久有聚气,纳入停积不化,每两三日,呕嗳吞酸,仍上涌吐出,是胃气不主下行故也。延久防成反胃之症,法宜温胃阳,并制肝逆为是。

炮附子五分　干姜五分　吴茱萸二钱　生白芍三钱　白粳米一盏　生姜汁半盏

水同煎服。(膈症门)

斡山草堂医案

中虚木郁,兼挟湿痰,时欲呕恶吐酸,此反胃之根也,及早节饮为要。

炒川连　炒白芍　旋覆花　法半夏　陈皮　生谷芽　淡干姜　西党参　广藿　生益智
佛手柑

饮食不调,致伤胃阳之气,不时脘痛呕吐,此反胃根萌。节劳调理,勿食生冷为嘱。

炒川连　旋覆花　法半夏　川楝子　乌梅炒　陈皮　黑山栀　代赭石　炒蒌皮　川郁金　姜汁　(反胃)

气虚失化,火不生土,以致反胃呕吐,肌削神倦,不易治也。

西党参　法半夏　茯苓　代赭　炒白芍　韭白头　淡干姜　益智仁　陈皮　广藿　焦谷芽

火不生土,中虚失化,以致纳食停顿,朝食暮吐。此反胃噎膈之候,舍温补无策。

制附子　炒冬术　煨益智　陈皮　菟丝子　淡干姜　法半夏　炒白芍　砂仁　补骨脂

复诊:呕吐已止,遗泄又作,肾气大亏矣,仍宜温补。

制附子　西党参　茯苓　煨益智　菟丝子　淡干姜　法半夏　陈皮　五味子　补骨脂

再复:助命火以培其生化之源,乃治噎膈上策。

制附子　西党参　陈皮　大熟地　枸杞　破故纸　上肉桂　代赭石　砂仁　炙五味
菟丝

三复:迭投温补之剂,呕吐止,而气仍上冲,脉象弦细而微。未见生动,不敢必其全愈,尽力调治而已。

制附子　益智仁　大熟地　炒怀膝　菟丝子　西党参　广陈皮　干河车　炙五味　破

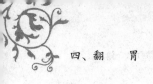

故纸（反胃）

齐氏医案[192]

曾治富商汤名扬，自谓体旺，酒色无度，行年四十，饮食渐减，形神尪羸，或教以每早进牛乳酒，初食似可，久之朝食至暮，酒乳结成羊屎形，一一吐去，其大小便日夜不过数滴，全无渣滓下行，卧床不起，告急请诊。按之两尺脉微如丝，右关弦紧，乍有乍无，两寸与左关洪大而散。余曰：足下之恙，乃本实先拨，先天之阴虚宜补水，先天之阳虚宜补火，水火既济，庶可得生。富商请方，乃用熟地一两，山茱、山药各四钱，茯苓、泽泻、丹皮、肉桂、附子各三钱，煎服一剂。明早令进牛乳酒，至暮则下行而不上吐矣。连服十剂，饮食渐进。遂以前方药料为丸，日服二次。嘱戒酒色，半载而康。

曾治筠邑令叶进士，坐西台回任，途中沐雨栉风，致患反胃之证。余有一面之交，令进八味地黄丸，不信，初食官燕，次饮牛乳，数旬无功，以致朝食暮吐，命在垂危。叶与余友王馨桂同乡，交好莫逆，时王母年逾七旬，亦患证同叶，延予诊治。予曰：伯母之恙，乃肾中真水竭、真火衰，非得上上紫油肉桂合八味丸，壮水之主，益火之原，不可活也。忽叶令书至，托王聘余治疗。予曰：叶公之恙，前不信余方，延至今日，恐不可及也。王友迫至筠邑诊之，果不能起，但见觅得肉桂甚佳，催令速合八味地黄丸，计图脱身，余行而公明日不禄。来至庆邑，幸遇王友，遂语之曰：足下与叶公父子交厚，顺去致吊，便求丸饵，令堂可得生也。王求之，果惠然而与归俸为服，三日而饮食下行，不复上吐。丸药服毕，安康如常，后犹享寿十二年。以此观之，信药者存，不信药者亡，何幸不幸，若斯也，其命也夫。（反胃证）

曾治燮堂伍登相，病反胃，求治于余。诊之两寸关脉大而弱，两尺脉涩而小，乃气血不足，大虚之证。遂与旋覆代赭汤二剂，八味地黄汤八剂，继服八味丸而元气大复。（反胃证）

王九峰医案

肾虚中阳不建，脾虚运化失常，食入停中不运，朝食暮吐，午后脘痛，气响转矢气可稍舒，昼夜如是。七情郁结，思虑尤甚。补中益气虽好，不若归脾兼养心脾。

早服金匮肾气丸

服肾气丸尚合机宜。《经》云忧愁恐惧则伤心，思虑劳倦则伤脾。脾主中州，养心脾是其法则。

归脾汤加冬瓜子。（反胃）

王旭高临证医案

沈　食下则饱胀，作酸呕吐，病属反胃。胃脉浮按则紧，沉按则弦。弦者木侮土，紧者寒在中。

党参　干姜　半夏　陈皮　茯苓　丁香　焦六曲　荜茇　蔻仁　陈香橼　（噎膈反胃）

某　迭进温中运湿,腹中呱呱有声,朝食则安,暮食则滞,卧则筋惕肉瞤,时吐酸水。中土阳微,下焦阴浊之气上逆,病属反胃。温中不效,法当益火之源,舍时从症,用茅术附子理中合真武法。

附子理中加茯苓、陈皮、生姜。

渊按:水谷不化精微而生酸痰,肝木失于濡润,筋惕肉瞤,是肝有燥火也。徒事温燥无益。　（噎膈反胃）

孔　先曾呕血,胃中空虚,寒饮停留,阳气不通,水谷不化,食入呕吐酸水,谷食随之而出。脉细肢寒,阳微已甚。证成翻胃,虑延脾败难治。

熟附子　干姜　丁香　橘饼　苁蓉干　九香虫　二陈汤其中甘草炙黑

渊按:噎膈、反胃,从呕血而起者甚多。盖血虽阴物,多呕则胃阳伤而不复,不能运水谷而化精微,失其顺下之职,始则病反胃,久则肠液枯槁而为膈证矣。

严　噎膈、反胃,胃脘之病也。上焦主纳,中焦司运,能纳而不能运,故复吐出。朝食暮吐,责其下焦无阳。拟化上焦之痰,运中焦之气,益下焦之火,俾得三焦各司其权,而水谷熟腐,自无反出之恙。然不易矣。

旋覆花　代赭石　熟附子　茯苓　枳壳　沉香　半夏　新会皮　益智仁　淡苁蓉　地栗　陈鸡冠　海蛇　（噎膈反胃）

吴鞠通医案

周　六十五岁　甲子十月二十五日　老年阳微浊聚,以致胸痹反胃,三焦之阳齐闭,难望有成,议先通胸上清阳。

栝蒌二钱　薤白三钱　半夏五钱　白蜜半酒杯　桂枝尖五钱　小枳实八分　川朴一钱　茯苓二钱　姜汁三小匙

水八杯,煮取三杯,分三次服。

三十日　老年阳微浊聚,反胃胸痹,用开清阳法,业已见效,但呕痰仍多,议食入则吐为无火例,用茱萸汤合大半夏汤。

淡吴萸八钱,自泡　洋参三钱,姜汁炒　生白蜜一酒杯　半夏一两二钱　生姜二两

水八杯,煮取三杯,分三次服,渣再煮半碗服。

初三日,即于前方内加茯苓块五钱。

初十日,即于前方去吴萸,加薤白三钱。（反胃）

类证治裁

某氏　因恼怒曾呕瘀血,已是肝逆。今胸痛吐沫,脉涩尺微,食入反出,火土两衰,蒸化无力,乃脾肾阳衰候也。然犯辛燥,又虞动血,择其辛温通降者宜之。韭子炒研、苏子、沙苑子、砂仁、降香汁冲、茯苓、半夏曲、益智子煨研,数服食进,痛沫悉止。

钟氏　脾胃阳衰,浊饮不降,食入胀痛,有吐逆反胃之虞。右脉濡涩,左脉弦。宜泄肝浊

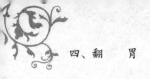

以通腑阳。厚朴姜制五分，椒目六分，茯苓三钱，半夏姜制钱半，苏子炒研七分，枳壳炒、陈皮，加姜，此《三因》七气汤加法，气降则饮降矣。再服呕胀减，大便得通，嗣用温脾胃，兼辛通降逆。半夏、砂仁、韭子炒研、益智仁煨研、茯苓、石见穿、生姜。数服渐纳谷食矣。（噎膈脉案）

某　长夏吐食，症属翻胃，服四君异功加炮姜、桂、附，不应。予谓五脏以守为补，六腑以通为补，此不易之经训。四君异功本脾药，非胃药，胃腑宣通则和，一与守中，必致壅逆，白术、炮姜皆守剂，且阳土喜柔凉，忌刚燥劫液，久吐则胃阴伤，须辛通使胃气下行则效。韭子炒研、杏仁、豆蔻衣、半夏、砂仁、太子参、姜汁粉、栝蒌仁。戒毋谷食，暂用面食，盖谷性阴而滞，面性阳而通，加意调养可痊。

毕　嗜饮翻胃，面食颇安，谷食则越宿倾吐无余。此胃阳衰，酒食化痰，瘀浊不降故也。用通阳泄浊法，制半夏、茯苓、益智仁、干姜、陈皮、吴萸、砂仁。惜不能戒酒，故时发时愈云。（翻胃脉案）

花韵楼医案 [193]

张医案　脾肾阳衰，早食暮吐，完谷不化，是无火也，并非火热暴迫之完谷下趋耳。舌质淡而苔白，脉细带弦，温中以理气分。

上肉桂　淡吴萸　白茯苓　老苏梗　益智仁　煨肉果　炒白芍　新会皮　戈半夏

张又诊　水谷入胃，易生痰湿者，多由脾虚土衰。今且肝木来侮，上则嗳腐吐食，下则便泄腹胀，升降皆属格碍，专理中宫之阳为的当也。

淡干姜　益智仁　云苓　新会皮　淡吴萸　甘草炭　炒白芍　姜半夏　干玫瑰花

张又诊　温煦脾胃，中焦气机已得旋运，果然阴复迟而阳复速也。

制附子　煨肉果　炒白芍　苡仁　制厚朴　淡吴萸　橘白　建曲　云苓

张又诊　反胃已止，当扶脾胃之气，佐以养肝之血。

人参条　云苓　新会皮　净归身　生冬术　炙草炭　姜半夏　炒白芍　炒苡仁　香谷芽

停药剂后以香砂六君丸三钱，每朝炒黄米泡汤送下。

问斋医案

食入反吐为胃反，乃噎膈之始，由中阳不运。理中汤加味主之。

人参　冬白术　炙甘草　炮姜炭　制半夏　制南星　公丁香　白豆蔻　陈橘皮（呕吐反胃噎膈）

益火之源，以消阴翳，治其反胃之本。

大熟地　粉丹皮　福泽泻　淮山药　山萸肉　云茯苓　制附子　油肉桂　车前子　怀牛膝（呕吐反胃噎膈）

朝食暮吐,暮食朝吐,原谷不化,显系中寒,理中为主。

人参　冬白术　炙甘草　炮姜　公丁香　白豆蔻　广木香　（呕吐反胃噎膈）

《金匮要略》曰:胃反呕吐者,大半夏汤主之。

人参　制半夏　川白蜜　（呕吐反胃噎膈）

徐养恬方案

脘痛脉微,朝食暮吐。此系火不生土,命门无蒸变之力,症难调治。

西党参　茯苓　法半夏　炙草　白蔻仁　公丁香　生姜　吴萸

另服《金匮》八味丸。（噎膈）

诊余举隅录[194]

丁酉秋七月,应试金陵,柯受丹观察嘱为汪君鹤清,治一反胃症。据云:前病外症,愈而半年,后渐神疲体疲,食入即吐。余见其鼻准有红紫色斑如豆大,切其脉,六部滑数,尺尤有力,知是脾胃宿火未清,浊邪因之上乘,非通下窍不可。初进承气汤去川朴,加滋清药,呕吐即平。继进地冬汤加味,月余而症悉愈。（反胃噎膈寒热证）

壬辰冬,余客天津,苏州庞某患反胃月余,清涎时泛,食入即吐,神疲体倦,羸弱不堪,人以为肝风,迭进平肝之味,不效,延余往诊。脉象迟弱,知是胃中无阳,命十剂而病愈。

甲午冬,余旋里,同邑毛君寿切其脉,细缓无神,知是虚寒痼疾反胃,非重剂温补不可。用四逆汤、理中汤等方加味,症稍平。十数剂后,渠寄书问余,意欲速效。余答云:治病如行路,路有千里,仅走数里,即期速到,恐医药中,无长房宿地法也。嗣后附、姜热药,俱增至一两与八钱,据云:服至年余,病始痊愈。（反胃噎膈寒热证）

张聿青医案

右　朝食暮吐,物不变化。脉沉细,苔白质腻。中阳不旋,反胃重证也。

制半夏　淡吴萸　公丁香　橘皮　竹茹姜汁炒　云茯苓　炮黑姜　广藿香　伏龙肝七钱,煎汤代水　（噎膈附反胃）

上池医案

左胁下气干胸中,作胀作呕,甚而食入间日吐出。此肝邪犯胃,胃虚不运,恐成反胃,拟咸降辛润甘缓重镇法。

晚服:旋覆花绢包　焦半夏　大枣去核,捣碎炒　代赭小块　生洋参切片,用老姜汁拦蒸,同煎养血润肠降逆。

朝服:全当归　米仁　桃仁　红花

也是山人医案

田二三　早食暮吐，大便不爽，病在中下。

小川连四分　制半夏一钱五分　桃仁一钱　制大黄五分　郁金一钱　红花五分　枳实一钱（噎膈反胃）

阮氏医案

王　素多痰湿，现因中阳被困，土德衰微，朝食而暮吐，致成反胃之症。拟用代赭旋覆汤加味治之，俾震坤合德，土木无伤，是为正法。

代赭石三钱　西潞党三钱　炙甘草八分　生姜汁一匙　旋覆花三钱,包煎　水法夏一钱半　淡吴萸八分　大黑枣三枚

江　朝食暮吐，非反胃而何？系肾火衰落微，脾阳困乏，所谓母寒子亦寒也。古云：益火之源，以消阴翳。师其法以治之。

大熟地三钱　山萸肉三钱　淡附片一钱半　黑炮姜一钱半　怀山药三钱　白茯苓三钱　紫瑶桂一钱　益智仁一钱半　（卷一）

小　结

以上所录文献，对翻胃的病因病机、临床表现和治疗方法，从不同方面作了阐述，使本病的辨证论治日趋完善。这里尤其值得关注的是，在治疗方法上，李东垣根据"阳气不得出，阴气不得下降"的病因，主张用"辛甘气味俱阳之药，引胃气以治其本"；而朱丹溪不同于李东垣，他根据"血干液涸阴虚生火"的发病原因，主张"润养津血，降火散结"的治疗法则；明代王肯堂认为"高年血液俱耗当以养血"为主；张景岳综合了李、朱二氏的论点，主张"治脾宜从温养，治肾宜从滋润"，在论治反胃病症中，主张"宜以扶助正气，健脾养胃为主"，如果胃气未损而饮食停积未消的又主张"去其滞"，至于气逆不调时，又主张"疏其郁"；明代的皇甫中根据"忧郁气结而生痰"的病因，主张"开郁结，化痰浊"为主。总之，古代医家在防治"翻胃"方面已总结了一套丰富的经验，对今天治疗胃癌等病有重要的借鉴作用。

随着医学科学技术的进步，对胃癌的病变过程有了更深刻的认识，为及早防范和治疗提供了有力的依据。

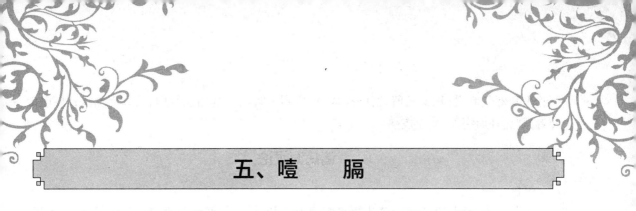

五、噎　膈

概　述

噎膈病名比较复杂，早期古医籍并无"噎膈"之名，多将噎和膈分成两种病症来描述。《黄帝内经》有"隔""隔塞不通""膈咽不通"记载，而无"噎"的记载。《诸病源候论》指出："噎者，噎塞不通也。"膈噎，见于《严氏济生方》，其主要症状为饮食格拒不食，或未曾入胃即有痰涎挟食还出。

《严氏济生方》将五噎五膈称为"膈噎之疾"。《澹寮方》专列膈噎之证，前"翻胃篇"提到朱丹溪曰"翻胃即膈噎，膈噎乃翻胃之渐"，而张景岳则指出"噎膈、反胃二证，丹溪谓其名虽不同，病出一体，若乎似矣，然而实有不同也。盖反胃者，食犹能入，入而反出，故曰反胃；噎膈者，隔塞不通，食不能下，故曰噎膈"。我们虽然将噎膈与翻胃分为两篇，但在汲取古籍知识和临床诊治时可以互参。

这里的噎膈包括了现代食管癌、贲门癌在内的多种消化系统疾病。

名　论

黄帝内经素问

胃风之状，颈多汗恶风，食饮不下，隔塞不通，腹善满，失衣则䐜胀，食寒则泄，诊形瘦而腹大。（卷第十二·风论篇第四十二）

帝曰：善。天气之变何如？岐伯曰：厥阴司天，风淫所胜，则太虚埃昏，云物以扰，寒生春气，流水不冰。民病胃脘当心而痛，上支两胁，膈咽不通，饮食不下，舌本强，食则呕，冷泄腹胀，溏泄瘕水闭，蛰虫不去，病本于脾。（卷第二十二·至真要大论篇第七十四）

黄帝内经灵枢

肝大则逼胃迫咽，迫咽则苦膈中，且胁下痛。（本藏第四十七）

帝曰：气为上膈者，食饮入而还出，余已知之矣。虫为下膈，下膈者，食晬时乃出，余未得其意，愿卒闻之。岐伯曰：喜怒不适，食饮不节，寒温不时，则寒汁流于肠中，流于肠中则虫寒，虫寒则积聚，守于下管，则肠胃充廓，卫气不营，邪气居之。人食则虫上食，虫上食则下管虚，

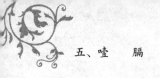

下管虚则邪气胜之，积聚已留，留则痈成，痈成则下管约。其痈在管内者，即而痛深；其痈在外者，则痈外而痛浮，痈上皮热。（上膈第六十八）

诸病源候论

噎候

夫阴阳不和则三焦隔绝，三焦隔绝则津液不利，故令气塞不调理也。是以成噎，此由忧恚所致，忧恚则气结，气结则不宣流使噎。噎者，噎塞不通也。

久寒积冷候

此患由血气衰少，腑脏虚弱，故令风冷之气独盛于内，其冷气久积不散，所以谓之久寒积冷也。其病令人羸瘦，不能饮食，久久不瘥，更触犯寒气，乃变成积聚，吐利而呕逆也。

腹内结强候

此由荣卫虚弱，三焦不调，则令虚冷在内，蓄积而不散也。又饮食气与冷气相搏，结强而成块，有上有下，或沉或浮，亦有根，亦无根，或左或右也，故谓之腹内结强。久而不瘥，积于年岁，转转长大，乃变成癥瘕病也。（否噎病诸候）

太平圣惠方

夫五膈气者，谓忧膈、恚膈、气膈、寒膈、热膈也。忧膈之病，胸中气结烦闷，津液不通，饮食不下，羸瘦，全无气力；恚膈之为病，心下苦实满，噎辄醋心，食不消，心下否涩，积结在于胃中，大小便不利；气膈之为病，胸胁逆满，咽塞不通，噫闻食臭；寒膈之为病，心腹胀满，咳逆，膈上苦冷，脐腹雷鸣，食不生肌；热膈之为病，脏有热气，五心中热，口烂生疮，骨烦四肢重，唇口干燥，身体头面手足或热，腰背疼痛，胸痹引背，水谷不消，不能多食，羸瘦少气，此是五膈形证也。《经》云：阳脉结，谓之膈。言忧恚寒热，动气伤神，而气之与神，并为阳也。伤动阳气，致阴阳不和，而腑脏生病，结于胸膈之间，故称为膈气。众方说五膈，互有不同，但伤动之由有五，故云五膈气也。（卷第五十·五膈气论）

夫五膈气者，一曰忧膈，二曰恚膈，三曰气膈，四曰寒膈，五曰热膈。此皆寒温失宜，食饮乖度，或恚怒气逆，思虑伤心，致使阴阳不和，胸膈否塞，故名膈气也。（卷第五十·治五膈气诸方）

夫膈气者，由胸中气结烦闷，津液不通，饮食不下是也。凡阴注于内，阳结于外，谓之隔也，皆忧恚寒热，动气伤神。气之与神，并为阳也，伤动阳气，致阴阳不和，脏腑生病，结滞于胸膈之内，上搏于咽喉之间，或壅或塞，不得宣通，故言膈气，咽喉不利也。（卷第五十·治膈气咽喉噎塞诸方）

夫膈气妨闷者，由忧恚思虑，冷热不调，气结胸中，上下否隔，饮食噎塞，津液不通，虚冷之气，攻迫咽喉，故令妨闷也。（卷第五十·治膈气妨闷诸方）

夫膈气呕逆不下食者，由胃中有寒，寒从胃上，结搏于胸中，经络否涩，气不宣和，后有

恚怒气逆,寒热不调,脾胃气虚,痰饮留滞,故令呕逆不能下食也。(卷第五十·治膈气呕逆不下食诸方)

夫膈气宿食不消者,由寒气在于脾胃之间,使谷不化也,此皆脾脏虚弱,不能磨之,则经宿而食不消也。(卷第五十·治膈气宿食不消诸方)

夫五噎者,一曰气噎,二曰忧噎,三曰食噎,四曰劳噎,五曰思噎,由阴阳不和,三焦隔绝,津液不利,气不调理之所致也。此皆忧恚嗔怒,气结在于心胸,不得宣通,是以成噎,宜以食治之也。(卷第五十·五噎诸方)

圣济总录

膈气痰结者,谓结痰在胸膈之上,喉间噎塞,咳唾稠浊,气满胸中,妨害饮食。盖缘脾肺久虚,气道否涩,不能升降,水饮停结,聚而为痰,久不瘥,则变虚劳上喘之病。(膈气痰结)

饮食入于胃而化于脾,脾胃和调,则水谷易腐,若脾胃虚寒,即传化不时,新陈蕴积。况膈气之人,气道久涩,是致噎气酸臭,否满噎塞,而苦宿食不消也。(膈气宿食不消)

膈气噎塞者,由忧思过甚,气结不通,肺胃虚弱,气留肓膜,则结滞于胸膈,故升降否塞。盖喉咙者,气之所以上下,若气塞不通,则咽喉噎闷,状若梅核,咽纳有妨,故谓之膈气,咽喉噎塞也。况肺气上通于喉咙,胃脉外连于咽嗌,若使上下升降,肺胃和平,则阴阳调顺,膈气自散矣。(膈气咽喉噎塞)

人之胸膈,升降出入,无所滞碍,命曰平人。若寒温失节,忧恚不时,饮食乖宜,思虑不已,则阴阳拒隔,胸脘否塞,故名膈气。曰忧、曰恚、曰气、曰寒、曰热,五种虽殊,其为膈病则一。(五种膈气)

膈气呕逆,不下饮食者,由胃气不足,风冷乘之,或忧恚气结,不得宣通。故令膈脘否满,气塞胸中,纵能食而卒不下,或入胃中,多致不消,与留饮相击,则变为呕逆也。(膈气呕逆不下食)

三因极一病证方论

夫五噎者,即气噎、忧噎、劳噎、思噎、食噎,虽五种不同,皆以气为主。所谓气噎者,心悸,上下不通,噫哕不彻,胸背痛;忧噎者,遇天阴寒,手足厥冷,不能自温;劳噎者,气上膈,胁下支满,胸中填塞,攻背疼痛;思噎者,心怔悸,喜忘,目视䀮䀮;食噎者,食无多少,胸中苦寒,疼痛,不得喘息,皆由喜怒不常,忧思过度,恐虑无时,郁而生涎,涎与气搏,升而不降,逆害饮食,与五膈同,但此在咽嗌,故名五噎。(五噎证治)

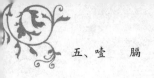

病有五膈者，胸中气结，津液不通，饮食不下，赢瘦短气，名忧膈；中脘实满，噫则醋心，饮食不消，大便不利，名曰思膈；胸胁逆满，噎塞不通，呕则筋急，恶闻食臭，名曰怒膈；五心烦热，口舌生疮，四肢倦重，身常发热，胸痹引背，不能多食，名曰喜膈；心腹胀满，咳嗽气逆，腹下若冷，雷鸣绕脐，痛不能食，名曰恐膈。此皆五情失度，动气伤神，致阴阳不和，结于胸膈之间，病在膻中之下，故名五膈。若在咽嗌，即名五噎，治之五病同法。(五膈证治)

儒门事亲

病派之分，自巢氏始也，病失其本，亦自巢氏始也。何者？老子曰：少则得，多则惑。且俗谓噎食一证，在《内经》苦无多语，惟曰三阳结谓之膈。三阳者，谓大肠、小肠、膀胱也。结，谓结热也。小肠热结则血脉燥，大肠热结则后不圊，膀胱热结则津液涸，三阳既结则前后闷涩，下既不通，必反上行，此所以噎食不下，纵下而复出也。谓胃为水谷之海，日受其新，以易其陈，一日一便，乃常度也。今病噎有三日、五日，或五七日不便，是乖其度也，亦明矣。岂非三阳俱结于下，广肠枯涸，所食之物，为咽所拒，纵入太仓，还出喉咙，此阳火不下，推而上行也。故《经》曰：少阳所至为呕涌，溢食不下，此理岂不晓然。又《气厥论》云：肝移寒于心为狂，膈中注阳与寒相薄，故隔食而中不通，此隔阳与寒为之也，非独专于寒也。《六节藏象》又云：人迎四盛以上为格阳。王太仆云：阳盛之极，故隔拒而食不得入。正理论曰：格则吐逆，故膈亦当为格。后世强分为五噎，谓气、忧、食、思、劳也，后又分为十膈五噎，其派既多，其惑滋甚。人之溢食，初未必遽然也。初或伤酒食，或胃热欲吐，或胃风欲吐，医氏不察本原，火里烧姜，汤中煮桂；丁香未已，豆蔻继之；荜拨未已，胡椒继之；虽曰和胃，胃本不寒，虽曰补胃，胃本不虚。设如伤饮，止可逐饮；设如伤食，止可逐食，岂可言虚，便将热补。《素问》无者，于法犹非；素热之人，三阳必结，三阳既结，食必上潮。医氏犹云：胃寒不纳，燔针钻肉，炷艾灼肌，苦楚万千。三阳转结，分明一句，到了难从，不过抽薪，最为紧要。扬汤止沸，愈急愈增，岁月弥深，为医所误。人言可下，退阳养阴。张眼吐舌，恐伤元气。止在冲和，闭塞不通，经无来路，肠宜通畅，是以鸣肠，肠既不通，遂成噎病。世传五噎宽中散，有姜有桂，十膈散有附有乌，今予既斥其方，信乎与否，以听后贤。或云：忧恚气结，亦可下乎？余曰：忧恚磐礴，便同大郁，太仓公见此皆下。法废以来，千年不复，今代刘河间治膈气噎食，用承气三汤，独超近代。今用药者，不贯主用，将谓风狂嘻嘻，冰哂及观其效，犹昧本原。既懒问咨，妄兴非毁。今予不恤，姑示后人，用药之时，更详轻重。假如闷久，慎勿陡攻，纵得攻开，必虑后患，宜先润养，小著汤丸，累累加之，开局自透。其或咽噎，上阻涎痰，轻用苦酸，微微涌出，因而治下，药势易行。设或不行，蜜盐下导，始终勾引，两药相通，结散阳消，饮食自下，莫将巴豆，耗却天真，液燥津枯，留毒不去。人言此病，曾下夺之，从下夺来，转虚转痞，此为巴豆，非大黄、牵牛之过。箕城一酒官，病呕吐，逾[1]年不愈，皆以胃寒治之。丁香、半夏、青陈、姜附，种种燥热，烧锥燎艾，莫知其数，或小愈，或复剧，且十年，大便涩燥，小便赤黄，命予视之。予曰：诸痿喘呕，皆属于上。王太仆云：上谓上焦也。火气炎上之气，谓皆热甚而为呕。以四生丸下三十行，燥粪肠

---

① 逾：越过、超过。

垢,何啻^①数斗。其人昏困一二日,频以冰水呷之,渐投凉乳酪、芝麻饮,时时咽之。数日外,大啜^②饮食,精神气血如昔,继生三子,至五旬而卒。(凡十膈五噎浪分支派疏)

严氏济生方

《素问》云:阳脉结,谓之隔。盖气之与神并为阳也。逸则气神安,劳则气神耗。傥^③或寒温失宜,食饮乖度,七情伤感,气神俱扰,使阳气先结,阴气后乱,阴阳不和,脏腑生病,结于胸膈,则成膈。气留于咽嗌,则成五噎。五膈者,忧、恚、寒、热、气也;五噎者,忧、思、劳、食、气也。其为病也,令人胸膈痞闷,呕逆噎塞,妨碍饮食,胸痛彻背,或胁下支满,或心忡喜忘,咽噎,气不舒。治疗之法,调顺阴阳,化痰下气,阴阳平匀,气顺痰下,膈噎之疾无由作矣。又有下虚,气上控膈,令人心下坚满痞急,肌中苦痹,缓急如刺,不得俯仰,名曰胸痹。(五噎五膈论)

十形三疗 ¹⁹⁵

遂平李官人妻,病咽中如物塞,食不下,中满,他医治之不效。戴人诊其脉曰:此痰膈也。《内经》曰:三阳结为膈。王启玄又曰:格阳云阳盛之极,故食格拒而不入。先以通经散越其一半,后以舟车丸下之,凡三次,食已下。又以瓜蒂散再越之,健啖如昔日矣。(隔食中满)

澹寮方

夫膈噎之证最难治,亦未易识也。大概气郁于胸膈而生痰饮,每为阻碍,遇饮食则膈而不下,食而不久,又和痰饮吐出。或误认为翻胃,或噫食酸臭,似有宿食,药丸硬物则吞不下膈,此之谓五膈。愚尝疗二三贵人者有此疾,或用嘉禾散、五膈散,或更灸中脘并气海穴,继之以下气化痰之剂,悉有效,而不能速安,须静自将理,而后可矣。又有才饮食入咽嗌而阻碍,多致吐出者,谓五噎,尤难治之。今备录诸家之说,以待审察,而用药云。

噎病不在外,不在内,不属冷,不属热,不是实,不是虚,所以药难取效。此病缘忧思恚怒,动气伤神,气积于内。气动则诸证悉见,气静则疾候稍平,扪之而不得疾之所在,视之而不知色之所因,听之而不知音之所发,故针灸服药,皆不获效,此乃神意间病也。顷京师一士人有此证,劝令净观内住,将一切用心力事,委之他人,服药方得效,若不如此,恐卒不能安。孙真人云:妇人嗜欲多于丈夫,感病倍于男子,加以慈恋爱憎,嫉妒忧患,染著坚牢,情不自抑,傥有斯疾,则疗之尤难。鸡峰方。(膈噎)

永类钤方

诸方论皆以顺气化痰,温脾养胃,顺调阴阳,气顺痰消,诚是。此七情内伤,脾胃郁而生痰,痰与气搏,升而不降;是气为浊气,非得于天之清气者,人人有此清气,而清气常不足,浊

---

① 何啻(chì):但,只。

② 啜(chuò):饮,吃。

③ 傥(tǎng):表示假设。

气常有余,清气多,浊气少,病自不生,痰不必化,脾胃不待温养也。若必顺化温养,则浊气者愈挠,而不能清矣。支派疏论之极详且验,别刊于后。昔先君子患此,惜见此疏之晚,其后先兄得此疏,于湖口以归,方悟前所用者,皆顺化温养之剂,病已危困,过期而不得用矣,哀哉!

七情之气留于咽嗌,则成五噎。

气:饮食必于静处,噎哕,胸背痛。苏合香丸和姜汁、四七汤、七气汤、二陈汤、温胆汤、四磨汤、《济生》五噎散、《三因》沉香汤、《简易》四磨饮子。

忧:喜怒忧忆伤肺,大便不和,或微嗽。分心气饮磨沉香、四磨汤、《圣惠》半夏散;大便不通,槟榔散;烦闷,大腹皮散。

思噎:情思不乐,面青浮,心一怔忡,目视眈眈。参香散、《圣惠》昆布丸、木香丸。

劳:伤神体瘦,异梦,气上胸满。生料嘉禾散、《济生》胃丹。

食:饮食生冷,或与津液结为痰,为膈虫。五膈丸有椒附者,噙;食痰,又陈皮连白一两、青黛、姜黄各半两,为末,蒜汁浸,蜜丸弹子大,噙化。

永嘉中僧患瘿死,弟子开胸,得鱼指大,无目,养之盆中,后投青靛,乃化为水,此乃生痰,饮食所致。

七情之气结于胸膈,则成五膈。趺阳脉紧而涩,难治。

气:闭塞,胸胁满,噎闻食臭。《局方》五膈宽中散、丁沉透膈汤、生嘉禾散、御院十膈散、通膈散、《济生》五膈散、大仓丸、《集成》经验夺命回生散。

忧:气结烦闷,津液不通,羸瘦乏气。分心气饮磨沉香、五膈宽中散、《三因》沉香散、圣惠人参汤。

恚膈:心下实满,噎辄醋心,痞涩,大小便不利。《简易》分心气饮磨沉香、二陈汤加枳实、枳壳、四磨饮子;胸痞,《济生》瓜蒌实丸、《百一选》安脾散。

寒:腹胀咳逆,膈上苦冷,腹鸣。《局方》膈气散、丁香煮散、《御院》十膈散、《济生》灵砂丸、杨氏姜合丸《本事》附子散、《百一选》附子草果饮《仁斋》丁香煮散、《集成》丁香附子散、又附子丁香散。

热:藏热,五心中热,口烂生疮,四支或热,通见呕吐胃热门。支派疏四生丸、三一承气汤、调理对金饮子《圣惠》大黄丸、羚羊角散、六味槟榔散、紫苏散、枳壳丸;胃热,《济生》竹茹汤。

(五噎五膈)

玉机微义

丹溪曰:或云胃脘干槁,其治可得用乎?予曰:古方用人参以补肺,御米以解毒,竹沥以清痰,干姜以养血,粟米以实胃,蜜以润燥,正是此意。张鸡峰亦曰:噎当是神思间病,惟内自养,可以治之。此言深中病情,治法亦为近理。夫噎病生于血干。夫血,阴气也。阴主静,内外而静,则脏腑之火不起,而金水二气大胜,阴血自生,肠胃津润,传化合宜,何噎之有?因触类而长之,曾制一方,治一中年妇人,以四物汤加和白陈皮、去皮留尖桃仁、生甘草、酒红花,浓煎入驴尿饮,以防其或生虫也,与数十帖而安。又台州一匠者,年仅三十,勤于工作,而有艾妻,且喜酒,面白,其脉涩,重则大而无力,令谢去工作,卧于牛家,取新温牛乳,细细呷之,每顿尽一杯,一昼夜可五七次,尽却食物,以渐而至八九次,半月大便润,月余而安。或口干,盖酒毒未解,间饮甘蔗汁少许。或又曰:古方治膈噎,未有不言寒者何也? 予曰:古人著方,必为当时抱病设也,其证实因于寒,故用之得效,非以为定式也。但今人为染此病,率因痰气,久得医药传变而成,其为无寒也明矣!

谨按:反胃之证,其始也或由饮食不节,痰饮停滞,或因七情过用,脾胃内虚而作。古方不察病因,悉指为寒,用香燥大热之药治之。夫此药止能逐寒邪,行滞气,其于饮食痰积岂能祛逐。七情之火,反有所炽,脾胃之阴,反有所耗,是以药助病邪,日以深痼。其中病情,丹溪先生言之详矣。夫治此疾也,咽嗌闭塞,胸膈痞闷,似属气滞,然有服耗气药过多,中气不运而致者,当补气而自运;大便燥结如羊矢,似属血热,然服通利药过多,致血液耗竭而愈结者,当补血润血而自行;有因火逆冲上,食不得人,其脉洪大有力而数者,或痰饮阻滞而脉结涩者,当清痰泄热,其火自降;有因脾胃阳火亦衰,其脉沉细而微者,当以辛香之药温其气,仍以益阴养胃为之主,非如《局方》之惟务燥烈也。若夫不守戒忌,厚味房劳之人,及年高无血者,皆不能疗也。(论治噎之法并治验)

丹溪云:胃为水谷之海,脾为消化之器,清和则健而运行。世人以痰饮胃吐诸气,多服香热之药,偏助气血沸腾。其始也,胃液凝聚,其久也,脾气耗散,传化渐迟。又以乌附丹剂服之,积久,血液俱耗,胃脘干槁。其槁在上,近咽之下,水饮可行,食物难入,间或可入,入亦不多,名之曰噎。其槁在下,与胃为近,食虽可入,难尽入胃,良久复出,名之曰膈,亦曰反胃。大便秘,小若羊矢然,名虽不同,病出一体。或曰《千金》治噎膈反胃,未尝废姜、桂等药,何吴子之多言也? 予曰:气之郁滞,久留清道,非借香热,不足以行。然悉有大黄、石膏、竹茹、芒硝、泽泻、前胡、朴硝、茯苓、黄芩、芦根、瓜蒌等药为之佐使,其始则同,其终则异也,病邪易伏,其病自安。(论膈噎治病之因)

严氏云:五噎五膈者,由喜怒不常,七情伤于脾胃,郁而生痰,痰与气搏,升而不降,饮食不下。盖气留于咽嗌者,则成五噎,结于胸膈者,为五膈。五噎之名,忧、思、劳、食、气也。五膈之名,忧、恚、寒、热、气也。其病令人胸膈痞闷,呕逆噎塞,妨碍饮食。治法调顺阴阳,化痰下气,阴阳平匀,气顺痰下,则病无由作矣。

按:膈噎之证,皆由气聚成积,自积成痰,痰积之久,血液俱病。以其为病在咽、在膈,故前人立膈噎二者之名,《三因方》又分五噎五膈,病状徒有其名,为治则一而已,故不叙焉。又严氏为化痰下气之说,夫气之不下,痰之不化,必有为病之因,苟不治其本,而专以香燥之药治其标,痰气何由而自下也。(论五噎五膈)

子和云:《内经》曰:三阳结,谓之膈。三阳者,大、小肠、膀胱也。结,谓热结也。小肠热结则血脉燥,大肠热结则不圊,膀胱热结则津液涸,三阳既结,则前后闭涩,下既不通,必反上行,所以噎食不下,纵下而复出也。此阳火不下推而上行也。故《经》曰:少阳所至为呕,涌溢,食不下,此理明矣。后世强分为十膈五噎,其派既多,其惑滋甚。人之溢食,初未遽然也。或伤酒食,或胃热欲吐,或胃风欲吐,医者不察本原,投下香桂、胡椒、丁香之属。设如伤酒伤食,正可攻逐,岂可言虚,便将热补? 素热之人,三阳必结,食必上潮。医氏犹云,胃寒不纳,燔针

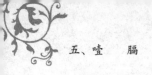

灼艾，三阳转结，岁月弥深，遂成噎病。世传五噎宽中散，有姜有桂，十膈散有附有乌，其可用乎？今代刘河间治膈气噎食，承气三汤，独超近代。用药之时，更详轻重。假如闭久，宜先润养，小著汤丸，累累加之，关扃①自透。其或咽噎，上阻痰涎，微用酸苦涌出，因而治下，药势易行，设或不行，蜜盐下导，结散阳消，饮食自下，莫将巴豆耗却天真。

按：此论三阳结为膈病，力辟世俗言胃冷用热药之误，可谓明矣。但用药专指承气而言，则失之太峻。盖此药有实热者，可用之，其有脾胃衰虚并血液枯竭之人，皆在所禁也。（论三阳结为膈病）

《针经》曰：怒气所至，食则气逆而不下；劳气所至，为咽噎病，为喘促；思气所至，为中痞，三焦闭塞，为咽嗌不利。（论噎为诸气所致）

发明曰：噎者，六府之所生，阳也，气也。塞者，五脏之所生，阴也，血也。二者皆由阴中伏阳而作也。

谨按：噎为七情所发，或因三焦传化失常所致，此即主于气也。或血液所亏，胃脘干槁，或血积所致，即皆因于血也。塞，由填塞不通之义，故发明有治幽门不通，噎塞不便，通幽汤例。盖阳无阴不能施化，阴之失位而阳伏其中，传化不变而反上行矣。然人有所击扑坠跌，内致血瘀，忽即吐而食不能纳，此由气血俱伤所可见也。大抵始由气致者，初当从气治之，由血致者，当从血治之，岂可类用香热之剂，反耗气血耶！但世俗拘泥，不能究乎病情，遂成危证也。悲夫！（论噎塞由阴中伏阳所致）

医学纲目

（丹）《局方》治气一门有曰：治一切气，冷气、滞气、逆气、上气，用安息香丸、丁沉丸、大沉香丸、苏子丸、匀气散、如神丸、集香丸、白沉香丸、煨姜丸、盐煎散、七气散、温白丸、生姜汤。其治呕吐膈噎也，用五膈丸、五膈宽中散、膈气散、酒症丸、草豆蔻丸、撞气丸、人参丁香散。其治吞酸也，用丁香煎丸、小理中丸。其治痰饮也，用倍术丸、消饮丸、温中化痰丸、五套丸。且于各方条下，或曰口苦失味、曰噫酸、曰舌涩、曰吐清水、曰痞满、曰气急、曰胁下急痛、曰五心中热，口烂生疮。皆是明言热症，何为悉用热药？夫周流于人之一身以为主者，气也。阳往则阴来，阴往则阳来，一升一降，无有穷已。苟内不伤于七情，外不感于六淫，其为气也，何病之有？今曰冷气、滞气、逆气、上气，皆是肺受火邪，气得炎上之化，有升无降，熏蒸清道，甚而至于上焦不纳，中焦不化，下焦不渗，展转变为呕、为吐、为膈、为噎、为痰、为饮、为反胃、为吞酸。夫治寒以热，治热以寒，此正治之法也。治热用热，治寒用寒，此反佐之法也。详味前方，既非正治，又非反佐，此愚之所以不能无疑也。……胃反呕吐者，半夏参蜜汤主之。食已即吐者，大黄甘草汤主之。胃反吐而渴者，茯苓泽泻汤主之。……或曰：《脉诀》谓热则生风，冷生气，寒主收引。今冷气上冲矣，气逆矣，气滞矣，非冷而何？吾子引仲景之言而斥其非，然则诸气、诸饮、诸呕吐、反胃、吞酸等病，将无寒症耶？予曰：五脏各有火，五志激之，其火随

---

① 关扃（jiōng）：封锁。

起。若诸寒为病，必须身犯寒气，口食寒物，乃为病寒，非若诸火病自内作。所以气之病寒者，十无一二。或曰：其余痰气、呕吐、吞酸、噎膈、反胃，作热作火，论治于理可通。若病患自言冷气从下而上，非冷而何？予曰：上升之气，自肝而出；中挟相火，自下而出。其热为甚，自觉其冷，非真冷也。火极似水，积热之甚，阳亢阴微，故见此症。冷生气者，出高阳生之谬言也。……或曰：诸气诸饮，与夫呕吐、吞酸、膈噎、反胃等症，《局方》未中肯綮，我知之矣。然则《要略》之方，果足用乎？抑犹有未发者乎？予曰：天地之气化无穷，人身之病亦变化无穷，仲景之书，载道者也。医之良者，引例推类，可谓无穷之用，借令略有加减修合，终难逾越矩度。夫气之初病也，其端甚微，或因些小饮食不谨；或外冒风雨寒暑；或内感七情；或食味过浓，偏助阳气，积成膈热；或资禀素实表密无汗；或性急易怒，阴火炎上，以致津液不行，清浊相干。气为之病，或痞或痛，或不思食，或噎噫腐气，或吞酸，或嘈杂，或膨满。不求本原，便认为寒，遽以辛香燥热之剂投之，数帖暂得快然，以为神方。仍前浓味不节，将理不谨，旧疾被劫暂舒，浊液易于攒聚，或半月，或一月，前病复作。如此延蔓，自气成积，自积成痰，此为痰、为饮、为吞酸之由也。良工未遇，谬药已行，痰挟污血，遂成窠囊，于是为痞、为痛、为呕、为噎膈、反胃之次第诸症隆起。饮食汤液，泥滞不行，渗道塞涩，大便或秘或溏，下失传化，中焦愈停。医者不察，犹执为冷，翻思前药随手得快，至此宾主皆恨药欠燥热。俟久服，脾可以温，胃可以壮，以冀一旦豁然之效。不思胃为水谷之海，多血多气，气清和则能受。脾为消化之宫，气清和则能运。今得香热之药，偏助气血沸腾。其始也，胃液凝聚，无所容受；其久也，脾气耗散，传化渐迟。其有胃热易饥，急于得食，脾伤不磨，郁积成痛，医者犹曰虚而积寒，非寻常草木可疗，妄以乌、附助佐丹剂，专意服饵。积而久也，血液俱耗，胃脘干槁。其槁在上，近咽之下水饮可行，食物难入，间或可入，入亦不多，名之曰噎。其槁在下，与胃为近，食虽可入，难尽入胃，良久复出，名之曰膈，亦曰反胃。大便秘，小若羊屎，然名虽不同，病出一体。《要略》论饮有六：曰痰饮、悬饮、溢饮、支饮、留饮、伏饮。分别五脏诸证，治法至矣尽矣。第恨医者不善处治，病者不守禁忌，遂使药助病邪，展转深痼，去生渐远，深可哀悯。或曰：《千金》诸方，治膈噎反胃，未尝废姜、桂等剂，何吾子之多言也？予曰：气之郁滞，久留清道，非借香热不足以行。然悉有大黄、石膏、竹茹、芒硝、泽泻、前胡、朴硝、茯苓、黄芩、芦根、栝蒌等药为之佐使，其始则同，其终则异。病邪易伏，故易于安。或曰：胃脘干槁者，古方果可治乎？将他有要捷之法，或可补前人之未发者乎？予曰：古方用人参以补肺，御米以解毒，竹沥以清痰，干姜以养血，粟米以实胃，蜜水以润燥，姜以去秽，正是此意。张鸡峰亦曰：噎当是神思间病，惟内观自养，可以治之。此言深中病情，治法亦为近理。夫噎病主于血干，夫血者阴气也，阴主静，内外两静，则脏腑之火不起，而金水二气有养，阴血自生，肠胃津液传化合宜，何噎之有。（卷之二十二·脾胃部·呕吐膈气总论）

普济方

夫膈者，胸中气结，津液不通，饮食不下，羸瘦短气，名曰忧膈；中脘实满，噫辄醋心，饮食不消，大便不利，名曰思膈，一名恚膈；胸胁逆满，噎塞不通，呕则胁急，恶闻食臭，名曰食膈，一名气膈；五心烦热，口舌生疮，四肢倦怠，身常发热，胸痹引背，不能多食，名曰喜膈，一名热膈；心腹胀满，咳嗽气逆，腹下若雷鸣，绕脐痛，不能食，名曰怒膈，一名寒膈。此皆五情失度，

动气伤神,致阴阳不和,结于胸膈之间,病在膻中之下,故名五膈。《圣惠方》云:夫五膈症者,谓忧膈、恚膈、气膈、寒膈、热膈也。忧膈之为病,胸中气结,烦闷,津液不通,饮食不消,羸瘦,全无力气;恚膈之为病,心下实满,噫辄醋心,饮食不消,心下痞涩,积结在于胃中,大小便不利;气膈之为病,胸胁逆满,咽塞不通,噫闻食气;寒膈之为病,心腹胀满,咳嗽气逆,膈冷,腹若雷鸣,食不生肌;热膈之为病,脏有热气,五心中热,口烂生疮,胸烦,四肢重,唇口干燥,身体、头面、手足或热,腰背疼痛,胸痹引背,水谷不消,不能多食,羸瘦少气力。此是五膈形证也。《经》云:三阳脉结谓之膈。言忧恚寒热,动气伤神,而气之与神并为阳也,伤动阳气,致阴阳不和,而脏腑生病,结于胸膈之间,故称为膈气。众方说五膈亦有不同,但阳动之由有五,故云五膈气也。

五噎者,即气噎、忧噎、劳噎、思噎、食噎,虽五种不同,皆以气为主。所谓气噎者,心悸上下不通,噫哕不彻,胸背苦痛;忧噎者,遇天阴,手足厥冷,不能自温;劳噎者,气上冲膈,胁下胀满,胸中填塞,腹背疼痛;思噎者,心悸善忘,目视眈眈;食噎者,食无多少,觉胸中闷塞,疼痛不得喘息,此由喜怒不常,忧思过度,恐虑无时,郁而生涎,与气相搏,升而不降,逆害饮食,与五膈同,但此在咽嗌,故名五噎。《素问》云:三阴脉结谓之膈。盖气之与神,并为阳也,逸则气神安,劳则气神耗。倘或寒温失宜,饮食乖戾,七情伤感,气神俱摄,使阳气先结,阴气后乱,阴阳不和,脏腑生病,结于胸膈,则成五膈,留于咽嗌,则成五噎。五膈者,忧恚寒热气也;五噎者,忧思劳食气也,令人胸膈痞闷,哕逆噎塞,妨碍饮食,你痛彻背,或胁下支满,或心悸善忘,咽噎气不能舒。治疗疗之法,调顺阴阳,化痰下气,阴阳平均,气顺痰下,膈噎之疾,无由作矣。又有下虚,气上冲膈,令人心下坚满,痞积胸中若痹,缓急如刺,不得俯仰,名曰胸痞。噎病不在外,不在内,不属冷,不属热,不是实,不是虚,所以药难取效。此病缘忧思恚,动气伤神,积于内气,动则诸证悉见,静则疾候稍平。治之不得疾之所在,视之不知色之所因,听之不知音之所发,故针灸服药皆难效,此乃奇异之病也。(卷二百四·膈噎门·总论)

夫人之胸膈,升降出入,无所滞碍,名曰平人。若寒温失节,忧恚不时,饮食乖戾,思虑不已同,则阴阳拒膈,胸脘痞寒,故名膈,曰气,曰忧,曰恚、曰寒、曰热,五种虽殊,其为膈病则一。(卷二百四·膈噎门·五膈)

夫膈气噎塞,原由忧思过甚,气结不通,肺胃虚弱,气留肓膜,则结滞于胸膈,故升降痞塞。盖喉咙者,气之所以上下,气塞不通,则咽喉噎塞,闷状若梅核,咽纳有妨,故谓之膈气,咽喉噎塞也。况肺气上通于喉咙,胃脉外连于咽嗌,若使上下升降,肺胃平和,则阴阳调顺,膈气自顺矣。(卷二百四·膈噎门·膈气咽喉噎塞)

推求师意[196]

膈噎之病,得之七情、六淫,遂有火热炎上之化,多升少降,津液不布,积而为痰,为饮,为呕吐。必须外避六淫,内节七情,饮食自养,滋血生津,以润肠胃,则金无畏火之炎,肾有生水之渐,气清血和,则脾健运而食消磨,传送送行矣!治者例用辛香燥热,痰饮被劫,时暂得快,七情、饮食不节,其症复作,前药再行,积成其热,血液俱耗,胃脘干槁,大便秘少若羊矢,则难

治矣。（杂病门）

丹溪心法附余

　　广按：膈噎翻胃之证，因火而成，其来有渐，病源不一，有因思虑过度而动脾火者，有因忿怒过度而动肝火者，有因久食煎炒而生胃火者，有因淫欲忘返而起肾火者。盖火气炎上，薰蒸津液成痰，初则痰火未结，咽膈干燥，饮食不得流利，为膈为噎，久则痰火已结，胃之上脘不开，饮食虽进，停滞膈间，须臾便出，谓之呕吐。至于胃之下脘不开，饮食虽进，停滞胃中，良久方出，谓之翻胃。丹溪云：年高者不治。盖少年气血未虚，用药劫去痰火，病不复生；老年气血已虚，用药劫去痰火，虽得暂愈，其病复作。所以然者，气虚则不能运化而生痰，血虚则不能滋润而生火故也。丹溪又云：此证切切不可用香燥之药，若服之必死，宜薄滋味。其局方尤用香燥之药，岂宜合乎？夫证属热燥，固不宜用香燥之药，又香散气、燥耗血，而滋味助火而生痰也，予尝用霞天膏加于补虚药中，以治此证者，一人则吐泻以去积血，一人则吐泻以去积痰，俱获病安思食，而彼二人俱不能节戒，随啖肥甘，终不能免。殊不知此证挟虚，虽云病去，而脾胃尚弱，肥甘难化，故病复也。噫嘻！得此证者，可不知所谨哉？知所惧哉？若用霞天膏吐泻后，宜用人参炼膏补之。（卷之九·翻胃三十三）

世医通变要法

　　夫五噎者，忧思劳气所致也。因七情相干，痰涎凝结，如絮如膜，甚如梅核，塞于咽喉之间，咯不出，咽不下，胸膈痞闷，呕逆妨碍，胸痛彻背，或胁下肢满。治疗之法，调顺阴阳，化痰下气。阴阳平均，气顺痰下，噎膈之病，无由作矣。脉涩而小，血不足者；脉大而弱，气不足也。（五噎三十九）

　　夫膈者，因将理失宜，饮食过度，七情伤感，阳气先结，阴气后乱，脏腑生病，结于胸膈。盖气结于胸膈者为五膈。中脘窒塞，膈间吐噫，食不得下。又有下虚之人，气上控膈，令人心中坚满痞急，肌中苦痹，缓急如刺，不得屈伸，名曰胸膈。其证类乎五膈，当审察之。（五膈四十）

赤水玄珠

　　《内经·阴阳别论篇》曰：三阳结，谓之膈。结谓热结也。三阳者，小肠膀胱也。小肠热结则血脉燥，膀胱热结则津液涸，故隔塞而不便焉。其始也，或由饮食不节，痰饮停滞，或因七情用过，脾胃内虚而作。或者不察，悉指为寒，例用香热之药治之，反动七情之火，脾胃之阴反有所耗，是以病日益深。今治此疾，或见咽嗌闭塞，胸膈痞闷，似属气滞，然有服耗气药过多，中气不运而致者，当补气而自运。有大便燥结如羊屎者，似属血热，然有服通利药过多，致血耗则愈结者，补血润血而自行。有因火逆冲上，食不得入，其脉洪大有力而数者。有痰饮阻滞而脉结涩者。当清痰泄热，其火自降。又有脾胃阳火衰弱，其脉沉细而微者，当以辛香之药温其气，仍以益气养胃为之辅可也。大概又有寒热之辨，若食已即吐者火也，食久始吐者，寒也。王注曰：食不得入是有火也，食入复出是无火也。按《内经》王注曰：少阳一阳也，

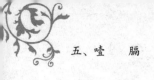

阳明二阳也，太阳三阳也，一阳胆与三焦，二阳大肠与胃，三阳小肠膀胱。张子和乃曰：大小肠膀胱也，并大肠而言，不知从何所据耶。

《伤寒论》云：食入反吐，谷不得。前者，肾水干也。王冰曰：病呕而吐，食久反出，是无水也。此与《内经·病能篇》注异。

《气厥论》云：膈中阳气与寒相薄，故膈食而阳气不通。此论亦云：阳与寒相薄，未尝专主于寒也。

丹溪曰：大率属血虚、气虚、有痰。血虚者，脉必数而无力。气虚者，脉必缓而无力。有痰者，脉必沉，或伏而大。又有气滞结者，寸关沉而涩。又有击跌内积瘀血，忽然呕吐，食不能纳者，其脉必芤。

张鸡峰曰：噎当是神思间病，惟内观自养，庶或可安。又曰：噎生于血干。血，阴也，阴主静。内外两静，则脏腑之火不起，而金水二脏有养。阴血自生，肠胃津液传化合宜，何噎之有？

古方用人参以补脾，御米以解毒，竹沥以清痰，干姜以养血，粟米以实胃，蜜以润燥，姜以去哕。有气结者，用开导之剂。有阴火上炎者，作阴虚治。有积血者，当消息去之。粪如羊屎者不治。五十以上者不治。口中多出白沫者不治。

治法大概：用童便、韭汁、姜汁、竹沥、牛羊乳，气虚入四君子汤，血虚入四物汤。切不可骤用辛燥之药，宜薄滋味，宜用干蒸饼等物，少用汤粥。

《六节藏象》云：人迎四倍以上为格阳，盖阳上之极，故格拒而食不得入。（第四卷·呕吐哕门·噎膈）

生生子曰：噎膈之病，气郁居多，然亦有阴血不足者。少壮之人，日以酒色是耽，胃中之火沸腾，则上焦肺金先受邪矣。金主降令者也，火凌于肺，津液成浊，况又下竭肾水，将何摄伏其火以下行耶？《经》曰：大便者，肾之所主。阴血既亏，则大便燥结，结则下焦闭而气反上冲。《经》曰：幽门不通，上冲吸门。又曰：肺出气，肾纳气，虚则失司乃职，是有阳而无阴，有升而无降也。故守真、子和、丹溪，皆以火热而言，戒用刚燥，其意深矣。然用药必假滋阴润燥为主。阴血生则大便润，润则下焦开，开则气降，肾司职而病寻愈矣。噫！用药之法，固为详悉。然人不能铁石其心，痛断酒色，则虽日饮琼浆，亦莫能以致其生也。予特附于篇末，俾病者自加珍重。孰非愈病之药石耶？（第四卷·呕吐哕门·噎膈）

医旨叙余 [197]

或有问于余曰：丹溪《局方发挥》云：翻胃即是噎膈，噎膈乃翻胃之渐。言此，盖火气炎上，熏蒸津液成痰，切切不可用香燥之药，若服之必死。又曰：年高者，不治。盖少年气血未虚，用药劫去痰火，病不复作；老年气血已虚，病必不起。据曰：翻胃即噎膈，似是一病。又曰：噎膈乃翻胃之渐，似又是二病。至用药，谓服香燥之剂必死。乃今时亦有用香燥而得生者，何也？余曰：噎膈、翻胃，古虽未辩，然拟名定义，似有不同，治法亦将无同也。顾《局方发挥》一书，盖为辟温补，戒燥热，谆谆立言。于名义亦未暇辩也。愚意谓噎、膈、翻胃，乃是三病，亘古至今，曾未有人剖析其义者。夫饮食入于噎间，不能下噎，随即吐出，自噎而转，故曰噎。膈，是膈膜之膈，非隔截之谓也。饮食下噎，至于膈间，不能下膈，乃徐吐出，自膈而转，故曰膈。翻胃，是饮食已入胃中，不能运化，而下脘又燥结不通，朝食而暮吐，暮食而朝吐，明其自胃中而倒出，故曰翻胃也。均一吐病，而有上、中、下之分。数千年间，惟洁古老人治吐，而有上、中、下之论。曰：上焦吐者，主于气；中焦吐者，主于积；下焦吐者，主于寒。故今人亦有用香燥而治愈者，实寒气使然也，在人体认真切尔。至于年老之人，诚难治效，丹溪岂欺我哉。

张鸡峰曰：膈是神思间病，惟内观自养，庶可克济。斯言亦良语也。（二十五、噎膈翻胃辩）

景岳全书

论证共四条

噎膈一证，必以忧愁思虑，积劳积郁，或酒色过度，损伤而成。盖忧思过度则气结，气结则施化不行，酒色过度则伤阴，阴伤则精血枯涸，气不行则噎膈病于上，精血枯涸则燥结病于下。且凡人之脏气，胃司受纳，脾主运化，而肾为水火之宅，化生之本，今既食饮停膈不行，或大便燥结不通，岂非运化失职，血脉不通之为病乎？而运行血脉之权，其在上者，非脾而何？其在下者，非肾而何？矧少年少见此证，而惟中衰耗伤者多有之，此其为虚为实，概可知矣。故凡治此者，欲舍根本而言捷径，又安望其有成功也。

噎膈、反胃二证，丹溪谓其名虽不同，病出一体，若乎似矣，然而实有不同也。盖反胃者，食犹能入，入而反出，故曰反胃；噎膈者，隔塞不通，食不能下，故曰噎膈。食入反出者，以阳虚不能化也，可补可温，其治犹易；食不得下者，以气结不能行也，或开或助，治有两难，此其轻重之有不同也。且凡病反胃者多能食，病噎膈者不能食，故噎膈之病，病于胸臆上焦，而反胃之病，则病于中下二焦，此其见证之有不同也。所以反胃之治，多宜益火之源以助化功；噎膈之治，多宜调养心脾以舒结气，此其证候既有不同，故诊治亦当分类也。

噎膈证，多有便结不通者。《内经》曰：三阳结，谓之膈。张子和曰：三阳者，大肠小肠膀胱也；结谓热结也。小肠热结则血脉燥，大肠热结则不圊，膀胱热结则津液涸，三阳既结，则前后闭涩，下既不通，必反上行，所以噎食不下，纵下而复出，此阳火不下，推而上行也。愚按此说则大不为然。夫结之为义，《内经》原非言热，如本篇曰：阴阳结邪，多阴少阳，曰石水；又《举痛论》曰：思则气结。是岂以结为热耶？且热则流通，寒则凝结，此自阴阳之至理，故凡霜凝冰结，惟寒冽有之，而热则无也，此天道之显然可见者，人身阴阳之理，无非是耳，惟人不能知，所以多误也。矧《内经》之言三阳结者，乃止言小肠膀胱，全与大肠无涉。盖三阳者，太阳也，手太阳小肠也，足太阳膀胱也。小肠属火，膀胱属水，火不化则阳气不行，而传导失职；水不化则阴气不行，而清浊不分，此皆致结之由也。子和不察，而遂以三阳之结尽言为热，以致后世悉传为火，岂理也哉！然人之病结者，本非一端，盖气能结，血亦能结，阳能结，阴亦能结，余非曰结必皆寒，而全无热也，但阴结阳结证自不同，有不可不辨耳。夫阳结者，热结也，因火盛烁阴，所以干结，此惟表邪传里，及阳明实热者乃有之。然热结者，必有烦渴发热等证，洪大滑实等脉，最易辨也，若下有结闭而上无热证，此阴结耳，安得谓之热耶？盖阴结者，正以命门无火，气不化精，所以凝结于下，而治节不行，此惟内伤血气，败及真阴者乃有之，即噎膈之属是也。夫噎膈之证，人皆知为内伤也，内伤至此，其脏气之健否为何如，而犹云为热，岂必使元阳尽去，而别有生生之道乎？噫！此余之所不解也，不得不辨。

噎膈证，古人多认为寒。自刘河间治膈气、噎食用承气三汤，张子和以三阳之结尽论为

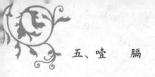

热，且云人之溢食，初未遽然也，或伤酒食，或胃热欲吐，或冒风欲吐，医者不察本原，投下香、桂、胡椒、丁香之属；设如伤酒、伤食，正可攻逐，岂可言虚，便将热补，素热之人，三阳必结，食必上潮。医氏犹云胃寒不纳，燔针灼艾，三阳转结，岁月弥深，遂成噎膈。余味此言，不能无惑，盖噎膈由于枯槁，本非实热之证，承气三汤尚可用乎？此河间之见，有弗确也。矧酒肉过多者，未必遂成噎膈，而噎膈之病，又岂皆素热之人乎？此子和之见，有未然也。自后丹溪遂承二子之说，而大辟《局方》之非，谓气之初病，或饮食不谨，或外冒风雨，或内感七情，或食味过厚，偏助阳气，积成膈热，或资禀充实，表密无汗，或性急易怒，肝火上炎，以致津液不行，气为之病，或痞，或痛，或噫腐气，或吞酸，或嘈杂，或膨满，不求原本，便认为寒，遽以辛香燥热之剂，投之数帖，时暂得快，以为神方。厚味仍前不节，七情反复相仍，旧病被劫暂开，浊液易于攒聚，或半月，或一月，前病复作。医者不察，犹执为冷，翻思前药，随手得快，颙俟久服可以温脾壮胃，消积行气，以冀一旦豁然。不思胃为水谷之海，清和则能受，脾为消化之器，清和则能运，今反得香热之偏助，劫之而愈，复作复劫，延绵至久而成噎膈，展转深痼，良可哀悯。此丹溪之说也。使后人见之，无不以为至论，即余初年，亦未尝不加饮服，而今则日见其非矣。何也？试观所叙病原，其有然者，有不然者，顾难缕指而辨也。第以此证而力指为热，能无谬乎？且既云燥热之剂随手得快，则固非无效也，夫燥热已能奏效，岂真火证而燥热能效乎？盖脾土恶湿，故燥之可也，火能生土，故热之亦可也。温燥扶阳，此自脾家正治，而必欲非之，以致后人之疑，似属矫矣。若谓厚味七情，仍前不节，以致愈而复作，此谁之咎也，而亦可归之药误乎？又如脾胃清和，能受能运之说，此实至理，谁不云然，第余之所谓清和者，则与丹溪不同，抑又何也？盖丹溪所言者，惟恐火之盛，余之所言者，惟恐阳之衰，异同若此，人将焉信，请以天人之理证之何如。夫天人之所同赖者，惟此阳气而已，故《经》曰：天气清静光明者也；又曰：阳气者，若天与日，失其所则折寿而不彰，故天运当以日光明。由此言之，则六合清和，止此太阳为之用，故阳气胜则温暖光明，而万类咸亨，非清和乎？阴气胜则风霾晦暝，而升沉闭塞，非不清和乎？且春夏万物之盛，非阳盛之化乎？秋冬万物之衰，非阳衰之兆乎？人之所赖以生者，亦惟此耳。故人于饮食，朝入口而午化尽，午入胃而暮化尽，此其中焦之热，亦何异大烹之鼎，必如是者，才是清和，是即平人之常，乃正所为胃气也。使朝食而午不饥，午食而晚不饥，饮食化迟，便是阳亏之候，而矧乎全不能行，全不能化者，医且犹云有火，岂必并此化源尽行扑灭而后可，亦堪嗟矣。夫天下之理，本无二三，而或是或非，何多朱紫，余每欲言，未尝不知自反，第于最疑处，则不得不呈其丑，又安得轩岐再起，以为我一正哉。尝闻之康节先生曰：欲为天下屠龙手，肯读人间非圣书。其感慨深矣，岂不信然，岂不信然。（论证共四条）

论治共七条

凡治噎膈，大法当以脾肾为主。盖脾主运化，而脾之大络布于胸膈，肾主津液，而肾之气化主乎二阴，故上焦之噎膈，其责在脾；下焦之闭结，其责在肾。治脾者，宜从温养，治肾者，宜从滋润，舍此二法，他无捷径矣。然泰交之道，天居地下，故必三阳出土，而后万物由之，可见脾土之母，由下而升。褚侍中曰：外病疗内，上病救下，辨病脏之虚实，通病脏之子母。斯言得矣，不可忽也。

治噎膈之法，凡气血俱虚者，宜五福饮及十全大补汤。脾虚于上者，宜四君子汤。脾虚兼寒者，宜五君子煎。脾肺营虚血燥者，宜生姜汁煎。阴虚于下者，宜左归饮、大营煎。阴中之阳虚者，宜右归饮加当归，或右归丸、八味地黄丸之类，皆治本之法也。

噎膈初起，微虚者，宜温胃饮加当归、厚朴。如果痰气不清，上焦多滞者，宜二陈汤加厚朴，或六安煎亦可。如气有不顺，或兼胸腹微痛者，宜加减二陈汤暂解之。凡初觉饮食微有不行，而年不甚衰者，宜速用大健脾丸，或木香人参生姜枳术丸，以调脾气为上策，或芍药枳术丸亦可。

噎膈便结者，但察其无火无滞，而止因血燥阴虚者，宜五福饮或大营煎，加酒洗肉苁蓉二三钱同煎服。或以豕膏渐润其下，而以调脾等剂治其上，最为良法。或多服牛羊乳酥之类，以滋其精液，使之渐润，毋欲速也。如果气血未至甚损，而下焦胀闭之甚者，则不得不为暂通，轻则玉烛散、人参利膈丸，或搜风顺气丸，甚则大黄甘草汤，酌宜用之。

用温补以治噎膈，人必疑其壅滞，而且嫌迁缓，不知中气败证，此其为甚，使非速救根本，则脾气何由再健？设用温补而噎塞愈甚，则不得不曲为加减，然必须千方百计，务从元气中酌其所宜，庶可保全也。若用补之后，虽或未见功效，但得全无窒碍，便是药病相投。且此病最不易治，既能受补，必须多服，方得渐效，以收全功，不可性急致疑，一暴十寒，以自误也。若急图目前之快，但使行滞开胃，而妄用大黄、芒硝、三棱、莪术、栝蒌、桃仁、滚痰丸之属，非惟不能见效，必致胃气日败，万无生理矣。此徒速其亡，不可不省也。

诸家治噎，古法用人参、黄芪以补元气，御米、粟米以解毒实胃，竹沥以清痰散结，干姜以温中，生姜以去秽，牛、羊乳以养血润液，当归以润燥，用此数者为主治，其余因证而增减之，俱是良法。凡肥胖之人，鲜有噎证，间或有之，宜用二陈加人参、白术之类。血虚瘦弱之人，用四物合二陈，加桃仁、红花、韭汁、童便、牛羊乳之类。七情郁结而成噎膈者，二陈合香附、抚芎、木香、槟榔、栝蒌、砂仁之类。饮酒人患噎膈，以二陈加黄连、砂仁、砂糖之类。胸膈有热者，加黄连、黄芩、桔梗、栝蒌之类。脾不磨者，加神曲、砂仁、麦芽之类，以助消导。噎膈大便燥结之甚者，必用大黄，或用二陈汤加酒蒸大黄、桃仁以润之，乃急则治标之法也。或用四物汤加桃仁、童便、韭汁，多饮牛、羊乳为上策。按古人治噎之法大略已尽于此，虽其中有宜有不宜者，亦并录之，以备采择。

丹溪治法云：用童便、韭汁、竹沥、姜汁、牛羊乳，气虚入四君子，血虚入四物；有痰用二陈，入气血等药中用之。切不可用香燥药，宜薄滋味。（论治共七条）

噎膈不治证

凡年高患此者多不可治，以血气虚败故也；粪如羊矢者不可治，大肠无血也；吐痰如蟹沫者不可治，脾气败也；腹中疼痛，糟杂如刀割者不可治，营虚之极，血竭于中也。（噎膈不治证）

述古共五条

《巢氏病源》曰：阴阳不和则三焦隔绝。三焦隔绝则津液不利，故令气塞不调，是以成噎。此由忧恚所致。忧恚则气结，气结则不宣流，而使噎塞不通也。

张鸡峰云：噎膈是神思间病，惟内观自养者可治。此言深中病情。

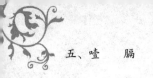

严氏云：五膈五噎，由喜怒太过，七情伤于脾胃，郁而生痰，痰与气搏，升而不降，饮食不下。盖留于咽嗌者，则成五噎，结于胃膈者，则为五膈。其病令人胸膈痞闷，呕逆噎塞，妨碍饮食。治法宜调阴阳，化痰下气，阴阳平匀，气顺痰下，则病无由作矣。

刘宗厚曰：夫治此疾也，咽嗌闭塞，胸膈痞闷，似属气滞，然有服耗气药过多，中气不运而致者，当补气而自运。大便燥结如羊屎，似属血热，然服通利药过多，致血液耗竭而愈结者，当补血润血而自行。有因火逆冲上，食不得入，其脉洪大有力而数者，或痰饮阻滞，而脉结涩者，当清痰泄热，其火自降。有因脾胃阳火亦衰，其脉沉细而微者，当以辛香之药温其气，仍以益阴养胃为之主，非如《局方》之惟务燥烈也。若夫不守戒忌厚味、房劳之人，及年高无血者，皆不能疗也。

陈无择《三因方》曰：五膈者，思忧喜怒悲也。五噎者，忧思气劳食也。思膈则中脘多满，噎则醋心，饮食不消，大便不利。忧膈则胸中气结，津液不通，饮食不下，羸瘦短气。喜膈则五心烦热，口苦生疮，倦甚体痹，胸痛引背，食少入。怒膈则胸膈逆满，噎塞不通，呕则筋急，恶闻食气。悲膈则心腹胀满，咳嗽，气逆，腹中雷鸣，绕脐痛，不能食。忧噎，胸中痞满，气逆时呕，食不下。思噎，心悸喜忘，目视䀮䀮。气噎，心下痞，噫哕不食，胸背痛，天阴手足冷，不能自温。劳噎，气上膈，胸中塞噎，肢满背痛。食噎，食急多胸中苦痛，不得喘息。（述古共五条）

医林口谱六治秘书

《素问》曰：三阳结谓之膈。子和云：三阳者，手阳明大肠、手太阳小肠、足太阳膀胱是也。小肠热结则血脉燥，大肠热结则不登圊，膀胱热结则津液涸。三阳既结，则前后闭塞，下既不通，必返而上行，所以噎食不下，从下而复出也。此阳火不下降而上行也。盖火之烁物，必先涸干津液，而后成烬矣。故先哲之论，为血液干槁，使咽喉窒塞，食不能下矣。其或干槁在吸门与贲门者，食下则胃脘当心而痛，必吐出而后痛止，此皆上焦之膈噎也。夫上焦轻清，氤氲之气所居处也，今为邪火扰乱，则肺之降肃之令失职，当以轻扬表散之方，从其性而升消为是。故丹溪曰：外冒风雨，内伤七情，食味过厚，偏助阳气，积成膈热；或资禀充实，腠密无汗，性急易怒，相火炎上，以致津液损而不行，清浊相干。惟气分为病，或痞或痛，或不思饮食，或噫腐吞酸，或嘈杂痞满闷之病。医者不求其本来而散之，反认为寒，遽用辛香热燥之药投之，暂时得快，以为神方，厚味仍然不节，七情反复相侵，旧病被劫暂开，而不知浊液易于攒聚，致半年一月间，前病复作，如此蔓延，自气成积，自积成痰，此为痰为饮，为吞酸之由也。三苏未用，谬药乱投，痰挟瘀血，遂成窠囊，此为痞痛呕吐、膈噎翻胃之次第也。

又有中焦之噎膈者，食物可下，良久复吐，其干槁幽门。幽门者，胃之下口，而小肠之上口，二腑相接，运行糟粕。今为干槁而难行，随火炎上而吐出，所云翻胃者是也。早不先以导滞通幽之剂通之，后以益血润肠之药运之，而致粪如羊矢，大腹脱而连背，甚为可悯也。虽以张鹤峰内观自养之法，恐终无益于是也。

又有下焦之噎膈者，食朝暮吐，暮食朝吐。《素问》云：日入反出，是无火也。当助其肾，其干槁在阑门。阑门者，小肠之下口而大肠之上口，为泌别清浊，渗入膀胱。膀胱者，州都之官，津液藏焉，气化则能出。今膀胱为火所结，津液亦干涸矣，最难治疗。何则？人身之大肠，多血多气之腑，今粪如羊矢者，大肠无血故也，死不治。（翻胃　膈噎）

医学心悟

古方治噎膈，多以止吐之剂通用，不思吐，湿症也，宜燥。噎膈，燥症也，宜润。《经》云：三阳结谓之隔。结，结热也，热甚则物干。凡噎膈症，不出胃脘干槁四字。槁在上脘者，水饮可行，食物难入。槁在下脘者，食虽可入，久而复出。夫胃既槁矣，而复以燥药投之，不愈益其燥乎？是以大、小半夏汤，在噎膈门为禁剂。予尝用启膈散开关，更佐以四君子汤调理脾胃。挟郁者，则用逍遥散主之。虽然，药逍遥而人不逍遥，亦无益也。张鸡峰云：此症乃神思间病，法当内观静养。斯言深中病情。然其间有挟虫、挟血、挟痰与食，而为患者，皆当按法兼治，不可忽也。（卷三·噎膈）

证治要义

噎膈证治

首卷卫生诸说，劝人保守身体，而人为情欲所牵，事机所扰，不能保守，以致五志厥阳之火，郁遏于心胞之内，胸中痞闷，喉间梗塞，食不得入，或入而复出，《经》谓之三阳结为膈。盖指胃与小肠、膀胱之三阳并结，则正气不运，而邪气上逆，故为噎膈。此要细心区别，如胸前紧逼，湿物可下而干物难下，其病在吸门。又或食下而胃脘胀痛，必待吐出才安，其病在贲门，是上焦噎也。又或朝食暮吐，暮食朝吐，心下嘈杂，嗳腐吞酸，其病在幽门，是中焦噎也。又或腹内思食，上不主纳而下不主出，大便如羊屎，小便似豚膏，其病在阑门，是下焦膈也。《经》谓上焦如雾，中焦如沤，下焦如渎。雾者地气上升，其人刻苦太甚，其气有升无降，气不施化而病于上。沤者水上浮泡，邪气乍聚乍散，其人忧思过度，血不灌溉心脾而病于中。渎者四水所汇，阴阳相溷，其人精血亏残，三焦不清，四渎闭塞，便成关格之危候。治此又要分出浅深次第，看其病在何门，伤在何脏，若但起于近日，犹有外邪可疑，如其经年累月，则是内伤已久。务见聪明才智之士，中年以后，精力就衰，每有斯疾，而少壮无是病也。其浅者可以药治，而深者必听胃气自为敷布，如肾中之真阴仍在，则能上顾肺母，胃关自开，如膀胱气化得行，则能降伏邪火，胃关亦开。若不究三焦之本，而但以劫药治标，亦终必亡而已矣。

集古

抱朴子曰：凡人争名夺利，夜不得眠，半夜腹内烦热，口苦舌干，便是噎膈之兆。起先犹能饮食，并不介意，其后不能饮食，乃来求医。孰知七年之病，不蓄三年之艾[①]，悔之晚矣。张鸡峰曰：此是神志间病，须静观内养，乃为有益。盖百病之生，起于六气，而噎膈之成，由于七情。时医用药，无非透膈、疏气、化痰、清火、养阳、润燥之方，然病在神志，所谓心病还须心药也。心药者，向来外事纷纭，今已受病，便当屏绝诸魔，任是勋猷赫奕[②]，只是亡[③]情，夫是之谓静观。向来诱于物欲，今已受病，便当僻处深山，如同死去，夫是之谓内养。诚能如此，则噎膈通而饮食进，枯燥润而阴血生，此法可解百病。务见噎病与人共席，不能举筋，一人私食，

---

① 三年之艾：病久了才去寻找治这种病的干艾叶。比喻凡事要平时准备，事到临头再想办法就来不及。

② 勋猷（yóu）赫奕：伟大的功绩。猷，功绩。

③ 亡：通"忘"。

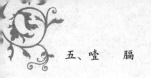

反能吃下,则知净养为度世金针。

虞天民曰:噎膈犹沟渠瘀塞,水道逆行,食梗于喉,张口瞪目,气闷欲绝,有痰噎、火噎、气噎、血噎、虫噎、食噎之不同。若兼有内伤诸证,百不救一,但是胃中受病,食入而呕,有痰者宜涤痰汤,有火者宜泼火散,气虚宜人参养营汤,血虚宜滋燥养营汤。病在上焦者,五膈散,或十膈散。在中焦者,越鞠汤,或透骨丹。在下焦者,清心饮,或进退黄连丸。此病原不拘方,要看浅深缓急,随症用药。

新方

食物梗塞,不得上下,灸膈俞穴七壮,即吐出,灸中脘乳根穴,即吞下。

周廷秀曰:最苦是噎病,见人食物,自己不能吃下,腹中饥馁,求生不能,求死不得。取玉簪花根捣汁,将汁灌喉,可进饮食。若食饭噎而饮酒不噎,即可以酒为生,或以醇酒调琼玉膏,呷下,或以蜜水调凤髓煎,呷下。又西瓜、雪梨、甘蔗、莲藕、牛乳、羊乳、猪血、鸭血、豚膏之类,皆可延年。又啄木鸟同斑鸠煮汁,能开上焦噎,虎爪磨烧酒,能开中焦膈。(噎膈证治)

医级

食入而反出,病由中下者,反胃之疴;膈塞而难入,病极中上者,噎膈之候。反胃者,肠胃犹沾谷气,消补尚可冀瘥;噎膈者,上下气结不行,开助更难为力。症属结阳,虚实壮衰有异;因分寒热,欲劳痰食多岐。脉得沉迟细涩,虚寒冷槁堪知;脉如洪滑数坚,热实碍壅可拟。酒色伤阴,则精血日枯,而膈从下始;忧劳气结,则治节渐废,而膈自上生。虚寒者,气化微而噎由浊踞;素热者,三阳结而噎自火淫。便如羊屎者阴枯,滋培是主;沫涌肢清者胃败,温补为功。积寒嗳腐胀膨,亟进辛开;居食失调结凝,必投温导。多谋多怒气凝,宜辛舒苦泄;肥甘醴酒壅滞,惟苦淡清和。壮年暴病,先从痰食气火推求;衰老渐形,必自气血伤戕论治。

五汁膏二陈汤竹沥,除痰膈最灵;保和丸虎肚[①]丸和中饮,治食膈极效。七香散丁沉透膈丸,因寒气膈相宜;人参利膈丸煅蒌丸,因火痰膈可与。真阴虚而寒膈,理阴煎,加桂附磁石吴茱;瘕气逆而膈咽,导气汤,合化肝煎橘核丸。胃虚冷槁,五膈散六君子汤温补,兼参姜汁乳蜜为汤;脾弱不磨,补中益气汤归脾汤培中,酌增曲麦杵糠杵头上糠粃也共剂。瘀留膈痛身黄,韭汁通瘀煎活血;虫血膈成腹大,通真丸琥珀散追虫丸。上槁者,参蜜乳酥柏实;下槁者,归地苁蓉巨胜麻仁。肥甘积热,十膈散升连清胃饮;酒湿滞膈,葛花解醒枳椇和中。高粱稷实也米蛀,藉消陈莝;干漆童便,用散瘀留。上格治法泻心,下闭法行脾约。香附槟皂木香,为开气之佐使;噎膈仙方凿柄木屑,为导滞之奇兵。瓜蒌丁皂,煅研末服神方用瓜蒌入丁香、牙皂,泥涂火煅也;驴溺猫胞,热饮研调开药。桃膈蝉膈枫实,通气开膈如神;紫金丹鸦片烟狮油狮子油也,通膈润肠各效。理明法备,衰老难图;症对药真,精调何憾。病由气者,调治可冀;病因槁者,施法难效。噎膈翻胃,先后推寻。

王太仆曰:内气扦格,食不得入,是有火也;食入反出,是无火也。此二语,似可为反胃噎膈定评。然反胃食入还出,中寒不能消谷,故无火者多,法当温胃通阳、消阴益火。若噎膈,乃情欲过极,阴消内槁,虽阴火逆格,以致食入而噎,且艰咽而食不能入,然非泻火之法可

---

① 虎肚:现已禁用,用牛肚、羊肚等代用。下同。

疗,要惟填精益血、开结润燥为法。若气不化精而为冷槁者,更宜通阳益火。其有因痰食邪火之膈者,与反胃可同法论治。故二法一由火衰,一由水竭,皆气血虚衰之候也。（杂病卷之四·噎膈）

类证治裁

再论噎由气结,膈由痰与气逆,或瘀血。一种气噎,临食辍箸,嗌阻沫升,气平食入,病在上焦肺胃间,治以轻扬利膈,苦降则过病所。一种痛膈,食下格拒,呕涎嘈痛,而饥焰中焚,病在中焦,治以辛香通降,不效,必兼理血络。一种胃槁,脘系窄隘,即勺饮亦妨碍,由衰年血液渐枯,胃管扃闭,饮入则涎升泪出,二便俱少,开合都废,治以辛滑润养,大忌香燥耗液,刚热劫阴,此脘血失荣,下咽易梗,一切碍滞闭气食品,咸宜禁忌。尝见食山芋而成噎者,食鸡子而咽成膈者,若再忧思郁怒,结于中而莫解,情志之病,尤难霍然。徐灵胎谓噎膈症,十死八九,反胃症十愈八九。（卷之三·噎膈反胃论治）

问斋医案

《经》以三阳结谓之膈。结有阴结、阳结之分,阳结宜攻下,阴结宜温补。又有十膈、五噎、七红症。治多方寡效者,盖草木功能难与性情争胜,病本神思中起故也。与其攻补失宜,莫若《医话》交泰丸,中正和平为妙。

《椿田医话》交泰丸,主治噎膈、反胃、呕吐诸症。呕吐,即反胃之始。反胃,即噎膈之始。噎膈,即关格之始。关格,即噎膈、反胃、呕吐之终。《内经》言:人迎一盛病在少阳,二盛病在太阳,三盛病在阳明。寸口一盛病在厥阴,二盛病在少阴,三盛病在太阴。人迎、寸口俱盛四倍以上名曰关格。关格者,不得尽期命而死。又言:三阳结为膈。又言:一阳发病,其传为膈。盖三阳结为膈,即人迎三盛病在阳明,未至四盛以上,故名膈。此膈乃关格之始。一阳发病,其传为膈,即人迎一盛病在少阳,二盛病在太阳,三盛病在阳明。以渐而传,由呕吐传反胃,反胃传噎膈之始。仲景言:关则不得小便,格则吐逆,食不得入。即由呕吐、反胃、噎膈传关格之终。不得小便,明其饮亦不入。用此观之,饮食皆格,二便皆关,上不得入,下不得出为关格。即人迎、气口俱盛四倍以上,不得尽期命而死之症也。胸膈之间,噎塞不通,干食不能下咽,或吐或痛,大便难解,或如羊粪为噎膈,即三阳结谓之膈。人迎三盛病在阳明,介乎反胃、关格之间,可生可死之症也。食入反吐,或朝食暮吐,暮食朝吐为反胃。即一阳发病,其传为膈之症。介乎呕吐、噎膈之间,乃木乘土位,为可治之症也。其呕吐即反胃之轻者也。前贤分关格、噎膈、反胃、呕吐为四门,创制数十百方,鲜有获效者,盖未达《内经》、仲景之旨,而失病之情实故也。治此大法,交通阴阳,既济水火,天地泰而不否,而云蒸雨化,则呕吐、反胃、噎膈可瘳,不致酿成关格,故以交泰名之。

桂、附制熟地　人参　当归身　冬白术　云茯苓　炙甘草　制半夏　陈橘皮沉水沉香　广木香　酸枣仁　远志肉　白檀香　青黛

为末,水叠丸。早晚各服三钱,滚水下。

桂、附制熟地法:大生地八两,用制附子四两,肉桂二两,车前子一两五钱,砂仁一两,生姜三两,无灰酒二斤和水一斗,桑柴火煮三日,就汤干,去桂、附、砂仁、生姜,独取熟地备用。

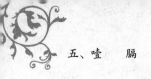

命火非桂、附不能生,肾水非地黄不能养。桂、附燥烈则伤阴,地黄滞腻则伤脾。能使地黄不腻,桂、附不燥,非桂、附煮地黄不能两全。盖地黄能夺桂、附燥烈之气,桂、附能化地黄滞腻之性。独取地黄用其体,弃其桂、附用其用,而相须、相使、相通之妙,亦足以发前人之未备耳。(呕吐反胃噎膈)

名　方

五哕丸

【文献出处】《备急千金要方》

【原文摘录】治胸中久寒,呕逆逆气,食饮不下,结气不消方。古今录验云:五噎者,气噎、忧噎、劳噎、食噎、思噎。气噎者,心悸,上下不通,噫哕不彻,胸胁苦痛;忧噎者,天阴,苦厥逆,心下悸动,手足逆冷;劳噎者,苦气,膈胁下支满,胸中填塞,令手足逆冷,不能自温;食噎者,食无多少,惟胸中苦塞,常痛不得喘息;思噎者,心悸动,喜忘,目视𥈤𥈤,此皆忧恚嗔怒,寒气上入胸胁所致也。

干姜　蜀椒　食茱萸　桂心　人参各五分　细辛　白术　茯苓　附子各四分　橘皮六分

上十味为末,蜜和丸,如梧子大,以酒服三丸,日三,不知,稍加至十丸。

* 参半丸

【文献出处】《备急千金要方》

【原文摘录】治五种之气皆令人噎方。

人参　半夏　桂心　防风一作防葵　小草　附子　细辛　甘草各二两　紫菀　干姜　食茱萸　芍药　乌头各六分　枳实一两

上十四味为末,蜜丸如梧子大,以酒服五丸,日三,不知,加至十五丸。乌头与半夏相反,但去一味合之。

竹皮汤

【文献出处】《备急千金要方》

【原文摘录】治噎,声不出方。

竹皮一用竹叶　细辛各二两　甘草　生姜　通草　人参　茯苓　麻黄　五味子　桂心各一两

上十味㕮咀,以水一斗,煮竹皮减二升,去竹皮,下药,煮取三升,分三服。

干姜汤

【文献出处】《备急千金要方》

【原文摘录】治饮食辄噎方。

干姜　石膏各四两　栝楼根　人参　桂心各二两　半夏　小麦各一升　吴茱萸二升　甘

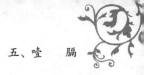

草一两　赤小豆三十粒

上十味㕮咀，以酒五升，水一斗，煮枣二十枚，去滓，合煮取三升，分三服。

通气汤

【文献出处】《备急千金要方》

【原文摘录】治胸满气噎方。

半夏八两　生姜六两　桂心三两　大枣三十枚

上四味㕮咀，以水八升，煮取三升，分五服，日三夜二。

羚羊角汤

【文献出处】《备急千金要方》

【原文摘录】治气噎不通，不得食方。

羚羊角　通草　橘皮各二两　厚朴　吴茱萸　干姜各三两　乌头五枚

上七味㕮咀，以水九升，煮取三升，分三服，日三。

又方

【文献出处】《备急千金要方》

【原文摘录】杏仁　桂心各三两

上二味为末，蜜丸如枣大，稍稍咽之，临食先含弥佳。

治卒噎方

【文献出处】《备急千金要方》

【原文摘录】治卒噎方。

满口著蜜食之即下。

治诸噎方

【文献出处】《备急千金要方》

【原文摘录】治诸噎方。

常食干粳米饭，即不噎。

又方

【文献出处】《备急千金要方》

【原文摘录】末火炭蜜丸如弹子大，含少少咽即下。

又方

【文献出处】《备急千金要方》

【原文摘录】老牛涎枣核大，水中饮之，终身不复噎。

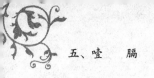

诃黎勒散

【文献出处】《太平圣惠方》

【原文摘录】治五膈气,胸中烦满,否塞不通,心腹虚胀,心下结实,饮食不下。

诃黎勒一两,煨,用皮　木香三分　人参三分,去芦头　青橘皮半两,汤浸,去白瓤,焙　厚朴三分,去粗皮,涂生姜汁炙令香熟　沉香半两　益智子半两,去皮　桂心半两　槟榔半两　枇杷叶半两,拭去毛,炙微黄　荜澄茄半两　赤茯苓半两　高良姜半两,锉　白豆蔻半两,去皮　白术半两　前胡一两,去芦头　甘草半两,炙微赤,锉

上件药,捣筛为散,每服四钱,以水一中盏,入生姜半分,煎至六分,去滓,不计时候热服。

半夏散

【文献出处】《太平圣惠方》

【原文摘录】治五膈气噎闷,饮食不下。

半夏一两,汤洗七遍,去滑　木通一两,锉　桂心一两　赤茯苓二两　陈橘皮二两,汤浸,去白瓤,焙　槟榔二两

上件药,捣粗罗为散,每服三钱,以水一中盏,入生姜半分,煎至六分,去滓,不计时候,稍热服。

前胡散

【文献出处】《太平圣惠方》

【原文摘录】治五膈气噎,胸胁逆满,每食,即气塞不通。

前胡一两,去芦头　半夏一两,汤洗七遍,去滑　陈橘皮二两,汤浸,去白瓤,焙　桂心一两　诃黎勒皮一两

上件药,捣粗罗为散,每服三钱,以水一中盏,入生姜半分,煎至六分,去滓,不计时候,稍热服。

利膈散

【文献出处】《太平圣惠方》

【原文摘录】治五膈气,胸心气滞,满闷不通。

郁李仁四两,汤浸,去皮了,捣研如膏,看多少入白面,滴水和溲硬软得所,擀作饼子,于鏊[①]上煿令黄色　木香半两　厚朴半两,去粗皮,涂生姜汁炙令香熟　肉豆蔻半两,去壳　槟榔半两　陈橘皮半两,汤浸,去白瓤,焙　诃黎勒一两,煨,用皮微　甘草一分,炙微赤,锉　桂心半两　麝香半分,细研

上件药,捣细罗为散,入麝香研令匀,不计时候,以生姜汤调下二钱。

---

① 鏊(ào):一种铁制的烙饼的炊具,平面圆形,中间稍凸。

木香散

【文献出处】《太平圣惠方》

【原文摘录】治五膈气,壅塞不通。

木香一两　吴茱萸半两,汤浸七遍,焙干微炒　诃黎勒一两,煨,用皮　桃仁半两,汤浸,去皮尖双仁,麸炒微黄　麝香一分,细研

上件药,捣细罗为散,不计时候,以热酒调下二钱。

桃花散

【文献出处】《太平圣惠方》

【原文摘录】治五膈气,食饮不下,渐将羸瘦。

桃花二两,当年者　槟榔三两　缩沙二两,去皮　马牙消二两　吴茱萸一两,汤浸七遍,焙干微炒

上件药,捣细罗为散,每日不计时候,以热酒调下一钱。

通中散

【文献出处】《太平圣惠方》

【原文摘录】治五膈气,胸中不利,脏腑壅滞。

牵牛子一两半,微炒　槟榔三分　桂心一分　干姜一分,炮裂,锉　木香一分

上件药,捣细罗为散,每服,以热酒调下二钱,空腹,可二服,续续,更以一两盏热茶投之,得利三两行,下得恶物为效。

桂心丸

【文献出处】《太平圣惠方》

【原文摘录】治五膈气,咽喉不利,难下饮食,胸背俱闷,或时呕哕。

桂心　桃仁汤浸,去皮尖双仁,麸炒微黄　诃黎勒皮　木香　昆布洗去咸味　琥珀细研　陈橘皮汤浸,去白瓤,焙　白术　干木瓜去瓤　沉香　鸡舌香①已上各一两

上件药,捣罗为末,炼蜜和捣三二百杵,丸如梧桐子大,每服以生姜汤下二十丸,或丸如弹子大,绵裹一丸,不问早晚,含化咽津亦得。

诃黎勒丸

【文献出处】《太平圣惠方》

【原文摘录】治五膈气,久不下食,心胸妨闷,多吐酸水。

诃黎勒皮二两　干姜一两,炮裂,锉　甘草半两,炙微赤,锉　枳壳一两,麸炒微黄,去瓤　桂心一两　陈橘皮二两,汤浸,去白瓤,焙　槟榔一两

① 鸡舌香:即丁香。

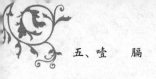

上件药,捣罗为末,炼蜜和捣三二百杵,丸如弹子大,每日不问早晚,常含一丸,咽津。如患甚,即将一丸,以煎汤嚼破服。

木香丸

【文献出处】《太平圣惠方》

【原文摘录】治五膈气,心胸壅噎,食不能下。

木香一两　肉豆蔻一两,去壳　诃黎勒皮二两　槟榔一两　桂心一两　麝香一钱,细研

上件药,捣罗为末,入麝香研匀,炼蜜和捣三二百杵,丸如梧桐子大,每服不计时候,以生姜橘皮汤下二十丸。

羚羊角丸

【文献出处】《太平圣惠方》

【原文摘录】治五膈气,胸心妨闷,食少胃虚,四肢无力。

羚羊角屑一两　人参一两,去芦头　诃黎勒皮二两　桂心一两　干姜半两,炮裂,锉　甘草半两,炙微赤,锉　赤茯苓二两

上件药,捣罗为末,炼蜜和捣三二百杵,丸如梧桐子大,每服不计时候,以橘皮汤下三十丸。

蓬莪茂丸

【文献出处】《太平圣惠方》

【原文摘录】治五膈气,胸膈不利,腹胁胀痛,胃气虚弱,食饮不下。

蓬莪茂一两　诃黎勒皮二两　白术一两　桂心二两　干姜一两,炮裂,锉　赤茯苓二两　陈橘皮二两,汤浸,去白瓤,焙　木香一两　甘草半两,炙微赤,锉

上件药,捣罗为末,炼蜜和捣三二百杵,丸如梧桐子大,每服不计时候,以粥饮下三十丸。

草豆蔻丸

【文献出处】《太平圣惠方》

【原文摘录】治五膈气,饮食难下,胸膈噎闷,四肢不利。

草豆蔻去皮　附子炮裂,去皮脐　远志去心　桂心　细辛　干姜炮裂,锉　川椒去目及闭口者,微炒去汗。已上各一两

上件药,捣罗为末,炼蜜和捣三二百杵,丸如弹子大,不计时候,含一丸咽津。

人参丸

【文献出处】《太平圣惠方》

【原文摘录】治五膈气,心胸不利,痰饮留滞,宿食不消,或为霍乱,心痛醋心,心腹气满,积冷时多。

人参三分,去芦头　甘草三分,炙微赤,锉　赤茯苓三分　干姜三分,炮裂,锉　桂心三分　细

辛三分　赤芍药三分　诃黎勒皮一两半　槟榔一两　陈橘皮一两,汤浸,去白瓤,焙　厚朴二两,去粗皮,涂生姜汁炙令香熟　草豆蔻一两,去皮

上件药,捣罗为末,炼蜜和捣三二百杵,丸如梧桐子大,每服不计时候,以生姜枣汤下二十丸。如似有物在咽喉中,即取十丸,并成一丸,含化咽津。

郁李仁丸

【文献出处】《太平圣惠方》

【原文摘录】治五膈气,心胸气壅,宿食不消,腹胃胀满,大肠秘涩。

郁李仁一两,汤浸,去皮,微炒　汉椒半两,去目及闭口者,微炒去汗　人参半两,去芦头　甘草一分,炙微赤,锉　桂心半两　干姜半两,炮裂,锉　细辛半两　赤芍药半两　陈橘皮一两,汤浸,去白瓤,焙　厚朴一两,去粗皮,涂生姜汁炙令香熟　胡椒半两　附子半两,炮裂,去皮脐　川大黄二两,锉碎,微炒　木香一两　诃黎勒皮二两

上件药,捣罗为末,炼蜜和捣三二百杵,丸如梧桐子大,每服不计时候,以热酒下三十丸。

琥珀丸

【文献出处】《太平圣惠方》

【原文摘录】治五种膈气,喉咽不利,心胸壅塞,食少无力。

琥珀一两,细研　槟榔一两　木香一两　诃黎勒皮一两　陈橘皮一两,汤浸,去白瓤,焙　五味子半两　桂心一两　桃仁半两,汤浸,去皮尖双仁,麸炒微黄　川大黄一两,锉碎,微炒　半夏一两,汤洗七遍,去滑　昆布半两,洗去咸味　枳壳一两,麸炒微黄,去瓤　白术一两

上件药,捣罗为末,入琥珀研匀,炼蜜和捣三二百杵,丸如梧桐子大,每服不计时候,煎生姜枣汤下三十丸。

硇砂丸

【文献出处】《太平圣惠方》

【原文摘录】治五种膈气,壅滞气逆,心腹胀痛,宿食不消。

硇砂一两,细研　沉香一两　木香一两　诃黎勒皮一两　附子一两半,炮裂,去皮脐　槟榔一两半　干姜一两,炮裂,锉　桃仁一百二十枚,汤浸,去皮尖双仁,麸炒微黄

上件药,捣罗为末,入硇砂同研令匀,炼蜜和捣三二百杵,丸如梧桐子大,每服不计时候,以生姜汤下二十丸。

川椒丸

【文献出处】《太平圣惠方》

【原文摘录】治五膈气逆,腹胁妨闷,羸瘦著床,往来寒热,腹中不调,或利或呕,四肢少力。

川椒一两,去目及闭口者,微炒去汗　桂心一两　食茱萸半两　细辛二分　干姜半两,炮裂,锉　诃黎勒皮一两　厚朴二两,去粗皮,涂生姜汁炙令香熟　远志半两,去心　杏仁半两,汤浸,去皮尖双

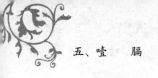
仁,麸炒微黄　木香半两　附子半两,炮裂,去皮脐　当归半两,锉,微炒

上件药,捣罗为末,炼蜜和捣三二百杵,丸如梧桐子大,每服不计时候,以热酒下二十丸。

干姜丸

【文献出处】《太平圣惠方》

【原文摘录】治五膈气,心痛,咽中如有物,吐之不出,食饮渐少。

干姜一两,炮裂,锉　麦门冬一两半,去心,焙　附子半两,炮裂,去皮脐　细辛一两　川椒半两,去目及闭口者,微炒去汗　远志半两,去心　甘草半两,炙微赤,锉　人参一两,去芦头　食茱萸一两

上件药,捣罗为末,炼蜜和捣三二百杵,丸如梧桐子大,每服不计时候,以生姜汤下二十丸。

槟榔丸

【文献出处】《太平圣惠方》

【原文摘录】治五膈气,或宿食不消,或为霍乱,或心腹疼痛,腹胀,不思饮食。

槟榔一两　桂心一两　干姜一两,炮裂,锉　赤茯苓一两　诃黎勒皮一两　白豆蔻半两,去皮　陈橘皮一两,汤浸,去白瓤,焙　甘草一分,炙微赤,锉　人参半两,去芦头　枳实半两,麸炒微黄　细辛半两　厚朴一两,去粗皮,涂生姜汁炙令香熟

上件药,捣罗为末,炼蜜和捣三二百杵,丸如梧桐子大,每服不计时候,以生姜汤下三十丸。

* 陈橘皮丸

【文献出处】《太平圣惠方》

【原文摘录】治五膈气,胸背俱闷,不下饮食,宜服此方。

陈橘皮二两,汤浸,去白瓤,焙　川朴硝一两　木香一两

上件药,捣罗为末,炼蜜和丸,如梧桐子大,每服不计时候,以热酒下三十丸。

* 丁姜膏

【文献出处】《太平圣惠方》

【原文摘录】治五膈气,吐逆,食饮不下,心胸气壅滞,宜服此方。

丁香二两,末　生姜一斤,取汁　酒一中盏

上件药,相和令匀,以文火熬成膏,不计时候,以热酒调下半匙。

* 诃黎勒散

【文献出处】《太平圣惠方》

【原文摘录】治五膈气,心胸噎塞,背闷不食方。

诃黎勒十枚,煨五枚用皮,五枚生用　大腹子十枚,五枚煨用,五枚生用

上件药,捣细罗为散,每服二钱,如茶煎服之。

大黄丸

【文献出处】《太平圣惠方》

【原文摘录】治五膈气。

川大黄锉碎,微炒　　诃黎勒煨用皮。已上各半两

上件药,捣罗为末,炼蜜和丸,如梧桐子大,每服以温水下二十丸,以微利为度。

羚羊角散

【文献出处】《太平圣惠方》

【原文摘录】治膈气不顺,上攻咽喉,噎塞,或加烦热,四肢疼痛。

羚羊角屑一两　柴胡一两半,去苗　赤芍药一两　诃黎勒皮一两　桑根白皮一两,锉　半夏三分,汤洗七遍,去滑　大腹皮一两,锉　枳实三分,麸炒微黄　川大黄一两,锉碎,微炒

上件药,捣粗罗为散,每服三钱,以水一中盏,入生姜半分,煎至六分,去滓,不计时候,稍热服之。

射干散

【文献出处】《太平圣惠方》

【原文摘录】治膈气,咽喉噎塞,全不下食。

射干一两　半夏三分,汤洗七遍,去滑　甘草半两,炙微赤,锉　诃黎勒皮三分　木通三分,锉　枳实三分,麸炒微黄　桂心三分　鸡舌香三分　紫苏子三分

上件药,捣粗罗为散,每服三钱,以水一中盏,入生姜半分,煎至六分,去滓,不计时候,稍热服之。

人参散

【文献出处】《太平圣惠方》

【原文摘录】治膈气,咽喉噎塞,心神虚烦,难下饮食。

人参三分,去芦头　甘草半两,炙微赤,锉　射干一两　陈橘皮三分,汤浸,去白瓤,焙　羚羊角屑三分　桂心半两　诃黎勒皮一两半　乌梅一两,去核,微炒

上件药,捣粗罗为散,每服三钱,以水一中盏,入生姜半分,煎至六分,去滓,不计时候,稍热服之。

赤茯苓散

【文献出处】《太平圣惠方》

【原文摘录】治膈气,咽喉噎塞,心胸满闷,不下饮食。

赤茯苓一两半　桑根白皮一两半,锉　枳实一两,麸炒微黄　陈橘皮一两,汤浸,去白瓤,焙　人参一两,去芦头　木香三分　甘草三分,炙微赤,锉　射干三分　大腹皮一两,锉

上件药,捣筛为散,每服三钱,以水一中盏,入生姜半分,煎至六分,去滓,不计时候,稍

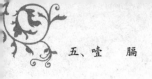
热服。

陈橘皮散

【文献出处】《太平圣惠方》

【原文摘录】治膈气，因食即噎塞，如有肉裔在咽中不下。

陈橘皮一两,汤浸,去白瓤,焙　槟榔一两　桔梗一两,去芦头　木通三分,锉　赤茯苓一两　百合三分　羚羊角屑一两半　马蔺子①一两,微炒　紫菀一两,去苗土　射干三分　枳壳三分,麸炒微黄,去瓤　甘草半两,炙微赤,锉

上件药,捣粗罗为散,每服三钱,以水一中盏,入生姜半分,煎至六分,去滓,不计时候,稍热服。

柴胡散

【文献出处】《太平圣惠方》

【原文摘录】治膈气,全不思食,或食即欲呕,咽中噎塞,食稍难下。

柴胡一两半,去苗　桔梗三分,去芦头　槟榔三分　半夏三分,汤洗七遍,去滑　诃黎勒皮三分　赤茯苓三分　陈橘皮半两,汤浸,去白瓤,焙　桂心半两

上件药,捣筛为散,每服三钱,以水一中盏,入生姜半分,煎至六分,去滓,不计时候,稍热服。

昆布丸

【文献出处】《太平圣惠方》

【原文摘录】治膈气,咽喉噎塞,全不思食,肩背气壅,四肢烦疼。

昆布二两,洗去咸味　羚羊角屑一两　陈橘皮一两,汤浸,去白瓤,焙　赤茯苓一两　木香一两　射干一两　旋覆花一两　前胡二两,去芦头　川升麻一两　郁李仁二两,汤浸,去皮,微炒　桔梗二两,去芦头　紫菀一两,去苗土

上件药,捣罗为末,炼蜜和捣三二百杵,丸如梧桐子大,每服不计时候,以温酒下二十丸。

*半夏丸

【文献出处】《太平圣惠方》

【原文摘录】治膈气,咽喉噎塞,食饮不下方。

半夏一两,汤洗七遍,去滑　干姜一两,炮裂,锉　昆布二两,洗去咸味

上件药,捣粗罗为散,每服三服,以水一中盏,入生姜半分,煎至六分,去滓,不计时候,稍热服。

---

① 马蔺子:鸢尾科植物马蔺的种子,具有清热利湿、解毒杀虫、止血定痛的功效。

诃黎勒散

【文献出处】《太平圣惠方》

【原文摘录】治膈气妨闷,不能下食,吐逆烦喘。

诃黎勒皮一两　木香三分　陈橘皮一两,汤浸,去白瓤,焙　五味子三分　半夏三分,汤洗七遍,去滑　人参三分,去芦头　桂心三分　赤茯苓三分　芦根一两,锉　枳壳三分,麸炒微黄,去瓤

上件药,捣粗罗为散,每服三钱,以水一中盏,入生姜半分,煎至六分,去滓,不计时候,稍热服。

白术散

【文献出处】《太平圣惠方》

【原文摘录】治膈气不散,胸中噎塞,不下食,时时妨闷。

白术半两　半夏一两,汤洗七遍,去滑　青橘皮三分,汤浸,去白瓤,焙　赤茯苓一两　大腹皮一两,锉　人参半两,去芦头　枇杷叶一两,拭去毛,炙微黄　木香半两　前胡二两,去芦头　槟榔一两　厚朴一两,去粗皮,涂生姜汁炙令香熟

上件药,捣筛为散,每服三钱,以水一中盏,入生姜半分,煎至六分,去滓,不计时候,稍热服。

槟榔散

【文献出处】《太平圣惠方》

【原文摘录】治膈气,心胸妨闷,不能下食。

槟榔三分　前胡一两,去芦头　桂心半两　郁李仁三分,汤浸,去皮,微炒　草豆蔻半两,去皮　川大黄一两,锉碎,微炒　枳壳三分,麸炒微黄,去瓤　干姜半两,炮裂,锉　木香三分　甘草一分,炙微赤,锉

上件药,捣筛为散,每服三钱,以水一中盏,入生姜半分,煎至六分,去滓,不计时候,稍热服。

大腹皮散

【文献出处】《太平圣惠方》

【原文摘录】治膈气,心胸壅滞妨闷。

大腹皮锉　赤茯苓　木香　丁香　芎䓖　白术　沉香　陈橘皮汤浸,去白瓤,焙　人参去芦头　草豆蔻去皮　厚朴去粗皮,涂生姜汁炙令香熟　桂心已上各半两　甘草一分,炙微赤,锉

上件药,捣筛为散,每服三钱,以水一中盏,入生姜半分,煎至六分,去滓,不计时候,稍热服。

紫苏散

【文献出处】《太平圣惠方》

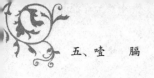

【原文摘录】治膈气,胸中妨闷,痰壅不下食。

紫苏茎叶二两　陈橘皮一两,汤浸,去白瓤,焙　半夏一两,汤洗七遍,去滑　枳壳三分,麸炒微黄,去瓤　柴胡二两,去苗　槟榔一两　赤茯苓一两　桂心一两

上件药,捣筛为散,每服三钱,以水一中盏,入生姜半分,煎至六分,去滓,不计时候,稍热服。

* 桑根白皮散

【文献出处】《太平圣惠方》

【原文摘录】治膈气,心胸妨闷,常欲呕吐,汤水不下方。

桑根白皮一两,锉　桃仁一两,汤浸,去皮尖双仁,麸炒微黄　木香半两

上件药,捣筛为散,每服三钱,以水一中盏,入生姜半分,煎至六分,去滓,不计时候,稍热服。

枳壳丸

【文献出处】《太平圣惠方》

【原文摘录】治膈气胀满,吃食妨闷,脚手烦疼,渐加羸瘦,四肢无力。

枳壳一两,麸炒微黄,去瓤　木香一两　槟榔一两　麦门冬一两半,去心,焙　羚羊角屑一两　赤芍药一两　赤茯苓二两　前胡二两,去芦头

上件药,捣罗为末,炼蜜和捣二三百杵,丸如梧桐子大,每服不计时候,以粥饮下三十丸。

诃黎勒丸

【文献出处】《太平圣惠方》

【原文摘录】治膈气,心腹妨闷,不能下食。

诃黎勒皮二两　槟榔一两　木香一两　陈橘皮一两,汤浸,去白瓤,焙　五味子一两　川芒硝一两

上件药,捣罗为末,以酒煮面糊和丸,如梧桐子大,不计时候,煎生姜枣汤下二十丸。

草豆蔻散

【文献出处】《太平圣惠方》

【原文摘录】治膈气,心胸不利,食即呕逆。

草豆蔻一两,去皮　人参三分,去芦头　陈橘皮一两,汤浸,去白瓤,焙　白术半两　桂心半两　木通半两,锉　槟榔半两　鸡舌香半两　赤茯苓半两　半夏半两,汤洗七遍,去滑

上件药,捣筛为散,每服三钱,以水一中盏,入生姜半分,煎至六分,去滓,不计时候,稍热服。

半夏散

【文献出处】《太平圣惠方》

【原文摘录】治膈气,胸中壅滞,痰毒上攻,呕逆不能下食。

半夏一两,汤洗七遍,去滑　人参一两,去芦头　赤茯苓　陈橘皮一两,汤浸,去白瓤,焙　射干半两　桂心半两　草豆蔻一两,去皮　旋覆花半两　枳实半两,麸炒微黄

上件药,捣筛为散,每服三钱,以水一中盏,入生姜半分,煎至六分,去滓,不计时候,稍热服。

白术散

【文献出处】《太平圣惠方》

【原文摘录】治膈气,胃虚呕逆,从朝至夜,不能饮食,胸中痛,气渐羸困。

白术一两　人参一两,去芦头　干姜半两,炮裂,锉　甘草半两,炙微赤,锉　吴茱萸半两,汤浸七遍,焙干,微炒　五味子半两　曲末一合,炒微黄　大麦蘖一合,炒微黄　桂心一两

上件药,捣粗罗为散,每服三钱,以水一中盏,入生姜半分,煎至六分,去滓,不计时候,稍热服。

诃黎勒散

【文献出处】《太平圣惠方》

【原文摘录】治膈气,不多下食,心腹气满,时或呕逆。

诃黎勒皮二两　赤茯苓一两　木香半两　白术一两　桂心一两　大腹皮一两,锉　木通一两,锉　草豆蔻一两,去皮　陈橘皮一两,汤浸,去白瓤,焙

上件药,捣筛为散,每服三钱,以水一中盏,入生姜半分,煎至六分,去滓,不计时候,稍热服。

厚朴散

【文献出处】《太平圣惠方》

【原文摘录】治膈气,不能食,腹内冷气,或吐逆。

厚朴一两半,去粗皮,涂生姜汁炙令香熟　人参一两,去芦头　白术一两　吴茱萸半两,汤浸七遍,焙干,微炒　木通三分,锉　桂心三分　赤茯苓三分　陈橘皮二两,汤浸,去白瓤,焙　甘草半两,炙微赤,锉

上件药,捣筛为散,每服三钱,以水一中盏,入生姜半分,煎至六分,去滓,不计时候,稍热服。

＊诃黎勒散

【文献出处】《太平圣惠方》

【原文摘录】治膈气,呕逆,不下食,腹胁胀,四肢不和,宜服此方。

诃黎勒皮一两　人参三分,去芦头　青橘皮一两,汤浸,去白瓤,焙　厚朴一两,去粗皮,涂生姜汁炙令香熟　白术三分　枳壳三分,麸炒微黄,去瓤

上件药,捣粗罗为散,每服三钱,以水一中盏,入生姜半分,枣三枚,煎至六分,去滓,不计

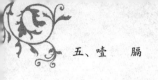

时候,稍热服。

丁香散

【文献出处】《太平圣惠方》

【原文摘录】治膈气,呕逆,不能下食,脾胃气弱,四肢乏力。

丁香半两　青橘皮一两,汤浸,去白瓤,焙　白茯苓一两　人参一两,去芦头　枇杷叶半两,拭去毛,炙微黄　桂心一两　半夏一两,汤洗七遍,去滑

上件药,捣筛为散,每服三钱,以水一中盏,入生姜半分,枣三枚,煎至六分,去滓,不计时候,稍热服。

人参散

【文献出处】《太平圣惠方》

【原文摘录】治膈气,噎塞不能下食,食即呕逆。

人参半两,去芦头　厚朴半两,去粗皮,涂生姜汁炙令香熟　陈橘皮一两,汤浸,去白瓤,焙　白术半两　沉香半两　紫苏茎叶一两

上件药,捣筛为散,每服三钱,以水一中盏,入生姜半分,枣三枚,煎至六分,去滓,不计时候,稍热服。

吴茱萸散

【文献出处】《太平圣惠方》

【原文摘录】治膈气,不能饮食,食即呕逆。

吴茱萸半两,汤浸七遍,焙干,微炒　当归一两,锉,微炒　人参一两,去芦头　青橘皮三分,汤浸,去白瓤,焙　荜拨三分　高良姜三分,锉　槟榔三分　胡椒半两

上件药,捣细罗为散,每服不计时候,以热酒调下一钱。

陈橘皮散

【文献出处】《太平圣惠方》

【原文摘录】治膈气,呕逆不能下食,脾气弱。

陈橘皮一两,汤浸,去白瓤,焙　粟米半合,炒微黄　甘草半两,炙微赤,锉　诃黎勒皮二两　丁香一两

上件药,捣细罗为散,每服不计时候,以生姜汤调下一钱。

木香丸

【文献出处】《太平圣惠方》

【原文摘录】治膈气,食饮不下,呕逆不定,日渐羸瘦。

木香半两　人参半两,去芦头　赤茯苓半两　甘草半两,炙微赤,锉　汉椒半两,去目及闭口者,微炒去汗　桂心一两　细辛半两　赤芍药半两　陈橘皮一两,汤浸,去白瓤,焙　川大黄一两,锉碎,

微炒　附子半两,炮裂,去皮脐　干姜半两,炮裂,锉　郁李仁一两,汤浸,去皮,微炒　厚朴一两,去粗皮,涂生姜汁炙令香熟　诃黎勒皮一两半

上件药,捣罗为末,炼蜜和捣三二百杵,丸如梧桐子大,每服不计时候,以生姜汤下二十丸。

枳壳丸

【文献出处】《太平圣惠方》

【原文摘录】治膈气,脾胃久冷,气滞呕逆,不能下食。

枳壳三分,麸炒微黄,去瓤　木香半两　草豆蔻三分,去皮　赤茯苓三分　当归三分,锉,微炒　桂心二分　蒔萝一两　荜拨一两　人参三分,去芦头　胡椒　白术三分　诃黎勒皮一两　桔梗　干姜半两,炮裂,锉　槟榔三分　甘草一分,炙微赤,锉

上件药,捣罗为末,以酒煮面糊和丸,如梧桐子大,每服不计时候,以姜枣汤下二十丸。

* 桑叶散

【文献出处】《太平圣惠方》

【原文摘录】治膈气呕逆,不能下食方。

桑叶末二两　半夏一两,汤洗七遍,去滑

上件药,捣细罗为散,每服一钱,以醋浆水一中盏,煎至六分,入生姜汁少许,不计时候,稍热并滓服。

赤茯苓散

【文献出处】《太平圣惠方》

【原文摘录】治膈气,痰结气滞,不思食饮,肩背壅闷,四肢烦疼。

赤茯苓一两　半夏半两,汤洗七遍,去滑　桂心三分　大腹皮一两,锉　枳壳一两,麸炒微黄,去瓤　陈橘皮一两,汤浸,去白瓤,焙　白术半两　木通三分,锉　旋覆花半两　前胡一两,去芦头　槟榔一两　诃黎勒皮二两

上件药,捣筛为散,每服三钱,以水一中盏,入生姜半分,煎至六分,去滓,不计时候,稍热服。

大腹皮散

【文献出处】《太平圣惠方》

【原文摘录】治膈气,胸中痰结,食不消化,腹中胀满雷鸣。

大腹皮一两,锉　吴茱萸一两,汤浸七遍,焙干,微炒　白术一两　旋覆花一两　枇杷叶一两,去毛,炙微黄　桔梗二两,去芦头　甘草三分,炙微赤,锉　木香三分　桂心一两　厚朴一两半,去粗皮,涂生姜汁炙令香熟　半夏一两,汤洗七遍,去滑

上件药,捣粗罗为散,每服四钱,以水一中盏,入生姜半分,煎至六分,去滓,不计时候,稍热服。

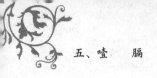

旋覆花散

【文献出处】《太平圣惠方》

【原文摘录】治膈气,胸中痰结,否塞不通,不能饮食。

旋覆花半两　木香半两　赤茯苓一两　白术一两　人参一两,去芦头　前胡一两,去芦头　半夏一两,汤洗七遍,去滑　桂心一两　青橘皮三分,汤浸,去白瓤,焙　芎藭一两　附子半两,炮裂,去皮脐　大腹皮半两,锉

上件药,捣筛为散,每服三钱,以水一中盏,入生姜半分,煎至六分,去滓,不计时候,稍热服。

槟榔丸

【文献出处】《太平圣惠方》

【原文摘录】治膈气,痰结脾冷,食饮不下,胸中刺痛。

槟榔一两　白术一两　陈橘皮一两,汤浸,去白瓤,焙　厚朴二两,去粗皮,涂生姜汁炙令香熟　前胡一两,去芦头　高良姜一两,锉　桃仁一两,汤浸,去皮尖双仁,麸炒微黄　半夏一两,汤洗七遍,去滑

上件药,捣罗为末,炼蜜和捣三二百杵,丸如梧桐子大,每服不计时候,以生姜汤下二十丸。

前胡丸

【文献出处】《太平圣惠方》

【原文摘录】治膈气痰结,心胸积滞,气不宣散,饮食不下。

前胡一两,去芦头　川大黄三分,锉碎,微炒　白术三分　旋覆花半两　肉豆蔻三分,去壳　人参三分,去芦头　麦门冬一两,去心,焙　枳壳三分,麸炒微黄,去瓤

上件药,捣罗为末,炼蜜和捣三二百杵,丸如梧桐子大,每服不计时候,以热酒下二十丸。

芫花丸

【文献出处】《太平圣惠方》

【原文摘录】治膈气,痰结否塞,心胸壅闷。

芫花一两,醋拌炒令干　巴豆半两,去皮心,研,纸裹压去油　桂心一两　杏仁一两,汤浸,去皮尖双仁,麸炒微黄　桔梗一两,去芦头

上件药,捣罗为末,炼蜜和捣三二百杵,丸如小豆大,食前,以温酒下二丸。

半夏丸

【文献出处】《太平圣惠方》

【原文摘录】治膈气,痰结气逆,不能下食。

半夏一两,汤洗七遍,去滑　陈橘皮三分,汤浸,去白瓤,焙　薯蓣一两　干姜半两,炮裂,锉　甘草一分,炙微赤,锉　黄丹一两,炒令紫色

上件药,捣罗为末,入黄丹同研令匀,煮枣肉和丸,如梧桐子大,每于食前,煎人参生姜汤下二十丸。

* 木香散

【文献出处】《太平圣惠方》

【原文摘录】治膈气,胸中痰结,气逆不下饮食方。

木香一两　青橘皮二两,汤浸,去白瓤,焙　白豆蔻三分,去皮　郁李仁二两,汤浸,去皮,微炒,别研如泥

上件药,捣细罗为散,研入郁李仁令匀,每于食前,以川椒七粒煎汤,调下一钱。

白术散

【文献出处】《太平圣惠方》

【原文摘录】治五膈气,呕吐酸水,寒气上攻,胸中刺痛,腹胁胀满,饮食不下。

白术一两　木香半两　吴茱萸半两,汤浸七遍,焙干,微炒　桂心一两　陈橘皮一两,汤浸,去白瓤,焙　荜拨半两　槟榔一两　人参一两,去芦头　川大黄一两,锉碎,微炒　厚朴一两半,去粗皮,涂生姜汁炙令香熟

上件药,捣粗罗为散,每服四钱,以水一中盏,入生姜半分,枣三枚,煎至六分,去滓,不计时候,稍热服。

槟榔散

【文献出处】《太平圣惠方》

【原文摘录】治五膈气,脾胃寒,不能下食,呕吐酸水,时复胸膈刺痛。

槟榔二两　人参一两半,去芦头　肉豆蔻一两,去壳　白术一两　陈橘皮一两,汤浸,去白瓤,焙　半夏三分,汤洗七遍,去滑　荜拨一两　高良姜一两,锉　厚朴二两,去粗皮,涂生姜汁炙令香熟

上件药,捣粗罗为散,每服三钱,以水一中盏,入生姜半分,煎至六分,去滓,不计时候,稍热服。

厚朴散

【文献出处】《太平圣惠方》

【原文摘录】治五膈气,心胸久冷结滞,时多呕吐酸水,不思饮食。

厚朴一两半,去粗皮,涂生姜汁炙令香熟　吴茱萸半两,汤浸七遍,焙干,微炒　人参一两,去芦头　陈橘皮一两,汤浸,去白瓤,焙　白术一两　甘草半两,炙微赤,锉　高良姜半两,锉　桂心半两

上件药,捣粗罗为散,每服三钱,以水一中盏,入生姜半分,煎至六分,去滓,不计时候,稍热服。

人参散

【文献出处】《太平圣惠方》

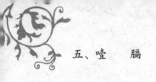

【原文摘录】治五膈气,脾胃冷滞,每欲食则多呕吐酸水。

人参一两,去芦头　槟榔一两　高良姜半两,锉　陈橘皮一两,汤浸,去白瓤,焙　荜拨一两
白术一两

上件药,捣粗罗为散,每服三钱,以水一中盏,入生姜半分,煎至六分,去滓,不计时候,稍
热服。

丁香散

【文献出处】《太平圣惠方》

【原文摘录】治五膈气,脾胃虚冷,呕吐酸水,不能下食,四肢乏力。

丁香半两　白术三分　桂心一两　陈橘皮一两,汤浸,去白瓤,焙　半夏半两,汤洗七遍,去滑
枳壳半两,麸炒微黄,去瓤　藿香半两　人参三分,去芦头　赤茯苓三分　干姜半两,炮裂,锉　诃黎
勒皮一两　甘草一分,炙微赤,锉　厚朴一两半,去粗皮,涂生姜汁炙令香熟

上件药,捣筛为散,每服三钱,以水一中盏,入生姜半分,煎至六分,去滓,不计时候,稍
热服。

陈橘皮散

【文献出处】《太平圣惠方》

【原文摘录】治五膈气,胃中宿冷,食不消化,呕吐酸水。

陈橘皮一两,汤浸,去白瓤,焙　白术二两　人参一两,去芦头　胡椒半两　肉豆蔻一两,去壳
甘草半两,炙微赤,锉

上件药,捣筛为散,每服四钱,以水一中盏,入生姜半分,煎至六分,去滓,不计时候,稍
热服。

半夏散

【文献出处】《太平圣惠方》

【原文摘录】治五膈气,呕吐酸水,脾胃虚寒,不能下食。

半夏半两,汤洗七遍,去滑　槟榔半两　红豆蔻半两,去皮　桂心三分　木香半两　白术三分
陈橘皮一两,汤浸,去白瓤,焙　赤茯苓三分　当归半两,锉,微炒　高良姜半两,锉

上件药,捣筛为散,每服三钱,以水一中盏,入生姜半分,煎至六分,去滓,不计时候,稍
热服。

木香散

【文献出处】《太平圣惠方》

【原文摘录】治五膈气,脾胃虚冷,食不消化,呕吐酸水,四肢不和,面色青黄,渐加羸弱。

木香半两　陈橘皮一两,汤浸,去白瓤,焙　荜拨半两　干姜半两,炮裂,锉　诃黎勒皮一两
大腹皮三分　桂心半两　附子一两,炮裂,去皮脐　甘草一分,炙微赤,锉

上件药,捣细罗为散,每服不计时候,以热酒下一钱。

诃黎勒散

【文献出处】《太平圣惠方》

【原文摘录】治五膈气,胸中噎塞,呕吐酸水,不能下食。

诃黎勒皮一两　鸡舌香半两　陈橘皮一两,汤浸,去白瓤,焙　白豆蔻半两,去皮　人参半两,去芦头　赤茯苓半两　白术三分　前胡三分,去芦头　桂心一两　甘草一分,炙微赤,锉　厚朴一两,去粗皮,涂生姜计,炙令香热　高良姜一两,锉

上件药,捣细罗为散,每服不计时候,以陈米粥饮调下二钱。

木香散

【文献出处】《太平圣惠方》

【原文摘录】治五膈气,及胃口不和,多吐酸水,不思饮食。

木香半两　附子三分,炮裂,去皮脐　人参三分,去芦头　丁香半两　干姜半两,炮裂,锉　陈橘皮一两,汤浸,去白瓤,焙　诃黎勒皮一两　草豆蔻一两,去皮　射干半两

上件药,捣细罗为散,每服不计时候,煎生姜枣汤调下二钱。

草豆蔻丸

【文献出处】《太平圣惠方》

【原文摘录】治五膈气,脾胃久冷,呕吐酸水,脐腹疼痛,不思饮食。

草豆蔻一两,去皮　附子一两,炮裂,去皮脐　缩砂一两,去皮　陈橘皮一两,汤浸,去白瓤,焙　干姜半两,炮裂,锉　枳实半两,麸炒微黄　吴茱萸半两,汤浸七遍,焙干,微炒　桂心三分　鸡舌香半两　槟榔半两　木香半两　当归半两,锉,微炒

上件药,捣罗为末,以水浸蒸饼,和捣三二百杵,丸如梧桐子大,每服不计时候,以热酒下三十丸。

赤茯苓丸

【文献出处】《太平圣惠方》

【原文摘录】治五膈气滞,宿食不消,呕吐酸水,腹胀不能下食。

赤茯苓一两　陈橘皮三两,汤浸,去白瓤,焙　大麦蘖一两,炒微黄　桂心二两　干姜一两,炮裂,锉　人参一两,去芦头　神曲二两,炒微黄　木香一两　诃黎勒皮二两　甘草半两,炙微赤,锉

上件药,捣罗为末,炼蜜和捣三二百杵,丸如梧桐子大,每服不计时候,以生姜汤下三十丸。

木香丸

【文献出处】《太平圣惠方》

【原文摘录】治五膈气,脾胃久冷,呕吐酸水,不能下食。

木香一两　青橘皮一两,汤浸,去白瓤,焙　桂心一两　白术一两　益智子一两,去皮　肉豆蔻

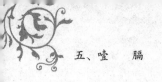

一两,去壳　细辛半两　吴茱萸半两,汤浸七遍,焙干,微炒　干姜半两,炮裂,锉

上件药,捣罗为末,酒煮饭烂研和丸,如梧桐子大,不计时候,以生姜汤嚼下十丸。

柴胡散

【文献出处】《太平圣惠方》

【原文摘录】治气膈心腹痞满,不下饮食,肩背壅闷,四肢烦疼。

柴胡二两,去苗　枳壳一两,麸炒微黄,去瓤　白术一两　甘草半两,炙微赤,锉　赤茯苓二两　槟榔二两　陈橘皮一两,汤浸,去白瓤,焙　赤芍药一两　诃黎勒皮一两

上件药,捣粗罗为散,每服四钱,以水一中盏,入生姜半分,煎至六分,去滓,不计时候,稍热服。

枇杷叶散

【文献出处】《太平圣惠方》

【原文摘录】治气膈吐涎痰,食不消化,心腹痞满雷鸣。

枇杷叶一两,拭去毛,炙微黄　人参一两,去芦头　槟榔一两　半夏一两,汤洗七遍,去滑　桔梗一两,去芦头　陈橘皮二两,汤浸,去白瓤,焙

上件药,捣筛为散,每服三钱,以水一中盏,入生姜半分,煎至六分,去滓,不计时候,温服。

诃黎勒散

【文献出处】《太平圣惠方》

【原文摘录】治气膈,心腹痞满,脾胃气虚弱,不能饮食。

诃黎勒皮一两　人参三分,去芦头　京三棱三分,微炮,锉　草豆蔻一两,去皮　白术三分　赤茯苓三分　甘草半两,炙微赤,锉　槟榔三分　陈橘皮一两,汤浸,去白瓤,焙　干姜三分,炮裂,锉　桂心三分

上件药,捣细罗为散,每服不计时候,煎生姜橘皮汤,调下一钱。

白术散

【文献出处】《太平圣惠方》

【原文摘录】治气膈,心腹痞满,四肢拘急,体重。

白术三分　木香半两　诃黎勒皮二分　桂心三分　甘草一分,炙微赤,锉　丁香半两　人参半两,去芦头　厚朴一两,去粗皮,涂生姜汁炙令香熟　陈橘皮一两,汤浸,去白瓤,焙　草豆蔻一两,去皮

上件药,捣细罗为散,不计时候,煎生姜木瓜汤,调下二钱。

*枳诃汤

【文献出处】《太平圣惠方》

【原文摘录】治久患气膈,心腹痞满,咽喉噎塞,不下食饮,宜服此方。

枳壳一两,麸炒微黄,去瓤　诃黎勒皮一两半

上件药,捣细罗为散,每服不计时候,煎生姜橘皮汤,调下一钱。

赤茯苓丸

【文献出处】《太平圣惠方》

【原文摘录】治气膈,咽喉噎塞,心腹痞满,不下饮食,胸背俱闷。

赤茯苓一两　桂心一两　干姜三分,炮裂,锉　甘草半两,炙微赤,锉　枳壳一两,麸炒微黄,去瓤　羚羊角屑一两　诃黎勒皮二两半　陈橘皮一两,汤浸,去白瓤,焙　槟榔一两

上件药,捣罗为末,炼蜜和捣三二百杵,丸如弹子大,不计时候,常含一丸咽津。如患甚,即将一丸,以煎汤研破服亦得。

人参丸

【文献出处】《太平圣惠方》

【原文摘录】治气膈,心腹痞满,不下饮食,或时呕吐,四肢不和。

人参二两,去芦头　桂心一两　赤茯苓一两　诃黎勒皮一两　甘草一分,炙微赤,锉　干姜半两,炮裂,锉　槟榔一两　陈橘皮一两,汤浸,去白瓤,焙

上件药,捣罗为末,炼蜜和捣三二百杵,丸如梧桐子大,每服不计时候,以生姜汤下三十丸。

沉香丸

【文献出处】《太平圣惠方》

【原文摘录】治气膈,脾胃久冷,心腹痞满,吃食无味,面色萎黄。

沉香半两　丁香半两　木香半两　槟榔半两　桂心一两　诃黎勒皮一两　川大黄半两,锉碎,微炒　肉豆蔻半两,去壳　麝香一分,细研

上件药,捣罗为末,入麝香研匀,炼蜜和捣三二百杵,丸如梧桐子大,不计时候,以姜枣汤嚼下十丸。

厚朴散

【文献出处】《太平圣惠方》

【原文摘录】治膈气,脾胃久冷,宿食不消,心腹虚胀,四肢瘦弱。

厚朴一两,去粗皮,涂生姜汁炙令香熟　沉香三分　青橘皮半两,汤浸,去白瓤,焙　槟榔半两　丁香半两　诃黎勒皮一两半　桂心半两　白术三分　高良姜三分,锉　草豆蔻一两,去皮　木香三分　人参三分,去芦头　甘草一分,炙微赤,锉

上件药,捣筛为散,每服四钱,以水一中盏,入生姜半分,枣三枚,煎至六分,去滓,不计时候,稍热服。

木香散

【文献出处】《太平圣惠方》

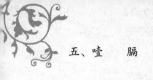

【原文摘录】治膈气，胸中不利，宿食不化。

木香一两　桃仁半两,汤浸,去皮尖双仁,麸炒微黄　草豆蔻一两,去皮　诃黎勒皮二两　桂心一两　槟榔一两　麦蘗三分,炒微黄　白术三分　甘草一分,炙微赤,锉

上件药,捣筛为散,每服四钱,以水一中盏,入生姜半分,煎至六分,去滓,不计时候,稍热服。

草豆蔻散

【文献出处】《太平圣惠方》

【原文摘录】治膈气壅滞,不下饮食,或宿食不消。

草豆蔻三分,去皮　青橘皮三分,汤浸,去白瓤,焙　诃黎勒皮一两　益智子半两,去皮　人参三分,去芦头　细辛半两　赤茯苓半两　厚朴一两,去粗皮,涂生姜汁炙令香熟　半夏半两,汤洗七遍,去滑　丁香一分　甘草一分,炙微赤,锉　槟榔三分

上件药,捣筛为散,每服三钱,以水一中盏,入生姜半分,煎至六分,去滓,不计时候,稍热服。

荜澄茄散

【文献出处】《太平圣惠方》

【原文摘录】治膈气壅滞,脾胃虚弱,宿食不消,四肢虚乏。

荜澄茄一两　人参半两,去芦头　草豆蔻半两,去皮　细辛一两　木香半两　白术三分　大腹皮三分,锉　京三棱半两,微煨,锉　五味子半两　半夏半两,汤洗七遍,去滑　高良姜半两,锉　甘草半两,炙微赤,锉　诃黎勒皮一两　青橘皮半两,汤浸,去白瓤,焙

上件药,捣筛为散,每服三钱,以水一中盏,入生姜半分,枣三枚,煎至六分,去滓,不计时候,稍热服。

人参散

【文献出处】《太平圣惠方》

【原文摘录】治膈气壅滞,不下饮食,或宿食不消。

人参一两,去芦头　木香半两　槟榔半两　干姜三分,炮裂,锉　白术一两　枳壳半两,麸炒微黄,去瓤　桂心一两　青橘皮二分,汤浸,去白瓤,焙　京三棱一两,微煨,锉　甘草半两,炙微赤,锉　赤茯苓一两　诃黎勒皮一两　厚朴二两,去粗皮,涂生姜汁炙令香熟

上件药,捣筛为散,每服二钱,以水一中盏,煎至六分,去滓,不计时候,稍热服。

诃黎勒散

【文献出处】《太平圣惠方》

【原文摘录】治膈气,脾胃积冷,宿食不消,心胸不利。

诃黎勒皮一两　人参三分,去芦头　白术三分　黄芪三分,锉　神曲一两,炒微黄　木香三分　桂心三分　麦蘗三分,炒微黄　高良姜三分,锉　草豆蔻三分,去皮　陈橘皮半两,汤浸,去白瓤,焙

上件药,捣细罗为散,不计时候,以生姜汤调下一钱。

人参散

【文献出处】《太平圣惠方》

【原文摘录】治胸膈气滞,脾胃虚冷,饮食不消,面无颜色。

人参一两,去芦头　赤茯苓一两　木香半两　白术一两　麦蘗三分,炒微黄　附子一两,炮裂去皮脐　诃黎勒皮一两　缩砂半两,去皮　吴茱萸一分,汤浸七遍,焙干,微炒

上件药,捣细罗为散,每服不计时候,以粥饮调下一钱。

诃黎勒丸

【文献出处】《太平圣惠方》

【原文摘录】治膈气,心胸妨闷,不能下食,食不消化。

诃黎勒皮一两半　槟榔二两　桂心一两　甘草半两,炙微赤,锉　木香一两　陈橘皮二两,汤浸,去白瓤,焙　白术一两　前胡一两半,去芦头　五味子一两

上件药,捣罗为末,以枣瓤和捣三二百杵,丸如梧桐子大,每服不计时候,以姜枣汤下三十丸。

神曲丸

【文献出处】《太平圣惠方》

【原文摘录】治膈气不下食,纵食不能消化。

神曲四两,炒微黄　麦蘗四两,炒微黄　厚朴二两,去粗皮,涂生姜汁炙令香熟　陈橘皮一两半,汤浸,去白瓤,焙　桂心一两　诃黎勒皮一两半　干姜一两,炮裂,锉　槟榔一两

上件药,捣罗为末,炼蜜和捣三二百杵,丸如梧桐子大,每服不计时候,以生姜汤下二十丸。

赤茯苓散

【文献出处】《太平圣惠方》

【原文摘录】治膈气壅滞攻心,胸中连肩背痛,日夜不止。

赤茯苓一两　桂心一两　人参一两,去芦头　陈橘皮二两,汤浸,去白瓤,焙　白术一两　蓬莪术一两　大黄一两,锉碎,微炒　吴茱萸半两,汤浸七遍,焙干,微炒　厚朴二两,去粗皮,涂生姜汁炙令香熟

上件药,捣粗罗为散,每服三钱,以水一中盏,入生姜半分,煎至六分,去滓,不计时候,稍热服。

下气槟榔散

【文献出处】《太平圣惠方》

【原文摘录】治膈气,心胸冷硬结痛。

槟榔一两　木香一两　陈橘皮一两半,汤浸,去白瓤,焙　枳实一两,麸炒微黄　前胡一两,去芦

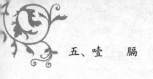

头　川大黄二两,锉碎,微炒

上件药,捣粗罗为散,每服三钱,以水一中盏,入生姜半分,煎至六分,去滓,不计时候,稍热服。

丁香散

【文献出处】《太平圣惠方》

【原文摘录】治膈气,心胸冷气,疼痛,不食少力。

丁香半两　厚朴一两半,去粗皮,涂生姜汁炙令香熟　桂心三分　白术一两　甘草半两,炙微赤,锉　人参一两,去芦头　赤芍药半两

上件药,捣粗罗为散,每服四钱,以水一中盏,煎至五分,去滓,入酒半小盏,更煎三两沸,不计时候,稍热服。

桂心散

【文献出处】《太平圣惠方》

【原文摘录】治膈气,心胸中伏滞冷气,疼痛,饮食不下。

桂心一两　前胡一两,去芦头　人参一两,去芦头　牛李根一两,锉　诃黎勒皮二两　青橘皮一两,汤浸,去白瓤,焙

上件药,捣罗为散,每服四钱,以水一中盏,煎至六分,去滓,不计时候,稍热服。

柴胡散

【文献出处】《太平圣惠方》

【原文摘录】治膈气,心胸中烦满疼痛,及走疰,气欲绝。

柴胡一两,去苗　甘草半两,炙微赤,锉　当归三分,锉,微炒　木香一两　槟榔一两　犀角屑一两　麝香三钱,细研

上件药,捣筛为散,入麝香研匀,每服三钱,以水一中盏,煎至六分,去滓,不计时候,稍热服。

半夏散

【文献出处】《太平圣惠方》

【原文摘录】治膈气,心胸中积冷气痛,心中满闷,不能下食,或时呕吐。

半夏一两,汤洗七遍,去滑　吴茱萸半两,汤浸七遍,焙干,微炒　桂心一两　人参一两,去芦头　甘草半两,炙微赤,锉

上件药,捣筛为散,每服三钱,以水一中盏,入生姜半分,枣三枚,煎至六分,去滓,不计时候,稍热服。

*木香汤

【文献出处】《太平圣惠方》

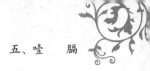

【原文摘录】治膈气,心胸中气痛,不可忍方。

木香半两　吴茱萸半两,汤浸七遍,焙干,微炒　桂心三分

上件药,捣细罗为散,每服二钱,以水一中盏,煎至六分,和滓,不计时候,稍热服。

厚朴散

【文献出处】《太平圣惠方》

【原文摘录】治膈气,心胸中虚寒疼痛。

厚朴二两,去粗皮,涂生姜汁炙令香熟　吴茱萸半两,汤浸七遍,焙干,微炒　桂心一两　白术一两　陈橘皮一两半,汤浸,去白瓤,焙

上件药,捣细罗为散,每服不计时候,以热酒调下一钱。

* 干姜方

【文献出处】《太平圣惠方》

【原文摘录】治膈气,食后呕逆,心胸中疼痛方。

干姜半两,炮裂,锉　吴茱萸半两,汤浸七遍,焙干,微炒　白术二两

上件药,捣细罗为散,每服不计时候,以热酒调下一钱。

枳实散

【文献出处】《太平圣惠方》

【原文摘录】治膈气,心胸中气逆,时复疼痛。

枳实一两,麸炒微黄　桂心一两

上件药,捣细罗为散,每服不计时候,以热酒调下一钱。

* 白术散

【文献出处】《太平圣惠方》

【原文摘录】治膈气,心胸间痛,宜服此方。

白术一两　枳实一两,麸炒微黄　神曲一两,炒微黄

上件药,捣细罗为散,每服不计时候,以热酒调下一钱。

木香丸

【文献出处】《太平圣惠方》

【原文摘录】治膈气,心胸气滞疼痛,连于腹胁,饮食不下。

木香一两　青橘皮一两,汤浸,去白瓤,焙　槟榔一两　桂心一两　干姜半两,炮裂,锉　人参三分,去芦头　细辛三分　吴茱萸半两,汤浸七遍,焙干,微炒　川乌头半两,炮裂,去皮脐　贝母三分,煨微黄

上件药,捣罗为末,炼蜜和捣三二百杵,丸如梧桐子大,每服不计时候,以粥饮下二十丸,常含三五丸咽津,其佳。

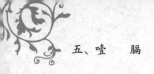

小草丸

【文献出处】《太平圣惠方》

【原文摘录】治膈气,心胸间痛,气逆,饮食不下。

小草三分　桂心三分　川椒三分,去目及闭口者,微炒去汗　干姜三分,炮裂,锉　细辛三分　附子半两,炮裂,去皮脐

上件药,捣罗为末,炼蜜和捣三二百杵,丸如梧桐子大,每服不计时候,以粥饮下三十丸。

人参散

【文献出处】《太平圣惠方》

【原文摘录】治五噎,胃管气滞,心胸满闷,咽中噎塞,不能下食。

人参半两,去芦头　半夏半两,汤洗七遍,去滑　桂心半两　干姜半两,炮裂,锉　白术半两　草豆蔻一两,去皮　甘草半两,炙微赤,锉　陈橘皮一两,汤浸,去白瓤,焙　枇杷叶半两,拭去毛,炙微黄　荜拨半两　大腹皮一两,锉　丁香半两　诃黎勒皮一两　厚朴一两,去粗皮,涂生姜汁炙令香熟

上件药,捣粗罗为散,每服三钱,以水一中盏,入生姜半分,煎至六分,去滓,不计时候,稍热服。

半夏散

【文献出处】《太平圣惠方》

【原文摘录】治五噎,心胸不利,痰壅食少。

半夏一两,汤洗七遍,去滑　槟榔二两　前胡一两,去芦头　枳壳一两,麸炒微黄,去瓤　吴茱萸半两,汤浸七遍,焙干,微炒　人参一两,去芦头　甘草半两,炙微赤,锉　桔梗一两,去芦头　桂心一两

上件药,捣筛为散,每服三钱,以水一中盏,入生姜半分,小麦、小豆各五十粒,煎至六分,去滓,不计时候,稍热服。

芦根散

【文献出处】《太平圣惠方》

【原文摘录】治噎不下食,心胸烦闷,不得眠卧。

芦根一两,锉　木通半两,锉　射干三分　半夏三分,汤洗七遍,去滑　赤茯苓半两　人参一两,去芦头　甘草半两,炙微赤,锉　枳壳三分,麸炒微黄,去瓤

上件药,捣筛为散,每服三钱,以水一中盏,入生姜半分,煎至六分,去滓,不计时候,温服。

诃黎勒散

【文献出处】《太平圣惠方》

【原文摘录】治噎,心胸烦满,食饮不下,腹胁妨闷。

诃黎勒皮一两半　桂心三分　枳壳三分,麸炒微黄,去瓤　陈橘皮一两,汤浸,去白瓤,焙　甘草半两,炙微赤,锉　芦根一两,锉　木瓜三分,干者　木香半两　羚羊角屑三分

上件药,捣细罗为散,不计时候,煎木瓜汤调下一钱。

半夏丸

【文献出处】《太平圣惠方》

【原文摘录】治噎,心胸短气,烦闷不能下食。

半夏二两,汤洗七遍,去滑　木香一两　枳壳二两,麸炒微黄,去瓤　羚羊角屑一两　桂心一两

上件药,捣罗为末,以生姜自然汁煮面糊和丸,如梧桐子大,每服不计时候,煎木瓜汤下一十丸。

生姜汁煎方

【文献出处】《太平圣惠方》

【原文摘录】治噎,不能下食,咽喉壅塞,心胸烦闷。

生姜汁五合　白蜜五两　人参二两,去芦头,捣罗为末　百合二两,捣罗为末　牛酥五合

上件药,内铜锅中,以慢火煎如膏,不计时候,含一丸如半枣大,咽津,或煎人参汤调下一茶匙亦得。

利气槟榔散

【文献出处】《太平圣惠方》

【原文摘录】治气噎,食饮不下,腹中雷鸣,大便不通。

槟榔一两　木香半两　芎䓖半两　诃黎勒皮一两　昆布一两,洗去咸味　桂心半两　甘草一分,炙微赤,锉　川大黄一两,锉碎,微炒　半夏半两,汤洗七遍,去滑

上件药,捣粗罗为散,每服四钱,以水一中盏,入生姜半分,煎至六分,去滓,不计时候,稍热服。

半夏散

【文献出处】《太平圣惠方》

【原文摘录】治气噎不通,心悸喘急,胸背疼闷,咽喉壅塞。

半夏三分,汤洗七遍,去滑　柴胡一两,去苗　羚羊角屑一两　射干三分　赤茯苓一两　桔梗三分,去芦头　昆布一两,洗去咸味　甘草半两,炙微赤,锉　木香半两

上件药,捣粗罗为散,每服三钱,以水一中盏,入生姜半分,煎至六分,去滓,不计时候,稍热服。

* 赤茯苓散

【文献出处】《太平圣惠方》

【原文摘录】治气噎,心膈壅塞,不能下食,宜服此方。

赤茯苓一两　桂心半两　桑根白皮一两

上件药,捣粗罗为散,每服三钱,以水一中盏,入粟米一茶匙,煎至六分,去滓,不计时候,

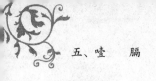

温服。

* 半夏散

【文献出处】《太平圣惠方》

【原文摘录】治咽喉不利,胸膈气噎,不能下食方。

半夏一两半,汤洗七遍,去滑　桂心三分　木香半两

上件药,捣粗罗为散,每服二钱,以水一中盏,入生姜半分,煎至六分,去滓,不计时候,温服。

* 昆麦汤

【文献出处】《太平圣惠方》

【原文摘录】治胸中气噎,不下食,喉中如有肉块方。

昆布二两,洗去咸味　小麦二合

上件药,以水三大盏,煎候小麦烂熟,去滓,每服不计时候,吃一小盏,仍拣取昆布,不住含三两片子咽津,极妙。

* 蜜酥膏

【文献出处】《太平圣惠方》

【原文摘录】治气噎,胸膈不利,烦满不下食方。

蜜半升　酥半升　生姜汁半升

上件药相和,以慢火煎成膏,收于瓷合中,每取半枣大,含化咽津,或内热酒中调服之亦得。

大腹皮丸

【文献出处】《太平圣惠方》

【原文摘录】治胸膈气噎塞,烦闷不下饮食,腹胁妨胀,秘涩不通。

大腹皮一两,锉　木香一两　诃黎勒皮一两　桂心半两　川大黄一两半,锉碎,微炒　半夏一两,汤洗七遍,去滑　前胡一两,去芦头　枳壳一两,麸炒微黄,去瓤　青橘皮一两,汤浸,去白瓤,焙　芎劳三分　干木瓜一两　郁李仁一两,汤浸,去皮,微炒

上件药,捣罗为末,炼蜜和捣三二百杵,丸如梧桐子大,每服不计时候,煎生姜木通汤下三十丸。

半夏散

【文献出处】《太平圣惠方》

【原文摘录】治饮食喜噎。

半夏一两,汤洗七遍,去滑　干姜一两,炮裂,锉　石膏二两　人参二两,去芦头　栝蒌根一两桂心一两　甘草半两,炙微赤,锉　吴茱萸半两,汤浸七遍,焙干,微炒

上件药,捣粗罗为散,每服三钱,以水一中盏,入生姜半分,枣二枚,小麦、小豆各五十粒,同煎至六分,去滓,不计时候,稍热服。

羚羊角散

【文献出处】《太平圣惠方》

【原文摘录】治食噎,饮食不下,妨闷极甚。

羚羊角屑一两 前胡一两,去芦头 甘草一两,炙微赤,锉 人参二两,去芦头 陈橘皮二两,汤浸,去白瓤,焙 赤茯苓一两 马蔺子二两,微炒

上件药,捣粗罗为散,每服三钱,以水一中盏,入生姜半分,煎至六分,去滓,不计时候,稍热服。

* 川大黄丸

【文献出处】《太平圣惠方》

【原文摘录】治气膈食噎方。

川大黄一两,锉碎,微炒 诃黎勒皮一两半

上件药,捣罗为末,炼蜜和丸,如梧桐子大,每服不计时候,以粥饮下十丸。

* 食噎汤

【文献出处】《太平圣惠方》

【原文摘录】治胸膈气滞,食噎不下方。

春杵头细糠一合 昆布末一两

上件药,用老牛涎一合,生百合汁一合,二味以慢火煎,入少蜜,搅成膏,搜前二味丸如鸡头实大,不计时候,含一丸细细咽津。

木香散

【文献出处】《太平圣惠方》

【原文摘录】治五噎,食少,四肢乏力。

木香半两 人参半两,去芦头 赤茯苓三分 神曲三分,炒微黄 桃仁半两,汤浸,去皮白瓤,焙

上件药,捣细罗为散,每服一钱,以水一中盏,煎至五分,和滓,不计时候,稍热服。

人参丸

【文献出处】《太平圣惠方》

【原文摘录】治五噎,胸心气塞,三焦隔绝,咽喉不利,食饮难下。

人参一两,去芦头 半夏一两,汤洗七遍,去滑 桂心一两 防葵一两 小草一两 附子一两,炮裂,去皮脐 细辛一两 甘草一两,炙微赤,锉 食茱萸一两 紫菀三分,去苗土 干姜三分,炮裂锉 赤芍药三分 枳实三分,麸炒微黄 川乌头三分,炮裂,去皮脐 诃黎勒皮一两

上件药,捣罗为末,炼蜜和捣三二百杵,丸如梧桐子大,每服不计时候,以生姜汤下

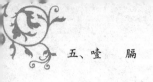

二十丸。

茱萸丸

【文献出处】《太平圣惠方》

【原文摘录】治五噎,胸中寒,呕逆气隔,饮食不下。

吴茱萸三分　干姜二分,炮裂锉　川椒三分,去目及闭口者,微炒去汗　桂心三分　人参三分,去芦头　细辛三分　赤茯苓半两　白术半两　附子半两,炮裂,去皮脐　陈橘皮三分,去白瓤,焙

上件药,捣罗为末,炼蜜和捣三二百杵,丸如梧桐子大,不计时候,以温酒下三(二)十丸。

干姜丸

【文献出处】《太平圣惠方》

【原文摘录】治五噎,喉咽壅塞不通,胸膈忧恚气滞,胃寒食少。

干姜半两,炮裂锉　川椒半两,去目及闭口者,微炒去汗　食茱萸半两　羚羊角屑一两　射干一两　马蔺子一两,微炒　人参一两,去芦头　桂心一两　细辛一两　白术一两　赤茯苓一两　附子一两,炮裂,去皮脐　陈橘皮一两,汤浸,去白瓤,焙　白黎勒皮一两

上件药,捣罗为末,炼蜜和捣三二百杵,丸如梧桐子大,不计时候,以生姜汤下三十丸。

昆布丸

【文献出处】《太平圣惠方》

【原文摘录】治五噎,喉咽妨塞,食饮不下。

昆布一两半,洗去咸味　羚羊角屑半两　柴胡三分,去苗　麦门冬一两半,去心焙　杏仁半两,汤浸,去皮尖双仁,麸炒微黄　天门冬一两半,去心焙　木通三分,锉　槟榔三分　诃黎勒皮一两半　郁李仁一两,汤浸,去皮尖,微炒　川大黄一两,锉碎,微炒　射干半两　川朴消一两　桂心一两　百合一两　紫苏子半两,微炒　陈橘皮三分,汤浸,去白瓤,焙

上件药,捣罗为末,炼蜜和捣三二百杵,丸如梧桐子大,不计时候,以热酒下三十丸。

＊硫黄丸

【文献出处】《太平圣惠方》

【原文摘录】治五噎,心胸咽喉迫塞,痰毒壅滞,涕唾稠粘,不能下食,宜用此吐方。

硫黄一分,细研　阿魏一分,面裹,煨令面熟为度　密陀僧一分,细研　安息香一分　砒霜一钱,细研　朱砂一两,细研　乳香一分,别研入　麝香一钱,细研

上件药,同研令细,熔乳香、安息香及炼了蜜少许,和丸如绿豆大,每服不计时候,以冷茶下五丸,当吐。如人行十里未吐,即再服。

＊枇杷橘皮汤

【文献出处】《太平圣惠方》

【原文摘录】治五噎立效方。

枇杷叶一两,拭去毛,炙微黄　陈橘皮一两,汤浸,去白瓤焙　生姜半两

上件药,都以水二大盏半,煎至一盏半,去滓,不计时候,分温三服。

* 半夏芦根汤

【文献出处】《太平圣惠方》

【原文摘录】半夏半两,汤洗七遍去滑　芦根一两,锉　甜葶苈半两,隔纸炒令紫色

上件药,捣筛,都以水二大盏半,入生姜半两,同煎至一盏半,去滓,不计时候,分温三服。

* 杏桂丸

【文献出处】《太平圣惠方》

【原文摘录】杏仁三两,汤浸,去皮尖双仁,麸炒微黄　桂心二两

上件药,捣罗为末,炼蜜和丸,如酸枣大,不计时候,含一丸咽津。

* 芦根汤

【文献出处】《太平圣惠方》

【原文摘录】治五噎,心膈气滞烦满,吐逆不下食方。

芦根五两细锉,以水三大盏煮取二盏,去滓,不计时候,稍热服二合。

* 半夏散

【文献出处】《太平圣惠方》

【原文摘录】治五噎,胸膈咽喉不利,痰逆食少,宜服此方。

半夏七枚,小者汤洗去滑

上件药,捣细罗为散,都为一服,以浓生姜汤调服之。患年多者,不过三服瘥。

* 芦根汤

【文献出处】《大全本草》

【原文摘录】《金匮玉函方》治五噎,心膈气滞,烦闷吐逆,不下食。

芦根五两,锉,以水三大盏,煮取二盏,去滓,不计时温服。

* 橘皮汤

【文献出处】《大全本草》

【原文摘录】《孙尚药方》治诸吃噎。

橘皮二两,汤浸,去瓤,锉,以水一升,煎之五合,通热顿服。更加枳壳一两,去瓤,炒,同煎之服,效。

缓气丸

【文献出处】《圣济总录》

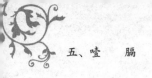

【原文摘录】治阴阳气不升降，否气膈气，心痛腹痛，咽喉噎闷，气道不匀，呕吐痰沫，饮食不下，大便秘利不定，或里急后重，腹痛不可忍，此药养气消痰，温中散滞。

木香半两　桂去粗皮，半两　人参二两　白术二两　吴茱萸二两，炒　厚朴去粗皮，姜汁炙，二两　诃黎勒皮二两　附子炮裂，去皮脐，一两半　阿魏半两，和面煨熟

上九味，捣罗为末，炼蜜为丸，如梧桐子大，每服三十丸，温熟水下，不计时候。

建中丸

【文献出处】《圣济总录》

【原文摘录】治男子妇人，五种膈气，及一切气，不思饮食。

白豆蔻去皮，一两　胡椒一分　茴香子炒　高良姜各三分　甘草炙，锉　陈橘皮汤浸，去白，焙。各一两　蒟酱　人参　红豆蔻去皮　干姜炮　芎䓖　藿香叶各半两

上一十二味，捣罗为末，炼蜜和丸，如鸡头大，每服二丸，温酒或生姜汤嚼下，不计时候。

豆蔻散

【文献出处】《圣济总录》

【原文摘录】治五种膈气。

肉豆蔻去皮，三介　木香　厚朴去粗皮，姜汁炙　人参　赤茯苓去黑皮　桂去粗皮。各半两　甘草炙，锉　青橘皮汤浸，去白，焙。各一两　诃黎勒三枚，炮，去核　槟榔二枚，锉

上一十味，捣罗为散，每服二钱匕，如茶点服。若入姜、枣同煎亦佳。能治气补劳，通血脉，益脾胃。

通膈散

【文献出处】《圣济总录》

【原文摘录】治五种膈气。

枳壳去瓤，麸炒　桂去粗皮　甘草炙，锉　陈曲炒　诃黎勒皮　白术　陈橘皮汤浸，去白，焙赤茯苓去黑皮　人参　干姜炮　京三棱煨，锉　草豆蔻去皮　槟榔半生半熟　五味子炒　厚朴去粗皮，生姜汁炙　半夏汤洗了，用生姜同捣如泥，却摊在新瓦上，用文武火煿令黄色　木香　郁李仁汤浸退皮，麸炒黄。各一两

上一十八味，捣罗为散，每服二钱匕，入盐少许，如茶点服，不计时候。

备急沉香散

【文献出处】《圣济总录》

【原文摘录】治霍乱吐泻，气逆结胸，膈气刺痛，不思饮食。

沉香锉　丁香半生半炒　干姜炮　京三棱煨，锉　蓬莪茂煨，锉。各半两　藿香用叶　木香肉豆蔻去皮　桂去粗皮　人参　赤茯苓去黑皮。各一两　高良姜　胡椒　甘草炮。各一分

上一十四味，捣罗为散，瓷合盛，每服二钱匕，入盐少许，如茶点服，不计时候。

五膈散

【文献出处】《圣济总录》

【原文摘录】治五膈气痞，心胸噎塞，渐致羸瘦。

人参　赤茯苓去黑皮　厚朴去粗皮，姜汁炙　枳壳去瓤，麸炒　桂去粗皮　甘草炙，锉　陈皮炒　诃黎勒皮　白术　陈橘皮汤浸，去白，焙　干姜炮　京三棱煨，锉。各一两　槟榔锉　木香各一分

上一十四味，捣罗为散，每服二钱匕，入盐点服。如脾气腹胀，心胸满闷，每服三钱，用水一盏，入生姜一块，切，枣二枚，擘破，盐少许，同煎至八分，不计时候，和滓热服。

豆蔻丸

【文献出处】《圣济总录》

【原文摘录】治五膈气痞闷，腹胁胀满。

肉豆蔻仁　京三棱炮　蓬莪茂炮　青橘皮汤浸，去白，焙　陈橘皮汤浸，去白，焙　桂去粗皮。各一两　槟榔锉　木香各半两　牵牛子四两，半生半熟，取末二两

上九味，捣罗为末，以枣肉和丸，如梧桐子大，每服二十丸，食后生姜汤下。

莱菔木香散

【文献出处】《圣济总录》

【原文摘录】治五膈气，喘促，腹胁胀满，胸膈不快，痰逆恶心，不思饮食。

莱菔子二两　粟米一两半　陈橘皮汤浸，去白，焙，一两　巴豆肥大者，三十枚，去皮，于瓦石器内，与上三味同炒，候药焦黑色，拣去巴豆不用　木香一分

上五味，捣罗为散，用煮莱菔汤调下二钱匕，或以生姜汁煮面糊和丸，如梧桐子大，莱菔汤下十五丸亦得。

京三棱丸

【文献出处】《圣济总录》

【原文摘录】治五种膈气，利胸膈，散积滞，消腹胀，进饮食。

京三棱湿纸裹煨，碎锉　沉香各半两　青橘皮汤浸，去白，焙　鳖甲去裙襕，醋炙　槟榔锉。各一分　巴豆五枚，去油为霜

上六味，捣罗为末，水煮白面糊和丸，如绿豆大，每服五丸，食后温熟水下。

硇砂枳壳煎丸

【文献出处】《圣济总录》

【原文摘录】治五种膈气，胸腹胀闷，不能饮食。

硇砂无石者，别研，三分　枳壳汤浸，去瓤，切作片子，焙干取末，四两　乌头炮裂，去皮尖，为末　大黄生为末。各一两。同三味末一处拌匀，用醋四升，银器内慢火熬成膏，入后药末　桂去粗皮　五灵脂

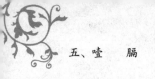

干漆炒烟出　蓬莪茂煨,锉　当归切,焙　芍药各一两　牵牛子炒,取末三分

上一十一味,除前膏外,捣罗为末,入硇砂等膏中,于臼内捣一千下,和丸如梧桐子大,每服二十丸,生姜汤下。妇人血气,醋汤下。不嚼,不计时服。

木香诃梨汤

【文献出处】《圣济总录》

【原文摘录】治一切膈气,妨闷,不下食。

木香　诃黎勒去核　陈橘皮汤浸,去白,焙。各一两　五味子　半夏汤洗七遍,去滑　人参　桂去粗皮　赤茯苓去黑皮　芦根　枳壳去瓤,麸炒。各三分

上一十味,锉如麻豆,每服五钱匕,水一盏半,入生姜一枣大,切,煎取八分,去滓温服。

荜拨饮

【文献出处】《圣济总录》

【原文摘录】治膈气,心腹痞满,全不思食。

荜拨　沉香锉　草豆蔻去皮　青橘皮去白,焙　丁香　桃仁炒,去皮尖　大腹锉　生姜切,炒。各一两　诃黎勒皮二两　甘草炙,锉　枳壳去瓤,麸炒。各半两

上一十一味,粗捣筛,每服三钱匕,水一盏,煎至七分,去滓温服,不拘时。

五膈丸

【文献出处】《圣济总录》

【原文摘录】治五膈气噎,满闷不下食。

白术炒　木香炮　诃黎勒炮,去核　陈橘皮去白,焙　昆布洗去咸水　桃仁去皮尖双仁,炒。各三分　大黄锉　桂去粗皮　半夏汤洗去滑,七遍　槟榔锉　枳实去瓤,麸炒　五味子各半两　琥珀研,一分

上一十三味,捣罗为末,炼蜜和丸如梧桐子大,每服三十丸,空心,生姜枣汤下。

紫金丹

【文献出处】《圣济总录》

【原文摘录】治膈气。

桂去粗皮　诃黎勒煨,去核。各一两　昆布洗去咸,焙　桃仁汤浸,去皮尖双仁,炒。各一两半　木香　琥珀研　陈橘皮去白,焙。各三分　白术　沉香　鸡舌香各半两　丹砂别研,一分　木瓜根锉,一两

上一十二味,捣研为末,再同研匀,炼蜜和丸,如樱桃大,每服一丸,含化咽津,或欲作小丸,如梧桐子大,每服二十丸,温酒下。

槟榔汤

【文献出处】《圣济总录》

【原文摘录】治诸膈气，心胸烦结，噎塞不通，饮食日减。

槟榔锉　诃黎勒皮炒　荜澄茄　赤茯苓去黑皮　人参　陈橘皮汤浸，去白，焙　甘草炙，锉　沉香锉　麦蘗炒　厚朴去粗皮，生姜汁炙　京三棱炮，锉　白术等分

上一十二味，粗捣筛，每服三钱匕，水一盏，生姜二片，大枣二枚，擘，煎取七分，去滓温服，日三夜一。

干咽妙功丸

【文献出处】《圣济总录》

【原文摘录】治膈气，咽喉噎塞，咳嗽上气，痰盛喘满，气道否滞，不得升降。

硼砂研，炒末，二钱匕　丹砂研，炒末，四钱　硇砂飞研，炒末，一钱　巴豆霜炒末，三钱匕　桂末　益智仁末各半两

上六味，拌和令匀，用糯米粥和丸，如麻子大，每服一丸或两粒，食后，临寝干咽。

人参汤

【文献出处】《圣济总录》

【原文摘录】治膈气咽塞，忧结不散。

人参　赤茯苓去黑皮　白术　桂去粗皮　诃黎勒皮炒　京三棱炮，锉　陈橘皮汤浸，去白，焙　枳壳去瓤，麸炒　甘草炙，锉　槟榔锉。各一两　木香半两　草豆蔻去皮，半两

上一十二味，粗捣筛，每服三钱匕，水一盏，煎至七分，去滓，温服，日二夜一。

大腹汤

【文献出处】《圣济总录》

【原文摘录】治诸膈气，冷热不调，喜怒无度，胸中咽塞，不思饮食，或忧思过甚，不足之气，蕴积心臆，日渐消瘦。

大腹皮切　槟榔锉　木通锉　防己　青橘皮汤浸，去白，焙　紫苏茎叶　桑根白皮锉　甘草炙，锉　枳壳去瓤，麸炒。各一两　草豆蔻去皮　丁香皮锉　大黄锉，炒。各半两　木香一分

上一十三味，粗捣筛，每服三钱匕，水一盏，生姜二片，大枣一枚，擘，同煎七分，去滓温服，日三夜一。

万灵木香丸

【文献出处】《圣济总录》

【原文摘录】治膈气，咽喉噎塞。

木香一分　附子炮裂，去皮脐，一枚　槟榔锉，一两　缩砂去皮　干姜炮　桂去粗皮　陈橘皮汤浸，去白，焙　肉豆蔻去壳　茴香子炒。各半两

上九味，捣罗为末，醋煮面糊丸，如梧桐子大，丹砂为衣，每服二十丸，生姜汤下，茶酒亦得，不计时候。

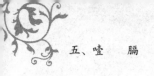

丁香丸

【文献出处】《圣济总录》

【原文摘录】治膈气,咽喉噎塞,不下饮食。

丁香　木香各一钱　槟榔锉　青橘皮去白,醋浸半日,控干,炒令黄色。各一分　京三棱炮,锉
芫花醋浸一宿,控干,炒令黄色。各半两　五灵脂一两　香墨烧令烟尽,候通赤,放冷,秤一钱

上八味,同捣罗为末,再罗过,肥巴豆七粒,去皮心膜,细研如膏,涂于新瓦上,出油令尽,
细研,与前来药末同研,拌令极匀,用水煮白面糊和剂硬软得所,丸如大麻子大,令干,每服五
丸至七丸,生姜汤下,不计时候。

人参丸

【文献出处】《圣济总录》

【原文摘录】治膈气,咽喉噎塞,心烦呕逆,不进饮食。

人参　厚朴去粗皮,生姜汁炙　枇杷叶去毛,炙　槟榔锉。各一两　半夏淡浆水煮三二十沸,切
碎,半两

上五味,捣罗为末,面糊为丸,如梧桐子大,每服二十丸,生姜汤下,不拘时服。

安息香煎丸

【文献出处】《圣济总录》

【原文摘录】治膈气,咽喉噎塞,烦闷呕吐,心胸痞满,腹胁膨胀,可思饮食。

安息香别研,半两　木香　沉香各一两　诃黎勒皮炮,二两　桂去粗皮　白茯苓去黑皮　肉
豆蔻仁　缩沙仁　芍药　荜澄茄　茴香子微炒　益智去皮,炒　五味子微炒　白豆蔻仁　芎
劳　当归切,焙　丁香皮锉　蓬莪茂炮,锉　京三棱炮,锉　莎草根去毛　槟榔锉。各一两半　硇
砂别研,半两　阿魏一分,细研,用白面少许和作饼子,炙令香熟

上二十三味,除别研外,捣罗为末,再同研匀,用蜜三十两,炼熟和为丸,如鸡头大,每服
一丸,细嚼,温酒或生姜盐汤下,不拘时。

导气散

【文献出处】《圣济总录》

【原文摘录】治膈气噎塞,不入饮食。

虎头王字骨酥炙　荜拨微焙　人参　厚朴去粗皮,生姜汁炙,锉　羚羊角屑

上五味等分,捣罗为散,每服二钱匕,温水调,临卧、食后服。

京三棱丸

【文献出处】《圣济总录》

【原文摘录】治膈气噎塞,脾胃虚冷,瘦劣不下食。

京三棱炮,锉　诃黎勒煨,去核　木瓜焙　鳖甲醋炙,去裙襕　玳瑁镑。各三分　桃仁汤浸,去

皮尖双仁,炒　枳实去瓤,麸炒　干姜炮　白术　昆布汤洗去咸,焙　赤茯苓去黑皮　木香各半两

上一十二味,捣罗为末,陈曲糊和丸,如梧桐子大,每服二十丸,煨生姜木瓜盐汤下。

通气汤

【文献出处】《圣济总录》

【原文摘录】治膈气,咽喉噎塞,胸膈填满,不思饮食。

半夏汤洗七遍,去滑,为末　生姜细研,和半夏作饼,暴干。各一两半　陈橘皮汤浸,去白,焙　桂去粗皮。各三分

上四味,粗捣筛,每服五钱匕,水一盏半,入生姜五片,煎至八分,去滓温服。

撞气丸

【文献出处】《圣济总录》

【原文摘录】治膈气,噎塞不下饮食。

雌黄研　附子炮裂,去皮脐　丹砂研　木香　寒水石研　人中白①研。各半两　麝香,一钱

上七味,先以雌黄入铫子,却将寒水石盖雌黄,用油纸烛十二个,烧尽为度,次将众药为末,和令匀,以粟米饭和丸,如鸡头大,每服一丸,用生葱一二寸,同嚼,温酒下。妇人以当归绿豆酒下。

附子丸

【文献出处】《圣济总录》

【原文摘录】治膈气,噎塞不思饮食。

附子大者,生,去皮脐,切破,生姜汁煮透,焙,一两　丁香半两

上二味,捣罗为末,细研硇砂少许,糁枣内,蒸熟,去皮核,和药丸如梧桐子大,每服十五丸,温米饮下,食前服。

沉香煎丸

【文献出处】《圣济总录》

【原文摘录】治膈气呕逆不下食,恶心,心腹疼痛,及脾积气,饮食进退,面黄腹胀怠惰,脏腑不调,水谷不化,磨癥瘕积聚。

沉香锉　丁香各一两　阿魏醋化开,入面和作饼子,慢火炙,半两　木香　胡椒　没药研　丹砂水飞研。各一两　高良姜锉　缩砂仁去皮。各半两　槟榔面裹,慢火煨,锉　硇砂水飞研,瓷器中火上熬干。各一两　吴茱萸汤浸洗,焙干,炒,半两　巴豆去皮心膜,研,新瓦上摊出油,一分　青橘皮汤浸,去白,焙　硫黄研。各一两

上一十五味,捣研为末,炼蜜丸如绿豆大,每服三丸至五丸,食前临卧,温生姜橘皮汤下。如暴伤生冷,呕逆恶心,心腹疼痛,量加丸数。

---

① 人中白:人尿自然沉淀的固体物,具有清热降火、止血化瘀之功效。

丁香丸

【文献出处】《圣济总录》

【原文摘录】治膈气呕逆,不下食,壅闷恶心。

丁香二七粒　木瓜切　木香炮。各一分　肉豆蔻去壳,炮,一枚　槟榔锉,一枚　半夏一分,姜制　青橘皮去白,炒,七片

上七味,捣罗为末,炼蜜丸如梧桐子大,每服十五丸,生姜汤下。

无比丸

【文献出处】《圣济总录》

【原文摘录】治膈气呕逆,不下食。

干姜炮　附子炮裂,去皮脐　泽泻锉　桂去粗皮。各一两　巴豆二七粒,去皮,醋煮,研

上五味,捣罗为末,和匀,炼蜜丸,如梧桐子大,每服三丸至五丸,温酒下,早晚各一服。

槟榔散

【文献出处】《圣济总录》

【原文摘录】治膈气吐逆,不下食。

槟榔生,锉　京三棱煨　蓬莪茂煨　甘草炙　茴香子炒　益智子去皮,炒　青橘皮去白,炒　干姜炮。各一两

上八味,捣罗为散,每服二钱匕,沸汤调下,日二。

木香丸

【文献出处】《圣济总录》

【原文摘录】治膈气痞闷,痰饮恶心呕逆,不下饮食。

木香炮,半两　莎草根①炒　京三棱煨,锉　白术各一两　沉香锉　硇砂别研　好茶末　益智子去皮,炒。各半两　桂去粗皮　丁香炒。各一分　乌梅肉炒,一两　巴豆二七粒,去皮,研出油　肉豆蔻去壳,三枚

上一十三味,除巴豆外,捣罗为末,醋煮面糊丸,如绿豆大,每服三丸至五丸,食后,生姜汤下。

腊茶丸

【文献出处】《圣济总录》

【原文摘录】治膈气痞闷,呕逆恶心,不下饮食。

腊茶末　丁香炒　槟榔锉　青橘皮去白,切,炒　木香炮　缩沙去皮,炒。各半两　巴豆去皮心膜,研出油,三七粒　乌梅肉炒,二两

---

① 莎草根:莎草科植物莎草的根,功能行气、开郁、祛风。

上八味,除巴豆外,捣罗为末,再同研匀,醋煮面糊丸,如绿豆大,每服三丸至五丸,温生姜汤下,早晚食后服。

化气丸

【文献出处】《圣济总录》

【原文摘录】治膈气,呕逆不下食,心胸痞闷,噎塞不通。

木香炮　槟榔生,锉。各二两　硇砂别研,一两　大黄炮,三分　丹砂别研,半两

上五味,捣研为末,酒煮面糊和丸,如梧桐子大,每服十丸至二十丸,不拘时候,生姜汤下。

分气丸

【文献出处】《圣济总录》

【原文摘录】治膈气呕逆,不下食。

白术锉,麸炒　木香炮　蓬莪茂煨　干姜炮　陈橘皮汤浸,去白,切,炒　桂去粗皮　甘草炙　缩沙仁去皮,炒　茴香子炒　干木瓜切　益智子炒。各二两　胡椒半两　阿魏醋化,白面和作饼,炙,二分

上一十三味,捣罗为末,浸蒸饼丸,如鸡头实大,每服一丸,盐汤嚼下,不计时候。

安息香丸

【文献出处】《圣济总录》

【原文摘录】治膈气,呕逆不下食,噎塞,腹肚膨胀。

安息香酒化,研　赤茯苓去黑皮　桂去粗皮　槟榔生,锉　白术锉,麸炒　甘草炙　诃黎勒皮　厚朴去粗皮,生姜汁炙　陈橘皮汤浸,去白,炒。各一两　干姜炮,半两

上一十味,捣罗为末,炼蜜丸如梧桐子大,每服二十丸,生姜汤下,不计时候。

沉香煮散

【文献出处】《圣济总录》

【原文摘录】治膈气,呕逆饮食不下,心胸痞满。

沉香锉　茴香子炒　青橘皮汤浸,去白,焙炒　胡椒　荜澄茄　楝实锉　陈橘皮汤浸,去白,焙,炒。各一两

上七味,捣罗为散,患者但心头气未断,皆可服之,每服二钱匕,葱白五寸,拍破,酒并童子小便各半盏,同煎至六分,放温,和滓服,重者不过三服。

木香散

【文献出处】《圣济总录》

【原文摘录】治胸膈气痛,不思食,食即呕逆。

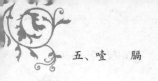

　　木香　丁香　槟榔锉　诃黎勒皮　桂去粗皮　茅香^①锉。各一两　枳壳去瓤,麸炒　大黄锉,炒。各半两　干木瓜切碎,三分

　　上九味,捣罗为散,再同研匀,每服二钱匕,炒生姜盐汤调下。

参苓丸

　　【文献出处】《圣济总录》

　　【原文摘录】治膈气,呕逆不下饮食,或忧恚气结,不得宣通。

　　人参　赤茯苓去黑皮　干姜炮　桂去粗皮　甘草炙　细辛去苗叶　芍药　枳壳去瓤,麸炒。各一两　诃黎勒皮炒　槟榔锉。各一两半

　　上一十味,捣罗为末,炼蜜和丸,如梧桐子大,空心,温酒下二十丸。如觉有物在喉中,即丸三五丸,如弹子大,每一丸含化咽津。

气宝丸

　　【文献出处】《圣济总录》

　　【原文摘录】治膈气,呕逆,心胸痞满,食饮不下。

　　茴香子拣净,银石器内纸衬炒,二两　陈橘皮汤浸,去白,焙　槟榔锉。各一两　木香一分。四味同杵罗为末　黑牵牛拣净,秤四两,用吴茱萸二两,慢火同炒茱萸焦,只取牵牛子一向杵取末,二两

　　上五味,同拌匀,炼蜜和剂为丸,如梧桐子大,每服十丸至十五丸,米饮或木香汤下。有痰即用槟榔末半钱,水半盏,煎数沸,放温下。欲微疏利,加至三十丸至四十丸,看虚实,腹稍空服之。

五膈丸

　　【文献出处】《圣济总录》

　　【原文摘录】治胃气素弱,因于忧恚,膈气呕逆,不思饮食。

　　人参一两　附子炮裂,去皮脐　远志去心　蜀椒　干姜炮　细辛去苗叶。各半两　桂去粗皮　甘草炙　麦门冬去心,焙。各三分

　　上九味,捣罗为末,炼蜜和丸,如弹子大,食后含化。胸中热即三服。

诃黎勒汤

　　【文献出处】《圣济总录》

　　【原文摘录】治膈气痰结,不思饮食。

　　诃黎勒煨,去核,一两　半夏二两,汤浸七遍,姜汁煮令黄色　甘草炙。各一两半　草豆蔻去皮　槟榔锉　青橘皮汤浸,去白,焙。各一两　丁香一分

　　上七味,粗捣筛,每服三钱匕,水一盏,入生姜三片,煎至七分,去滓热服,不拘时候。

---

① 茅香:禾本科茅香属植物茅香的根状茎,功能凉血止血、清热利尿。

肉豆蔻丸

【文献出处】《圣济总录》

【原文摘录】治膈气痰结，不入饮食。

肉豆蔻去壳　木香　桂去粗皮　沉香锉　益智子去皮　荜澄茄　胡椒　青橘皮汤浸，去白，焙　附子炮裂，去皮脐。各等分

上九味，捣罗为末，用木瓜一枚，切盖去子，内硇砂一两飞过者，饭上蒸熟，研如膏，后拌诸药。如干，更入炼蜜和丸，如梧桐子大，空心临卧，温酒下十五丸。

半夏五香丸

【文献出处】《圣济总录》

【原文摘录】治膈气痰结，和胃气，进饮食。

半夏汤浸七遍，去滑，捣罗为末，姜汁和作饼，暴干，三两　丁香　沉香锉。各半两　麝香研　龙脑研　丹砂研。各一钱　藿香叶半两　槟榔尖者，二颗，锉　木香　甘草炙。各一分

上一十味，捣研为末，炼蜜和丸，如弹子大，每服一丸，空心，食前生姜盐酒嚼下。

丁香匀气丸

【文献出处】《圣济总录》

【原文摘录】治膈气痰结，呕逆减食。

丁香　木香　沉香锉　肉豆蔻去壳　桂去粗皮　京三棱煨，先捣取末　当归洗，切，焙　陈橘皮汤浸，去白，焙　槟榔锉　荜澄茄　附子炮裂，去皮脐　安息香酒化，去滓　乳香绢包，汤内摆过，候干研　硇砂飞　丹砂研。各一分　巴豆二十一粒，去皮，热灰内炮令紫色，研

上一十六味，捣罗为末，与安息香等一处拌和，研匀，酒煮面糊和，再捣三二百下，丸如麻子大，每服五七丸，温生姜汤下。

藿香汤

【文献出处】《圣济总录》

【原文摘录】治膈气痰结不止。

藿香去梗，二钱　草豆蔻去皮，一分　阿魏一钱，用作面饼，焙干　木香一分　人参　陈橘皮汤浸，去白，焙。各半两　桔梗炒，一分　干姜炮裂，一钱　甘草炙　诃黎勒炮，去核。各一分

上一十味，粗捣筛，每服三钱匕，水一盏，入生姜三片，同煎至八分，去滓，空心服。

干姜丸

【文献出处】《圣济总录》

【原文摘录】治膈气痰结，上焦冷气，吞酸吐沫，呕逆不食。

干姜炮，一分　半夏汤浸，去滑，焙，二两　丁香半两

上三味，捣罗为末，以生姜自然汁煮面糊为丸，如梧桐子大，每服十五丸，煎木瓜盐汤下，

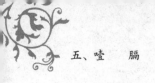

不计时服。

妙红散

【文献出处】《圣济总录》

【原文摘录】治膈气痰结,呕逆吐食。

红曲炒　丁香　藿香叶　人参　白茯苓去黑皮。各半两

上五味,捣罗为散,每服二钱匕,米饮调下,食前服。

茯苓汤

【文献出处】《圣济总录》

【原文摘录】治膈气痰结,通中消饮,去积冷,止腹痛。

赤茯苓去黑皮　人参　麦蘖炒　陈橘皮汤浸,去白,炒　陈曲炒　半夏姜汁浸二宿,切,焙干。各一两　草豆蔻去皮,三个　青陈皮汤浸,去白,半两,炒

上八味,粗捣筛,每服三钱匕,水一盏,入生姜三片,同煎至六分,去滓,食前温服。

前胡汤

【文献出处】《圣济总录》

【原文摘录】治膈气痰逆,胸中痛,不思食。

前胡去芦头　芍药炒　半夏汤洗去滑七遍　人参　百合各三分　赤茯苓去黑皮　枳壳去瓤,麸炒　枇杷叶炙,刷去毛　木香　槟榔煨,锉　白茅根各半两

上一十一味,粗捣筛,每服五钱匕,水一盏半,煎八分,去滓,不拘时温服。

五膈丸

【文献出处】《圣济总录》

【原文摘录】治膈气痰结,胸中不利。

桑根白皮锉,焙　紫苏叶微焙　赤茯苓去黑皮　陈橘皮汤浸,去白,焙。各一两　槟榔八枚,锉　生姜切,焙,二两　厚朴去粗皮,生姜汁炙,一两三分　旋覆花一两半

上八味,捣罗为末,炼蜜和丸,如梧桐子大,空心,米饮下二十丸,渐加至三十丸。

人参茯苓汤

【文献出处】《圣济总录》

【原文摘录】治膈气宿食不消,痰毒虚气,饮食无味,壮热憎寒,霍乱吐逆。

人参二两　赤茯苓去黑皮,一两半　附子炮裂,去皮脐　黄芪　白术　干姜炮　前胡去芦头　甘草炙　诃黎勒皮　枇杷叶拭去毛　陈橘皮汤浸,去白,焙　麻黄去根节　桂去粗皮　益智子去皮。各一两

上一十四味,粗捣筛,每服三钱匕,水一盏,生姜三片,枣一枚,擘破,同煎至七分,去滓温服。如脾泄气痢,及伤寒三日外,要出汗,并三服,衣被盖出汗。不计阴阳二毒、食毒、伤寒。

并能疗之。

建中汤

【文献出处】《圣济总录》

【原文摘录】治膈气宿食不消,胸膈痞满,心腹胀痛。

草豆蔻去皮　陈曲炒　麦糵炒　厚朴去粗皮,生姜汁炙熟　陈橘皮汤浸,去白,焙　白术　干姜炮。各一两　茴香子炒　木香各半两

上九味,粗捣筛,每服三钱匕,入生姜三片,枣二枚,擘破,水一盏,同煎至七分,去滓温服,不拘时。

磨脾散

【文献出处】《圣济总录》

【原文摘录】治膈气宿食不消,温脾胃,除积冷。

木香　人参　附子炮裂,去皮脐　甘草炙　赤茯苓去黑皮。各二两　草豆蔻去皮　干姜炮。各一分　陈曲炒　麦糵炒。各一两

上九味,捣罗为散,每服二钱匕,入盐点服,不拘时。

草豆蔻散

【文献出处】《圣济总录》

【原文摘录】治膈气宿食不消。

草豆蔻去皮　高良姜炮　陈曲炒　麦糵炒　木香各一两　诃黎勒炮,去核　陈橘皮汤浸,去白,焙　桂去粗皮　乌梅肉炒　甘草炙。各半两

上一十味,捣罗为散,每服二钱匕,入盐点服,空心食前。

参曲散

【文献出处】《圣济总录》

【原文摘录】治膈气宿食不消,气攻两胁痛,口内唾痰,心胸不快。

人参　白茯苓去黑皮　厚朴去粗皮,涂生姜汁炙熟　枳壳去瓤,麸炒　桂去粗皮　甘草炙　陈曲炒黄　诃黎勒皮　白术　干姜炮　京三棱煨熟　白槟榔锉　木香各三分

上一十三味,捣罗为散,每服二钱匕,入盐点服,空心食前。

附子丸

【文献出处】《圣济总录》

【原文摘录】治膈气宿食不消,散寒邪,温脾胃。

附子炮裂,去皮脐　丹砂各一两。研细如粉,留一半为衣　槟榔锉碎,半两　丁香一钱　杏仁二十八枚,去皮尖双仁,别研成膏

上五味,捣研极细和匀,炼蜜为丸,梧桐子大,丹砂为衣,每服三丸至五丸,先嚼枣一枚,

裹药丸,干咽,后以少生姜汤下,不拘时候。

养胃丸

【文献出处】《圣济总录》

【原文摘录】治膈气宿食不消。

厚朴去粗皮,锉作小块,一斤　丁香半斤　生姜五斤,取自然汁于银石器内,同厚朴,文火煮尽姜汁,炒令干　白术一十两　人参一十两

上五味,捣罗为末,以煮枣肉和丸,如梧桐子大,每服三十丸,米饮下,空心食前。

硇砂丸

【文献出处】《圣济总录》

【原文摘录】治膈气宿食不消,消积滞,进饮食。

硇砂一两,研碎,以浆水一大盏,化去沙石,入铫子内,熬尽浆水,却入好酒半升,重熬如膏　山芋四两　木香　肉豆蔻去皮　槟榔锉。各半两

上五味,捣罗为细末,以硇砂膏搜和令匀,却以好酒半盏,煮面糊丸,如梧桐子大,每服十丸至十五丸,食后良久,温酒下。

麦蘖散

【文献出处】《圣济总录》

【原文摘录】治膈气宿食不消。

麦蘖四两,炒　芎藭　白芷　茴香子炒　乌药各一两半　莎草根炒,去毛　桔梗炒　缩沙去皮　陈橘皮汤浸,去白,焙　红豆　蓬莪茂炮　桂去粗皮　厚朴去粗皮,生姜汁炙熟　人参各一两　白术三两　木香二钱　诃黎勒皮半两　苍术米泔浸一宿,麸炒,三两

上一十八味,捣罗为散,每服二钱匕,陈米饮或盐汤调下,不计时候。

厚朴汤

【文献出处】《圣济总录》

【原文摘录】治膈气宿食不消。

厚朴去粗皮,锉,一两半,生姜汁浸一宿,炒令紫　草豆蔻去皮　桂去粗皮　高良姜　五味子各半两　青橘皮汤浸,去白,焙　陈橘皮汤浸,去白,焙　甘草炙　麦蘖炒　柴胡去苗　人参　麻黄去根节,煮,掠去沫,焙　陈曲炒　诃黎勒炮,去核。各一两　益智炒,去皮　乌头炮裂,去皮脐。各二两　干姜炮,一分

上一十七味,粗捣筛,每服三钱匕,水一盏,姜三片,枣二枚,擘破,同煎至七分,去滓,稍热服,不拘时候。

安息香丸

【文献出处】《太平惠民和剂局方》

【原文摘录】治一切冷气，心腹疼痛，胸膈噎塞，胁肋膨胀，心下坚痞，腹中虚鸣，哕逆恶心，噫气吞酸，胃中冷逆，呕吐不止，宿饮不消，胸膈刺痛，时吐清水，不思饮食，并皆治之。

肉桂去粗皮，二两半　诃子炮，取皮，二两　阿魏细研，白面少许搜和作饼子，炙令香熟，一分　茯苓白底　当归汤洗，切片，焙干　干姜炮，去皮　肉豆蔻去壳　川芎　丁香皮　缩砂仁　五味子微炒　巴戟去心，面炒　益智子，去皮　白豆蔻去皮。各一两半　硇砂酒半盏化，去石，入蜜中　槟榔炮　荜澄茄　芍药　莪术　三棱炮　安息香酒半盏化，去砂，入蜜　香附去毛　茴香微炒。各一两半　胡椒　高良姜　木香　沉香　乳香别研　丁香各一两

上件药，除安息香、硇砂外，并一处杵，罗为细末，用蜜三十两，入安息香、硇砂于蜜中炼熟，剂上件药，杵一二千下，丸如鸡头肉大，每服一丸，细嚼，温酒下，浓煎生姜汤下亦得，食前服。

白沉香散

【文献出处】《太平惠民和剂局方》

【原文摘录】治一切冷气攻冲心腹，胁肋胀满，噫醋吞酸，胸膈噎塞，饮食减少。常服坠气和脾胃。

川白姜炒　半夏曲　白茯苓　附子炮熟，去皮　诃子肉　干山药　沉香　白术煨　木香　人参去芦。各一两半　丁香半两　甘草炙，六钱

上为细末，每服二大钱，水一中盏，生姜三片，枣三枚，木瓜一片，煎七分，食前服。

参苓白术散

【文献出处】《太平惠民和剂局方》

【原文摘录】治脾胃虚弱，饮食不进，多困少力，中满痞噎，心忪气喘，呕吐泄泻及伤寒咳噎。此药中和不热，久服养气育神，醒脾悦色，顺正辟邪。

莲子肉去皮　薏苡仁　缩砂仁　桔梗炒令深黄色。各一斤　白扁豆姜汁浸，去皮，微炒，一斤　白茯苓　人参去芦　甘草炒　白术　山药各二斤

上为细末，每服二钱，枣汤调下，小儿量岁数加减服。

沉香降气汤

【文献出处】《太平惠民和剂局方》

【原文摘录】治阴阳壅滞，气不升降，胸膈痞塞，心腹胀满，喘促短气，干哕烦满，咳嗽痰涎，口中无味，嗜卧减食。又治胃痹留饮，噫醋闻酸，胁下支结，常觉妨闷，及中寒咳逆，脾湿洞泄，两胁虚鸣，脐下撮痛，皆能治之。患脚气人，毒气上升，心腹坚满，肢体浮肿者，尤宜服之。常服开胃消痰，散壅思食。

香附炒，去毛，四百两　沉香十八两半　缩砂仁四十八两　甘草爁，一百二十两

上为细末，每服一钱，入盐少许，沸汤点服。凌旦雾露，空心服食，去邪恶气，使无瘴疫。

大沉香丸

【文献出处】《太平惠民和剂局方》

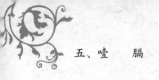
【原文摘录】治一切冷气攻心腹刺痛,胸膈噎塞,呕吐痰水,噫气吞酸,口苦舌涩,不思饮食;膀胱、肾间冷气攻冲,腰背拘急,脐腹绞痛,手足逆冷,小便滑数。又治卒暴心痛,霍乱吐利,疝瘕气痛。妇人血气刺痛,并宜服之。

天台乌药　白芷　甘松洗,晒　甘草燃。各二斤半　姜黄去皮　檀香　干姜炮　肉桂去粗皮。各二十两　白豆蔻去皮,十两　沉香二十两　香附子去毛,燃,五斤

上为末,炼蜜搜和,每一两作二十丸,每服一丸,嚼破,炒生姜盐汤下。元气发动,炒茴香热酒下,空心,食前服。

理中丸

【文献出处】《太平惠民和剂局方》

【原文摘录】理中焦不和,脾胃宿冷,心下虚痞,腹中疼痛,胸胁逆满,噎塞不通,呕吐冷痰,饮食不下,噫醋吞酸,口苦失味,怠惰嗜卧,全不思食。又治伤寒时气,里寒外热,霍乱吐利,心腹绞痛,手足不和,身热不渴,及肠鸣自利,米谷不化。

白术　干姜炮　人参　甘草燃。各二十两

上为末,炼蜜为丸,每一两作一十丸,每服一丸,食前,沸汤化下,嚼服亦得。或丸如梧桐子大服并得。大病新瘥,多睡不止,及新产内虚,皆可服之。常服温脾暖胃,消痰逐饮,顺三焦,进饮食,辟风寒湿冷邪气。

大七香丸

【文献出处】《太平惠民和剂局方》

【原文摘录】治男子、妇人脾元气冷,胃气虚乏,不思饮食,心膈噎塞,渐成膈气,脾泄泻利,气刺气注,中酒吐酒,冷痰翻胃,霍乱吐泻,并皆治疗。

香附子炒,一百九十二两　麦蘖炒,一百两　丁香皮三百三十两　缩砂仁　藿香叶。各二百五十两　甘松　乌药各六十四两　肉桂去粗皮　甘草炒　陈皮去白,洗。各二百五十两

上为末,炼蜜为丸,如弹子大,每服一粒,盐酒、盐汤嚼下。妇人脾血气,如经月水不调,并用炒姜酒嚼下,醋汤亦得,大有神效。忌生冷、肥腻等物。

丁沉煎丸

【文献出处】《太平惠民和剂局方》

【原文摘录】辟雾露寒邪,散膈脘凝滞,调顺三焦,和养荣卫。治心胸痞闷,噫醋吞酸,呕逆痰水,津液不收,两胁刺痛,腹中坚满,口苦无味,不思饮食。

丁香十二两　沉香二两　木香一钱半　丁香皮一两　白豆蔻仁九两半

上为细末,别用甘草熬膏子为丸,每一两分作二百五十丸,每服一粒,含化,空心食。

丁沉丸

【文献出处】《太平惠民和剂局方》

【原文摘录】治一切冷气攻,心腹、胁肋胀满刺痛,胸膈噎塞,痰逆恶心,噫气吞酸,不

思饮食,胃中冷逆,呕吐不止,及翻胃隔气,宿食留饮,心痛霍乱。妇人血气心腹痛,并皆治之。

甘草炙　青皮去瓤,锉,炒　丁香　白豆蔻仁　沉香　木香　槟榔　肉豆蔻仁各五两　白术锉,微炒,四十两　人参去芦　茯苓去皮　诃黎勒煨取皮。各十两　肉桂去粗皮　干姜炮裂。各二两半　麝香别研,一两

上为细末,入麝香令匀,炼蜜和丸,如酸枣大,每服一丸,细嚼,炒生姜盐汤下,温酒亦得,空心,食前服。

夺命抽刀散

【文献出处】《太平惠民和剂局方》

【原文摘录】治男子、妇人,脾胃积冷,中焦不和,心下虚痞,腹中疼痛,胸胁逆满,噎塞不通,呕吐冷痰,饮食不下,噫气吞酸,口苦无味,不思饮食。妇人久患血气刺痛,不可忍者。

干姜锉,入巴豆半两,同炒至黑色,即去巴豆　良姜入斑蝥一百个同炒,即去斑蝥。各二十两　糯米炒,二十五两　石菖蒲不见火,二十二两

上制净为细末,每服二钱,用盐少许,沸汤点,不拘时。常服醒脾胃,进饮食,此药大解酒毒。空心,食前服,或温酒调尤佳。

分气紫苏饮

【文献出处】《太平惠民和剂局方》

【原文摘录】治男子、女人脾胃不和,胸膈噎塞,腹胁疼痛,气促喘急,心下胀闷,饮食不思,呕逆不止。

五味子去梗,洗　桑白皮炙,锉　陈皮去白,净洗　桔梗锉　草果仁　大腹皮　甘草炙　茯苓各三斤

上八味㕮咀为粗末,称二十斤净,入拣嫩枝叶干紫苏十五斤,捣碎,同一处拌匀,每服四钱,水一大盏,姜钱三片,入盐少许,同煎至七分,去滓,空心,食前。常服和胃进食。

分心气饮

【文献出处】《太平惠民和剂局方》

【原文摘录】治男子、妇人一切气不和,多因忧愁思虑,怒气伤神,或临食忧戚,或事不随意,使郁抑之气留滞不散,停于胸膈之间,不能流畅,致心胸痞闷,胁肋虚胀,噎塞不通,噫气吞酸,呕哕恶心,头目昏眩,四肢倦怠,面色萎黄,口苦舌干,饮食减少,日渐羸瘦。或大肠虚秘,或因病之后,胸膈虚痞,不思饮食,并皆治之。

木香不见火　桑白皮炒。各半两　丁香皮一两　大腹子炮　桔梗去芦,炒　麦门冬去心　草果仁　大腹皮炙　厚朴去粗皮,姜汁制　白术　人参锉。各半两　甘草炙,一两

上㕮咀,每服二钱,水一盏,入生姜三片,枣子一个,擘破去核,及灯心十茎,煎至七分,去滓温服,不拘时候。

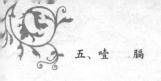

膈气散

【文献出处】《太平惠民和剂局方》

【原文摘录】治五种膈气,三焦痞寒,胸膈满闷,背膂引疼,心腹膨胀,胁肋刺痛,食饮不下,噎塞不通,呕吐痰逆,口苦吞酸,羸瘦少力,短气烦闷。常服顺气宽中,消痃癖积聚,散惊忧恚气。

肉豆蔻仁　木香　干姜　厚朴去粗皮,生姜汁制,炒　青皮去白　甘草燣。各五两　三棱炮益智仁　莪茂炮　肉桂去粗皮　陈皮去瓤　槟榔　枳壳去瓤,麸炒。各十两

上为细末,每服二钱,水一盏,入生姜二片,枣半个,同煎七分,和滓热服。如不及煎,入盐少许,沸汤点服亦得,不拘时候。

和胃丸

【文献出处】《太平惠民和剂局方》

【原文摘录】治脾胃不和,中脘气痞,心腹胀闷,不思饮食,呕吐痰逆,噫气吞酸,面色萎黄,肌肉消瘦,腹胁刺痛,便利不调,少力嗜卧,体重节痛。及治虚劳,脾胃虚弱,饮食不化,心腹痞满,并宜服之。此药老幼气弱皆可常服,能温和脾胃,调进饮食。

厚朴去粗皮,锉碎,以生姜二两,研烂,同炒　半夏一半汤洗,晒干,微炒;一半生姜汁制作饼,炙黄鳖甲九肋,大者一枚,黄泥外固,以米醋二碗,化硇砂一两,放鳖甲内,慢火熬干,取二两,细研如粉用　神曲碎,炒　麦蘖微炒　白术锉炒　肉桂去粗皮。各二两　枳壳去瓤,麸炒　三棱炮　青皮去白,炒人参各三两　陈皮去白　诃子炮,去核。各四两　槟榔　当归各一两半　芍药　甘草炒。各一两干姜炮　赤茯苓去皮。各三分

上为细末,蜜丸如小豆大,每服二十丸,加至三十丸,微嚼破,温水下,不计时候。

化气汤

【文献出处】《太平惠民和剂局方》

【原文摘录】治一切气逆,胸膈噎闷,偏胀膨满。又治心脾疼痛,呕吐酸水,丈夫小肠气,女人脾血气。

沉香　胡椒各一两　木香　缩砂去壳　桂心去粗皮。各二两　丁香皮　干姜炮　蓬莪茂煨茴香炒　青皮去白,麸炒　陈皮去瓤,麸炒　甘草炙。各四两

上为细末,每服二钱,姜苏盐汤调下。妇人淡醋汤下。

藿香半夏散

【文献出处】《太平惠民和剂局方》

【原文摘录】治胃虚中寒,停痰留饮,哕逆呕吐,胸满噎痞,短气倦怠,不入饮食。

丁香皮半两　藿香叶一两　半夏汤浸洗七遍,微炒黄色,二两

上为散,每服二钱,水一盏,生姜七片,煎七分,去滓,温服,食前。

积气丸

【文献出处】《太平惠民和剂局方》

【原文摘录】治阴阳不和,脏腑虚弱,寒冷之气留滞于内,使气积不散,胸胁支满,食即气噎,心腹膨胀,气刺气急一本作气急刺痛,宿食不化,心腹引痛,噎气吞酸,停饮浸渍,恶心呕逆,癖块疼痛,脏腑不调,饮食不进,往来寒热,渐觉羸瘦,以致着床,面黄肌热,精神困顿。

巴豆一百个,去皮、心、膜,出油取霜,三钱　桃仁去皮尖,麸炒,别研,一两半　附子炮,去皮脐　米醋五升,以硇砂、大黄同用,慢火熬成膏　大黄面裹煨,去面,为末　干漆炒焦　木香　鳖甲醋炙黄。各一两　三棱煨,乘热捣碎　肉桂去粗皮　硇砂研。各二两　朱砂研飞　麝香别研。各二两半

上为细末,入研药匀,以醋膏为丸,如梧桐子大,每服二丸,炒生姜汤温下,或木香汤亦得,食后,临卧服。更看虚实,加减服之。忌生冷、硬物。

嘉禾散

【文献出处】《太平惠民和剂局方》

【原文摘录】(亦名谷神散)治中满下虚,五噎五膈,脾胃不和,胸膈痞闷,胁肋胀满,心腹刺痛,不思饮食,或多痰逆,口苦舌酸,胸满短气,肢体怠惰,面色萎黄。如中焦虚痞,不任攻击,脏气虚寒,不受峻补。或因病气衰,食不复常,禀受怯弱,不能多食,尤宜服之。常服育神养气,和补脾胃,进美饮食。

枇杷叶去毛,尽涂姜汁,炙令香熟为度　薏苡仁微炒　白茯苓去皮　人参去芦　缩砂仁去皮。各一两　大腹子微炒　随风子如无,楝实、诃子亦得　杜仲去皮,用姜汁与酒合涂,炙令香熟微焦石斛细锉,酒拌,微炒　藿香叶　木香　沉香　陈皮去白。各三分　谷蘖微炒　槟榔炒　丁香五味子微炒　白豆蔻微炒,去皮　青皮去瓤　桑白皮微炒。各半两　白术炒,二两　神曲微炒　半夏汤洗七遍,生姜一分,切作片子,与半夏同捣烂,作饼炙黄。各一分　甘草炙,一两半

上捣罗为末,每服二钱,水一盏,入生姜二片,肥枣三枚,同煎至七分,温服不计时候。及疗四时伤寒,能调治阴阳,使无变动,克日得安。如疗五噎,入干柿一枚同煎,十服见效。如疗膈气,吐逆羸困,入薤白三寸、枣五枚同煎。妇人亦可服。

姜合丸

【文献出处】《太平惠民和剂局方》

【原文摘录】治男子、妇人气血虚弱,久积阴冷,留滞不化,结聚成形,心腹膨胀,刺痛成阵,上连胸胁;或脾胃久虚,内伤冷物,泄泻注下,腹痛肠鸣;或久痢纯白,时下青黑,肠滑不禁。又治胃脘停痰,呕吐吞酸,痞塞不通,不思饮食,身体沉重,面色萎黄。或久患心脾疼痛,服之永除根本。

丁香不见火　木香不见火　人参各一两　白术焙　青皮去白　陈皮去白。各二两　附子炮,去皮脐,二两半　厚朴去粗皮,姜汁炙　肉豆蔻炮。各二两　干姜炮,三两

上件为细末,入硇砂八钱,姜汁、面打糊为丸,每一两作二十丸,每服一丸,用老姜一块,如拇指头大,切开作合子,安药于内,用湿纸裹,慢火煨一顿饭久,取出去纸,和姜细嚼,白汤

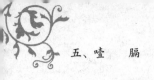

送下。孕妇不得服，小儿一粒分四服。老人、小儿内有伤积，服之无不神验。此药不损脏腑。

降气汤

【文献出处】《太平惠民和剂局方》

【原文摘录】治中脘不快，心腹胀满，阴阳壅滞，气不升降，胸膈噎塞，喘促短气，干哕烦满，咳嗽痰涎，口中无味，嗜卧减食，宿寒留饮，停积不消，胁下支结，常觉妨闷。专治脚气上冲，心腹坚满，肢体浮肿，有妨饮食。

紫苏叶去梗，四两　厚朴去粗皮，姜汁制　肉桂去粗皮，不见火　半夏汤洗七次，去滑　川当归去芦　前胡去芦，洗　甘草燂。各三两　陈皮去白，三两半

上为㕮咀，每服二钱至三钱，水一大盏，生姜三片，煎至七分，去滓，温服，不拘时候。常服消痰饮，散滞气，进饮食。

快气汤

【文献出处】《太平惠民和剂局方》

【原文摘录】治一切气疾，心腹胀满，胸膈噎塞，噫气吞酸，胃中痰逆呕吐，及宿酒不解，不思饮食。

缩砂仁八两　香附子炒，去毛，三十二两　甘草燂，四两

上为细末，每服一钱，用盐汤点下。常服快气美食，温养脾胃。或锉为粗末，入生姜同煎，名小降气汤。

秘传降气汤

【文献出处】《太平惠民和剂局方》

【原文摘录】治男子、妇人上热下虚之疾。凡饮食过度，致伤脾胃，酒色无节，耗损肾元，水土交攻，阴阳关膈，遂使气不升降。上热则头目昏眩，痰实呕逆，胸膈不快，咽喉干燥，饮食无味；下弱则腰脚无力，大便秘涩，里急后重，脐腹冷痛。治以凉，则脾气怯弱；治以温，则上焦壅热，口舌生疮，及脚气上攻，与久痢不瘥。宜先服此药，却以所主药治之，无不效者。

桑白皮炒，二两　骨碎补去毛，炒　草果仁去皮，煨　五加皮酒浸半日，炒黄　半夏生为末，生姜自然汁为饼，再碎，炒　桔梗　诃子炮，去核。各半两　甘草炒　枳壳去瓤，麸炒　陈皮去白，炒黄　柴胡去芦　地骨皮炒黄。各一两

上为粗散和匀，再就蒸一伏时，晒干，每服二钱，紫苏三叶，姜钱三片，水一盏，同煎至七分，食后，通口服。常服调顺荣卫，通利三焦，开膈化痰，和五脏。痰嗽，加半夏曲煎；心肺虚，加人参、茯苓煎；上膈热，加北黄芩煎；下部大段虚，加少许炮附子煎，如使附子，多加生姜；妇人血虚，加当归煎。

木香饼子

【文献出处】《太平惠民和剂局方》

【原文摘录】治脾经虚冷，胃脘寒痰，胸膈噎痞，口淡舌涩，心腹撮痛，呕逆宿水，胁下疼

闷,喘满气急,倦怠少力,全不思食。常服宽胸膈,散滞气,消停寒,美饮食。

缩砂仁一十二两　檀香四两　甘松洗,五两　丁香四两半　蓬莪术一十两　木香二两半

上为细末,别用甘草熬膏为丸,每两作二百五十丸,捏作饼子,每服三五饼子,细嚼,生姜汤下,温酒亦得,不拘时候。

木香分气丸

【文献出处】《太平惠民和剂局方》

【原文摘录】治一切气逆,心胸满闷,腹胁虚胀,饮食不消,干呕吐逆,胸膈痞满,上气咳嗽冷痰,气不升降,并宜服之。

木香　甘松洗去泥。各一两　甘草炙,六两　香附子十六两　蓬莪术煨,八两

上为细末,水糊为丸,每服二十粒,煎生姜橘皮汤下,不计时。脾胃虚弱人最宜服。常服宽中顺气进食。

蓬煎丸

【文献出处】《太平惠民和剂局方》

【原文摘录】治脾胃虚弱,久有伤滞,中脘气痞,心腹膨胀,胁下坚硬,胸中痞塞,噎气不通,呕吐痰水,不思饮食;或心腹引痛,气刺气急;及疗食癥酒癖,血瘕气块,时发疼痛,呕哕酸水,面黄肌瘦,精神困倦,四肢少力。又治女人血气不调,小腹疼痛,并皆治之。

猪胰一具　京三棱　蓬莪术二味醋煮令透,切,焙,为末。各四两。以上二味,同猪胰入硇砂熬膏川楝子去核　山药　槟榔　枳壳去瓤,麸炒　茴香炒　附子炮,去皮脐。各二两　硇砂半两

上件碾细末,入猪胰硇砂膏,同醋糊为丸,如梧桐子大,每服十丸至十五丸,生姜汤下,妇人淡醋汤下,不计时候,更量虚实加减。常服顺气宽中,消积滞,化痰饮。

千金大养脾丸

【文献出处】《太平惠民和剂局方》

【原文摘录】治脾胃虚弱,停寒留饮,膈气噎塞,反胃吐食,心胸痞满,胁肋虚胀,牵引背脊,食少多伤,言微气短,口苦舌涩,恶心呕哕,喜唾咽酸,久病泄泻,病气不复常,饮食无味,形容憔悴,酒后多痰,并宜服之。

枳壳　神曲　陈皮去白　麦蘖炒　茴香　白姜炮　缩砂去皮　肉豆蔻　三棱炮　茯苓去皮　良姜　薏苡仁　益智去壳　胡椒　木香　白扁豆炒　丁香　白术　红豆　藿香去梗　山药　苦梗炒　人参　甘草炙　蓬莪术炮

上各等分为末,炼蜜为丸,如弹子大,每服一粒,细嚼,白汤送下,温酒亦得,空心,食前。常服养益脾胃,大进饮食。

青木香丸

【文献出处】《太平惠民和剂局方》

【原文摘录】宽中利膈,行滞气,消饮食。治胸膈噎塞,腹胁胀痛,心下坚痞,肠中水声,

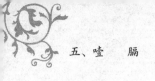

呕哕痰逆,不思饮食。

补骨脂炒香　荜澄茄　槟榔酸粟米饭裹,湿纸包,火中煨令纸焦,去饭。各四十两　黑牵牛二百四十两,炒香,别捣末,一百二十两　木香二十两

上为细末,入牵牛末令匀,渐入清水和令得所,丸如绿豆大,每服二十丸,茶、汤、熟水任下,食后服。每酒食后可服五丸至七丸,小儿一岁服一丸,怀妊妇人不得服之。

三棱煎丸

【文献出处】《太平惠民和剂局方》

【原文摘录】顺气宽中,消积滞,化痰饮。治中脘气痞,心腹坚胀,胁下紧硬,胸中痞塞,喘满短气,噫气不通,呕吐痰逆,饮食不下,大便不调,或泄或秘。

杏仁汤浸,去皮尖,麸炒黄色　硇砂飞研。各一两　神曲碎,炒　麦蘖炒。各三两　青皮去白,干炒　萝卜子微炒。各二两　三棱生,细锉,捣罗为末,八两,以酒三升,石器内熬成膏

上件为末,以三棱膏匀搜和丸,如梧桐子大,每服十五丸至二十丸,温米饮下,食后服。

生气汤

【文献出处】《太平惠民和剂局方》

【原文摘录】治男子、妇人一切冷气攻,心腹胁肋胀满刺痛,噫醋吞酸,痰逆呕吐,胸膈痞闷,饮食不美。又治五膈五噎,一切气疾。常服除邪冷,生胃气。

盐炒,二两半　丁香皮一两　胡椒二钱半　丁香　檀香各一两半　干姜炮　甘草炙。各二两

上七味同捣碎,用慢火熳令香熟,乘热入瓷器内蜜盖覆,候冷,碾,罗作细散,密盛贮,勿令泄气味。每服半钱至一钱,用沸汤点服,不计时候。

十八味丁沉透膈汤

【文献出处】《太平惠民和剂局方》

【原文摘录】治脾胃不和,中寒上气,胁肋胀满,心腹疼痛,痰逆恶心。或时呕吐,饮食减少,十膈五噎,痞塞不通,噫气吞酸,口苦失味,并皆主之。

白术二两　香附炒　人参　缩砂仁各一两　丁香炙　麦蘖　肉豆蔻煨　白豆蔻　木香　青皮各半两　甘草炙。一两半　半夏汤泡七次,二钱半　藿香　厚朴姜炒。各七钱半　神曲炒　草果各二钱半　沉香　陈皮各七钱半。一本无丁香、白豆蔻,有白芷、槟榔各半两

上㕮咀,每四钱,水二大盏,姜三片,枣一个,煎八分,去滓,热服。

守中金丸

【文献出处】《太平惠民和剂局方》

【原文摘录】理中焦不和,脾胃积冷,心下虚痞,腹中疼痛;或饮酒过多,胸胁逆满,噎塞不通,咳嗽无时,呕吐冷痰,饮食不下,噫醋吞酸,口苦失味,怠惰嗜卧,不思饮食。又治伤寒时气,里寒外热,霍乱吐利,心腹绞疼,手足不和,身热不渴,肠鸣自利,米谷不化。

干姜炮　甘草熬　苍术米泔浸　桔梗去芦

上件各等分,锉为细末,炼蜜为丸,如弹子大,每服一丸,食前,沸汤嚼下。又治脾胃留湿,体重节痛,面色萎黄,肌肉消瘦。常服温脾暖胃,消痰逐饮,顺三焦,进美饮食,辟风寒湿冷。

顺气木香散

【文献出处】《太平惠民和剂局方》

【原文摘录】治气不升降,呕逆恶心,胸膈痞闷,胁肋胀满;及酒食所伤,噫气吞酸,心脾刺痛,大便不调,面黄肌瘦,不思饮食。兼疗妇人血气刺痛,及一切冷气,并皆治之。

丁香皮不见火 缩砂仁 良姜去芦,炒 肉桂去粗皮 干姜炮 甘草燶 陈皮去白 厚朴去粗皮,姜汁炙 苍术米泔浸 桔梗去芦 茴香炒 各三两

上为细末,每服二钱,水一盏,姜三片,枣二枚,煎至八分,稍热服,不拘时。或入盐少许,沸汤点服。常服宽中顺气,和胃进食。

五膈宽中散

【文献出处】《太平惠民和剂局方》

【原文摘录】治因忧恚寒热,动气伤神,致阴阳不和,腑脏生病,结于胸膈之间,遂成五膈之病:一曰忧膈,胸中气结,津液不通,饮食不下,羸瘦短气;二曰恚膈,心下实满,噫辄醋心,饮食不消,大小便不利;三曰气膈,胸胁逆满,噎塞不通,噫闻食臭;四曰寒膈,心腹胀满,咳嗽气逆,腹上苦冷雷鸣,绕脐痛,不能食肥;五曰热膈,五心中热,口中烂生疮,四肢烦重,唇口干燥,身体或热,腰背疼痛,胸痹引背,不能多食。及一切气疾,并皆治之。

白豆蔻去皮,二两 甘草炙,五两 木香三两 厚朴去皮,生姜汁炙熟,一斤 缩砂仁 丁香 青皮去白 陈皮去白 各四两 香附子炒,去毛,十六两

上为细末,每服二钱,入生姜二片,盐少许,沸汤点服,不计时。

五膈丸

【文献出处】《太平惠民和剂局方》

【原文摘录】治因愁忧思虑,饮食不节,动气伤神,致阴阳不和,脏腑生病,结于胸膈,遂成忧膈、气膈、食膈、饮膈、劳膈之病。若食生冷即发,心胸痞满,气不得通,疼痛如刺,及引背膂,食即不下,心下坚痛,痛即欲吐,得吐即已,甚者手足逆冷,上气咳逆,喘息短气。

蜀椒去目并闭口者,微炒去汗 细辛去苗土 肉桂去粗皮 远志去心。各三两 麦门冬去心,焙 甘草炙。各五两 干姜炮,二两 人参去芦,四两 附子炮,去皮脐,一两半

上为细末,炼蜜和丸,如弹子大,每服一丸,含化咽之,胸膈喉中当热,药力稍尽,更服一丸,日三服,夜二服,服药七日即愈。或丸如梧桐子大,温酒服之亦得,食后服。

小丁香丸

【文献出处】《太平惠民和剂局方》

【原文摘录】消积滞生冷,留饮宿食,止痰逆恶心,霍乱呕吐。治心腹胀闷,胁肋刺痛,胸膈痞满,噎塞不通。常服顺脾胃,进饮食。

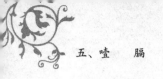

五灵脂十二两　丁香三两　木香一两半　肉豆蔻去壳,三十个　巴豆去皮膜,出油,二百一十个

上为细末,入巴豆令匀,面糊和令得所,丸如黍米大,每服五丸至七丸,温生姜汤下,橘皮汤亦得,食后服。如霍乱吐逆,煎桃叶汤放冷下。小儿吐逆不定,三岁儿服三丸,五岁以下服四丸,用生姜桃叶汤下。

小独圣丸

【文献出处】《太平惠民和剂局方》

【原文摘录】治脾胃不和,饮食多伤,心腹刺痛,呕哕恶心,噫疬吞酸,干噫食臭,腹胁胀闷,不思饮食。

巴豆连皮称半两,去皮心膜,炒熟,得三钱,研　肉桂去粗皮,一斤　硇砂研飞,一两　半夏汤洗七次　丁皮舶上者　乌梅去核　干姜炮　当归去芦　三棱煨,捣碎。各四两

上为细末,入巴豆、硇砂匀,水煮面糊为丸,如麻子大,每服三丸至五丸,用温水下,食后服。常服化滞气,利胸膈,止逆消食。

小七香丸

【文献出处】《太平惠民和剂局方》

【原文摘录】能温中快膈,化积和气。治中酒吐酒,呕逆咽酸,气膈食噎,饮食不下,冷涎翻胃,腹胀脾疼,远年茶酒食积,眼脸俱黄,赤白痢疾,脾毒泄泻。妇人脾血气,小儿疳气,并宜服之。

甘松炒,八十两　益智仁炒,六十两　香附子炒,去毛　丁香皮　甘草炒。各一百二十两　蓬莪茂煨,乘热碎　缩砂仁各二十两

上为末,水浸蒸饼为丸,如绿豆大,每服二十丸,温酒、姜汤、熟水任下。或气胀满,磨乌药水煎汤下;或酒食过度,头眩恶心,胸膈满闷,先嚼二十丸,后吞二十丸,生姜紫苏汤下。此药性温平,不动脏腑。

治中汤

【文献出处】《太平惠民和剂局方》

【原文摘录】治脾胃不和,饮食减少,短气虚羸而复呕逆,霍乱吐泻,胸痹心痛,逆气短气,中满虚痞,膈塞不通;或大病瘥后,胸中有寒,时加咳唾,并宜服之。

人参　甘草炒　干姜炮　白术锉　青皮炒　陈皮洗,去白。各一两

上为粗末,每服三钱,水一盏半,煎至一中盏,去滓,稍热服,空心食前。或霍乱后气虚,未禁热药者,尤宜服之。

撞气阿魏丸

【文献出处】《太平惠民和剂局方》

【原文摘录】治五种噎疾,九般心痛,疬癖气块,冷气攻刺,及脾胃停寒,胸满膨胀,腹痛肠鸣,呕吐酸水,丈夫小肠气,妇人血气、血刺等疾。

茴香炒　青皮去白　甘草炒　蓬莪术炮　川芎　陈皮去白。各一两　白芷半两　丁香皮炮,一两　缩砂仁　肉桂去皮。各半两　生姜四两,切作片子,用盐半两淹一宿,炒黑色　胡椒　阿魏醋浸一宿,以面同为糊。各二钱半

上捣为末,用阿魏糊和丸,如鸡头大,每药丸一斤,用朱砂七钱为衣。丈夫气痛,炒姜盐汤下一粒至二粒;妇人血气,醋汤下。常服一粒,烂嚼,茶、酒任下。

紫苏子丸

【文献出处】《太平惠民和剂局方》

【原文摘录】治一切气逆,胸膈噎闷,心腹刺痛,胁肋胀满,饮食不消,呕逆欲吐。及治肺胃伤冷,咳嗽痞满,或上气奔急,不得安卧。

紫苏子拣净　陈皮去白。各二两　肉桂去粗皮　人参去芦　高良姜炒。各一两

上五味为细末,炼蜜和丸,如弹子大,每服一丸,细嚼,温酒下,米饮亦得,不计时候。或作小丸服之亦得。若食瓜胙生冷,觉有所伤,噫气生熟,欲成霍乱者,含化一丸,细细咽汁,服尽应时立愈。常服此药,永不患霍乱,甚妙。

五膈丸

【文献出处】《袖珍方》

【原文摘录】治饮停积不消,胸膈痞气,去尘垢。

大黄　牵牛　木香各一两　橘皮二两

上为末,蜜丸如梧桐子大,每服四五十丸,冷水送下。

木香通气饮子

【文献出处】《袖珍方》

【原文摘录】治一切气噎塞,痰饮不下。

青皮　木香　蓬莪术　槟榔　陈皮　萝卜子炒。各五钱　藿香一两　甘草　人参　枳壳各五钱　香白芷一钱半

上件用水二盏,煎至八分,服之。

*二香汤

【文献出处】《袖珍方》

【原文摘录】治膈气效秘方。

沉香　木香　枳壳一分　乌药四钱

上件为末,每服三钱,盐汤调下。

木香透膈饼子

【文献出处】《经验秘方》

【原文摘录】众家奴元帅常服。

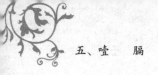

　　沉香二两,不见火　木香二两,不见火　丁香皮二两,不见火　檀香末不见火　藿香去土　甘
松去土。各二两半　缩砂仁四两　白豆蔻四两,用仁　益智仁三两　香附子三两半,去毛者　粉草
炙,二两二钱　片子姜黄一两半　陈皮去白,一两二钱　白茯苓去皮,一两

　　上为极细末,汤浸宿,蒸饼和剂,丸如龙眼大,捻作饼子晒干,细嚼三二饼,食后姜汤下。

五噎散

　　【文献出处】《三因极一病证方论》

　　【原文摘录】治五种噎,食饮不下,胸背痛,呕哕不彻,攻刺疼痛,泪与涎俱出。

　　人参　茯苓　厚朴去粗皮,锉,姜汁制炒　枳壳去穰,麸炒　桂心　甘草炙　诃子炮,去核
白术　橘皮　白姜炮　三棱炮　神曲炒　麦蘗炒。各二两　木香炮　槟榔　蓬术炮。各半两

　　上为末,每服二钱,水一盏,生姜三片,枣子一枚,煎七分,空心,温服,盐汤点亦得。

沉香散

　　【文献出处】《三因极一病证方论》

　　【原文摘录】治五噎五膈,胸中久寒,诸气结聚,呕逆噎塞,食饮不化,结气不消,常服宽
气通噎,宽中进食。

　　白术　茯苓各半两　木通　当归　橘皮　青皮　大腹子　大腹皮　木香　芍药各二两
甘草炙,一两半　白芷三两　紫苏叶　枳壳麸炒去穰,取三两

　　上为末,每服二钱,水一盏,姜三片,枣一枚,煎七分,空腹温服。

嘉禾散

　　【文献出处】《三因极一病证方论》

　　【原文摘录】治中满下虚,五噎五膈,脾胃不和,胸膈痞闷,胁肋胀满,心腹刺痛,不思饮
食。如中焦虚痞,不任攻击,脏腑虚寒,不受峻补,或因病气衰,不复常,禀受怯弱,不能多食,
尤宜服之。

　　枇杷叶去毛,姜汁涂,炙　薏苡仁微炒　缩砂仁　人参　茯苓各一两　石斛细锉,用酒拌和,微
炒　大腹子微炒　沉香　木香　藿香　杜仲去皮,姜酒涂,炙微焦　随风子[1]如无,拣紧小诃子代。
各三分　谷蘗微炒　白豆蔻　五味子微炒　桑白皮　丁香　槟榔　青皮各半两　半夏饼炙黄
神曲各一分　甘草炙,两半　陈皮三分　白术炒,二两

　　上为末,每服二钱,水一盏,生姜三片,枣三枚,煎至七分,温服,不计时。五噎,入干柿一
枚同煎,十服见效。膈气吐逆羸困,入薤白三寸、枣五枚同煎。

五膈丸

　　【文献出处】《三因极一病证方论》

　　【原文摘录】治忧恚思虑,膈塞不通,及食冷物即发,其病苦心痛,不得气息,引背痛如

---

① 随风子:即诃黎。

刺,心下坚大如粉絮,紧痛欲吐,吐即差,食饮不下,甚者手足冷,短气,或上气喘急呕逆,悉主之。

麦门冬去心　甘草炙。各五两　人参四两　川椒炒出汗　远志去心,炒　细辛去苗　桂心炒,三两　干姜炮,二两　附子炮,一两

上为末,蜜丸弹子大,含化,日三夜二,胸中当热,七日愈。亦可丸如梧子大,米汤下二三十丸。延年方,夏加麦门冬、甘草、人参各一两。《经心录》以吴茱萸代桂,治遇寒冷则心痛,咽中有物,吐不出,咽不入,食饮减少,并可服之,不拘时候。

宽膈丸

【文献出处】《三因极一病证方论》

【原文摘录】治气不升降,胸膈结痞。

木香　京三棱炮　青皮各半两　半夏三两,汤洗七次　大腹子一分

上为细末,姜汁糊为丸,梧子大,食后米汤下二三十丸。

硇砂丸

【文献出处】《神巧万全方》

【原文摘录】治五膈气噎闷,或吐逆不下食。

大附子一介,剜去中心肉,别和后药,杵　硇砂水飞过　丁香已上各半两　青橘皮去白穰　木香　肉豆蔻各一分　槟榔三分,生用

上以净硇砂,内入剜了附子中和,不尽,都将熟面如馒头裹入,灰中煨令焦,却和丁香等,都杵为末,滴水和,再杵,丸如梧桐子大,每服二十丸,生姜汤下。

五膈丸

【文献出处】《神巧万全方》

【原文摘录】治寒冷则心痛,咽中有物,吐之不出,咽之不下方。

干姜炮　桂心各二两　麦门冬去心　细辛去苗　人参去芦　茱萸各二两　附子炮　远志去心　椒炒令汗出　甘草炙。各一两

上件,捣罗为末,炼蜜丸,梧桐子大,空心,酒下二十丸。

诃黎勒散

【文献出处】《神巧万全方》

【原文摘录】治五气,胸中烦满,否塞不通,心腹虚胀,心下结实,饮食不得。

白芷　沉香　丁香　诃黎勒皮　前胡各一两　木香锉　人参去芦　厚朴去皮,姜汁涂炙。各三分　沉香研　青橘皮去白　益智子去皮　桂心去皮　枇杷叶拭去毛,炙　荜澄茄炒　赤茯苓去皮　高良姜锉　白豆蔻去皮　白术切　甘草炙。已上各半两

上捣罗为末,每服四钱,以水一中盏,生姜半分,煎至六分,去滓,热服。

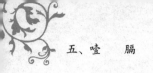

丁沉丸

【文献出处】《神巧万全方》

【原文摘录】治五种膈气,壅滞气逆,心腹胀痛,宿食不消。

丁香　沉香　木香　诃黎勒皮　附子炮　硇砂水飞过　干姜炮　青橘皮去白　神曲别杵。已上各一两　槟榔一两半　桃仁一百二十个,汤去皮,麸炒黄

上件捣为末,以硇砂、神曲,别以酒煮为膏和搜,丸如梧桐子大,每服二十丸,生姜汤下。

* 茱萸汤

【文献出处】《神巧万全方》

【原文摘录】治食物过饱不消,遂成痞膈将死方。

马牙消一大两,碎之,如无,以朴消代之　吴茱萸半斤,陈者

上煎茱萸,取浓汁投滓,承热服之,久未转,更进一服立愈。唐窦群尝话,在常州时,食脍不消,痞结闷甚,诸药悉不转,腹坚气绝,医徐彦庄处得此方,服乃瘥。窦云微此殆绝。

* 五噎汤

【文献出处】《神巧万全方》

【原文摘录】治五噎立效方。

枇杷叶拭去毛,微炙黄　陈橘皮去白。各一两　生姜半两

上为粗散,都以水二大盏半,煎至一盏半,去滓,不计时,温分三服。

* 半夏方

【文献出处】《神巧万全方》

【原文摘录】治五噎,胸膈咽喉不利,痰逆食少,宜服此方。

上用半夏七枚,小者汤浸,洗去滑,捣罗为末,作一服,以浓生姜汤调服之。患年多者,不过三服瘥。

治卒食噎方

【文献出处】《神巧万全方》

【原文摘录】治卒食噎方。

陈橘皮一两,汤浸,去白穰焙,捣为末

上以水一大盏,煎取半盏,稍热顿服。

萝卜浓煎汤

【文献出处】《是斋医方》

【原文摘录】治噎,溪口王省斡择中传,以萝卜浓煎汤,如熟水饮之。

立僧正方

【文献出处】《是斋医方》

【原文摘录】治男子妇人气噎病,立僧正方。

鸡素子①两个,和宿食,用湿纸裹,黄泥固济,炭火内烧,将烟断时取出,去黄泥,索子内物不可去分毫　木香一钱　丁香一钱　沉香一钱

上四味,同为细末,用煮枣去皮核,丸如梧桐子大,每服三十丸,食前下。

* 治噎单方

【文献出处】《琐碎录》

【原文摘录】胸中噎塞,用寡妇梳一枚,烧灰,煎钥匙汤调下,即宽。

五噎散

【文献出处】《严氏济生方》

【原文摘录】治五噎,食不下,呕哕痰多,咽喉噎塞,胸背满痛。

人参　半夏汤泡七次　桔梗去芦,锉,炒　白豆蔻仁　木香不见火　杵头糠　白术　荜澄茄　沉香不见火　枇杷叶拭去毛　干生姜各一两　甘草炙,半两

上为细末,每服二钱,水一中盏,生姜七片,煎至六分,食后温服。

五膈散

【文献出处】《严氏济生方》

【原文摘录】治五膈,胸膈痞闷,诸气结聚,胁肋胀满,痰逆恶心,不进饮食。

枳壳去瓤,麸炒　木香不见火　青皮去白　大腹子　白术　半夏曲锉炒　丁香不见火　天南星汤泡,去皮　干姜炮　麦蘖炒　草果仁各一两　甘草炙,半两

上为细末,每服二钱,水一中盏,生姜五片,煎至六分,温服,不拘时候。

壮元丸

【文献出处】《修月鲁般经后录》

【原文摘录】治膈气,酒膈酒积,涎漱腹疼,吐逆痞满。

巴豆五十个,取霜　神曲半斤,末　半夏一两,洗　雄黄　白曲炒,十钱

上研匀,水为丸,小豆大,细米糠炒变赤色,食后,温水下。童子二丸,三四岁一丸,岁半半丸。止嗽温藌汁下,止呕吐生姜汤下。

宽中散

【文献出处】《世医得效方》

---

① 鸡素子:即鸡嗉囊。

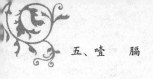

【原文摘录】治因忧恚寒热动气,成五种膈气,不进饮食。

白豆蔻去皮,二两　缩砂四两　香附子炒,去毛,十六两　丁香四两　木香三两　青皮去白,四两　甘草炙,五两　厚朴去皮,姜汁炙令熟,一斤　陈皮去白,四两

上为末,每服二钱,入生姜二片,盐少许,沸汤点服,不以时候。诸冷气用之亦效。

羚羊角屑

【文献出处】《肘后备急方》

【原文摘录】《外台秘要》治噎,羚羊角屑一物,多少自在,末之,饮服方寸匕。亦可以角摩噎上,良。

* 陈皮汤

【文献出处】《肘后备急方》

【原文摘录】《寿域神方》治噎食,以陈皮一两,汤浸,去穰,焙干为末,水一大钟,煎至半钟,热服立痊。

桂香散

【文献出处】《卫生宝鉴》

【原文摘录】治膈气反胃,诸药难效,朝食暮吐,暮食朝吐,甚者食已辄出,其效如神。

水银　黑锡各三钱　硫黄五钱

上三味,铫内用柳木捶研,煞微火上,细研为灰,取出,后入丁香末二钱、桂末二钱、生姜末三钱,一处研匀,每服三钱,黄米粥饮调下。一服取效,病甚者再服。

丁香附子散

【文献出处】《卫生宝鉴》

【原文摘录】治膈气吐食。

丁香半两　槟榔一个,重三钱　黑附一个,重半两,炮,去皮脐　舶上硫黄去石研　胡椒各二钱

上先将四味为末,入硫黄和匀,每服二钱,用附子一个去毛翅足肠肚,填药在内,湿纸五七重裹定,慢火烧热取出嚼,食后用温酒送下,日三服。如不食荤酒,粟米饮下,不计时。

汉防己散

【文献出处】《卫生宝鉴》

【原文摘录】治五噎。

官桂去皮　陈皮各一两。去白　汉防己五钱　杏仁汤浸,去皮尖,一两　紫苏　羚羊角镑细辛各七钱半

上七味为粗末,每服三钱,水一盏,生姜三片,煎七分,去渣,温服。忌酸味、生冷、滑物。一日两服。

红豆丸

【文献出处】《卫生宝鉴》

【原文摘录】治诸呕逆膈气,反胃吐食。

胡椒　缩砂　拣丁香　红豆各二十一粒

上为末,姜汁丸如皂角子大,每服一丸,枣一个去皮,填药,面裹煨熟,细嚼,白汤下,空心,日三服。

人参利膈丸

【文献出处】《济生拔粹方》

【原文摘录】治胸中不利,痰嗽喘满。利脾胃壅滞,调秘,推陈致新。治膈气圣药也。

木香　槟榔七钱半　人参　当归　藿香各一两　甘草　枳实各一两　大黄酒浸　厚朴姜制。各二两

上为细末,滴水为丸,桐子大,温水下。如难齐,少加宿饪饼和丸。

十膈气散

【文献出处】《济生拔粹方》

【原文摘录】专治十般膈气,冷膈、风膈、气膈、痰膈、热膈、忧膈、悲膈、水膈、食膈、喜膈,皆病源也。并因忧惊,冷热不调,又乖将摄,更于喜怒无时,贪嗜饮食,因而不化,滞积在胸,上喘痰嗽,岁月渐深,心胸噎塞,渐致瘦羸,久若不除,必成恶疾。

人参　白茯苓　官桂　枳壳去瓤,麸炒　炙甘草　神曲炒　麦蘗炒　广茂炮　吴白术　诃黎勒皮煨,去核　陈皮去瓤　干生姜炮　京三棱煨。已上各一两　厚朴姜制　槟榔煨　木香已上各半两

上为极细末,每服一钱,入盐一字,白汤点服。如觉脾胃不和,腹胀心胸满闷,用水一盏,生姜七片,枣二枚,盐少许,同煎至八分,和滓热服,空心食前。

玄明粉

【文献出处】《济生拔粹方》

【原文摘录】朴硝不以多少,煎过,澄滤了五七遍,晚于星月下,露地至明,自然结作青白硝也,用定瓷罐儿按实,于炭火内,从慢至紧,自然成汁,煎至不响,再加顶火一煅,取去,于净地上倒合盆盖,去火毒,至晚取出,为细末,每二斤入甘草生熟二两,每用一钱二钱,桃花汤或葱白汤调下。治膈上气涩滞,五脏秘涩邪热。忌鱼及藕。

豆蔻散

【文献出处】《济生拔粹方》

【原文摘录】治五积膈气。

肉豆蔻去皮,五介　木香　人参　厚朴姜制　赤茯苓去皮　桂各半两　炙甘草半两　槟榔

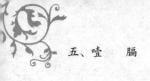

五钱　诃黎勒皮半两　青皮去白,半两　陈皮去白,半两　郁李仁汤浸,去皮,麸炒黄,半两　半夏汤洗了,同生姜捣如泥,堆新瓦上,文武火焙黄,半两

上为极细末,每服二钱匕,入盐少许,如茶点服。若入生姜、枣同煎亦佳,不拘时候。能治气补劳,通血脉,益脾胃,去痰实。

夺命四生散

【文献出处】《医方大成》引《经验方》

【原文摘录】治五膈五噎,翻胃呕吐,不进饮食,服此药多有神效,不可轻视。

丁香拣净　川芎　白姜洗净,炮　南木香不见火　肉桂去皮,不见火　新罗参　神曲各半两　大草果二介,炮,取仁　诃子七枚,取肉　缩砂仁二十一粒　莪术炮　粉草炙。各七钱半　巴豆十四粒,去壳心膜,不去油,冷水浸一宿,别研为膏,留就钵中

上十二味,日干为末,入乳钵内,和匀巴豆膏,再筛过,入瓦合内,以油纸盖合口,却用黄蜡和松脂溶如法,封固合缝,每以十二月上辰日,或初八黄道生气天月二德日,至诚修合,于地高爽处,埋土中三尺深,至次年六月中伏节,择吉日晴明时取出,向当风处摊去湿气,以不漏瓦瓶收贮,密封。壮实人每服用半钱,临睡百沸汤调半盏,顿服,仰卧片时,徐以温白粥压下;若羸弱只服一字,二三服即能进食,止呕吐,续以宽中散、丁沉透膈汤、橘皮煎丸、厚朴煎丸等兼进,佐助胃气。忌生冷、鱼腥、粘腻并硬物,一两月则全愈矣。孕妇不可服。

百杯丸

【文献出处】《南北经验方》引《拔粹方》

【原文摘录】治酒停腹中,膈气痞满,面色黄黑,将癖疾,饮食不进,日渐肌瘦。如饮酒,先收此药,百杯不醉,亦无诸痰。

红皮①三两,去白,秤　木香　广茂炮,三钱　干姜三两　丁香五十介　甘草二钱,炙　茴香京三棱炮,三钱　缩砂仁三十个　白豆蔻三十个　生姜一两,去皮,切作片子,盐二两,淹一宿,焙干

上为细末,炼蜜为丸,朱砂为衣,每一两作五丸,生姜汤下,细嚼,无时。

煎红丸

【文献出处】《永类钤方》

【原文摘录】膈气变翻胃,用煎红丸,吐瘀血及虫而愈,其方并附:

雄黄半两　木香半两　槟榔　三棱　莪术煨　陈皮　贯众去毛。各一两　大黄春二两,秋、冬、夏一两　干漆一两,炒烟起

已上九味,作末糊丸,壮士可五十丸。

* 芫花丸

【文献出处】《永类钤方》

---

① 红皮:安息香科红皮的叶、根,功能祛风除湿、理气止痛。

【原文摘录】芫花一两,醋煮　巴豆二十一粒,去油　甘遂一两

上为末,糊丸梧桐子大,候干,用红罗包之,绢线扎紧,剪断,一服前药内加用一粒,万病转,汤使五更初服,瘵疾醋炙肉咽,妇人醋汤,名秦川煎红丸。有气膈,服好苏合香丸,咽姜汁少许,喉中爆声而愈。

附子片方

【文献出处】《永类钤方》

【原文摘录】翻胃始因膈噎所成,有痰母虫瘕,非好手不能治。

附子片一两　南星片一两　巴豆二十一粒,去皮,糯米一两,同炒色变,去巴豆,入干姜、丁香末各半两

上同煎作末,五更早掌中舌蘸干吃半钱,津化,仍以陈皮汤一呷送下。

附子片方

【文献出处】《永类钤方》

【原文摘录】又翻胃吐黑汁,治不愈,用荜澄茄末,米粉糊丸,姜汤下而愈,再令服平胃散三百贴。

对金饮子

【文献出处】《永类钤方》

【原文摘录】净陈皮八两,焙　制苍术四两,焙　人参一两　制厚朴四两,姜炒　甘草炙,三两黄芩二两半,去皮心黑灰　黄芪一两

上哎咀,每服半两,水盏半,生姜五片,枣二个,同煎七分,去滓,热服。先服承气汤,夜服四生丸,如已效,进食不格拒,方用对金饮子。然初病作,且于呕吐胃热类内,选用清利之药,审其虚实重轻,方用前药更佳。

＊青皮汤

【文献出处】《经验良方》

【原文摘录】治卒噎方。

青皮炒　土乌药　净茴香炒　木瓜各等分

上哎咀,同煎至七分,去滓,温服。

又方

【文献出处】《经验良方》

【原文摘录】用枫子①炒烟微起,即为末,干柿蒂煎汤下。

---

① 枫子:即大枫子,功能祛风、功毒、杀虫。

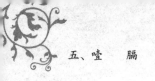
* 大鲫鱼丸

【文献出处】《经验良方》

【原文摘录】治膈气经验方。

上大鲫鱼一尾用市中自死者,活鱼不效,剖腹去尽肠物,留鳞,用大蒜去净皮薄切片,填入鱼腹内,仍合鱼为一尾,用湿纸包定,次用麻皮缠之,又用熟黄泥厚厚外固,日数干,用碎碎灰火,慢慢煨熟,取出去鳞刺骨,入局方平胃散,捣细,丸如梧桐子大,日干瓶收,勿泄气味,每用米饮,空心或空腹下三十丸。

* 荜蔻散

【文献出处】《寿域神方》

【原文摘录】治噎食,用荜澄茄、白豆蔻等分为末,每服干吃。

* 皂矾丸

【文献出处】《寿域神方》

【原文摘录】一方用白面二斤半,蒸作大馒头一个,顶上开口,取空,将皂矾装满,用新瓦盐泥封固,掘土窑,以文武火烧一昼夜,候红色取出,研为细末,枣肉为丸,如梧桐子大,每服二十丸,空心,酒水任下。忌酒色、荤腥。

* 枇杷叶汤

【文献出处】《医学纲目》

【原文摘录】治气噎,不下饮食。

枇杷叶去毛,炙　青皮去瓤　陈皮去白

上等分为末,每服二钱,水一盏,生姜五片,同煎至六七分,温服,不计时候。

* 陈皮大蒜丸

【文献出处】《医学纲目》

【原文摘录】治膈气噎不下饮食。

用陈皮去白,不拘多少,用大蒜研细和丸,如绿豆大,每服二十丸至三十丸,温米饮下,食后,日三服。

（罗）汉防己散

【文献出处】《医学纲目》

【原文摘录】治五噎。

汉防己五钱　官桂一两　细辛七钱半　陈皮去白,一两　羚羊角末　紫苏各七钱半　杏仁汤洗,去皮尖,一两

上为细末,每服三钱,生姜三片,水煎,日二。

缠金丹

【文献出处】《医学纲目》

【原文摘录】(《本》)治五种积气及五噎,胸膈不快,停痰宿饮。

丁香　木香　沉香　槟榔　官桂　胡椒　砂研　白丁香各一钱　白豆蔻　飞矾各一钱,研　马兜铃　南星　五灵脂　栝蒌根　半夏各半两　朱砂三钱,留半为衣

上为细末,入二味研药和匀,生姜汁煮糊丸,如桐子大,每服三丸,生姜汤下,或干嚼萝卜汤下。

五噎膈气丸

【文献出处】《医学纲目》

【原文摘录】治气食忧劳思虑。

麦门冬　甘草各五钱　人参四钱　桂心　细辛　川椒　远志去心,炒。各三钱　附子　干姜各二钱

上为末,炼蜜丸,如鸡豆大,绵裹二丸含化,食后日三、夜三服。胸中当热,七日愈。

五噎膈气丸

【文献出处】《医学纲目》

【原文摘录】治气食忧劳思虑。

半夏　桔梗各一两　肉桂　枳壳各两半

上细末,姜汁面糊丸,如桐子大,姜汤下三十丸,食后临卧服。

豆蔻散

【文献出处】《医学纲目》

【原文摘录】治五种膈气。

肉豆蔻去皮,五个　木香　人参　厚朴姜制　赤茯去皮　桂各半两　甘草炙,半两　槟榔五钱　诃黎勒　青皮各半两　陈皮去白,半两　郁李仁汤泡,去皮尖,炒黄,半两　半夏汤洗了,用生姜捣如泥,堆新瓦上,文武火焙黄,五钱

上为极细末,每服二钱,入盐少许,如茶点服。若入生姜、枣同煎亦佳,不拘时候。能治气补劳,通血脉,补脾胃,去痰实。

(罗)人参利膈丸

【文献出处】《医学纲目》

【原文摘录】治胸中不利,痰嗽喘满,利脾胃壅滞,便秘,推陈致新,治膈气之圣药也。

木香　槟榔七钱半　人参　当归　藿香　甘草　枳实　大黄酒浸　厚朴姜制。各一两

上为细末,滴水为丸,桐子大。如难丸,少加宿蒸饼和丸。每服三五十丸,食后诸饮下。

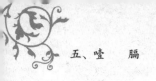

灸刺方

【文献出处】《医学纲目》

【原文摘录】灸刺　膈食有四：

其一取胃。《经》云：虫为下膈。按其痈刺之者，是其一法也。

其二取太阴。《经》云：太阴根于隐白，结于太仓。太阴为开，开折则仓廪无所输，膈洞。膈洞者，取之太阴，视有余不足。故开折者，气不足而生病者是也。盖膈洞者，《经》谓之食不化，下嗌还出也。

其三取胃。《经》云：胃病若膈咽不通，饮食不下，取之三里是也。又云：饮食不下，膈塞不通，邪在胃脘。在上脘，则刺抑而下之；在下脘，则散而去之是也。

其四取手少阴。《经》云：手少阴之别，名曰通里。去腕一寸半，其病实则支膈，取之掌后一寸，别走太阳者是也。

沉香开膈散

【文献出处】《普济方》(出《仁斋直指方》)

【原文摘录】治五膈五噎，痞满呕吐，心腹痛刺，两胁肋胀。

沉香　京三棱　蓬莪术　白豆蔻仁　人参　缩砂仁　丁皮　荜澄茄　草果仁　益智仁　丁香　川白姜各半两　木香　白茯苓　香附炒　藿香叶　青皮　半夏曲　陈皮各一两　甘草炒，一两一分

上为粗末，每服三钱，水一盏半，生姜五片，枣二枚，煎至一盏，食前服。

夺命回生散

【文献出处】《普济方》(出《永类钤方》)

【原文摘录】治五膈五噎，翻胃呕吐，不进饮食。此药多有神效，不可轻视。

丁香拣净　川芎去土　白姜洗净，炮　南木香不见火　肉桂去皮，不见火　新罗参　神曲各半两　诃子七枚，取肉　缩砂仁二十一粒　大草果二枚，炮取仁　莪术炮　粉草炙。各七分　巴豆一十四粒，去壳心膜，不去油，冷水浸一宿，别研为膏，留乳钵中

上晒干为末，入乳钵内和匀，巴豆膏再筛过，入瓦盒内，用油纸盖合口，却用黄蜡和松脂融，如法封固，合缝。每以十二月上辰日，或初八日黄道生气，天月二德日，至诚修合，如地高爽处，埋土中三尺深，至次年六月中伏节，择吉日，晴明取出，向当风处摊去湿气，以不漏瓦瓶收贮密封。壮实人，每服半钱，临睡百沸汤调半盏，顿服。仰卧片时，徐以温白粥压下。若羸弱，只服一匙，二三服即能进食，止呕吐。续以宽中散、丁沉透膈汤、橘皮煎丸、厚朴煎丸等兼进，佐助胃气。忌生冷、鱼腥、粘腻并硬物一两月，则全愈矣。孕妇不可服。

神仙更生散

【文献出处】《普济方》

【原文摘录】治男子、妇人阴阳不和，因气滞生病，结于胸膈，则成膈气，留于咽嗌，则成

五噎。五噎者,忧思劳食气也,令人胸膈痞闷,呕逆吞酸,噎塞妨闷,饮食不下作痛,胁下支满,饮食减少,四肢无力,气不升降。此药顺阴阳,化痰宽胃,止呕吐,进饮食。

丁香二钱半　蓬术二钱半　木香一钱　官桂一钱半　干姜一钱一分,炮　缩砂十个　诃子肉四个　草果一个　甘草四钱　川芎一钱　神曲一钱一分　巴豆七粒,捣成膏

上为末,和巴豆令匀,每服一匙,沸汤下。

半夏丸

【文献出处】《普济方》

【原文摘录】治胸痛达背,膈中烦满,结气忧愁,饮食不下,药悉主之。

半夏一分,削去皮熬　甘草炙　远志去心。各四分　干姜　桂心　细辛　椒去目,炒出汗　附子炮。各二分

上捣筛,以蜜为丸,先饮酒,用粳米饮服,如梧桐子大五丸,日三,稍增至十丸。忌海藻、羊肉、饧、猪肉、冷水、生葱、生菜。

夺命丹

【文献出处】《普济方》

【原文摘录】治五膈食噎。

马草节半两,炒干,再用蜜炙黄色　拣丁香　广木香　槟榔　藿香叶各五钱

上为末,再服三分,煎柿蒂汤调下。

半夏通气散

【文献出处】《普济方》

【原文摘录】(一名通气汤)治膈噎气,咽喉气堵,烦闷呕哕,痰涎不利,咳嗽,肋胁痞满,减食。

半夏洗切,二两　桂锉,一两半　橘皮锉,八钱

上罗匀,每服五钱,水二盏,生姜十片同煎,取一盏去滓,温服,不拘时候,日进三服。

平气丸

【文献出处】《普济方》(出《杨氏家藏方》)

【原文摘录】治胸膈噎闷,不思饮食,伤酒呕逆,气胀腹痛。

巴豆去壳　黑牵牛　萝卜子各四两　五灵脂炒　丁香皮　丁香　胡椒　肉桂去粗皮　青橘皮去白瓤　桂花　陈橘皮去白　缩砂仁以上九味各一两

上药将陈粟米一升炒巴豆黑色,去巴豆,将粟米与众药捣罗细末,醋煮面糊丸,如绿豆大,每服十五丸。胸膈噎塞,不思饮食,煎葱白汤下;中酒吐酒,细嚼,煨生姜汤下;气痛,煎石菖蒲汤下;气胀面肿,煎大腹皮汤下;疝气小肠气,煎茴香汤下;妇人血气,腹内刺痛,煎当归汤下。不拘时候。

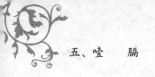

缩砂丸

【文献出处】《普济方》(出《和剂方》)

【原文摘录】温中散滞,消饮进食。治胸膈噎闷,心腹冷痛,大能暖化生冷果食。夏月不可缺此。

缩砂仁七两　高良姜四两　天南星汤浸洗去皮,焙干秤,四两

上为细末,生姜自然汁面糊为丸,如梧桐子大,每服五十丸至七十丸,生姜汤下,不拘时候。

青木香丸

【文献出处】《普济方》(出德生堂)

【原文摘录】宽中利膈,行滞气,消饮食。治胸膈噎塞,腰胁胀满疼痛,心下坚痞,肠中水声,呕哕痰涎,不思饮食,及小肠疝气。

荜澄茄　破故纸十两　木香五两　牵牛头末,三十两,一半炒　槟榔十两,酸陈粟米饭裹,槟榔纸包,灰火中煨,纸焦去之

上为末,和匀,水糊为丸,如绿豆大,第服五十丸,茶汤送下。如小肠疝气,发作疼痛,用蟠葱散煎,送下五十丸,通利一二利即愈。或用生料五苓散,加吴茱萸、灯草三十茎,煎水送下,不拘时候。

槟榔散

【文献出处】《普济方》出《王氏博济方》

【原文摘录】治胸膈注闷,噎塞不快,不思饮食,大便不通。

槟榔　木香　人参　甘草　干姜炮　桂皮去浮皮　青橘皮去白　白术米泔水浸一宿同,焙干　枳壳去瓤　神曲　京三棱炮　厚朴去皮,用姜汁炙香焦。以上各等分

上为末,入盐点半钱。治脾肾膈气,以一钱入盐煎服。

人参汤

【文献出处】《普济方》(出杨子建《万全护命方》)

【原文摘录】治喜怒膈气,心前噎塞,空呕。

桑寄生半两　川芎　木香　沉香　甘草　乌药　人参　枳壳只使青。各一分

上为细末,每服一钱九分,水一盏,煎取七分,空心和滓吃之。

大五膈丸

【文献出处】《普济方》

【原文摘录】疗膈中游气,上下无常处,脏有虚冷,气迫咽喉,胸满气逆,胁有邪气,食已气滞,羸瘦著床骨立,往来寒热,腹中不调,或下痢,呕逆咳嗽,骨肉消尽。服之令人能食,长肌肉,强筋骨,利五脏,好颜色,补不足,益气力。

细辛　桂心　黄芩　吴茱萸　厚朴炙。各三分　干姜　杏仁三十枚,去尖皮并两仁,熬　椒炒出汗　远志各三分,去心　小草　芍药　附子炮　当归　黄连

上捣筛,蜜和丸,如梧桐子大二十丸,日三服,不效再服,以效为度。忌猪肉、冷水、生菜等物。

大腹皮汤

【文献出处】《普济方》(出《御药院方》)

【原文摘录】治诸膈气,冷热不调,喜怒不节,胸中咽塞,不思饮食,或忧思过度,不足之气,蕴积心臆,日渐瘦。

大腹皮切　槟榔　木通　青橘皮汤浸,去白瓤　防己　紫苏茎叶　甘草炙,锉　桑白皮枳壳麸炒。各一两　木香一分　草豆蔻去皮　丁香皮锉　大黄锉,炒。各半两

上粗捣筛,每服三钱,水一盏,生姜二片,大枣一枚擘破,同煎至七分,去渣温服,日三夜一。

助膈丸

【文献出处】《普济方》

【原文摘录】(一名助气丸)治诸膈气,三焦痞塞,升降阴阳,蠲去寒湿。胸膈满闷,背膂痛,心腹膨胀,诸虚动气,久而不散,蕴结成积,痃癖气块,及五膈之气,饮食下不,呕吐痰逆,噫气吞酸,气短烦闷,并皆治之。常服去停饮,和脾胃,进饮食,宽中顺气,消积滞。

京三棱炮　蓬莪术炮,二斤　白术炮　青皮去白　陈皮去白。各十五两　槟榔　枳壳去瓤,麸炒　木香各十两

上八味,同为末,水煮面糊丸,如梧桐子大,每服五十丸,温熟水下,不计时候。

硇砂丸

【文献出处】《普济方》(出《圣惠方》)

【原文摘录】治五种膈气,壅滞气逆,心腹胀痛,宿食不消。

硇砂一两,细研　沉香一两　木香一两　诃黎勒皮一两　附子一两,炮裂,去皮脐　槟榔一两半　干姜一两,炮　桃仁一百二十枚,汤浸,去皮尖双仁,麸炒微黄

上为末,入硇砂同研令匀,炼蜜和丸,捣三二百杵,丸如梧桐子大,每服不计时候,以生姜汤服二十丸。

五膈丸

【文献出处】《普济方》

【原文摘录】疗忧膈、气膈、食膈、饮膈,异病同药。

人参　附子炮　远志去心　细辛各四分　桂心　干姜　蜀椒各五升。炒去汗

上捣筛,以蜜为丸,着牙下,咬咀咽之。若病剧者,日三夜二,并疗诸毒气,风注气,腹中有病皆当。得其新好药,即可中病耳。忌生葱、生菜、猪肉、冷水等物。一方有半夏。

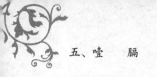

沉香散

【文献出处】《普济方》

【原文摘录】治膈气。

沉香　木香　枳壳各一分　乌药四两

上为细末，每服二钱，盐少许，沸汤调下。

陈橘皮丸

【文献出处】《普济方》(出《圣惠方》)

【原文摘录】治五膈气，胸背俱闷，不下饮食。

陈橘皮一两，汤浸，去白瓤焙　川朴硝一两　木香一两

上为末，炼蜜和丸，如梧桐子大，每服不计时候，以热酒下二十丸。

二妙散

【文献出处】《普济方》

【原文摘录】治五膈气，心胸痞塞。

半夏一两，洗七次　干桑皮二两

上为末，每服三钱，姜三片，醋水一盏，煎至七分，稍热服。

诃黎勒散

【文献出处】《普济方》(出《经验济世方》)

【原文摘录】治五膈气，心胸噎塞，闭闷不食。

诃黎勒四枚　大腹子四枚

上将前味各二枚煨，二枚生，并为末，每服一钱，水一盏，煎一两沸，通口服。

快气丸

【文献出处】《普济方》(出《经验济世方》)

【原文摘录】治膈气噎，不下饮食，肌体羸瘦。

陈橘皮去白　大蒜

上不以多少，研细和匀，为丸如绿豆大，每服二十丸，温米饮下，食后，日三服。

利膈丸

【文献出处】《普济方》

【原文摘录】治三焦气不顺，胸膈壅塞，头眩目眩，涕唾痰涎，精神不爽。

牵牛子四两，半生半熟　皂荚不蛀者，涂酥炙，二两

上为末，生姜自然汁煮糊丸，如梧桐子，每服二十丸，荆芥汤下。

通关散

【文献出处】《普济方》出《王氏博济方》

【原文摘录】治五膈气，噎塞妨闷，遍身虚肿，涕唾稠浊，不下饮食。

麦蘖　马兜铃各三钱　诃子一个　芫花一钱，浆浸微炒　白丁香三钱　硇砂一钱，飞，去砂石　黄丹一分　朱砂　白矾　铅白霜各秤一钱

上同研匀令细，每服一钱半，入腻粉两文，鸡子一个，去黄取清，调末入鸡子壳内，湿纸裹，慢火煨熟，放冷烂嚼，腊茶汤下，临眠服。来日逐下黑恶物，未差，如小可噎塞，再依法服一钱，必效。

半夏散

【文献出处】《普济方》出《王氏博济方》

【原文摘录】治五种膈气噎，心胸不利，涕唾稠粘，饮食不进。

半夏半两，姜汁浸一宿，焙干　厚朴半两，姜汁炙　枇杷叶炙去皮毛秤，半两　肉豆蔻一个，去核母丁香五十枚　青木香一块，枣大

上为细末，每服一钱，水八分，煎六分，热酒服。

五积丸

【文献出处】《普济方》（出杨氏传）

【原文摘录】治五种膈气，中脘痞闷，噎塞不通，饮食减少，及积聚癖块，心腹作痛。一切沉积，并皆治之。

沉香半两　木香半两　当归洗焙，半两　附子炮，去皮脐，半两　青橘皮去白，半两　丁香一分大黄半两，酒浸，湿纸裹煨　缩砂仁一两　半夏半两，汤浸七次后以姜汁制曲　陈皮去白，半两　京三棱半两，炮　蓬莪茂半两，炮　槟榔一分　胆矾半两，另研　细松烟墨半两，烧存性　厚朴半两，姜汁炙

上件，除胆矾外，并为细末，用肥枣五十枚，入米醋二升，煮枣令烂，次下胆矾，煮少时，与药同为丸，如麻子大，每服二十丸，加至三十丸，橘皮汤下，食后临卧服。

瑞香散

【文献出处】《普济方》（出《卫生家宝方》）

【原文摘录】治五种膈气，正气下陷，不进饮食。

南木香　槟榔曲裹煨，锉　诃子炮，去核　川干姜炮　肉桂去皮，不见火　甘草炙　麦蘖炒白术炮　白茯苓　人参去芦头　青皮去白　丁香炮。以上各三两　京三棱二分　白扁豆一分，用姜汁炙

上为细末，每服一钱，入炙紫苏，盐汤点服。

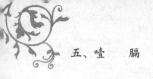

桂香丸

【文献出处】《普济方》(出《卫生家宝方》)

【原文摘录】治气膈、食膈、忧膈、冷膈、热膈，痞塞不通，宿食不消。或霍乱，或心痛，或呕物，或泄泻，腹胁气胀，吞酸少食。

桂心　干姜　茯苓　槟榔　甘草炮　人参　细辛　诃子炮,去核　枳壳麸炒,去瓤　白芍　白术

上各等分为末，炼蜜和丸，如梧桐子大，每服二十丸，空心温酒，嚼破服。

十顺散

【文献出处】《普济方》(出《卫生家宝方》)

【原文摘录】治十种膈气，心胸痞闷，噎塞不通，饮食减少，渐成恶证。

槟榔半生半煨　青皮去白瓤　人参　木香煨　诃子炮,去核　白术炒　白茯苓　京三棱　肉桂去粗皮　神曲炒令微黄　甘草炙　干姜　枳壳去瓤,麸炒　厚朴去粗皮,姜汁涂炙三次。各一两

上为末，每服一二钱，水一钟，盐一捻，煎至七分，温服，不拘时候。

宽中丸

【文献出处】《普济方》(出《卫生家宝方》)

【原文摘录】治十膈五噎，滞满不通，常服宽膈，化冷物。

三棱一两　蓬术一两　缩砂仁炒　青皮去白　沉香　陈皮去白　香附子　胡椒以上各半两

上为细末，醋糊丸，如梧桐子大，每服十五丸，紫苏生姜汤下，食后服。

木香煮散

【文献出处】《普济方》(出《杨氏家藏方》)

【原文摘录】理一切膈气，宽膈消痰，呕逆恶心，腹胁胀满。

紫苏叶　青橘皮去白　白芍药　乌药　当归酒洗　白茯苓去皮　桔梗去芦头　半夏汤洗七次　川芎　黄芪蜜炙　防风去芦头　甘草炙　陈橘皮去白　枳壳麸炒,去瓤　大腹皮以上十五味各一两

上罗匀，每服五钱，生姜五片，大枣二枚，水二盏，煎至一盏，去滓，食前温服。

人参汤

【文献出处】《普济方》(出《御药院方》)

【原文摘录】治膈气咽塞，忧结不散。

人参　赤茯苓去黑皮　白术　桂去粗皮　诃黎勒皮炒　京三棱炮,锉　枳壳去瓤,麸炒　陈橘皮汤浸,去白,焙　甘草炙,锉　槟榔锉。各一两　草豆蔻去皮,半两

上捣筛，每服五钱，水一盏，煎至七分，去滓温服，日二夜一。

木香利膈丸

【文献出处】《普济方》（出《试效方》）

【原文摘录】治寒在膈上，噎塞，咽喉不通。

吴茱萸一钱二分　草豆蔻一钱二分　益智八分　橘皮八分　人参八分　白僵蚕四分　黄芪八分　升麻八分　当归四分　半夏一钱　木香二分　甘草炙，六分　泽泻四分　青皮三分　柴胡四分　姜黄四分

上为细末，汤浸，蒸饼为丸，如绿豆大，每服二十丸，温水少许送下，勿多汤速下，细嚼亦可。

* 羚羊角散

【文献出处】《卫生易简方》

【原文摘录】治噎塞不通，用羚羊角烧灰为末，水调方寸匕服。

* 膈气方

【文献出处】《卫生易简方》

【原文摘录】治膈气噎食，服药无效者，用巧妇①窠烧灰为末，每服三钱，酒温调下。一窠可治一人，甚验。

* 香附汤

【文献出处】《卫生易简方》

【原文摘录】治噎食，用香附子，炒去毛，为末，酒煎，陈皮汤调一二钱服，日三。亦治心痛。

羊肉索饼方

【文献出处】《食医心鉴》

【原文摘录】治五噎，胸膈妨塞，饮食不下，瘦弱无力。

羊肉四两，炒，作臛②　面半斤　橘皮一分，作末

上和面，以生姜汁溲作索饼，空心食之。

黄雌鸡索饼方

【文献出处】《食医心鉴》

【原文摘录】治五噎，饮食不下，喉中妨塞，瘦弱无力。

黄雌鸡随多少，炒，作臛　面半斤　桂末一分　茯苓末一两

上以桂末、茯苓末，和面溲作索饼，熟煮，兼臛食之。

---

① 巧妇：鹪鹩的别名。

② 臛（huò）：肉羹。

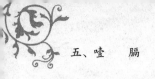

治五噎方

【文献出处】《食医心鉴》

【原文摘录】治五噎，饮食不下，胸中结塞，瘦弱无力方。

乌雌鸡肉　半夏治如常　面四两　桑白皮三分,锉　茯苓各八分　桂心四分,并锉

上以水一升,煎桑白皮等三味汁三合,溲面和肉,煮熟食之。

* 崖蜜方

【文献出处】《食医心鉴》

【原文摘录】治五噎,不下食方。

上取崖蜜含,微微咽之,即瘥。

* 蜜酥饧

【文献出处】《食医心鉴》

【原文摘录】治气噎方。

蜜一升　酥三两　姜汁三合

上相和,微火煎如稀饧,入酒中饮之。

蜀椒方

【文献出处】《食医心鉴》

【原文摘录】治噎病,胸膈积冷,饮食不下,黄瘦无力方。

蜀椒一百粒,开口者

上以醋淹浸令湿,漉出,面拌令匀,熟煮,和汁吞之,瘥。

桂心粥

【文献出处】《食医心鉴》

【原文摘录】治胸膈气拥结,饮食不下。

桂心四分　茯苓六分　桑白皮十二分

上细锉,以水二升,煎取一升半,去滓,量事著米煮粥食之。

春杵头糠方

【文献出处】《食医心鉴》

【原文摘录】治噎病不下食方。

春杵头糠半合　面四两

上相和,溲作馎饦①,空心食之。

---

① 馎饦:一种水煮面食,"面片汤"的别名。

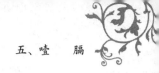

川椒面拌粥

【文献出处】《太平圣惠方》

【原文摘录】治噎病,胸间积冷,饮食不下,黄瘦无力。

川椒一百粒,去目　白面二两

上以醋淹椒令湿,漉出,于面中拌令匀,便于豉汁中煮,空心和汁吞之。

＊老牛嚼沫方

【文献出处】《寿亲养老书》

【原文摘录】治噎病不下食方:老牛嚼[①]沫如枣许大,置稀粥中饮之,终身不噎矣。勿令患人知。

桂心粥方

【文献出处】《寿亲养老书》

【原文摘录】食治老人噎病,心痛闷,膈气结,饮食不下。

桂心末一两　粳米四合,淘研

上以煮作粥半熟,次下桂末调和,空心,日一服。亦破冷气殊效。

蜜浆方

【文献出处】《寿亲养老书》

【原文摘录】食治老人噎病,食饮不下,气塞不通。

白蜜一两　熟汤一升

上汤令热,即下蜜调之,分二服,皆愈。

苏蜜煎

【文献出处】《寿亲养老书》

【原文摘录】食治老人噎病,气塞食不通,吐逆。

土苏二两　白蜜五合　生姜汁五合

上相和,微火煎之令沸,空心服半匙,细细下汁,尤效。

姜橘汤

【文献出处】《寿亲养老书》

【原文摘录】食治老人噎病,胸满塞闷,饮食不下。

生姜二两,切　陈橘皮一两

上以水二升,煎取一升,去滓,空心,渐服之,常益。

---

① 嚼(jiào):咀嚼;吃。

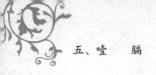

苏煎饼子

【文献出处】《寿亲养老书》

【原文摘录】食治老人噎,冷气拥塞,虚弱,食不下。

土苏二两　白面六两,以生姜汁五合调之

上如常法作之,空心常食,润脏腑和中。

白米饮方

【文献出处】《寿亲养老书》

【原文摘录】食治老人咽食,入口即塞涩不下,气壅。

白米四合,研　春头糠末一两

上煮饮熟,下糠米调之,空心服食尤益。

馄饨方

【文献出处】《寿亲养老书》

【原文摘录】食治老人噎塞,水食不通,黄瘦羸弱。

雌鸡肉五两,细切　白面六两　葱白半握

上如常法,下五味椒姜向鸡汁中,煮熟,空心食之,日一服,极补益。

酒饧食治方

【文献出处】《施圆端效方》

【原文摘录】治膈气噎食,胃翻吐逆,羸瘦焦枯,饮食不下。顷于大定历见斯疾,用《局方》膈气宽中荜汤散,日品三服,每以服药之后,人行五里,令吃白饧三块,再行五里,令饮正酒一杯,如此日以三时,味于饧酒代食,助药和气理虚,由此痊安者,十余人矣。

*针灸方

【文献出处】《神巧万全方》

【原文摘录】扁鹊云:厥俞主胸中膈气,灸随年壮。

气噎灸亶中,忧噎灸心俞良,食噎灸乳根,劳噎灸膈俞,思噎灸天府。

膈气针灸方

【文献出处】《修月鲁般经后录》

【原文摘录】中魁二穴。窦大师秘传,不入经络。

灸膏肓

【文献出处】《永类钤方》

【原文摘录】膈噎灸膏肓,随年数作壮,妙,候火疮,灸亶中。

木香通气饮子

【文献出处】《丹溪心法附余》引（《御药院方》）

【原文摘录】治一切气噎塞，痰饮不下。

青皮去穰　木香　蓬莪术　槟榔　陈皮去白　萝葡子炒。各五钱　藿香叶二两　甘草炙　人参去芦　枳壳各五钱　香白芷二钱半

上为末，每服五钱，水二盏，煎八分，温服。

人参利膈丸

【文献出处】《丹溪心法附余》引（《拔粹方》）

【原文摘录】治胸中不利，痰咳喘满，和脾胃壅滞，推陈致新，治膈气圣药。

木香　槟榔七钱半　人参　当归　藿香　甘草　枳实各一两　大黄酒浸　厚朴姜制，一两

上为末，滴水为丸，梧桐子大，每服五十丸，温水送下。

神仙夺命丹

【文献出处】《丹溪心法附余》

【原文摘录】专治噎食。

乌梅十三个，水浸，去核　硇砂二钱　雄黄二钱　乳香一钱　百草霜五钱　绿豆　黑豆各四十九粒

上将乌梅杵烂，前药并豆为末，入梅再捣和匀，丸如弹子大，以乳香少加朱砂为衣，阴干，每服一丸，空心嚼化。待药尽，烙热饼一个，擘碎，入热茶泡食之，无碍为验过，三五日依法再服一丸即愈，极有神效。

治膈气经验方

【文献出处】《丹溪心法附余》

【原文摘录】治膈气经验方。

用大鲫鱼自死者，活者不效，剖去肠留鳞，用大蒜去皮薄切片，填之鱼腹内。仍合鱼用湿纸包定，次用麻缚之，又用熟黄泥厚厚固，日微干，炭火慢慢煨熟，取出，去鳞、刺骨，用平胃散杵丸如梧桐子大，日晒干，瓶收，勿令泄气，每服空心，米饮下三十丸。

一方

【文献出处】《丹溪心法附余》

【原文摘录】治噎食。

用碓①嘴上细糠，蜜丸如弹子大，每服一丸，嚼化，津液咽下。

---

① 碓（duì）：木石做成的舂米器具。

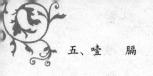

* 五噎汤

【文献出处】《世医通变要法》

【原文摘录】主方经验　治五种噎食不下,胸背疼痛,呕哕,不彻攻痛,泪涎俱出。

人参　桔梗二两　甘草五钱　白术　枇杷叶　干姜各一两　沉香五钱　木香四钱　半夏　杵头糖　荜澄茄各一两

上㕮咀,每服五钱,姜五片,水煎温服。

* 半夏汤

【文献出处】《世医通变要法》

【原文摘录】又方经验　治七情气郁,结聚痰涎,状如破绵絮,或如梅核,在咽喉之间,咯不出,咽不下,中脘痞满,痰涎壅盛,喘急。

半夏　白茯苓各二两　厚朴姜炒　苏叶各一两

上㕮咀,每服五钱,姜三片,枣一枚,水煎服。

* 五膈汤

【文献出处】《世医通变要法》

【原文摘录】主方经验　治五种膈气,三焦痞塞,呕吐痰涎,饮食不下,膈间疼痛,右寸脉伏。

白豆仁一两半　甘草五钱　干姜　青皮　厚朴制。各七钱　木香三钱　白茯苓　陈皮　三棱　莪术各一两半　益智　肉桂　枳壳　槟榔各七钱

上㕮咀,每服五钱,枣一枚,姜三片,水煎。加神曲、麦芽,大妙。

* 消膈汤

【文献出处】《世医通变要法》

【原文摘录】又方经验　治胸膈痞彻,腰胁背痛,喘急昏闷。

枳壳　半夏各二两　桔梗　瓜蒌子各三两

上末,姜汁糊为丸,如梧桐子大,每服七十丸,食后淡姜汤送下。

加减宽胸汤

【文献出处】《世医通变要法》

【原文摘录】治膈气不利,痰涎恶心,不进饮食,脉滑而涩。

半夏　白茯苓　枳壳各二两　桔梗　陈皮各二两半　甘草五钱　香附米　宿砂　槟榔各一两半　木香五钱　苏子　厚朴制　肉桂各七钱

上㕮咀,每服五钱,姜三片,水煎。如四肢厥冷,加附子、干姜;痰,加南星;热,除桂。

加味丁香散

【文献出处】《世医通变要法》

【原文摘录】治痰饮结聚胸膈之间,呕吐涎沫,饮食不下,痰壅三焦,痞塞不能宣通。

丁香五钱 青皮 陈皮各一两 木香三钱 干葛 良姜 白术各一两半 白茯苓 半夏 南星 神曲 麦芽各二两

上为末,米糊为丸,如梧桐子大,每服七十丸,姜汤送下。

加减枇薏散

【文献出处】《世医通变要法》

【原文摘录】治脾胃不和,胸膈痞闷,气逆生痰,不进饮食。五膈、五噎并治之。

枇杷叶 薏苡仁各二两 白茯苓 白豆仁 砂仁各一两半 丁香五钱 人参 白术 五味子各一两 沉香五钱 青皮 槟榔 麦芽 陈皮 半夏泡 神曲 香附米各一两 木香 甘草各五钱

上㕮咀,每服五钱,姜三片,枣一枚,水煎。有气,减人参、白术,加苏子、枳壳。

* 参香丸

【文献出处】《世医通变要法》

【原文摘录】又方经验 治翻胃噎嗝,其效如神,右关脉滑是也。

人参二两 木香五钱 南星一两 甘草五钱 枳壳一两半 白矾 豆豉各五钱

上为末,糊为丸,如梧桐子大,每服六十丸,姜汤送下。

人参利膈丸

【文献出处】《赤水玄珠》

【原文摘录】治胸中不利,痰嗽喘满而膈。

木香 槟榔各七钱半 人参 川归 藿香 甘草 枳实各一两 大黄酒浸 厚朴各二两

上末,滴水丸,梧子大,温水送下。

* 木槿花散

【文献出处】《赤水玄珠》

【原文摘录】千叶白木槿花,阴干为末,陈皮汤调下。三五口,不转再服。

奇方

【文献出处】《赤水玄珠》

【原文摘录】未出毛啄木鸟、蝙蝠、小鲒鸭鱼,三味入新瓦内,盐泥固济,煅存性,为末,外用狗宝为末,和匀,每服五七分,渐至一钱,姜汤下。

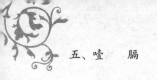
又方

【文献出处】《赤水玄珠》

【原文摘录】陈蚬壳,烧灰米饮下。

又方

【文献出处】《赤水玄珠》

【原文摘录】又方

芦根　茅根各二两

水四盅,煮二盅,顿服之良。

姜附散

【文献出处】《赤水玄珠》

【原文摘录】膈气不通,胸膈间结块,大如拳,坚如石,呕吐恶心,饮食不下。

香附子一斤　生姜三斤

捣取汁,浸香附一宿,晒干再浸,再晒,以姜汁尽为度,为末,每二钱,米饮下。

紫沉丸

【文献出处】《赤水玄珠》引《病机》

【原文摘录】治中焦吐食。由食积与寒气相格,故吐而痛。

半夏曲　代赭石　砂仁各三钱　杏仁　沉香　木香　白术各一钱　乌梅　丁香　槟榔各二钱　陈皮五钱　巴豆霜另研　肉果各五分

上末,醋糊丸,黍米大,每五十丸,柿霜汤下愈。

东垣厚朴丸

【文献出处】《赤水玄珠》

【原文摘录】主反胃吐逆,饮食噎塞,气上冲,腹中诸疾,药味即与《万病》紫菀丸同。

厚朴　蜀椒去目,微炒　川乌炮,去皮。各一两半　紫菀　吴茱萸　柴胡　菖蒲　桔梗　茯苓　官桂　皂角去皮弦,炙　干姜炮　人参各二两　黄连二两半　巴豆霜五钱

上蜜为丸,桐子大,每服三丸,渐加至五七丸,以利为度,姜汤下,食后而卧,此丸治效与《局方》温白丸同。及治处暑以后,秋冬下痢大效。加减法:春夏加黄连二两,秋冬再加厚朴二两。如治风,于春秋所加黄连、厚朴外,更加菖蒲、茯苓各一两半。如治风痛不愈者,依春秋加药外,更加人参、菖蒲、茯苓各一两半。如心之积,加菖蒲、茯苓为辅;如肝之积,加柴胡、蜀椒;如肺积,加黄连、人参;如脾积,加茱萸、干姜。秋冬久泻不止,加黄连、茯苓。脾胃气弱,食不消化,呕逆反胃,汤饮不下,用粟米半升,为粉,水丸,梧子大,煮令熟,点少盐,空心和汁吞下。

* 枇杷叶方

【文献出处】《赤水玄珠》

【原文摘录】治气噎不下饮。

枇杷叶去毛,蜜炙　青皮　陈皮去白

上等分,每服三钱,生姜五片,水煎服。

润肠膏

【文献出处】《赤水玄珠》

【原文摘录】治膈噎,大便燥结,饮食良久复出,乃朝食暮吐,暮食朝吐,其功甚捷。

新取威灵仙四两,捣汁　生姜四两,取汁　真麻油二两　白沙蜜四两,熬沸去沫

上四味,同入银石器中,慢火熬成膏,时时以匙挑食之,良验。

紫苏子饮

【文献出处】《赤水玄珠》

【原文摘录】咳逆,上气,噎膈。因怒气叫喊未定,便挟气进饮食。或饮食甫毕,便用性恚怒,以致食与气相逆,气不得下,或咳嗽不透,心气逆,恶心。

苏子炒　诃子煨,去核　萝卜子微炒　杏仁去皮尖,麸炒　人参　木香各一钱半　青皮　甘草炙。各三钱

上分二服,生姜三片,水煎服。

* 皂角黄汤

【文献出处】《赤水玄珠》

【原文摘录】治噎禁方。

皂角黄三分,每春夏雨后,树上生,如菌样　芦根浮露水上者,三钱　橘红七分　乌药一钱　桔梗二钱　枳实八分

水二盅,煎一盅,先服一酒杯,渐渐加之,渣再煎。

灸法

【文献出处】《景岳全书》

【原文摘录】膏肓百壮,以多为佳　膻中七壮　中脘七壮　膈俞七壮　心俞七壮　天府七壮　乳根七壮　三里三七壮

滋血润肠汤

【文献出处】《证治汇补》

【原文摘录】治血枯,及死血在膈,饮食不下反出,便燥。

当归三钱　白芍　生地各一钱半　红花　桃仁　大黄煨　枳壳各一钱

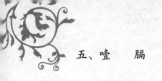

水煎,入韭汁服。

膈噎翻胃方

【文献出处】《医林口谱六治秘书》

【原文摘录】(批)用乌骨雄猪肚子一具,不见水,翻去秽物,刀刮净,入甘蔗汁、葱白汁、生姜汁、梨汁、卜汁、藕汁、白糖各三两藏于内,缝固,勿使漏泄。外用河水十盏,井水十盏,加黄米三合,粘米三合,慢火煮之。俟米稍烊,即取肚子剖内藏汁,盛砂铫内,漫火熬成膏子。用茶匙挑食二三匙,稍停再服。服过一二日,即不吐矣。轻者一二个,重者食三个,无不愈。或加人参亦可。此方内粘米用白者。

启膈散

【文献出处】《医学心悟》

【原文摘录】通噎膈,开关之剂,屡效。

沙参三钱　丹参三钱　茯苓一钱　川贝母去心,一钱五分　郁金五分　砂仁壳四分　荷叶蒂二个　杵头糠五分

水煎服。虚者,加人参。前症若兼虫积,加胡连、芜荑,甚则用河间雄黄散吐之。若兼血积,加桃仁、红花,或另以生韭汁饮之。若兼痰积,加广橘红。若兼食积,加卜子、麦芽、山楂。此症有生蛇蚘者,华佗以醋蒜食之,令饱,则吐物而出,真神法也。

调中散

【文献出处】《医学心悟》

【原文摘录】通噎膈,开关和胃。

北沙参三两　荷叶去筋净,一两　广陈皮浸去白,一两　茯苓一两　川贝母去心,粘米拌炒,一两　丹参三两　陈仓米炒熟,三两　五谷虫酒炒焦黄,一两

共为细末,每用米饮调下二钱,日二服。

河间雄黄散

【文献出处】《医学心悟》

【原文摘录】雄黄　瓜蒂　赤小豆各一钱

共为细末,每服五分,温水调,滴入狗油数匙,服下,以吐为度。吐去膈间小虫,随用五味异功散安之,续用逍遥散调之。

名　案

医学纲目

(丹)一男子年六十二岁,平居不能顿食,常喜频食。一日忽觉咽膈壅塞,大便结粪如羊

矢，三四日一见，走动倦乏，与补气药则作痛。医见食少，则与快肠胃消导之药。予脉之，两手俱见涩脉似真脏，喜其人形瘦而色紫黑，病见乎冬，却有生意。遂于四物汤加白术、陈皮煎取浓汤，研桃仁十二粒，再煎沸饮之。多食诸般血以助药力。三十帖而知，至五十帖而大便润，七十帖而食进，百帖而愈。浦江男子年六十，自来好色虚甚，去秋患吐病，或有作时，或有止时，腹结微渴。

地黄一钱　人参半钱　白术一钱　黄芩三分　川芎三分　芍药一钱　当归　陈皮各五分枳壳半分　甘草炙，二分　木通三分　（卷之二十二·脾胃部·呕吐膈气总论）

杨淳三哥，大便秘涩，咽塞不通，人参散主之。方见大便秘门。

（洁）厚朴丸治饮食噎塞。方见翻胃。　（卷之二十二·脾胃部·呕吐膈气总论）

（丹）东阳王仲延，咽膈间常觉有物闷闷，每食物必屈曲自膈而下，且梗涩作微痛，食亦减，他无所苦。予脉之，右甚涩而关甚沉，左却和。予曰：污血在胃脘之口，气因而郁为痰，此必食物所致，明以告我。彼不自觉。予又曰：汝去冬好食何物为多？曰：我每日必单饮点剁酒三两杯逼寒气。为制一方，用生韭汁半盏，令细呷之，每服半盏，一日三次，尽韭二斤而安。

治膈噎。马剥儿，即王瓜，烧存性。每一钱，用枣肉平胃散二钱，温酒调服，食即可下。然后随病源调理，神效。枣肉平胃散方见《局方》。　（卷之二十二·脾胃部·呕吐膈气总论）

推求师意

尝治翻胃未至于胃脘干槁者，一少年，食后必吐出数口，却不尽出，膈上时作声，面色如平人，病不在脾胃而在膈间。问其得病之由，乃因大怒未止辄吃曲，即有此症，想其怒甚则死血菀于上，积在膈间，碍气升降，津液因聚为痰为饮，与血相抟而动，故作声也。用二陈汤加香附、韭汁、莱菔子，服二日，以瓜蒂散、败酱吐之，再一日又吐，痰中见血一盏，次日复吐，见血一钟而愈。（杂病门）

一中年人，中脘作痛，食已乃吐，面紫霜色，两关脉涩，乃血病也。因跌仆后中脘即痛，投以生新推陈血剂，吐血片碗许而愈。（杂病门）

石山医案 [198]

一人年六十逾，色紫。平素过劳好酒，病膈。食至膈不下，就化为脓痰吐出，食肉过宿，吐出尚不化也。初卧则气壅不安，稍久则定。医用五膈宽中散、丁沉透膈汤，或用四物加寒凉之剂，或用二陈加耗消之剂，罔有效者。来就余治。脉皆浮洪弦虚。予曰：此大虚症也。医见此脉，以为热症，而用凉药，则愈助其阴，而伤其阳。若以为痰为气，而用二陈香燥之剂，则愈耗其气，而伤其胃，是以病益甚也。况此病得之酒与劳也。酒性酷烈，耗血耗气，莫此为甚。又加以劳伤其胃，且年逾六十，血气已衰，脉见浮洪弦虚，非吉兆也。宜以人参三钱，白术、归身、麦门冬各一钱，白芍药八分，黄连三分，干姜四分，黄芩五分，陈皮七分，香附六分，煎服五帖，脉敛而膈颇宽，食亦进矣。（膈噎）

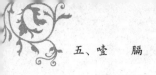

校注妇人良方

一妇人患前症指噎膈，胸膈痞闷。余曰：此属脾经血虚。遂用四君、芎、归，调补脾气，寻愈。又因怒兼两胁痞闷，头目不清，月经旬余未竭，用加味逍遥散加钩藤治之，复瘥。

一妇人患前症，胸膈作痛，面清目札①，小便频数，或时寒热，此肝气滞而血凝，先用失笑散二服，痛止，又用加味逍遥散而愈。

一妇人所患同前，泛用行气破血之剂，以致不起。（妇人血膈方论第四）

名医类案

齐王中子诸婴儿小子病，召臣意诊，切其脉，告曰：气膈病。病使人烦满，食不下，时呕沫。病得之少忧，数忔忔，音疑乞反食饮。意即为之作下气汤以饮之，一日气下，二日能食，三日即病愈。所以知小子之病者，诊其脉，心气也，浊躁而经也，此络阳病也。《脉法》曰：脉来数，病去难，而不一者，病主在心。周身热，脉盛者，为重阳。重阳者，逷逷，音唐，荡也心主。故烦满食不下则络脉有过，络脉有过则血上出，血上出者死。此悲心所生也，病得之忧也。脉法妙。《史记》。

华佗道见一人，病噎，嗜食而不得下，家人车载，欲往就医。佗闻其呻吟，驻马往，语之曰：向来道旁有卖饼者，蒜齑大酢，从取三升饮之，病当自瘥。即如佗言，立吐蛇一条，悬之车边，欲造②佗。佗尚未还，佗家小儿戏门前，迎见，自相谓曰：客车旁有物，必是逢我翁也。疾者前入，见佗壁北悬此蛇以十数。《佗传》。

吴延绍，为太医令。烈祖因食饴，喉中噎，国医皆莫能愈。延绍尚未知名，独谓当进楮实汤。一服，疾失去。群医默识之。他日取用，皆不验。或扣之，答曰：噎因甘起，故以楮实汤治之。《南唐书》。

一村夫因食新笋羹，咽纳间忽为一噎，延及一年，百药不效。王中阳乃以荜拨、麦芽炒、青皮去穰、人参、苦梗、柴胡、白蔻、南木香、高良姜、半夏曲，共为末，每服一钱，水煎热服。次日病家来报，曰：病者昨已病极，自己津唾亦咽不下，服药幸纳之，胸中沸然作声，觉有生意，敢求前剂。况数日不食，待游气未尽，拟待就木，今得此药，可谓还魂散也。王遂令其捣碎米煮粥，将熟即入药，再煎一沸，令啜之，一吸而尽，连服数剂，得回生，因名曰还魂散。后以之治七情致病，吐逆不定，面黑目黄，日渐瘦损，传为噎症者，多验。但忌油腻、鱼腥、粘滑等物。

---

① 目札（zhā）：两眼不时眨动。
② 造：拜访。

《广五行记》治噎疾：永徽中，绛州有僧，病噎数年，临死遗言，令破喉视之。得一物，似鱼而有两头，遍体悉是肉鳞，致钵中，跳跃不止，以诸味投钵中，须臾化为水。时寺中刘蓝作靛，试取少靛置钵中，此虫绕钵畏避，须臾化为水。是人以靛治噎疾，多效。《良方》。

丹溪治一少年，食后必吐出数口，却不尽出，膈上时作声，面色如平人。病不在脾胃，而在膈间。其得病之由，乃因大怒未止辄食面，故有此症。想其怒甚则死血菀于上，积在膈间，碍气升降，津液因聚，为痰为饮，与血相搏而动，故作声也。用二陈加香韭汁、萝卜子，二日以瓜蒂散、败酱吐之。再一日又吐，痰中见血一盏。次日复吐，见血一钟而愈。

一人咽膈间常觉物闭闷，饮食妨碍。脉涩稍沉，形色如常，以饮热酒所致。遂用生韭汁，每服半盏，日三服，至二斤而愈。

一人不能顿食，喜频食，一日忽咽膈壅塞，大便燥结。脉涩似真脏脉，喜其形瘦而色紫黑，病见乎冬，却有生意。以四物汤加白术、陈皮浓煎，入桃仁十二粒研，再沸饮之，更多食诸般血以助药力，三十帖而知，至五十帖而便润，七十帖而食进，百帖而愈。

一人食必屈曲下膈，梗涩微痛。脉右甚涩而关沉，左却和，此污血在胃脘之口，气因郁而为痰，必食物所致。询，其去腊日饮刳剁酒三盏。遂以生韭汁半盏冷饮，细呷之，尽二斤而愈。以上三人皆滞血致病，而脉涩应之，乃噎膈之渐也。

一人止能吃稀粥一匙，即可下膈，若杂吃一菜，则连粥俱吐，起居如常。用凉膈散加桔梗服。

虞恒德治一人，年五十余，夏秋间得噎症，胃脘痛，食不下，或食下良久复出，大便燥结，人黑瘦甚。右关前脉弦滑而洪，关后略沉小，左三部俱沉弦，尺滞茫。此中气不足，木来侮土，上焦湿热郁结成痰。下焦血少，故大便燥结，阴火上冲吸门，故食不下。用四物以生血，四君以补气，二陈以祛痰，三合成剂，加姜炒黄连、枳实、瓜蒌仁六君、四物合小陷胸汤。可法，少加砂仁，又间服润肠丸，或服丹溪坠痰丸，半年服前药百帖而痊愈。

一妇年近五十，身材略瘦小，勤于女工，得膈噎症半年矣，饮食绝不进，而大便结燥不行者十数日，小腹隐隐然疼痛。六脉皆沉伏。以生桃仁七个令细嚼，杵生韭汁一盏送下作血瘀治，片时许，病者云：胸中略见宽舒。以四物六钱，加瓜蒌仁一钱，桃仁泥半钱，酒蒸大黄一钱，酒红花一分，煎成正药一盏，取新温羊乳汁一盏，合而服之，半日后下宿粪若干，明日腹中痛止，渐可进稀粥而少安。后以四物出入加减，合羊乳汁，服五六十帖而安。

古朴治一人，患噎，人咸意其不起。古朴视，以此正合丹溪胃口干槁之论例五膈宽中平胃酸，病在不治。若能滋阴养血，补脾开胃，加之竹沥以清痰，人乳以润燥，庶或可生。其家

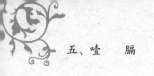

依法治之而愈。

吴荽山治一妇人,患宿痰呕吐。作噎膈治,以陈皮、海粉、枳实、白术、香附、半夏曲,愈。后以清气化痰丸常服,其患不复举矣。

江应宿治一老妇,近七旬,患噎膈,胃脘干燥。属血虚有热。投五汁汤,二十余日而愈。其方:芦根汁、藕汁、甘蔗汁、牛羊乳、生姜汁少许,余各半盏,重汤煮温,不拘时徐徐服。(噎膈)

赤水玄珠

永徽中有僧惟则,病噎不能食,嘱诸弟子曰:吾死后,便可开吾胸喉,视有何物。自经而卒,弟子果开喉胸中,得一物,形似鱼而有两头,遍体皆肉鳞,弟子置碗中,跳跃不止,戏以诸味,皆随化尽。时夏中,盛蓝作淀,适有一僧,以淀置碗中,此虫遂绕碗而走,须臾化为水。此乃虫瘕,非噎比,因此后人多以蓝治噎,误矣。(噎)

丹溪治东阳王仲延,咽膈间常觉有物闷闷,每食物,必屈曲自膈而下,且梗涩作微痛,食亦减,他无所苦,予脉之,右甚涩而关甚沉,左却和。予曰:污血在胃脘之口,气因而郁为痰,此必食物所致,明以告我,彼不自觉。予又曰:汝去冬好食何物为多?曰:我每日早必单饮点剁酒两三杯,逼寒气。为制一方,用生韭汁半盏,令细呷之,一日三服,尽韭二斤而安。(噎膈)

孙文垣医案 [199]

族妹经不行者八十日,每饮食入腹即疼痛,必尽吐出乃止,居常亦吐酸水。上焦热,下焦寒,大便半月始一行,食饮不进者四十日。六脉皆数,左滑,右软弱。妹能事者,以其夫多病,且不谙世故,由是悒悒,病从思虑而得,恐成膈症。今大便燥结、吐酸乃膈之征,急宜拂虑,庶药有功。先与丁灵丸一粒而吐止,继用温胆汤,加大腹皮、姜、连,痛吐全安。改以二陈汤加香附、条芩、山栀仁、丹参、砂仁,调理两月经行,大便始润,而膈症斯不作矣。(卷三)

臧少庚年五十,每饮食,胸膈不顺利,觉喉管中梗梗,宛转难下,大便燥结,内热,肌肉渐瘦,医与五香连翘汤、五膈丁香散,诸治膈之剂,尝试之不效。时予方有事于先冢,久未远出,臧则不远千里而就予治。观其色苍黑,目中神炯炯不眊,惟气促骨立,予知其有机心人也。其脉左弦大,右滑大。予谓之曰:据脉,乃谋而不决,气郁成火,脾志不舒,致成痰涎,因而血少便燥,内热肌消。张鸡峰有言:膈乃神思间病。即是推之,子当减思虑,断色欲,薄滋味,绝妄想,俾神思清净,然后服药有功,不然,世无大丹,而草根木石何足恃哉!子既远来,予敢不以肝膈相照,兹酌一方颇妥,归即制服,但毋轻示人,恐见未精者,妄为加减,乃败事矣。慎之,慎之!臧曰:谨如教。其方用桂府滑石六两,炙甘草一两,真北白芥子、萝卜子、射干、连翘子各一两半,辰砂五钱,以竹茹四两煎汤,打馒头糊为丸,绿豆大,每食后及夜,用灯心汤送下一钱半,一日三服,终剂而病如失。(卷五)

寓意草

治李思萱乃室膈气危病治验附叶氏妇治验

李思萱室人有孕，冬月感寒，至春而发，初不觉也。连食鸡面鸡子，遂成夹食伤寒，一月才愈。又伤食物，吐泻交作，前后七十日，共反五次，遂成膈症，滴饮不入。延诊时，其脉上涌而乱，重按全无，呕哕连绵不绝，声细如虫鸣，久久方大呕一声。余曰：病者胃中全无水谷，已翻空向外，此不可救之症也。思萱必求良治，以免余憾。余筹画良久，因曰：万不得已，必多用人参。但才入胃中，即从肠出，有日费斗金，不勾西风一浪之譬，奈何？渠曰：尽在十两之内，尚可勉备。余曰：足矣！乃煎人参汤，调赤石脂末，以坠安其翻出之胃。病者气若稍回，少顷大便，气即脱去。凡三日服过人参五两，赤石脂末一斤，俱从大肠泻出。得食仍呕，但不呕药耳。因思必以药之渣滓，如粞粥之类与服，又可望其少停胃中，顷之传下，又可望其少停肠中。于是以人参、陈橘皮二味，剪如芥子大，和粟米同煎作粥，与服半盏，不呕，良久又与半盏。如是再三日，始得胃舍稍安。但大肠之空，尚未填实，复以赤石脂为丸，每用人参汤吞两许。如是再三日，大便亦稀。此三日参橘粥内，已加入陈仓米，每进一盏，日进十余次，人事遂大安矣。仍用四君子汤、丸调理，通共用人参九两，全愈。然此亦因其胎尚未堕，有一线生气可续，故为此法以续其生耳；不然者，用参虽多，安能回元气于无何有之乡哉；后生一子，小甚，缘母疾百日，失荫之故。

附叶氏妇治验　叶氏妇，亦伤寒将发，误食鸡面鸡子，大热喘胀。余怜其贫，乘病正传阳明胃经，日间与彼双表去邪，夜间即以酒大黄、元明粉连下三次，大便凡十六行，胎仍不动，次早即轻安。薄粥将养数日，全愈，此盖乘其一日骤病，元气大旺，尽驱宿物，以免缠绵也。设泥有孕，而用四物药和合下之，则滞药反为食积树党矣！

胡卣臣先生曰：前治神矣，后治复不减，盖前治明，后治良也，行所明以持危扶颠，藉有天幸者多矣。此嘉言所以昭述其事，亦曰不得已欤！

辨黄咫旭乃室膈气危症用缓治法而愈

咫旭乃室，病膈气二十余日，饮粒全不入口。延余诊时，尺脉已绝而不至矣。询其二便，自病起至今，从未一通，止是一味痰沫上涌，厌厌待尽，无法以处。邑庠有施姓者，善决生死，谓其脉已离根，顷刻当坏。余曰：不然，《脉经》明有开活一款云，上部有脉，下部无脉，其人当吐不吐者死。是吐则未必死也，但得天气下降，则地道自通。故此症倍宜治中，以气高不返，中无开阖，因成危候。待吾以法缓缓治之，自然逐日见效，于是始独任以观验否。乃遂变旋覆代赭成法，而用其意，不泥其方。缘女病至尺脉全无，则莫可验其受孕，万一有而不求，以赭石、干姜辈伤之，呼吸立断矣，姑阙疑。以赤石脂易赭石，煨姜易干姜，用六君子汤加旋覆花，煎调服下，呕即稍定。其岳父见用人参，以为劫病而致憾。余曰：无恐也，治此不愈，愿以三十金为罚；如愈，一文不取。乃全神照应，药必亲调，始与服之。三日后，渐渐不呕；又三日后，粥饮渐加，举家甚快。但病者全不大便，至是已月余矣。一则忧病之未除，再则忧食之不运，刻刻以通利为嘱。余曰：脏气久结，食饮入胃，每日止能透下肠中一二节，食饮积之既久，脏气自然通透，原议缓治，何得急图耶？举家金以余为不情，每进诊脉，辄闻病者鼻息之

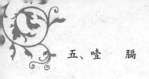

扬,但未至发声相訾耳。盖余以归、地润肠之药,恐滞膈而作呕,硝、黄通肠之药,恐伤胎而殒命。姑拂其请,坚持三五日,果气下肠通,而病全瘳矣!病瘳而其家窃议曰:一便且不能通,曷贵于医耶?月余腹中之孕果渐形著。又议曰:一孕且不能知,安所称高耶?吁嗟!余之设诚而行,以全人夫妻子母,而反以得谤也,岂有他哉!惟余得谤,当世之所谓医者,然后乃得名耳!

胡卣臣先生曰:议病入理之深,自然入俗之浅,如中无开阖之语,及脏气逐日渐通之语,岂堪向寻常索解耶!

面议倪庆云危症再生治验

倪庆云病膈气十四日,粒米不入咽,始吐清水,次吐绿水,次吐黑水,次吐臭水,呼吸将绝,医已歇手。余适诊之,许以可救,渠家不信。余曰:尽今一昼夜,先服理中汤六剂,不令其绝,来早转方,一剂全安。渠家曰:病已至此,滴水不能入喉,安能服药六剂乎?余曰:但得此等甘温入口,必喜而再服,不须过虑。渠诸子或庠或弁①,亦知理折,金曰:既有妙方,何不即投见效,必先与理中,然后乃用此,何意耶?余曰:《金匮》有云,病人噫气不除者,旋覆代赭石汤主之。吾于此病分别用之者有二道:一者以黑水为胃底之水,臭水为肠中之水,此水且出,则胃中之津液久已不存,不敢用半夏以燥其胃也;一者以将绝之气,止存一系,以代赭坠之,恐其立断,必先以理中分理阴阳,俾气易于降下,然后代赭得以建奇奏绩。一时之深心,即同千古之已试,何必更疑?及简仲景方,见方中止用煨姜而不用干姜。又谓干姜比半夏更燥,而不敢用。余曰:尊人所噎者,下焦之气也,所呕者,肠中之水也。阴乘阳位,加以日久不食,诸多蛔虫,必上居膈间,非干姜之辣,则蛔虫不下转,而上气亦必不下转,妙处正在此,君曷可泥哉!诸子私谓,言有大而非夸者,此公颇似。姑进是药,观其验否。进后果再索药,三剂后病者能言,云内气稍接,但恐太急,俟天明再服,后且转方为妥。至次早,未及服药,复请前医参酌,众医交口极沮,渠家并后三剂不肯服矣。余持前药一盏,勉令服之,曰:吾即于众医前,立地转方,顷刻见效,再有何说!乃用旋覆花一味煎汤,调代赭石末二茶匙与之。才一入口,病者曰:好药,吾气已转入丹田矣!但恐此药难得。余曰:易耳。病者十四日衣不解带,目不交睫,急甚,因图脱衣安寝。冷气一触复呕,与前药立止,思粥,令食半盏。渠饥甚,竟食二盏,少顷已食六盏。复呕,与前药立止,又因动怒,以物击婢,复呕,与前药立止,已后不复呕。但困倦之极,服补药二十剂,丸药一斤,将息二月,始能远出,方悔从前少服理中二剂耳。

胡卣臣先生曰:旋覆代赭一方,案中屡建奇绩,但医家未肯信用,熟读前后诸案,自了无疑惑矣!

(卷二)

里中医案

姚三省噎膈

太学姚三省,膈噎呕吐,服清火疏气药、化痰开郁药半载而食减。余曰:气口无神,神门衰软,脾肾两虚之象也。脾虚则升降失耶,而痰起中焦;肾虚则真火衰残而精微不奉。用白

---

① 弁(biàn):古时武官所戴的皮帽,后专指低级武官。

术五钱,补骨脂三钱,半夏、炮姜各一钱,沉香、人参各二钱,一剂而减,十剂而食进。

张孟端夫人噎症

邑侯张孟端夫人,忧愤交乘,食下辄噎,胸中隐隐痛。余曰:阳脉滑而阴脉搏,痰血互凝之象也。以二陈汤加归尾、桃仁、郁金、五灵脂,四剂未效。因思五灵脂与人参同剂,善于浚血,即前方入人参二钱,倍用五灵脂。再剂而血从大便出,十剂而噎止,一月而愈。

金元之之内噎症

金元之之内患噎,胸腹有奇痛而经阻,医认瘀血。余察其脉,细为气衰,沉为寒痼,若攻瘀血,加霜于雪也。况自下而上,处处皆痛,明非血矣。参、芪、术各二钱,木香、姜、桂各一钱,煎成,和醇酒饮之。甫入口便快,半月而痛止。因常服理中汤,数年弗辍[①]。

方春和噎

江右方春和,年近五旬,多欲善怒,患噎三月,日粥一钟犹吐其半,六脉弱薄,神情困倦,喜饮热汤,小便清白。用理中汤加人乳、姜汁、白蜜,二剂便减,十剂而多粥,加减至四十剂,而噎与吐咸绝迹矣。

钱远之蓄血

练川钱远之,以鼓盆之戚编者按:此二字据《医宗必读》补太过,胸痛不能饭,数日粥不下咽,随食随吐,涎如卵白,溲便坚涩。余曰:脉有根本,其畜血可下也,用酒蒸大黄加桃仁、归尾、郁金、延胡索、降真香、山甲,蜜丸酒送四钱,再剂而黑皆下,补养数月,病若减去。

脉诀汇辨 [200]

邑侯张孟端夫人,忧愤交乘,食下辄噎,胸中隐隐痛。余诊曰:阳脉滑而阴脉搏,痰血互凝之象也。以二陈汤加归尾、桃仁、郁金、五灵脂,连进四剂,证犹未衰。因思人参与五灵脂同剂,善于浚血。即以前剂入人参二钱,倍用五灵脂,再剂而血从大便出,十剂而噎止,弥月而竟安矣。

金元之之内患噎,胸腹有奇痛。以经阻故,诸医咸以瘀血处疗。余察其脉,细为气衰,沉为寒痼,反与攻血,岂非加霜于雪乎?况自上及下处处皆痛,明征非血矣。参、芪、术各二钱,木香、姜、桂各一钱,煎成,和醇酒进之。甫入口便快,半月而痛去如扫矣。自是岁服理中汤,数年弗辍。(卷九)

马氏医案并附祁案王案 [201]

动怒下血,胃脘刺痛,饮食留中不运,高年恐延噎膈反胃之症,大忌辛燥,宜辛甘以理甘,

---

① 辍(chuò):停止。

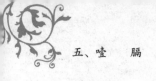

兼润燥以开结。

　　柏子仁　旋覆花　青葱管　桃仁　麻仁　归身

东皋草堂医案

　　一人患膈噎,痰嗽便燥,以人参利膈丸治之不效,有时并丸药亦吐出,余见其喘急烦闷,背痛彻胁,脉来有力,知其老痰胶固膈间,药不得下故也。改用栝蒌实丸为汤:瓜蒌仁二钱,枳壳一钱,半夏二钱,苦桔梗八分,神曲一钱,生姜三片,少加麝香厘许。投之下痰碗许,胸次稍宽,腹中漉漉有声,此痰气活动,流注肠中也。再投以控涎丹一服,下痰水半桶,后以六君子汤调理而愈。(膈噎)

　　一人饮食辄吐,所出倍于所入,自分必死,亟用猫胞散,以猪肉汤调下,渐能纳谷,后以人参利膈丸,推陈致新而愈。

　　猫胞散方:猫胞一具　乌药五分　小茴香一钱　半夏一钱　橘红五分　丁香二粒　碾成细末,加苏合油少许。

　　人参利膈丸:人参　当归　甘草　枳实炒　藿香各一两　木香　槟榔各七钱五分　大黄酒制,一两　为末,水泛丸如桐子大,每服五十丸。(膈噎)

(评选)静香楼医案

　　气郁痰凝,阻隔胃脘,食入则噎,脉涩,难治。

　　旋覆花　代赭石　橘红　半夏　当归　川贝　郁金　枇杷叶

　　诒按:旋覆代赭为噎膈正方。食入则噎,肺气先郁,故加郁、贝、枇杷叶;惟脉涩者正虚,可加人参。

　　脉疾徐不常,食格不下。中气大衰,升降失度。

　　旋覆花　代赭石　麦冬　茯苓　半夏　广皮　人参　枇杷叶

　　诒按:此因中气大伤,故用参、麦。　(呕哕门)

临证指南医案

　　张五七　脉小弦,纳谷脘中哽噎,自述因乎悒郁强饮,则知木火犯土,胃气不得下行所致,议苦辛泄降法。

　　黄连　郁金　香淡豆豉　竹茹　半夏　丹皮　山栀　生姜

　　又　前方泄厥阴,通阳明,为冲气吐涎脘痞,不纳谷而设,且便难艰阻,胸胀闷,上下交阻有年,最虑关格,与进退黄连汤。(木乘土)

　　毕五四　夏间诊视,曾说难愈之疴,然此病乃积劳伤阳,年岁未老,精神已竭,古称噎膈反胃,都因阴枯而阳结也。秋分后复诊,两脉生气日索,交早咽燥,昼日溺少,五液告涸,难任刚燥阳药,是病谅非医药能愈,大半夏汤加黄连姜汁。(噎膈反胃)

叶氏医案存真

食下脘中噎阻,背胁气逆而痛,脉右寸独大。据述由嗔怒致病,当与清金制木,形瘦津少,勿用破气燥血。

枇杷叶　桔梗　紫降香汁　川贝　苏子　生香附汁

叶天士晚年方案真本

张包衙前,四十五岁　自胃痛起,咽食又噎,近加涌泛粘涎,经营劳瘁伤阳,清气不转旋,上不知饥,大便不爽,九窍不和,都属胃病。

人参　熟半夏　茯苓　胡芦巴　荜拨　老姜汁　（杂症）

叶东山,五十岁　酒肉生热,因湿变痰,忧愁思虑,气郁助火,皆令老年中焦格拒阻食,姜半之辛开,萸连之苦降,即古人痰因气窒,降气为先。痰为热生,清火为要。但苦辛泄降,多进克伐,亦非中年以后,仅博目前之效。议不伤胃气,冬月可久用者。

甜北梨汁五斤　莱菔汁五斤
和匀熬膏。（杂症）

偶关上,五十九岁　瘦人液枯,烦劳动阳,气逆冲气,渐如噎膈衰老之象,安闲可久。

枇杷叶　杜苏子　柏子仁　火麻仁　炒桃仁　（杂症）

周六十岁　气血已衰,噎膈反胃,每每中年以后。盖操家劳瘁,必伤心脾之营,营液日枯,清气日结,而食管渐渐窄隘,郁久痰涎内聚,食入涎沫迎涌,而致反胃,此乃气分之结。萸、地、枸杞滋养肝肾,胃先觉其腻滞,焉得肝肾有益?

大半夏汤。（杂症）

未刻本叶氏医案

食饮下咽,必咳逆,方爽能纳。属噎格之渐。
枇杷叶　苏子　萎仁霜　旋覆花　茯苓　广橘红

食下拒纳,左脉弦数。此属噎格。
旋覆花　半夏　姜汁　代赭石　茯苓　川连

噎格难治。
半夏　茯苓　生姜汁

噎格脉弦,胃气空也,乏力用参,如之何图功。
半夏　煨姜　旋覆花　茯苓　南枣　代赭石

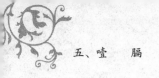

脉细而涩,脘痛,食下拒纳。乃血格之候,症重。
枇杷叶　苏子　桃仁　郁金汁　橘红　茯苓

食下气噎胸痛,脉涩,此血阻气痹,乃高年噎格之渐。未易调理。
苏子　枇杷叶　土瓜蒌皮　桃仁　广橘红　降香浓汁

格不能食,幸大便溏泄。且治少阴。
金匮肾气丸

食下格拒,痰涎泛溢,脉来歇。此阳气不宣,痰浊上阻使然。
小半夏汤

气火上郁,食下噎格。
枇杷叶　瓜蒌皮　橘红　桔梗汁　杜苏子　米仁

胃逆不降,食下拒纳,大便不行。
熟半夏　川黄连　枳实　白茯苓　橘皮白　干姜

食下拒纳,肢痛脘胀。
川楝子　半夏　川连　吴萸　茯苓　青皮汁

食下拒纳,此属噎格。
小半夏汤

脉细,食下格拒。宜理阳明。
小半夏汤

食下拒纳,完谷少运。
吴茱萸　淡川附　干姜　茯苓

脉弦涩,阴液渐次枯槁,清阳势欲上结,脘膈不利,咽喉如梗,乃噎格之象。切勿动怒。
枇杷叶　半夏　姜汁

痰饮内阻,清阳失旷,脘痛拒纳,乃噎格之象,开怀为要。
半夏　吴萸　茯苓　干姜

续名医类案

张子和治遂平李官人妻,咽中如物塞,食不下,中满,他医治之不效。诊其脉曰:此痰膈也。《内经》曰三阳结为膈。王启玄又曰格阳,云阳盛之极,故食格拒而不入。先以通经散越其一半,后以舟车丸下之,凡三次食已下。又以瓜蒂散再越之,健唉如昔日矣。

王思中治盐院某行部,至常州,病膈症不起。诸太医麝集[①],皆技穷。王至曰:此是关而非膈,可治也。乃以半夏曲一两为君,制剂与服,不半月动履如常。《吴江县志》。 (卷十四·膈)

一贫叟病噎膈,食入即吐,胸中刺痛。或令取韭汁,入盐梅卤汁少许,细呷得入渐加此条乃真噎症,治法亦佳,忽吐稠涎数升而愈。此亦仲景治胸痹用薤白,皆取其辛温,能散胃脘痰饮恶血之义也。《本草纲目》。 (卷十四·膈)

张路玉治朱彦真酒膈,呕逆不食,每日惟痛饮热酒一二觥[②],少顷即作酸呕出,膈间大痛,杂治经年不效。良由平昔好饮热酒所致,即丹溪所谓好饮热酒,死血留胃口之候。授以人参散方,用人参一两,煎成加麝香半分雄按:麝兼能败酒,冰片三厘,三剂便能进食,盖片麝善散胃口之痰与瘀血耳。十剂后改服柏子仁汤,半月而安。二方出自云岐,人多未知,每以予为尚异,何可为之辨耶?

沈锡蕃平昔大便燥结,近患噎膈,不能安谷者月余。虽素禀丰腴,近来面色皎白,大非往昔,时方谷雨,正此症危殆之际。诊得六脉沉涩,按久则衰,幸举指则应。为疏六君子汤,下一味狗宝作散调服。甫十剂,呕止食进。再十剂,谷肉渐安。更十剂,起居如故,惟大便尚艰,以六味丸去泽泻加芎、归、首乌作汤,月余便溺自如,秋深更服八味丸而安。大抵噎膈之人,体肥痰逆者可治,枯瘠津衰者不可治。同道王公峻患此,禀气病气,与沈氏相类,误信方士,专力委之,致不起。顾人月亦患此,自谓胀急不当用参,日服仙人对坐草而毙。瘦人亦间有可疗者,秦伯源患此,形神枯槁,神志抑郁,且汤药无资,予门人邹恒友,令其用啄木鸟入麝熬膏,时嗅其气以通结,内服逍遥散加香、砂以散郁,不数剂顿瘳。后陈君亦用此法而愈。又一农人噎膈不食,时呕清涎如赤豆沙水,此属血瘀可知,误用消克破气药,致绝粒不食。用桂苓饮加当归、桃仁、丹皮、牛膝,用熬枯黑糖和虫浆调服,下溏黑如污泥者甚多。(卷十四·膈)

张路玉曰:王御九仲君,因惊恐受病,时方晚膳,即兀兀欲吐而不得出,遂绝粒不食,而起居自如。向后醇酒膏粱,略无阻碍,惟谷气毫不可犯,犯之辄吐。医不知为何病,补泻杂陈,牛黄、狗宝、虎肚、猫胞,总无一验。数月来,湿面亦得相安。延及八月,偶遇一人,谓言此病非药可除,令用生鹅血乘热饮之,一服便安。此虽未见方书生鹅血能化坚癖,见江案心脾痛门,揆

---

① 麝(qún)集:聚集,群集。
② 觥(gōng):古代盛酒器。

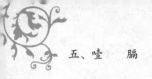

之于理，谅无妨碍。一阳之夜，遂宰一鹅取血热饮，下咽汩汩有声，忍之再三，少顷呕出瘀血升许，中有血块数枚，是夜小试稀糜①竟不吐。其后渐能用饭从少至多，不藉汤药而安。此即血膈症。（卷十四·膈）

朱丹溪治一人，饮热酒食物，梗塞胸痛，盖有死血而然。白术、贝母、麦芽、香附一两，栝蒌仁、杏仁、丹皮、生甘草、干葛、山栀、黄芩、红花、荜澄茄，右或丸或散，任意服之。

黄濡富倾郡，年逾艾②，病胸膈不宽。俗医或以降火而剂凉寒，病滋甚。又或以过伤而剂辛热，病益深，而形神如故。膈病皆如是。桥曰：脉两寸益涩，余皆弦数而躁，两尺特甚，病由阴火炎上，感怒伤肝，此血膈也，法当不治。黄不怿，乃谢桥。逾月即呕血如桥言，医糜治无效，后吐败血如腐肝乃卒。同上。

蒋銮年六十，体故厚，饮食起居如常，惟胸膈稍稍不宽，直自以为痰火耳，久治无效。桥诊之曰：寸口脉涩，非痰火也，此为血膈，顷之必有死气出焉。勿谓无伤，法当不治。闻者大骇，然疑信半之。又曰：公病之来且速，亟问良医，如稍迟，将咎桥发之晚也。其后呕紫血块如指大者数十百枚，呕后竟胸膈颇宽。桥曰：不然，此肝伤而不藏血，血随气逆行，宿血去而新血继之，缓治则缓死，速攻则速死。后更数医，月余死。

魏玉横曰：陈二尹溶上，家吴门，年近五旬，平日准颊微赤，体略肥，日喜火酒数杯。昔在都与余甚相得，近授庐陵丞，乘便过访。因答候，见服膏子药，问何恙。曰：近颇眩晕，由痰饮所致耳，请脉之。乃笑曰：君近亦能医乎？曰：第略晓。诊得两寸搏指，左关弦尺弱，六部略数，此阴不足阳有余，症属燥火，非痰饮也。语之故，但唯唯。索其方则二陈、白术、香附、远志、益智、菖蒲，诸辛燥芳香之品。告以药非对症，久服恐生他变，亦唯唯。别去已五月，抵任至九月忽归寓湖上，则已病也。延往，告以才到官即头汗出，眩晕益甚，食渐减，每饭入停膈中难下，良久仍吐出，后只进粥，粥又不受，乃进面，面亦不受。两月来惟日啖馒头一枚，必自晨细咽至暮，略急则呕矣。大便十余日始一行，坚黑如弹丸。更医数人，服药数十剂，用参亦数两。欲捡方相示，曰无庸，知所用必皆前膏子方中诸品耳。乃果然。此病由燥火，又误服香燥之药，劫其津液，致两阳明枯槁。今已成关格，幸大便未如羊矢，则下焦之阴犹未告竭，急饮润剂，犹可为也。遂与生熟地、天冬、肉苁蓉、北沙参、当归、牛膝等四剂，大便略润，可饮粥一瓯矣。又四帖粥渐加，乃用麻黄拌饭，进一瓯无碍。再四帖大便调，饮食如旧。则以前方加减，令服百帖，及还苏只服其半。后三年病复作，急至杭求诊，就前方加减，令服五十帖，遂至今无恙。藜按：此门所采俱非真噎症。徐灵胎曰：噎症之成无术可疗，故昔贤成案皆以反胃呕吐等症当之，并无治真噎食之案。近日京师传一方，用未生毛小鼠，阴阳瓦焙干研末，水酒冲服，每投辄效。可见昔人不治之症，原有可治之方，其方亦即在耳目之前。特患虑不及，故遂莫能措手耳。

---

① 糜（mí）：粥。

② 艾：五十岁。《礼记》云："五十曰艾，服官政。"

余孝廉①香圃母夫人，年七十七，膈间不调已二年矣。春尽食愈减，至仲秋渐呕不能食。或作脾胃虚寒，与二陈、二术、补骨脂、吴茱萸、姜、桂诸辛香燥热，几数十剂，遂至汤饮不下。勉进一盏，则呕必倍之，所出皆黄涎而挟腥气，已绝意医药。勉召诊，两手俱无脉，足冷渐过膝，手亦过肘，舌白胎而地则紫，惟神气颇清，起居尚能自主，断为老年三阴血少，相火上逆之症。四肢冷者，误药而热盛作厥也；两手无脉者，荣气衰不能戴卫上朝寸口也；舌苔白而地紫者，肝火上乘肺金不下降也。与生地、杞子、沙参、麦冬、蒌仁、牛膝、米仁、川楝。或问众作寒治，而君谓火，何以验之？曰：第询病人小便可也，既而曰点滴而已。又问昔人谓下有热则为关，上有寒则为格，君但主热，得无偏乎？曰：若然，则前方姜、桂何以不效，乃进药遂不呕？数剂后，忽掌心手背绽出青筋累累，盖肝主筋，木得养而骤舒也。入川连三分，四肢渐暖，小便渐长，青筋亦隐。再加熟地五七钱，十余剂全愈。后指端生一疔，问故，曰：其辛香燥热之所酿乎？然，得此无患矣。

吾宗德吾翁年七十五，多郁而喜饮，夏间时呕随愈，初秋感寒复作，服辛燥少愈。季秋复感寒遂大作，凡食即呕，日呕涎沫数盆，汤饮不下者几十日，前医一以二陈、姜、桂，转服转剧，计所呕不下担石矣。脉之洪大搏指，面额作赭石色。《经》曰：诸逆冲上，皆属于火。又素性速，故食入即呕也。与重剂杞、地、沙参、麦冬、米仁，入川连三四分，一剂知，二剂减。问荸荠可食否？曰：可。顿食斤许又减，遂不服药。半月后复作轻，令以前方重加熟地而痊。或问老人阳气衰微，君常与黄连，得毋过乎？曰：老人阳虚，出自何说？乃默然。

胡氏妇年五十来，常患胁痛有块，时当心而痛，甚则呕，其子医以二陈加左金、郁金、香附，初稍愈，后不应。一老医与丁香、肉桂、延胡索、小茴香之类，初亦应，再发再与，则呕增剧。延诊则已数日不食，将成膈矣。幸大便不秘且溏，小便则短涩，口苦而燥，脉左关又弦小而数，两寸鼓，与生地、杞子、沙参、麦冬、酒连，数剂而愈。

方天壶翁年近七十，患心胁痛，一老医与二陈加人参、姜、附，经年累月，遂致食不入，满口似糜非糜，昼夜不眠，惟闻鼓吹讴歌之声则稍瘥。延诊，六脉已无胃气，曰：此血膈也，始于肝火躁急，致多暴怒，血随气上，逆于脘中，会阳刚之药，劫其津液，令大络枯涩，血遂凝而不下，胃中热而有瘀，故不纳食，故喜闻歌吹也。今真阴已竭，阳气独留，不可为矣。勉索方，与熟地一两，杞子五钱，沙参三钱，麦冬二钱，每饮一剂，则甜睡二三时，与闻吹唱同。于膈病则无与也，其后呕出血数瓯而殁。

许君广川，年四十六。性乐洪饮，膏粱炙煿。左胁痛痞，时侵胃络。肝肾已伤，宜滋水木。南京医者，其识颇俗。二陈、五香，六君、六郁。香砂、左金，逍遥、越鞠。出入加减，惟此数方。治之半载，不见其良。予与令坦，相得始彰。语以是症，血膈须防。既而秋仲，饮食渐妨。因念余说，厥理孔长。相延诊视，与药勿尝。岁忽云暮，呕血如瓢。再延诊之，拟养阴之剂，金

①孝廉：明清对举人的称呼。

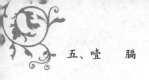

以为谬。及春诣苏，求治于缪。缪与之方，芝麻、黑豆、绛绘、桑叶，希延其寿。岂知膏肓，其绩莫奏。关格遂成，汤饮不受。长此告终，芒种时候。雄按：此仿痹门施沛然治许赞勿例，竟是一篇祭文。（卷十四·膈）

扫叶庄一瓢老人医案

三阳结乃成膈，先用更衣丸三钱，破小肠之结，后服煎方。

枇杷叶　桃仁　制半夏　柏子仁　蒌仁　杏仁　郁金　桔梗　（痞胀便秘）

酒热伤胃，谷食入脘即噎，涌出涎沫，阳明脉不用事，筋脉牵绊，与半夏泻心汤。

半夏　茯苓　金石斛　竹沥　姜汁

接服　杏仁　鲜枇杷叶　厚朴　茯苓　半夏

右脉弦长而数，左脉带涩，阻在胃之上脘，起自恚怒，不独伤肝，肺亦有之，何也？以其循胃上膈，是肺之所属，金不及木，得反侮之，聚则气凝痰阻，眼胞足以证之。拟泄金平木何如。

姜制枇杷叶　苏子　水梨汁　醋制代赭石　桃仁　茯苓　姜汁　郁金　滑石

绛绢三四寸，煎汤代水。

昔年嗜饮，湿聚痰壅，致清升浊降，痹阻食脘窄隘，咽窍不纳，饮留气凝。治在上焦，以饮有质，气无形也。

生滑石　紫厚朴　竹沥冲　芦根　瓜蒌皮　姜汁冲

老人噎膈，不能纳谷，脘中窄隘，是气不通，非有余之比。

枇杷叶　米仁　橘红　芦根　茯苓　姜汁

途次吸入寒气，伤及络脉，每胸痛饮热酒，宣通小愈。中年屡发，阳气受伤，必有瘀聚，漫延反胃噎膈。宜薄味节劳。

姜汁　茯苓　炒桃仁　桂枝木　半夏　胡索

防方　早服淡豆腐浆，晚服枇杷叶膏

噎膈为患，脉微而迟，乃胃之冲和之气，曲运神机所致也。今已颗粒不食，呃逆不止，仓廪顿急之象。

人参　茯苓　陈皮　枳实　生术　炙甘草　半夏

磨冲，纹银汁和入服。

脉右弦面色赤亮，纳谷咽干脘阻碍不下。五十四岁清阳日薄，致转旋日钝，痰必阻气，结则脘窄不能宣通耳。大便仍利，但治脘膈之上。

白蔻仁　杏仁　厚朴　桔梗　枳实　半夏　（气痹噎膈关格呃逆）

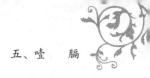

缪氏医案

食入窒塞且响,少腹微痛,切脉肝部不和,用温通厥阴治。

九香虫　戌腹粮[①]　楂炭　炒红曲　苏梗　炒谷芽　沉香　炒麦芽

生山药煮浆和丸,饭后服二钱。

食物易噎,噎则喜呕。昔张鸡峰谓之神思间病,宜以怡情适志为主。

苏梗汁　鸡谷袋　橘红　橄核汁　牛转草　茯苓

食噎有痰。枇杷叶不拘多少,拭去毛,煎膏加白蜜、梨汁同收。

食噎呕逆痰多。

旋覆花　陈胆星　干姜　淡附子　代赭石　法半夏　杏仁　槟榔

再诊。

原方去槟榔,加瓦罐末一分。

顾氏医案

虚里穴痛,引及胸胁,饮食阻咽,脉芤涩。肝气抑郁,营络空虚,未老先衰,恐成膈症。辛燥开气,清凉凝滞,皆与病左。

旋覆花　瓦楞子　须归　湖藕　柏子仁　首乌　阿胶　（肝气门）

痰气噎膈。

薤白汁　竹沥　藕汁　黄牛乳　姜汁　枇杷汁

酒湿薰蒸肺胃,久久渐成膈症。

旋覆花　陈皮　枇杷叶　竹沥　鸡距　半夏　杏仁　姜汁

阳虚气痹,防其噎膈。

旋覆代赭汤加枇杷叶、荜澄茄

气血痰火阻结,上关下格,理之棘手。

旋覆花　橘红　干姜　紫菀　制军　单桃仁　半夏　降香　柏子仁

嗜酒,中气自虚,痰湿痹阻贲门而成膈症,理之非易。

旋覆花　桃仁　陈皮　藕汁　枇杷叶　半夏　竹沥　姜汁

---

① 戌腹粮:即禹余粮。

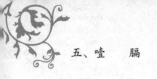

高年酒醴湿热与痰气阻膈，得进稀粥，方可苟延。

黄牛乳　枇杷露　竹沥　地栗汁即荸荠　薤白汁　藕汁　姜汁　隔汤煎滚服。

血膈已成，药难奏效，胡不归？勉拟慰望。

枇杷叶　川楝　红蓝花　湖藕肉　桃仁　延胡索　降香汁

积劳，阳虚寒痰凝阻，恐其噎膈反胃。

荜澄茄　半夏　茯苓　枇杷叶　生姜　橘皮　桃仁

上关下格，胃中泛逆，急切难治。

荜拨三个　半夏　黄牛乳

气郁血热，肝胆之气充斥阳明，噎者，膈之始基也。

温胆汤去枳壳、半夏，加黄连、白芍。

痰火气血阻结贲厌，而为噎膈，证属难治。

旋覆花　竹沥　枇杷叶　藕汁　单桃仁　姜汁　降香汁　菜汁　（噎膈门）

锦芳太史医案求真初编

治临川县一都黄家街黄锦祥噎膈案一百十一

岁嘉庆戊午季冬，临川县黄家街黄锦祥，素好烧酒，朝夕不绝，常有食入即吐不纳之症，但未若是之甚，及至噎益见剧，滴水不入，如是者已七日矣。父子因医所治不效，始召余诊。余谓噎膈之症，所因甚多，当随所见病症及脉，细审方知。当问身有别恙否？渠曰：无有。但云谷食到喉，半粒不入，并心之下觉有冷气筑筑，欲吐。又问精神现在是否如故？渠曰：略减。并察其脉左手微弦而软，右手弦而有力。余曰：此属寒气上逆噎膈症也。当用旋覆花一钱，代赭石一钱，木香五分，川朴二钱，半夏二钱，砂仁一钱，茯苓一钱，生姜二钱，川椒一钱，嘱即服此二剂再诊。越一日，其子告服一剂而食即纳，再服一剂而噎全愈而安。但此饮食不节，或值冬寒而好烧酒，或值暑热而好卧地，及食西瓜，则其症即复。果尔病愈半载，因服西瓜而病复作，仍服前药数剂而安，今竟无事。

噎膈之病，在初症已见，何至竟无可医？惟嫌口腹不慎，性畐急效，朝夕更医，不就脉症究其的实因由，将方妄试者之为害耳。若竟谓此难医。余之妻舅姓罗字元动，已患是症数年，时起时止，何至见有噎七不噎八之说？自记。

治南丰县赵盛万膈食证案百十二

凡医治病用药，先须逐一将症融会，迨至临症施技，又将脉症细审，相其病症以为活变，不可仅记一二成方苟且塞责以求一遇。岁嘉庆丁巳仲春，有南丰县姓赵字盛万，身患膈食，招余就诊。渠谓食一下咽，稍停一会即膈，不纳而出，目今服药已多，毫不见效，现今膈食不入者,已七日矣。余见食已不入,而气上冲,且诊其脉,惟肝独胜,按亦有力,肺亦相似,但较肝脉差平,且脉毫无润气,浑是肝肺气不下降之象。余问病起何时?渠曰:已有月余。又问胸果筑筑?渠曰:正是。因用仲景旋覆花代赭石汤,外加枳实,服止一剂,而食即纳,后余有事旋归。偶冒风寒复发,又寻一医,谓其六脉无火,寒气上逆,重用丁、沉、砂、蔻、茯苓、姜、附、沉、故之药以进,而病滋甚。渠不得已,再捡余方复试,效即随见,余亦见渠云服有效,于今数月病竟未发,喜其病与药对,故尔笔记于此。

膈食亦难治之症耳,内因恐其水衰胃枯、火衰气瘘;外因恐其邪陷结胃。此止气逆不顺,独属可医,但不宜急图效见,以致众医藉此将方妄试。门人张廷献。

南雅堂医案

膈噎不通,食物不能下咽,口中时吐白沫,病势已濒及危险,虽投药石,恐难奏效,幸脉象尚未大败,姑拟一方,以冀挽回万一,希高明裁酌。

黄芪二钱　人参一钱　白术三钱　当归身三钱　陈皮八分　桃仁五分,去皮尖　白蜜半盏,炼　姜汁二匙,冲　牛乳一盏,冲

水同煎八分服。

失偶悲哀过度,致郁结渐不能食,随食随吐,大小便闭,宜急下之。

大黄三钱,酒蒸　当归身三钱　缩砂仁一钱　陈皮一钱　桃仁十枚,去皮尖

水同煎服。

赵氏有胃阴不足,致成噎膈之说。缘人身脏腑,以肾为胃之关,关门不利,升降乃息。关即气交之中,天之枢也,故肾水旺则胃阴足,胃阴足则食自能下,兹姑仍其法。

熟地黄六钱　陈萸肉二钱　淮山药三钱　粉丹皮二钱　白茯苓三钱　泽泻一钱

水同煎服。(膈症门)

噎膈之症,由胃中津液消乏,无以灌溉,宜先养胃阴为主。胃阴上济,则贲门宽展,而饮食自进;胃阴下达,则幽门阑门无所阻格,而二便自通,用六味加减法。

大熟地三钱　生地三钱　陈萸肉二钱　淮山药三钱　当归身二钱　枸杞子二钱　甘草八分

水同煎服。

胃为肾之关,肾中有水,精液足以供给,自能推送水谷。肾水不足,无以灌溉分济,是以上则不能容纳食物,下则两便艰涩,宜用滋养清润之剂。

大熟地六钱　淮山药五钱　当归身五钱　牛膝一钱　玄参三钱　车前子一钱

水同煎服。

六旬有三,精气已衰,劳烦奔走,真阳愈伤,致气结,食入脘痛,痰涎涌逆,乃噎膈反胃之渐,宜节劳静摄,免反复增剧,议方列后。

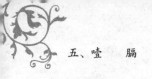

　　法半夏三钱　川连二钱　枳实八分　白茯苓三钱　陈皮一钱　黑山栀二钱　姜汁半盏,冲　竹沥一盏,冲

　　年及花甲,平素积劳太过,阳气渐衰,浊瘀凝阻,脘中常隐隐作痛,恐成噎膈便闭之证。
　　法半夏二钱　瓜蒌皮三钱　桃仁一钱,去皮尖　红花二钱　延胡索一钱五分　川楝子一钱五分　橘红一钱　广郁金一钱
　　水同煎服。

　　阳气大伤,阴浊僭踞,且食不能暮食,周身掣痛,背胀,脉沉微,此症甚为棘手,恐难骤愈。
　　人参二钱　附子一钱,泡　干姜一钱　泽泻二钱　白茯苓三钱
　　水同煎服。

　　津液干涸,食物阻隔不下,宜开展胃阴为主。
　　大熟地四钱　大生地四钱　当归身三钱　陈萸肉二钱　淮山药三钱　粉丹皮二钱　白茯苓三钱　泽泻一钱

　　咽膈之间,气不得降,系冲脉上行逆气所致,兹仿《金匮》法。
　　人参二钱　姜半夏四钱　白蜜二匙
　　用长流水煎服。(膈症门)

　　胸膈不舒,痰凝气郁,背寒脊痛,纳少哽噎,甚至呕吐而出,病系膈症之渐,毋忽。
　　桂枝木一钱　旋覆花三钱,包　代赭石三钱　瓜蒌皮二钱　杏仁二钱,去皮尖　白茯苓三钱　淡竹茹三钱　制半夏三钱　薤白一钱
　　水同煎服。

　　望七高年,精气内夺,不食不便,气冲涎涌,乃关格之症,极难调治,兹将拟方列后。
　　制半夏二钱　川连二钱　白茯苓三钱　生白芍二钱　人参二钱　附子五分　干姜五分　姜汁半盏,冲

　　色苍,眼筋红黄,脉弦兼小涩,食入脘痛格拒,必吐清涎,然后再纳。是郁怒所伤,少火变为壮火,因之气滞痰阻,清阳莫得展舒,脘管窄隘,难容食物。噎膈之症,由来者渐,法宜利痰清膈,切忌香燥劫津,苦以降之,辛以通之,庶为合法,拟方开列于后。
　　杏仁三钱,去皮尖　川黄连二钱　制半夏二钱　桔梗二钱　瓜蒌皮三钱　橘红二钱　竹沥一盏　姜汁两匙
　　水同煎服。

　　食入即吐,大小便闭,目现红赤,两胁胀满,气逆,呼吸不利。乃木气过郁,关格危急之症。

治法最为棘手,吐之不可,下之不能,惟有用和解一法而已。

白芍药三钱　白术三钱　车前子二钱　柴胡二钱　白茯苓二钱　陈皮一钱　当归身三钱
苏叶五分　淮牛膝二钱　黑山栀三钱　天花粉二钱

水同煎服。

气逆上吐下结,饮食不得入,便溺不得出,腹痛,按之略减,脉涩而伏。探求病原,由乎肾气之衰,胃为肾之关,今肾气不能上达,则胃关不开,安能容纳食物? 肾主二便,膀胱气化,亦肾气化之也,肾气不通,便溺何由而出? 上下开阖之机,全在于肾,法宜大补肾中水火两脏,庶克有济,拟方列后。

大熟地六钱　白茯苓四钱　淮山药四钱　人参一钱　麦门冬三钱,不去心　白术三钱　牛膝一钱　车前子一钱　五味子八分　肉桂八分

水同煎服。

阳气大虚,浊阴上泛,致呕吐时作,恐成噎膈之根,幸毋喘汗始佳。

吴茱萸三钱　当归身二钱　川附一钱　白茯苓三钱　人参二钱　制半夏三钱　木香一钱
陈皮一钱　炙甘草八分　饴糖二钱　生姜一钱　(膈症门)

诊得脉缓,右关弦,肢浮,知饥恶食,食入即吐,便溏,溺短涩,口不渴饮,系胃阳衰微,开阖之机不利,此症老年最忌。

炮附子五分　干姜五分　人参二钱　白茯苓三钱　炒粳米三钱　姜汁两匙
水同煎服。

六旬有四,纳食脘胀,口不渴饮,大便秘结,清阳为痰气阻遏,恐成关格之渐,幸毋玩视。
制半夏三钱　川黄连二钱　杏仁三钱,去皮尖　枇杷叶三钱,去毛　枳壳一钱　生姜汁半盏
水同煎八分服。

风木乘土,当春势张,脉细小兼弦,食入不变,呕吐,小便得通则少缓,拟用温通宣阳法。
人参二钱　制半夏二钱　吴茱萸二钱　白茯苓三钱　附子八分,炮　淡干姜八分
水同煎服。

吐逆不能饮食,大小便闭,此阳火过炽,不荣于阴。头上津津有汗,乃心液外亡。火焚于内,系关格之危症。若用香燥劫剂,必至真气耗散,愈增其剧,法宜调营卫以和阳阴,握枢纽以运四方,使脏腑自为敷布,则上下奠安,势无扞格[①],或克有济,兹将拟方列后。

川桂枝三分　麦门冬四钱　柏子仁三钱　黄连一钱　天花粉一钱　白芍三钱　滑石一钱
人参五分　甘草五分　(膈症门)

---

① 扞格:抵触,格格不入。

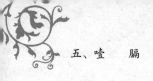

心为阳脏,背为阳位,心之下即胃之上也。今痰饮窃踞胃脘之地,心阳失其清旷,是以背常恶寒,纳食哽噎,又为膈证之根,阳衰阴僭,夫复奚拟。

桂枝木一钱　川附子八分　杏仁三钱,去皮尖　瓜蒌皮二钱　白蔻仁二钱　薤白八分　丁香八分　枇杷叶二钱　淡竹茹二钱　旋覆花一钱　神曲一钱　豆豉一钱

病后痰气阻滞胃脘,清阳不舒,气升作呃,纳食辄呕,已经两旬之久,防成膈症,姑师长沙法,以镇逆化痰为治。

旋覆花三钱　代赭石四钱　制半夏三钱　干姜八分　赤茯苓三钱　制香附八分　丁香八分　柿蒂五枚

水同煎服。

饮食哽噎有声,气火上逆,咽喉不利,胸脘作痛,平生操劳抑郁太过,致营虚火亢,胃液枯耗,膈证已成。病关情志,恐徒恃药石,遽难奏功,尤宜静养调摄,以冀悠久而已。

旋覆花三钱　枇杷叶三钱,去毛　制半夏三钱　代赭石四钱　北沙参二钱　黑山栀二钱　川贝母二钱　白茯苓三钱　麦门冬二钱　杏仁二钱,去皮尖　淡竹茹三钱

水同煎服。(膈症门)

胸前隐隐作痛,得食则噎,脉象细涩,瘀血内阻,胃络因此不通,延久恐成膈症,宜慎。

白芍三钱　当归须三钱　人参一钱　桃仁一钱,去皮尖　瓦楞子三钱,醋煅　芦根二钱　白蜜两匙　韭汁一杯

食则作痛,痛则呕吐,是瘀血挟痰,阻于胸膈,右脉涩数,左关独见弦大,是痰瘀之外,兼有厥阴之气火,挟而为患,此瘀血成膈,治殊棘手,勉拟方于后。

当归身三钱　白芍药三钱　红花二钱　芦根二钱　丝瓜络三钱　瓦楞子三钱,醋煅　橘络三钱　竹油半盏　白蜜半盏

水同煎服。(膈症门)

老年胃汁干枯,肠液燥涸,所进饮食,尽化为痰,不生津血,是以纳食辄吐,而痰亦随之,膈症至此,恐非药饵所能奏效,宜静养以冀悠久而已,勉立一方于后。

当归身三钱,酒洗　淡苁蓉五钱　半夏二钱,盐炒　陈皮一钱　白茯苓三钱　枳壳八钱　沉香五分,研末冲　(膈症门)

脉右弦滑,左关坚急,寸部独小,食则右胁作痛,痰自上升,得吐始安,系心气下郁,脾弱生痰,久恐成膈。

旋覆花三钱　代赭石一钱　制半夏四钱　人参一钱　生白术四钱　陈皮一钱　白芥子一钱　竹油半盏　炙甘草一钱　大枣五枚

水同煎服。(膈症门)

形体瘦削,阴血本亏,今阳气又结,阴浊与痰气交阻上焦。是以胃脘狭窄,食则噎痛,吐去浊痰始止,胸脘时苦痞闷,脉象弦滑,舌苔满白。拟于温通之中,兼以育阴泄浊为治,方列于后。

大熟地三钱,砂仁拌炒　当归身三钱　干姜一钱　薤白八分　白芍药三钱　丁香一钱　白蔻仁一钱　神曲一钱　杵头糠二钱　竹油半盏　炙甘草八分　广木香五分　沉香五分,磨冲　牛黄三分,另研吞

水同煎服。(膈症门)

斠山草堂医案

痰火郁结,恐其成格。

羚羊角　黑山栀　瓜蒌皮　郁金　海浮石　石决明　旋覆花　甜杏仁　橘白　炒竹茹

肺气闭塞,贲门不开,纳不下胃。治以润降之法。

羚羊片　煅赭石　瓜蒌皮　川石斛　橘白　旋覆花　光杏仁　川贝母　生谷芽　炒竹茹

气虚肝郁,纳食不下,将有格疾之虞。非易愈也。

炒川连　炒白芍　旋覆花　法半夏　新会皮　淡干姜　西党参　代赭石　白茯苓

气衰失化,脘次窒滞不舒,而发哕逆,脉形沉细。已近噎膈之候,不可忽视。

西党参　淡干姜　炒白芍　益智仁　茯苓　上肉桂　泡吴萸　法半夏　淮山药　陈皮

好饮伤中,木郁侮土。以致呕吐便闭,痞升攻痛;脉来弦细无力。已成格疾,不易愈。

川黄连　淡吴萸　半夏　蒌皮　广藿香　新会皮　淡干姜　炒白芍　益智　代赭　焦谷芽

气虚生痰,而致噎膈,殊不易治。

西党参　代赭石　淡干姜　广藿　焦谷芽　檀香　旋覆花　法半夏　瓜蒌皮　新会皮　瓦楞子

中虚,气不化津,则成膈疾矣。

上肉桂　淡干姜　补骨脂　半夏　新会皮　炒竹茹　西党参　代赭石　霞天曲[①]　蒌皮　茯苓

复诊:膈次忽通忽塞,人迎脉弦而有力,不吉之象。仍照前法加减。

[①] 霞天曲:是半夏等药和霞天膏制成的曲剂。由焦冬术、白茯苓、党参、炙甘草、广陈皮等组成,其功效是健脾益胃、化痰蠲饮。

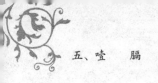

西党参　赭石　半夏　肉苁蓉　霞天曲　白檀香　旋覆花　干姜　蒌皮　柏子仁　陈皮　炒竹茹

气虚机滞，兼以悒郁内损，贲门不开，纳物辄吐。此噎膈之已成者，殊难奏效。
潞党参　赭石　瓜蒌仁　广藿　瓦楞子　生姜汁　旋覆花　半夏　韭白头　陈皮　焦谷芽　韭白汁

年高气衰，纳食哽咽不下。此贲门阻绝，殊非易治。
上肉桂　党参　代赭石　半夏　白茯苓　白檀香　炒白芍　旋覆花　煨益智　蒌仁　新会皮　杵头糠　（噎膈）

始患疡疾，愈后失调，胃阳暗耗，因食冷物，骤起噎膈呕吐；右关脉弦大，重按不和。此系年高中气衰馁，勿克清肃下降，以致纳食哽咽不下，颇非易愈。
上肉桂　代赭石　人参　法半夏　茯苓　广藿香　淡干姜　旋覆花　苁蓉　柏子霜　橘白　炒竹茹

悒郁内伤，气闭不舒，纳食咽而欲吐，且便结如羊矢，脏阴竭矣。难治也。
上肉桂　旋覆花　半夏　韭白头　油当归　淡干姜　代赭石　蒌仁　肉苁蓉　焦谷芽

向有遗泄之患，真阴大亏，命火失化。自去冬至今，纳食辄作哽咽，脉象左空弦而右渐弱。近乎格疾矣，治不易愈。
上肉桂　党参　陈皮　茯苓　菟丝子　高丽参　淡干姜　半夏　益智　广藿　枸杞子
复诊：脉形左三部俱弦，按之空滑，右关依然沉细。总由根底匮乏，火衰不能生土，胃无容纳之权，则噎格不能下行矣。春秋渐高，患此剧疾，恐难收全效也。仍照前方加减为治。
上肉桂　高丽参　益智仁　肉苁蓉　补骨脂　淡干姜　法半夏　广陈皮　枸杞子　韭白汁

年高气亏，痰饮停滞，以致纳食格而欲吐；六脉弦细。难愈。
上肉桂　法半夏　炙甘草　白归身　柏子霜　潞党参　白茯苓　广陈皮　淡苁蓉　沉香汁
声音略清，纳谷依然哽咽；六脉虚细无神。噎膈与喉痹兼病，殊难措手。
西党参　阿胶　北杏仁　枇杷叶　藕汁　人乳　北沙参　麦冬　广橘白　燕窝屑　梨汁　（肿胀）

嗜酒伤胃，呕吐，不思纳食，脉沉而软。近乎膈疾矣，难愈。
上川连　西潞党　代赭石　广陈皮　焦谷芽　淡干姜　旋覆花　法半夏　炒白芍　佛手柑

素体怯弱，中虚失化，上元命火亦亏，以致纳食艰消，每于晚间呕吐，六脉细弱无神，恐延为噎膈之候。舍温补中下元，无他策也。

上肉桂　炒党参　法半夏　茯苓　白芍炒　竹茹炒　淡干姜　代赭石　广陈皮　菱仁菟丝

脘痛两月，中虚胃困，纳食欲吐，六脉细微。近乎格疾。

上肉桂　法半夏　党参　当归　柏子霜　九香虫　淡干姜　益智仁　陈皮　苁蓉　焦谷芽　（反胃）

杏轩医案

梅文彩兄令堂病类噎膈奇证

噎膈一病，古人论之甚详，尚有似隔非隔之证，犹未言及。文兄令堂，年届四旬，病经数月。初时不能食饭，后并米饮俱不能咽，强之即吐，隔证无疑。然每日尚可啖干面粿[①]数枚。思古人论隔证，不出胃脘枯槁四字，又称阳气结于上，阴液衰于下。今既不能食饭，何独能食面，且饮汤即吐，干食反安，理殊不解。与逍遥散，数服不应。考《张氏医通》有饮鹅血法，行之又不验，更医多方图治，亦不效，因劝勿药。两载后可食面汤，并精猪肉。今十余年，肌肉不瘦，起居如常，亦奇证也。

鲍觉生宫詹郁伤心脾，证类噎膈，殆而复生

鲍宫詹未第时，游毗陵幕，抱疴半载，百治不痊。因买舟回里，延予治之。望色颧赤面青，诊脉虚弦细急。自述数月来通宵不寐，闻声即惊，畏见亲朋，胸膈嘈痛，食粥一盂，且呕其半，粪如羊矢，色绿而坚，平时作文颇敏，今则只字难书，得无已成隔症耶？予曰：君质本弱，兼多抑郁，心脾受伤，脾不能为胃行其津液，故食阻；二肠无所禀接，故便干。若在高年，即虑成隔，今方少壮，犹可无虞。方仿逍遥、归脾出入，服至数十剂，病尚未减，众忧之。予曰：内伤日久，原无速效，况病关情志，当内观静养，未可徒恃药力。续得弄璋[②]之喜，予曰：喜能胜忧，病可却矣。半月后，果渐瘥，仍劝往僧斋静养。共服煎药百剂，丸药数斤乃瘳。因更号觉生，盖幸其殆而复生也。

鲍觉生宫詹病发三次，不能复起

宫詹前于乾隆丁未冬，自毗陵抱疾归，证类噎膈，已濒于危，予为治之而愈。嘉庆乙丑，宫詹视学中州，病发召诊，又为治愈，案载《初集》及《辑录》中。道光乙酉秋，宫詹在都，前疾又作，初时尚轻，来书语状，予辄忧之，虑其年逾花甲，血气既衰，非前此少壮可比。末又云：幸得请假南归，便图就诊，深为之喜。及至腊底，伊宅报中，详述病情，较前两次发时更剧，体惫不支，势甚危笃。令侄子硕兄，亟欲邀予入都诊治。予虽老迈，谊不容辞，适迫岁暮，冰雪

---

① 粿（guǒ）：米粉或面粉等经过加工制成的食品。
② 弄璋：指生下男孩子。璋是一种玉器。古人生下男孩，就把璋给他玩，故又称"弄璋之喜"。

严凝,水陆舟车,都难进发,道阻且长,恐其病不及待。子硕兄踌躇无策,再四相商,只得酌拟一方,专足送去,冀幸得以扶持,即可回籍调治,另函致意,劝令速归。回书云:手翰再颁,感沦肌髓,妙剂服之,不似昔年之应手。盖衰惫日久之故,欲归不得,进退维谷,负我良友,何以为人?弟之心绪,不可名状;永别之戚,惨剧难言。然奄忽而徂,胜于痴狂而活也。专泐①敬谢,不能多写,亦不知结草②何时?南望故乡,惟有怅结。未几遂卒。悲夫!宫詹自订年谱未竟,令弟时任乾州,续成之。谱末有云:兄病中尝语人曰:吾生平患此疾,及今而三矣。丁未、乙丑,皆濒于危,皆赖程杏轩治之而愈,今无杏轩,吾病殆不可为矣。予阅及此,不禁泫③然。

王九峰医案

右脉弦大,左象涩小。中宫失运,胃不冲和,气痰阻食。年近七旬,肺胃液枯,八仙长寿是理。现气痛阻逆,腻滞难投,暂宜宣剂。

生脉散、二陈汤加枇杷叶、红糖,雪羹汤煎。（膈症）

食入作噎,气痰作阻,前后心痛,已延三载有余。现粥已难下,三阳结为之膈。拟补阴益气加味。

补阴益气煎加辽五味、枇杷叶。

恙原已载,前方进补阴益气,噎阻虽开,仍防旋闭,既有效机,原法出入。

前方去党参,加枳实、花麦冬。

服药关津已利,前后心痛亦愈,以丸代煎,以免复萌。

补阴益气煎加孩儿参、半夏粉、炒枳实、北五味、枇杷叶、荸荠粉,红糖为丸。（膈症）

先天薄弱,水不养肝,肝虚犯胃,胃不冲和,气不下逮,反逆于上,所以食不能下,脉象虚弦,不宜香燥,当以乙癸同源为是。

八仙长寿丹服二帖。

喉痛咳减,气逆亦平,饮食尚未进纳豁然。素有气痛,亦是肝肾不和。补水抑木,清心养肺,仍守原法。

八仙长寿丹加阿胶、枇杷叶。

前方服后,饮食加增,不甚呕逆,大便不畅,此阳明气不和,阴亏所致。拟六味合二冬加味。

六味地黄丸加乌梅、二冬膏为先。

肾虚胃关不健,气逆中宫,食入作阻,水不养肝,肝气中胃,两脉俱弦,舌绛苔燥,痰多汗多,阴阳不化,香燥殊属不宜。拟十味温胆加味。

十味温胆汤去枣仁,加辽五味。

---

① 泐(lè):书写。
② 结草:语出《左传·宣公十五年》。把草结成绳子,搭救恩人,比喻感恩报答。
③ 泫:流泪。

服药后食入不阻，痰少汗多，舌苔已润。养阴化燥，畅和中胃，已和机宜，原方加减。

前方加花麦冬、鲜地栗。

服煎药以来，痰少汗敛，阻碍已开，饮食较多。十味温胆大合机宜，仍以上病治下，纳气归窟，不致复阻，方为吉兆，以丸缓治。

金匮肾气丸加北五味、麦冬、竹茹、半夏粉，用枇杷膏、福橘膏炼蜜为丸。

中宫失运，胃失冲和，气痰阻噎，食不能下，且痛且闷，吐出方定。机关不利，致有三阳结病之势。姑拟十味温胆汤加味，冀天相吉人而已。

十味温胆汤加蒲荠。

纳食主胃，运化主脾，脾升则降，胃降则和，中宫失运，气痰作阻，胃失冲和，饮食难下。年逾六旬，大便结燥。肺胃干槁，脉见双弦。木制中胃，病势深沉，虑难奏捷。

十味温胆汤。每早服肾气丸。养肝补肾，纳气归元。

右脉弦大不平，胃失冲和，木犯中宫。肝为刚脏，非柔不和，纳食主胃，胃降则和。肾不吸胃，胃关不健。金匮肾气，养肝补肾，纳气归窟，上病治下。十味温胆，奠安中州，未获效机。鄙见浅陋，拟补中益气加减，多酌。

补中益气汤去芪，加甘蔗、自然汁。

中宫失运，肺胃气机不利，七情郁结，胃失冲和，升降失常，天地不泰，否象见矣。拟归脾法。

归脾汤去芪。

肺胃气机不利，会厌开合失常，思虑郁结，必得怡悦开怀，不致结痞为妙。

补阴益气煎加五味子、枇杷叶。

心胸已上，部位最高，清空之所，如离照当空，旷然无外。天地不泰，否象见矣。归脾补阴益气，寡效者，肝郁心不畅，郁结之病也。必得慰以解忧，喜以胜悲。再拟上病下取法挽之。

桂附地黄丸加沉水香。

据述服阳八味一帖，又服归脾用参三帖，俱觉平和，耳鸣、头眩、心虚减去一二分，惟胸口不宽，半夜间或心中烦躁，午后口内作黏，乃心胸胃脘不畅，木不条达。仍以畅心脾和肝胃。现交夏至节令，每剂可用老山人参五分。

归脾汤用人参，去黄芪，加陈皮。

情志抑郁，气勃于中，胃不冲和，气痰作阻。心肾交亏，神志不藏，寤不成寐，神情恍惚，七情不适之病，怡悦开怀为妙。

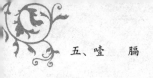

北沙参　清阿胶　酸枣仁　上广皮　花麦冬　白茯神　炙远志　甘草　夜交藤　合欢花（膈症）

肾虚胃关不健，饮食迟于运化，中虚健运失常，痰起中焦。脉来弦大而数，按之无力。肾之阴亏，肝之阳强，犯中扰胃，清浊混淆，天地不泰，致生否象。胸满头眩，夜来阳强，梦多内热，四肢无力。胸下脐上，左右痞块，横硬延年十载。操劳烦心太甚，心肝肾三阴皆亏。香燥难投，谨防气痰作阻，法宜乙癸同源。

十味温胆汤去竹茹、枣仁，加雪羹汤，每早服八仙长寿丹。（膈症）

左脉沉弦，肝郁中伤，右脉沉滑，气逆痰阻。中宫失运，胃不冲和，年逾六旬，五液先亏，防成关格。

六君子汤加炒枳壳、麦冬、竹茹、姜渣、枇杷叶、刀豆子三生四熟。

思虚伤脾，郁怒伤肝，肝胃不和，饮食减少，中宫不畅，懊憹作痛，病已多年，脉象双弦，弦者为减，殊属不宜。肝郁达之，火郁发之。拟东垣补中益气法，调中养胃，不致三阳结病为吉。

补中益气汤去黄芪，加檀香、白芍、赤砂糖。

脉来沉滑，气痰作阻，胸次不开，噫逆不爽，慎防堵塞。舒肺胃以展气化，不致病结则吉。

补阴益气煎加竹二青、枇杷叶。

中宫失运，气痰交阻，食不能下。关津不顺，乃老年之逆症。姑拟一方以救之。

生脉散加半夏、诃子肉、阿胶、蒲荠、白蜜、姜汁。

中宫失运，气痰阻塞，胃失冲和，关津不利，难以奏捷。

温胆汤加党参、麦冬、枇杷叶。

左脉弦，右脉结，情怀抑郁，气勃于中，五志过极，皆从火化。木郁达之，必得抑郁开怀，心肝得太和之气，自臻安吉，否则防其结痹。

补阴益气煎加檀香。

开上实下，轻舒肺气，胸次渐开，天地交泰，否象自除。从心脾进步，候脉无结象，再为易方。

黑归脾汤加檀香。

中宫失运，气失冲和，痰逆气阻，食不能下。太阴阳明，机关不利，非高年所宜。

补阴益气煎加檀香。（膈症）

喉者候气也，咽者咽物也，开合之枢机，出入之门户。会厌失常，阻逆饮食。肺胃干槁，机关不利,极难奏捷。拟上病下取法,多酌。

八仙长寿丹加附子、甘蔗汁、雪羹煎。

年近花甲,形瘦液枯,肺胃干槁,机关不利,气化为火,液化为痰,食不能下,膈症已成,难于救治。勉拟附都加味,以尽人力。

附都气丸加枇杷叶、川白蜜、半夏粉。(膈症)

年逾六旬,操劳烦心,中胃不和,食入痛阻,机关不利,两脉俱弦。木犯中胃,殊属不宜。所服之方甚好,仿以为治。

杭白芍三钱　上广皮一钱　白茯苓三钱　赤砂糖二钱　诃子肉二钱　乌梅肉一个　生甘草五分　雪羹汤代水　(膈症)

暴怒伤肝,酒后饮冷,气火郁结,肺胃不降,大渴引饮,已延一月。心慌气抖,茶水不入,大便结如羊粪,小溲全无。呕之不出,纳之不下,已变关格,难以救药。姑拟温胆汤加味,候酌。

温胆汤加党参、黄芩、五味、干姜、甘蔗汁。

昨服药后,烦呕已平,大便行而未畅。原方加减。

原方去竹茹,分量略增。

烦呕虽平,气痰未下,阳明不和,腑气不调,仍属逆候。拟泻心温胆,宣畅阳明。

半夏泻心汤、温胆汤加生姜、荸荠、蔗浆。

呕吐已好,纳食稍可,小溲行,便未解,是无糟粕也。

半夏泻心汤加粉甘草、炒枳实、白茯苓、生姜。

服药后,下结粪两次,纳食不吐,咽中仍干,仍呕白痰,拟十味温胆汤。

十味温胆汤加麦冬、杏仁泥。

纳食不吐,结粪已通,小溲已行,呕恶已愈,危症得安,乃天幸也。不可动怒乱食,复蹈前辙,前功尽弃,须当慎之。

前方去麦冬。

纳食已畅,腑气已通,胸次已开,肺胃阴亏,喉内作干,阴不化燥。

生熟地　银条参　半夏粉地粟汁浸透　枳实炭　天麦冬　金叉斛　新会皮　生甘草
(膈症)

气火痰结,肺胃阴虚,会厌开合失常,咽中不爽,喉中作噎,吞之不下,吐之不出。宜养阴化燥,清气化痰,不宜动怒烦心。

八仙长寿丹加枇杷叶。

肺胃干槁,气逆阻塞,嗳气不舒,乃中宫之逆候。

八仙长寿丹加枇杷叶、雪羹煎。

诸气膹郁,皆属于肺。诸逆冲上,皆属于火。气阻逆食,会厌开合失常。情怀抑郁,气勃

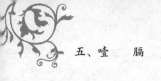

于中。

生脉散、二陈汤加枳实炭、杏仁、枇杷叶。

服药五帖，气闷已好，原方加减。

橘皮竹茹汤加枳实。

服药以来，气闷已开，嗳逆已除，以丸代煎调养。息虑凝神，不致反复，方为佳兆。

大熟地　半夏粉　胡苊实　光杏仁去皮尖　孩儿参　上广皮　白茯苓　炙远志去心　炒枳壳　枇杷叶　红糖为丸。

恙因善饮过多，火结肺胃，以致妨碍阻塞，食难入胃，兼之隐隐作痛，乃痛膈之状也。治宜和胃化痰为主。

大贝母　肥玉竹　淮牛膝　白茯苓　广郁金　杭白芍　大麦冬　生甘草　黑山栀　广橘红　（膈症）

王旭高临证医案

胡　气郁中焦，得食则呕，已延匝月，虑成膈证。

川连吴萸炒　白术　半夏　藿香　陈皮　焦六曲　香附　茯苓　郁金　白蔻仁　（噎膈反胃）

陈　营虚火亢，胃枯食噎，心膈至咽，如火之焚，有时呱呱作声，此气火郁结使然也。病关情志，非徒药饵可瘳。宜自怡悦，庶几可延。

旋覆花　代赭石　沙参　黑山栀　茯苓　川贝　焦六曲　麦冬　杏仁　竹茹　枇杷叶

复诊　气火上逆，咽喉不利，胸痛食噎，膈症已成。况年逾六旬，长斋三十载，胃液枯槁，欲求濡润胃阴，饮食无碍，还望怡情自适。

前方加西洋参、半夏。

丁　脉形弦硬，春令见此，是即但弦无胃。纳食哽痛，大便坚燥，已见木火亢逆，胃汁肠液干枯。治之不易。

旋覆花　杏仁　火麻仁　桃仁　苏子　青果　荸荠　芦根

复诊　前方润燥以舒郁结，今拟下气化痰之剂。

麦冬　半夏　杏仁　橘红　川贝　茯苓　竹茹　芦根　荸荠　海蛇　枇杷叶

渊按：两方清润可喜，洵属名家。

秦　痰气阻于胸中，故痰多而胸闷，纳食或呕，两太阳胀痛。清气不升，浊气不降。久延不已，恐成膈症。

半夏　橘红　赤苓　吴萸汁炒川连　党参　泽泻　藿香　旋覆花　枳壳　川贝　蔻仁　肉桂　大腹皮　冬术　生姜

来复丹一钱，药汁送下。

陈　丧子悲伤，气逆发厥，左脉沉数不利，是肝之气郁，血少不泽也。右关及寸滑搏，为痰为火，肺胃之气失降，肝木之火上逆，将水谷津液蒸酿为痰，阻塞气道，故咽喉胸膈若有阻碍，纳食有时呕噎也。夫五志过极，多从火化，哭泣无泪，目涩昏花，皆属阳亢而阴不上承。目前治法，不外顺气降火，复入清金平木。

苏子　茯苓　半夏　枳实　杏仁　川贝　竹茹　沙参　橘红　麦冬　海蜇　荸荠

此方系四七、温胆、麦冬三汤加减，降气化痰，生津和胃。病起肝及肺胃，当从肺肝胃为主。（噎膈反胃）

徐　气郁于胸为膈，气滞于腹为臌。饮食不纳，形肉顿瘦。阴气凝聚，阳气汩[①]没。脉细如丝。姑与培土、通阳、化气一法。

党参　肉桂　白术　大腹皮　熟附子　泽泻　茯苓　来复丹

渊按：伤胃则膈，伤脾则臌。膈多郁火，臌多阳衰。肺金治节不行，肝木起而克贼。（噎膈反胃）

赵　气水郁结成痰，咽噎碍食，食入辄呕清水米粒，病在胃之上脘。降气化痰之药，须择不燥者为宜。

瓜蒌仁　半夏曲　川贝　橘红　丁香　蛤壳青黛三分同研，包　白蜜　枇杷叶　竹茹　芦根　生姜汁冲服

复诊　诸逆冲上，皆属于火。食入即吐，是有火也。

川连　半夏　苏梗　制大黄　竹茹　枇杷叶

渊按：《内经》病机十九条，都有不尽然者。注者不敢违背，随文敷衍，贻误后学。其实是是非非，明眼自能别白。即如诸逆冲上之证，不属于火者甚多，未可一概论也。读经者知之。（噎膈反胃）

李　寒热咳嗽，一载有余。咳痰带血，饮食沃噎，胸膈阻窒，又成噎膈。此必兼挟气郁而成。今且和胃降气，冀其血止噎减为妙。

旋覆花　半夏　杏仁　丹皮　橘红　茯苓　郁金　栝蒌霜　蔻仁　竹茹　枇杷叶

陈　卒然心痛，纳食哽塞，粥饮犹可。此心气郁结，防变膈证。

瓜蒌仁　薤白头　旋覆花　川贝母　茯神　半夏　桔梗　远志肉　竹茹

朱　脉滑大，食入哽噎不下，舌腻。此属痰膈，大肠燥火凝结。拟清痰火，佐以宣通。

旋覆花　麦冬　六神曲　黑山栀　赤苓　半夏　豆豉　陈皮　杏仁　竹茹　海蜇　荸荠　枇杷叶　（噎膈反胃）

吴　情志郁结，阳明津液内枯，少阴之气上逆，少腹气上冲咽，咽喉觉胀，纳食哽噎。拟温养津液，以降浊阴之气。

---

① 汩(gǔ)：沉沦；埋没。

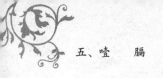
旋覆花　代赭石　苁蓉干　枸杞子　橘红　茯苓　川贝　半夏　沉香　鸡冠蛇　地栗

盛　气郁痰凝，胸中失旷，背寒脊痛，纳少哽噎，甚则吐出。膈症之根。

旋覆花　桂枝　瓜蒌皮　杏仁　竹茹　代赭石　薤白头　半夏　茯苓

复诊　诸恙仍然，痰稍易出。

桂枝　瓜蒌皮　干姜　薤白头　陈皮　杏仁　旋覆花　生鹿角　竹茹　枇杷叶

三诊　服温通阳气之药，呕出寒痰甚多，未始不美，惟纳食哽噎之势未除。仍以温通，再观动静。

川熟附　桂枝　薤白头　半夏　陈皮　杏仁　桃仁　瓜蒌仁　姜汁　韭菜根汁

四诊　上焦吐者从乎气，中焦吐者因乎积。此纳食哽噎，少顷则吐出数口，且多清水黏痰，是有痰积在中焦也。然究属膈症之根。

川熟附　半夏　瓦楞子　陈皮　苏子　莱菔子　旋覆花　白芥子　桃仁　荜茇（噎膈反胃）

张　胃汁干枯，肠脂燥涸，上焦饮食尽生为痰，不生津血，纳食则吐，痰随吐出。膈症之根渐深，高年静养为宜。

鲜苁蓉—两　青盐半夏三钱　茯苓　当归　陈皮　沉香　枳壳

复诊　津枯气结噎膈，苁蓉丸是主方。

照前方加炒香柏子仁、陈海蛇、地栗。每日用柿饼一枚，饭上蒸软，随意嚼咽。

盛　背为阳位，心为阳脏。心之下，胃之上也。痰饮窃踞于胃之上口，则心阳失其清旷，而背常恶寒，纳食哽噎，是为膈症之根。盖痰饮为阴以碍阳故也。

熟附子　桂枝　杏仁　神曲　薤白头　瓜蒌皮　旋覆花　蔻仁　豆豉　丁香　竹茹　枇杷叶

渊按：温中化饮，降逆润肠，不失古人法度。惟豆豉一味不解是何意思。（噎膈反胃）

吴鞠通医案

王　左尺独大，肾液不充，肾阳不安其位，尺脉以大为虚，《经》所谓阴衰于下者是也。右手三部俱弦，食入则痛，《经》所谓阳结于上者是也。有阴衰而累及阳结者，有阳结而累及阴衰者。此证形体长大，五官俱露，木火通明之象。凡木火太旺者，其阴必素虚，古所谓瘦人多火，又所谓瘦人之病，虑虚其阴。凡噎症治法，必究阴衰阳结何者为先，何者为后，何者为轻，何者为重。此症既系阴虚为本，阳结为标，何得妄投大黄十剂之多？虽一时暂通阳结，其如阴虚而愈虚何？业医者岂不知数下亡阴乎？且云歧子九法，大半皆攻，喻嘉言痛论其非，医者岂未之见耶？愚谓因怒停食，名之食膈，或可一时暂用，亦不得恃行数用。今议五汁饮果实之甘寒，牛乳血肉之变化，降胃阴以和阳结，治其标；大用专翕膏峻补肝肾之阴，以救阴衰，治其本；再能痛戒恼怒，善保太和，犹可望愈。

真大生地四斤　人参四斤　杭白芍四斤　清提麦冬四斤　阿胶四斤　蔡龟胶四斤　山萸肉

二斤　鳖甲四斤　芡实二斤　沙苑蒺藜四斤　海参四斤　鲍鱼四斤　猪脊髓一斤　羊腰子三十二
对　鸡子黄六十四个　云苓块四斤　乌骨鸡一对　牡蛎四斤　莲子四斤　桂圆肉二斤　白蜜四斤
取尽汁,久火煎炼成膏。(噎)

李　五十四岁　大凡噎症由于半百之年,阴衰阳结,古来纷纷议论,各疏所长,俱未定宗。大抵偏于阳结而阴衰者,宜通阳气,如旋覆代赭汤、进退黄连汤之类。偏于阴衰而阳结者,重在阴衰,断不可见一毫香燥,如丹溪之论是也。又有食膈宜下,痰膈宜导,血膈宜通络,气膈宜宣肝,呕吐太过而伤胃液者,宜牛转草复其液。老僧寡妇,强制太过,精气结而成骨,横处幽门,宜鹅血以化之。厨役受秽浊之气伤肺,酒肉胜食而伤胃,宜化清气,不可胜数。按:此症脉沉数有力而渴,面色苍而兼红,甫过五旬,须发皆白,其为平日用心太过,重伤其阴而又伏火无疑。用玉女煎法。

真大熟地六钱　煅石膏八钱　牛膝三钱　炙甘草三钱　麦冬六钱　白粳米一撮　知母二钱
旋覆花三钱,新绛纱包

每早服牛乳一茶碗。(噎)

张　六十三岁　老年阳结,又因久饮怒郁,肝旺克土,气上阻咽,致成噎食。按:阳气不虚不结,断非破气可疗,议一面通补胃阳,一面镇守肝阴法。

洋参二钱　茯苓块四钱　桂枝六钱　代赭石一两二钱,煅　半夏一两　旋覆花五钱,包　生姜六钱

七帖。

二十日　阳脉已起,恐过涸其液,议进阴药,退阳药。

洋参四钱　桂枝三钱　白芍六钱,炒　旋覆花六钱　茯苓三钱　炙甘草三钱　代赭石一两,煅　半夏六钱　姜汁每杯冲三小匙

二十五日　前日脉数,因退阳进阴,今日脉缓而痰多,仍须进阳,俾中焦得运,以复其健顺之体。

洋参二钱　桂枝六钱　焦白芍三钱　半夏一两二钱　茯苓八钱　代赭石一两六钱　旋覆花六钱,包　生姜五大片

二帖。(噎)

傅　五十五岁　先因酒楼中饮酒,食烧小猪响皮,甫下咽,即有家人报知朋友凶信,随即下楼寻车,车夫不知去向,因步行四五里,寻至其友救难,未遇。又步行四里,又未遇。渴急,饮冰冻乌梅汤三碗,然后买车返家。心下隐隐微痛,一月后痛有加,延医调治,一年不效。次年五月,饮水一口,胃中痛如刀割,干饭不下咽,已月余矣。闰五月初八,计一粒不下已十日,骨瘦如柴,面赤如赭,脉沉洪有力,胃中痛处高起如桃大,按之更痛。余曰:此食膈也,当下之。因用大承气汤加牵牛,作三碗,一碗痛至少腹,三碗痛至肛门,大痛不可忍,又不得下,于是又作半剂,服一碗,外加蜜导法,始下如鸭蛋,黑而有毛,坚不可破。次日先吃烂面半碗,又次日饮粥汤,三日食粥,五日吃干饭矣。下后所用者五汁饮也。(噎)

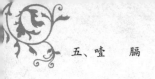

杨　四十六岁　先因微有痰饮咳嗽，误补于前，误下于后，津液受伤，又因肝郁性急，致成噎食，不食而大便燥，六脉弦数，治在阴衰。

炙甘草三钱　大生地六钱　生阿胶三钱，化　丹皮三钱　麦冬三钱　麻仁三钱　郁金八分

服七帖而效，又于前方加：

鳖甲四钱　杞子三钱

服十七八帖而大效，进食如常。惟余痰饮，后以外台茯苓散减广皮、枳实，收全功。（噎）

何书田先生医案

纳食格拒，甚则吐涎。此系木郁侮土，气滞痰凝，议苦降辛通。

川连三分　半夏二钱　橘红一钱五分　杏仁三钱　干姜五分　代赭石三钱　茯苓二钱　白芍一钱五分　郁金一钱五分　（噎膈反胃）

类证治裁

蒋　色苍形瘦，是体质本属木火，食入脘阻呕沫。《经》言三阳结，谓之膈。夫三阳皆行津液，而肾实五液之主。有年肾水衰，三阳热结，腐浊不行，势必上犯，此格拒之由，香岩先生所谓阳结于上，阴衰于下也。通阳不用辛热，存阴勿以滋腻。一则瘦人虑虚其阴，一则浊沫可导而下。半夏青盐拌制、竹茹、蒌霜、熟地炭、杞子炭、牛膝炭、茯苓、薤白、姜汁。数服渐受粥饮，兼服牛乳数月不吐。（噎膈医案）

耿　年近古稀，两尺脉微，右关弦迟，气噎梗食，吐出涎沫，气平食入。夫弦为木旺，迟为胃寒。弦迟在右，胃受肝克，传化失司，治在泄肝温胃，痰水自降。丁香、益智仁煨、苏子霜、茯苓、青皮、砂仁、姜煨。数服痰气两平。（噎膈医案）

陈　酒客中虚，气阻成噎，必有蒸湿酿痰。脉来迟弱，中脘阳衰，饮米粥亦拒，得热酒辄行，明系阳微欲结。法宜通阳则胸脘得展，湿痰得降，而运纳有权。潞参、茯神、茯苓、砂仁、丁香、半夏姜制、广皮、姜、枣煎。数服，粥饮不拒矣。后再加干姜炮淡二分，益智仁生研，数服胸舒而纳食。（噎膈医案）

丁　中年丧子，悲惋成噎，脘痛吐食。此清阳不旋，逆气不降，宜善自排遣，达观随化，非药石能愈之疴。贝母、郁金、茯神、制半夏、栝蒌、韭白汁、姜汁、苏子汁冲服。痛呕俱减。

族某　客冬怫悒吐食，粒米不纳，仅进粥饮。今春怯寒吐沫，二便俱少，脉细涩模糊，浊逆阳微，肝肾不主吸气。岂容再服黄、地酸腻，阅所服方，竟不识辛通大旨，仿两通厥阴、阳明主治为近理。苏子、杏仁、川贝母、益智、橘白、潞参、茯苓、制半夏、姜汁、韭白汁冲服。数剂涎沫少，粥饮多进，间进牛乳，亦不吐。用香粳米炒黄、九香虫煎汤煨药，更适。转方用大半夏汤，谷食安而大便渐通。（噎膈医案）

龙砂八家医案

邹日乾令堂　向多痰嗽，食下噎塞欲吐，胸脘痰闷不舒，高年阳气，难复易亏，徒理其阴，焉中病之肯綮，拟肺胃清阳论治，所谓离照当空，阴霾必散也。用大半夏汤加干姜少许大效。

半夏　白蜜　人参　干姜（戚云门先生方案）

蔡港李位卿　脉症气结在上，中脘阻塞吐涎，男子中年后，阴气先亏，津不运行，聚液成痰，闭遏胃阳，稍食阻痛欲呕，漉漉有声，老年噎膈之渐。

旋覆　代赭　新绛　淡姜　半夏　白蔻　云苓　橘红　炙草（戚云门先生方案）

苏州程逸超　操持谋虑，怫逆内伤肝藏，致脾胃氤氲之气，乾健之阳，失司宣化，纳食艰涩，积痰覆溢呕吐，渐成噎膈重症。虽高年液槁忌燥，然投阴柔润剂，壅湿助痰，又窒碍脾阳夺食。宜顺气平痰，滋液养肝，以调其升降而导引之。

人参　炮姜　生於术　麦冬　橘皮　炒木瓜　炙草　云苓　海粉　半夏曲　白蜜　生姜汁（戚云门先生方案）

问斋医案

《经》以三阳结谓之膈。人迎三盛，病在阳明。胃液干枯，如结不解。症本神思中起，火不归源，离出三阳本位，犹火在釜盖之上，安能腐熟水谷而化精微，以故吐逆，食不得入，弥留寡效。远来就诊，义不容辞。拟助甲木春升之气，化生气液，濡润阳明，倒吸离出三阳之火，化作釜底之薪，真火归源，真水自化，水火既济，天地交通，何恙不已。

大熟地　人参　云茯苓　炙甘草　当归身　陈橘皮　银柴胡　绿升麻　制半夏　枳壳　淡竹茹　罂粟米（呕吐反胃噎膈）

经闭半载，带下如注，吐逆，食难下咽，大便兼旬不解，小便如癃淋。阳明胃液就枯，合明之气化火，金伤节制不行，幽门失其启闭，气化不及州都，乃三阳内结之危病也。

大生地　当归身　大白芍　川芎　桃仁泥　红花　炮姜炭　罂粟米　淡竹沥　牛乳粉（呕吐反胃噎膈）

干食难于下咽，胸脘胀痛频仍，汩汩有声。湿痰中阻，痼疾弥留，诸药寡效。祛痰排气，或可图功。勉拟一方尽其心力。

四制香附　广木香　陈橘皮　天台乌药　川厚朴　礞石滚痰丸（呕吐反胃噎膈）

肝病善痛，脾病善胀，屡发不已。近乃干食难于下咽，三阳内结之始。良由土为木克，饮聚痰生为患，虑难收效。

云茯苓　炙甘草　制半夏　陈橘皮　当归身　延胡索　广木香　四制香附
煎送《医话》五行丹。（诸痛）

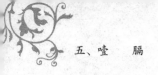

得心集医案

　　吴发明　得噎食病，咽喉阻塞，胸膈窄紧，每饭必呕痰水，带食而出，呕尽方安，遍尝诸药，竟无一效，粒米未入者月余。审其形气色脉，知为痰火素盛，加以七情郁结，扰动五志之阳，纠合而成斯疾，疏与四七汤合四磨饮而安。盖察其形瘦性躁，色赤脉滑，且舌傍虽红，而白苔涎沫，如粉堆积其中也。次年复发，自以前方再服不应，余以四七汤除半夏加石斛、桑叶、丹皮、萎皮，数剂复安。盖察其脉虽滑而带数，且唇燥舌赤，故取轻清之味，以散上焦火郁也。越年又发，又将旧方服之，病益加甚。余于五磨饮中用槟榔、乌药加白芍，七气汤中用厚朴、苏梗，加入旋覆花、郁金、橘红、淡豉、山栀治之，二剂而安。盖察其脉来浮滑，加以嘈杂胸痞，知其胃之上脘必有陈腐之气与火交结也。后因七情不戒，饮食不节，药饵不当，调理不善，逾年仍发。自与知医者相商，谓余之治无非此意，遂将连年诸方加减凑合服之，愈服愈殆，余又用苏子、芥子、莱菔子、巨胜子、火麻仁擂浆取汁，合四磨饮服之顿安。盖察其脉转涩，而舌心燥粉堆积，加以气壅便秘也。吴问曰：世云古方难以治今病，谓今病必须今方，今以今方今病，且本症本人，而取效不再者，其故何哉？余曰：本症虽同，兼症则异，此正谓景因时变，情随物迁耳。夫药犹兵也，方犹阵也，务在识机观变，因地制宜，相时取用，乘势而举，方乃有功。若不识地势，不知时宜，敢任战伐之权哉？吴恍然曰：若是，真所谓胶柱不可鼓瑟，按图不可索骥矣。因请立案，以为检方治病之鉴。

　　四七汤《局方》　亦名七气汤。以四味治七情也。

　　人参　官桂　半夏　甘草　姜

　　七气汤《三因》　亦名四七汤。

　　半夏　厚朴　茯苓　苏叶　姜　枣

　　四磨饮　一方人参易枳壳，一方去人参加枳实、木香，白酒磨服，名五磨饮子，治暴怒卒死，名曰气厥。

　　人参　槟榔　沉香　乌药等分

　　浓磨煎三四沸，温服。（卷四·冲逆门·七情郁结）

　　吴敬伦先生　年近六旬，得噎食病，每食胃中痛呕，痰饮上泛，欲吐甚艰，呕尽稍适，久投香砂六君、丁蔻理中等药，毫无一效，计病已五阅月矣。诸医辞治，肌肤削极，自分必毙，其嗣君姑延一诊，欲决逝期。诊得脉无紧涩，且喜浮滑，大肠不结，所解亦顺，但苦吞吐维艰，咽喉如有物阻，胸膈似觉不开。因谓之曰：此症十分可治。古云：上病过中，下病过中，皆难治。今君之病，原属于上，数月以来，病犹在上，故可治耳。以四七汤合四磨饮，一服而胸膈觉开，再服而咽嗌稍利，始以米汤，继以稀粥，渐以浓粥，进十余剂，始得纳谷如常，随以逍遥散间服六君子汤，调理两月，形容精彩，视素日而益加焉。门人疑而问曰：自古风劳蛊膈四大重症，法所不治，而吴翁噎病，先生一视，极言可治，用药不奇而取效甚捷，何也？答曰：昔先君尝诲余曰，人身有七门，唇曰飞门，齿曰户门，喉间会厌曰吸门，胃之上口曰贲门，胃之下口曰幽门，大小肠之下口曰阑门，肛肠之下曰魄门。凡人纳谷，自飞门而入，必由魄门而出。原噎食一症，始则喉间阻塞，继则胸膈不舒，涎食涌吐而出，推其原，多由七情气结，或酒色阴伤，或寒热拒隔，或蛔虫贯咽，或凝痰死血，或过饮热酒，虽所因不一，而见症则同，以贲门上至飞门俱病矣。由是津液日涸，肠胃无资，幽阑渐窄，粪结弹丸者势所必至。脉或弦数劲指，甚则紧涩坚搏，无非阴枯而阳结也。至此不究所因，而不治则一，以贲门下至魄门俱病矣。故善治者，必先乘其机，察其因，而调其上，务期速愈为工，倘贲门一废，虽有灵芝，亦难续命，而况庶草乎？此千古未发之旨，独先君悟彻病情，不以五脏六腑定安危，而以七门决生死，更分可治不可治之例，其亦神矣。今吴翁之病，喉间若塞，胸膈若闭，而脉来浮滑，大便甚快，是病尚在贲门之界，故许其可治。余乘机投以辛温流利，舒气降逆，则阴阳自为升降，七门运用如常，亦先君乘机速治遗意也。至吞之不入，吐之不出，此七情气结，方书所称梅核症耳。张鸡峰先生云：噎症乃神思间病，惟内观善养者可治。（卷四·冲逆门·七情郁结）

傅光廷令堂　年逾七旬，时微发热，躁扰呻吟，大扇扇之，或可稍安，口渴饮汤，辄呕稠痰。医以发汗药治之，遂时热时汗，饮食药物，入口即吐，大便阻格。又以攻下药治之，仅得一解，仍然秘塞，面浮腹胀，胸紧气促，心烦口苦，日夜不寐，身软难支。有议下者，有议补者，其家惶惑无主，求正于余。诊其脉，流利平和，余曰：用补者，因其年老已经汗下也；用攻者，因其腹胀便秘也。究属见病治病，不察其因，不辨其症。其因者，内因、外因、不内外因是也；其症者，六淫、七情之属是也。夫其初起之际，时微发热，已非外感热甚可知。身可受扇，其骨蒸内热又可预拟，兼之先病呕吐，后加汗下之劫剂，宜乎困倦神昏，口淡无味，而心烦口苦日夜不寐者，知其肝胆相火上升也。又病缠日久，表里俱伤，脉宜细数短涩，今流利平和，其先天之厚可知。由是推之，其所以脉流利者，痰也；心烦口苦者，火也；胸紧呕吐者，痰也；腹胀便闭者，气也；发热受扇者，内热也；口渴饮汤者，痰逢冷则愈凝，遇汤则暂开也。合观诸证，显系内因七情之病，必因素有思虑郁结之情。盖思虑则火起于内，郁结则痰聚于中，而五志厥阴之火，早已与痰饮结为一家。夫火动则阳亢，痰聚则阴涸，乃病势所自然。今阳气结于上，所以呕吐不食，阴液衰于下，所以腹胀便秘。若误补，则阳愈亢；误攻，则阴愈涸。此定理也。然则治之当何如？余思病既由于七情郁结，痰火内生，下秘上吐，九窍已属不和。《经》曰：九窍不和，都属胃病。但胃属阳土，较治阴土不同，盖太阴脾土，喜刚喜燥，阳明胃土，宜柔宜和，故阳明无壅补之条，太阴有忌下之禁，此阴土阳土最紧疆界，世医不察者多。斯疾阴枯阳结，呕吐、便秘、发热、不寐，凡此皆阳明不和之本症，法当清胃和中。但久病阳气亦惫，是清胃又忌苦寒滞腻，老年阴精已竭，故和中尤非香散可施。惟有温胆汤可用，内加乌梅一味，取其和阴敛痰。一剂呕吐略止，稍能纳粥，大便亦通，腹胀顿减。再剂食已渐进，夜寐亦安。后以生津济阴药洋参、麦冬、石斛、葳蕤之属频进而痊。（卷四·冲逆门·七情郁结）

聂镜章　呕吐拒食，时平时笃，已十载矣。今春丧子忧愁，病益日进，每食气阻格咽，翻拥而吐，甚至呕血数口，肌肉枯槁。众议劳伤噎食不治。余曰：非也。此人全因操劳性急，稍拂意必怒，怒则伤肝，所以日久欠明者，皆肝病也。至于每食气阻，乃肝木克土之象，此属七情中病，当以七情之药治之。仿古四磨饮以治气结，气结必血凝，以玄胡、郁金破宿而生新；久病实亦虚，以归、芍养肝而补血，合之成剂。气血交治，盖气病必及于血，血病必及于气。并嘱静养戒怒，竟以此方服至半月，告余曰：向者胸前觉有一块，今无之，何也？余曰：木舒而

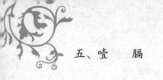

郁散耳。服至月，食饮倍常，形体充盛，此则揆之以理，并因其人而药之之一验也。

附方：乌药　槟榔　枳壳　木香　沉香

上四味，浓磨汁，各一匙，冲入后药。

当归童便洗　白芍各三钱　郁金　延胡索各一钱五分

水煎，去滓，和入前汁同服。（卷四·冲逆门·肝木克土）

凌临灵方

张左十一月　嗜饮伤胃，郁怒伤肝，木为土贼，生化之源大伤，以致胃不受纳，《经》云：食入反出者属上膈也，脉来弦细而数，病延半载，非易调治。

真川连　全栝蒌　新会皮　炒竹茹　牛转草　淡干姜　旋覆花　制半夏　青皮　蔗汁炒枳实　代赭石　八月札　赤苓

或可加牛乳、韭汁、枇杷叶之类。（翻胃）

徐养恬方案

左脉浮弦，右细，纳食则噎膈痛胀。年逾花甲，精液枯槁，兼之肝木乘胃，极宜内观静养，屏除家务为要。拟丹溪法。

西党参一钱半　白蜜一钱　鸡距子①二钱　牛乳一杯　法半夏一钱半　香梨汁一杯　藕汁一杯　生姜汁　韭菜汁用根白捣，一杯　（噎膈）

肝郁伤阴，延及于胃。脉郁数带弦，舌苔据述常黄。年逾五旬，防成噎膈难调。

竹沥炒半夏　新会皮　牡蛎　赤苓　北沙参　旋覆花　麦冬肉　橘叶　新绛　青葱管（噎膈）

纳谷痛胀，已经半载矣。脉弦搏，舌苔黄，噫气不除，时吐酸水。年老中虚，肝木从而肆逆，土败木贼，将成噎膈，难治。

旋覆花　伏苓　代赭石　炙草　制半夏　北沙参　麦冬肉　广皮　枳实　竹茹　（噎膈）

忧愁思虑，气结不舒，纳谷则欲噎，大便燥结，口中微有涎沫。防成噎膈，难治。

熟半夏　伏苓　广皮　薤白　大杏仁　北沙参　麦冬　瓜蒌皮　檀香　（噎膈）

老年噎膈，痰多，脉虚弦。中气无权，肝乘土位。暂拟喻氏意，用仲景镇逆法。

西党参　伏苓　法半夏　炙草　新会白　旋覆花　藕汁　代赭石　姜汁　（噎膈）

六旬之岁，春间骤起噎膈，口吐白沫，脉弦大而数。瘦人多火，肝强胃弱，极宜内观静养为要。

---

① 鸡距子：即枳椇子。

熟半夏　茯苓　石决明　麦冬　新会皮　西洋参　竹茹　加地栗　（噎膈）

脉细而迟，呕逆不能纳谷，食则少时吐出，大便或泄，腹中雷鸣切痛。此系脾胃虚寒，殊非易治。

制川附　茯苓　熟半夏　炙草　冬术　炮姜炭　党参　橘白　（噎膈）

医学举要

前余在嘉定，有乡人王四九官病膈，向服和中药，据述投三四剂辄效，逾时复然。就诊于予。投进退黄连汤不应，改用丹溪韭汁牛乳饮而愈。因知古人因证立方，不相假也。（卷六）

寿石轩医案

抑郁伤肝，肝气不舒，气血瘀滞，阴络阳络皆伤。书云：阳络伤，血从外溢；阴络伤，血从内溢。如吐苋菜水，大便黑色，皆瘀之变象也。久之脾胃大伤，命火亦弱。面色青黄，食入三四口后必吐，大便结燥，嗳饱频来。脉象弦细。症势若此，如仅视木侮土位，湿痰内困，浅矣。速当澄心息虑，加意调治，或可免血膈之患。

姜汁半夏三钱　淡干姜七分　旋覆花五分　太子参三钱　云茯神三钱　福橘皮络各一钱五分　降香屑七分　白蜂蜜三钱

用长流水煎。（噎膈反胃）

肝气犯胃、凌肺，瘀痰互结，流连支络，脘腹串痛，上至膺背，哕吐。脉象沉弦而滑。有血膈之渐。

川鹿角尖四分，磨水，冲服　云茯苓三钱　福橘皮络各七分　制半夏三钱　旋覆花二分五厘，布包　煅赭石三钱　薤白头三钱，洗　黄郁金一钱五分　紫苏梗五分　炒蒌皮一钱五分　降香屑二分　伏龙肝一两五钱

又，丸方：

川鹿角尖六钱，磨汁和入　云茯苓二两　福橘皮络各八钱，盐炒　黄郁金一两五钱　溏灵脂一两五钱　紫苏梗七钱　制半夏三钱　降香屑二钱五分　通络散一钱五分　络石藤六钱，酒炒木防己七钱　独角蜣螂四钱，酒炒

上药共为细末，用旋覆花五钱、新绛四钱、伏龙肝十二两，煎汤泛丸，如川椒子大。每早晚用三钱，开水送下。

注：血膈服前二方，即断根株，从未举发。（噎膈反胃）

慎五堂治验录

程金火内，丙戌正月尾。膈气既成，槁在幽门，粪如羊矢，舌光脉细，用朱丹溪法。

人乳汁一杯　淡姜汁一匙　地栗汁一杯　甜梨汁一杯　鲜竹沥一杯　米油一杯　甘蔗脂一杯　韭根汁一匙　蜣螂末三只

便爽能食，食亦不呕，去蜣，加首乌、麦冬汁。（卷十一）

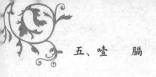

温氏医案[202]

余姑丈张竹痴封翁,工书善画,年逾古稀,体尚康强。因其子应禄,由巫山营外,委出师广西,转战江浙,初次克复杭州城,后即奏署杭州协副将,因救援嘉兴战殁,于嘉音耗传来,封翁忧思成疾,遂得哽噎之症,数日不食,屡濒于危,呼余往治。诊其两寸浮洪兼滑,乃气逆痰阻。用加味逍遥散和二陈汤,以舒肝降逆、清热化痰,两剂稍松,微进饮食,然胸前终觉不快。(忧疾)

汪艺香先生医案

咳嗽多年,近觉哽噎,脘部作痛,呕恶便泄。寒邪夹浊交阻肝胃,防其成噎。

金沸草　前胡　半夏　橘红　控涎丹三分　杜苏子　苦葶苈　郁金　木香蔻仁　干姜　枳实　杵头糠三钱

青霞医案[203]

乙酉暮春上浣,子严方伯以手谕见示,谓令媳大少奶奶患病,雇舟来邗就诊。病因气郁血结,六七年来,每食已,有噎逆之势,日积月累,遂成膈证,上中下三焦阻塞不通,饮食渐薄,二便不行,法在不治。然以素蒙笃信,兼之谆嘱,远道而来,势难推诿,始用药以通其气,继动其血,知系宿疾,非下不克。然久病气虚,非补不可。选用大黄人参化积丸,攻补兼施,数日间得下黑燥粪颇多,积渐去,胃渐开,饮食日增。调以保元、补阴、八味等丹丸,谅易康复。细思此证,病情已极,百难愈一,得以如法奏效者,亦全赖大少奶奶之鸿福。鄙人岂能挽回天命,不过因证用药,尚无错误,足以仰副方伯谆嘱之意云尔。

诊余举隅录

己丑夏,同邑张姓室,病噎膈症,据云:患已三年,初起数旬一发,今则五日一发,三日一发,饮食减少,大便燥结,较前尤剧。余诊之,脉虚濡细涩,右关独滑数,其时天气甚热,病者独穿夹衣,畏寒不已。知是胃脘热滞,清不升,浊不降,中宫失健运之司,治以开关利膈汤加石膏、枳实。一剂,舒快异常。二剂,夜半,腹中忽痛,便泄一次。复诊,脉象右关已平,余部亦起,去石膏、枳实,参用旋覆代赭汤。后又加四君子汤,调补而愈。(卷上·反胃噎膈寒热证)

张聿青医案

宋左　呕血之后,食入哽阻。瘀滞胃口。恐成噎膈。

延胡索一钱五分,酒炒　五灵脂三钱　制香附二钱,研　单桃仁三钱　炒枳壳八分　瓦楞子五钱　炒苏子三钱,研　炒竹茹一钱五分　降香一钱五分,劈　上湘军一钱五分,好酒浸透,炙枯,后入　(卷十·噎膈)

左　食入哽阻,痰涎上涌。胃阳不运。噎膈重证,势难治也。

薤白头三钱　川雅连四分　制半夏一钱五分　橘皮一钱　白檀香三钱　淡干姜六分　广郁金一钱五分　竹茹一钱　上沉香三分　公丁香三分。二味研末,先调服　(卷十·噎膈)

沈左　中脘作痛，食入哽阻，去冬曾解坚黑大便。良由瘀滞胃口。势成噎膈。

延胡索一钱五分，酒炒　薤白头三钱　乌药一钱五分　荆三棱一钱　瓦楞子五钱，打　单桃仁三钱，打　蓬术一钱　黑白丑各七分　旋覆花二钱，包　五灵脂三钱　（卷十·噎膈）

左　脘痞者久，食入哽阻。涌涎气瘀交阻，噎膈重证也。

延胡索一钱五分，酒炒　瓦楞子一两　制香附二两，研　薤白头三钱　旋覆花二钱，包　制半夏三钱　五灵脂三钱，酒炒　益智仁一钱　乌药一钱五分　生姜汁一匙，冲　（卷十·噎膈）

胡云台方伯　年逾花甲，阴液已亏，加以肝气不和，乘于胃土，胃中之阳气不能转旋。食入哽阻，甚则涎沫上涌。脉两关俱弦。噎膈根源，未可与寻常并论。姑转旋胃阳，略参疏风，以清新感。

竹沥半夏一钱五分　炒竹茹一钱　川雅连五分　淡黄芩一钱五分　淡干姜三分　白茯苓三钱　桑叶一钱　池菊花一钱五分　白蒺藜一钱五分　白檀香一钱，劈

二诊　辛开苦降，噎塞稍轻然。左臂作痛，寐醒辄觉燥渴。脉细关弦，舌红苔黄心剥。人身脾为阴土，胃为阳土，阴土喜燥，阳土喜润。譬诸平人，稍一不慎，饮食噎塞，则饮汤以润之，噎塞立止，此即胃喜柔润之明证。今高年五液皆虚，加以肝火内燃，致胃阴亏损，不能柔润，所以胃口干涩，食不得入矣。然胃既干涩，痰从何来。不知津液凝滞，悉酿为痰，痰愈多则津液愈耗。再拟条达肝木，而泄气火，泄气火即所以保津液也。然否即请正之。

香豆豉　光杏仁　郁金　炒蒌皮　桔梗　竹茹　川雅连干姜六分煎汁收入　枇杷叶　黑山栀　白檀香

三诊　开展气化，流通津液，数日甚觉和平，噎塞亦退。无如津液暗枯，草木之力，不能久持，所以噎塞既退复甚。五脏主五志，在肺为悲，在脾为忧，今无端悲感交集，亦属脏躁之征。再开展气化，兼进润养之品。

光杏仁三钱　广郁金一钱五分　黑山栀三钱　竹沥七钱，冲　姜汁少许，冲　炒蒌皮三钱　白茯苓三钱　枳壳五分　炒苏子三钱　大天冬三钱　池菊花一钱　白檀香八分　枇杷叶去毛，四片

四诊　开展气化，原所以泄气热而保津液也。数日来，舌心光剥之处稍淡。然左臂仍时作痛，噎塞时重时轻，无非津液不济，胃土不能濡润。咳嗽多痰，亦属津液蒸炼。肺络被灼，所以脏躁乃生悲感。再化痰泄热以治其标，润养津液以治其本。

白蒺藜三钱　黑山栀三钱　光杏仁三钱　淮小麦六钱　池菊花一钱五分　广郁金一钱五分　炒蒌皮三钱　生甘草三分　大南枣四枚，劈，去核　盐水炒竹茹一钱

接服方：鲜生地五钱　天花粉一钱五分　大麦冬三钱　甜杏仁三钱　生怀药三钱　白蒺藜三钱　焦秫米二钱　青果三枚，打　梨汁一两，温冲　（卷十·噎膈）

蒋　嗜饮损伤中阳，气不施化。食入哽阻，痰涎上涌。脉滞，苔白质腻。噎膈重证，图治维艰。

代赭石四钱　白茯苓三钱　广郁金一钱五分　竹茹盐水炒，一钱　旋覆花一钱　炒苏子三钱　白桔梗八分　枳实八分　左金丸七分，入煎　竹沥八钱，姜汁三滴冲　（卷十·噎膈）

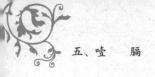

郭左　肠红痔坠日久,营液大亏。食入于胃,辄哽阻作痛。脉两关弦滑。此胃阴枯槁。噎膈重证,何易言治。

金石斛　北沙参　杭白芍　生甘草　焦秫米　白蒺藜　半夏曲　活水芦根

师云:另取小锅煮饭,饭初收水,以青皮蔗切片铺于米上,饭成,去蔗食饭。清儒附志。

二诊　脉滑而弦。舌心作痛,食入胃中,仍觉哽痛。胃阴枯槁,未可泛视。再拟《金匮》大半夏汤法。

台参须另煎冲,七分　制半夏三钱　白蜜二钱,同煎,与参汤冲和服

此方服七剂。煎成以滚水炖,缓缓咽下。汤尽再煎二次,煎蜜用一钱五分。

三诊　脉左大于右,阴伤不复之证。食入哽阻,胃阴尤为枯槁,未可泛视。前拟《金匮》大半夏汤法,当无不合,即其意而扩充之。

台参须　制半夏与白蜜同煎,与参汤和服　左金丸四分,煎汤送下

四诊　食入哽痛渐定,脉弦稍平,而肠红连日不止。肝火内燃,胃阴枯槁,肝胆内藏相火,肾开窍于二阴,铜山西鸣,洛钟东应[①]矣。

台参须一钱　制半夏二钱　白蜜三钱,同上法　细生地四钱　龟甲心五钱　地榆炭三钱　炒槐花三钱　泽泻一钱五分　丹皮炭二钱　左金丸四分　(卷十·噎膈)

孙右　中脘不舒,按之坚硬胀满,甚则气逆如喘。脉两关弦滑。此抑郁动肝,肝气冲入胃中,将成噎膈重证,非旷怀不能为功。

钉赭石　炒苏子　制香附　淡吴萸　旋覆花　薤白头　炒枳壳　砂仁　沉香三分,磨冲　槟榔二分,磨冲　(卷十·噎膈)

殷左　食入之后,气辄上冲,遂即呕吐痰水。询知前曾呕吐紫黑,便有血水,痰或青色,乃自下焦肝肾而来,胃之下口,痰瘀阻之。防膈。

制半夏　川连　单桃仁　台乌药　当归须　土炒赤芍　干姜　川桂枝　酒炒延胡索

二诊

薤白头　橘皮　制半夏　旋覆花　茯苓　延胡索　枳实　代赭石　台乌药　扁鹊玉壶丸一钱二分,先服

三诊　膈食不下,中脘有形,数日以来,呕吐紫黑瘀血,大便亦解黑物,前云瘀血阻塞胃口,于斯可信。无如瘀虽呕出,而中脘偏左,按之仍硬,足见结滞之瘀,犹然内踞,是血膈大证也。治之之法,若瘀一日不去,则膈一日不愈,兹以化瘀为主,以觇动静。

山甲片一钱,干漆涂,炙令烟尽　五灵脂三钱,酒炒　瓦楞子四钱　延胡索二钱　山楂炭三钱　台乌药一钱五分　当归尾二钱　桃仁二钱　土鳖虫五枚,去头足炙

又　湿痰瘀滞,聚于胃口,以致饮食不能入胃。前进化血行瘀,胸肋胀满。良以瘀阻不宣,行之不能,则两相阻拒,所以转觉胀满也。血膈大证,极难图治,拟以丸药入下。

五灵脂二钱,酒炒　川郁金一钱五分　西血珀七分,另研　大黄二钱,酒炒　土鳖虫十六枚,去

---
①　铜山西鸣,洛钟东应:典出南朝宋刘义庆《世说新语·文学》:"铜山西崩,灵钟应应。"后比喻重大事件彼此相互影响。

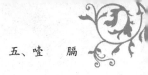

头足炙　单桃仁一钱五分　生蒲黄一钱　延胡索二钱　山甲片一钱

上药共研细末，以韭汁糊丸，如绿豆大，每服三钱。（卷十·噎膈）

陈莲舫先生医案

左　随食随吐，名曰上膈，脉见细弦，治以通降。

左金丸　全福^①　虎肚　澄茄　半夏　代赭　腹粮　益智　当归　建曲　白芍　木神　姜竹茹　枣（噎膈）

医案摘奇

一梅姓女，年二十许，已字于陆，因陆子不务正业，女即忿恚，而起中膈之症。呕吐吞酸，早食暮吐，暮食早吐，有时食亦难下，形羸瘦，脉弦急。余曰：三阳结谓之膈，今症已成，宜自爱，或可挽回。其祖母曰：渠父母已许其不嫁而心安，先生为之施治可也。余乃左金丸、枳实、厚朴、乌、沉、赭石、郁金、代代花，加白石粉一钱。二剂，呕稍减而未尽止，胸膈窒塞，仍不少解，惟酸已平。第二方去枳、乌、石粉，加九香虫、金石斛，又嘱其日呼酣字五百声，取声出气下，导引疏通之意，膈塞乃渐平。白石粉即钙炭养二。（气膈）

施天顺患膈塞，食物难下，勉强食之，早食暮吐，暮食早吐，卧床一月，形瘦无力，惟声音如常，脉左右双弦直。余曰：《经》云：三阳结谓之膈。《脉法》云：双弦者不治。其妻曰：贫病相连，本应待毙，以子幼女小，日夜哀痛，适邻人传信于其亲家翁陈，陈来病者述所苦，陈愿代赊药饵，并借以钱，是以请先生，今闻言，妾肠断矣。余曰：且试一方以观效否。遂立黄连、厚朴、苏梗、法夏、陈皮、赭石、虎肚、白石粉、沉香、砂仁等一方。服二剂，竟不吐，而食总难下。又授伊一法：用有嘴之壶，购高粱半壶，使酒在嘴眼下，上口封固，壶嘴紧塞，用时在上口刺一小孔，以口吸酒气而不饮，吸后，以膏药帖孔上，吸则去膏药开孔，日夜吸十数次，待酒无味，出而换之，再吸如前，膈塞渐通，五六日竟能食，而从此不吐矣。（膈塞）

刘河一海口也，五方杂处，光蛋匪类，往来如织，幸不出事者，实赖粮帮文殿玉一人，其手下人既多，又肯慷慨周济，故虽有匪来，只许一宿，不准久留，此刘河一方之得以安全也。当辛亥光复之际，绅商学界，同请文君议练商团保安全镇，殿玉乃领队梭巡，自秋入冬，日夜不懈，及春劳瘁太过，渐至食少神疲，脘窒不通。至初夏实已神疲力竭，方始养息。至端午节，病益剧，早食暮吐，自知病重，乃买掉赴苏，就费家医治一月，非维不减，竟至粒米不进，随食随吐，六月中回刘，其徒祁三益往候谓之曰：曾记老管二十年前，患热病发斑，几至危殆，傅先生一力治愈，何不仍请医之？殿玉云：我病既经费医之大误，不必言医，毋来混我。三益云：何妨请来一诊。匆匆走至余家，告以老管之病，如是如是。余至，见其面，不识其人，正食西瓜，食入随吐，切其脉，沉细无力，形如骷髅，声音低塞，问其饮食，粒米不受者已一月，问其吐出之味变乎？云：西瓜食下是甜，吐出即酸。余为之用炮姜、白蒺、党参、煨葛、法夏、陈皮、川朴、赭石、白石

---

① 全福：即旋覆花。

粉一方,嘱伊家煎半怀,白石粉调服。及二帖,云:吐已无酸。第三日为其改用平胃散加虎肚、炮姜、赭石,仍吐。后祁三益相晤告云:今老管吐已不酸,惟食不得下,奈何? 余为疏稆[①]麦细粉,煮稀粥饮之。初食一口即止,停三时再食,两口即止。明日初食二口即止,第二餐三口便止。以后日渐加增,初不必其多,只须能受也。如是一月后,日可食二碗,两月后可食三碗,至岁底,虽未尽复元,亦可云小愈矣。稆麦一名元麦,非大麦、小麦,吾乡碎和米煮饭,性能下气也。(鬲气重病)

邵兰荪医案

梅陵钱　舌滑白,脉弦紧,食入脘中窒格,此肝逆乘中,脾气失运。故宜和中疏肝。六月二十一号丙午初八日。

鸡内金三钱　川楝子三钱　小青皮钱半　蔻壳钱半　沉香曲钱半　厚朴一钱　甘松四分　玫瑰花五朵　生牡蛎四钱　庵䕡子三钱　左金丸八分,引　路路通七个

四帖。

介按:此肝阳乘侮脾胃,食物不易消化,湿热聚膈,故治以泄降和胃,否则恐滋胀满之忧。(呕吐噎格)

白马山李　舌滑灰黄,脘痛窒格,呕恶,汤水难入,脉弦濡,食后潮热,便闭。症属重险,宜苦辛通降。候正。

淡干姜二分　炒枳实钱半　瓜蒌皮五钱　生白芍钱半　炒川连八分　滑石四钱　炒麦芽三钱　佛手花八分　仙半夏钱半　降香八分　炒枣仁三钱

清煎,二帖。

介按:上不纳食,下不通便,此是清阳日结,脘窄阴枯,腑乏津营,胃气已失下行为顺之旨,必须大便通爽,然后脘中纳食无阻。但此症已成关格,是属难治之。(呕吐噎格)

曹沧洲医案

左　噎膈重症,且吐血,脉右细、左弦。不易奏效。

旋覆花三钱五分,绢包　橘白一钱　藕节炭五钱　煅瓦楞粉一两,绢包　白石英五钱　青盐半夏三钱五分　沉香片三分　茯苓四钱　川通草一钱　生谷芽五钱,绢包　(噎膈门附反胃嗳呃)

右　气逆上塞,不能食,脉不畅。宜下气疏中。

旋覆花三钱五分,绢包　枳壳三钱五分　广郁金一钱　绿萼梅一钱,去蒂　代赭石四钱,煅,先煎　橘红一钱　干菖蒲七分　川楝子炒,三钱五分　左金丸一钱,吞服　法半夏三钱五分　茯苓四钱
(噎膈门附反胃嗳呃)

左　膈气胸胁痛,不能食。病道深远,不易图功。

南沙参四钱　上川连四分,盐水炒　旋覆花三钱五分,绢包　全瓜蒌七钱,打　淡吴萸三分,盐水炒　煅瓦楞粉一两,绢包　盐半夏三钱　淡姜渣四分　丝瓜络三钱　车前子四钱,绢包　绿萼

---

① 稆(lěi):稻名。

梅一钱,去蒂　茯苓五钱　戌腹米^①三钱五分,绢包　（噎膈门附反胃嗳呃）

右　得食作噎,噎甚则吐,脉弦,右不畅。延防成膈。

旋覆花三钱五分,包　苏子三钱五分　淡吴萸二分　沉香片四分　白芥子七分　煅瓦楞粉一两,包　橘红一钱　茯苓四钱　代赭石四钱,先煎　莱菔子三钱,炒　制半夏三钱五分　戌腹米三钱　绿萼梅瓣一钱　（噎膈门附反胃嗳呃）

左　膈气之状稍愈,呕吐渐止,食下作痛亦得瘥,惟腹胀不已,肠鸣嘈杂,脉左濡、右滑。宜肝脾两治。

上川连四分,姜水炒　茯苓四钱　大腹皮三钱,洗　戌腹米三钱,包　淡吴萸二分,盐水炒　炙鸡金三钱,去垢　火麻仁泥五钱　泽泻三钱五分　法半夏三钱五分　陈佛手三钱五分　川通草一钱　陈麦柴三钱　绿萼梅瓣一钱　（噎膈门附反胃嗳呃）

右　食下咽阻,呕吐腻痰黄水,脉软数。此上焦膈也。近增寒热当治所急。

青蒿子三钱五分　旋覆花三钱五分　橘白一钱　川通草一钱　白蒺藜四钱　煅瓦楞粉一两,包　盐半夏三钱五分　戌腹米三钱　白杏仁四钱　竹茹二钱　象贝四钱　干菖蒲五分　（噎膈门附反胃嗳呃）

左　上焦膈塞稍松,寒热稍愈,脉数,腮肿。当治所急。

桑叶三钱五分　旋覆花三钱五分,绢包　象贝四钱,去心　川通草一钱　白蒺藜四钱,炒去刺　煅瓦楞粉一两,包　干佩兰三钱五分,后下　干菖蒲七分　青蒿子三钱五分　盐半夏三钱五分　茯苓四钱　（噎膈门附反胃嗳呃）

左　食下,气顶作吐,脘肋胀,脉弦。便闭膈症渐著。理之不易。

旋覆花三钱五分,绢包　淡吴萸三分,盐水炒　楂炭三钱　朱茯神五钱　煅瓦楞粉一两,包　上川连四分,姜水炒　炙鸡金三钱　车前子四钱,包　火麻仁泥一两　沉香片五分　六曲四钱　元明粉三钱　泽泻三钱　（噎膈门附反胃嗳呃）

右正号　两日未吐,胸脘腹痛不已,甚则腹满自汗,不安寐,寐即惊惕,脉细,大便不通。木土相攻,防成膈气。

上川连五分,姜水炒　旋覆花三钱五分,包　朱茯神五钱　火麻仁泥一两　泽泻三钱　淡吴萸二分,盐水炒　煅瓦楞粉一两,包　乌梅肉三分,炒　淡姜渣三分　伽楠香末三分,炒　丝瓜络三钱五分　通草一钱　元明粉三钱五分,后下　（噎膈门附反胃嗳呃）

左　肝木犯胃,胃浊不降,得食作噎,脘次作痛,易于辄吐,舌白黄,脉细弦。中挟痰浊,

---

① 戌腹米:即狗屎,治疗积食与月经不调。

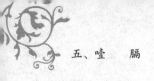

最防迁延成膈。急急通阳泄浊，镇逆疏中。

全瓜蒌四钱，姜水炒　旋覆花三钱五分，绢包　淡吴萸二分，盐水炒　霞天曲三钱五分，绢包　薤白头三钱五分，去毛酒浸　代赭石四钱，煅，先煎　淡干姜三分　白芍三钱五分，桂枝三分同炒　制半夏三钱五分　沉香片三分　白芥子一钱　绿萼梅一钱，去蒂　生熟谷芽各五钱，包（噎膈门附反胃嗳呃）

右　胃阳式微，肝木乘之，脘次作痛，泛吐酸水，得食辄吐，舌白黄，脉细软。大便旬日一行，少腹胀硬。痰湿气机互郁，中运无权。体乏病深，防成膈气，理之不易。

旋覆花三钱五分，绢包　淡吴萸二分，盐水炒　白芍桂枝三分同炒，三钱五分　炙鸡金四钱，去垢　代赭石四钱，煅，先煎　白芥子一钱　淡干姜三分　火麻仁泥一两　沉香片三分　制半夏三钱五分　瓜蒌皮四钱，姜水炒　绿萼梅一钱，去蒂　霞天曲一钱，包　生谷芽五钱，包（噎膈门附反胃嗳呃）

右　肝木犯胃，胃浊不降，得食作噎，脘次作痛，易于取吐，舌白黄，脉细弦。中挟痰浊，最防迁延成膈，急通阳泄浊，镇逆疏中。

全瓜蒌四钱，姜水炒，切　旋覆花三钱五分，包　淡吴萸三分，盐水炒　霞天曲三钱五分，包　薤白头一钱五分，去苗酒浸　代赭石五钱，煅，先煎　淡干姜三分　白芍三钱五分，桂枝二分同炒　制半夏三钱五分　沉香片三分　白芥子一钱　绿萼梅一钱，去蒂　生熟谷芽各五钱，绢包（肝脾门）

上池医案

气膈之症，乃是阳虚阴亢，呕吐涎沫，形瘦肉削，纳谷即吐，肺胃津液已涸，二便闭塞，此皆为火内寄于肝肾。时值酷暑，用金匮麦冬，加入和阴通腑、豁痰利气之剂。

大生地炒薄片　柏子仁　茯神朱染　鲜斛　砂仁壳　麦冬　大麻仁炒　遂仁捣　郁李仁杵

噎者关格之渐也，痰随气涌，得食则噎，大忌辛温燥烈以刮津，拟润燥和胃以豁痰。
玉竹　川贝　麻仁　甜杏仁　杜苏子　海石

操劳之体，五火易动，中年以后中气日虚，素来积有湿痰，痰涎黏腻，脘鬲不开，得食而作噎，即此上鬲蒙蔽之象，谷食入胃气一动，痰涎翕集，胃口窄狭，食不得下，而痰饮上泛矣。从来治法首先豁痰，香燥刮津，津液渐涸，大便坚结不易下，达者治上碍下矣，今拟俞氏法。
川斛　苏子　半夏　麻仁　玉竹　茯苓　陈皮　枳壳磨汁冲　鲜竹茹姜水拌　枇杷叶姜水拌

沈氏医案

天老久服右归饮，其中有桂附甘草，甘草甘缓，不能下达肾家，桂附之性，留恋胃中，其热性升而不降，所以两足不暖。河间云：两足冰冷者，此火不下降也，火降则足自暖矣。热药之性，积而不散，煅炼津液成痰。今交相火司天之年，夏暑薰赫之势，内伏之痰火，得外风所触，故胸膈不宽，呕吐痰涎，汗出过多。此汗系胃中湿热痰火，郁蒸而泄，即东垣所谓地之湿气，即为汗也。诊得脉息左手沉弦带数,此肝火不静也。右手滑大,关部尤甚,此胃中痰饮不清也。恐其大便燥结,痰涎上壅而呕吐,酿成噎膈、反胃之症。《内经》云:三阳结谓之膈。丹溪云:噎膈之症,多起于血枯痰腻,多升少降,大忌香燥热药,惟以豁痰清火润泽之药,而使大便不燥结为第一着。

千墩唐鲁玉令堂后案,据述服煎药十二剂,两足热痛已除,噎间之块亦去,此药已对病,渐愈之佳兆也。今拟一方,将前方服完二十剂,即以此方接服,交至秋冬,再商治法。

半夏　广皮　莱菔子　瓜蒌　土贝　黄柏　山栀　香附　桔梗　石膏　夏枯草

加生姜。

唐鲁玉令堂后案,据述服煎方二十剂,咽噎之块已消,胸膈之间,饮食即痛,此因恼怒气滞,痰聚胸膈而作痛也。先以滚痰丸二钱,淡姜汤下,以逐胃中之痰,使其下行,则胸膈宽而饮食不痛矣。

半夏　瓜蒌　香附　枳壳　山栀　广皮　莱菔子　石膏　黄芩

加姜煎七分,温服。

丸方即以此方加天麻、柏、土贝,用夏枯草汤法,木通汤送下。

《经》云:三阳结谓之膈。三阳者,大小肠膀胱也。结者,热结也。热结于下,则反之于上。丹溪云:噎膈之症,多起于血枯痰腻。大忌香燥热药,惟以豁痰降气清火润肠之药治之。今脉左手沉弦,此肝气郁结也。右手滑大有力,此胃中痰火纠结不清也。郁则气结津液聚而为痰,阻滞食物,不得下达,随肝家之郁火上升,则呕吐而出。原评:理明词达,言之了然。先讲习静调摄,一切俗务,俱置度外,然后进药,庶几奏效。

半夏　广皮　香附　山栀　瓜蒌　苏子　莱菔子　黄芩　石膏　枳壳

加生姜、竹茹。

骏老,平素畏寒恶风,此内有郁火也。郁火发越,则又畏热,胸膈阻滞不通,大便燥结,食物入胃,至晚作酸而呕。脉息沉弦而数,两关尤甚,此系肝火郁于胃中。煅炼津液成痰。而作酸,随肝火上冲而呕吐。并有白沫而冷者,乃热极似冷,非真寒也,是乃噎膈反胃之基。《经》云:三阳结谓之膈。三阳者,大小肠膀胱也。结,热结也。热结于下,则反之于上。治之法,先宜和胃豁痰开郁之药,理其中焦,然后以养阴之品,润其大肠,庶得奏效也。

煎方:半夏　广皮　香附　山栀　旋覆花　瓜蒌　郁金　枳壳　茯苓

丸方:半夏　广皮　枳壳　山栀　蒌仁　川连　莱菔子　香附

膏方:生地　当归　白芍　苏子　杏仁　蒌仁　柏子仁　梨汁　茅根汁

孤鹤医案

纳食拒格,甚则吐涎,此系木郁侮土,气滞痰凝所致。拟苦泄辛降,以图寸效。

川连五分　干姜五分　半夏一钱半　茯苓三钱　苦杏仁三钱　赭石三钱　白芍一钱半　橘

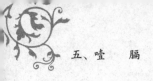
红一钱　郁金一钱　（噎膈反胃）

脾肾阳衰，纳谷不运，脉来沉细。近乎格矣。

党参三钱　白术一钱半　茯苓三钱　半夏一钱半　赭石三钱　肉桂三分　益智一钱半　白芍一钱半　新会一钱　炒黄米一撮　（噎膈反胃）

胸膈作痛，纳食塞逆。此气郁伤络也。唯恐成怯。

全福一钱半　半夏一钱半　新会一钱　益智一钱半　郁金一钱　赭石三钱　白芍一钱半　茯苓三钱　苏子三钱　（噎膈反胃）

也是山人医案

龚四一　噎阻不舒，呕吐涎沫，食物格拒，咽中总属不爽，在上清阳日结。拟治肺以展气化，勿与椒、梅酸收闭塞可也。

鲜枇杷叶三钱　郁金一钱　炒香豉一钱五分　杏仁二钱　栝蒌皮一钱五分　黑山栀一钱五分　川贝母二钱

蔡五一　阳明胃衰，纳谷脘中痛，嗳啰频频，气不展舒。胸膈是清阳旋转之处，失其下行为顺之旨，必胃汁先枯，然后脾阳亦钝，膈症萌矣。拟甘寒生津，以存其阴液，无暇理胃脘之清阳，是亦膈症治法。

川石斛三钱　鲜生地五钱　玉竹一钱　麦冬一钱　淡天冬二钱　柿霜一钱　甜杏仁三钱　梨汁半杯，临服冲入　（噎膈反胃）

孟河费绳甫先生医案[204]

湖州施少钦封翁之夫人，年已六旬，胸腹作痛，饮食不进，卧床月余，将成噎膈。延余诊之，脉来细弦。此肝阳上灼胃阴，气失降令。遂用北沙参四钱，川石斛三钱，白芍钱半，酒炒黄连二分，吴茱萸一分，陈皮一钱，冬瓜子四钱，生熟谷芽各四钱。进三剂，脘痛即止，米粥渐进。照前方去黄连、吴萸，加麦冬三钱。连进六剂，能进干饭一盏，行动如常而愈。

佚名，营血久虚，肝气克胃。胃为后天生化之源，脘腹作痛，牵引腰背，胃纳大减，资生何赖？脉沉弦滑，久延有噎膈之虑。治宜养血调肝，兼和胃气。

杭白芍一钱半　左牡蛎四钱　宣木瓜一钱半　川楝肉一钱半　酒川连一分　淡吴萸一分　北沙参四钱　云茯苓三钱　制半夏一钱半　陈广皮一钱　生熟谷芽各四钱　冬瓜子四钱

广西巡抚张丹叔，胸腹作痛，饮食不进，将成噎膈。延余诊之，脉来两关沉弦。此气液皆虚，肝阳挟痰阻胃，气失降令。方用吉林参须五分，北沙参四钱，白芍钱半，牡蛎四钱，酒炒黄连二分，吴茱萸一分，陈皮一钱，制半夏钱半，麦冬二钱，炒竹茹一钱。连进十剂，胸腹作痛已止，饮食渐进。照方去人参须、黄连、吴萸，加吉林参八分、川楝肉钱半、冬瓜子四钱。接服十剂,纳谷渐旺,每日能食干饭一盏,火腿烧鸡、虾饼鱼片,皆能多吃而有味,大约收功在指顾间耳。乃偶因动怒,兼食荤油太多,夜间呕吐所出,皆是未化之物,脘痛又作,饮食顿减,从此变端百出,以致不起,甚可惜也。

寿春镇郭善臣,戊戌秋患噎膈,胸腹胀痛,呕吐胶痰如鸡蛋白,干饭难下,肌肉消瘦,势甚可危。就治于余,诊脉弦大洪滑。此抑郁伤肝,阳升灼胃,气失降令。方用人参一钱,枳实一钱,牡蛎四钱,白芍钱半,木瓜钱半,酒炒黄连一分,泡姜三分,陈皮一钱,半夏钱半,生熟谷芽各四钱。进二剂,干饭能下,精神亦振。遂照方连服二十剂,眠食如常而愈。后四年,因事动怒,其病复发而殁于任。(噎膈)

重古三何医案 [205]

先君子尝谓及门曰:观色察言,乃临证第一要诀。望闻问而后切脉,其失十不二三矣。时虽未究心,亦闻而知之。一日有东乡人短衣小帽闯门而入,适山人为人处方,其人猝然曰:先生名手,识我何病? 山人视其形容癯瘦,鼻赤,目下视,问之曰:尔患呕吐乎? 曰:然。又问:尔好饮酒乎? 曰:然。然则尔已成膈,无庸药矣。其人艴然[①]去,去未一月即死。他日门人偶询及之,山人笑曰:此病之显见者也,糟鼻目无神,是困于酒也,胃无谷气,则形必枯槁,非膈疾而何? 彼既无礼,即不为之切脉,奚歉焉。

阮氏医案

杜 肾乃胃之关,关者上下交通之义也。今关门不利,升降失司,焉能纳食运化,故生噎膈之病。脉象关尺数而细涩,舌苔干绛,原属阴虚液燥,理宜滋肾水、养胃阴为主治。

北沙参三钱 远志筒二钱 山萸肉二钱 建泽泻一钱半 大麦冬三钱 大蒸地六钱 湖丹皮一钱半 白茯神二钱 藿石斛二钱 怀山药三钱

小 结

噎膈之病,古代文献对其病因病机、临床表现和治疗方法颇多记述,内容丰富,同时古人也认识到本病病情严重,预后恶劣,从其饮食格拒不食,或食入即吐主要症状来看,本病类似于现代食管癌、贲门癌等病症。

在治疗方法上,张景岳在论治噎膈过程中,是以"脾肾为主",认为"上焦之噎膈其责在脾,下焦之秘结责之在肾";皇甫中根据"忧郁气结而生痰"的病因,主张以"开郁结,化痰浊"为主。

从我们收录的资料中不难发现,古代医家治疗噎膈,不仅留下了大量的验方、单方以及针灸疗法等,还包含了不少药膳。常用的药食同源的食材有羊肉、雌鸡肉、崖蜜、蜀椒、桂心、牛乳、粳米、白面等,并有索饼、粥、汤、饮、馄饨等多种制法。特别是孙思邈强调了食治在治疗中的重要地位,对今天医疗与护理有较大裨益和参考价值,作用不可低估。

---

① 艴(fú)然:生气貌。

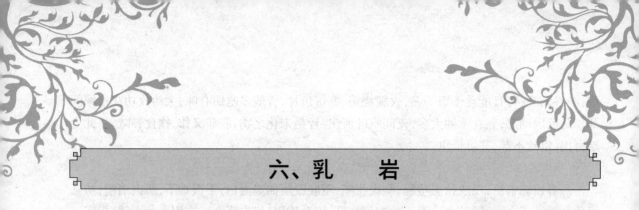

六、乳　岩

概　述

　　本篇所论述的乳岩与西医学中的乳腺癌有所区别。西医学中的乳腺癌特指乳腺的恶性肿瘤，是目前临床上女性最常见的恶性肿瘤之一。而古代医书所载的乳岩，其主要症状是"生于乳头之下""其发生时如豆大，或如枣核，渐渐扩大时可如鸡卵""其硬如石，但不红肿""如受风热或气恼时，即红肿而痛，经六七日后，又复如常"等等。大量的古代文献表明，乳岩的特点是指乳房内肿块，大小不一，或不痛不痒，或有疼痛，痛甚连胸腋，肿如覆碗，形如堆粟，高凸如岩，顶透紫色光亮，内含血丝，严重者先腐后溃，时流污水，或流臭血，腐处深如岩壑等等。

　　鉴于古代所谓"乳岩"往往分辨不清生于乳房的肿块性质，混杂论述者亦有之，因此将乳石痈、乳粟、乳痨、乳癖等一并附于此篇。

名　论

诸病源候论

　　乳石痈之状，微强不甚大，不赤，微痛热，热自歇，是足阳明之脉，有下于乳者，其经虚，为风寒气客之，则血涩结成痈肿。而寒多热少者，则无大热，但结核如石，谓之乳石痈。（卷之四十·妇人杂病诸候四）

秘传外科方[206]

　　凡患乳痨之证，不宜用针，恐针伤其房缝者死。但要识证，开口洪者，去妳房因伤而坏也，皆须急服药，敷之。不生肌者，必死难治。可服秘传流气饮、托里十宣散，中间敷解毒生肌定痛散。用前吹乳方内敷药四围敷之。

　　翻花石榴，发乳者，此二证不可治之。三十二三者，可治，四十之上者，宜早治，用药吃、敷。如不生肌者，难治之，必死也。（妇人发乳）

医学纲目

　　若夫不得于夫，不得于舅姑，忧怒郁遏，时日积累，脾气消沮，肝气横逆，遂成隐核，如鳖棋子①,不痛不痒,十数年后,方为疮陷,名曰乳岩。以其疮形嵌凹似岩穴也,不可治矣。若于始生之际,便能消释病根,使心清神安,然后施之治法,亦有可安之理。(卷之十九·心小肠部)

外科集验方 207

又有妇人积忧结成隐核,有如鳖棋子大,其硬如石,不痛不痒,或一年、二年、三五年,始发为疮,破陷空洞,名曰乳癌。以其深凹有似岩穴也,多为难治。得此证者虽曰天命,若能清心远虑,薄滋味,戒暴怒,仍服内托活血顺气之药,庶几有可生之理也。(卷下·乳痈论)

丹溪治法心要 208

有积忧,结成隐核,有如鳖棋子,不痛不痒,十数年方为疮陷,名曰奶岩,以其凹似岩穴也,不可治矣。若于生时便消释病根,使心清神安,施以治法,亦有可安之理。(卷六·乳痈)

校注妇人良方

《经》云:乳头属足厥阴肝经,乳房属足阳明胃经。……若初起内结小核,或如鳖棋子,不赤不痛,积之岁月渐大,巉岩②崩破,如熟榴,或内溃深洞,血水滴沥,此属肝脾郁怒,气血亏损,名曰乳岩,为难疗。……乳岩初患,用益气养荣汤、加味逍遥、加味归脾,可以内消。若用行气破血之剂,则速其亡。(卷二十四·乳痈乳岩方论第十四)

本草纲目 209

因久积忧郁,乳房内有核如指头,不痛不痒,五七年成痈,名乳癌,不可治也。(果部第三十卷)

寿世保元

妇人乳岩,始有核肿,如围棋子大。不痛不痒,五七年方成疮。初便宜服疏气行血之药,亦须情思如意则可愈。如成疮之后,则如岩穴之形,或如人口有唇,赤汁脓水浸淫胸胁,气攻疼痛。用五灰石膏,出其蠹肉③,生新肉,渐渐收敛。此症多生于忧郁积忿中年妇人。未破者尚可治,成疮者终不可治。(卷七·乳岩)

外科正宗

已成不热不红,坚硬如石,口干不眠,胸痞食少者逆。已溃无脓,正头腐烂,肿势愈高,痛势愈盛,流血者死。溃后肉色紫黑,痛苦连心,浼气日深,形体日削者死。(卷之三·下部痈毒门·乳痈论第二十六附乳岩)

---

① 鳖棋子:即马钱子,又名木鳖子,因其外形酷似棋子而名。
② 巉(chán)岩:一种陡而隆起的岩石,如悬崖或崖、孤立突出的岩石。
③ 蠹肉:指高突于疮口之增生肉芽组织。

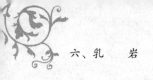

初如豆大，渐若棋子，半年一年，二载三载，不痛不痒，渐渐而大，始生疼痛，痛则无解，日后肿如堆粟，或如覆碗，色紫气秽，渐渐溃烂，深者如岩穴，凸者若泛莲，疼痛连心，出血则臭，其时五脏俱衰，四大不救，名曰乳岩。（卷之三·下部痈毒门·乳痈论第二十六附乳岩）

济阴纲目

丹溪云：妇人不得于夫，不得于舅姑，忧怒郁遏，时日积累，脾气消沮，肝气横逆，遂成隐核，如鳖棋子，不痛不痒，十数年后，方为疮陷，名曰乳岩。以其疮形嵌凹，似岩穴也，不可治矣。若于始生之际，便能消释病根，使心清神安，然后施之治法，亦有可安之理。予族侄妇年十八岁时曾得此证，审其形脉稍实，但性急躁，伉俪自偕，所难者从姑耳，遂以单方青皮汤，间以加减四物汤，行经络之剂，两月而安。

此病多因厚味湿热之痰停蓄膈间，与滞乳相搏而成，又有滞乳因儿口气吹嘘而成，又有拗怒气激滞而生者。煅石膏、烧桦皮、栝蒌子、甘草节、青皮，皆神效药也。妇人此病，若早治之便可立消，有月经时悉是轻病，五六十后无月经时，不可作轻易看也经通肝气能散，经止则血枯矣。

龚氏曰：妇人乳岩始有核肿，如鳖棋子大，不痛不痒，五七年方成疮。初便宜多服疏气行血之药，须情思如意则可愈，如成疮之后，则如岩穴之凹，或如人口有唇，赤汁脓水浸淫胸腹，气攻疼痛，用五灰膏去蠹肉生新肉，渐渐收敛。此疾多生于忧郁积忿，中年妇人未破者尚可治，成疮者终不可治，宜服十六味流气饮。

薛氏曰：乳岩乃七情所伤，肝经血气枯槁之证，大抵郁闷则脾气阻，肝气逆，遂成隐核，不痛不痒，人多忽之，最难治疗。若一有此，宜戒七情，远厚味，解郁结，更以养血气之药治之，庶可保全，否则不治。

李氏曰：有郁怒伤肝脾，结核如鳖棋子大，不痛不痒，五七年后，外肿紫黑，内渐溃烂，名曰乳岩，滴尽气血方死，急用十六味流气饮及单青皮汤兼服，虚者只用清脾解郁汤，或十全大补汤，更加清心静养，庶可苟延岁月。经年以后，必于乳下溃一穴出脓，及中年无夫妇人，死尤速。惟初起不分通何经络，急用葱白寸许，生半夏一枚，捣烂，为丸如芡实大，以绵塞之，如患左塞右鼻，患右塞左鼻，二宿而消。有如是之神。（卷之十四·乳病门）

明医指掌

盖乳房，阳明所经；乳头，厥阴所属。……若有不得于夫，不得于舅姑者，忧怒郁闷，朝夕积累，遂成隐核如棋子，不痛不痒，数十年后为陷空，名曰乳癌，其疮形凹嵌如岩穴，难治。（卷八·外科·痈疽证）

妇人规[210]

乳岩属肝脾二脏，郁怒气血亏损，故初起小核，结于乳内，肉色如故，其人内热夜热，五心烦热，肢体倦瘦，月经不调。用加味逍遥散、加味归脾汤、神效栝蒌散，多自消散。若积久渐大，巉岩色赤，出水，内溃深洞，为难疗。但用前归脾汤等药，可延岁月。若误用攻伐，危殆迫矣。（乳病类·乳痈乳岩）

简明医彀

妇人情思拂逆。久含郁怒，无由散越，致肝木气盛，乳房属肝，发于此也。始有小核如豆，渐渐长大，经年累月，发则大痛肿溃，故如岩穴之状，血脓赤水淋漓，甚穿内脏，终致不救。宜如小棋子时，先服十六味流气饮方见外科，次服主方。有穿溃者，姑与解毒托里散，外用去腐生肌药治之。未破、已破，兼服蜡矾丸。(卷之七·乳岩)

秘方集验[211]

有妇人积忧，结成隐核，如圆棋子大，其硬如石，不痛不痒，或一年二年，或三五年，始发为疮，破陷空洞，名曰乳癌，以其深凹，有似岩穴也，多难为治。得此症者，虽曰天命，若能清心寡虑，薄滋味，戒暴怒，仍服内托活血顺气之药，庶有可生之理。(卷之下·妇女诸症)

女科经纶

朱丹溪曰：妇人有忧怒抑郁，朝夕积累，脾气消沮，肝气横逆，遂成隐核如棋子，不痛不痒，数年而发，名曰奶岩，以疮形似岩穴也，不可治。

薛立斋曰：乳岩乃七情所伤，肝经血气枯槁之证，不赤不痛，内有小核，积之岁月渐大，内溃深烂，为难治。因肝脾郁怒，气血亏损故也。治法：焮痛寒热初起，即发表散邪，疏肝清胃为主，宜益气养荣汤、加味逍遥散，可以内消。若用行气破血，则速其亡矣。

武叔卿曰：乳岩之病，大都生于郁气。盖肝主怒，其性条达。郁而不舒，则屈其挺然之质。乳头属厥阴，其气与痰，时积累而成结核。兹以风药从其性，气药行其滞，参、芪、归、芍补气血，枳实、乌药、木通疏利壅积，柴、防、苏叶表散，白芷腐脓通荣卫，槟榔通滞下行，官桂行和血脉，且曰木得桂而枯，为伐肝之要药。

慎斋按：以上三条，序乳岩之证也。病虽均在乳，而有痈与岩之分。痈轻而岩重，痈之来也骤，而岩之成也渐，故治痈易而治岩难。大抵痈属外感之风热，内伤之厚味，儿吮俱多；岩本于七情郁怒，脏气不平，肝脾亏损。故治岩之法，与治痈微有不同，一宜补少而泻多，一宜泻少而补多也。(卷八·杂证门)

奇方类编[212]

先因乳中一核如豆，渐渐大如鸡子，七八年后方破，破则不治矣。(卷下·妇人门·治乳癌)

胎产心法[213]

妇人乳岩一证，原非产后之病，但乳岩、乳痈，皆疮生乳房。治此证者，混同施治，误世不小，不得不分别论明也。其乳痈起于吹乳之一时，非同乳岩，由气血亏损于数载，始因妇女或不得意于翁姑夫婿，或诸事忧虑郁遏，致肝脾二脏久郁而成。初起小核，结于乳内，肉色如故，如围棋子大，不痛不痒，十数年后方成疮患。烂见肺腑，不可治矣。故初起之时，其人内热夜热，五心烦热，肢体倦瘦，月经不调，宜早为治疗。益气养荣汤、加味逍遥散，多服渐散。气虚必大剂人参，专心久服，其核渐消。若服攻坚解毒伤其正气，必致溃败。多有数年不溃者最危，

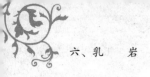

溃则不治。周季芝云：乳癖、乳岩，结硬未溃，以活鲫鱼同生山药捣烂，入麝香少许，涂块上，觉痒极，勿搔动，隔衣轻轻揉之。七日一涂，旋涂渐消。若荏苒岁月，以致溃腐，渐大类岩，色赤出水，深洞臭秽，用归脾汤等药，可延岁月。若误用攻伐，危殆迫矣。曾见一妇，乳房结核如杯数年，诸治不效，因血崩后，日服人参两许月余，参尽二斤，乳核霍然。此证有月经者尚轻，如五六十岁无经者，不可轻易看也。（卷之下·乳岩论）

医学心悟

若乳岩者，初起内结小核，如棋子，不赤不痛，积久渐大崩溃，形如熟榴，内溃深洞，血水淋沥，有巉岩之势，故名曰乳岩。此属脾肺郁结，气血亏损，最为难治。……乳岩初起，若用加味逍遥散，加味归脾汤，二方间服，亦可内消。及其病势已成，虽有卢、扁，亦难为力。但当确服前方，补养气血，纵未脱体，亦可延生。若妄用行气破血之剂，是速其危也。（卷五·妇人门）

外科心法要诀

乳岩初结核隐疼，肝脾两损气郁凝，核无红热身寒热，速灸养血免患攻。耽延续发如堆栗，坚硬岩形引腋胸，顶透紫光先腐烂，时流污水日增疼。溃后翻花胬出血，即成败证药不灵。

注：此证由肝脾两伤，气郁凝结而成。自乳中结核起，初如枣栗，渐如棋子，无红无热，有时隐痛。速宜外用灸法，内服养血之剂，以免内攻。若年深日久，即潮热恶寒，始觉大痛，牵引胸腋，肿如覆碗坚硬，形如堆栗，高凸如岩，顶透紫色光亮，内含血丝，先腐后溃，污水时津，有时涌冒臭血，腐烂深如岩壑，翻花突如泛莲，疼痛连心。若复因急怒，暴流鲜血，根肿愈坚，期时五脏俱衰，即成败证，百无一救。若患者果能清心涤虑，静养调理，庶可施治。初宜服神效栝蒌散，次宜清肝解郁汤，外贴季芝鲫鱼膏，其核或可望消。若反复不应者，疮势已成，不可过用克伐峻剂，致损胃气，即用香贝养荣汤。或心烦不寐者，宜服归脾汤；潮热恶寒者，宜服逍遥散，稍可苟延岁月。如得此证者，于肿核初起，即加医治，宜用豆粒大艾壮，当顶灸七壮，次日起疱，挑破，用三棱针刺入五六分，插入冰螺散捻子，外用纸封糊，至十余日其核自落，外贴绛珠膏、生肌玉红膏，内服舒肝、养血、理脾之剂，生肌敛口自愈。（卷六·胸乳部）

疡医大全

陈远公曰：有生乳痈，已经收口，因不慎色，以至复烂，变成乳岩。现出无数小疮口，如管如孔，如蜂窝状，肉向外生，经年累月不愈，服败毒之剂，身益狼狈，疮口更腐烂，人以为毒深结于乳房也，谁知气血大亏乎？凡人乳房内肉外长而筋束于乳头，故伤乳即伤筋也。此处生痈，原宜急散，迟恐有筋弛难长之患，况又泄精损伤元气，安得不变出非常乎！当失精后，即大用补精填髓之药，尚不至如此之横，今既阴虚而成岩，又因岩而败毒，不亦益虚其虚乎？治法必大补气血，以生其精，不必泄毒，以其无毒可泄耳。用化岩汤……此方全补气血，不去败毒，虽忍冬乃消毒之味，其性亦补，况入于补药亦纯于补矣。惟是失精以变岩，似宜补精，今止补气血何也？盖精不可速生，而功又缓，不若大补气血，反易生精，且乳房属阳明，既生乳岩而阳明必无多气多血矣。今补气血则阳明经旺，自生精液以灌乳房，又何必生精以牵制参、芪之功乎？所以不用填精之味也。《冰鉴》。

陈实功曰:乳岩乃忧郁伤肝,思虑伤脾,积想在心,所愿不得志者,以致经络痞涩,聚结成核。初如豆大,渐若棋子,半年一年,三载五载,不疼不痒,渐长渐大,始生疼痛,痛则无解,日后肿如堆栗,或如覆碗,紫色气秽,渐渐溃烂,深者如岩穴,凸者如泛莲,疼痛连心,出血则臭,其时五脏俱衰,四大不救,名曰乳岩。凡犯此者,百人百死,如能清心静养,无挂无碍,不必勉治,尚可苟延,当以益气养荣汤主之。《正宗》。

又曰:凡中年无夫之妇,得此更易于死。

又曰:男子患此,名曰乳节,与妇女微异。女伤肝胃,男损肝肾。盖怒火房欲过度,由此肝虚血燥,肾虚精怯,气脉不得上行,肝经无以荣养,遂结肿痛。

又曰:治当八珍汤加山栀、丹皮;口干作渴,宜加减八味丸、肾气丸;已溃十全大补汤,则易于生肌完口也。

汪省之曰:乳岩四十以下者可治,五十以下者不治。治之则死,不治反得终其天年。《理例》。

冯楚瞻曰:妇人有忧怒抑郁,朝夕累积,脾气消阻,肝气横逆,气血亏损,筋失荣养,郁滞于痰,结成隐核,不赤不痛,积之渐发,数年渐大,内溃深烂,名曰乳岩,以其疮形似岩穴也,慎不可治。此乃七情所伤,肝经血气枯槁之证。治法:燃痛寒热初起,即发表散邪,疏肝之中兼以补养气血之药,如益气养荣汤、加味消遥散之类,以风药从其性,气药行其滞,参、芪、归、芍补气血,乌药、木通疏积利壅,柴、防、苏叶表散,白芷腐脓,通荣卫,肉桂行血和脉。轻者多服自愈,重者尚可苟延。若以清凉行气破血,是速其亡也。《锦囊》。

窦汉卿曰:女子已嫁未嫁俱生此候,乃阴极阳衰,虚阳与血相积,无阳积安能散,故此血渗入心经而成此疾也。若未破可治,已破即难治。

胡公弼曰:乳岩乃性情每多疑忌,或不得志于翁姑,或不得意于夫子,失于调理,忿怒所酿,忧郁所积,厚味酿成,以致厥阴之气不行,阳明之血腾沸,孔窍不通,结成坚核,形如棋子。或五七年不发,有十余年不发者,或因岁运流行,或因大怒触动,一发起烂开如翻花石榴者,名曰乳栗。凡三十岁内血气旺者可治,四十以外气血衰败者难治。《青囊》。　(卷二十·胸膺脐腹部)

文堂集验方 [214]

(乳癌)忧郁积成乳中隐核,如棋子大,其硬如石,不痛不痒,或一二年、五七年始发为疮,破陷空洞,是为难治之症。若能清心寡欲,薄滋味,戒恼怒,仍服内托活血顺气之药,庶有可生之理。(卷三·女科)

妇科冰鉴 [215]

乳岩之证,初起结核,如围棋子大,不痛不痒,五七年后,或十余年,从内溃破,嵌空玲珑,洞窍深陷,有如山岩,故名乳岩。皆由抑郁不舒,或性急多怒,伤损肝脾所致。宜速开郁解怒,戒七情,远荤味,始望有济矣。

若结核初起者,十六味流气饮,外以木香、生地捣饼,热器熨之,又以青皮甘草饮不时饮之。若溃后久不愈者,惟宜培补气血,如十全、八珍、归脾等汤,选而用之。(卷八·乳证门)

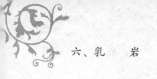

竹林女科证治 [216]

乳岩属肝脾二脏郁怒,气血亏损,故初起小核结于乳内,肉色如故。其人内热夜热,五心发热,肢体倦瘦,月经不调。用加味逍遥散方见前产门不闭条中、神效栝蒌散方见上乳痈条中、加味归脾汤,多服自消。若积久渐大,巉岩色赤出水,内溃深洞,为难疗,宜银花汤。未成者消,已成者溃,已溃者收功。(卷三·保产上)

彤园妇人科

乳岩者,由肝脾两伤,气郁凝结而成。自乳中结核起,初如枣栗,渐如棋子,无红无热,时或隐痛。初起速宜外用灸法,内服养血之剂,以免内攻。若年深月久,潮热恶寒,痛连胸腋,肿如覆碗,形如堆粟,高凸如岩,顶透紫色光亮,内含血丝,先腐后溃,时流污水,或流臭血,腐处深如岩壑,或突如泛莲,痛彻心肝。倘复因急怒,暴流鲜血,根肿愈坚。此时五脏俱衰,即成败症。若能清心涤虑,静养调息,方可施治。(卷六·乳疾门)

古方汇精 [217]

此症男、妇皆有,因忧郁积忿而成。始而乳内结核,不痛不痒,或二年,或四五年不消,其核必溃,溃则不治。初起用犀黄丸见前外症五,每服三钱,酒下,十服全愈。或以阳和汤见前外症二二,加土贝五钱,煎服,数日可消。倘误以膏药敷贴,定至日渐肿大,内作一抽之痛,已觉迟延,倘皮色变异,难以挽回,勉以阳和汤日服,或以犀黄丸日服,或二丸,早晚轮服。服至自溃而痛者,取大蟾俗名癞团六只,每日早晚破蟾腹连杂,以蟾身刺孔贴患口,连贴三日。内服千金托里散方见后,三日后再接服犀黄丸,可救十中三四。不痛而痒极者,一无挽回。大忌刀开,开之则翻花,最惨不救矣。(卷二·疯痰疮毒类)

疡科心得集

薛立斋曰:乳房属足阳明胃经,乳头属足厥阴肝经。男子房劳恚怒,伤于肝肾;妇人思虑忧郁,损于肝脾,皆能致疡。第乳之为疡有不同,有乳中结核,形如丸卵,不疼痛,不发寒热,皮色不变,其核随喜怒为消长,此名乳癖,良由肝气不舒郁积而成。若以为痰气郁结,非也。夫乳属阳明,乳中有核,何以不责阳明而责肝?以阳明胃土最畏肝木,肝气有所不舒,胃见木之郁,惟恐来克,伏而不扬,气不敢舒,肝气不舒而肿硬之形成,胃气不敢舒而畏惧之色现,不疼不赤,正见其畏惧也。治法不必治胃,但治肝而肿自消矣,逍遥散去姜、薄,加栝蒌、半夏、人参主之此方专解肝之滞,肝解而胃气不解自舒,盖以栝蒌、半夏专治胸中积痰,痰去肿尤易消也。

有乳中结核,始不作痛,继遂隐隐疼痛,或身发寒热,渐渐成脓溃破者,此名乳痰。或亦由肝经气滞而成,或由于胃经痰气郁蒸所致。用药疏肝之中,必加贝母、半夏、栝蒌等以治痰,则未脓可消,至已溃必兼补气血,方易收口。

乳痰之不可治者,则有乳岩。夫乳岩之起也,由于忧郁思虑,积想在心,所愿不遂,肝脾气逆,以致经络痞塞结聚成核,初如豆大,渐若棋子,不红不肿,不疼不痒,或半年一年,或两载三载,渐长渐大,始生疼痛,痛则无解日,后肿如堆粟,或如覆碗,紫色气秽,渐渐溃烂,深者如岩穴，凸者如泛莲，疼痛连心，出血则臭，并无脓水，其时五脏俱衰，遂成四大不救。凡犯此者，百人百死。如能清心静养，无挂无碍，不必勉治，尚可苟延。当以加味逍遥散、归脾汤，或益气养营汤主之。此证溃烂体虚，亦有疮口放血如注，即时毙命者，与失营证同。（卷中·辨乳癖乳痰乳岩论）

女科要旨 [218]

《经》云乳头属足厥阴肝经，乳房属足阳明胃经。……若乳岩者，初起内结小核如棋子，不赤不痛，积久渐大崩溃，形如熟榴，内溃深洞，脓水淋漓，有巉岩之势，故名曰乳岩。此属脾肺郁结，血气亏损，最为难治。……乳岩初起，若用加味逍遥散、加味归脾汤二方间服，亦可内消。及其病势已成，虽有卢、扁，亦难为力。但当确服前方，补养气血，纵未脱体，亦可延生。周季芝云：乳痈、乳岩结硬未溃，以活鲫鱼同天生山药捣烂入麝香少许，涂块上，觉痒勿搔动，隔衣轻轻揉之，以七日一涂，旋涂旋消。若用行血破气之剂，是速其危也。更有乳缩症，乳头缩收肉内，此肝经受寒，气敛不舒，宜当归补血汤加干姜、肉桂、白芷、防风、木通之类主之。（卷四·外科）

秘珍济阴 [219]

脾气消阻，肝气横逆，结核如鳖棋子大，不痛不痒，十数年遂成陷疮，名曰乳岩。以其形嵌凹似岩穴也。此疾多生忧郁积忿中年妇人，未破可治，成疮不治。初起宜用葱白、生半夏共捣烂，将棉花裹塞鼻，兼服青皮散。若虚弱宜用益气养荣汤见汇方、十全大补汤见前。（卷之三·妇人杂病）

外科证治全书

乳岩者，于乳房结成隐核，大如棋子，不痛不痒，肉色不变，多由忧郁患难惊恐，日夕积累，肝气横逆，脾气消沮而然。积二三年后，方成疮陷，以其形嵌凹，似岩穴之状，故名岩，至此则不可救矣。须于初起时用犀黄丸，每服三钱，酒送下，十服即愈。或用阳和汤加土贝母五钱，煎服数剂，即可消散。如误服寒剂，误贴膏药，定致日渐肿大，内作一抽之痛，已觉迟治，再若皮色变紫，难以挽回，勉以阳和汤日服，或犀黄丸日服，或二药早晚兼服，服至自溃而痛，则外用大蟾六只，每日早晚取蟾，破腹连杂，将蟾身刺数十孔，贴于患口，连贴三日，内服千金托毒散，三日后接服犀黄丸、十全大补汤，可救十中三四。如溃后不痛而痒极者，无一毫挽回。大忌开刀，开刀则翻花，万无一活，男女皆然。（卷三·乳部证治）

沈氏女科辑要 [220]

沈尧封曰：乳岩初起，坚硬不作脓；其成也，肌肉叠起，形似山岩。病起抑郁，不治之证。方书云：桃花开时死，出鲜血者死。余见一妇患此已四年，诊时出鲜血盈盂，以为必死。日服人参钱许，竟不死。明年春桃花大放，仍无恙，直至秋分节候方毙。此妇抑郁不得志，诚是肝病。然不死于春而死于秋，何哉？岂肝病有二：其太过者死于旺时；其不及者，死于衰时耶！此证本属肝病，缪以坎气补肾而愈，亦理之不可解者。（乳岩）

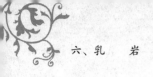
外科证治秘要 [221]

乳癖:乳头属肝,乳房属胃。乳中结核不痛,无寒热,皮色不变,其核随喜怒为消长者,为乳癖。治法:宜逍遥散去姜、薄,加栝蒌、半夏、陈皮。

乳痰:即乳癖之大者。初起不痛,后渐痛疼发热,成脓穿破。此名乳痰,即乳岩之根也。治法与上相同。

乳岩:初起与乳痰、乳癖大略相同。或半载一年,或两三载,渐长渐大,始生疼痛。日后肿如堆栗,或如覆杯,色紫气秽,渐渐溃烂,疼痛连心,出血腥臭,并无脓水。此属绝证,十中可救一活。治法:初起逍遥散、归脾汤、益气养营汤。(乳癖、乳痰、乳岩)

不知医必要

乳岩之症,初起结小核于内,肉色如常,速宜服消散之药。若积久渐大,内溃深洞,最为难疗。服补方尚可以延岁月,切忌开刀,开刀则翻花必死,用药咬破者亦同。(妇科补遗·乳痈乳岩)

医方简义

至于乳岩一症,室女寡妇居多,何也? 因室女寡妇,最多隐忧郁结,情志不舒,日久血分内耗,每成是症。初起如梅核状,不痛不移,积久渐大,如鸡蛋之状,其硬如石。一致溃烂,形如破榴,内溃空洞,血水淋漓,有巉岩之象,故名乳岩。病在脾、肺、胆三经,血气两损,最难治疗,治之愈早愈妙。宜归脾汤、逍遥散二方,始终守服,切勿求其速效,庶乎十救其五。如致溃烂,则不治矣,慎之戒之。(乳痈乳岩)

名　　方

单地黄煎

【文献出处】《小品方》

【原文摘录】单地黄煎,主补虚除热,散乳石痈疽疮疖等热方。

生地黄随多少,取汁于铜钵中重汤上煮,勿盖釜,令气得泄,煎去半,更以新布滤绞,去粗滓秽,又煎令如饧成矣。此用地黄须肥大味浓者,作煎甘美,东南地黄坚细味薄,作煎咸不美。

* 华佗治乳岩神方

【文献出处】《华佗神方》

【原文摘录】乳岩初起时,用鲜蒲公英连根叶捣汁,酒冲服,随饮葱汤,覆被卧令取汗当愈。如已溃烂,宜用:

蜂房　雄鼠矢　川楝子各等分

瓦煅存性,为末擦之。内用:

大栝蒌多子者佳,一枚 当归五钱 甘草四钱 没药三钱 乳香一钱

以陈酒二碗煎八分,温服。或去当归,加皂角刺一两六钱,效尤速;将愈,加参、芪、芎、术,以培其元。

无名异膏

【文献出处】《圣济总录》

【原文摘录】治乳石痈毒发背。

无名异①研 没药研 麝香研 檀香锉 丹砂研 沉香锉 麒麟竭研 乳香研 突厥白②锉 白蔹锉 白及锉 白芷锉 鸡舌香研 鸡骨香③研 当归切焙 芎䓖锉 大黄锉,炒 牛膝锉,酒浸,焙 防风去叉,锉 槐枝锉 柳枝锉 桑枝锉。各半两 蜡四两 铅丹十二两 青油二斤

上二十五味,除油、蜡、丹及前八味研末外,并锉碎,先熬油令沸,下檀香等一十四味锉药,煎候白芷赤黑色,绞去滓再煎,入蜡、铅丹,以柳篦搅,候变黑色,滴于水中成珠子,软硬得所后,下无名异八味,研末,搅令匀,以瓷合盛,用故帛涂贴疮上,每日一次换,以瘥为度。

甜菜膏

【文献出处】《圣济总录》

【原文摘录】治乳石发痈疽疮,止痛生肌。

甜菜三两 生地黄 猪脂各二两 大戟炒,一两 当归切,焙 续断 白芷 莽草④ 芎䓖 防风去叉。各半两 甘草炙 芍药各三分 蜀椒去目并合口者,炒出汗 细辛去苗叶 大黄锉,炒 杜仲去粗皮,酥炙 黄芪炙,锉 黄芩去黑心。各一分

上一十八味,除猪脂外,锉碎,先熬脂令沸,下诸锉药,煎候白芷赤色,绞去滓,瓷合盛,每日三五次涂敷疮上。

必效膏

【文献出处】《圣济总录》

【原文摘录】治乳石痈疽,发背疮毒。止痛吮脓。

油一斤 铅丹研,六两 麝香研,一钱 腻粉研 蜡各三分 枫香脂⑤一两半 丹砂细研,半两 盐半两 白芷锉 乳香研 当归炙,锉 桂去粗皮,锉 芎䓖锉 藁本去苗土,锉 细辛去苗叶,锉 密陀僧研。各一两

上一十六味,先将油煎令沸,次下白芷等六味锉药,煎候白芷赤黑色漉出,下蜡、枫香脂,候熔尽以绵滤去滓,下铅丹、密陀僧、乳香,以柳篦搅,煎候变黑色,滴水中成珠子,即下盐、丹砂、麝香粉等搅匀,倾于瓷盆内,安净地上一宿,除火毒,用故帛上摊贴,日二,以瘥为度。

---

① 无名异:为氧化物类矿物软锰矿的矿石,功能活血止血、消肿定痛。
② 突厥白:古代突厥人用于治疗刀伤的药物,《本草纲目》说它"主金疮,生肉止血,补腰续筋"。
③ 鸡骨香:大戟科巴豆属植物鸡骨香的根,功能行气止痛、祛风消肿、舒筋。
④ 莽草:一种有毒的八角科植物,俗称"见血封喉",主治贼风肿痹、头风久痛、瘰疬结核、乳肿不消等。
⑤ 枫香脂:又名白胶香,为金缕梅科植物枫香树的树脂,功能祛风活血、解毒止痛、止血生肌。

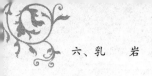
龙葵散方

【文献出处】《圣济总录》

【原文摘录】治黑疮肿㿔,因乳石发动。

龙葵根^①一握,净洗细切　乳香研,三两　杏仁去皮尖双仁,六十枚　黄连去须,三两

上取龙葵根一握,净洗细切,乳香研三两,杏仁去皮尖双仁六十枚,黄连去须三两,同捣罗为细末。其疮作头未傍攻者,即须作饼,厚如三四钱许,可疮大小敷之,疮若觉冷微痒者,即易之。痒不可忍,切不得搔动,直候一炊久,即看疮中似石榴子戢戢^②著,然后去药,时时以甘草汤微温洗之,洗了即以蜡帛贴之。疮若傍攻作穴,即内药于穴中,以满为度。

又方

【文献出处】《圣济总录》

【原文摘录】乳石发动。

上取甘草一斤二两锉,大麦三升,黄连去须二两,同捣筛,以沸汤和作饼,贴疮上,干即易,不过四五度,瘥。

神效栝蒌散

【文献出处】《外科集验方》

【原文摘录】治妇人乳疽、奶痨。

黄栝蒌子多者一个,去皮焙为细末,如急用,只烂研　川当归洗,去芦,焙,切细,半两　生甘草半两　通明没药二钱半,另研　滴乳香一钱,另研

上用无灰酒三升,同于银石器中慢火熬,取一升清汁,分为三次,食后服。如有奶痨,便服此药杜绝病根。如毒气已成,能化脓为黄水,毒未成即内消,疾甚者再合服,以退为度。乳疽之方甚多,独此一方神效无比,万不失一。

内托升麻汤

【文献出处】《外科集验方》

【原文摘录】治妇人两乳间出黑头,疮顶陷下作黑眼,并乳痈初起亦治。

升麻　葛根　连翘　当归身　黄柏各二钱　黄芪三钱　肉桂五分　牛蒡子　甘草炙。各一钱

上作一服,水一盅,酒半盅,煎至一盅,食后服。

* 鹿角汁

【文献出处】《外科集验方》

---

① 龙葵根:茄科植物龙葵的根,治痢疾、淋浊白带、跌打损伤、痈疽肿毒。

② 戢(jí)戢:密集貌。

【原文摘录】疗疬乳硬,欲结脓,服此即消。

鹿角

上将鹿角于粗石上磨取白汁涂之,干又涂,不得近手,并以人嗍^①却黄水,一日许即散。或用鹿角,锉为极细末,酒调二三钱服亦效。

十六味流气饮

【文献出处】《外科集验方》

【原文摘录】流注因一切恚怒气结,肿硬作痛。或胸膈痞满,风寒湿毒,血气不和,结成肿块,肉色不变,或漫肿无头。妇人乳中结核,恐成乳癌。

人参　桔梗　当归　官桂　甘草炙　黄芪炙　厚朴　防风　紫苏　芍药　乌药　枳壳　槟榔　木香　川芎　白芷各五分

水煎,食远服。

连翘饮子

【文献出处】《外科发挥》

【原文摘录】治乳内结核。服数剂,如不消,宜兼服八珍汤。初起有表证者,宜先解散。

连翘　川芎　栝蒌仁研　皂角刺炒　橘叶　青皮　甘草节　桃仁各一钱半

作一剂,水二钟,煎一钟,食远服。

*乳栗乳岩方

【文献出处】《丹溪治法心要》

【原文摘录】青皮、栝蒌、橘叶、连翘、桃仁留尖、皂角刺、甘草节破,多参、芪。

乳栗破,少有生者,必大补,人参、黄芪、川芎、当归、青皮、白术、连翘、白芍药、甘草。一方有栝蒌。乳岩未破,加柴胡、台芎。

*乳核方

【文献出处】《丹溪治法心要》

【原文摘录】治乳有小核。

南星　贝母　甘草节　栝蒌以上各一两　连翘　青皮以上各五钱

*人参黄芩汤

【文献出处】《医方集宜》

【原文摘录】治乳癌初起,内有结核不甚痛。

人参　黄芩　当归　川芎　芍药　白术　茯苓　白芷　甘草　金银花

---

① 嗍(suō):用唇舌裹食,吮吸。

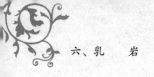

加味八珍汤

【文献出处】《医方集宜》

【原文摘录】治乳癌日久不愈。

当归　川芎　芍药　熟地黄　白术　茯苓　人参　甘草　贝母　青皮　桔梗　柴胡

姜三片,枣一枚,煎服。

青皮汤

【文献出处】《本草纲目》

【原文摘录】妇人乳癌:因久积忧郁,乳房内有核如指头,不痛不痒,五七年成疮,名乳癌,不可治也。

用青皮四钱,水一盏半,煎一盏,徐徐服之,日一服。或用酒服。丹溪方。

* 瓜蒌连翘汤

【文献出处】《证治准绳》

【原文摘录】治妇人乳中结核。

瓜蒌仁三钱　连翘二钱　甘草节一钱　青皮一钱

水煎,食后细细呷之。

蜡矾丸

【文献出处】《简明医彀》

【原文摘录】一切痈疽肿毒,阴阳虚实,肺痈、肠痈、乳痈、乳癌等证。未溃,消肿解散;已破,护心托里;溃后,收敛生肌,多服有效。粉瘤、痰核、恶疮,三五年者可消。

白矾三两,生,研　黄蜡二两

溶化,和矾末为丸,但易冷难丸。一新瓦焙热,上铺湿布数层,放布上蒸软,众手丸。一以蜡煮汤中,乘软热捞起,和矾,丸。一再入银花末一两、蜜一两,捣匀,丸桐子大,每服三十丸,酒、米汤任下。

乳岩方

【文献出处】《寿世保元》

【原文摘录】乳岩永不愈者。

桦皮　油核桃各等分,烧灰存性　枯矾　轻粉二味加些

共为细末,香油调敷。

青皮散

【文献出处】《济阴纲目》

【原文摘录】治乳岩初起如鳖棋子,不痛不痒,须趁早服之,免致年久溃烂。

青皮　甘草

上为末,用人参煎汤,入生姜汁调,细细呷之,一日夜五六次,至消乃已,年少妇人只用白汤调下。

益气养荣汤

【文献出处】《济阴纲目》

【原文摘录】治抑郁及劳伤血气,颈项、两乳或四肢肿硬,或软而不赤不痛,日晡微热,或溃而不敛,并皆治之。

人参　白术炒。各二钱　茯苓　陈皮　贝母　香附子　当归酒拌　川芎　黄芪盐水拌炒　熟地黄酒拌　芍药炒　桔梗　甘草炒。各一钱

上锉一剂,加生姜三片,水煎,食远服。此方以六君子汤去半夏加贝母,合四物汤,外加香附、黄芪、桔梗者也,为调理之剂。胸痞,减人参、熟地黄各三分;口干,加五味子、麦门冬;往来寒热,加软柴胡、地骨皮;脓清,加人参、黄芪;脓多,加川芎、当归;脓不止,加人参、黄芪、当归;肌肉迟生,加白蔹、官桂。

* 生蟹壳方

【文献出处】《奇方类编》

【原文摘录】先因乳中一核如豆,渐渐大如鸡子,七八年后方破,破则不治矣。先乘未破服后方:用生蟹壳,砂锅焙焦为末,每以酒下二钱,日日服之,不可间断,消尽为止。

季芝鲫鱼膏

【文献出处】《外科心法要诀》

【原文摘录】活鲫鱼肉　鲜山药去皮。各等分

上共捣如泥,加麝香少许,涂核上,觉痒极,勿搔动,隔衣轻轻揉之,七日一换,旋涂即消。

【方歌】鲫鱼膏贴乳岩疾,肿如覆碗似堆栗,山药同研加麝香,涂于患处七日易。

冰螺捻

【文献出处】《外科心法要诀》

【原文摘录】硇砂二分　大田螺去壳,线穿晒干,五枚　冰片一分　白砒即人言,面裹煨熟,去面用砒,一钱二分

将螺肉切片,同白砒研末,再加硇片同碾细,以稠米糊搓成捻子,瓷罐密收。用时将捻插入针孔,外用纸糊封,贴核上勿动,十日后四边裂缝,其核自落。

【方歌】冰螺捻消诸核疬,硇砂螺肉煨白砒,再加冰片米糊捻,乳岩坚硬用之宜。

东垣内托升麻汤

【文献出处】《吴氏医方汇编》

【原文摘录】治妇人乳中结核。

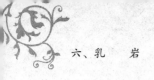

瓜蒌仁三钱　连翘二钱　甘草节一钱　青皮一钱

水煎,食后细细呷之。

清胃解毒汤

【文献出处】《吴氏医方汇编》

【原文摘录】瓜蒌连皮切碎,一个　蒲公英酒洗,五钱　天花粉一钱　乳香一钱　生甘草三钱
当归三钱

水煎服。

* 泽兰叶汤

【文献出处】《吴氏医方汇编》

【原文摘录】乳岩。

泽兰叶四钱　地丁四钱　白及四钱　蒲公英四钱　生甘草一钱　木瓜四钱　当归三钱

水酒各一碗,煎一盅,候饥时热服,渣再煎浴乳,汗出即愈。如患重者,再一剂,痛止肿
消矣。

* 桦皮散

【文献出处】《吴氏医方汇编》

【原文摘录】乳岩久不愈。

桦皮烧灰存性　油核桃烧灰存性　枯矾各等分　轻粉减半

为末,香油调敷。

乳吹乳岩方

【文献出处】《吴氏医方汇编》

【原文摘录】乳吹乳岩。

栝蒌一个,去皮,子多者有力　生甘　当归酒炒。各五钱　乳香　没药去油。各二钱半

共为末,用无灰酒三升,砂锅文火煎一升,分三次,食后良久服。如有乳岩,服此可断根。
如毒气已成,能化脓为黄水。如未成,即于大小便中通利。如痰甚者,再合服以退为度。

乳癖乳岩方

【文献出处】《惠直堂经验方》

【原文摘录】蒲公英　金银花　夏枯草各五钱　土贝母三钱　黄酒二碗

上煎一碗,空心热服愈。一方加当归一两、花粉三钱、甘草二钱、炙穿山甲一片,同上
煎服。

* 胡芦巴方

【文献出处】《惠直堂经验方》

【原文摘录】治乳岩乳痈。

胡芦巴三钱,捣碎

酒煎服,渣敷之。未成散,已成溃愈。

* 消核方

【文献出处】《疡医大全》

【原文摘录】乳岩、乳癖。

将壁上活壁蟢①用针扦住,乘活以竹纸包如小球,食后白汤吞下。每日服一次,不过数日,乳内即痒,如蟢蛛走状,其核自消。

* 嫩牛角方

【文献出处】《疡医大全》

【原文摘录】乳吹、乳痞、乳岩并一切无名大毒。

黄牛大角内嫩角火煅存性,一两　鹿角火焙黄色,八钱　枯白矾三钱

和研极细末,热酒调服三钱。

* 川贝连翘汤

【文献出处】《疡医大全》

【原文摘录】乳中有小块,不消不痛不痒,即名乳岩,宜早治,至六七年后,溃烂不救。

川贝母　连翘　栝蒌仁　当归　炙甘草各二钱　柴胡　金银花　白及　何首乌　白芷 蒲公英　半夏各一钱五分　川黄连酒炒　漏芦各一钱　金橘叶四十片　半枝莲捣碎,二两

先将夏枯草半斤,和酒水五碗,煎至三碗,去渣,入前药同煎就一大碗,加去油乳香、没药细末各七分,不拘时服,外用五倍子焙干为末,醋调服。

消乳岩丸

【文献出处】《疡医大全》

【原文摘录】(钱青抡)夏枯草　蒲公英各四两　金银花　漏芦各二两　山茨菇　雄鼠粪两头尖　川贝母去心　连翘　金橘叶　白芷　甘菊花　没药去油　栝蒌仁　乳香去油　茜草根 甘草　广陈皮　紫花地丁各一两五钱

上为细末,炼蜜为丸,每早晚食后送下二三钱,戒气恼。一方去栝蒌仁加天花粉、桔梗、广胶②,用夏枯草熬膏为丸。

* 青甘汤

【文献出处】《疡医大全》

---

① 壁蟢:又名壁钱,蛛形纲壁钱科动物,全体可入药,功能清热解毒、定惊止血。
② 广胶:又名牛皮胶,牛科动物黄牛的皮煎制而成的胶,功能滋阴润燥、养血止血、消肿敛疮。

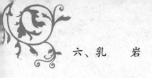

【原文摘录】乳岩初起钱青抢。

青皮　甘草各等分

共研细末,每服二钱,用人参汤入生姜汁调,细细呷之,一日夜五六次,至消乃已,神验。年壮者不必用人参。

* 香袋

【文献出处】《文堂集验方》

【原文摘录】(乳癌)巴豆肉焙燥,研　麻黄焙燥,俱研极细,等分

作香袋,入鼻中,数次渐消。

* 蛤壳散

【文献出处】《文堂集验方》

【原文摘录】(乳癌)外用圆蛤壳研极细末,加皂荚末少许,米醋煎滚调敷即消。

* 甘草汤

【文献出处】《文堂集验方》

【原文摘录】(乳癌已破)甘草汤洗净,用白蜡三钱,好酒化服五七次,可愈。

* 贝母汤

【文献出处】《文堂集验方》

【原文摘录】(乳癌已破)贝母去心,核桃、金银花、连翘各三钱,水酒各半煎服。

* 荷蒂散

【文献出处】《文堂集验方》

【原文摘录】(乳癌已破)荷叶蒂七个,烧灰存性,研末,酒调,久服见效。

* 外敷方

【文献出处】《文堂集验方》

【原文摘录】(乳癌已破)白糖一两,活鲫鱼一尾,连鳞同捣烂敷之,即烂见骨者,数次可效。

治乳岩奇方

【文献出处】《产科发蒙》

【原文摘录】露蜂房　苦楝子　雄鼠屎各烧存性,三钱,鼠屎入水,沉者雄、浮者雌也

上为细末,每服一钱,温酒送下,日三。

* 大栝蒌汤

【文献出处】《产科发蒙》

【原文摘录】大栝蒌一个,半生半炒

酒二钟,煎一钟,食后服。

* 夏枯草外敷方

【文献出处】《产科发蒙》

【原文摘录】夏枯草花叶,俱擂,入食盐少许,再和匀敷患处,其效如神,盐分两以适人口为佳。

乳癌神方

【文献出处】《产科发蒙》

【原文摘录】乳癌神方。

守宫[①]烧存性

为末,醋和,敷患处。

化癌煎

【文献出处】《产科发蒙》

【原文摘录】(大西洋方)治一切癌疮。

奇良[②]上　鹿角生屑,上　桂枝中　甘草下

每服三钱,水二盏,煎一盏,日服三帖。

* 槐花方

【文献出处】《串雅内外编》

【原文摘录】乳岩硬如石者。

槐花炒黄为末,黄酒冲服三钱,即消。

此病乳中先生硬块,初起大如豆,渐大如鸡卵,七八年后方破烂,一破之后,即不可治矣。宜服后方:生蟹壳数十枚,放砂锅内焙焦,研细末,每服二钱,陈酒冲服,不可间断。庚生按:蟹壳方颇有效,惟不宜多服,多则每至头昏、作呕,不可不知。且蟹壳及蟹爪最能堕胎,有娠者慎勿误投。

十六味流气饮

【文献出处】《彤园妇人科》

【原文摘录】乳岩。

人参　生芪　当归　白芍各二钱　川芎　白芷　防风　苏叶　枳壳　桔梗　木通　炒朴各一钱　乌药　甘草　槟榔　桂心各五分

---

① 守宫:守宫科动物无疣壁虎的干燥全体,功能祛风、活络、散结。

② 奇良:即土茯苓,功能除湿、解毒、通利关节。

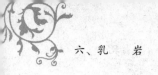

煎汤,频频温服。

外贴鲫鱼膏

【文献出处】《彤园妇人科》

【原文摘录】活鲫鱼去头尾鳞甲,刮取净肉,新鲜山药去皮等分,共捣成膏,加麝香少许再捣匀,涂肿硬处,上用油纸盖定。如痒极时,切勿搔动,只隔衣轻轻揉之,七日一换,数次必消。如用前法仍反复不消者,其疮势已成,不可过用克伐峻剂攻损胃气,常服香贝养荣汤。若心烦不寐用归脾汤,潮热恶寒用逍遥散。要之溃后终难痊可。

冰螺散

【文献出处】《彤园妇人科》

【原文摘录】硇砂二分　冰片一分　白砒霜一钱,另用面裹煨熟,去面取白砒

大螺狮净肉五枚,线穿晒干切碎,同白砒先研细,再合硇、片,同研细末,煮面糊调细,搓成条子,每用一条插入针孔内。外用绵纸糊涂结核上,勿动,十日后四边裂缝,其核白消。

绛珠膏

【文献出处】《彤园妇人科》

【原文摘录】天麻子肉八十一粒　鸡子黄十个　血余五钱　白蜡三两　黄丹二两

煎滚麻油十两,先炸焦血余,次炸枯麻子肉、鸡子黄,滤去滓,方入白蜡溶化,住火片时,筛下黄丹搅匀,随下后药末,拔扯成膏。

药末法

【文献出处】《彤园妇人科》

【原文摘录】血竭三钱　朱砂二钱　轻粉　乳香　没药　儿茶　珍珠各三钱　冰片二钱麝五分

共研极细,住火后筛入搅匀,尽扯成膏,听其摊贴。内服舒肝养血、理脾开郁之剂,生肌敛口,自愈。

青皮甘草散

【文献出处】《彤园妇人科》

【原文摘录】乳岩初起,常服前汤,每用此散间服。

炒青皮　粉甘草

等分研极细,姜汤每调二钱,日二服。初能戒七情,禁荤腥,调养得法,不使成脓为妙。若日久溃破不能收功,法只补培气血,用十全大补汤、八珍汤、归脾汤缓缓取效。

清肝解郁汤

【文献出处】《疡科捷径》

【原文摘录】清肝解郁芍青陈，牛桔芎归贝茯神。生地甘栀通远志，更加苏梗妙多真。

生地黄　当归　青皮　桔梗　甘草　苏梗　川芎　陈皮　山栀　牛蒡子　芍药　远志　贝母　木通　茯神

逍遥散

【文献出处】《疡科捷径》

【原文摘录】逍遥散用芍当归，薄茯柴甘香附依。再入丹皮云片术，疏肝解郁立能挥。

柴胡　当归　茯苓　丹皮　甘草　香附　芍药　白术　薄荷

加味归脾汤

【文献出处】《竹林女科证治》

【原文摘录】人参　黄芪　白术　茯苓　酸枣仁各二钱　远志制　当归各一钱　木香　炙甘草各五分　柴胡　栀子炒。各一钱

上加圆眼七枚，水二钟，煎七分，食远服。

银花汤

【文献出处】《竹林女科证治》

【原文摘录】金银花　黄芪各五钱　当归八钱　甘草一钱八分　枸橘叶即臭橘叶，五十片

水酒各半，煎服。

* 贝母桃隔汤

【文献出处】《验方新编》

【原文摘录】用贝母、核桃隔、金银花、连翘各三钱，酒、水各半煎服。

* 坎气方

【文献出处】《沈氏女科辑要》

【原文摘录】坎气①，洗净切薄，焙燥研末，日吃一条，酒下，约二十条效。此缪德仁治验，半年以内者效。

* 瓜蒌汤

【文献出处】《家用良方》

【原文摘录】乳痨乳痈。

瓜蒌大而红者，二个捣碎　生甘草　当归绍酒洗。各五钱

另研:乳香　没药各一钱

作二剂，绍酒三碗，煎二碗饮，以渣乘热敷患处。瘰疬亦治。

---

① 坎气:又作"坎炁"，婴儿脐带。微咸，温。功能纳肾气，定喘咳，敛汗止疟。

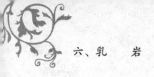

*外敷膏

【文献出处】《潜斋简效方》

【原文摘录】杨素园大令曰：瘰疬、乳岩二证，最称难治，余购得一秘方，屡经试验，付潜斋刊以传世。

丹雄鸡金骨—副，生取　千里奔即驴、马、骡修下蹄甲也，五钱　紫降香五两　当归　生甘草各一钱　槐树皮三十寸

上六味，以鸡骨入麻油锅内，微火煎枯，入后药，亦用微火煎枯，去渣，二油一丹收成膏，浸冷水中，拔去火气，不论已破未破，量大小贴之，以愈为度。

加味阳和汤

【文献出处】《不知医必要》

【原文摘录】治乳岩初起，日久亦宜，此乃阴症圣药。须间日服二陈汤。

熟地八钱　肉桂去皮，另炖，六分　泡姜五分　真鹿胶炒珠，三钱　麻黄四分　甘草炙，一钱

水煎服，服后饮好酒一二杯。谨戒房事，服至病愈为止。泡姜、肉桂，看症任加，制附子亦宜。

加味逍遥散

【文献出处】《不知医必要》

【原文摘录】治乳岩。

白术净，二钱　当归三钱　白芍酒炒　香附杵　柴胡各一钱五分　泡姜　茯苓各一钱　炙草七分

名　案

外科发挥[222]

一妇人禀实性躁，怀抱久郁，左乳内结一核不消，按之微痛，以连翘饮子二十余剂，稍退，更以八珍汤加青皮、香附、桔梗、贝母，二十余剂而消。（乳痈附乳岩）

一妇人郁久，右乳内肿硬，以八珍汤加远志、贝母、柴胡、青皮，及隔蒜灸，兼服神效栝蒌散，两月余而消。（乳痈附乳岩）

一妇人左乳内肿如桃，许久不痛，色不变，发热渐消瘦，以八珍汤加香附、远志、青皮、柴胡百余剂；又间服神效栝蒌散三十余剂，脓溃而愈。尝见患者，责效太速，或不戒七情，及药不分经络虚实者，俱难治。大抵此症，四十以外者尤难治，盖因阴血日虚也。（乳痈附乳岩）

一妇人久郁,右乳内结三核,年余不消,朝寒暮热,饮食不甘,此乳岩也。乃七情所伤肝经,血气枯槁之症,宜补气血,解郁结药治之。遂以益气养荣汤百余剂,血气渐复,更以木香饼灸之,喜其谨疾,年余而消。(乳痈附乳岩)

一妇人郁久,乳内结核,年余不散,日晡微热,饮食少思,以益气养荣汤治之,彼以为缓,乃服行气之剂,势愈甚,溃而日出清脓不止。复求治,诊之脉洪而数,辞不治,又年余,果殁。(乳痈附乳岩)

一妇人郁久,左乳内结核如杏许,三月不消,心脉涩而脾脉大,按之无力,以八珍汤加贝母、远志、香附、柴胡、青皮、桔梗,五十余剂而溃;又三十余剂而愈。(乳痈附乳岩)

一男子左乳肿硬痛甚,以仙方活命饮二剂而止,更以十宣散加青皮,四剂脓成,针之而愈。若脓成未破,疮头有薄皮剥起者,用代针之剂,点起皮处,以膏药覆之,脓亦自出,不若及时针之,不致大溃。如出不利,更纤搜脓化毒之药。若脓血未尽,辄用生肌之剂,反助邪气,纵早合必再发,不可不慎也。(乳痈附乳岩)

一男子年逾五十,患子不立事,左乳肿痛,左胁胀痛,肝脉弦数而涩,先以龙荟丸二服,诸症顿退;又以小柴胡汤对四物,加青皮、贝母、远志,数剂而脓成,余欲针之,仍以养气血解郁结。彼不从,乃杂用流气败毒之剂,致便秘发热作渴,复请,余谓:脓成不溃,阳气虚不能鼓舞也,便秘发热,阴血竭不能濡润也。辞不治,果死。(乳痈附乳岩)

外科枢要

封君袁阳泾,左乳内结一核,月余赤肿,此足三阴虚兼怒气所致。用八珍汤加柴、栀、丹皮,治之诸症渐退;又用清肝解郁汤而愈。时当仲秋,两目连札[1],肝脉微弦,此肝脉火盛而风动也,更加龙胆草五分,并六味地黄丸而愈。若用清热败毒,化痰行气,鲜有不误者。

一儒者,两乳作痛,两胁作胀,久服流气饮,栝蒌散。后左胁下结一块,肉色不变,劳则寒热,用八珍加柴胡、远志、贝母、桔梗,月余色赤作痛,脓将成矣。后针出脓碗许,顿然作呕,此胃气虚而有痰也,令时嚼生姜,服六君子汤呕止,加肉桂而疮愈。后出仕,每劳怒,胸乳仍痛,或发寒热,服补中益气汤加炒山栀即愈。(论乳痈乳岩结核)

赤水玄珠

一妇脓清肿硬,面黄少食,内热晡热,自汗盗汗,月经不行,此肝脾气血俱虚也。用十全大补加远志、贝母、及补中益气,各三十余剂,外用葱熨法而消。(第二十四卷·乳痈乳岩)

---

① 目连札:以胞睑频频眨动,不能自主控制为主要表现。

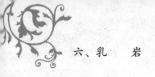

一妇久郁,左乳内结核如杏,三月不消,心脉涩,脾脉大,按之无力。此肝脾气血亏损。以八珍加贝母、远志、香附、柴胡、青皮、桔梗,五十余帖而消。

一妇右乳内结三核,年余不消,朝寒暮热,饮食不甘。此肝脾气血亏损,内服益气养荣汤,外以木香饼熨之,年余血气复而消。

一妇乳内结核年余,晡热食少,此血气不足,欲用益气养荣汤,彼欲效速,另服行破之剂,溃出清脓而殁。

一妇乳内结核如栗,亦服前药,大如覆碗,坚硬如石,出血水而殁。(第二十四卷·乳痈乳岩)

先醒斋医学广笔记

顾文学又善内人,患左乳岩。仲淳立一方:夏枯草、蒲公英为君;金银花、漏芦为臣;贝母、橘叶、甘菊花、雄鼠粪、连翘、白芷、紫花地丁、山茨菇、炙甘草、栝蒌、茜根、陈皮、乳香、没药为佐使。另用夏枯草煎浓汁丸之,服斤许而消。三年后,右乳复患,用旧存余药服之,亦消。后以此方治数人,俱效。(肿毒)

寿世保元

一妇人年逾三十,每怒后乳内作痛或肿。此肝火所致,与小柴胡合四物汤加青皮、桔梗、枳壳、香附而愈。彼欲绝去病根,自服流气饮,遂致朝寒暮热,益加肿毒,此血被损而然。予与八珍汤三十余剂,喜其年壮,元气易复而愈也。(乳岩)

一妇乳内肿一块如鸡子大,劳则作痛,久而不消。服托里药不应。此乳劳症也,属肝经血少所致。先与神效栝蒌散四剂,更隔蒜灸之。肿少退,再服八珍汤,倍加香附、夏枯草、蒲公英,仍间服前散,月余而消。亦有乳疽一症。其状肿硬木闷,虽破而不溃,肿亦不消,尤当急服此散,及用蒜灸。此二症乃七情所伤,气血所损,亦劳症也。宜戒怒、节饮食、慎起居,否则不治。(乳岩)

济阴纲目

一妇年六十,厚味郁气而形实多妒,夏无汗而性急,忽左乳结一小核,大如棋子,不痛,自觉神思不佳,不知食味,才半月,以人参调青皮、甘草末,入生姜汁细细呷,一日夜五六次,至五七日消矣。此乃妒岩之始,不早治,隐至五年十年以后发,不痛不痒,必于乳下溃一窍如岩穴,出脓,又或五七年十年,虽饮食如故,洞见五内乃死惜哉。惟不得于夫者有之,妇人以夫为天,失于所天,乃能生此。此谓之岩者,以其如穴之嵌岈空洞,而外无所见,故名曰岩。患此者必经久淹延,惟此妇治之早,正消患于未形,余者皆死,凡十余人。

又治一初嫁之妇,只以青皮、甘草与之安。(乳岩)

景岳全书

一妇人久郁,右乳内结三核,年余不消,朝寒暮热,饮食不甘,此乳岩也。乃七情所伤,肝经气血枯槁之证,宜补气血解郁结药治之。遂以益气养营汤百余剂,血气渐复;更以木香饼灸之。喜其谨疾,年余而消。若用克伐之剂以复伤血气,则一无可保者。

一妾,乃放出宫人,乳内结一核如栗,欲用前汤,彼不信,乃服疮科流气饮及败毒散,三年后大如覆碗,坚硬如石,出水不溃而殁。大抵郁闷则脾气阻,肝气逆,遂成隐核,不痛不痒,人多忽之,最难治疗。若一有此,宜戒七情,远厚味,解郁结,更以养血气之药治之,庶可保全,否则不治。亦有数载方溃而陷下者,皆曰乳岩,盖其形似岩穴而最毒也,慎之则可保十中之一二。薛按。　（乳痈乳岩）

未刻本叶氏医案

此乳岩也,女科之最难治者。开怀怡养,斯为第一要策,药味缓图,勿戕胃气,是属第二义矣。

漏芦　穿山甲　乳香　土贝　大麦芽　红花

续名医类案

一妇两乳皆患乳岩,两载如桂圆大。因子死悲哀,忽发如杯,以五通丸、犀黄丸,早晚轮服,九日全消。五通丸方:广木香、麻黄、没药去油、乳香去油、五灵脂等分,研末,饭捣为丸,梧子大。每服五钱,用川芎、当归、赤芍、连翘、甘草煎汤送下。凡大痈生要紧穴道,将发大时,服此丸甚效。与三黄丸间服尤妙。三黄丸:熟大黄二两,乳香、没药各一两,麝香一钱五分,西牛黄三分,雄黄五钱。以熟大黄酒浸,捣烂,将各末和入,捣丸如梧子大,每服五钱。（卷三十一外科·乳痈乳岩）

斡山草堂医案

性情拘执,郁火蒸痰,右乳成块,大如覆杯,脉弦细而数。久恐延为乳岩之候,不易消去也。拟方,候外科名家酌之。

羚羊片　冬桑叶　川贝母　郁金　山栀　夏枯草　石决明　牡丹皮　瓜蒌仁　橘络
蒲公英汁

又方:生香附　冬桑叶　甘菊花　夏枯草　鲜荷叶　鲜首乌　牡丹皮
七味蒸露代茶,每日服二次。（乳岩）

临证一得方

(案41)厥阴气滞,郁痰留络,左乳结核四载,坚实着骨,其色变紫,肤裂脂流,时出血水,此癖症成岩,元虚脉数,日渐加重之势。宜开郁解怒,俾得带疾延年已为幸事。

蛤粉炒阿胶　北沙参　料豆衣　炙鳖甲　羚羊角　夏枯草　炒白芍　天冬肉　九孔石决明　炒菟丝　粉丹皮　山萸肉　（乳岩）

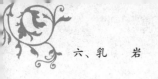

（案42）情怀抑郁，木不条达，致左乳结核两月，日大，岩之渐也。胃满腰楚，溲涩，脉大。虽肝木受病而气郁土亦受困，消散极难，苟非怡情养志，难保无虞。

制香附　广郁金　沉香曲　台乌药　炒柴胡　炒栝楼　广橘核　炙鳖甲　大腹皮　六神曲　川黄连　全福花　加阳春砂仁　（乳岩）

（案43）核虽小而便泄腹痛，此阳亢阴弱，脏腑不和，照前方加减。

制香附　大腹皮　焦白术　薤白头　煨草果　炒蒌皮　焦冬术　焦麦芽　瓦楞子　广藿香　（乳岩）

（案44）肝血素亏，刚阳内郁，气结痰凝，日久高叠色紫，已属岩象。曾经溃孔溢血，今两脉数弦大，若加肉翻再溢鲜血，恐非药石所能奏效者也。勉拟柔肝养营，是否有当即候高明裁酌。

大元地　天门冬　盐水炒纯钩藤　山萸肉　生白芍　石决明　蛤粉拌炒阿胶　北沙参　粉丹皮　羚羊角　盐水炒怀牛膝　（乳岩）

（案45）两乳结核绝不红肿，而按之酸疼，脉数而弦，非旦夕所能奏效者也。

炒归身　川贝母　山楂核　牡蛎　夏枯草　两头光　炒白芍　新会皮　干橘核　阿胶　制香附　（乳岩）

类证治裁

何氏　左乳结核，经六七载，溃后深洞如碗，是名乳岩。由脾肝郁结，气血失畅。结核渐大，溃则巉岩深陷可畏。一僧犹用乳、没破耗气血，不知年衰茹素，日夕抽痛，脓水清稀，营卫日亏，毒奚由化，恐三伏难延矣。峻补气血，托里滋液。患口虽难遽敛，尚冀痛势略定，迁延岁月耳。八珍汤去炒术，加生芪、五味、麦门冬、大贝，数服脓稠痛缓。入夏延秋，患内作痒者肉腐蛆生，以乌梅肉腊雪水浸，雄黄末鸡羽蘸抹。其弟妇张氏，并系早孀，亦患乳核，廿余年未溃，坚大如胡桃，劳则抽痛，脉来沉缓。症属郁损心脾，用归脾汤加香附汁、炒熟地、牡蛎粉、大贝、忍冬藤，数十服而核渐软。（卷之八·乳症·医案）

问斋医案

乳头属肝，乳房属胃。乳房结核，数载方溃为乳岩，以其形似岩穴故也。未有不因忧思气结、肝郁脾伤所致。夫坤道以肝为先天，故乳大于男子。肝郁不伸，脾土受克。肝主筋，筋挛为结核；脾主肉，肉溃为岩穴。水不济火，舌赤，时或有苔。土为木克，大便非溏即泻。初溃间流鲜血，怒动肝火之征。近流污水清脓，气血双亏之象。火灼金伤，燥甚则痒，痒则咳，咳则振动，乳中掣痛，喉中如烟熛上腾，总属阴亏所致。是证遍考前贤诸论，皆言不治。盖由情志乖离，人心不能如寒灰槁木故也。若能心先身死，则人活病除。虽有此说，未见其人也。勉拟香贝养荣汤加减，尽其心力。

制香附　川贝母　人参　云茯苓　冬白术　炙甘草　大熟地　当归身　川芎　大白芍

　　乳岩本是危疴,前贤方论皆言不治。惟孙思邈《千金翼方》及《东医宝鉴》有不必治岩,补其阴阳气血,自可带病延年之说。此即昔人解结、解庄以不解解之意。夫治岩成法,非芳香开郁,即清凉泻火,二者能无耗气伤阴、败胃之虑乎?故有以取乎不解解之之法也。素本阴亏火盛,木郁脾伤,土不生金,清肃不降,一水不胜二火,脏阴营液潜消,是以疾弥甚以留连,药多方而效寡,气血复伤于迟暮之年,抑郁更继以沉疴之际,因循展转益觉多歧。用药大要,甘为迟钝,范我驰驱。仍以养荣汤加减,尽其人力,以俟天命。

　　大熟地　人参　冬白术　云茯苓　当归身　大白芍　女贞子　旱莲草　肥玉竹　济水阿胶

　　长流水,桑柴火熬膏,入胶熔化。早晚服三钱。(肝郁)

　　左乳之上,缺盆之下,赤肿高耸如岩,溃处血流甚涌,瘀条如箭。素昔忧思郁结,脏阴营液俱亏,水不济火,又不涵木,木复生火,二火迫血妄行,从阳明胃脉直贯乳房涌出。水之逆流从乎气,血之倒行由于火,治火又非苦寒所宜。盖苦寒无生气而败胃故也。脉来软数而空,证势危如朝露,必得血止方能引延时日,否则汗喘、神昏、痉厥诸危证所由至也。爰以血肉有情,静养真阴,引益肾水,以济二火,冀有转机。

　　灵犀角　玄武板[1]　生牡蛎　大生地　野三七　济水阿胶　当归身　大白芍　廉州珍珠粉

　　血肉有情,壮水养阴,共服一百余剂,岩势未见效机。考古证今,皆为不治。与其坐以待毙,何如一决以出再生之路。幻想乳中结核,犹男子之睾丸,溃流脓血即囊痈之属。际此药力,养精蓄锐,日久正可一战,以奏其功。死而后生,亡而后存,古法有诸。

　　龙胆草　黄芩　黑山栀　木通　建泽泻　车前子　当归身　柴胡根　炙甘草　大生地　川黄连　生大黄

　　连进龙胆泻肝加味,大获效机。高耸之岩渐颓,深潜之穴渐满,眠食俱安,二便通调,六脉和缓,五善悉具,七恶全无。安不忘危,凝神静养。

　　大熟地　人参　绵州黄芪　当归身　冬白术　川郁金　炙甘草　酸枣仁　广木香　生姜　大枣　龙眼肉 (肝郁)

　　肝郁幻生乳岩,考之于古,验之于今,耳之所闻,目之所见,均皆不治。气血赢弱,不待决裂而终。气血充盈,相持日久,则有洞胸之惨。潜思乳岩,必因脏腑乖戾之气所生。譬如草木花实之异,亦由根干之气所化。人在气交之中,何所不有。不幸而有斯疾,独恨《经》无明文。即万变总由一气所化,能化其气,异疾可消,正不胜邪,终期于尽。爰以异类有情之品,化其脏腑生岩异气,或可图功。然亦无中生有之法,所谓人力尽而归天命。拟《医话》异类有情丹主之。

　　大廉珠　西牛黄　大块丹砂　灵犀角　真狗宝　透明琥珀　真象牙　生玳瑁

　　等分,水飞至无声。每服一钱,用人参八分,煎浓汁一茶杯调下。(肝郁)

---

① 玄武板:即龟板。

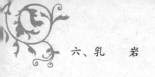

陈莘田外科方案

（案1）王，右。木郁失条，郁则生火，火甚生痰，痰随气阻，右乳成岩，块磊高突，色渐转红，时痛时止，脉来细涩，舌苔糙白。情志之病，不宜成溃，药石必佐以开怀，冀其连破为妙。拟逍遥散法。

鳖血炒柴胡　九蒸於术　白芍　茯神　藕肉　黑栀　四制香附　归身　川贝　远志　丹皮

二诊　前方去於术、远志，加石决、橘核、佛手皮、甘草。（乳岩）

（案2）陶，证象乳岩，由来三载，曾经出血，气秽异常，形如石榴翻子，症属不治。勉拟八味逍遥散合化肝煎法。聊尽医治之心而已。

朱砂拌茯苓　枣仁　丹皮　黑栀　土贝　鳖血拌柴胡　青皮　归身　白芍　泽泻
（乳岩）

（案3）姜，病起于郁，郁则生火，火盛生痰，痰凝气聚，左乳结癖，由来三载，随气消长，坚硬如石。今春虽溃，溃流滋水，且有出血，即是乳岩。形瘦色㿠，纳谷渐减，经阻不行。舌苔薄白。脉左细数，右部弦滑。细属阴亏，弦属木旺，滑必有痰，数则为热。本原情志为病，非草木之功所能奏效，所谓草木无情，不能令人欢悦耳。勉拟仿八味逍遥散，参入咸降化痰之品。

鳖血拌柴胡　丹皮　茯苓　橘红　制於术　石决明　四制香附　黑栀　远志　甘草
鲜藕肉　川贝母　（乳岩）

（案4）卫，右。病起于郁，郁则生火，火盛生痰，痰凝气阻，两乳结癖，由来七载，随气消长，坚硬如石，色白木痛，稍有酸楚，神虚脉亦虚。但情志之病，久则虑其成溃，溃即是岩。非草木之功所能见效，必须静养功夫是为上策。

水炒柴胡　於术　白芍　瓦楞子　远志　制香附　石决明　丹皮　黑山栀　茯神　鲜藕肉　（乳岩）

（案5）吕，右。证象乳岩，乃由肝郁挟痰凝聚，腐溃如岩，流水无脓，旁有结肿，势欲攻头，舌糙白，脉濡细。病在本元，情志所发，药力断难求效，勉拟。

大生地　甜冬术　白芍　川贝　丹皮　湖藕　制香附　当归　石决　黑栀　茯神　远志肉　（乳岩）

（案6）钱，右。肝郁气阻，挟痰凝聚，先有乳岩，继增胁肋掣痛。由来数月，块磊高突坚硬如石，色白木痛。情志之病，药力以图迟破为幸。

北柴胡　当归　山栀　石决明　远志　制香附　白芍　丹皮　小青皮　茯神　（乳岩）

（案7）吴，右。肝郁气阻，挟痰凝聚，左乳结肿成岩。起经八载，渐有成溃之象。溃则虑其翻花流血,非细事也。

加味逍遥散去芩、薄、姜,加香附、远志、茯神。(乳岩)

(案3)黄。症象乳癖,内由肝郁气凝,挟痰痹络所致,难以即效。

制香附　川贝　白芍　黑山栀　茯神　野於术　归身　丹皮　石决明　远志炭　(乳癖)

(案4)贵,右。肝胃气滞,右乳结癖,时痛时止。情志之病,药力必佐开怀,冀能缓以图功。

水炒柴胡　归身　丹皮　远志炭　四制香附　白芍　黑栀　茯神　青蒿子　(乳癖)

(案5)沈,右。肝郁气阻,挟痰凝聚,右乳结癖。由来六载,日渐长大,乳头流血,舌红苔剥,脉息濡细滑。情志之病,药力必佐怡养为要。

大生地　石决　黑栀　远志肉　嫩钩钩　当归身　白芍　丹皮　云茯神　生草　(乳癖)

(案6)王,右。肝胆气阻,挟痰凝聚,左乳结癖。由来半载,渐次长大。情志之病,难以骤效。拟逍遥散法。

八味逍遥散去术、芩,加茯神、远志、香附、川贝、橘核。(乳癖)

(案7)王,右。湿热蕴于肝络,右乳癖流水作痛,易于滋蔓。拟化肝加减。

化肝丸加夏枯草、甘草。(乳癖)

(案8)徐,右。证象乳癖,起经二十来年,渐次长大,时痛时止。乃由肝郁气阻,挟痰凝聚而成,冀其带延年是幸。拟逍遥散加减法。

八味逍遥散去草、薄,用茯神,加香附、橘核、远志。(乳癖)

(案9)陆。肝郁气阻,挟痰凝聚,左右双乳癖结核酸楚,日渐长大。本元之病,药力难于速效。

化肝丸用橘核,加瓦楞子、雪羹汤。(乳癖)

(案10)朱,右。阴虚木郁,乳癖复发,抽掣作痛,兼之喉痹,咽哽红丝绕缠,舌黄脉细。本元情志之病,药力难以速效。拟养阴泄木,咸降化痰法。

生西洋参　川贝　白芍　黑山栀　云苓　大生地　石决　丹皮　柏子仁　橘核　钩钩①　(乳癖)

外证医案汇编

冯　浏河　左乳结核,积久方痛,肝郁成岩。宜襟怀宽解,庶可带病延年。姑拟益气养

---

① 钩钩:即钩藤。

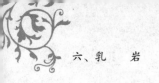

荣汤,以观机宜。

　　人参　茯苓　陈皮　川贝母　当归　川芎　黄芪　熟地　白芍　桔梗　於术　甘草
制香附　（乳岩）

　　许　盛泽　乳中结核多年,不疼不痒,日渐高肿,脉来细涩,左关弦甚。此乃肝脾气郁而
成,难以消散。且以归脾汤常服,庶不致溃。

　　党参　冬术　归身　陈皮　远志　黄芪　茜草　川贝母　甘草　茯苓　（乳岩）

　　林　嘉定　乳疡之中,岩为难治。

　　党参　白芍　茅菇①　川贝母　归身　天葵　苏子　蒌仁　夏枯草　（乳岩）

　　许　枫泾　乳岩之症,皆由情志不遂,肝脾积郁而成。现在溃烂,失血如墟,治之颇属掣
肘。倘能怡养性情,即延年上策。乞灵药石,诚恐无补。

　　清阿胶　合欢花　枣仁　黄绢灰　金石斛　北沙参　茯神　白芍　（乳岩）

　　孙　浒关　乳房为少阳行经之地,气血皆少,加以情怀失畅,气血痹郁,有形而痛,治当
在络。脉涩,无寒热,非痈脓之候,恐年齿日加,必成岩症。

　　柴胡　佩兰　川贝母　夏枯草　当归　茯苓　甘草　白芍　（乳岩）

　　徐　吴江　乳岩溃腐,勉拟补益,聊作支持之计。

　　党参　黄芪　川贝母　远志　川郁金　白芍　当归　冬术　茯苓　甘草　（乳岩）

　　张　常熟　三阴疟后,两乳坚肿,此由肝脾气郁,防成岩症。

　　柴胡　威灵仙　归身　川石斛　白芍　制首乌　牡蛎　木槿叶　（乳岩）

　　秦　无锡　乳岩多由肝脾气郁所致,不疼不痒,似乎小恙,然非轻浅之症。宜情怀宽解,
庶几免溃烂之虞。

　　党参　枣仁　丹参　茜草　清阿胶　黄芪　川贝母　续断　白芍　（乳岩）

　　俞　荆溪　乳岩四十载,溃烂如墟,秽水淋漓,甚则出血。证属棘手,殊难图治,且以
止血。

　　黄绢灰　地榆灰　陈棕灰　丝绵灰　藕节灰　蒲黄灰　艾叶灰　马尾灰　血余灰　莲
房灰

　　各药醋炙为末,糯米汤下。（乳岩）

---

① 茅菇:即山慈菇。

王　昆山　年已五旬，乳岩经久，不能全消。宜涤滤除烦，胜于苦口药石。

全香附　川贝母　山楂核　广皮　白芍　山慈菇　当归　煅牡蛎　（乳岩）

宋　南浔　肝胃不和，乳中结核，始以澹然，渐致狂獗。书云：岩无愈理。况素有气恼，肝阳尤盛。宜屏开家务，希图渐消。

制香附　陈皮　党参　白芍　山慈菇　川石斛　当归　川贝母　（乳岩）

陈　黎里　乳房结核，在少阳之络。此经气血皆薄，攻之非易。恐迁延岁月，酿为岩证耳。

川郁金　香附　丹皮　泽兰　鲜菊叶　青橘叶　当归　青蒿　蒺藜　鲜竹茹　（乳岩）

沈　震泽　乳房结核如拳，青筋暴露，脉来细涩。此因气血不和，郁结成岩。证属顽硬，无求速愈。拟煎剂以和营卫之乖违，进丸剂以攻结核之坚顽，庶几得中病机。

生洋参　茯苓　川芎　冬术　白芍　炙橘叶　归身　甘草　生地　牡蛎

附丸方：制香附　神曲　茯苓　甘草　川芎　白术　黑山栀　厚朴　橘红　楂肉　（乳岩）

青霞医案

方大人喆嗣仲侯，同予讲究医术之友也，其令正患乳射。舟广陵，就正于予，知其所患是干奶乳栗乳节之类也。肩舆[①]至舟，见其右乳坚硬，如石重坠，乳头缩入，七处溃出黄水，疮口翻出，头昏眼赤羞明，舌灰焦厚，业已昏晕，按乳有十二穰，今已窜七穰，如再迟延，全行窜破，势必翻花，成为乳岩，扁鹊复生，亦难挽回。予遂进疏肝解郁重剂，乳头伸出，疮口肉平，头目清爽。又夹进膏丸，坚硬消软，而遍身透出鲜红脓窠疮，幸矣哉。予独不解一乳核，何以转到如此之险，而旬余竟能收功，实力始念所不及，此皆仰赖大人洪福，故能得心应手。因思有谓予治病价大者，不知世俗不晓医之贤愚，病之轻重，此予之所以活而不活也。病固是大手笔，然士为知己者用，重以相知之诚，仅取药资，够敷药品，管仲无鲍叔，其名不彰，知己知后可耳。夫看病全在识证，不求对证用药，但拘执偏僻，鲜有不成大患者。予年逾古稀，阅历虽多，究于岐黄之术，尚克克焉而不敢自信。总之，生死定数，大病能愈，亦是定数。予非能生死人也，此自当生者，予能使之起耳。吴淮安曰：人不死于病，而死于医。诚为痛快语，予深慕之。聊记数语，并附脉案药方于后，留为仲侯阅看云尔。丙戌二月上潮，濑江沈青芝识。吴子圣教服阳和汤二十余剂以致如此。（乳栗）

正月二十二日，凡不乳妇人害乳，名曰干奶子。初起结核如棋子，渐大如鸡蛋，有名曰乳癖、乳栗、乳节、乳患之名，有十余种，但外科重在消散。然乳生此证，皆因肝火太旺，气血凝滞而成，先宜疏肝解郁消核，不至破烂，方为正治法门。今右乳周围漫肿，乳头下而及近胸近夹肢处已破烂五六块淌水，疮口胬肉翻出，其漫肿坚硬如石，乳头缩入不见，大非所宜。况乳

---

① 肩舆（yú）：即轿子。

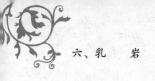

头属足厥阴肝,乳房属足阳明胃,《经》言,妇人之乳,男子之肾,皆性命之根也。奈何远道而来,不得不代为拟方,以疏肝解郁为法。

银花一两　公英一两　熟附片一钱　天花粉　木通　通草　柴胡　茯苓　栀子仁　白芥子　鲜橘叶三十片,如无橘叶用青皮　(乳栗)

马培之医案[223]

乳头属肝,乳房属胃。胃与脾相连,乳岩一症,乃思虑抑郁,肝脾两伤,积想在心,所愿不得,志意不遂,经络枯涩,痰气郁结而成。两乳房结核有年则掣痛牵连筋,肝阴亦损,气化为火,阳明郁痰不解,虑其长大成为岩症,速宜撇去尘情,开怀解郁,以冀消化乃吉。拟方候裁。

西洋参　童便制香附　青皮蜜炙　川贝母　全瓜蒌　赤白芍　毛菇　陈皮　夏枯草清半夏　当归　佩兰叶　红枣头　(乳岩)

乳岩破溃,乳房坚肿、掣痛,定有翻花出血之虞。难治之症,姑拟养阴清肝。

中生地　当归　白芍　黑栀　生甘草　羚羊片　丹皮　瓜蒌　大贝母　连翘　蒲公英(乳岩)

乳岩一年肿突,红紫甫溃,两目筋脉掣痛。难治之症,勉拟养阴清肝。

北沙参　麦冬　大贝　丹皮　当归　羚羊片　黑栀　连翘　甘草　泽兰　夏枯草　藕(乳岩)

肝郁乳核气化为火,抽引掣痛,恐酿成乳岩大症,宜清肝汤主之。

当归　瓜蒌　丹皮　夏枯草　连翘　大贝　黑山栀　泽兰　北沙　白芍　金橘叶(乳岩)

血不养肝,肝气郁结,右乳胀硬,乳头掣痛,势成岩症。急为清肝解郁,冀消化为要。

全瓜蒌　青皮　甘草　白术　薄荷　当归　柴胡　白芍　黑栀　丹皮　蒲公英　橘叶(乳岩)

暴怒伤阴,厥气火偏旺,与阳明之痰热交并于络,以致乳房坚肿,颈颜链接数核,或时掣痛,已成岩症,脉数右洪,气火不降,谨防破溃。急为养阴清肝。

羚羊片　天门冬　全瓜蒌　大贝　丹皮　黑栀　鲜石斛　连翘　泽兰　赤芍　黑元参蒲公英　(乳岩)

气虚生痰,阴虚生热,气火夹痰交并络中,乳岩坚肿,痛如虫咬。此阳化内风,动扰不宁,每遇阴晦之日,胸闷不畅,阴亏液燥。宜养阴清气化痰,缓缓图之。

天冬　羚羊　夜合花　橘叶　郁金　海蜇　蒌仁　茯苓　川贝母　泽兰　连翘　荸荠(乳岩)

过氏医案 [224]

阳湖黄大令仲和,左乳结核,不痛不红,日益大。余曰:此岩之渐也。在初起可用生南星、生草乌、商陆根,日以醋磨涂之,如言以治,果愈。

环溪草堂医案

任　妊娠六月,阳明养胎。阳明虚,厥阴横,乳房结肿,虽经溃脓,坚肿不消,最有传瓢之累。

焦白术　枳壳　青皮　炙甘草　制香附　苏梗　淡黄芩　栝蒌皮 （乳痈乳头风乳痰乳癖乳岩）

贝　木喜条达,条达则敷荣,土喜疏通,疏通则润泽,条达之性失,则郁而成火,疏通之性乖,则聚而为湿,乳头湿疡成焉。此无他,乳房属胃土,乳头属肝木,治以泄肝和胃。

川楝子酒炒,三钱　青陈皮同炒。各钱半　制半夏钱半　春砂仁五分　云茯苓三钱 （乳痈乳头风乳痰乳癖乳岩）

王　素体营亏,肝火暗动,近来寒热,乳头结肿略硬。此属肝郁不舒,气血不和所致。且以舒郁和肝。

川楝子酒炒,三钱　杜橘核炒打,三钱　东白芍炒,二钱　生甘草五分　青皮钱半　贝母三钱　归身炒,二钱　蒲公英三钱　净双钩二钱　连壳砂仁五分,后下

二诊　心脾营血内亏,肝家气郁不舒,前方舒郁和肝,故乳头之肿硬已消,而头眩、骨痛、心荡等症仍然。今以调养心脾之郁,兼佐和脾化湿。

西潞党三钱　当归身二钱　东白芍二钱　春砂仁五分　制香附二钱　青皮钱半　象贝母三钱　金铃子二钱　潼沙苑三钱　枣仁三钱　金毛脊酒炒,三钱　茯神三钱

另:归脾丸三钱,清晨服,用桑枝膏汤送下。（乳痈乳头风乳痰乳癖乳岩）

某　肝郁结成乳痰,延及旬月,坚中带软,顶色转红,势将穿溃。溃后见脓乃吉,若血多脓少,非所宜也。

川楝子　当归　青皮　白芍　橘红　川贝　香附　茯苓　砂仁

二诊　乳痰穿破,有血无脓,乃气虚不能引血化腐为脓也。防变乳岩,不易收功。

党参　归身　白芍　茯神　枣仁　川贝　香附　陈皮　牡蛎　砂仁　甘草　橘叶

诒按:此等郁痰证,须正气不亏,更能旷怀自遣,乃可医治,二者缺一,不可治也。

又单方:川贝三钱　橘红五钱　莱菔子炒,三钱　莲蓬皮另炙灰,五钱 （乳痈乳头风乳痰乳癖乳岩）

某　气郁痰凝,乳房结块,漫肿色白,不甚痛,症属乳痰。法拟养营舒肝,兼以化坚。

川楝子　郁金　茯苓　大贝母　牡蛎　香附　山茨菇　瓦楞子　天葵草　法半夏　陈皮　归身 （乳痈乳头风乳痰乳癖乳岩）

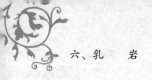

郑　素有肝火,横逆入络,去夏乳房结痰,溃脓收口,今复结核漫肿,阻于缺盆井穴。《内经》所谓:肝有邪,其气流于两胁。证虽外疡,实从内出。脉左弦数,右濡弱,潮热气逆,咳嗽痰多,胸痹纳少,统诸见证,皆肝邪侵胃,更侮肺金。惟热久津伤,柔肝顾阴,尤在所先,不当纯用疡家消肿法也。拟仲景炙甘草汤去阳药。

真阿胶　鲜石斛　生石决明　细生地　鲜南沙参　麦冬肉　生牡蛎　川贝母　白芍　白蒺藜　钩钩　橘叶　(乳痈乳头风乳痰乳癖乳岩)

吕　营枯无以养络,络脉不和,而成木硬,乳房结核,症名乳癖。更兼遍体肢麻掣痛,非养营无以生血,非泄木无以化结。治病之法虽则如是,然须开怀胸襟于服药之先。

四物汤加:青皮　川楝子　广郁金　左牡蛎　连壳砂仁　(乳痈乳头风乳痰乳癖乳岩)

于　木郁不达,乳房结核坚硬,胸胁气撑,腰脊疼痛。气血两亏,郁结不解,论其内证,即属郁劳;论其外证,便是乳岩。皆为难治。

党参三钱　香附二钱　川贝二钱　当归三钱　白芍二钱　青皮钱半　橘核三钱　狗脊三钱　杜仲三钱　砂仁五分

诒按:论病简洁老当。

二诊　乳岩,肝郁也。呕而不纳,脾胃弱也。胸胁背腹气攻作痛,元气亏,脾胃弱,木横无制也。《经》云:有胃则生,无胃则死。安谷者昌,绝谷者亡。勉拟一方,以尽人事而已。

川连五分,吴萸三分拌炒　盐半夏钱半　东白芍二钱　火麻仁三钱　朱茯神三钱　金橘叶数片　人参一钱,另煎冲

三诊　前方加炙黑草五分、乌梅肉三分。

另:金橘饼,过药。(乳痈乳头风乳痰乳癖乳岩)

曹　营虚肝郁,气结不舒,乳房结核,坚硬如石,此乳岩之根也。消之不易,必须畅怀为佳,用缪氏疏肝清胃法。

当归三钱　川石斛三钱　川楝子三钱,炒打　白芍一钱半　大贝母三钱　甘草四分　茜草一钱　山茨菇五钱　昆布一钱半,洗淡　制没药五分　乳香五分

二诊　前方化块软坚,此方养营舒郁,宜相间服之。

党参三钱　归身一钱半,酒炒　白芍一钱半　石决明五钱,打　茯神三钱　炒枣仁三钱　远志肉五分,甘草汤制　刺蒺藜三钱

丸方:川楝子一钱炒　当归一钱,酒炒　两头尖一两,炒　制首乌一两,炒　带子露蜂房三钱,炙

共研末蜜丸,每服三钱,开水下。(乳痈乳头风乳痰乳癖乳岩)

李　阴血亏,肝气郁,木来乘土,乳房结核,血不荣筋,筋脉拘急,病所由来,匪伊朝夕,症虽外疡,实从内生。法当养血荣筋,漫用攻消无益。

大生地　归身　香附　白芍　茯神　柏子仁　川贝母　刺蒺藜　丹皮　夏枯草　羚羊

角　木瓜　山茨菇

另附乳岩丸方：党参三两　熟地四两　白芍三两　归身二两　茯神三两　枣仁三两，炒　阿胶二两　冬术三两　香附三两　茜草炭三两　山药四两　陈皮一两　丹皮二两　沙苑子三两　山茨菇三两

共为末，用夏枯草半斤，煎极浓汁一大碗，滤去渣，将汁再煎滚，调下真藕粉四两为糊，和上药末，捣为丸，每朝服五钱，建莲、红枣汤送下。（乳痈乳头风乳痰乳癖乳岩）

陈莲舫先生医案

（案1）右。肝气充斥，挟痰入络为乳癖，挟饮扰中为吐沫，脉见细弦。治以和养。

半夏　毛菇八分　木神　佛手　左金丸　归须　远志　白芍　香附　青皮　丹参　会络　水炒竹茹　丝瓜络　（乳癖）

（案2）右。营失养肝，肝络郁热蒸痰，乳囊结核将成，乳癖恐潜滋暗长，奇经亦失禀丽而带下甚多，气虚挟痰。拟以和养。

洋参　木神　乌鲗　丹参　毛菇　远志　蛤壳　佛花　川贝　白芍　会络①　青皮（醋炒）　丝瓜络　（乳癖）

叶，右，三十四。乳癖起因，癖久不消，渐为胀大，肌肤板滞，按之坚结，属由癖成岩之势，若抽搐作痛，痛而色红，即能穿溃，溃后有血无脓，尤为可虑。考厥阴、阳明之脉皆绕于乳，虽属外疡，由内因而发，血不养肝，肝邪犯胃，当脘久有胀满，屡屡头眩火升，脉息弦大。拟以和化。

石决明　合欢皮　丹参　女贞　炒当归　木神　新会络、叶　杏仁　寄生　远志　料豆　川贝　丝瓜络

复：乳癖潜滋暗长，坚结不解，已成岩象，有时抽痛，有时色红。近复上为咯血，下为便闭。营阴久亏，痰热互扰，触感新邪，又有微寒微热，热势复甚，神烦心悸，脘胀纳呆，头眩火升，诸恙从此交集，脉息弦大。再从调气清阴，化痰热而和内外。

沙参　银柴　旱莲　合欢　石决　杏仁　女贞　蜜桑叶　杭菊　川贝　当归　乌芝麻　代代花　藕节　丝瓜络

又复：乳岩散漫，内胀外肿，四旁红晕又添。厥阴充斥，阳明内络大伤，以致纳食呆钝，食后作胀，肢体浮肿，心悸艰寐。种种营虚气痹，恐孔囊结盖之处溢脓为出血，脉见细弦，舌糙。从中挟痰郁湿，与肝邪为之互扰，拟清营和络。

洋参　蒲公英　木神　川贝　麻仁　绿萼梅八分　金斛　忍冬　生栝蒌　银柴胡　会络　青皮　丝瓜络　（乳癖）

曹沧洲医案

朱　乳岩已溃，法在不治，防出血。

---

① 会络：即橘络，因产于广东新会而名。

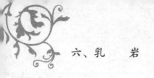

细生地四钱　合欢皮四钱　淡天冬三钱五分　醋炒归身二钱　土贝四钱,去心　酒炒蒲公英三钱　丝瓜络二钱　甘草节四分　两头尖三钱五分,绢包　（外疡门·乳科）

宋　郁火伤阴,痰气交结,酿成乳岩,溃腐流血,旁坚如石,脉细。此脏病也,为外症中之内病,理之不易。

细生地四钱　归身三钱五分　丹皮三钱五分,盐水炒　墨旱莲三钱　淡天冬三钱五分　白芍三钱五分　川楝子三钱五分,炒　忍冬藤四钱　川石斛四钱　合欢皮四钱　丝瓜络二钱　怀山药三钱五分　左牡蛎五钱,先煎　藕节五钱　（外疡门·乳科）

小　结

我们把乳癌、乳石痈、乳栗、乳岩等古代病名列为同类疾病,主要就是症状非常相似,不能截然分开,且中医古籍记载常常放在一起论述,内容十分丰富。

对于症状,如《外科集验方》认为"妇人积忧结成隐核,有如鳖棋子大,其硬如石,不痛不痒,或一年、二年、三五年,始发为疮,破陷空洞,名曰乳癌",明确提出乳癌的古病名。《外科十三方考》载:"发生时如豆大,或如枣核,渐渐扩大时可如鸡卵,其硬如石,但不红肿,如受风热或气恼时,即红肿而痛,经六七日后,又复如常。"

对于病因病机,如《诸病源候论》载:"乳石痈之状,微强不甚大,不赤,微痛热,热自歇,是足阳明之脉有下于乳者,其经虚,为风寒气客之,则血涩结成痈肿。而寒多热少者,则无大热,但结核如石,谓之乳石痈。"

对于治则预后,如《外科集验方》提出此病多认为难治或不可治,"若能清心远虑,薄滋味,戒暴怒,仍服内托活血顺气之药,庶几有可生之理也";或如《寿世保元》提出的"初便宜服疏气行血之药,亦须情思如意则可愈";或者如《济阴纲目》所言"若一有此,宜戒七情,远厚味,解郁结,更以养血气之药治之……一妇服益气养荣汤百余剂,血气渐复,更以木香饼灸之,喜其谨疾,年余而消";《外科十三方考》载"不可针破,若不慎而针破后,即血出不止,或弦翻不收,病遂危矣"。治疗上强调畅气机,调情志,用药以清热解毒、疏肝解郁、扶正祛邪为主要治则,扶正常用养荣汤、归脾汤等方。以上等等,较好地反映了古代医家对乳癌等疾病的客观认识。

在古代方药的选用上,如《外科集验方》的神效栝蒌散被后世医家所应用,现代也有较多的临床文献报道。如杨国武报道了神效栝蒌散联合化疗方案在晚期乳腺癌新辅助化疗中的疗效和毒性反应,从其临床客观缓解率和主要不良反应上看,治疗组明显优于对照组。此方用于乳腺疾病的治疗和保健,也有相关复方专利的申请,但并没有形成产品。另外,现代文献也有报道加味阳和汤治疗乳腺囊性增生病,阳和汤在古代文献中多应用于乳岩初起,但现代也没有同类的产品开发。又如《串雅内外编》用生蟹壳治疗乳岩,现代研究虽然也有相关专利申请,但是蟹壳并非主药。以上种种,我们认为可以进一步开发利用,也是我们下一步要关注的重点。

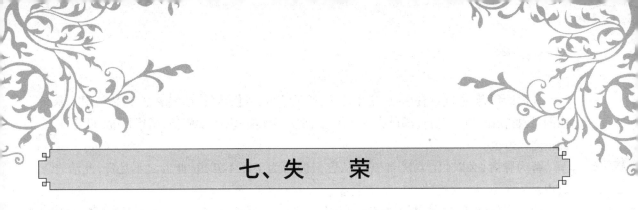

七、失　荣

概　述

　　失荣，因情志所伤，肝郁络阻，痰火凝结所发。病发于耳前后及颈项，初起微肿，皮色不变，日久渐大，坚硬如石，固定难移；后期破烂紫斑，渗流血水，气血渐衰，形容瘦削，状如树木失去荣华，故名。失营者，如《疡科心得集》所载："由肝阳久郁，恼怒不发，营亏络枯，经道阻滞，如树木之失于荣华，枝枯皮焦，故名也。生于耳前后及项间，初起形如栗子，顶突根收，如虚痰疬瘤之状，按之石硬无情，推之不肯移动，如钉着肌肉者是也。不寒热，不觉痛，渐渐加大；后遂隐隐疼痛，痛着肌骨，渐渐溃破，但流血水无脓，渐渐口大内腐，形似湖石，凹进凸出，斯时痛甚彻心，胸闷烦躁，是精神不收，气不摄纳也；随有疮头放血如喷壶状，逾时而止。"从症状描述来看，本病相当于西医学的颈部恶性淋巴肿瘤、腮腺癌以及淋巴结转移癌。

　　至于脱营之证，一种是指因情志所伤而致的虚劳类病证；一种是指因情志所伤而致的一种肿瘤，又作失荣。情志致病，其实是传统医学对肿瘤病因病机的重要贡献。《素问·疏五过论》主要指出恶性肿瘤发病情况是"病从内生"，而且在患病后，人体易于消瘦、神气虚乏，得病往往与情志因素有关。如患者所遇"尝贵后贱"或"尝富后贫"等人生境遇的突然恶化，则是重要的内因和诱因之一。

　　本篇收录失荣、失营、脱营等古代病名。

名　论

黄帝内经素问

　　黄帝曰：呜呼远哉！闵闵乎若视深渊，若迎浮云，视深渊尚可测，迎浮云莫知其际。圣人之术，为万民式，论裁志意，必有法则，循经守数，按循医事，为万民副，故事有五过四德，汝知之乎？雷公避席再拜曰：臣年幼小，蒙愚以惑，不闻五过与四德，比类形名，虚引其经，心无所对。

　　帝曰：凡未诊病者，必问尝贵后贱，虽不中邪，病从内生，名曰脱营；尝富后贫，名曰失精，五气留连，病有所并。医工诊之，不在脏腑，不变躯形，诊之而疑，不知病名，身体日减，气虚无精，病深无气，洒洒然时惊。病深者，以其外耗于卫，内夺于荣。良工所失，不知病情，此亦治之一过也。

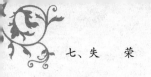

凡欲诊病者,必问饮食居处,暴乐暴苦,始乐后苦,皆伤精气,精气竭绝,形体毁沮。暴怒伤阴,暴喜伤阳,厥气上行,满脉去形。愚医治之,不知补泻,不知病情,精华日脱,邪气乃并,此治之二过也。

善为脉者,必以《比类》《奇恒》《从容》知之,为工而不知道,此诊之不足贵,此治之三过也。

诊有三常,必问贵贱,封君败伤,及欲侯王。故贵脱势,虽不中邪,精神内伤,身必败亡。始富后贫,虽不伤邪,皮焦筋屈,痿躄为挛。医不能严,不能动神,外为柔弱,乱至失常,病不能移,则医事不行,此治之四过也。

凡诊者,必知终始,有知余绪,切脉问名,当合男女。离绝菀结,忧恐喜怒,五脏空虚,血气离守,工不能知,何术之语。尝富大伤,斩筋绝脉,身体复行,令泽不息。故伤败结,留薄归阳,脓积寒炅。粗工治之,亟刺阴阳,身体解散,四肢转筋,死日有期,医不能明,不问所发,唯言死日,亦为粗工,此治之五过也。

凡此五者,皆受术不通,人事不明也。(疏五过论篇第七十七)

外科正宗

失荣者,先得后失,始富终贫,亦有虽居富贵,其心或因六欲不遂,损伤中气,郁火相凝,隧痰失道停结而成。其患多生肩之以上,初起微肿,皮色不变,日久渐大,坚硬如石,推之不移,按之不动;半载一年,方生阴痛,气血渐衰,形容瘦削,破烂紫斑,渗流血水。或肿泛如莲,秽气熏蒸,昼夜不歇,平生疙瘩,愈久愈大,越溃越坚,犯此俱为不治。予立二方,曾治数人,虽不获全愈,而不夭札[①]速死者,诚缓命药也。(卷之四·杂疮毒门·失荣症第一百三十四)

失荣症——生于耳前后及项间,初如痰核,久则坚硬渐大如石;破后无脓惟流血水,坚硬仍作肿痛异常,乃百死一生之症。(卷之一·痈疽门·痈疽图形第十五·痈疽等症三十图)

外科大成

失荣症生于肩项耳前耳后等处,初起如痰核,日久渐大,坚硬如石,推之不动,按之不移。一年半载方生阴痛,气血渐衰,形容削瘦,破烂紫斑,渗流血水。或如泛莲,兼多秽气,愈久愈大,越溃越坚。此由先得后失,六欲不遂,隧痰失道,郁火凝结而成。乃百死一生之症,宜内服和荣散坚丸,外贴飞龙阿魏化坚膏。虽不获全愈,而不致夭亡,诚缓命之至药也。[卷二·分治部上(痈疽)·颈项部·失荣症]

外科全生集[225]

阴毒之症,皮色皆同,然有肿有不肿,有痛有不痛,有坚硬难移,有柔软如绵,不可不为之辨。夫肿而不坚,痛而难忍,流注也。肿而坚硬微痛,贴骨、鹤膝、横痃、骨槽等类是也。不肿

---

① 夭札:原指遭疫病而早死。

而痛,骨骱^①麻木,手足不仁,风湿也。坚硬如核,初起不痛,乳岩瘰疬也。不痛而坚,形大如拳,恶核失荣也。不痛不坚,软而渐大,瘿瘤也。不痛而坚如金石,形如升斗,石疽也。此等症候,尽属阴虚,无论平塌大小,毒发五脏,皆曰阴疽。如其初起疼痛者易消,重按不痛而坚者,毒根深固,消之难速,治之之法,方有一定,学者览之了然。

马曰:柔软如绵,乃气与痰滞,治宜流气,气行痰即行。流注一名气毒,又名串痰。

又曰:乳岩、失荣、马刀,乃七情致伤之症,治宜解郁疏肝,不可照阴疽例治。(卷一·阴症门·阴疽论)

目经大成²²⁶

男妇失荣,致肌瘦面惨,目昏涩泣出,时见黑花,主此方。境顺而美,意快而足,凡此皆谓之荣。一不到头,含羞忍辱,忧戚倍于常人,甚则意境俱非,不堪回首,阴阴心病,销耗元神,故得前症。本科目为失荣,最不能治。虽归、地、五味、磁石、蕤仁、龟胶左益真精,当得天马腾空,触类便发。纵杞、戟、鹿胶、阳起石、桂、沉右壮真气,不奈木鸡妄执,滞而难通。至若菊花、怀牛膝一清一利,楮实、夏枯草以发以开,目光乍为一活,其默默绵绵之绪,幽郁不化,能保将来无复结之祸乎?方名驻景,要亦得此聊以销病居之岁月云。愿子若女,有势毋尽使,有福无尽享。所以毋尽者,盖天道好还,留余地为退步计也。《易》曰:日中则昃^②,月盈则亏。观象玩辞,可以修省矣。(卷之三·补阵·驻景丸四十二)

外科心法要诀

失荣耳旁及项肩,起如痰核不动坚,皮色如常日渐大,忧思怒郁火凝然。日久气衰形削瘦,愈溃愈硬现紫斑,腐烂浸淫流血水,疮口翻花治总难。

【注】失荣证,生于耳之前后及肩项。其证初起,状如痰核,推之不动,坚硬如石,皮色如常,日渐长大。由忧思、恚怒、气郁、血逆与火凝结而成。日久难愈,形气渐衰,肌肉削瘦,愈溃愈硬,色现紫斑,腐烂浸淫,渗流血水,疮口开大,胬肉高突,形似翻花瘤证。古今虽有治法,终属败证。但不可弃而不治,初宜服和荣散坚丸,外贴阿魏化坚膏,然亦不过苟延岁月而已。
(卷四·项部·失荣证)

杂症会心录²²⁷

失荣一症,《经》谓先富后贫,先贵后贱,心志屈辱,神气不伸,而忧煎日切,奉养日廉,始有此患也。夫营属阴血,卫属阳气,脉中脉外,乃往来之道路,故百骸得以荣养,经络得以流通,又何至脱营失精,而病从内生哉。无如禀赋素虚,平日以酒为浆,以妄为常,醉以入房,欲竭其精,以耗散其真,而郁火相凝,隧痰停结,乃成是症。其患多生肩之上下,初起微肿,皮色不变,日久渐大坚,硬如石,推之不移,按之不动,半载一年,方生阴痛,或破烂紫斑,渗流血水,或泛如莲,秽气薰蒸,病势至此,气血衰败,形容瘦削,未有不毙者矣。盖肝主谋虑,

① 骱(jiè):骨节与骨节衔接的地方。
② 昃(zè):太阳偏西。

心主血脉，肾主五液，思虑多则伤肝，精神耗则伤心，精液少则伤肾，肝伤则筋不荣而肿，心伤则血不生而枯，肾伤则液不润而塞，漫肿无头，发在关节，病虽在经，根实在脏。譬之树木根摇，而枝叶已先萎矣，奈何医家误认流痰痈毒，药进清凉表散，愈耗阴血，是速其危也。不知流痰之发，坚而痛，痛而红，红而肿，肿而溃，在阴则平塌不红，不肿不痛，数日立毙。失荣则坚久隐痛，皮色如故，数载乃亡也。其见症之不同，治法之各异，安可不细辨乎？初起宜六味归芍汤，久久服之，救其根也。病久隐痛，阴亏者宜左归加生脉汤，补其元也。阳亏者，宜十全大补汤，培血气也。虽然，六欲不遂，损伤中气，枯于外而及于内，耗其气而伤其形。如妇人之乳岩，男妇之瘰疬，皆精血亏而真元败，大筋短而小筋挛，其症岂草根木皮所能胜任哉。若《经》谓陷脉为瘘，与失荣相肖，但此乃经脉为病，脏气安然，观其所发，皆非关节之处，可以验其轻重矣。

病本难疗，而立论以救之，一片婆心，和盘托出。（卷下·失荣）

疡医大全

陈实功曰：失荣证得之于先得后失，始富终贫，亦有虽居富贵，其心或因六欲不遂，损伤中气，郁火相凝，隧痰失道，停结而成。其患多生肩之上，初起微肿，皮色不变；日久渐大，坚硬如石，推之不移，按之不动。半载一年，方能作痛，气血日衰，形容瘦削，破烂紫斑，渗流血水，或肿泛如莲，秽气熏蒸，昼夜不歇，平生疙瘩，愈久愈大，越溃越坚，犯此俱为不治。当以和荣散坚丸、飞龙阿魏化坚膏治之，虽不能愈，诚缓命之金丹也。治此证与乳岩相似。《正宗》。
（卷二十二·脑背部·失荣证门主论）

疡科心得集

夫失营马刀，一为不可治，一为可治，以患处部位相同而形又相似，故并而论之。失营者，由肝阳久郁，恼怒不发，营亏络枯，经道阻滞，如树木之失于荣华，枝枯皮焦，故名也。生于耳前后及项间，初起形如栗子，顶突根收，如虚痰疬瘤之状，按之石硬无情，推之不肯移动，如钉着肌肉者是也。不寒热，不觉痛，渐渐加大；后遂隐隐疼痛，痛着肌骨，渐渐溃破，但流血水无脓，渐渐口大内腐，形似湖石，凹进凸出，斯时痛甚彻心，胸闷烦躁，是精神不收，气不摄纳也；随有疮头放血如喷壶状，逾时而止。体怯者，即时而毙；如气强血能来复者，亦可复安。若再放血，则不能久矣亦有放三四次而毙者，余曾见过。此证为四绝之一，难以治疗。若犯之者，宜戒七情，适心志；更以养血气、解郁结之药，常常服之，庶可绵延岁月，否则促之命期已。其应用之方，如加味逍遥散、归脾汤、益气养营汤、补中益气汤、和营散坚丸等，酌而用之可也。（疡·卷中·辨失营马刀生死不同论）

医述 228

脱营尝贵后贱，虽不中邪，病从内生，名曰脱营。《素问》。

失营一证，《经》谓先富后贫，先贵后贱，心志屈辱，神气不伸，而忧煎日切，奉养日廉，如有此患也。夫营属阴血，卫属阳气，脉中脉外，乃往来之道路，故百骸得以荣养，经络得以流通，又何至脱营失精，而病从内生哉？无如禀赋素虚，平日以酒为浆，以妄为常，以欲竭其精，以耗散其真,而郁火相凝,隧痰停结,乃成是证。其患多生肩之上下,初起微肿,皮色不变,日久渐大,坚硬如石,半载一年,方生阴痛。或破烂紫斑,渗流血水;或泛如莲,秽气熏蒸,气血衰败,形容瘦削,未有不毙者矣。盖肝主谋虑,心主血脉,肾主五液。思虑多则伤肝;精神耗则伤心;精液少则伤肾。肝伤则筋不荣而肿;心伤则血不生而枯;肾伤则液不润而涩。漫肿无头,发在关节,病虽在经,根实在脏。譬之树木,根摇而枝叶已先萎矣。奈何医家误认流痰痈毒,药进清凉表散,愈耗阴血,是速其危也。不知流痰之发,坚而痛,痛而红,红而肿,肿而溃。在阴则平塌不红、不肿、不痛,数日立毙。失营则坚久隐痛,皮色如故,数载乃亡。见证不同,治法各异。(卷十二·杂证汇参·补遗)

外科证治全书

生于肩之上,耳之前后。初起肿核皮色如常,日渐长大,坚硬如石,推之不移,按之不痛,半载一年方作阴痛,由忧思恚怒,痰气凝结而成。初宜服紫元丹消之,每隔两日进一服,所隔之两日,以阳和汤、犀黄丸早晚轮服,外敷抑阴散。如溃,贴阳和解凝膏,内亦以阳和汤、犀黄丸轮服,日日不间,可冀收功。若经久溃,气血衰弱,形体瘦削,破烂紫斑,渗流血水,或肿泛如莲,秽气熏人,愈久愈大,越溃越坚者,俱属败证不治。

紫元丹通用五十一

阳和汤通用五:熟地黄一两　鹿角胶三钱　白芥子二钱　肉桂一钱　甘草一钱　姜炭五分麻黄五分

上酒水各半煎去渣,入鹿角胶溶化和服。

犀黄丸通用四十八

阳和解凝膏通用七十七

抑阴散通用五十八　(卷三·项部证治·痈疽就简·失荣)

疡科捷径

失荣诚是失荣缘,耳后多生颈项前。初起如痰坚不动,溃时皮色愈刚坚。绵延日久形消瘦,若是翻花难许痊。(卷上·项部·失荣症)

素问识[229]

陈氏《外科正宗》云:失荣者,先得后失,始富终贫,亦有虽居富贵,其心或因六欲不遂,损伤中气,郁火相凝,隧痰失道,停结而成。其患多生面项之间,初起微肿,皮色不变,日久渐大,坚硬如石,推之不移,按之不动,半载一年,方生阴痛,气血渐衰,形容瘦削,破烂紫斑,渗流血水,或肿泛如莲,秽气熏蒸,昼夜不歇,平生疙瘩,愈久愈大,越溃越坚,犯此俱为不治,此乃脱营之一证也。(卷八·疏五过论篇第六十八)

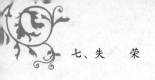

得心集医案

夫脱营者,营气内夺,五志之火煎迫为患,所以动辄烦冤①喘促,五火交煽于内,经久始发于外,发则坚硬如石。毓仁所谓初如痰核,久则渐大如石,破后无脓,惟流血水,乃百死一生之证,是以不立方论,良有以也。其形著也,或发膺乳腋胁,或发肘腕胫膝,各随阴阳偏阻,而瘕聚其处,久而不已。五气留连,病有所并,则上下连属如流注,然不可泥于毓仁之耳前后及颈间,方目之为失营也。以始发之时,不赤不痛,见证甚微,是以病者略不介意,逮至肿大硬痛,蟠根错节已极,岂待破后无脓方为百死一生之证哉?原夫脱营之病,靡不本之于郁,若郁于脏腑,则为噎膈等症,此不在脏腑,病从内生,与流注结核乳岩,同源异派。推其主治,在始萌可救之际,一以和营开结为务,而开结全赖胃气有权,方能运行药力。如益气养荣之制,专心久服,庶可望其向安;设以攻坚解毒清火消痰为事,必至肿破流水,津复外渗,至此日进参芪,徒资淋沥。其破败之状如榴子之裂于皮外,莲实之嵌于房中,与翻花疮形像无异,非若流注结核之溃后,尚可图治,亦不似失精之筋脉痿躄也。详脱营失精,经虽并举,而死生轻重悬殊。脱营由于尝贵后贱,虽不中邪,精华日脱,营既内亡,瘕复外聚,攻补皆为扼腕,良工无以易其情志也;失精由于先富后贫,虽不伤邪,身体日瘦,内虽气结,外无瘕聚,投剂略无妨碍,医师得以施其令泽也。然二者之病,总关情志,每每交加,而有同舟敌国,两难分解之势,故毓仁以失营二字括之。惜乎但启其端,而肯綮示人之术,则隐而不发,何怪粗工谬言为道,妄用砭石,宁免五过四失之咎欤!(卷四·杂症门·颊颐浮烂)

外科证治秘要 [230]

痈疽、疔毒、痰瘤之外,另有奇特名色,今古相传,亦不可不知。如生于腿湾名曲鳅;生于跨凹名鱼口;生于颈间硬而不移,按之尚有情者,名马刀痰;按之无情如石者,名失荣。此自古相传,彰彰可考,不可强立名色也。(第一章辨证总论)

失营生于耳前后及颈项间。初起形如栗子,顶突根收,按之石硬,推之不动,不寒不热,不觉痛,渐渐加大后遂隐隐疼痛,渐渐溃破,但流血水无脓,渐渐烂大,凹进凸出,痛甚心烦,血出如喷,不可救矣。此属绝症,由血虚肝郁而生。(第二十一章失营、马刀、瘰瘤)

经验选秘 [231]

失荣生在项间。此患多生肩胛以上,初起微肿,皮色不变,日久渐大,坐硬如石,推之不移,按之不动。其症与石疽相同,急照石疽各方治之。(卷二)

脉义简摩 [232]

小儿脑后耳后多核者,此太阳、少阳之气不达,常病寒热,气与液搏结而成,所谓恶核失荣也。亦由于先天不足。宜外治以散之,内服生津补血之剂以清之。愈后,须用温补以助肾

---

① 烦冤:即烦悗,指躁动不安之证。

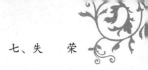

气。核多者,不宜种痘,以其气结也。旧法:生山药擦之。(卷八儿科诊略·病因治法大略)

名　　方

和荣散坚丸

【文献出处】《外科正宗》

【原文摘录】和荣散坚归地参,茯陈术附贝南星,丹酸远柏并龙齿,芦荟朱砂与角沉。

治失荣症坚硬如石,不热不红,渐肿渐大者服。

归身　熟地　茯神　香附　人参　白术　橘红各二两　贝母　南星　酸枣仁　远志　柏子仁　丹皮各一两　龙齿一对,煅。无龙齿,鹿角尖二两煅代之　芦荟　角沉各八钱　朱砂六钱,为衣

上为细末,炼蜜丸桐子大,每服八十丸,食后用合欢树根皮煎汤送下。患者若改往从新,淡薄甘命,其中有得愈者,十中一二,否则难脱然也。

飞龙阿魏化坚膏

【文献出处】《外科正宗》

【原文摘录】治失荣症及瘿瘤、乳岩、瘰疬、结毒,初起坚硬如石,皮色不红,日久渐大,或疼不疼,但未破者,俱用此贴。

用蟾酥丸药末一料,加金头蜈蚣五条,炙黄,去头足,研末,同入熬就,乾坤一气膏二十四两,化开搅和,重汤内顿化,红缎摊贴,半月一换,轻者渐消,重者亦可停止,常贴保后无虞矣。

驻景丸

【文献出处】《目经大成》

【原文摘录】男妇失荣,致肌瘦面惨,目昏涩泣出,时见黑花,主此方。

枸杞　地黄　苁蓉　当归各四两　阳起石醋煮　磁石三两　巴戟天　五味子　葳蕤仁　牛膝各二两　肉桂　沉香各一两五钱　夏枯草　菊花　楮实各一两

龟胶、鹿胶合蜜,和丸梧子大,朱砂为衣。

和荣散坚丸

【文献出处】《外科心法要诀》

【原文摘录】治失荣。调和荣血,散坚开郁。

川芎　白芍酒炒　当归　茯苓　熟地　陈皮　桔梗　香附　白术土炒。各一钱　人参　甘草炙　海粉　昆布　贝母去心。各五钱　升麻　红花各三钱　夏枯草熬汤,再加红蜜四两,再熬成膏,一斤

共研细末,夏枯草膏合丸,如梧桐子大,每服三钱,食远白滚水送下。

身热,加黄芩、柴胡;自汗、盗汗,去升麻,倍人参,加黄芪;饮食无味,加藿香、砂仁;饮食

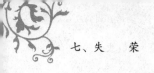
不化,加山楂、麦芽;胸膈痞闷,加泽泻、木香;咳嗽痰气不清,加杏仁、麦冬;口干作渴,加知母、五味子;睡眠不宁,加黄柏、远志、枣仁;惊悸健忘,加茯神、石菖蒲;有汗恶寒,加薄荷、半夏;无汗恶寒,加苍术、藿香;妇人经事不调,加延胡索、丹皮;腹胀不宽,加厚朴、大腹皮。

(陈氏)和营散坚丸

【文献出处】《疡科心得集》

【原文摘录】治失营证坚硬如石,不热不红,渐肿渐大者。

人参　当归　白术　茯神　香附　橘红　熟地　南星　贝母　远志　丹皮　柏子仁　枣仁　角沉　芦荟　龙齿　朱砂

上为末,炼蜜丸,每服三钱,食后用合欢树皮煎汤送下。

逍遥散

【文献出处】《疡科心得集》引《元戎》

【原文摘录】治肝郁不舒,致成乳癖、乳岩、失营、瘰疬等证。

当归　白芍　白术　茯神　柴胡　甘草　薄荷

上姜水煎服。

化坚丸

【文献出处】《疡科心得集》

【原文摘录】治肝经郁火,乳痰乳癖,及颈项失营、马刀,郁痰疬核。

大生地四两　川芎酒炒,二两　白芍酒炒,二两　川楝子连核打炒,二两　当归酒炒,二两　丹参酒炒,二两　牡蛎煅,三两　夏枯草烘,三两　花粉炒,二两　香附醋炒,二两　半夏炒,二两　石决明煅,三两　郁金炒,二两　青皮炒,二两　橘核炒,三两　全虫酒炒,一两五钱　沉香镑研,五钱　茯苓二两　刺蒺炒,二两　土贝母去心,二两　延胡炒,二两　柴胡炒,五钱　苏梗粉一两　两头尖炒,三两

共为末,炼蜜丸,每朝服五钱,陈酒送下。

紫元丹

【文献出处】《外科证治全书》

【原文摘录】治一切阴疽、阴发背、失荣、乳岩、恶核、石疽、贴骨、流注、龟背、痰核等证。凡初起皮色不异,或微痛,或不痛,坚硬漫肿,俱可用此消之。

当归　独活　红花　羌活　秦艽　穿山甲焙　川断　僵蚕生　牛膝　延胡索　川郁金　香附　苍术　杜仲　川乌姜汁制　草乌姜汁制　麻黄去根、节,炒　制乳香　制没药　全蝎各一两　骨碎补四两,去毛,炒　蜈蚣十条,炙　蟾酥五钱,酒化拌药

共为细末,番木鳖一斤半、麻黄、绿豆煎水浸透,去皮心入麻油内煎老黄色取起,拌土炒筛,去油另为末。上将制过木鳖末同前药末各半对和,水法跌为丸,每服八分,身弱者五六分,临卧热陈酒送下,出汗避风。如冒风发麻,姜汤、热酒可解。服法每间一两日再服。凡红肿

痈毒及孕妇忌此。

阳和解凝膏

【文献出处】《外科证治全书》

【原文摘录】(通用七十七)新鲜大力草即牛蒡子草,连根叶,三斤　白凤仙花四两,活者

上用香油十斤,将二味熬枯去渣,次日再入后药:

川芎四两　川附子　桂枝　大黄　当归　草乌　川乌　地龙无则用穿山甲　僵蚕　赤芍
白芷　白蔹　白及各二两　续断　防风　荆芥　五灵脂　木香　香圆　陈皮各一两

上熬枯,住火片时,油将冷,用夏布滤净渣,将油称准斤两,用细绢将油入锅内要清净为
度,用火熬滚,每油一斤加飞过黄丹六两五钱,徐作投入搅和,文火慢熬,至滴水成珠不粘指
为度,即用湿粗纸罨火,将油锅移冷灶上,下后药末:

制乳香末　制没药末各二两　麝香末一两　苏合油四两

上将三味研极细,同药合油入膏熔化搅匀,半月后摊贴。

抑阴散

【文献出处】《外科证治全书》

【原文摘录】(通用五十八)草乌二两　南星　独活去节　香白芷　狼毒各一两

上为细末,葱汁调涂。

滋营散坚汤

【文献出处】《疡医大全》

【原文摘录】滋营散坚四物汤,参苓甘桔术陈当。升麻香附同川贝,海粉红花昆布尝。

人参　归身　海粉　红花　桔梗　熟地　白芍　川贝　陈皮　炙草　白术　川芎　云
苓　香附　昆布　升麻　生姜　红枣

阳和汤

【文献出处】《验方新编》

【原文摘录】治乳岩、失荣、石疽、恶核、痰核、瘰疬、流注、横痃,并治一切色白平塌阴疽
等症。此为阴疽圣药,万应万灵,从无一失,珍之宝之。

熟地一两　真鹿角胶三钱　上肉桂　甘草各一钱　炮姜　麻黄各五分

水煎服。服后再饮好酒数杯,谨戒房事,服至病愈为止。无论冬、夏皆宜,不可妄行增减。
体虚极者,肉桂、炮姜可加一二倍用,或加附子更妙。又痈毒诸方内,降痈活命饮亦治阴疽,
方用肉桂、炮姜各用至钱半之多,诚以阴寒凝结非此不为功也,宜参看酌用。

犀黄丸

【文献出处】《验方新编》

【原文摘录】治石疽、恶核、失荣、瘰疬、乳岩、流注、横痃、肺痈、小肠痈,一切腐烂阴疽,

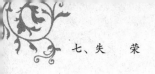

屡试神验,百发百中之仙方也。

制乳香　制没药各一两　麝香　犀牛黄各三分

共为细末,取黄米饭一两捣烂,与各药末和匀为丸,如粟米子大,晒干忌火烘,每服三钱,热陈酒送下,患生上部临睡时服,下部空心服。

铁熨法

【文献出处】《验方新编》

【原文摘录】治乳岩、流注、失荣、瘰疬、恶核、痰核,一切阴疽初起未成者。

铁镰二三块

用敲火所用的铁镰二三块,在石上敲令极热,在患处时时轮流熨之宜顺熨,不宜倒熨,初熨微痛,久则痛止毒消,无论何项阴疽,无不神效。

阴疽无价活命仙丹

【文献出处】《验方新编》

【原文摘录】此丹通治落头疽、耳后锐毒、遮腮、骨槽风、阴对口、阴发背、乳岩、恶核、石疽、失荣、鹤膝风、鱼口、便毒、瘰疬、流注、一切阴疽,内不必服药病重者仍服前阳和汤更妙,外不必敷药,惟用此药一丸放手心中紧紧握住,用布带将手指捆拢,不紧不松,免使药丸移动,捆至六个时辰,将药丸埋入土中不可使鸡犬误食,食则必死,再换一丸,照前捆好,日夜不断。不论如何肿痛溃烂,用至数丸,自能收口生肌。轻者一二丸立见功效。忌食鸡、鹅、鱼、虾发物,已愈不忌,惟女色宜谨戒半年。

顶上真麝片一钱,此药真者最贵,或三四五六分均可　火硝三钱　白矾三钱　净黄丹三钱　胡椒一两

以上共研细末,用熟蜜和为两丸,病在左放左手,病在右放右手,病在中男左女右,病在腰以下放脚心,仍分左、右、中为要。孕妇忌用。

* 蛇床子草酒

【文献出处】《外科传薪集》

【原文摘录】专治头项瘰疬、痰核、马刀、失荣等症。

蛇床子草五两　烧酒五斤

先将瓶酒晒热,然后入草浸之,每日早晚,照量大小服之。若症势年数未久,服之一年,即可全愈。

* 外用方

【文献出处】《疑难急症简方》

【原文摘录】治失荣、瘰疬、蛇咬等症。

鲜天南星一名独立一枝枪

捣敷,极妙。

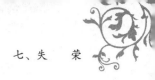

名　案

卫生宝鉴

镇阳有一士人，躯干魁梧而意气雄豪，喜交游而有四方之志，年逾三旬，已入任至五品，出入从骑塞途，姬侍满前，饮食起居无不如意。不三年，以事罢去，心思郁结，忧虑不已，以致饮食无味，精神日减，肌肤渐至瘦弱，无如之何，遂耽嗜于酒，久而中满，始求医。医不审得病之情，辄以丸药五粒，温水送之，下二十余行。时值初秋，暑热犹盛，因而烦渴，饮冷过多，遂成肠鸣腹痛而为痢疾，有如鱼脑，以至困笃，命予治之。诊其脉乍大乍小，其证反复闷乱，兀兀欲吐，叹息不绝。予料曰：此病难治。启玄子云：神屈故也。以其贵之尊荣，贱之屈辱，心怀慕眷，志结忧惶，虽不中邪，病从内生，血脉虚减，名曰脱营。或曰：愿闻其理。《黄帝针经》有曰：宗气之道，纳谷为宝，谷入于胃，乃传之脉，流溢于中，布散于外，精专者行于经隧，终而复始，常营无已，是为天地之纪。故气始从手太阴起，注于阳明，传流而终于足厥阴，循腹里，入缺盆，下注肺中，于是复注手太阴，此营气之所行也。故日夜气行五十营，漏水下百刻，凡一万三千五百息，所谓变通者并行一数也，故五十营备，得尽天地之寿矣。今病者始乐后苦，皆伤精气，精气竭绝，形体毁沮，暴喜伤阳，暴怒伤阴，喜怒不能自节。盖心为君主，神明出焉，肺为相辅，主行荣卫，制节由之，主贪人欲，天理不明，则十二官相使，各失所司，使道闭塞而不通，由是则经营之气脱去，不能灌溉周身，百脉失其天度，形乃大伤，以此养生则殃，何疑之有焉！（卷二·脱营）

外科正宗

一妇人中年肥胖，生渴三载，右手食指麻痒月余，后节间生一小泡，随后本指渐肿，疼胀不堪，视之原泡处已生黑斑，半指已变紫黑；此亢阳之极，乃成脱疽。诊之脉洪大、数而有力，此与肥人相反，如再黑色上延，坏人迅速。询问此妇先居富室无嗣，每纵膏粱，架烘炉炭，又兼多服种子热药，中年丧夫，家业尽被嗣人侵费，致久怀忧郁，后与寡母同栖，身耽寂寞，此先富后贫，所愿不得，又为失荣症也。辞不可治。彼妇母子再三哀恳，予亦无之奈何，乃遵孙真人治法，在肉则割，在指则切。此外无他，彼愿从之。先用人参养荣汤，随用软绢条尺许缠裹黑色尽处好肉节上，以渐收紧扎之，庶不通行血络，次用利刀放准，依节切下，将手随浸甘草温汤中片时，其血不大多，其疼亦不大甚，患者曰：惟心之惧不知而下以神力之佑也。予曰：所嫌者切而不痛，此为气血筋骨俱死；此物虽脱，其症未可得愈。每以八味丸料加人参、麦冬大剂煎服，先救肾水，次扶脾胃，间用金液戊土丹以解药毒。后三日，所扎指上渐渐放松，以通血脉，搽贴红、黑二膏生肉止痛，次后手背手掌日渐发肿，势恶之甚，惟不黑色，此内毒已出之故，仍用神灯照法，兼以猪蹄汤淋洗。后又肿上皆出数头，流出脓血，不许其许，两月外方得原肿稍退，脓秽稍减，又以参术膏、人参养荣汤兼服，半年外方妥，此妇虽活，五指失矣。（卷之二·上部疽毒门·脱疽论第十八·脱疽治验）

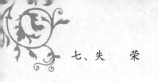

素圃医案[233]

俞子浩兄令眷,年近四十,艰嗣多郁,颈傍结一核,数年矣。后因丧子,其核渐大,内逼咽喉,妨碍饮食,有似外科失荣证。疡科作瘰瘤治,愈大愈坚,渐加发热咳嗽,竟似失荣证矣。用逍遥散治之不效,又仿《外科正宗》,用益气养荣汤,内有参、芪。甫二剂,便喘不能卧,由是医药杂投,有用葶苈泻肺者,有用苏子降气者,渐致汗出泄泻,阳气下脱,六七日喘犹不止,已备终事,复商于余。诊脉细数,余沉思良久,其先结核,乃肝木部位,郁久化火,此火结之核,尚非失荣,误用黄芪,助其肝火,火灼肺金,因而大喘。先无他病,虽然喘久,断非气脱,盖乙癸同源,肾肝同治,补肾滋肝,引气下归。用六味地黄汤,加归、芍、麦冬、五味子、牛膝,服四剂喘定,二十剂能平卧。后用六味地黄丸,加沙参、元参、贝母、归、芍,丸药三斤,并结核亦全消矣。(卷四·女病治效)

薛案辨疏

一男子颈间结核,大溃年余。一男子眉间一核,初如豆粒二年渐大如桃,悉用清肝火、养肝血、益元气而愈。

疏曰:此案亦云清肝火,养肝血,益元气。即前所用芦荟、六味、补中也。余谓此症多肝经郁火,须加味逍遥,重者用茱、连,更多肝脾结症,须加味归脾而兼间用之以前方,此亦先生法也。结核一症,须辨血燥筋挛与结痰成块二种,血燥筋挛名失营,结痰成块名瘰疬,一滋补其阴,一疏利其结,治法迥乎不同,可不审诸。(卷下·肝肾亏损血燥结核等症)

环溪草堂医案

曹　七情郁结,痰火上逆,入于肝胆之络,颈项结核,大者坚硬如石,小者如梅如李,此失荣证也。舌根强,饮食呛,肺胃津枯,心肝火亢,又将舌岩矣。此证在法难治,须自怡情安养,庶几带疾延年。

鲜石斛八分　黑玄参三钱　羚羊片三钱　净钩钩钱半　川贝母三钱　丹皮炒,钱半　生蛤壳三钱　云茯苓三钱　石决明五钱　雪梨肉两大片　鲜竹茹三钱　(卷四·痰疬马刀失荣)

医案类录[234]

童牧邨先生,因迁葬祖茔,日行山径,偶感风邪,兼以经费过钜,日夜踌躇,致使肝气不舒,耳后突结小核,自谓风寒结聚,用熟蛋滚取,烫成白泡,破之水出,迎外科医治。医者称为耳后发,于破皮流水之中,掩以滚浓汁,意在提脓拔毒也。先生掩药后,痛不可忍,昼夜呻吟,饮食不进,召余问治。诊其脉,六部俱沉,肝脉稍紧,此乃肝家郁结,非外症也。先生曰:外科云是耳后发,我看此症类于失荣,甚以为忧,内乃指为肝家郁结,意亦似是,何方治之? 余遂拟用桂枝五钱、柴胡三钱、白芍八钱、甘草二钱、橘核五钱、荔枝核五枚,捣破为引。外用竹沥、姜汁,随时调敷,数服后,结核全消。此方之妙,不在柴胡,而在二核。盖柴胡同桂枝、白芍,只能舒散肝气,而所结之核,非二核不能见功。橘核善疏有形之气滞,荔核善破无形之气结,合而成方,故效如桴鼓。其外涂竹沥、姜汁者,以疮毒由内达外,患在肌肉之内,结核由外结内,患在膜原之间,皮之内肉之外也。非竹沥不能达膜原,非姜汁不能散结滞,非成方也,亦奇治也。录之以记一得。(附录医验外症)

外证医案汇编

董　元墓　失荣已溃,愈烂愈坚,不时渗流血水,脉形皆现虚象,是谓败症。但不可弃而不治,古人立和营散坚丸,最为恰妥,舍此别无他法矣。

人参　熟地　当归　桔梗　升麻　茯苓　白芍　陈皮　昆布　红花　白术　川芎　川贝母　海粉　甘草　香附

为末,夏枯草膏泛丸。(失荣证)

陈　太仓　颈项痰核,推之不动,按之如石,失荣已成。

石决明　新会皮　滑石　甘草　连翘　川贝母　(失荣证)

顾　江阴　症系失荣,由肝气郁积而成。消之不易,全凭耐养为安。

甜葶苈　瓜蒌　川贝　杜苏子　澄香　橘叶

复方　证似轻松,仍以散坚开郁。

青橘叶　通草　蒌仁霜　苏子　川石斛　钩藤　川贝母　月石①

又,丸方:毛沉香　白芍　茯苓　甜葶苈　川贝母　天竺黄　海浮石　杜橘红

夏枯草汤泛丸。(失荣证)

陈莘田外科方案

孙,左,船上。七月廿二日。郁怒伤肝,思虑伤脾,肝脾郁火蒸灼生痰,痰痹于络,右耳根失荣。起经十有余年,渐次长大,块磊高突,腐溃翻花,流水气秽。舌苔剥落,脉来细数。耄耋之年,当此病魔,何能胜任耶? 勉拟方,再请高贤酌之。

西洋参　生白芍　茯神　川贝　石决明　制首乌　炒丹皮　远志　甘草　嫩钩钩　藕汁　(卷二·失营)

马培之医案

肝郁不舒,气火夹痰,凝结颈左,失荣坚肿,筋脉攀痛,宜清肝解郁。

川芎　当归　白芍　生地　夜交藤　僵蚕　蛤粉　大贝　钩钩　夏枯草　丹皮　金橘叶

失荣坚肿,痛攀肩背,原方加黑山栀三钱,去夜交藤、钩钩。(失荣)

操劳思虑,郁损心脾,木失畅荣,气化为火,阳明浊痰藉以上升,致颈左坚肿,成为失荣。燔热刺痛,痰火交并络中,投剂以来,肿热略减,惟动则气升,饮咽作阻。卧则渐平,肺为气之

---

① 月石:即硼砂。

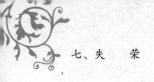

主,肾为气之根,水不养肝,蛰藏失职,肝逆直奔,肺胃职是之故。宜滋水柔肝,纳气归肾。但舌苔白滑而两边尖,渐缝阴分固伤,上焦痰气痹郁,似宜先清其上,兼平肝木,俾郁解痰消,饮食畅进,嗣后再商补肾。服清肺化痰之药。

肝郁夹痰,项右失荣,坚肿,经今五月,胸背颈项攀痛,肝脾两伤,气血并损。姑拟益气养荣。

当归身　党参　冬术　白芍　川芎　清半夏　陈皮　炙甘草　炒生地　佩兰　红枣　煨姜　（失荣）

疡科指南医案[235]

血从清窍而出,继见颈侧患疡,板硬无情,神形顿改,所谓失荣,独阳无阴者不治,独阴无阳者亦不治,此其是也。远途而来,勉付一方:

元参一两　甘草节一钱　首乌二两　煅牡蛎盐水,一两　生赤白芍各二两

外用鲜狼毒捣烂,加盐敷之,能渐和软,乃是效处。荸荠、海蜇、海粉每日食一两许。（项部）

小　　结

失荣的治疗在历代重要外科文献中均有记载,比如内服和荣散坚丸,外用阿魏化坚膏等。和荣散坚丸首创于《外科正宗》,后世外科著作所载和荣散坚丸也有"和荣血,散坚开郁"的功效,用药却差异很大。在《外科正宗》的和荣散坚丸中,归身、熟地、茯神、人参、白术等和荣补虚;橘红、贝母、南星、煅龙齿祛痰散结软坚;酸枣仁、远志、柏子仁、朱砂安神宁心;香附、丹皮理气和血;芦荟、角沉攻坚祛郁火,全方和荣补虚与散结攻坚同用。而《医宗金鉴·外科心法要诀》和荣散坚丸与《外科正宗》的和荣散坚丸相比,只有当归、熟地、人参、白术、贝母、香附等6味药是相同的,其他均进行了调整;另以川芎、红花等加强行血祛瘀;白芍、升麻、夏枯草清郁火、散郁结;海粉、昆布联合贝母、陈皮、桔梗化痰散结。两方相较,前方更重视安神解郁,后方行瘀更强,但基本的辨证思路是一致的。这些都是历代文献留给我们的重要经验总结,我们在传承的时候也要加以分析,才能更好地解决临床实际问题。

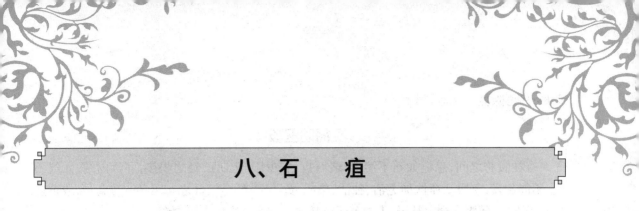

八、石 疽

概　述

石疽的病症描述,最早见于《素问·至真要大论》:"太阴之胜,火气内郁,疮疡于中,流散于外……足胫胕肿,饮发于中,胕肿于上。"这里的疮疡包括了疽。《冯氏锦囊秘录·方脉足病合参》:"凡内伤酒食,脾胃营运之气有亏,不能上升,乃下流乘其肝肾之位,注于足胫,加之房事不节,邪气乘虚,乃为脚气,久而不愈,遂成痼疾。坚硬如石,谓之石疽,肉色紫赤,皮肉溃烂,名为缓疽,惟宜温补。"石疽可生颈项间,可生腰胯之间,可在膝上生,分别称之为上石疽、中石疽、下石疽,其特征为坚硬如石。多由沉寒客于经络,气血凝结而成。据其症状,石疽似恶性淋巴瘤等现代疾病。

名　论

诸病源候论

此由寒气客于经络,与血气相搏,血涩结而成疽也。其寒毒偏多,则气结聚而皮厚,状如痤疖,坚如石,故谓之石疽也。(卷之三十三·痈疽病诸候·石疽候)

圣济总录

石疽与石痈之证同,比石痈为深。以寒客经络,气血结聚而不得散,隐于皮肤之内,重按如石,故谓之石疽。痈疽皆热气之所作,今寒气为梗,故凝结不化,其毒内著,结硬如石,治宜温其经络,使热气得通,其毒外泄,故能腐熟而发散,化脓血而出也。(石疽)

外科集验方

盖缓疽、石疽皆寒气所作,深伏于骨髓之间,有肿与皮肉相似,若疼而坚硬如石,故谓之石疽。缓疽其热缓慢,积日不溃,久乃赤紫黯色,皮肉俱烂,故名曰缓疽。此二者其治,初觉便宜补虚托里温热之剂,以取消矣。(卷下·附骨疽论)

世医通变要法

夫疽者,五脏不调之所致也。五脏主里,其气深,故疽皮厚而肿坚。今世俗不审病人,又不验其疮毒用药,故此不效。余今将痈疽之分,临证之时,审其病人虚实痛痒,照依方法加减

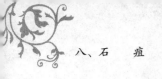

调理,病可除矣。(石疽一百四十)

简明医彀

有在腰胯之间,患疽如石不溃者,名石疽,属少阳、阳明二经之积热,邪毒内结,元气不足,不能起发,急服活命饮加羌活、独活、柴胡、黄芩,及紫金锭汗之。实者一粒金丹,或黄连内疏汤下之,随服十全大补汤、人参养荣汤托之。[卷之八·腰疽(附:石疽)]

外科启玄

石疽者,亦寒热相袭,深伏骨髓,但肿痛坚硬如石,故名曰石疽。其治法皆宜补托之剂,加附子等药。以其性温热而消骨内寒痛,临症相得,妙在斯矣。(卷之二·明附骨疽论)

是足阳明胃经,多气多血,生于缺盆二穴之分。一名发历疽,十日可刺。如无脓者名曰石疽。如他再生四五头,子母大小者,又名历疮。甚恶,毒入心者死。有白脓赤肿,饮食知味者生。(卷之六·蠹疽)

外科大成

石疽,生颈项间,坚硬如石,皮色不变,由沉寒客于经络,气血凝结而成。初起者用艾灸之,至五七十壮方止。次以麦饭石膏贴之,渐渐求愈。非若失荣之顽恶也。(卷二·分治部上痈疽·颈项部·石疽)

石疽,生腰胯之间,肿而无头,皮色不变,坚硬如石,属少阴阳明二经积热所致。治同湿流注,亦由元气虚而邪气固结也。若黑陷麻木,呕哕不食,神昏脉散而代者,死。(卷二·分治部上痈疽·腰部)

石疽,肿不变色,漫肿疼痛,坚硬如石,此寒气之肿也。或捣生商陆根,加盐少许敷之。(卷二·分治部上痈疽·膝部)

肿坚如石,痛则微红,而疽则皮色不变。久不作脓,由深寒客于经络者,宜服黄芪丸。初宜艾灸三五十壮,若生于面颊者,则不宜灸,用麦饭石膏敷之。由脾气郁结荣气不从所致者,宜致和丸服之。久服全消。(卷四·不分部位大毒·内痈总论·石痈　石疽)

洞天奥旨

蠹疽者,疽生于缺盆之穴也。缺盆属足阳明胃经也,胃乃多血多气之腑。缺盆生疽,阳症居多,苟不慎疾,不戒恼怒,不断房劳,必变阴症,不可信为阳症,而妄用消火败毒之药也,俗名历发疽。十日可刺,刺之有脓者,阳疽也;刺之无脓者,阴疽也,俗称之曰石疽。言其如石之坚,刺之不应也。更有一头未已,再生四五头,子母大小不等,又名历疮,其势虽轻,其毒更重,生至心者死。倘有白脓赤肿,疮不黑陷,饮食知味者生。治法总不外补以化毒也。(卷

七·蠹疽）

外科全生集

阴毒之症,皮色皆同,然有肿有不肿,有痛有不痛,有坚硬难移,有柔软如绵,不可不为之辨。夫肿而不坚,痛而难忍,流注也。肿而坚硬微痛,贴骨、鹤膝、横痃、骨槽等类是也。不肿而痛,骨骺麻木,手足不仁,风湿也。坚硬如核,初起不痛,乳岩瘰疬也。不痛而坚,形大如拳,恶核失荣也。不痛不坚,软而渐大,瘿瘤也。不痛而坚如金石,形如升斗,石疽也。此等症候,尽属阴虚,无论平塌大小,毒发五脏,皆曰阴疽。如其初起疼痛者易消,重按不痛而坚者,毒根深固,消之难速,治之之法,方有一定,学者览之了然。（卷一·阴症门·阴疽论）

外科心法要诀

石疽生于颈项旁,坚硬如石色照常,肝郁凝结于经络,溃后法依瘰疬疮。

【注】此疽生于颈项两旁,形如桃李,皮色如常,坚硬如石,胻①痛不热。由肝经郁结,以致气血凝滞经络而成。此证初小渐大,难消难溃,既溃难敛,疲顽之证也。初起气实者,宜服舒肝溃坚汤;气虚者,宜服香贝养荣汤,外用葱白、蜂蜜,捣泥敷贴。日久不消者,以阳燧锭②每日灸之,以或消、或软、或将溃为度,既溃法同瘰疬。（卷四·项部·上石疽）

石疽寒凝瘀血聚,生于腰胯最缠绵,坚硬如石皮不变,时觉木痛消溃难。

【注】此证由寒气瘀血凝结,生于腰胯之间,缠绵难以收功。其疽时觉木痛,难消难溃,坚硬如石,皮色不变。初宜内服没药丸,外用鲜商陆捣烂,贴于患处治之,随用艾壮当顶灸之,以软为度。溃后按痈疽溃疡治法。（卷四·腰部·中石疽）

下石疽在膝上生,坚硬如石牵筋疼,皮色如常难溃敛,证由血滞外寒凝。

【注】此证生于膝间,无论膝盖及左右,俱可以生。坚硬如石,牵筋疼痛,肿如鸡卵,皮色不变,并无焮热,难消难溃,既溃难敛,最属疲顽。由身虚,寒邪深袭,致令血瘀凝结,而成肿溃。内外治法,俱与中石疽参考。但此证肿溃俱凉,若凉化为热,见诸善证者始吉;仍见恶证者,难痊。（卷十·膝部·下石疽）

疡医大全

冯楚瞻曰:耳下石疽者,不脓不疼是也。大宜养肝血,滋肾水,温补可化。如少年脉实者,少佐以清肝,然不可轻用行气破血之药。《锦囊》。

汪省之曰:石疽多生耳项。《理例》。

窦汉卿曰:石疽与石痈同,惟石疽深寒客于经络,血气结聚不散,隐于皮内,坚肿按之如石;此毒若连颈项之节,内先腐烂,方出皮肤。如脓出颈项者即死。初起宜艾火灸三四十壮,

---

① 胻(xìng):肿。
② 阳燧锭:是用硫黄、蟾酥、白砒等药物,熔炼成药锭,然后置于一定穴位上点燃施灸,以达治病目的。

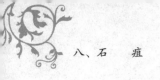

发于额面者,不可灸也。

又曰:商陆捣敷石疽,最效。(卷二十二·脑背部·耳下石疽门主论)

王肯堂曰:石疽生腰胯之间,肉色不变,坚硬如石,经月不溃者,此系属少阳、阳明二经积热所致。邪毒固结,元气不足,故不能起发。若黑陷不起,麻木不痛,呕哕不食,精神昏乱,脉散或代者死。《准绳》。

汪省之曰:石疽乃寒气所作,深伏于骨髓之间,腿膝有肿与皮肉相似,苦疼而坚硬如石,故谓之石疽。治宜温补。《理例》。(卷二十二·脑背部·石疽门主论)

《心法》曰:下石疽生于膝间,毋论膝盖及左右俱可生,坚硬如石,牵筋疼痛,肿如鸡卵,皮色不变,并无焮热,难消难溃难敛。但此证肿溃俱凉,若能凉化为热,见诸善证者始吉,否则难痊。(卷二十五·腿膝部·下石疽门主论)

《至真要大论》云:太阴之胜,火气内郁,流散于外,足胫胕肿,饮发于中,胕肿于下。凡内伤酒食,脾胃营运之气有亏,不能上升,乃下流乘其肝肾之位,注于足胫,加之房事不节,邪气乘虚,乃为脚气,久而不愈,遂成痼疾。坚硬如石,谓之石疽,肉色紫赤,皮肉溃烂,名为缓疽,惟宜温补。(卷二十六·脚气部·男妇缓风脚气门主论)

杂病源流犀烛

若腰胯之间,疽发如石,经月不溃,名石疽,由肝胃二经积热,邪毒固结,元气弱,不足以起发之,故经月不溃也,急服药以发之宜仙方活命饮加羌活、独活、柴胡、黄芩,或汗之宜胜金丹,或下之宜一粒金丹,或老弱者补之宜人参养荣汤、十全大补汤,各随所宜。(卷二十七·腰脐病源流)

罗氏会约医镜

凡膝肿痛不消,足胫枯细,名鹤膝风。脉多弦紧,乃足三阴经虚,寒湿为患。如环跳穴在胯眼及脚根切痛不已,外皮如故,脉沉数或滑者,防生附骨疽,以肾经阳气不足,阴血得以凝滞,寒化为热,所以为溃为脓。或坚硬如石,为石疽。或皮肉俱腐,为缓疽。昔人每用八味丸,以下部道远,非桂、附不能下达,补虚散寒滞也。若误用攻毒清热之药,必成痼疾。(卷十三·杂证·五十五、论脚病·脉理)

彤园医书外科 [236]

上石疽

生颈项两旁,形如桃李,皮色不变,坚硬如石,臂痛不热,由肝经郁结,致气血凝滞经络而成。初小渐大,难消难溃,既溃难敛,疲顽之症也。初起气实者,服舒肝溃坚汤,气虚者服香贝养荣汤均见五卷辰宿字号。外捣烂葱白加蜂蜜调作饼敷贴,日久不消者,每日灸阳燧锭见一卷烙法门。已溃治法同后瘰疬门。(卷之二外科病症·颈项部)

中石疽

生于腰胯之间，由寒气瘀血凝结，缠绵难以收功。其疽皮色不变，坚硬如石，时觉木痛。初起内服没药丸见六卷往字号，外捣烂鲜商陆，贴于患处。若初用艾壮当顶灸之，以软为度，灸数日或可内消。若将溃已溃，内外治法，同上发背，下阴部。（卷之三外科病症·腰部）

下石疽

生在膝之左右，上下形如鸡卵，坚硬不红，肿坠如石，痛引筋骨，难消难溃，溃后难敛。此由体虚寒邪深入，致血瘀凝结而成。初起内服没药丸见五卷往字号；外用姜片灸法见一卷，捣烂鲜商陆频频涂之，或用芙蓉敷法见六卷河字号。将溃、溃后，内外治法俱见鹤膝风。

此疽肿溃俱凉，若日久游泳化为热，兼见五善证者吉。

缓疽

亦生膝之左右，上下肿硬如馒，其色紫暗，木痛日增，形似石疽，惟多焮热，肿久则腐烂肌肉，由外寒深袭血瘀结滞而成。初起服当归拈痛汤以宣通湿热见五卷冬字号。余法俱按鹤膝风。

（卷之三外科病症·膝部）

外科证治全书

石疽初起如恶核，坚硬不痛，渐大如拳。急以阳和汤、犀黄丸每日轮服，紫元丹间服可消。如迟至大如升斗者亦石硬不痛。又日久患现筋纹，偶作抽痛，虽按之如石，而其内已作脓矣。现红筋者其内已通血海，不治；现斑黑者乃自溃之证，溃则流血，三日内死；现小块高低如石岩者，主三百日后必发大痛，不溃而死。惟现青筋者其内已成黄浆尚可治，令日服阳和汤，外用活商陆根捣烂，加食盐少许敷之，数日作痒，半月皱皮，日敷日软而有脓袋挂下，以银针穿之，用《千金》内托散加熟地，倍生芪，各一两，同阳和汤煎服，大剂补托。十剂后以阳和解凝膏随其根盘贴满，独留患孔。再加绷缚法，使其皮膜相连，易于脓尽生肌。接用十全大补、加味保元等汤参芪，忌灸，服至收功。（卷四·发无定处证计四十证·石疽）

疡科纲要 [237]

治疡之要，未成者必求其消。治之于早，虽有大证，而可以消散于无形，病者不以为功，医者亦可省许多手续。此良医之用心，而亦治医之最上乘也。惟是消肿之法，最为细密。一病有一病之来源，七情六淫，三因各异。若不能于病之本探其源而治之，则断无消散之希望。而或者乃仅仅于部位上形色上求之，抑末矣。如病本外因，则风寒暑湿之侵淫，既各随其感触而成疡患。如病本内因，则气血痰郁之壅滞，亦流注于经隧而发大痛。故凡退肿消毒之大法，以治外感，则有风者疏其风，有热者清其热，有湿有寒者理其湿、祛其寒。以治内伤，则气滞者理其气，血瘀者行其血，痰凝饮积者导其痰、涤其饮。正本清源，无一非退消之良剂。

此外惟有五志之火，七情之郁，其来以渐，结为坚肿。如乳癖、乳岩、失荣、石疽等证，则由来已久，蒂固根深，虽有养液和荣、软坚流气之良法，而苟非病者摆脱尘缘，破除烦恼，怡情

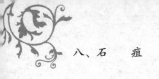

悦性,颐养太和,则瘤疾难疗,必无希冀;而其余诸证,批郤导窾①,孰不迎刃而解。然必辨之也精,斯识之也确,因端竟委,探本穷源,已非庸耳俗目之头痛医头、脚痛治脚之所能望其项背矣。(卷上·第三章·治疡药剂·第二节·论肿疡退消之剂)

名　方

* 商陆根敷方

【文献出处】《华佗神方》

【原文摘录】此症肿不变色,漫肿疼痛,坚硬如石,捣生商陆根,加盐少许敷之,极效。

升麻汤

【文献出处】《圣济总录》

【原文摘录】治石疽坚硬,皮色紫赤,恶寒壮热,一二日未脓者下之。

升麻　连翘　玄参　大青　大黄锉,微炒。各一两　败酱　络石　白蔹各半两　生地黄二两

上九味,锉如麻豆大,每服五钱匕,水一盏半,煎至七分,入芒硝一钱,去滓,空心温服。微利三两行,未利再服。

木占斯散

【文献出处】《圣济总录》

【原文摘录】治石疽结坚,若坏若未坏,或已成疽者。

木占斯　厚朴去粗皮,姜汁炙　生干地黄焙　栝楼干者,去皮　败酱　防风去叉　桔梗炒　人参　细辛去苗叶。各一两　桂去粗皮,半两

上一十味,捣罗为散,每服二钱匕,温酒调下,食前。

沉香汤

【文献出处】《圣济总录》

【原文摘录】治石疽肿毒结硬,口干烦热,四肢拘急不得卧。

沉香　防风去叉　木香各三分　地骨皮　麦门冬去心,焙　当归切焙　升麻　玄参　枳壳去瓤,麸炒　羚羊角屑　独活去芦头　甘草生,锉　赤芍药各一两　大黄锉,炒,二两

上一十四味,粗捣筛,每服四钱匕,水一盏半,煎取七分,去滓,不计时候温服。

地黄煎

【文献出处】《圣济总录》

---

① 批郤(xì)导窾(kuǎn):批:击;郤:空隙;窾:骨节空处。从骨头接合处批开,无骨处则就势分解。比喻善于从关键处入手,顺利解决问题。

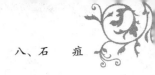

【原文摘录】治石疽坚硬不消。

生地黄净洗,三斤

上一味,锉碎,细研,以布绞取汁,入铜器内盛,重汤上煮,柳篦搅匀如糖,以瓷合盛,每日空心,取一丸,如弹子大,温酒调下,日午晚间再服,即瘥。

商陆根贴方

【文献出处】《圣济总录》

【原文摘录】治石疽坚如石,不作脓。

生商陆根半斤

上一味,烂捣如泥,于故帛上涂贴,干即易之。

楮实涂方

【文献出处】《圣济总录》

【原文摘录】治石疽,状如痤疖而皮厚者。

楮实不以多少

上一味,捣罗为末,以醋调如糊,涂患上,干即易之。

木香散

【文献出处】《圣济总录》

【原文摘录】治石疽坚硬,皮色紫赤,恶寒壮热,一二日未成脓者,下之后,宜用。

木香　大黄生　升麻　白蔹　芒硝　赤小豆各半两

上六味,捣罗为散,以榆白皮汁入水少许,调和如糊,以故帛上涂贴,日二上,即瘥。

凝水石散

【文献出处】《普济方》

【原文摘录】(出《圣济总录》)治痈疽结硬,未成脓贴之。

凝水石　黄柏　黄芪锉　黄连去须　大黄　石膏　栀子仁　白蔹各一两

上捣罗极细,以浆水调如糊,摊故帛上,贴患处。

练石散

【文献出处】《普济方》

【原文摘录】(出《千金方》)治痈有坚硬如石核者,复大色不变,或作石疽。

粗理黄石一斤　鹿角一两,烧　白蔹三两

上用醋五升,先烧石令赤,内醋中,不限数,醋减半止。总捣末,以余醋和如泥,厚敷之,干则易,取消止,尽更合。诸漏及瘰疬,其药悉皆用之。仍火针针破头敷药,又单磨鹿角、半夏末和敷之。

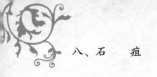

蜀漆方

【文献出处】《普济方》

【原文摘录】(出《圣济总录》)治石痈疽。

蜀漆干者,半两　桑根白皮二两

上为末,量多少而用以熔牛皮胶并酒调和,敷肿处,日三五次。

沉香汤

【文献出处】《奇效良方》

【原文摘录】治石疽,肿毒结硬,口干烦热,四肢拘急不得卧。

沉香　防风去叉　木香各三分　麦门冬去心　当归切,焙　枳壳麸炒　独活去芦　羚羊角屑　升麻　玄参　地骨皮　赤芍药　甘草生锉。各一两　大黄锉,炒,二两

上锉碎,每服四钱,水一盏半,煎至七分,去滓,不拘时温服。

*石疽方

【文献出处】《世医通变要法》

【原文摘录】主方经验　治石疽肿毒结硬,口干烦热,四肢拘急不得卧。

沉香　木香各五钱　防风　麦门冬去心　当归各二两　枳壳　独活各一两　羚羊角屑五钱　升麻　玄参　地骨皮　赤芍药　甘草各一两　大黄二两半

上咬咀,每服五钱,水煎服。

舒肝溃坚汤

【文献出处】《外科心法要诀》

【原文摘录】石疽……初起气实者。

夏枯草　僵蚕炒。各一钱　香附子酒炒　石决明煅。各一钱五分　当归　白芍醋炒　陈皮　柴胡　抚芎　穿山甲炒。各一钱　红花　片子姜黄　甘草生。各五分

引灯心五十寸,水三盅,煎一盅,食远热服。便燥者,加乳香一钱;便溏者,加煅牡蛎一钱。

【方歌】舒肝溃坚汤开郁,筋疬石疽柴决当,夏枯陈蚕香附抚,红花芍草甲姜黄。

香贝养荣汤

【文献出处】《外科心法要诀》

【原文摘录】石疽……气虚者,宜服香贝养荣汤,外用葱白、蜂蜜,捣泥敷贴。

白术土炒,二钱　人参　茯苓　陈皮　熟地黄　川芎　当归　贝母去心　香附酒炒　白芍酒炒。各一钱　桔梗　甘草各五分

姜三片,枣二枚,水二盅,煎八分,食远服。

胸膈痞闷,加枳壳、木香;饮食不甘,加厚朴、苍术;寒热往来,加柴胡、地骨皮;脓溃作渴,倍人参、当归、白术,加黄芪;脓多或清,倍当归、川芎;胁下痛或疬,加青皮、木香。肌肉生迟,

加白蔹、肉桂。痰多,加半夏、橘红;口干,加麦冬、五味子;发热,加柴胡、黄芩;渴不止,加知母、赤小豆;溃后反痛,加熟附子、沉香;脓不止,倍人参、当归,加黄芪;虚烦不眠,倍人参、熟地,加远志、枣仁。

【方歌】香贝养荣用四君,四物贝桔香附陈,气血两虚宜多服,筋瘰石疽效如神。

阳燧锭

【文献出处】《外科心法要诀》

【原文摘录】石疽……日久不消者,以阳燧锭每日灸之,以或消、或软、或将溃为度,既溃法同瘰疬。

蟾酥末 朱砂末 川乌末 草乌末。各五分 直僵蚕末,一条

以上共和匀,用硫黄一两五钱,置杓内,微火炖化;次入前蟾酥等末,搅匀;再入当门子麝香二分,冰片一分,搅匀;即倾入湿瓷盘内,速荡转成片,俟冷取收瓷罐内。用时取甜瓜子大一块,要上尖下平,先用红枣肉擦灸处,粘药于上,用灯草蘸油,捻火焠药锭上,灸五壮或七壮、九壮毕,即饮米醋半酒盅。候起小疱,用线针串破,出黄水些须,贴万应膏,其毒即消。如风气痛,用箸子于骨缝中按之,酸痛处以墨点记,灸之。再诸疮初起,于肿处各灸三五壮,立瘥。

【方歌】阳燧锭灸寒肿疮,朱砂二乌僵硫黄,火炼加蟾共冰麝,乘热倾出成片良。

没药丸

【文献出处】《外科心法要诀》

【原文摘录】石疽……初宜内服没药丸,外用鲜商陆捣烂,贴于患处治之,随用艾壮当顶灸之,以软为度。

桃仁炒,一两 乳香 没药 川芎 川椒去目及合口者 当归 赤芍各五钱 自然铜火烧醋淬七次,二钱五分

共研细末,用黄蜡二两,火化开入药末,不住手搅匀,丸如弹子大,每用一丸,以好酒一盅,将药化开,煎至五分,乘热服下。

【方歌】没药丸治中石疽,乳没桃芎归芍宜,川椒自然铜黄蜡,用酒服之行血瘀。

阳和汤

【文献出处】《续名医类案》

【原文摘录】熟地一两 麻黄五分 鹿角胶三钱 白芥子二钱 肉桂一钱 甘草一钱 炮姜炭五分

此方麻黄得熟地不发表,熟地有麻黄不凝膈,神用在斯。主治骨槽风、流注、阴疽、脱骨疽、鹤膝风、乳岩、结核、石疽、附骨疽及漫肿无头、平塌白陷,一切阴凝等证。

胜金丹

【文献出处】《杂病源流犀烛》

【原文摘录】(石疽)制白砒 麝香 蟾酥各一钱 雄黄 辰砂 乳香 没药 血竭各钱半 全蝎炮 天龙[1]炙,去头足 穿山甲炙。各三钱 炒僵蚕五钱

每三钱,砂糖调葱头酒下,取汗。

阳和解凝膏

【文献出处】《验方新编》

【原文摘录】治一切已破阴疽恶毒,效若仙丹,万金难得,不可轻视。并治疟疾、冻疮皆效。

新鲜大力子根、叶、梗又名牛蒡子三斤,活白凤仙花梗又名指甲花四两,用麻油十斤,将二味熬枯去渣,次日以附子、桂枝、大黄、当归、肉桂、官桂、草乌、川乌、地龙又名蚯蚓、僵蚕、赤芍、白芷、白蔹、白及各二两,川芎四两,续断、防风、荆芥、五灵脂、木香、香橼、陈皮各一两,共入油熬枯沥渣;过夜油冷称过斤两,每油一斤加炒透黄丹七两搅匀,文火慢熬,熬至滴水成珠,越老越好。以油锅移放冷处,取制过乳香、没药各二钱,苏合油四两,麝香一两,研细入膏搅和。半月后摊贴。

犀黄丸

【文献出处】《验方新编》

【原文摘录】治石疽、恶核、失荣、瘰疬、乳岩、流注、横痃、肺痈、小肠痈、一切腐烂阴疽,屡试神验,百发百中之仙方也。

制乳香 制没药各一两 麝香 犀牛黄各三分

共为细末,取黄米饭一两,捣烂,与各药末和匀为丸,如粟米子大,晒干忌火烘,每服三钱,热陈酒送下,患生上部临睡时服,下部空心服。

* 治石疽法

【文献出处】《四科简效方》

【原文摘录】醋五升,以粗黄石如鹅卵者,猛火烧赤,焠之取出,再烧再焠,至醋减半,将焠过之石捣细末,即以此醋和厚涂患处,以消为度。

黄芪、人参各一两,为末,入冰片一钱,生藕汁丸,绿豆大,每二十丸,温水下。

名 案

续名医类案

冯楚瞻治赵翁,年七十二,右颊肿硬,连及颐项,耳后一片坚实,不热不痛,已两月余,诸治不效,渐至口内出脓,牙噤不开,饮食少进,精神日衰。脉则洪大而空,知为元气大亏,阴寒

---

[1] 天龙:即蜈蚣。

所聚,所谓石疽是也。不得阳和,何以外解?若内溃日久,穿喉破颊,不可疗矣。乃用猪脂捣烂,入肉桂细末、葱头、食盐杵匀,厚敷患处。敷药。以脂膏治血肉,同气相应也。葱能透窍,盐能软坚,桂能行血,油能浸润皮肤。内则空心生脉饮送八味丸,食远志、参、芪、归、芍、苓、术、薄、桂、银花、角刺之类,使阳回则阴寒自解,血气冲和,自能逐毒。三五日后,冰硬者热软,漫肿者高耸,木者疼痛,紫者红活,饮食日进,血气渐长。毒既外出,久凝久瘀之血肉,消者消,脓者脓,不再旬而愈。(卷三十一·外科·痈疽)

一王姓媳,颈内瘰疬数个,两腋恶核三个,又大腿患一毒,不作痛痒,百余日后,日渐发大,形大如斗,按之如石,皮现青筋,常作抽痛。王视之曰:此石疽也。初起时可消,今日久发大,上现筋纹,虽按之如石,然其根下已成脓矣。如偶作一抽之痛,乃是有脓之症也。上现青筋者,其内已作黄浆,可治。如上现小块,高底如石岩者,不治;三日后,主发大痛不溃而死。如现红筋者,其内已通血海,不治。倘生斑点,即自溃之症,溃即放血,三日内毙。今患现青,若医至软,为半功。溃后脓变稠后,可冀收功也。外以活商陆根捣涂,内服阳和汤,十日则止一抽之痛,十三剂内外作痒,十六剂顶软,十八剂通患软,颈项之病,两腋之核,尽行消散。止剩石疽高起,内脓袋下,令服参一钱,于筋络处先以银针穿之,后以刀阔其口,以纸针塞入口内,次日两次流水斗余。大剂滋补托里,删去人参,倍用生芪,服十剂甚相安。一医令将芪、草俱炙用,三日,四围发肿,内作疼痛。复延王治,王照前方,服二十余剂,外以阳和膏满贴患此,独留患孔,加以布捆绑。王曰:凡经溃阴疽将愈,则外皮渐活而内膜生,斯为佳兆。所出之脓,在皮里膜外,仅以空弄,又不能以生肌散药放入。内服温补滋阴养血,温暖膏药之用捆,使其皮膜相连,易于脓尽,且又易于连接生肌。果绑后数日,内脓浓厚,加参服两月收功。(卷三十四·外科·瘰疬)

临证一得方

肝肾内亏,虚火因之上越,凝结耳傍,日渐长大,坚实着骨,已经半载,此上石疽也。脉来沉数,已非退势,溃则溢血难理,全在抛却世务事,宜耐心调养,庶可延年。

盐水炒柴胡　淡海藻　炒归身　羚羊角　光鳖甲　何首乌　漂净淡海粉　肥知母　煅石决　焦白芍　夏枯草

复　顽硬高凸,耳根刺痛,上引于头,乃虚火郁结不熄,脉弦,舌黄,有积重难返之势。

元生地　煅石决明　羚羊角　川贝母　福泽泻　盐水炒柴胡　煅磁石　纯钩藤　粉丹皮　炒山茱萸　甘菊花　荷叶蒂

另冲服珠粉、西黄。(卷四·手足发无定处部·石疽)

卫任不充,情志抑郁,郁痰凝结,中石疽顽硬,脉滞神疲,虽未穿溃,瘤疾已成,善自调养,勿致增剧为幸。

炒归身　桔梗　沉香片　焦白芍　海浮石　牡蛎　川贝母　新会　干橘叶　白茯苓　羚羊角

复　投剂后病机如前,须涤除烦恼,即未脱体亦可去十中之一二,药饵以纯正和平为贵。

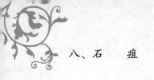

川郁金　川贝母　白云神　煅牡蛎　赤丹参　制香附　焦远志　夏枯草　炒白芍
（卷四·手足发无定处部·石疽）

下石疽日渐开大，皆由恼怒伤肝所致，医久不泄，酿成斯疾。穿溃在即，必流血水，能愈之者盖亦罕矣。

生鳖甲　夏枯草　焦夏曲　赤丹参　白云苓　炒白芍　川贝母　煅石决　左牡蛎　干橘叶　（卷四·手足发无定处部·石疽）

外证医案汇编

陈　黎里　眉棱骨高肿，坚硬如石，名曰石疽。有失血之虑，宜听其自溃。可转逆为顺。

党参　川贝母　丹参　牡蛎　茜草　白芍　黄芪

附，围药方：三棱　白及　广木香　郁金　南星　蓬术　青木香　土贝母　半夏

复方　眉棱较前愈觉高肿，仍然硬而不软。即使得脓，难免损目之虞。

党参　川贝母　阿胶　黄芪　参山膝　白芍　枣仁　茯神　胆星　天竺黄　（目疡）

陈莘田外科方案

施，左，塘西。九月十七日。脉左细右滑数，舌红无苔，是阴不足而痰火有余之见端，病起肝郁，郁则生火，火盛生痰，痰火上乘，痹于阳明之络，左睛明之下结为石疽，其坚如石，色泽红紫。起经三载，渐次长大，竟有成溃之象，溃则翻花流血。难治之症，石药必佐怡养功夫，冀能迟破为妙。拟养阴泄木，咸降化痰法。宗木郁泄之，痰火降之，阴虚养之。未识然否，候高明歧之。

制首乌　北沙参　真川贝　石决明　云茯苓　广橘红　牡丹皮　黑山栀　海浮石　嫩钩钩　夏枯草　鲜藕汁　（卷二·石疽）

马培之医案

石疽乃气血冰凝成此恶疾，起自左腋结硬，渐次硬及乳房、肩臂颈项，木肿，日夜掣痛，气血俱虚，难治之症。姑念远来，勉方冀幸。

党参　大熟地　上肉桂　焦白术　大白芍　全当归　川芎　茯苓　香附　炙甘草　桑皮　红枣头　（石疽）

抑郁伤肝，思虑伤脾，肝脾荣损，气动于中，木火夹痰上升，少阳经气郁结颈左，发为石疽。硬坚如石，肩项酸胀，牙紧喉痹，脉细神羸，已入沉疴，势难挽救。姑念远来，拟方回府调理。

党参　冬术　当归　川芎　白芍　香附　大贝　清半夏　陈皮　茯苓　甘草　煨姜红枣　（石疽）

心肝抑郁不遂，气化为火，火与痰升，颈左发为石疽。坚肿色红，势将外溃，溃则难愈。

姑拟养荣清肝化坚。

北沙参　川芎　白芍　元参　香附　清半夏　大贝　当归　连翘　中生地　左牡蛎　橘叶（石疽）

肝脾郁结,气与痰滞,石疽坚肿,咽肿喉痹,牙紧颈酸,项胀,厥少不和,经络壅塞,七情至伤之病,治调非易。脾胃又薄,便溏,食入作呕吐,慎防脾败。姑拟扶土和中,冀其纳谷为幸。

焦白冬术枳实二分同炒　佩兰　木香　枳壳　砂仁　陈皮　潞党参藿香炒　半夏　郁金　谷芽　炙甘草　茯苓　金橘叶

治虚劳呕吐方。

呕吐已止,饮食加增,石疽肿亦较退,似有转机。但牙紧未松,喉痹未舒,脉沉弦涩,阴伤木郁,痰气凝痹。上尚在险途,恐未为可恃。姑从原法治之。

党参　冬术　川芎　当归　半夏　砂仁　陈皮　枳壳　佩兰　广郁金　白芍　橘叶（石疽）

石疽肿硬稍松,七情至伤之病究难消散,因日来饮食加增,精神稍复。姑拟原方进治。

党参　当归　清半夏　佩兰　冬术　白芍　陈皮　炙草　川芎　茯苓　大贝　老姜　橘叶

日来精神饮食倍增,石疽坚肿亦见收束,是万亿之幸也。宜香贝养荣汤主之。

党参　当归　白芍　陈皮　白术　川芎　茯苓　清半夏　大贝　香附　炙甘草　牡蛎　红枣　橘叶

恙势日见起色,宗前法治。

生地　蒲黄炒　当归　陈皮　大贝　白芍　潞党参　川芎　茯苓　香附　清半夏　牡蛎　远志　金菊叶　红枣　姜（石疽）

石疽肿势稍加,且作胀痛,肝火复升,宜和荣化坚,兼舒肝郁。

前方去生地、远志,加夏枯草。

石疽复肿,又复作吐,心胸懊忱,肝胃气逆,极虚之体,攻补两难。属在险途。姑拟香砂六君汤加味主之。

当参　冬术　当归　佩兰　广皮　茯苓　谷芽　木香　砂仁　清半夏　炙草　郁金　生姜　枣（石疽）

痰气血积于肝络,少腹两旁,石疽坚肿,木不知痛。姑拟温消,冀其不溃乃吉。

当归　赤芍　桃仁　茯苓　肉桂　清半夏　陈皮　甘草　延胡　楞子　生姜（石疽）

湿瘀凝滞经络,委阳穴石疽坚肿,色紫黯,及内侧足肚木肿,夜分热痛。将来难于收敛,急为利湿化凝,以冀收束为要。

生首乌　归尾　甘草　没药　连翘　川萆薢　赤芍　桃仁　黄柏　泽兰　淮牛膝　广

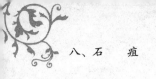

皮　桑枝（石疽）

郁怒伤肝,气滞于络,络血因之留阻,胸胁作痛,继之乳根坚肿,石疽大症,脉来弦强,动劳喘气,自汗盗汗,肝阴伤,肾气不摄,症势极重。拟育阴柔肝,以化坚结。

北沙参　牡蛎　当归　大贝　白芍　远志肉　泽兰　茯神　丹参　广皮　橘叶　栝蒌子　藕节（石疽）

疡科指南医案

(案1)汪,左。中石疽,覆大如碗,顽硬如岩,脉至左关弦大而滑,此属木郁痰凝。如能化脓则吉,否则,服药不易见功。

桂肉五钱　当归五钱　木香八钱　白芥子二两　昆布三两　瓦楞子三两　海浮石三两　川楝子三两　两头尖二两　青皮一两　半夏一两　元胡索二两

上为末,水泛为丸,食后一时许,开水送下四五钱。(腰部)

(案21)储,左。石疽近于失荣,药难调治。

大生地八钱　石决明一具　生赤首乌一两　当归三钱　加香紫檀木二两（项部）

小　结

从以上资料来看,石疽的症状特点主要就是坚硬如石,与现代恶性淋巴瘤的临床表现有所相似,有学者以恶性淋巴瘤患者为研究对象,对淋巴瘤住院患者进行回顾性研究,挖掘病案资料,总结出6种常见证候要素——痰结、寒凝、血瘀、气滞、气虚、阴虚,并以证候要素为辨证分型的基础,进行再次证候分型,初步总结证候要素及临床证型的分布规律。结果共统计恶性淋巴瘤患者203人次,6种证候要素分布比例为痰结92.1%、血瘀56.1%、寒凝29.2%、气滞38.2%、气虚33.8%、阴虚6.3%;常见临床证型为痰瘀互结证、气滞痰凝证、寒痰凝滞证、痰毒虚损证、阴虚火旺证,颇有参考价值。

对于石疽的治疗,历代医家明确指出除了药物外,更应注意精神调节。如上列《疡科纲要》谓:"苟非病者摆脱尘缘,破除烦恼,怡情悦性,颐养太和,则瘤疾难疗,必无希冀。"此乃至理至要之名言,对今天防治肿瘤仍有重要指导意义。

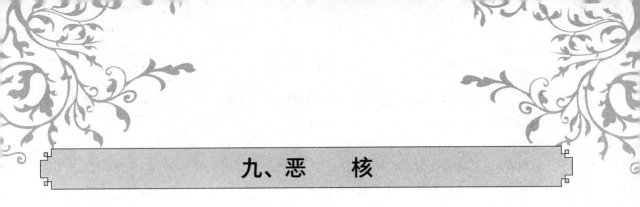

九、恶　核

概　述

　　痰核的病名首见于明代李梴《医学入门》，泛指体表的局限性包块。清代林佩琴在此基础上进一步进行描述，其所著《类证治裁》记载："结核经年，不红不痛，坚而难移，久而渐肿疼者为痰核，多生耳、项、肘、腋等。"不仅对痰核的症状特点以及好发部位进行了描述，同时还指出了坚而难愈的不良预后。

　　恶核，根据淋巴结肿大等症状描述，多是指恶性淋巴瘤。清代王维德所著的《外科证治全生集》，作为集大成者，将失荣、石疽、痰核、恶核等疾病均归纳总结合而为一，统为阴疽病，云："阴毒之症，皮色皆同，然有肿有不肿，有痛有不痛，有坚硬难移，有柔软如绵，不可不为之辨……不痛而坚，形大如拳，恶核失荣也……不痛而坚如金石，形如升斗，石疽也。此等症候，尽属阴虚，无论平塌大小，毒发五脏，皆曰阴疽……消之难速。"

　　本篇收录痰核、恶核等古代病名。

名　论

肘后备急方

　　恶核病者，肉中忽有核如梅李，小者如豆粒。皮中惨痛，左右走身中，壮热，恶寒是也，此病卒然如起。有毒入腹杀人，南方多有此患。

　　有恶肉病，身中忽有肉如赤豆粒，突出便长，推出不息，如牛马乳，亦如鸡冠状也。不治其为自推出不肯止，亦不痛痒也。此由春冬时受恶风入肌脉中，变成此疾也。（卷五·治痈疽妒乳诸毒肿方第三十六）

小品方

　　其恶核病，卒然而起，有毒，不治入腹，烦闷则杀人。南方多有此疾，皆是风月受温风，至春夏有暴冷相搏，气结成此毒也。（卷第十·治恶核恶肉恶脉诸方）

诸病源候论

　　恶核者，肉里忽有核，累累如梅李，小如豆粒，皮肉燥痛，左右走身中，卒然而起，此风邪

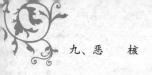

挟毒所成。其亦似射工[1]毒。初得无常处,多恻恻痛,不即治,毒入腹,烦闷恶寒即杀人。久不瘥,则变作瘘。(卷之三十一·肿病诸候凡一十七论·七、恶核肿候)

恶核者,是风热毒气与血气相搏,结成核,生颈边。又遇风寒所折,遂不消不溃,名为恶核也。(卷之五十·小儿杂病诸候六凡五十一论·二百二十六、恶核候)

备急千金要方

凡恶核初似被射工毒,无常定处,多恻恻然痛,或时不痛。人不痛者即不忧,不忧则救迟,救迟则杀人,是以宜早防之。尤忌食鸡、鱼、猪、牛、马、驴等肉。其疾初如粟米,或似麻子,在肉里而坚似疱,长甚速。初得多恶寒,须臾即短气,取吴茱萸半斤作末,水一升和,绞取汁,顿服,以滓敷上,须臾服此汁,令毒散止,即不入腹也。入腹即致祸矣,切慎之。(卷二十二·疔肿痈疽·瘭疽第六)

恶核、㿉病、瘭疽等,多起岭表,中土鲜有。南方人所食杂类繁多,感病亦复不一,仕人往彼深须预防,防之无法,必遭其毒,惟五香汤、小豆散、吴茱萸皆其要药。(卷二十二·疔肿痈疽·瘭疽第六)

华佗神方

大者谓之恶核,小者谓之痰结,毒根最深,极不易治。未溃之前,忌贴凉膏,忌服凉药。(卷五·五〇六四·华佗治痰核神方)

医心方

《僧深方》:凡得恶肿皆暴卒,初始大如半梅桃,或有核。或无核,或痛或不痛,其长甚速,须臾如鸡鸭大,即不治之肿。热为进,烦闷拘挛,肿毒内侵,填塞血气,气息不通,再宿便杀人。(卷第十六·治恶核肿方第九)

太平圣惠方

夫小儿恶核者,是风毒气。与血气相搏,结成核生颈边,又遇风寒所折,遂不消不溃,名为恶核也。(卷第九十·治小儿恶核诸方)

仁斋直指方论

痈疽恶核,男以左边为重,女以右边为重。(卷之二十二·痈疽·痈疽证治)

普济方

恶核漏疮,并戒怒气,不然,核大而漏,则水多也。(卷四百八·婴孩诸疮肿毒门·瘘疮附论)

---

[1] 射工:传说中有一种叫"蜮"的动物,能在水中含沙喷人的倒影,使人得病。

医学入门

痰核在颈全不痛

颈项生核,不红不痛,不作脓,推之则动,乃痰聚不散也。不可误用瘰疬药治,宜二陈汤加大黄、连翘、柴胡、桔梗,体薄者,二陈汤加桔梗、黄芩、玄参、麦门冬及防风少许,入竹沥,多服自消,如耳后与项间各有一块者,含化丹。

在臂或痛亦不红

臂核或作微痛者,以内无脓,散外虽肿不红,或生背膊皆然,宜陈皮、半夏、茯苓、防风、酒芩各一线,连翘二线,皂角刺一钱半,川芎、苍术各五分,甘草三分,水煎服。

遍身结块多痰注,湿痰下体却宜通

凡遍身有块,多是痰注,但在上体多兼风热,在下体多兼湿热,宜加味小胃丹,竹沥达痰汤,量体虚实服之,通用海带丸。(外科·痈疽总论·颈项部)

审视瑶函[238]

凡是睥[①]生痰核,痰火结滞所成。皮外觉肿如豆,睥内坚实有形,或有不治自愈,或有壅结为瘿,甚则流脓出血。治之各不同名,此火土之燥,毋向外求情,若能知劫治,顷刻便清平。

此症乃睥外皮内,生颗如豆,坚而不疼,火重于痰者,其色红紫,乃痰因火滞而结。此生于上睥者多,屡有不治自愈,有恣辛辣热毒、酒色斫丧之人,久而变为瘿漏重疾者,治亦不同。(卷四·运气原证·目疣·睥生痰核症)

外科大成

痰核生于眼胞,在皮里膜外,其形如豆,坚而不疼,由痰因火滞也。轻者自愈,重者变瘿漏诸疾。初起时,用生南星以醋磨浓,频涂患处,皮薄者微微拨损,以手指甲挤出白粉即愈,贴贝叶膏收口。[卷三·分治部下(小疵)·眼部·眼胞痰核]

外科全生集

大者恶核,小者痰核,与石疽初起相同。然其寒凝甚结,毒根最深,极难软熟。未溃之前,忌贴凉膏,忌投凉药,惟内服阳和汤、犀黄丸可消。亦有以大田螺捣烂,敷涂消之者。大忌开刀,开则翻花起肛。用大蟾破腹,刺数孔,连杂盖患,拔毒软肛,内服温补托毒消痰之剂,犀黄丸尽可收功。如孕妇,丸内有麝香,忌之。(卷一·阴症门·恶核痰核)

马曰:恶核难溃敛,即服药亦难取效。大忌开刀,洵是至言。(卷一·阴症门·恶核痰核)

目经大成

痰核痰核,湿热两般蒸结。暖红新剥鸡头,风破为血流。流血流血,胡乱清平不得。

①　睥(bì):眼的胞睑。

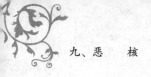
此症艮廓^①内生一核，大如芡实，按之坚而不痛，只外观不雅。间亦有生于下睑者。盖食火、痰饮酝酿而成。为治，翻转眼胞，必有形迹，一圆一点，色紫或黄，就于此中砭针。尽法劫夺，挤尽脓液。碾清气化痰丸，淡姜薄酒调一两，徐徐呷之，刻日平复如初。若以无别苦，不治无碍。恣唉热物，则火愈燥，人而附瘰垂疣，变为重疾，经年溃腐不痊。语曰：涓涓不断，将成江河，此之谓也。（卷之二·八十一证·痰核三十五）

外科心法要诀

眼胞痰核湿气郁，核结如枣如豆形，皮里肉外推之动，皮色如常硬不疼。（卷五·眼部·眼胞痰核）

【注】此证结于上下眼胞，皮里肉外，其形大者如枣，小者如豆，推之移动，皮色如常，硬肿不疼，由湿痰气郁而成。宜服化坚二陈丸，外用生南星蘸醋磨浓，频涂眼皮，日数浅者即消。日数深者虽不能即消，常涂令皮薄，微微拨损，以手指甲挤出如白粉汁即消，贴贝叶膏收口。从眼皮里溃破者难敛。（卷五·眼部·眼胞痰核）

痰核者，心、脾痰涩郁热，舌上生核，强硬作痛，宜用衣针点破，搽冰硼散，内服加味二陈汤。（卷六·舌部·重舌 痰核 重腭 舌疔）

眼科心法要诀 ²³⁹

睥生痰核痰火结，核形如豆坚不疼。失治成瘿流脓血，防风散结芷芩风。黑桔前胡陈赤芍，浙贝苍术花粉同。

【注】睥生痰核之证，因痰火结聚而成，生于胞外，皮内核形如豆，坚硬不疼，宜用防风散结汤，化痰散热。若久而不治，渐长为瘿，破则成漏，为难治矣。（卷二·睥生痰核歌）

疡医大全

陈实功曰：舌上痰核，乃痰气结于舌上，成核作痛。硬强者，用线针点破出血，冰硼散搽之。《正宗》。（卷十五·舌部·舌上痰核门主论）

金匮启钥

睥生痰核者，睥外皮内，生颗如豆，坚而不痛，火重于痰者，皮或色红紫，乃痰因火滞而结。此生于上睥者多，屡有不治自愈，若初起劫治，顷刻平复，通治宜服防风散结汤，然虽易治，而在恣食辛辣热毒之物，酒色不节，素自斫丧之人，亦有难治，久而变为瘿漏重疾者矣。治此者，又宜详慎，治法系饮酒过多，好食辛辣炙煿之味所致，宜服清胃汤；系色过伤所致，则病又发于肾矣，治法又当辨别虚实，实用泻肾汤，虚用补肾丸，或六味地黄汤。如此审治，庶几无失。（卷四·目疣·睥生痰核论）

---

① 艮廓：眼的胞睑。

外科证治全书

生上下眼胞皮里肉外，大者如枣，小者如豆，推之移动，不红不疼。用生南星磨粉，姜汁或米醋调浓频敷，日浅者即消，日深者兼服二陈汤、阳和汤即效。［卷一·眼部证治（计二十三证）·治目大要·眼胞痰核］

类证治裁

结核经年，不红不痛，坚而难移，久而渐肿疼者为痰核，多生耳、项、肘、腋等，宜消核丸。专由肝胆经气郁痰结，毒根深固，不易消溃，未溃前忌贴凉膏，外宜山药膏。忌服凉剂，内宜养营汤。全生内消法，用阳和犀黄丸。王维德著《外科症治全生集》。若坚久难消，咸以软之。海带汤。寒凝气滞，温以散之。夏枯草、白芥子、厚朴、半夏、橘红、生香附。风痰郁结成核，搜而逐之，消风化痰丸。气火烁筋为痛，清以泄之，钩藤、山栀、生地黄、牡丹皮、贝母、连翘。血结入络为肿，咸辛通理之，旋覆花汤加当归、延胡。肿痛溃脓不痊，和之，内托白蔹散。生耳项，加钩藤、川芎、连翘、夏枯草。生肘臂，加姜黄、桑条、桂枝。生两腋，多是痰注，竹沥达痰丸。溃久不愈，照瘰疬治法。（卷之八·瘰疬结核瘿瘤马刀论治）

验方新编[240]

此症生眼胞皮里肉外，大者如枣，小者如豆，推之移动，皮色如常，硬肿不痛。宜服化坚二陈丸见痈毒诸方，外用生南星和醋磨浓汁，时时搽之，浅者数日即消，深者多搽数日，微微用指甲挤出白粉，即愈。（卷一·目部·眼胞痰核）

外科证治秘要

眼胞痰核，结于上下眼胞皮里，如豆一粒，推之移动。用生南星醋磨敷之。有消者，有成脓者，亦无妨。（第七章　眼丹、眼漏、眼胞痰核）

青囊琐探[241]

《丹溪心法》曰：眼胞痰核，结于上下眼胞，皮里肉外。其形大者如枣，小者如豆，推之移动，皮色如常，硬肿不疼，由湿痰气郁而成。外用天南星蘸酢磨浓，频涂眼皮，日数浅者即消。日数深者，虽不能即消，常常涂之，涂令皮薄，微微剥损，以手指甲挤出，如白粉汁即消。（下卷·眼胞痰核）

外科十三方考[242]

痰核者其核亦成串，三五不等，多生于左右二颊下，或左右二颏，有气、血、风、痰、酒之五种，名虽有五，而其根则一，惟治法当分别虚实，不可笼统。男子在未患痰核之先，原患火症者，则为火盛生痰；妇人在未患痰核之先，先患火症，如子午潮烧，体质虚弱，而后生痰核者即腺痨，可照瘰疬方法治之，以落其核。惜乎十有九皆不可治，事前当使病家知道，免致医治不愈时，召来毁誉。其治疗法与瘰疬同，服中九丸，贴解毒膏，落核之后，亦以熏洗汤洗之，再用

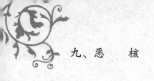

加味天然散收功。

凡寒痰凝结者,最忌贴凉膏,服凉药,治法服中九丸或阳和汤为妙。(下编·痰核)

此症生于下颏对喉咙处,形圆如卵、坚硬如石,塞住喉咙,女人患者甚多,一起恼怒,即肿痛潮热,约七八日后,即又如常。医治之法,以顺气行痰之剂为佳,内服中九丸兼金蚣丸,切戒针灸,不可落核,若微针破,即血出不止,且翻弦而不易收口,慎之。若子午潮热,又有火症者防成骨痨,十难一痊。(下编·马刀痰核)

外科备要

舌上生核,强硬木痛,由心脾痰涩郁热也,用衣针点破搽冰硼散称,内服加味二陈汤月,研百草霜、炒盐涂舌肿,甚效。(卷一　证治·舌部·痰核)

名　　方

五香连翘汤

【文献出处】《肘后备急方》

【原文摘录】疗恶肉,恶脉,恶核,瘰疬风结肿气痛。

木香　沉香　鸡舌香各二两　麝香半两　薰陆[1]一两　射干　紫葛　升麻　独活　寄生　甘草炙　连翘各二两　大黄三两　淡竹沥三升

十三物以水九升,煮减半,纳竹沥取三升,分三服,大良。

丹参膏

【文献出处】《肘后备急方》

【原文摘录】疗恶肉,恶核,瘰疬,风结,诸脉肿。

丹参　蒴藋各二两　秦胶　独活　乌头　白及　牛膝　菊花　防风各一两　莽草[2]叶　踯躅花[3]　蜀椒各半两

十二物切,以苦酒二升,渍之一宿,猪膏四斤,俱煎之,令酒竭勿过焦,去滓,以涂诸疾上,日五度,涂故布上贴之,此膏亦可服,得大行即须少少服,小品同。

裴氏五毒神膏

【文献出处】《肘后备急方》

【原文摘录】疗中恶暴百病方,效方,并疗时行温疫,诸毒气,毒恶核,金疮等。

---

① 薰陆:即乳香。

② 莽草:即莽草。

③ 踯躅花:即闹羊花。

雄黄　朱砂　当归　椒各二两　乌头一升

以苦酒渍一宿,猪脂五斤,东面陈芦,煎五上五下,绞去滓,纳雄黄、朱砂,末,搅令相得,毕。诸卒百病,温酒服,如枣核一枚,不瘥,更服,得下即除。四肢有病,可摩,痈肿诸病疮,皆摩敷之。夜行及病冒雾露,皆以涂人身中,佳。

*吴茱萸方

【文献出处】《肘后备急方》

【原文摘录】若恶核肿结不肯散者。

吴茱萸、小蒜,分等,合捣敷之,丹蒜亦得。

白薇散

【文献出处】《小品方》

【原文摘录】治风热相搏结气痛,左右走身中,或有恶核疹起者,积服汤余热未平复,宜此白薇散以消余热方。

白薇六分　葳蕤四分　当归四分　麻黄三分　秦艽五分　天门冬四分　蜀椒二分　木防己四分　紫胡三分　茵草二分　独活四分　枳实四分　乌头二分　术六分　人参四分　夜干[①]六分　山茱萸四分　青木香四分　防风六分　白芷三分

凡二十物,捣下绢筛,以酢浆服方寸匕,渐至二匕,日三。少嫩人随长少减服之。毒微者,可用酒也。

五香连翘汤

【文献出处】《备急千金要方》

【原文摘录】治一切恶核瘰疬、痈疽、恶肿患方。

青木香　沉香　丁香　薰陆香　麝香　连翘　射干　升麻　独活　寄生　通草各二两大黄三两

上十二味㕮咀,以水九升,煮取四升,纳竹沥三升煮,更取三升,分三服,取快利。

丹参膏

【文献出处】《备急千金要方》

【原文摘录】治一切恶核、瘰疬、痈疽、恶肿患方。

丹参　蒴藋[②]　莽草　蜀椒　踯躅各二两　秦艽　独活　白及　牛膝　菊花　乌头　防己各一两

上十二味㕮咀,以醋二升,渍一宿,夏半日。如急用,便煎猪脂四升,煎令醋气歇,慢火煎,去滓,用敷患处,日五六度。

---

① 夜干:即射干。

② 蒴藋:即接骨草。

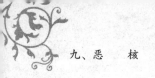

五香散

【文献出处】《备急千金要方》

【原文摘录】治江南毒气,恶核,射工,暴肿,生疮,五香散方。

甲香 犀角 鳖甲 升麻 薰陆香 丁香 沉香 乌翣 青木香 川连 黄芩 羚羊角 甘草 牡蛎各四分 吴茱萸三分 黄柏六分

上十六味,治下筛,中射工毒及诸毒,皆水服方寸匕,日二,并以水和少许洗之,仍以鸡子白和涂肿上,干则易。

野葛膏

【文献出处】《备急千金要方》

【原文摘录】治射工恶核,卒中恶毒方。

野葛一升 巴豆 乌头 川椒各半升 茵芋 踯躅 附子 丹砂各一两 雄黄 大黄各一两

上十味,治下筛,以不中水猪膏三斤,煎三上三下,去滓纳丹砂、雄黄末,搅至凝,似枣核大,摩痛上,勿近眼。凡合各膏,皆无令产妇、女人、小儿、鸡犬、六畜见之,唯宜清净。

药末法

【文献出处】《华佗神方》

【原文摘录】治痰核。

天南星

天南星磨,酸醋调敷数次,自消。

* 外用方

【文献出处】《华佗神方》

【原文摘录】治痰核。

蝙蝠

炙成灰,和菜子油涂之,二三次即愈。

延年丹参汤

【文献出处】《外台秘要》

【原文摘录】疗恶肉核瘰疬,诸风气结聚肿气,诸病并主之方。

蒴藋 丹参各二两 甘草炙 秦艽 独活 乌头炮 牛膝各一两 踯躅花 蜀椒各半两,汗

上九味切,以水八升,煮取三升,温服一升。忌海藻、菘菜、猪肉、冷水。

玄参汤

【文献出处】《外台秘要》

【原文摘录】主恶核瘰疬风结。

玄参　升麻　独活　连翘各二两　木防己　菊花各一两

上六味切,以水八升,煮取三升,分服一升,日三。

丹参膏

【文献出处】《外台秘要》

【原文摘录】主恶肉、结核、瘰疬,脉肿气痛方。

丹参八分　白蔹　独活　连翘　白及各四分　升麻　莔藘各六分　防己　玄参　杏仁各五分,去皮尖

上十味细切,以生地黄汁淹渍一宿,以炼成猪膏四升,微火煎,五上五下,药成,绞去滓,以摩病处,日三四。

* 乌翣根方

【文献出处】《医心方》

【原文摘录】治恶核,肿结不肯散者方。

乌翣根①　　升麻各二两

以水三升,煮取半升,分再服,以滓熨上。

又方

【文献出处】《医心方》

【原文摘录】治恶核,肿结不肯散者方。

苦酒摩由跃涂之,捣小蒜敷之。

五香汤方

【文献出处】《医心方》

【原文摘录】《录验方》治恶核肿毒入腹五香汤方。

薰陆香　麝香　沉香　鸡舌香　青木香各二两

凡五物,以水六升,煮取二升半,适寒温分用三服。不瘥复作,云令剂可尽。

* 射干汤

【文献出处】《医心方》

【原文摘录】《刘涓子方》治恶核肿毒汤方。

---

① 乌翣根:即射干。

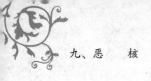
乌扇①二两　升麻二两　栀子仁十四枚,破

上三物,切,以水三升,煮取一升半,分再服。以滓敷肿上甚良。

黄芪贴方

【文献出处】《医心方》

【原文摘录】张仲景方治消核肿黄芪贴方。

黄芪三两　真当归三两　大黄三两　芎䓖一两　白蔹三两　黄芩三两　防风三两　芍药二两　鸡子十枚　黄连二两

凡十物,捣筛,以鸡子白和涂纸上,贴肿上,燥易。

又方

【文献出处】《医心方》

【原文摘录】捣茱萸以囊盛,敷核上,亦可令速消开,多得效验。

升麻汤方

【文献出处】《医心方》

【原文摘录】治小儿恶核肿,壮热欲死。

升麻一两　夜干半两　沉香一分　黄芩一分　丁子②三铢

凡五物,切,以水一升五合,煮取六合,分三服,一岁儿一服半合,随儿大小,增减水药,神验。

独活散

【文献出处】《太平圣惠方》

【原文摘录】治恶核风结肿毒,四肢烦热,拘急。

独活一两　木香一两　射干一两　连翘一两　甘草一两,生,锉　桑寄生一两　川升麻一两　沉香一两　川大黄一两,生用

上件药,捣粗罗为散,每服四钱,以水一中盏,煎至六分,去滓,入竹沥半合,更煎一二沸,放温服之,日三服,得快利为度。

连翘散

【文献出处】《太平圣惠方》

【原文摘录】治项上恶核焮肿。

连翘一两　射干一两　川升麻一两　独活一两　桑寄生半两　丁香半两　木通一两,锉　木香一两　沉香一两　川大黄二两,锉碎,微炒

---

① 乌扇:即射干。

② 丁子:即丁香。

上件药,捣细罗为散,每服以清粥饮调下二钱,日三服。

白蔹散

【文献出处】《太平圣惠方》

【原文摘录】治恶核焮肿不消。

白蔹一两　川大黄一两　赤石脂一两　赤芍药一两　莽草一两　黄芩一两　黄连一两,去须
吴茱萸一两

上件药,捣罗为末,以鸡子清和如泥,涂布上贴于肿处,干即易之。

黄芪散

【文献出处】《太平圣惠方》

【原文摘录】治恶核焮肿疼痛。

黄芪一两半,锉　黄芩一两　芎䓖一两　黄连一两,去须　白芷一两　赤芍药一两　当归一两

上件药,捣罗为末,以鸡子清调如泥,涂于布上,贴肿处,干即易之。

五香散

【文献出处】《太平圣惠方》

【原文摘录】治肉中忽有恶核生,肿硬不消,恶肉恶脉,瘰疬,风结肿气。

木香一两　沉香一两　鸡舌香一两　麝香一分,细研　薰陆香一两　射干二两　紫葛二两,锉　川升麻二两　独活二两　桑寄生二两　甘草二两,生锉　连翘二(三)两　川大黄二两,锉碎,微炒

上件药,捣粗罗为散,入麝香研匀,每服三钱,以水一中盏,煎至五分,去滓,入竹沥半合,更煎三(一二)沸,放温服之,日三服。

五香散

【文献出处】《太平圣惠方》

【原文摘录】治小儿风热,项边生恶核,寒热肿痛。

木香一分　麝香一分,细研　薰陆香一分　沉香半两　鸡舌香一分　黄芩半两　麻黄一分,去根节　连翘半两　海藻一分,洗去咸味　射干一分　川升麻半两　枳实半两,麸炒微黄　川大黄一两,锉碎,微炒

上件药,捣粗罗为散,每服一钱,以水一小盏,煎至五分,去滓,入竹沥半合,更煎一两沸,量儿大小,分减温服。

丹参散

【文献出处】《太平圣惠方》

【原文摘录】治小儿风热,项腋下有恶核不消,大便多秘,心神烦热。

丹参半两　露蜂房一分,微炙　川升麻半两　防风半两,去芦头　连翘半两　黄芪半两,锉

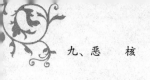

川大黄半两,锉碎,微炒　甘草半两,炙微赤,锉　牛蒡子半两,微炒　枳壳三分,麸炒

上件药,捣粗罗为散,每服一钱,以水一小盏,煎至五分,去滓,放温,量儿大小,分减服之。

升麻散

【文献出处】《太平圣惠方》

【原文摘录】治小儿项生恶核,壮热不止。

川升麻半两　射干半两　连翘半两　犀角屑半两　川大黄半两,锉碎,微炒　川朴硝半两

上件药,捣粗罗为散,每服一钱,以水一小盏,煎至五分,去滓,放温,量儿大小,分减服之。

连翘丸

【文献出处】《太平圣惠方》

【原文摘录】治小儿忽寒热,项颈生恶核,肩背拘急。

连翘三分　海藻半两,洗去咸味　榆白皮半两,锉　牡丹半两　桂心半两　白头翁半两　防风半两,去芦头　黄柏半两,锉　香豉半两　独活半两　秦艽半两,去苗

上件药,捣罗为末,炼蜜和丸,如麻子大,每服以温水下五丸,日三服,量儿大小,以意加减。

玄参丸

【文献出处】《太平圣惠方》

【原文摘录】治小儿胸间积热毒,风气不散,连项生恶核,烦热不止。

玄参半两　汉防己半两　羌活半两　川大黄一两,锉碎,微炒　木香半两　栀子仁半两　赤芍药半两　连翘一(三)分　川升麻半两　牛蒡子半两,微炒

上件药,捣罗为末,炼蜜和丸,如绿豆大,每服以粥饮下五丸,日三服,量儿大小,加减服之。

赤小豆散

【文献出处】《太平圣惠方》

【原文摘录】治小儿热毒风肿,生恶核,令内消。

赤小豆半两　猪牙皂荚半两　硝石半两　黄柏半两　川大黄一两,锉碎,微炒　木鳖子半两

上件药,捣细罗为散,用鸡子清调涂,日三四用之。

独活散

【文献出处】《太平圣惠方》

【原文摘录】治唇上生恶核肿,由脾胃热壅滞。

独活三分　川升麻三分　沉香三分　桑寄生三分　连翘三分　犀角屑三分　汉防己三分川大黄三分,锉碎,微炒　甘草半两,炙,微赤,锉

上为散,每服三钱,水一中盏煎至六分,去滓,不计时候温服。

泽兰散

【文献出处】《苏沈良方》

【原文摘录】治妇人产乳百疾,安胎调气,产后血晕,衄血血积,虚劳无子,有子即堕,难产,子死腹中,胎衣不下,妇人血注,遍身生疮,经候不调,赤白带下,乳生恶核,咳嗽寒热,气攻四肢,处女任脉不调等。常服益血,美饮食,使人安健有子。

泽兰嫩叶,九分　石膏八分,研　当归　赤芍药　川芎微炒　甘草炙　白芜黄各七分　生干地黄六分　肉桂五分　厚朴姜炙　桔梗　吴茱萸炒　卷柏并根　防风　白茯苓　柏子仁　细辛各四分　人参　白术米泔浸一宿,切,麸炒黄色　白芷炒　藁本　椒红　干姜炒　乌头炮　黄芪　五味子各三分　白薇　丹参　阿胶炒干。各二分

上为细末,空心,热酒调下二钱。予家妇人女子,羸弱多疾者,服此药悉瘥,往往有子。

三黄丸

【文献出处】《圣济总录》

【原文摘录】治瘰疬肿毒,结成恶核。

大黄锉,炒　当归切,焙。各一两　栀子仁一分　柴胡去苗,三分　黄连去须　黄芩去黑心　赤茯苓去黑皮　桂去粗皮　干姜炮　芍药各半两

上十味,捣罗为末,炼蜜丸如小豆大,每服十丸,空心温酒下,日三,取微利,更以意增减。

犀角丸

【文献出处】《圣济总录》

【原文摘录】治恶核。

犀角镑　木香各一分　硇砂研,水飞,一钱　白茯苓去黑皮,半两　皂荚去皮子,酥炙　干白薄荷　大黄锉,炒。各一两　原蚕蛾　何首乌　天麻各二两

上十味,捣罗为细末,用生羊肉精者,细切研成膏,和丸如黍米大,每服七丸,茶清下,不拘时。

连翘散

【文献出处】《圣济总录》

【原文摘录】治恶核肿痛。

连翘　何首乌米泔浸一宿,焙　干白薄荷各一两　麝香研,半钱　升麻　恶实炒　白茯苓去黑皮　蛇蜕皮酒浸,炙。各半两

上八味,捣罗为细散,每服一钱匕,食前温酒调下,日三。

四香饮

【文献出处】《圣济总录》

【原文摘录】治气痞结核未破者。

丁香　木香　沉香锉　乳香　青橘皮汤浸,去白,焙。各一两　陈橘皮汤浸,去白,焙,半两　枳实去瓤,麸炒,一分

上七味,粗捣筛,每服三钱匕,水一盏,煎三四沸,去滓,食后温服,日三。

* 外用方

【文献出处】《圣济总录》

【原文摘录】治瘰疬发肿,及结恶核,皆不可针,及痈未溃。

莽草一两

上一味,捣末,和鸡子白涂贴之,一日二易。

五香连翘汤

【文献出处】《太平惠民和剂局方》

【原文摘录】治一切恶核,瘰疬,痈疽,恶肿等病。出《三因方》。

沉香不见火　乳香不见火,研　甘草生　舶上青木香不见火,各一分　连翘去蒂　射干　升麻　桑寄生无,以升麻代之　独活今铺家所卖者,只是宿前胡,或是土当归,不堪用,只用羌活,甚妙　木通去节,各三分　丁香不见火,半两　大黄蒸,三两　麝香真者,别研,一钱半

上㕮咀,每服四大钱,水二盏,煮取一盏以上,去渣,取八分清汁,空心热服。半日以上未利,再吃一服,以利下恶物为度。未生肉前服不妨,以折去热毒之气。本方有竹沥、芒硝,恐泥去声者不能斟酌,故阙之,智者当自添减。五香连翘汤方甚多,当以《三因》为正,《李氏方》今并存之。

附《三因极一病证方论》:五香连翘汤　治一切恶核,瘰疬,痈疽,恶肿等病。

青木香即舶上木香　沉香　薰木香即乳香　丁香　麝香　升麻　桑生寄生　独活　连翘　射干　木通各二两　大黄蒸三两

上为锉散,每服四大钱,水二盏,煮一盏以上,去滓,取八分清汁,空腹热服。半日以上未利,再服,以利下恶物为度。未生肉前服,不妨,以折去热毒之气。本方有竹沥、芒硝,恐泥者不能斟酌,故缺之,知者自当量入。

李氏方

【文献出处】《太平惠民和剂局方》

【原文摘录】用乳香、甘草、木香、沉香、连翘、射干、升麻、木通、桑寄生、独活各三分,丁香半两,大便秘者加大黄三分。李氏所以不用大黄者,盖恐虚人、老人不宜服,故临时加减用。

又一方

【文献出处】《太平惠民和剂局方》

【原文摘录】青木香三分　桑寄生二分　沉香　木通　生黄芪　大黄各一两,酒浸,煨　麝香二钱　乳香　藿香　川升麻　连翘各半两　鸡舌香三分

此方与《三因》《李氏方》同，但外加鸡舌香、藿香耳。

胜金膏

【文献出处】《叶氏录验方》

【原文摘录】治一切痈疽、毒疖、瘰疬、恶核、赤肿疼痛，排脓散毒神妙。

白及去须毛，重八钱，切作片　白蔹八钱重，洗切片　乳香八钱重，为末　木鳖八十个，去壳切片子　柳条八钱重，去叶切半寸长　黄丹八两，须三四十文一两者方转用，不用土，丹炼不成，亦不中用　槐枝八钱重，亦去叶，小枝切半寸长　葱白八钱重　麝香不物多少，同乳香后入　真麻油十六两　川乌八钱，去黑皮　草乌八钱，去黑皮

上㕮咀，与油同熬，用槐枝搅，候葱黑色为度，将绢滤去滓，却将黄丹入铫内，旋入油，将槐枝搅匀，火上炼有黄色，次变黑色，用冷水盏盛，滴水中看，黑色不散方住火，连铫提起，频频搅，方入乳香末，次入麝香，倾于钵内频频搅，直至冷方住搅，收，紧紧封之，无令见风。

万金散

【文献出处】《类编朱氏集验医方》

【原文摘录】治痈疽恶核，肿痛发脑背等，已溃未溃，便宜服此，排脓托里。

瓜蒌一个，去皮取子　大甘草节二分　没药一分，研细旋入

上除没药，无灰酒三升，银石器内煮至一碗许，去滓，却入没药，每服半钱许，浸无灰酒服，无时候。

五黄汤

【文献出处】《活幼心书》

【原文摘录】主解利遍身痈疖，恶核发热，及丁黄肿毒丹瘤。

黄芪一两，生用　黄连　黄芩　黄柏　大黄四味各二钱半

上件㕮咀，每服二钱，水一盏，蜜一大匙，煎七分，无时温服。

玄参饮

【文献出处】《活幼心书》

【原文摘录】主治瘰疬证，及颈上生恶核肿痛。

玄参　升麻二味各五钱　川乌炮裂，去皮脐　草乌炮裂，去皮　当归酒洗　川芎　赤葛　生干地黄　赤芍药七味各二钱半　甘草三钱　大黄半生半炮，四钱

上件㕮咀，每服二钱，水一盏，姜二片，煎七分，无时温服。

贴恶核方

【文献出处】《医学纲目》

【原文摘录】治恶核。

赤小豆　猪牙皂角　硝石　黄药子　木鳖子各半两

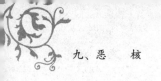

上末,鸡子清调涂患处。

玄参汤

【文献出处】《普济方》

【原文摘录】治恶核瘰疬风结。

玄参　升麻　独活　连翘子各三两　木防己　菊花各一两

上切,以水八升,煮取三升,分服一升,日三。

万金散

【文献出处】《外科理例》

【原文摘录】治痈疽恶核肿痛,发背等疮,不问已溃未溃。

栝蒌一棵全　没药　乳香各一钱,研　甘草节二钱

先以栝蒌、甘草用无灰酒二碗,煎至一碗,去渣,入乳、没,不拘时服。

＊痰核主方

【文献出处】《世医通变要法》

【原文摘录】主方经验　治头颊下生痰核,脉滑而数者是也。

半夏二两　赤茯苓　大黄　桔梗　陈皮各一两半　连翘　柴胡各一两　甘草五钱

上㕮咀,每服五钱,姜三片,水煎服。有热加川芎、黄□、黄连,俱酒炒,苍术、芍药各等分。

加减陈皮汤

【文献出处】《世医通变要法》

【原文摘录】(方见痰涎门)治臂作疼,去丁香、砂仁,加连翘、防风、川芎、皂角刺、酒芩。如耳后顶门各有块,用僵蚕、炒大黄、青黛、南星、桔梗各等分,上末,炼蜜为丸,如榛子大,嚼下。

附,加减陈皮汤:治痰饮为患,脉弦,或呕吐,或恶心,或眩晕,或心悸,或中脘不快。饮食生冷,饮酒过度,脾胃不和,并治之。

半夏泡　陈皮各二两半　白茯苓二两　甘草一两,炙　丁香五钱　砂仁一两半

上㕮咀,每服五钱,姜三片,水煎服。如痰盛有热,去丁香、砂仁,加枳壳、南星、枳实;中脘有痰不利,加桔梗并枳壳,去丁香、砂仁。

九味柴胡汤

【文献出处】《证治准绳》

【原文摘录】治肝经热毒下注,患便毒肿痛,或小腹胁间结核,凡肝胆经部分一切疮疡,或风毒恶核瘰疬。

柴胡炒　黄芩炒。各五分　人参　山栀炒　半夏　龙胆草炒　当归　芍药炒。各三分　甘草二分

上水煎服。若肿痛赤色,元气无亏者宜用。溃后肿消痛止者不宜用。大凡肿硬不溃,溃

后不愈者,因元气虚也,午前宜用四君、归、芪、升麻;午后宜用四君、芎、归、柴胡为主,佐以九味芦荟丸。若饮食少思者,宜用五味异功散专补胃气。若脓水清稀而见一切诸证,皆因血气内亏,但温补脾胃,饮食加进,血气化生,诸证自退。设治疮邪,是虚其虚也,祸不旋踵矣。

独活散

【文献出处】《证治准绳》

【原文摘录】治唇上生恶核肿,由脾胃热壅滞。

独活　升麻　桑寄生　犀角屑　沉香　连翘　汉防己　大黄炒。各七钱半　炙甘草半两

每服三钱,水一中盏,煎至六分,去渣,不拘时温服。

五香连翘汤

【文献出处】《证治准绳》

【原文摘录】治小儿风热毒肿白色,或有恶核瘰疬,附骨痈疽,节解不举,白丹走满身中,白胗搔不已。

青木香　薰陆香　鸡舌香　沉香　麻黄　黄芩各一分　大黄八分　麝香半分　连翘　海藻　射干　升麻　枳实各二分　竹沥汁三合

上水四升,煮药至一半,内竹沥,煮取一升二合。儿生百日至二百日,一服二合;二百余日至晬,一服五合。

独活散

【文献出处】《简明医彀》

【原文摘录】治唇生恶核,由脾胃热壅。唇燥生疮,橄榄烧,研末,猪油和涂;或荷花瓣贴。

独活　升麻　桑寄生　犀角　沉香　汉防己　连翘　川大黄　甘草各五分

上水煎,磨入犀、沉服。

防风散结汤

【文献出处】《审视瑶函》

【原文摘录】治痰核,若初起知劫治之法,则顷刻而平复矣。

玄参一钱　前胡　赤芍药　黄芩　桔梗　防风　土贝母　苍术　白芷　陈皮　天花粉各八分

上锉剂,白水二钟,煎至八分,去滓,食后热服。

又方

【文献出处】《审视瑶函》

【原文摘录】治瘰疬痰核。

老松香八两　姜麻子仁一碗

捶炼至熟,加乳香、没药各一两,铜绿五钱,捶匀,以狗皮摊上,贴之立效。

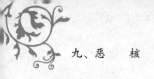

化核膏

【文献出处】《外科全生集》

【原文摘录】治瘰疬、结核、恶核,贴之即消。倘毒根不除,必以子龙丸日服三次,外贴此膏,方可除根,以杜后发。

壁虎十四条,蜘蛛二十八个,蜗牛三十六枚,大麻油四斤,熬枯三物,浮于油面,捞去,再入首乌藤叶、甘菊根、薄荷、牛蒡、苍耳等草,俱用鲜者各半斤,武火熬至草枯,出渣俟冷,再入连翘、元参、苦参、白蔹、白芥子、僵蚕、水红子仁各打碎,大黄、荆芥、防风各四两,浸一宿,再熬至黑枯,以油沥清,见过斤两,熬至滴水不散,将另制木鳖油归入,配炒透东丹,慢入慢搅,搅匀,文火再熬,熬至滴水成珠,加入丁香油一钱,麝香二钱,苏合油一两,搅匀,退火气,摊贴。

防风散结汤

【文献出处】《眼科心法要诀》

【原文摘录】治睥生痰核。

白芷　黄芩　防风　黑参　桔梗　前胡　陈皮　赤芍药　浙贝母　苍术　天花粉各八分

上为粗末,以水二盏,煎至一盏,食后去渣温服。

* 单方外治

【文献出处】《串雅内外编》

【原文摘录】治痰核。

整五倍子入砂锅,炒黄为末,以好醋调膏,摊敷患处,易六七次即愈。不论新旧俱验。

痰核围药方

【文献出处】《急救广生集》

【原文摘录】治痰核。

续随子去壳,一两　蓖麻子去壳,一两　大黄一两　生南星八钱　麝香一钱

上药以糯粥为锭,用蜜磨敷。

瘰疬痰核内消方

【文献出处】《急救广生集》

【原文摘录】治瘰疬痰核。

上真铅三两

上真铅三两,铁器内炒,取黑灰,陈醋调涂,以旧帛贴之,频换,去恶水,半月取效,不痛不破,内消为水而愈。

* 蛇床子酒

【文献出处】《外科传薪集》

【原文摘录】专治头项瘰疬、痰核、马刀、失荣等症。

蛇床子草五两　烧酒五斤

先将瓶酒晒热，然后入草浸之，每日早晚，照量大小服之。若症势年数未久，服之一年，即可全愈。

紫元丹

【文献出处】《外科证治全书》

【原文摘录】治一切阴疽、阴发背、失荣、乳岩、恶核、石疽、贴骨、流注、龟背、痰核等证。凡初起皮色不异，或微痛，或不痛，坚硬漫肿俱可用此消之。

当归　独活　红花　羌活　秦艽　穿山甲焙　川断　僵蚕生　牛膝　延胡索　川郁金　香附　苍术　杜仲　川乌姜汁制　草乌姜汁制　麻黄去根节，炒　制乳香　制没药　全蝎各一两　骨碎补四两，去毛，炒　蜈蚣十条，炙　蟾酥五钱，酒化拌药

共为细末，番木鳖一斤半、麻黄、绿豆煎水浸透，去皮心入麻油内煎老黄色取起，拌土炒筛，去油另为末。上将制过木鳖末同前药末各半对和，水法为丸，每服八分，身弱者五六分，临卧热陈酒送下，出汗避风。如冒风发麻，姜汤、热酒可解。服法每间一两日再服。凡红肿痈毒及孕妇忌此。

阳和汤

【文献出处】《验方新编》

【原文摘录】治乳岩、失荣、石疽、恶核、痰核、瘰疬、流注、横痃，并治一切色白平塌阴疽等症。此为阴疽圣药。万应万灵，从无一失，珍之宝之。

熟地一两　真鹿角胶三钱　上肉桂　甘草各一钱　炮姜　麻黄各五分

水煎服。服后再饮好酒数杯，谨戒房事，服至病愈为止。无论冬、夏皆宜，不可妄行增减。体虚极者，肉桂、炮姜可加一二倍用，或加附子更妙，又痈毒诸方内降痈活命饮亦治阴疽，方用肉桂、炮姜各用至钱半之多，诚以阴寒凝结非此不为功也，宜参看酌用。

犀黄丸

【文献出处】《验方新编》

【原文摘录】治石疽、恶核、失荣、瘰疬、乳岩、流注、横痃、肺痈、小肠痈，一切腐烂阴疽，屡试神验，百发百中之仙方也。

制乳香　制没药各一两　麝香　犀牛黄各三分

共为细末，取黄米饭一两捣烂，与各药末和匀为丸，如粟米子大，晒干忌火烘，每服三钱，热陈酒送下。患生上部临睡时服，下部空心服。

小金丹

【文献出处】《验方新编》

【原文摘录】治流注、恶核、痰核、瘰疬、乳岩、横痃及一切无名阴疽初起，屡试如神，万无

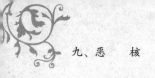

一失，真仙方也。内有五灵脂，不可与人参、高丽参、党参同日而服。

白胶香即枫树油香　草乌　五灵脂　地龙即蚯蚓　制木鳖各一两五钱　制没药　制乳香　归身各七钱五分　麝香一钱　陈墨一钱二分

用糯米粉一两二钱，煮稠和入各药末，捣干，捶为丸如芡实大，一料约为二百五十丸，晒干忌火烘，瓷瓶收贮，以蜡封口，勿令失气，临用取一丸，布包放平石上，隔布敲碎入杯内，以好酒浸入，用小杯盖住一二时，以热陈酒送服尽醉，盖被取汗即愈。患生下部空心服，上部临睡服，一切阴疽初起，服至消散为止。如流注等症成功将欲溃烂及溃烂日久者，以十丸分作五日早晚服之，以免流走。若小孩不能服煎剂及丸药者，服此最妙。

铁熨法

【文献出处】《验方新编》

【原文摘录】治乳岩、流注、失荣、瘰疬、恶核、痰核，一切阴疽初起未成者。

用敲火所用的铁镰二三块，在石上敲令极热，在患处时时轮流熨之宜顺熨、不宜倒熨，初熨微痛，久则痛止毒消。无论何项阴疽，无不神效。

名　　案

叶氏录验方[243]

胜金膏见名引《叶氏录验方》

此方神州邓家每以三百文与人一屬，应系瘰疬、恶毒、疮疖初贴尽散，神妙不可说。此方传于福州乾元寺福首座，福自言在饶州浮梁县藏山院过夏，遇川僧智宣得此方，再三叮咛不可轻易与人。晚年归乡，煎施病者，病者皆愈。初梦人云，可施此药，延年八子。未及煎施间再梦寐，今数十年矣，请药者如市。（下卷·治疮肿伤折）

医说续编[244]

昔严州一通判，忘其名，母病发背，祈祷备至。夜梦吕真人服青衣告之曰：公极孝，故来相告以方，更迟一日，不可疗矣。通判公急市药，治之即愈。用栝蒌五个，取子细研，乳香五块，如枣子大，亦细研，加白沙蜜一斤，同煎成膏。每服二三钱，温酒化下。大治发背诸恶疮，日进二服，无不立效。杨王得此方，家人凡百疮毒，依此治之立效，遂合以施人，无不验者。漏疮恶核，并皆治之。此即郑府朱保义所说神妙方是也。（卷三十二外科·发背）

普济方

陈氏子四岁，忽二月患核块五六枚，不赤不肿，块亦不疼痛，大小如鸡鸭子，皮不突硬，从肉内透起，即召愚视之。曰：《素问》云荣不从，逆于肉里，乃生痈肿，此因疟疾成瘰疬恶核也。《宝鉴》云：恶核而肉里频生，瘰疬而项边暗长，万金丸、大黄丸，治无辜疳、瘰疬、恶核。愚曰：此子病不可医。通真子云：核块结实，经久不破，破则脓大溃，经久不合者，肉死不治，且漫与药和肌,兼用外医膏药敷贴。治月余无效,觉微软,内有自破者,有开破者,脓溃不止。已经两月,疮口不合,或一日发热,与四顺饮、大黄丸,并用凉肌药、镇惊药,热除,尚有进退。虽饮食如旧,日渐黄瘦矣。主人曰:服药多日,何效迟迟? 愚曰:药非无效也,病有终身不除者也,药非无验也,病有决不可救者也,此子病决不治。后七月间,忽伤食,吐数口,神昏不省,因惊而卒。核块之有恶者如此,后之学者不可不知也。[卷四百五·婴孩诸疮肿毒门·痈疽(附论)]

医验大成 [245]

一儿项上结核,究其因,乃郁气之积,五味之厚,曰风曰痰,风火相搏而成结也。

方:半夏　贝母　归尾　生地　连翘　柴胡　胆草　黄芩　芦荟　昆布

一人颐间结核,属心脾火炽,痰凝气聚而成。病虽微而药鲜效。宜凝神澄虑,则心火不炎,结核自除矣。

方:茯神　玄参　黄连　银花　贝母　橘红　天麻　夏枯草　连翘　(痰症章·痰核)

(评选)静香楼医案

肝经液聚气凝,为项间痰核。病虽在外,其本在内。切不可攻,攻之则愈甚矣。

首乌　象贝　白芍　牛膝　甘草　牡蛎粉　归身　生地　丹皮

诒按:议论平和,立方清稳。牡蛎粉一味,可以化痰消坚。(外疡门)

薛案辨疏

儒者杨泽之,性躁嗜色,缺盆结一核,此肝火血燥筋挛,法当滋肾水生肝血。不信,乃内服降火化痰,外敷南星、商陆,转大如碗。余用补中益气及六味地黄,间以芦荟丸年余,元气复而肿消。

疏曰:惟性躁则肝火旺矣,嗜色则肾水虚矣,水虚火旺则肝经所主之筋能不躁缩挛结乎? 六味滋肾水也,芦荟丸清肝火也,初不须补中益气而所以先用之者,以曾服降火化痰之品有伤中气故耳。此症非岁月之功,不能愈,治不得法,必成劳瘵。夫痰核与筋挛大相径庭,痰核则不痛不硬,治以消痰结软坚可也;如筋挛则必硬,而且痛,唯当以滋阴调气为主。若以毒药施于筋挛,燥药攻其痰核,未有不为大患,不但成劳瘵,必号痛溃烂而毙。(肝肾亏损血燥结核等症)

目经大成

原案:邑庠[①]某,年六十,体肥善饮。秋时上睑得一核,绝不经意。明年春,其核自破,色红紫微疼。或按《瑶函》用清胃散结等汤,十数剂稍痊。弥月复发,复投。核渐大,状如荔,外胞绽开。日夜流血不止,遂束手无策,卒而下世。愚意学人必劳心,癖酒一定有色。心劳者神慢,过饮则脾胃受伤,浊气上蒸,故核大而破。加以入房太甚,水木俱惫矣。水竭火盈,故血妄行而不归经,乃尔长流。此时急用烙治其标,烙已,以归脾、养荣、七福、十补培其本,

---

① 庠:古代的学校。

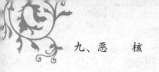

庶几内外两得。此人思不出此,屡以疏风降火,虚其虚而损其损,气衰痰盛之人,有不速其毕命者乎。书此案,以为食古不化者警。(卷之二·八十一证·痰核三十五)

临证指南医案

某　气郁痰核。

夏枯草　生香附　丹皮　山栀　连翘　郁金　赤芍　橘红（疮疡）

洄溪医案

苏州府治东首杨姓,年三十余,以狎游私用父千金,父庭责之,体虚而兼郁怒,先似伤寒,后渐神昏身重。医者以为纯虚之证,惟事峻补,每日用人参三钱,痰火愈结,身强如尸,举家以为万无生理。余入视时,俱环而泣。余诊毕,又按其体,遍身皆生痰核,大小以千计,余不觉大笑,泣者尽骇。余曰:诸人之泣,以其将死耶? 试往府中借大板重打四十,亦不死也。其父闻之颇不信,曰:如果能起,现今吃人参费千金矣,当更以千金为寿。余曰:此可动他人,余无此例也,各尽其道而已。立清火安神极平淡之方,佐以末药一服,三日而能言,五日而能坐,一月而行动如常。其时牡丹方开,其戚友为设饮花前以贺,余适至,戏之曰:君服人参千金而几死,服余末药而愈,药本可不偿乎? 其母舅在旁曰:必当偿,先生明示几何? 余曰:增病之药值千金,去病之药自宜倍之。病者有惊惶色,余曰:无恐,不过八文钱,萝卜子为末耳。尚有服剩者,群取视之,果卜子也,相与大笑。其周身结核,皆补住痰邪所凝成者,半载方消。邪之不可留如此,幸而结在肤膜,若入脏则死已久矣。(痰)

续名医类案

王洪绪治一妇,项上痰核三处,年久生管,以拔管药插入,日易,半月愈其二,唯一管渐浅。不意其夫远归,两日管深如前。后其母接女归,治之即愈。

一壮年臂上有二管,王问其有暗疾否? 曰:素患梦遗。乃以六味去泽泻,增龟胶、龙骨、芡实、莲须为丸,鹿含草煎汤,早晚送下三钱,服半料愈。愈后即用拔管药,仍服前丸,二管皆愈。(卷三十四外科·结核)

王洪绪治一人,年十七,颈患瘰疬,成片延烂,耳腋及腰如手掌大数块,瘦弱成怯。初以洞天救苦丹与服,毒水大流。十日后,以阳和汤、醒消丸,每日早晚各一服。十日项能舒转,饮食日增。外贴阳和膏,内服大枣丸,始终用荆芥汤洗,以山莲散敷,九十日收功。因未服子龙丸、小金丹,其毒根未除,后腋生恶核,仍以子龙丸消之。洞天救苦丹方:露蜂窠要内有子者、两头尖、青皮、苦楝子立冬后者佳,各用瓦上炙,存性,为末,等分研和。每服三钱,陈酒送服,务要隔两日再服。醒消丸方:乳香、没药各一两,麝香一钱五分,明雄黄五钱,用饭一两捣为丸如莱菔子大,日干忌烘。每服三钱,陈酒送服,醉盖取汗。阳和解凝膏方:新鲜大力子根、梗、叶三斤,活白凤仙花梗四两。用麻油十斤,煎枯去渣,次日入生附子、桂枝、大黄、当归、五灵脂、肉桂、川草乌、地龙、赤芍、僵蚕、白芷、白蔹各二两,广木香一两,白及二两,川芎四两,续断、防风、荆芥、香圆、陈皮各一两,再煎枯去渣。隔宿油冷,每油一斤加炒透黄丹七两,搅和,文火慢熬至滴水成珠为度。移锅冷处,加入乳香末一两,麝香研细一两,苏合油四两,入膏和匀,半月后摊贴。专治一切烂溃、阴疽、冻疮,疟疾贴背心。大枣丸方:山羊屎晒干,入锅炒如炭,存性为末,用大枣去皮核,先捣烂,然后入前粉捶成丸。遇毒烂不堪,将见内腐者,黑枣汤送服四钱。山莲散方:大活鲫鱼一尾,破腹去杂,以山羊屎塞实鱼腹,瓦上慢火炙干,研末,加麝香一钱,瓷瓶密收。如遇烂溃不堪,与五内腑止隔一膜者,用此敷,立见奇功。子龙丸方:法制甘遂每一斤用甘草四两,煎汤浸三日,汤黑去汤,河水洗淘取清水,日淘日洗日浸,每日换水数次。三日后去心,再淘浸四五日,取一撮入白瓷盆内。隔一宿,水无异色,乃捞起沥干,以面裹如团,入糠火内煨黄透。取出入锅炒,磨粉听用、法制大戟去旁枝,用水煮透,去骨切片,晒干听用、白芥子炒,以上三物,各等分为末,炼蜜为丸。日服三次,每服三分,淡姜汤送下。此治瘰疬恶核流注之专药也。

一王姓媳,颈内瘰疬数个,两腋恶核三个,又大腿患一毒,不作痛痒,百余日后,日渐发大,形大如斗,按之如石,皮现青筋,常作抽痛。王视之曰:此石疽也。初起时可消,今日久发大,上现筋纹,虽按之如石,然其根下已成脓矣。如偶作一抽之痛,乃是有脓之症也。上现青筋者,其内已作黄浆,可治。如上现小块,高底如石岩者,不治,三日后,主发大痛不溃而死。如现红筋者,其内已通血海,不治。倘生斑点,即自溃之症,溃即放血,三日内毙。今患现青,若医至软,为半功。溃后脓变稠后,可冀收功也。外以活商陆根捣涂,内服阳和汤,十日则止一抽之痛,十三剂内外作痒,十六剂顶软,十八剂通患软,颈项之瘰疬,两腋之核,尽行消散。止剩石疽高起,内脓袋下,令服参一钱,于筋络处先以银针穿之,后以刀阔其口,以纸针塞入口内,次日两次流水斗余。大剂滋补托里,删去人参,倍用生芪,服十剂甚相安。一医令将芪、草俱炙用,三日,四围发肿,内作疼痛。复延王治,王照前方,服二十余剂,外以阳和膏满贴患此,独留患孔,加以布捆绑。王曰:凡经溃阴疽将愈,则外皮渐活而内膜生,斯为佳兆。所出之脓,在皮里膜外,仅以空弄,又不能以生肌散药放入。内服温补滋阴养血,温暖膏药之用捆,使其皮膜相连,易于脓尽,且又易于连接生肌。果绑后数日,内脓厚厚,加参服两月收功。化核膏,专治瘰疬,贴即暗消。内服子龙丸方,可除根,并杜后发。壁虎十四个,蜘蛛二十八个,蜗牛三十六个,用菜油四斤,熬枯去渣。再入鲜首乌藤叶、甘菊根、薄荷、牛蒡草、苍耳草各半斤,用武火熬枯去渣。俟油冷,再入连翘、元参、苦参、白蔹、白芥子、僵蚕、水红子、大黄、荆芥、防风各四两,浸一宿,熬枯去渣,再熬至滴水成珠。每油一斤加黄丹七两,熬黑,加入丁香油二钱,麝香二钱,苏合油一两,搅匀,退火,摊贴。凡治瘰疬,忌用海藻、夏枯草,久服则成痨劳。后数年内,忌食香橙,食则复发。(卷三十四外科·瘰)

一人耳下患恶核,被医穿生管,以阳和汤、小金丹轮服,未溃者全消,复求消管。王曰:消管甚易,管消即敛。倘将敛时,一经走泄,管即复生矣。喜其谨疾遂愈。消管方:皂角刺尖五钱,柘树膜五钱,红腹金钱鳖三钱,榆树皮一钱,真蟾酥一钱,研极细。每遇漏管,先以猪鬃探通,料其浅深,然后以绵纸卷药为条塞入,日易日塞,至愈乃止。(卷三十四外科·结核)

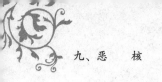

王旭高临证医案

某　疟久阴伤，项发痰核，头倾不举，腹中有块，年逾二八，天癸未通。虑延劳损。

大生地　制首乌　茯苓　丹皮　怀山药　软柴胡　白芍　当归　陈皮　十大功劳（外疡）

陆　本原不足，兼挟风温。发热，颈间结核成痰，二十余日，不红，不肿，不消散，亦不作脓，属半虚半实。慎柔方有良法，用四君子加牛蒡子，世所未知，余曾验过。

四君子加牛蒡子、象贝、桑叶。

渊按：四君补虚，佐蒡、贝以消风痰，桑叶清肺通络。从补虚中想出祛邪之法，心思灵敏。

复诊　昨用慎柔方，是托散法。服下若汗出热退，则数剂可消，若汗不出，仍发热，则数剂成脓，且易溃敛。

前方加钩钩。

三诊　三岁孩童，但哺乳汁，不进谷食，脾胃虚弱可知。颈结痰核而有寒热，必挟风温，属半虚半实。今将一月，热退复热，其块不消，不作脓，大便溏，脾胃不足，气血两虚。

党参　冬术　陈皮　荆芥　黄芪　归身　防风　葛根　砂仁　桑叶（外疡）

某　心火与湿热交结而成痰核，上则舌下，中则脘间，下则阴头，皆结小核如棉子。此皆火郁之所致。

川连二钱，酒炒　陈皮一两，盐水炒　甘遂三钱，面包煨，去心　半夏一两五钱　茯苓二两　泽泻一两　蛤壳二两，研粉　红芽大戟三钱，洗淡炒

上药共研细末，水泛为丸。每朝一钱，开水送下。

渊按：直捣其巢，非胆识兼优不能。然虚者未可漫试。（外疡）

（评选）爱庐医案

恼怒悒郁，内火自生。火能燥痰，则气结痰凝，火性上炎，则痰随之上窜，结核成串于左项，安保右项之不发。壮年朴实之体，而得斯疾，谅亦偏于性情之固执也。倘能暂抛诵读，专以舒闷畅怀为事，则疬痰之消，犹可计日而待。盖不若自戕本元者之水亏火旺，而燥痰成串也。设听其在络内四窜，久延必至于溃，则终身之累矣，后悔莫及。聊赠数言，然乎否乎？

旋覆花一钱五分　橘络一钱　白芥子七分　杏仁三钱　苏子一钱　海藻一钱五分　昆布一钱五分　丹皮一钱五分　竹茹一钱五分　香附一钱五分

再诊：通络化痰、理气开郁之方，已投七服，左项痰核软而可推，余络未窜，脉仍弦数，大便五日不行。内火犹炽，再议化痰通络之法。

海藻一钱五分　鳖甲五钱　黑栀二钱　昆布一钱五分　丹皮一钱五分　旋覆花一钱五分　蒌皮一钱五分　炙甲片七分　白芥子七分　竹沥一两

三诊：前方五服，痰核已消三粒，所剩四粒亦软而小，其势不至四窜矣。脉弦小软，大便已畅。再拟消痰，以冀速除。然方药虽效，亦半藉怡养功夫耳。

橘核一钱　川楝子一钱　炙山甲七分　土贝母三钱　昆布一钱　丹皮一钱五分　旋覆花一钱　海浮石三钱　黑栀一钱五分　竹沥一两

诒按：此案三方，药力不甚结实，而用意颇玲珑，在应酬方中，可云完善。（外疡门案一条）

外证医案汇编

陈　太仓　颈项痰核，推之不动，按之如石，失荣已成。

石决明　新会皮　滑石　甘草　连翘　川贝母

鲍　昆山　眼胞痰核，坚硬不痛，迁延已久，皮色不变，推之移动，在皮里肉外。由湿热痰气郁结而成。拟二陈化坚法，令其消散。

半夏　橘皮　甘草　石决明　僵蚕　茯苓　黄连　车前叶（目疡）

崔　芦墟　脾胃浊痰，肝经气郁，结于两眼胞，成为结痰形如豆粒，不痛不痒，似乎小恙。然久积不治，损目之端也。

川贝母　天竺黄　苦桔梗　石决明　杜苏子　桑叶　夏枯草　法半夏　新会皮　海蛤粉（目疡）

张聿青医案

江右　曾经血崩，营血亏损，不能养肝，肝木克土。不时便泄，脐下气聚不舒，四肢节骱痰核结聚，咽中如阻，心悸带下。脉虚弦，舌心光剥。水亏木旺，土弱肝强。养血柔肝，为治本之道。

阿胶珠二钱　土炒白芍一钱五分　炒黄川贝一钱五分　生山药三钱　炒木瓜皮一钱　海蛤粉三钱　炙甘草三分　生牡蛎五钱　杜仲三钱　潼沙苑盐水炒，三钱　盐水炒竹茹一钱

柳宝诒医案

李　项右结核，右肩漫肿，时剧时减。郁痰挟木火循少阳之经阻结不化。脉象细数小弦，阴气先虚，未便攻伐。拟方用丸剂缓缓治之。

细生地　元参　丹皮　黑山栀　橘核络各，炒打　郁金　牡蛎生研，水飞　昆布　海藻　夏枯草　象贝　茯苓　黄芪　麦冬　生甘草　白芍　刺蒺藜

上药可生研者生研，余亦略烘勿过性，各取净末，米汤泛丸，青黛为衣。每晨空心服，淡盐汤送下。（痰核）

田　痰核数年，有继长增高之势。此证起由木火升窜，顽痰随之而结于络膜之间，日渐增积，如沙碛然，药力攻化，最难得效。脉象不甚结实，正气不充。宜以养正清化之剂调其本原，佐以消痰软坚之法，冀其渐化，猛法攻消，非所宜也。

北沙参　丹皮　黑山栀　海藻　昆布　左牡蛎　夏枯草　橘络　法半夏　郁金　白芍　刺蒺藜　竹二青

二诊　痰核久而不化，再议扶土化痰，清泄木火，丸方佐之，煎方所未逮。

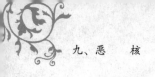

北沙参　於术　茯苓　党参　法半夏　瓦楞子　橘络　郁金　丹皮　白芍　刺蒺藜　生甘草

上药研末,用竹沥入姜汁泛丸。空心盐汤下。（痰核）

季　右半体经络不和,腋下痰核成串,肌黄内热,营络与中气交病。病起产后,营气阻窒。当与养营和络,缓缓通调。

全当归　川芎炭　秦艽　川独活　桑寄生　炽壳　象贝　半夏　郁金　刺蒺藜　丝瓜络去油乳香,研末炒　竹二青　首乌藤　（痰核）

池　痰核结于会厌两旁,此必挟少阳木火浮越于上。凡六阴经脉,皆上至于颈,痰火窜入阴络,亦至此而止,病之所以易结而难散也。拟方软坚化痰,专清阴络之火,用丸剂缓缓调之。

炒当归　白芍酒炒　大生地炒　炒丹皮　元参　牡蛎　於术　茯苓　广郁金风化硝化水拌炒　刺蒺藜　橘红　夜交藤　黑山栀　昆布　夏枯草

上药为末,用竹沥、姜汁、蜜水泛丸。（痰核）

治燕女颈旁痰核,研末和醋抹上。自制：
青黛五分　石膏五分　川连八分　大黄八分　冰片一分　生甘五分　黄芩八分　苏梗一钱　黑山栀五分　雄黄五分　寒水石五分　荆芥五分　枳实五分　（痰核）

昼星楼医案 [246]

治燕女感冒风寒,引动积痰,颈旁生核者。自制：
羌活八分　姜皮八分,姜制　淡竹二钱五分　桔梗五分　黄芩一钱,面炒　枳实八分　白芥子七分　莲藕节二钱　姜半夏一钱　麦冬一钱　陈皮八分　前胡八分　生甘草五分　海藻一钱

治燕女颈旁痰核,研末和醋抹上。自制：
青黛五分　石膏五分　川连八分　大黄八分　冰片一分　生甘五分　黄芩八分　苏梗一钱　黑山栀五分　雄黄五分　寒水石五分　荆芥五分　枳实五分

自治左颈旁痰核累累,筋不舒畅,喉中多痰。用外科膏药治之稍愈。惟遇风寒感冒,仍复旧症,数月不愈。乃自制一方,连服三十余剂。每清晨吐出痰核甚多,如绿豆大,极其坚凝,遂收全功,永不复发。录方于下：
生姜皮三钱　茯皮二钱　姜夏一钱五分　陈皮一钱　桔梗六分　枳壳八分　海石一钱五分　海藻一钱　酒芩一钱五分　白芥子四分　桑皮八分　杏仁八分　白术二钱　青皮四分　升麻三分

雪雅堂医案

刘女　脉弦带数,气口郁郁不舒,左项痰核联珠,胸次窒闷。此由先天不足,无形之火挟

痰窜入少阳之络,肝为乙木,肺为辛金,木气上升太过则辛金不能开降,所谓亢则害也。前人谓气即是火,火即是气,拟开展上焦气化。

香豆豉钱半　广郁金钱半　生香附二钱　瓜蒌皮三钱　川贝母二钱　苦杏仁三钱　粉丹皮钱半　鲜枇杷叶一两　冬桑叶二钱　酒海藻钱半

再诊脉弦,右寸郁郁不舒,间数日辄觉发热,左项痰核结聚,阴虚木旺挟痰入络,清泄肝木,参以和阴化痰。

霜桑叶二钱　女贞子三钱　广郁金钱半　黑豆衣三钱　粉丹皮二钱　炒白薇二钱　制香附钱半　浙贝母二钱　钗石斛三钱　香青蒿钱半　细生地三钱

曹沧洲医案

程　风痰。风邪痰浊交阻,颌下两结痰核,最防窜多成疬,须作速消散。

苏子三钱五分　白蒺藜四钱　土贝四钱　连翘三钱　白芥子七分　忍冬藤四钱　海浮石四钱　煅瓦楞壳一两,先煎　莱菔子三钱五分,炒　丝瓜络三钱五分　橘络一钱　（外疡总门科）

孤鹤医案

肾阴下虚,水不滋木,木火偏亢,虚痰结核,现已溃脓,右耳出水,脉左弦数,右涩。素体有湿,火必兼风,蒸热上升。拟方滋摄。

熟地五钱　麦冬二钱　龟板五钱　泽泻一钱半　茯神三钱　象贝三钱　丹皮二钱　首乌三钱　女贞　黄柏一钱半　橘红一钱　桑椹三钱　地栗　冬瓜子三钱　（痰）

小　结

上述资料表明,中医治疗痰核、恶核的名论名方名案丰富多彩,蕴藏大量治疗类似现代恶性淋巴瘤的经验。在众多的方剂中,五香连翘汤、小金丹、阳和汤等,组方合理,应用较广,应引起足够的重视,但毋庸否认,治疗肿瘤的古方中,毒药、活血化瘀药、软坚散结药用得较多,对此当今看法不一。有些学者认为,毒性较大的中药对机体难免有损伤,但真正的抗癌作用尚不明确,也需要我们正视和进一步研究。

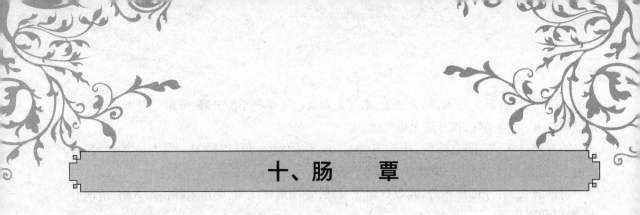

十、肠覃

概　述

历代古籍涉及肠覃、肠蕈、石瘕三个病名。按照《灵枢》的记载，肠覃、石瘕是专指属于妇人的一类疾病。覃，《说文解字注》曰："覃，长味也……引申之凡长皆曰覃。"清代莫枚士《研经言》[247]卷三《肠覃解》认为："肠覃既生息肉，则有形矣。但覃乃延长之义，于病状何取？当为蕈之省文。《韵》《篇》并云：蕈，之荏反，地上菌也。病之蕈名者，盖取肠外息肉生如蕈状，后世咽菌、阴菌等名准此。读当际上声，不当如字读。古覃、蕈二字多相通……但彼蕈仍当训延，而此蕈则当训菌。二字之诂虽异，二字之通则同。此类甚多，不可不正。"本书肠覃与肠蕈为一病。

肠覃症见腹部肿物由小到大，终至"如怀子之状"，而"月事以时下"，因其病位不在子宫，故月经未受影响，类似现代卵巢囊肿等。不能把肠覃与肠道息肉或肠道肿瘤相混淆。

名　论

黄帝内经灵枢

肠覃何如？岐伯曰：寒气客于肠外，与卫气相搏，气不得荣，因有所系，癖而内著，恶气乃起，瘜肉乃生。其始生也，大如鸡卵，稍以益大，至其成如怀子之状，久者离岁，按之则坚，推之则移，月事以时下，此其候也。（卷之九·水胀第五十七）

针灸甲乙经

肠覃者，寒气客于肠外，与卫气相搏，正气不得营，因有所系，瘕而内著，恶气乃起，息肉乃生。其始生也，大如鸡卵，稍以益大。至其成也，如怀子状，久者离岁月，按之则坚，推之则移，月事时下，此其候也。（卷八·水肤胀鼓胀肠覃石瘕第四）

卫生宝鉴

夫肠者，大肠也。覃者，延也。大肠以传导为事，乃肺之腑也。肺主卫，卫为气，得热则泄，得冷则凝，今寒客于大肠，故卫气不荣，有所系止而结瘕，在内贴着。其延久不已，是名肠覃也。气散则清，气聚则浊，结为瘕聚。所以恶气发起，瘜肉乃生，小渐益大，至期而鼓其腹，则如怀子之状也。此气病而血未病，故月事不继，应时而下，本非胎娠，可以此为辨矣。（卷之十八·肠覃石瘕论治并方）

玉机微义

肠覃何如？岐伯曰：寒气客于肠外，与胃相搏不得荣，因有所系瘕，癖而内著恶气乃起，瘜肉乃生，其始生者，大如鸡卵，稍以益大，至其成如怀子之状，久者离岁，按之则坚，推之则移，月事以时下，此其候也。夫肠者大肠也，覃者延也。大肠以传道为事，乃肺之腑，腑主卫，卫为气，气得热则泄，寒则凝。今寒客于大肠，故卫气不营，有所系止，而结瘕在内帖着，其延久不已，是名肠覃也。气散则清，气聚则浊，结为瘕聚，所以恶气发起，息肉乃生，小渐益大，至期而鼓，其腹则如怀子状也。此气病而血未病，故月不断以时下，本非妊娠，可以此为辨矣。（卷二十·积聚门·论妇人肠覃石瘕之积）

万氏女科 [248]

肠覃者，因经行之时，寒风自肛门而入，客于大肠，以致经血凝涩，月信虽行而血却少，其腹渐大如孕子状，为胎漏状。壮盛妇人半年以后，气盛而除，虚怯者必成胀病。桂枝桃仁汤主之。（卷之一·调经章·附：肠覃）

古今医统大全

宜其视伤寒、中风、热病、瘟疫通曰伤寒，肤胀、鼓胀、肠覃、石瘕率为水气。（卷之三·翼医通考下·病证·病名不同）

妇人又有肠覃、石瘕之证，乃是血证，别载癥瘕之门。（卷之三十一·水肿门·病机·水肿有十证不同）

医学入门

肠覃可按血自通，肠覃，乃寒气客于大肠，与胃相搏。大肠为肺传送，肺主气，气得热则行，得冷则凝，凝则清气散，而浊气结而为瘕。覃延日久不已，瘜肉乃生，始如鸡卵，久如怀胎，按之坚，推之移，月事时下，或多或少，气病而血未病也，宜二陈汤加香附以开之，或香粉丸。（外集·卷五·妇人门·癥瘕　与男子积聚条参看）

黄帝内经灵枢注证发微 [249]

此言肠覃之证也。寒气客于肠之外，卫气有时而入，寒气与卫气相搏，卫气不得营运，彼此相系，癖而内着于肠，致使恶气从兹而起，瘜肉乃生。其始生也，大如鸡卵，及其成也，如杯子之状。久者，岁以度岁，非止一岁，用手按之则坚，推之则移，附于肠外，而不在胞中，故月事以时而下，此肠覃之为候也。（卷之七·水胀第五十七）

赤水玄珠

又云：清浊之气结聚肠外，成如怀妊，按之则坚，推之则移，月事以时下，名曰肠覃。

感寒气凝结肠外，久为癥瘕疼痛，名肠覃。（第十三卷·积聚门·积聚论）

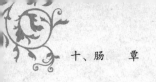

肠覃生于肠外，月事时下。石瘕生于胞中，月事不以时下。二痛皆似蛊胀。并见胀门。（第十三卷·积聚门·积聚论·治积要法）

证治准绳

肠覃者，寒气客于肠外，与冲气相搏，气不得荣，因有所系，癖而内着，恶气乃起，瘜肉乃生，其始生也，大如鸡卵，稍以益大，至其成，如怀子之状，久者离岁，按之则坚，推之则移，月事以时下，此其候也。夫肠者，大肠也，覃者，延也。大阳以传导为事，乃肺之腑也。肺主卫，卫为气，得热则泄，得冷则凝。今寒客于大肠，故卫气不荣，有所系止而结瘕在内贴着，其延久不已，是名肠覃也。气散则清，气聚则浊，结为瘕聚，所以恶气发起，瘜肉乃生，小渐益大，至期而鼓，其腹如怀子之状也。此气病而血未病，故月事不断，应时而下，本非胎娠，可以此为辨矣。晞露丸、木香通气散主之。（第二册·诸气门·胀满·肠覃）

医碥

肠覃，寒客大肠外，结瘕始如鸡卵，渐益大如怀孕，此气病，血未病，故月水不断。此气分病。（卷二·杂证·积聚）

一见能医

女人经水自行，而腹块渐大，如怀子者，肠覃也。（卷之二·医门八法·论消法）

彤园医书大方脉 [250]

肠蕈之症，因风寒之邪不客于脉中分肉，而干卫气，深入，客于肠外，僻而内着，日以益大，状如怀子，月事仍以时行，名曰肠蕈。（杂病心法集解　卷四·肿胀门·辨肠蕈、石瘕）

治肠蕈，原属气病，初起服厚朴散通利之见利湿门。（杂病心法集解　卷四·肿胀门·治法）

名　方

乌喙丸

【文献出处】《三因极一病证方论》

【原文摘录】治肠覃病，因寒气客于肠外，与胃气相搏，正气不荣，系瘕内着，恶气乃起。其生也，始如鸡卵，久久乃成，状如怀胎，按之坚，推即移，月事时下，故曰肠覃。亦治乳余疾，大小便不利，并食有伏虫，胪胀，痈疽毒肿，久寒邪气。

　　乌喙[①]炮，去皮尖，一钱　半夏汤洗七次，四钱　石膏煅　藜芦炒　牡蒙　苁蓉酒浸。各一钱
桂心　干姜炮。各一钱三字　巴豆六七个，研膏

[①] 乌喙：即附子。

上末,蜜丸,如绿豆大,每服三五丸,食后,酒、饮任下。治男子疝痛。

晞露丸

【文献出处】《卫生宝鉴》

【原文摘录】治寒伤于内,气凝不流,结于肠外,久为癥瘕,时作疼痛,腰不得伸。

广术一两,锉　京三棱一两,锉,并酒浸　干漆五钱,洗去腥,炒烟尽　川乌五钱　硇砂四钱　青皮　雄黄另研　茴香盐炒　穿山甲炮。各三钱　轻粉一钱,另研　麝香半钱,另研　巴豆三十个,去皮,切开

上除研药外,将巴豆炒三棱、广术二味深黄色,去巴豆不用,共为末,入研药匀,生姜汁打面糊丸如桐子大,每服二十丸至三十丸,姜汤送下,酒亦得,空心食前。

木香通气散

【文献出处】《卫生宝鉴》

【原文摘录】治寒气结瘕,腹大坚满,痛不可忍。

木香　戎盐炒　京三棱炮。各半两　厚朴一两,姜制　枳实麸炒　甘草炙。各三钱　干姜炮　蓬术炮。各二钱

上八味为末,每服三钱,淡生姜汤调下,食前。

桂枝桃仁汤

【文献出处】《万氏女科》

【原文摘录】肠覃者,因经行之时,寒风自肛门而入,客于大肠,以致经血凝涩,月信虽行而血却少,其腹渐大如孕子状,为胎漏状。壮盛妇人半年以后,气盛而除,虚怯者必成胀病。

桂枝　槟榔各一钱五分　白芍酒炒　生地酒洗　枳壳麸炒。各一钱　桃仁二十五粒　炙草五分

姜枣引,煎熟入桃泥,去渣服。更宜常服四制香附丸。

阿魏麝香散

【文献出处】《张氏医通》

【原文摘录】治肠覃诸积痞块。

阿魏五钱,酒煮　麝香一钱　雄黄三钱　野水红花子四两　神曲炒　人参　白术生。各一两　肉桂五钱

上为散,每服三钱,用乌芋即荸荠三个,去皮捣烂和药,早晚各一服,砂仁汤过口。

香棱丸

【文献出处】《妇科心法要诀》

【原文摘录】肠覃石瘕气血分,寒客肠外客子门。二证俱如怀子状,辨在经行经不行。石瘕吴萸汤最效,肠覃香棱丸若神。丁木茴香川楝子,青皮广茂与三棱。

丁香　木香　茴香　川楝子　青皮　广茂　三棱

名　案

马培之医案

脉来左部细弦,右部沉涩。荣血不足,肝气不强,脾气不利,气血与汁沫凝结肠外,结为肠覃,状如怀子。幸月事仍以时来,法宜养荣,兼流气化凝治之。

淮牛膝　丹参　川楝子　桃仁　青皮　上肉桂　当归　乌药　香附　延胡　瓦楞子　降香片　（肠覃）

续名医类案

董含妾腹内生一痞,始如弹丸,五六年后,大类鹅卵,中似有一窟,往来移动,或痛或止,百药罔效。久之遍体发肿,内作水声,日夕呻吟,死而复苏者再,诸医束手无策,皆云:此名水鼓,病已成,不可复痊矣。章文学旭,字东生,名医也,善治奇疾。往邀之,曰:此非水症,乃积聚所致,不半日可愈。但所用药猛烈,转斗而下,驱水甚疾,试问疾人愿服与否?而病者曰:我已垂殆,苟一线可救,死无憾也。于是取红丸十粒,如绿豆大,以槟榔、枳实等五六味煎汤下之。初觉喉中响声可畏,势将不支。顷之,胸膈间如刀刃乱刺,哀号转掷,痛不可状。又顷之,下水斗许,头面肿退,不逾时又下数升,腹背亦退。病人曰:我今觉胸背顿宽,遂熟睡片刻。时章君犹在坐也,曰:此番不独水去,痞亦当渐散矣。进补剂二日,明后日可连服之,遂辞去。至晚又下水四五升,手足肿全退,不三日病全愈。既而忽痞势摇动,下红黑痢三昼夜,痞亦不见。众医惊服,往叩其故。章曰:此名肠覃,在《内经·水胀》论中,君辈自坐不读书耳。皆惭而退。按岐伯曰:寒气客于肠外,与胃气相搏,癖而内着,瘜肉乃生,始如鸡卵,至其成,若怀子之状,按之则坚,推之则移,月事以时下,肠覃生于肠外故也。又有一种名石瘕,病状相同,月事不以时下,石瘕生于胞中故也。皆妇人之病,因有积聚,可导而下,似水胀而非水胀也。临症之工,大宜分别。此疾若非章君,久作泉下之鬼矣。今人能感激如是者鲜矣。《三冈识略》。（卷十·癥瘕）

王旭高临证医案

蒋　少腹结块,渐大如盘。此属肠覃,气血凝滞而成。拟两疏气血。

香附　五灵脂　红花　当归　泽兰　桃仁　延胡索　丹参　陈皮　砂仁

大黄䗪虫丸,每服二十粒,开水送。

小　结

综观上述,古代对于肠覃理、法、方、案、药的记述并不太多,其属癥瘕积聚范畴殆无疑义。分析其方药,多取软坚散结、活血化瘀、疏肝理气、温经通络作为治疗的重要方法,这与

《灵枢·水胀》有"皆生于女子,可导而下"之旨颇相符合。如赵满华引证《血证论》认为:"肠覃是气病而血不病,故月事以时下,宜橘核丸主之。"其方与《内经》所言肠覃之病机正合。傅灿鎏等治疗肠覃根据《黄帝内经》"结者散之"的论述,用香棱丸以行气导滞,治法亦渊源有自。总之,古代文献有关肠覃辨证论治的记述,值得借鉴和参考。

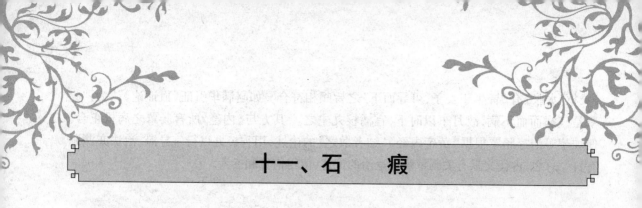

十一、石　瘕

概　述

　　肠覃、石瘕二病名出自《灵枢·水胀》，根据其病证特点，后世医家把二者列入癥瘕门，且从《灵枢》的描述症状看，很像妇科的卵巢囊肿、子宫肌瘤和其他妇科肿瘤。自《灵枢》成书以来，因其将肠覃、石瘕并载于一篇，二者又皆为女性特有疾病，故后人常常二者并提，甚至很难将其论述截然分开。但这并不等于二者之间存在必然联系，事实上二者确为各自独立的不同疾病，只是病情发展到一定程度会出现"状若怀子"的相似症状罢了。就病因、病位而言，肠覃"寒气客于肠外"，症见腹部肿物由小到大，终至"如怀子状"，而"月事以时下"，因其病位不在子宫，故月经未受影响，且说明肠覃起病缓慢，病程较长，病情较缓，类似现代卵巢囊肿等；而石瘕则"生于胞中，寒气客于子门"，"状若怀子，月事不以时下"，其病位在子宫，故可见月经不正常的表现，类似现代子宫、子宫颈病变如子宫肿瘤、宫颈黏连等。

　　现代中医临床术语将肠覃定义为"多因瘀血痰浊停聚卵巢所致。以子宫旁少腹内出现圆滑柔韧的肿块，一般不影响月经为主要表现的疾病"；石瘕定义为"以出现生长于胞宫质地坚硬的包块，固定不移，对月经有影响为主要表现的妇科疾病，类似于子宫肌瘤。"可参。

名　论

黄帝内经灵枢

　　石瘕何如？岐伯曰：石瘕生于胞中，寒气客于子门，子门闭塞，气不得通，恶血当泻不泻，衃以留止，日以益大，状如怀子，月事不以时下，皆生于女子，可导而下。（卷之九·水胀第五十七）

黄帝内经太素 [251]

　　三阳急为瘕瘕，谓女子宫中病，男子亦有瘕而为病。凡脉急者，多寒。三阳，谓太阳。候得太阳脉急，为是阴胜多寒，男子为瘕，女子为石瘕之病。平按：《素问》为瘕下有三阴急为疝五字。注瘕谓，谓字袁刻脱，二阴急为痫厥二阴，少阴也。候得少阴脉急，是为阳与阴争，阳胜，发为小儿痫病，手足逆冷也，二阳急为惊二阳，阳明也。阳与阴争，少阴胜，发大小人惊也。平按：《素问》新校正云："三阳急为瘕至二阳急为惊，全元起本在《厥论》，王氏移在《大奇论》。"据此则全本与本书合。（卷第二十六·寒热·寒热相移）

针灸甲乙经

石瘕者,生于胞中,寒气客于子门,子门闭塞,气不通,恶血当泻不泻,血㿉乃留止,日以益大,状如怀子,月事不以时下,皆生于女子,可导而下之。(卷八·水肤胀鼓胀肠覃石瘕第四)

卫生宝鉴

夫膀胱为津液之府,气化则能出焉。今寒客于子门,则气必塞而不通,血壅而不流,㿉以留止,结硬如石,是名石瘕也。此病先气病而后血病,故月事不来,则可宣导而下出者也。《难经》云:任之为病,其内苦结。男子生七疝,女子为瘕聚,此之谓也。非大辛之剂不能已也,可服见睍丸。(卷十八·妇人门·石瘕论并治方)

脉因证治

寒气客于肠外,与卫相搏,气不得营,因有所系,癖而内着,其大也如鸡子,至其成如怀胎,按之则坚,推之则移,月事不以时下,名肠覃;寒气结于子门,闭塞不通,恶血当泻而不泻,血留止,日以益大如胎,月事不时,此生于胞中,为石瘕。此二者,皆生于女子,可导而下。(卷之三·肿胀)

玉机微义

石瘕为血壅不流,故月事不来;肠覃为气聚而浊结成瘕,故血未病,月水不断。而知此二积之异,然亦有诸积所致,或有病痈脓而似此二证者,不可不察也。(卷二十·积聚门·论妇人肠覃石瘕之积)

医学纲目

肠覃生于肠外,月事时下。石瘕生于胞中,月事不以时下。二病皆似蛊胀。并见胀门。(卷之二十五·脾胃部·积块癥瘕·妇人血积)

保命歌括

妇人经闭者,作蓄血看,宜桃仁承气汤下之。更有石瘕、肠覃、鬼胎三病,各从其证立法治之,宜桃奴散。(卷之二十四·痞满)

类经

石瘕何如?岐伯曰:石瘕生于胞中,寒气客于子门胞,即子宫也,男女皆有之,在男谓之精室,在女谓之血海。子门,即子宫之门也。义详三焦包络命门辨中,见《附翼》三卷,子门闭塞,气不得通,恶血当泻不泻,㿉以留止,日以益大,状如怀子,月事不以时下,皆生于女子,可导而下㿉,凝败之血也。子门闭塞,则㿉血留止,其坚如石,故曰石瘕。月事不以时下,惟女子有之也,故可以导血之剂下之。按:篇首帝有石水之问,而此下无答,必阙失也。考之《阴阳别论》曰:阴阳结邪,多阴少阳曰石水,少腹肿。其义即此,详见本类前六。㿉,铺杯切。(十六卷·疾病类·五十七、水胀肤胀鼓胀肠覃石瘕石水)

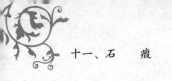

杂病心法要诀

风寒之邪，不客于脉中分肉，而于卫气，深入客于肠外，僻而内着，日以益大，状如怀子，月事仍以时行，名曰肠覃。或干营气，深入客于胞中，恶血留止，日以益大，状如怀子，月事不以时下，名曰石瘕。此皆生于女子，在男子则为疝病也。（卷三）

妇科心法要诀

石瘕寒气客胞中，状如怀子不经行。胞闭热气迫肺咳，伤心气血不流通。（经闭门·血滞经闭）

医碥

石瘕，生胞中，因寒气客于子门，恶血留聚，日渐大，状如怀子，此气先病，血后病，月事不以时下。此血分病。肠覃，寒客大肠外，结瘕始如鸡卵，渐益大如怀孕，此气病，血未病，故月水不断。此气分病。上二者皆女子病，似妊娠。治法可用辛热，如吴茱萸、桂心、附子，加入消块药。（卷二·杂证·积聚）

方症会要 [252]

肠瘤、石瘕二症，亦自妇人得之。肠者，大肠也，瘤者，延也。大肠以传导为事，乃肺之腑。肺主卫气，气温则泄，气寒则凝。今寒气客于大肠，故卫气不荣，而结瘕在内。其始发也大如鸡卵，至其成如怀子状，久久按之坚，推之则移。然气病而血未病故，月事不断，尤以时下是其候也。石瘕生于胞中，寒气客于子门，夫膀胱为津液之腑，气化则能出，今寒气客于子门，则气塞不通，恶血当泻不泻，日以益矣，状如怀子，结硬如石，故名石瘕，此气先病而血后病故，月事不来也。（卷二·积聚痞块癥瘕疢癖肠·石瘕）

兰台轨范

《水胀》篇黄帝问于岐伯曰：水与肤胀、臌胀、肠覃、石瘕、石水，何以别之？岐伯答曰：水始起也，目窠上微肿，如新卧起之状。其颈脉动，时咳，阴股间寒，足胫肿，腹乃大，其水已成矣。以手按其腹，随手而起，如裹水之状，此其候也。黄帝曰：肤胀何以候之？岐伯曰：肤胀者，寒气客于皮肤之间，壳壳然不坚，腹大，身尽肿，皮厚，按其腹，窅而不起，腹色不变，此其候也。臌胀何如？岐伯曰：腹胀，身皆大，大与肤胀等也。色苍黄，腹筋起，此其候也。肠覃何如？岐伯曰：寒气客于肠外，与卫气相搏，气不得荣，因有所系，癖而内着，恶气乃起，瘜肉内生。其始生也，大如鸡卵，稍以益大。至其成，如怀子之状，久者离岁，按之则坚，推之则移，月事以时下，此其候也。石瘕何如？岐伯曰：石瘕生于胞中，寒气客于子门，子门闭塞，气不得通，恶血当泻不泻，衃以留止，日以益大，状如怀子，月事不以时下，皆生于女子，可导而下。

《邪气脏腑病形》篇督脉微大，为石水，起脐已下至小腹，垂垂然。上至胃脘，死不治。水为有形之物，故按之即起。肤胀为无形之气，故按之不起。肠覃乃肠外恶气所结，故月事仍下。石瘕乃胞中恶血所凝，故月事不行。各有定理也。至石水则在少腹之中，水结不散之症。若臌胀，则非气非水，脏腑皮肉俱坚肿，邪盛正衰，难为治矣。（卷五·臌胀水肿·《灵》《素》）

一见能医

女人经水自行，而腹块渐大，如怀子者，肠覃也。经水不行，而腹块渐大，并非妊者，石痕也。有妊无妊，可以脉之滑涩辨之也。（卷之二·医门八法·论消法）

妇科冰鉴

夫胞者，子宫也。子门者，胞之门也。气血交通，月以时下。或寒邪外干，或瘀血内壅，气不宣通，血因遏阻，以当泻者不能得泻，衃血凝塞胞中，状如怀子。若不早为祛除，则必日以益大，其坚如石。故曰石痕。寒邪既从下袭，温导奚容宽缓。务期衃留去而元气无伤，斯为用导之善者矣。

若外邪客犯，致成石痕者，宜吴茱萸汤温而散之。里气壅瘀而成者，宜琥珀散以攻导之。气上迫肺，月事不来者，先宜三和汤，后服五补丸及卫生汤。（卷二·经闭门·血滞经闭）

女科秘要 [253]

石痕症，因行经之后，寒气自阴户入，客于胞门，以致血凝，月经不行，而腹渐大，如怀胎状。其妇壮盛，或半年之后，小水长自消。若虚弱妇，必成肿症。（卷四·石痕症）

彤园医书大方脉

肠覃之症，因风寒之邪不客于脉中分肉，而干卫气，深入，客于肠外，僻而内着，日以益大，状如怀子，月事仍以时行，名曰肠覃。风寒之邪，若干营气，深入，客于胞中，恶血留止，日以益大，状如怀子，月事不以时下，此名曰石痕。二症皆生于女子，在男子则为疝病也，治详妇科。（杂病心法集解　卷四·肿胀门·辨肠覃、石痕）

治肠覃，原属气病，初起服厚朴散通利之见利湿门。治石痕，原属血病，初服下瘀血汤攻下之。余法详考妇科一卷。以上治胀满六症之主方，余按后总方及水肿门选方施治。（杂病心法集解　卷四·肿胀门·治法）

彤园妇人科

客寒经闭，石痕可征，状如怀子，月事不行。若热迫肺，咳嗽频频，心气不降，肺劳乃名。血亏干瘦，风消物形，食少虚喘，转为息贲。血枯脱血，肌热骨蒸，不嗽只虚，久嗽劳成。（卷一·四言要诀·经闭血枯劳嗽）

《经》曰：石痕生于胞中，寒气客于子门。子门闭寒，气不得通，恶血当泻不泻，衃以留止，日以益大，状如怀子，月事不以时下，皆生于女子，可导而下。此言经闭，因寒气客于胞中，致成石痕，而不病肺劳也。

《经》曰：月事不来者，胞脉闭也。胞脉属心而络于胞中，热气上迫于肺，心气不得下通，

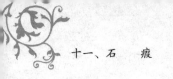

故经闭也。此言胞脉闭,因热气攻肺而作咳嗽,故病肺劳,而不成石瘕也。(卷一·经闭门·血滞二条)

王旭高临证医案

仁渊曰:《内经》言胀者,皆在脏腑之外,排脏腑而郭胸胁,此气胀也。其本在肾,其末在肺,此水胀也。五脏六腑皆有胀,统气与水而言之也。石瘕、肠覃,女子血凝气滞而病胀也。后贤分虚实寒热,在气在血,法已大备,似无庸再议。然余观劳损者病在精,肿胀者,病在气,无论气臌、水臌、血臌,最重在肺脏。盖肺主一身治节,管领五脏六腑之气。肺气一伤,周身治节不行,于是脾失健运,肝木横逆而为气臌;肾失枢转,膀胱水道不利而为水臌;肝失疏泄,气滞血凝而为血臌。谓非皆由肺气伤残,不能化水,化血,自化之病乎?虽然,所因甚多,所病各异。从外感而得者多暴、多实、多热,从内伤而得者多缓、多虚、多寒。水肿多实证,其来也暴;气肿多虚证,其来也缓;湿热肿在虚实之间,其来也不暴不缓,必先见别证而后胀满。若水肿之咳逆喘呼,非大实,即大虚,不可不辨。实则肺气壅塞不降,虚则肾气奔逆不纳。虚证固宜温补,实证必须泻降。如水肿实证,即舟车、禹功亦不为峻,但不可过剂。《经》云:大毒治病,十去其六。或从虚实间进之法,投峻药一服,续投调理药三二日,再进一服最稳。余验过数人。至单腹胀,乃脾肺肾真气败坏,全属虚证。血臌、肠覃、石瘕,虽病在血分,不可专求之血,宜导气以通血。气为血帅,古人明训,不可不知也。(卷之二·臌胀水肿门)

血证论 [254]

妇女经闭有四:一寒证,一热证,一实证,一虚证。

寒闭者,积冷结气,经水断绝,至有历年,胞门为寒所伤,经络凝坚,阴中掣痛,少腹恶寒,上引腰脊,绕脐寒疝;或瘀血不行,留为石瘕。皆霜凝冰结之象也。用温经汤主之,或用温药下之,附子理中汤加当归、桃仁、大黄、细辛、牛膝、肉桂、生化汤下之,尤稳。经通之后,再服肾气丸收功。(卷五·经闭)

又有石瘕肠覃,状如怀子,腹日以大,月事以时下者为肠覃,以寒客于肠外,气病而血不病也,宜橘核丸主之。月事不以时下者为石瘕,乃寒气客于子门,子门闭塞,恶血当下不下,衃以留止,故成石瘕。是气病而血亦病也,宜琥珀散、桃奴散治之。后服温经汤。(血臌附血肿)

医粹精言 [255]

水肿之病,千头万绪,虽在形体而实内连脏腑,不但难愈,即愈最易复,病复即更难再愈,所以《内经》针水病之穴多至百外,而调养亦须百日,反不若膨胀之症一愈,可以不发。治此症者,非医者能审定病症神而明之,病者非能随时省察潜心调摄,鲜有获全者。水为有形之物,故按之即起。肤胀为无形之气,故按之不起。肠覃乃肠外恶气所结,故月事仍下。石瘕乃胞中恶血所凝,故月事不行,各有定理也。至石水则在少腹之中,水结不散之症。若臌胀则非气非水,脏腑皮肉俱坚肿,邪盛正衰,难为治矣。(卷二·治法杂记)

名　方

万病丸

【文献出处】《三因极一病证方论》

【原文摘录】治室女月经不通,脐下坚结,大如杯升,发热往来,下痢羸瘦,此为血瘕;若生肉癥,不可为也。血瘕一作气瘕,此即石瘕证也。

干漆杵细,炒令火烟出,烟头青白一时久　牛膝酒浸一宿。各一两六钱　生地黄四两八钱,取汁

上以地黄汁入,下二味为末,慢火熬,俟可丸即丸,如梧子大,空心,米饮或温酒下二丸,日再。勿妄加,病去止药。妇人气血虚,经不行,若服破血行经药,是杀之也。谨之!

见睍丸

【文献出处】《卫生宝鉴》

【原文摘录】治寒气客于下焦,血气闭塞而成瘕聚,坚大久不消者。

附子四钱,炮,去皮脐　鬼箭羽　紫石英各三钱　泽泻　肉桂　玄胡索　木香各二钱　槟榔二钱半　血竭一钱半,另研　水蛭一钱,炒烟尽　京三棱五钱,锉　桃仁三十个,浸去皮尖,麸炒研　大黄二钱,锉,用酒同三棱浸一宿,焙

上十三味,除血竭、桃仁外,同为末,入另研二味和匀,用原浸药酒打糊,丸如桐子大,每服三十丸,淡醋汤送下,食前,温酒亦得。

和血通经汤

【文献出处】《卫生宝鉴》

【原文摘录】治妇人室女受寒,月事不来,恶血积结,坚硬如石。

当归　京三棱炮。各五钱　广术炮,四钱　木香　熟地黄　肉桂各三钱　红花　贯众　苏木各二钱　血竭一钱,另研

上十味,除血竭外,同为细末,和匀,每服三钱,热酒一盏调下,食前。忌生冷及当风大小便。

和血通经丸

【文献出处】《卫生宝鉴》

【原文摘录】治妇人经水凝滞不行,腰背脐腹疼痛,渐成血瘕。

芍药一两　木香　当归　肉桂　干漆炒烟尽　五灵脂　大黄各半两　水蛭炒,二钱半　广术半两　虻虫三十个,去头足,麸炒　桃仁二十七个,浸去皮尖

上为末,醋糊丸如桐子大,每服二十丸,醋汤送下,温酒亦得,食前,日进一服。

木香硇砂丸

【文献出处】《卫生宝鉴》

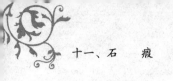

【原文摘录】治妇人痃癖积聚，血块刺痛，脾胃虚寒，宿食不消，久不瘥者。

丁香　木香　硇砂研　干漆炒烟尽　细墨　大黄锉,炒　附子泡　官桂　乳香研　广术　青皮　京三棱　没药研　巴豆霜减半　猪牙皂角　干姜炮。各等分

上十六味，除另研外，同为末，以好醋一升，化开硇砂，去了渣，银石器内慢火熬，次下巴豆霜、大黄末，熬成膏，下前药末，丸如麻子大，每服三十丸，温酒送下。量虚实加减，大便利为度。

血竭膏

【文献出处】《卫生宝鉴》

【原文摘录】治妇人干血气不可不用也，此药是妇人经水之仙药也。

大黄一两

上为末，用酽醋一升，熬成膏，丸如鸡头大，每服一丸，热酒化开，临卧温服。大便利一二行后，红脉自下。

* 当归丸

【文献出处】《医学纲目》

【原文摘录】(丹)治妇人月经不调血积证。

当归　赤芍　川芎　熟地　广术　京三棱各半钱　神曲　百草霜各二钱半

上为细末，酒糊为丸，桐子大，温水下。

牛膝酒

【文献出处】《医学纲目》

【原文摘录】(《本》)牛膝根净洗切，焙干捣，下酒煎温服，治妇人血块，立效。

丹溪消积丸

【文献出处】《医学原理》

【原文摘录】治一切瘀血坚积、石痕等症。《经》云：坚以软之，辛以散之。故用海粉、石碱之咸以软坚，三棱、莪术以攻积，红花、五灵脂以行瘀血，香附子以疏郁气。

海粉咸寒，醋煮，一两　石碱咸寒，两半　三棱苦辛温，二两　莪术辛温，二两　红花苦甘平，二两　五灵苦辛温，三两　香附苦辛温，二两

为末，炼蜜丸如梧子大，每白术汤下五七十丸。

温经汤

【文献出处】《顾松园医镜》

【原文摘录】石痕者，因行经之时，寒风自阴户而入，客于胞门，以致经血凝聚，月信不行，其腹渐大，如孕子状。妇人壮盛者，半年之后，小水长而消矣；若虚怯者，必成肿病。

归身梢　川芎　赤芍　莪术煨　人参各一钱　炙草五分　川牛膝　破故纸炒,杵　小茴

炒。各一钱

姜枣引,更宜频服香附丸。

调荣散

【文献出处】《万氏女科》

【原文摘录】治瘀血肿胀,或单腹胀大皮肉必现赤纹,或腹中有块,按之不移而痛,不恶食故知块为瘀血,小便赤仲景云:小便自利,血症谛也。若兼热结膀胱气分,小便亦不利矣,大便黑瘀血渍之也。

丹参活血　桃仁各二三钱　赤芍破血,钱许　刘寄奴破血下胀之仙药,二三钱　玄胡索活血化气之神品,钱许　泽兰行血化之水,二三钱　莪术破气中之血,钱许

热加连翘、黄芩,或再加童便。如欲行瘀,量加制大黄,或参用大黄䗪虫丸不宜过剂。

吴茱萸汤

【文献出处】《妇科心法要诀》

【原文摘录】石瘕带表吴茱萸,攻里琥珀散最宜。胞闭三和汤四物,硝黄连薄草芩栀。

附方:

吴茱萸汤:当归　肉桂　吴茱萸　丹皮　半夏制　麦冬各二钱　防风　细辛　藁本　干姜　茯苓　木香　甘草炙。各一钱

水煎服。

琥珀散

【文献出处】《妇科心法要诀》

【原文摘录】石瘕带表吴茱萸,攻里琥珀散最宜。胞闭三和汤四物,硝黄连薄草芩栀。

琥珀散:三棱　莪术　赤芍　当归　刘寄奴　丹皮　熟地　官桂　乌药　延胡索各一两

上前五味,用乌豆一升,生姜半升切片,米醋四升同煮,豆烂为度,焙干,入后五味,同为末,每服二钱,温酒调下,空心食前服。

三和汤

【文献出处】《妇科心法要诀》

【原文摘录】石瘕带表吴茱萸,攻里琥珀散最宜。胞闭三和汤四物,硝黄连薄草芩栀。

三和汤:当归　川芎　大黄　朴硝　白芍　地黄　黄芩　栀子　连翘　薄荷　甘草各等分

上锉,每服八钱,水煎服。

和血通经汤

【文献出处】《张氏医通》

【原文摘录】治妇人寒客胞门,月事不来,结为石瘕,及一切血结成积。

当归　熟地黄　苏木各一钱　三棱炮　广术炮　木香　贯众　肉桂各八分　红花三分

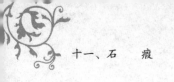

血竭五分

食前,红酒煎服。忌酸醋、生冷之物。

见睨丸

【文献出处】《张氏医通》

【原文摘录】治寒气客于下焦,血气闭塞而成石痕,腹中坚大,久不消者。

附子炮,去皮脐,四钱　鬼箭羽如无,鲮鲤甲代之;肥人痰阔,鬼臼、南星代之　紫石英各三钱。另飞　泽泻　肉桂勿见火　延胡索　木香各二钱　槟榔二钱五分　血竭一钱五分,另研　水蛭一钱,如无,广术代之　桃仁三十粒,去皮尖,干漆灰拌炒,去漆灰　京三棱五钱,锉　大黄三钱,锉,用酒同三棱浸一宿,焙

上十三味,除血竭、桃仁外,同为末,入另研二味和匀,红酒打糊,丸如桐子大,每服三十丸,淡醋汤下,食前温酒亦得。虚者,去水蛭、三棱,加人参一两,当归五钱。虚甚,用十全大补汤送下。

* 新定汤

【文献出处】《金匮翼》

【原文摘录】石痕者,衃血留止,结硬如石,即血痕也。《经》云:寒气客于子门,子门闭塞,气不得通,恶血当泻不泻,衃以留止,日以益大,状如怀子,月事不以时下,皆生于女子,可导而下,亦名痕聚。《经》云:任脉为病,男子七疝,女子痕聚。此之谓也。

(新定)大黄三钱,用酒同三棱、蓬术浸一宿,去棱、术不用,炒　桃仁三十粒,去皮尖,炒　肉桂三钱　附子四钱,炮　木香一钱半　青皮二钱,醋炒　当归五钱　干漆二钱半,炒烟尽

为末,酒糊丸桐子大,每服五十丸,淡醋汤下,温酒亦可。

经验桃奴丸

【文献出处】《金匮翼》

【原文摘录】污血成积,石痕之属也。《经》云:石痕生于胞中,寒气客于子门,子门闭塞,气不得通,恶血当泻不泻,衃以留止,日以益大,如怀子状,可导而下。

经验桃奴丸:桃奴　延胡索　猵鼠粪　香附　官桂　砂仁　五灵脂　桃仁去皮尖。各等分

为末,每服三钱,温酒调下。

加味温经汤

【文献出处】《竹林女科证治》

【原文摘录】石痕因经来之后,寒入阴户,客于胞宫,血凝不行,而腹渐大,如有胎孕。不壮盛之妇,半年之后,气力强康,不治自消。若虚弱者,必成肿胀,宜服加味温经汤。

当归尾　赤芍　川牛膝　肉桂　莪术醋炙　破故纸盐水炒　小茴香　香附四制者　乌药炒　川芎各一钱　甘草五分

姜三片用引,水煎服。

下瘀血汤

【文献出处】《彤园医书大方脉》

【原文摘录】治血蛊石痕，单腹鼓胀。

酒炒大黄四钱　桃仁去皮尖,炒灯,廿粒　土鳖①去足,炒黄,三枚

酒煎服。

丹皮散

【文献出处】《彤园妇人科》

【原文摘录】治血痕并石痕，血块走痛，心腹牵疼，形气虚者。

丹皮　桂心　归尾　元胡各一钱　煨三棱　莪术　赤芍　牛膝各钱半

酒兑煎。

《良方》论曰：血痕者，瘀血结聚而成，伏于隐僻之处，盘结胶固，非攻伐之不易平也。

吴萸汤

【文献出处】《彤园妇人科》

【原文摘录】治石痕状如怀子，经闭不行，寒客胞中，冷痛胀硬，日渐长大者。

泡吴萸　当归　丹皮　法半　茯苓　麦冬各二钱　桂心　防风　藁本　炙草各一钱　北细辛　炮姜　木香各五分

日二服，治男女总方，虚寒者宜之。

大七气汤

【文献出处】《彤园妇人科》

【原文摘录】治石痕积聚，随气上下，胸腹疠痛，上气窒塞，下气不通，小腹胀闷，二便秘结等症。

煨三棱　莪术　炒青皮　陈皮　藿香　桔梗　甘草　炒研益智各一钱　木香　桂心各五分

治胎兼癥痕，宜合四物汤。

吴茱萸汤

【文献出处】《彤园妇人科》

【原文摘录】治石痕经闭，脉浮有力，肢冷恶寒，小腹冷痛，兼表证多者，用此温散。

泡吴萸　当归　桂心　丹皮　法半　麦冬各二钱　茯苓　炙草　藁本　防风各一钱　北细辛　木香　干姜各五分

空心服。

---

① 土鳖：即地鳖虫。

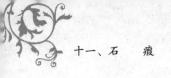

按：经后腹痛，痛在腰脐少腹。若系食滞，痛在心胃脐上，法宜消导。

琥珀散

【文献出处】《彤园妇人科》

【原文摘录】治石瘕经闭，脉实或数，血凝碍气，便秘胀痛，兼里证多者，用此攻下。

刘寄奴　莪术　三棱　赤芍　当归　熟地另锉碎，拌黑豆半升、生姜片四两、米醋二升，同煮豆烂为度，焙干，再和　乌药　丹皮　桂心　元胡　细辛各五钱

共晒研极细，酒调每下二钱。如制造不及，即以此方等分，加黑豆、生姜煎服。

＊治石瘕汤

【文献出处】《家用良方》

【原文摘录】女人石瘕。凡石瘕者，血病也，腹大如怀胎之状。

用大黄一钱　桃仁七粒，双仁勿用　䗪虫二钱　甘遂五分

同煎服。

琥珀散

【文献出处】《血证论》

【原文摘录】琥珀一钱　三棱一钱　莪术一钱　丹皮二钱　肉桂一钱　延胡索一钱　乌药一钱　当归三钱　赤芍三钱　生地三钱　刘寄奴三钱

方主行气下血，使经通而石瘕去。

名　案

医学纲目

（杜）尚书媳妇马氏年三十二，腹中血块作疼，经五六年，形已骨立，众皆曰不可为。奈其未死何？家甚贫，而大小愍之，一日召杜至，告杜曰：但以济物为怀则可，业已请召明公，非所言也。遂以少物帛赠杜，杜不受。曰：但服某药必获安，无以是为疑。遂示方：用没药、牛膝、干漆、当归各半两，硇砂、木香、水蛭、炒红娘子、炒红花、牡丹皮、朱砂各一分，海马一个，斑蝥去翅足，炒十四个。为末，酒醋各半升，熬为膏，每日天明，用一皂子大，酒醋化下，一月病退，六十日渐安。果如其言。（卷之二十五·脾胃部·积块癥瘕·妇人血积）

古今医统大全

一妇产后因子死，经断不行半年。一日小腹忽痛，阴户内有物如石硬，塞之而痛不禁，群医不识。青林曰：此石瘕也。用四物汤加桃仁、大黄、三棱、槟榔、玄胡索、附子、泽泻、血竭为汤，二剂而愈。（卷之九十二·奇病续抄·阴户如石）

寿世保元

一妇产后因子死，经断不行，一日小腹忽痛，阴户内有物如石硬塞之而痛不禁，此乃石痕也。

当归酒洗　川芎　白芍酒炒　生地黄　桃仁去皮尖　红花　大黄　三棱　槟榔　泽泻　香附　元胡索　血竭

水煎，空心服。

类证治裁

立斋治一妇，内热作渴，腹痕如鸡卵，渐大四寸许，经水三月一至。凡痕聚瘕块，在子宫则不孕，在冲任则不月。肢体消瘦，脉洪而虚，左关尤甚，此肝脾郁结症也。外贴阿魏膏，午前用补中益气汤，午后用加味归脾汤。肝火稍退，脾土稍健，用六味丸、归脾丸间服。又日用芦荟丸二服，空心以逍遥散下。日晡以归脾汤下。调理年余而愈。（卷之八·疝癖瘕痕诸积论治）

鲔溪秘传简验方 [256]

产后经不行，数月后忽小腹痛，阴户内有物，如石硬塞痛，此石痕也。四物汤加桃仁、延胡。煎服。（卷下·女阴门）

环溪草堂医案

吴　《内经》有石痕、石水之证，多属阳气不布，水道阻塞。少腹有块坚硬者为石痕，水气上攻而腹满者为石水。此症初起小便不利，今反小便不禁，而腹渐胀满，是石水之象。考古石水治法，不越通阳利水，浅则治膀胱，深则治肾，久则治脾。兹拟一方备采。

四苓散去猪苓，加大腹皮、陈皮、川朴、桑白皮、乌药、桂枝、鸡内金。

朝服肾气丸三钱。

诒按：煎方治膀胱，丸方治肾。方中桂枝，拟改肉桂。（臌胀·水肿）

凌临灵方

陈右三月　血虚气滞，已成石痕，少腹痛胀，经停五月，脉弦涩数，治宜疏散。

紫丹参　粉赤芍　地鳖虫　小青皮　制香附　延胡索　怀牛膝　焦麦芽　全当归　五灵脂　红通草　（石痕）

张聿青医案

右　腹中作痛，少腹聚形，经事当至不至，面色萎黄。脉形沉迟。此寒入胞门，与肠外之汁相抟，石痕之属也。须耐心善调，勿得急切攻夺。

当归须　川桂木　广郁金　台乌药　韭菜根七钱　南查炭　金铃子　制香附　延胡索醋炒　两头尖三钱　野水红花子三钱　（积聚附瘕痕）

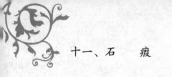

名医类案

一妇产后，因子死，经断不行者半年，一日少腹忽痛，阴户内有物如石硬塞之而痛不禁，众医不识。青林曰：此石痕病也。用四物加桃仁、大黄、三棱、槟榔、元胡索、附子、泽泻、血竭为汤，二剂而愈。(前阴病)

王旭高临证医案

陈　经行作呕，血虚肝旺也。呕止而腹中结块，经事四五月不来，当脐跳动，疑为有孕，恐其不然，想由瘀凝气聚与痰涎互结成块耳。《内经》肠覃、石痕二证，状如怀子，病根皆在乎血，虽不敢大攻，当气血兼理，仿妇科正元散法。

党参　白术　川芎　茯苓　陈皮　半夏　当归　砂仁　木香　枳壳　香附

有孕无孕，最难辨别。此症断乎非孕。服此二十余帖，至八九月而经始行。

李　妇人之病，首重调经。经事初起不来，状如怀子。以后来而略少，但腹渐胀大，三载有余，岂得尚疑有孕？《内经》谓肠覃、石痕皆腹大如怀子，石痕则月事不来，肠覃则月事仍来，而提其要曰：皆生于女子，可导而下。夫岂徒有虚文而无斯症哉！余曾见过下红白垢坊如猪油粉皮样者无数，调理得宜，亦有愈者，借曰不然，则天下尽有高才博学之医，就有道而正焉，无烦余之多赘也。

大黄䗪虫丸每朝三十粒，炒大麦芽泡汤送下。

苏　石痕生于胞中，寒气客于子门，子门闭塞，气不得通，恶血当泻不泻，衃以留止，日以益大，状如怀子。此段经文明指石痕一症，由于寒气瘀凝夹阻而成。今腹痛泄泻食少，脾胃虚寒，肝木横逆，病延半载，元气已衰，理脾胃，兼温中下，尚恐莫及。备候主裁。

肉桂　冬术土炒　陈皮　木香　金铃子　诃子　茯苓　干姜　泽泻　延胡索　生熟谷芽

小　结

石痕的病名和症状记载，首见于《灵枢·水胀》："石痕生于胞中，寒气客于子门，子门闭塞，气不得通，恶血当泻不泻，衃以留止，日以益大，状如怀子，月事不以时下。"对其治疗方法，该篇也指出"可导而下"。后世医家多宗之。观其历代处方用药，诸如琥珀散、吴茱萸汤、温经汤等，多是以温经行气、活血逐瘀立法。从现代观点来看，石痕与子宫肿瘤有关，其与广义的癥瘕比较，虽属同一个范畴，但石痕专指妇人子宫癥块，故用药有独到之处，临床尚需进一步观察和研讨。

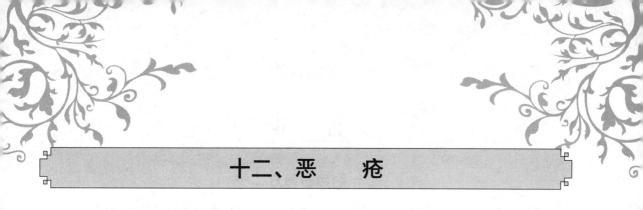

十二、恶　疮

概　述

有学者认为恶性肿瘤病情进展迅速,对人体产生的作用和后果严重,因此不同于正常生长、具有生长接触抑制等特征和分化受到精细调控的正常组织细胞,当属"恶肉"范畴;至恶性肿瘤组织发生坏死脱落而形似疮疡,则可称为"恶疮"。

中医古籍上所记载的"恶肉",有指疮疡腐肉的,如《诸病源候论》中所指出的"恶肉者,腐肉也,必宜去之,推陈致新",《普济方》对此进行解释说"痈疽已溃,久而良肉不生者,由气血未平,恶肉有以害之也……以余毒未尽,故死肌败坏,侵蚀良肉,治宜以药蚀去之";也有指病变处的新生物者,如《肘后备急方》描述"恶肉病者,身中忽有肉如赤小豆粒突出,便长如牛马乳,亦如鸡冠状",又如《诸病源候论》指出"诸疮及痈疽……久不瘥者,多生恶肉,四边突起,而好肉不生,此由毒热未尽,经络尚壅,血气不到故也"。

"恶疮"在古代医籍中有两种不同的认识,一是指巨大疮疡者,如《诸病源候论》所云"诸疮生身体……疮痒痛焮肿,而疮多汁,身体壮热,谓之恶疮也";二是指恶性增生的坏死灶者,如《外台秘要》所云"《病源》反花疮者,由风毒相搏所为。初生如饭粒,其头破则血出,便生恶肉,渐大有根,浓汁出,肉反散如花状,因名反花疮",而《医宗金鉴》进一步描述"翻(反)花疮"曰"推之不动,坚硬如石,皮色如常,日渐长大……愈溃愈硬,色现紫斑,腐烂浸淫,渗流血水",与西医学所观察到的癌肿破溃腐烂如翻花、质地脆硬、触碰易出血等特征颇相类似。

现代专家认为巢元方等所论及的"恶肉""反花疮"等发病特点极似恶性肿瘤,因此其论述有可借鉴之处,并总结性提出"肿瘤是聚而不溃的恶疡"之观点。比如溃疡型胃癌具有以下几个特点,即溃疡表面"久不收口",甚则"渗流血水",而根部则向胃壁深层浸润,根深蒂固而"坚硬如石,推之不移",一方面不断增生,一方面缺血坏死、脱落而病灶"愈久愈大,越溃越坚",正如《诸病源候论》中所描述的,中央为"腐肉"(坏死、糜烂或溃疡),而病灶四周则"多生恶肉,四边突起,而好肉不生",在消化内镜下观察状似火山口样或翻花疮样,是溃疡型胃癌的典型形态特征。《诸病源候论》中还提到恶肉"毒热未尽,经络尚壅,血气不到"之病机,正好切中溃疡型胃癌发病机制。

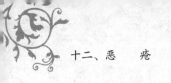

名　　论

肘后备急方

恶肉病者,身中忽有肉如赤小豆粒突出,便长如牛马乳,亦如鸡冠状,内宜服漏芦汤,外可以烧铁烙之,日三烙,令稍燋[1]。以升麻膏傅之。(卷五)

诸病源候论

恶肉候

恶肉者,身里忽有肉如小豆突出,细细长乃如牛马乳,亦如鸡冠之状,不痒不痛,久不治,长不已,由春冬被恶风所伤,风入肌肉,结瘀血积而生也。(卷之三十一·疮病诸候·恶肉候)

诸恶疮候

诸疮生身体,皆是体虚受风热,风热与血气相搏,故发疮。若热风热挟湿毒之气者,则疮痒痛熛肿,而疮多汁,身体壮热,谓之恶疮也。其汤熨针石,别有正方,补养宣导,今附于后。

《养生方》云:铜器盖食,汗入食,发恶疮、内痏也。

又云:醉而交接,或致恶疮。

又云:饮酒热未解,以冷水洗面,令人面发恶疮;轻者齄[2]疱注:渣疱。(卷之三十五·疮病诸候·诸恶疮候)

久恶疮候

夫体虚,受风热湿毒之气,则生疮。痒痛熛肿多汁,壮热,谓之恶疮。而湿毒气盛,体外虚内热,其疮渐增,经久不瘥,为久恶疮。(卷之三十五·疮病诸候·久恶疮候)

疮恶肉候

诸疮及痈疽,皆是风湿搏血气,血气蕴结,生热而发肌肉成疮,久不瘥者,多生恶肉,四边突起,而好肉不生,此由毒热未尽,经络尚壅,血气不到故也。(卷之三十五·疮病诸候·疮恶肉候)

外台秘要

《病源》反花疮者,由风毒相搏所为。初生如饭粒,其头破则血出,便生恶肉,渐大有根,浓汁出,肉反散如花状,因名反花疮。凡诸恶疮久不差者,亦恶肉反出如反花形也。出第三十五卷中。(卷三十·反花疮及诸恶疮方四首)

---

[1] 燋:古同"焦"。

[2] 齄(zhā):鼻子上的红斑。

太平圣惠方

夫诸疮生身体者，皆是体虚受于风热，风热与血气相搏，故发疮也。风热夹湿毒之气者，则疮痒痛焮肿，而疮多汁，身体壮热，谓之恶疮也。（卷第六十五·治一切恶疮诸方）

夫小儿身体生疮者，皆是脏热，热渐冲于外，外有风湿相搏所生。而风湿之气，挟有热毒者，其疮则痛痒肿焮，久不差者，故名恶疮。（卷第九十·治小儿恶疮诸方）

圣济总录

论曰：小儿气血纯阳，肌肉柔脆，风毒邪热，易以致伤。若营气不从，逆于肉理，结成悍毒疼痛肿焮非常，故名恶疮，其候或痒或痛，或赤根隐肉，硬不作脓，或穿穴作脓，久不得瘥，治法随内外证疗之，则疮可愈。（卷第一百八十二·小儿恶疮）

小儿卫生总微论方 [257]

小儿有缘身生诸恶疮者，由腑脏有热，冲发于外，外被风湿所干，内外相乘。搏于血气，随其经络虚处，停滞留结而生。或大或小，或痒或痛，破溃成疮，或脓或血，或腐或败。挟毒所作者，久而不瘥，皆曰恶疮。若毒行攻里，亦皆能变瘘疮也。（卷二十·恶疮论）

普济方

《内经》云：诸疮疡皆属心，诸湿肿皆属脾。盖心主血，脾主肉也。由体虚受于风湿，邪毒与气血相搏，故发疮也。甚者焮肿满痛，溃而多汁，或形体为之壮热，稽缓[①]不治，则毒气内攻，固不可以常法治之。夫体受风热湿毒之气则生疮，痒痛焮肿，多汁壮热，谓之恶疮。而湿毒气盛，体外虚内热，其疮渐增，经久不瘥，故为久患恶疮。夫无名疮者，非痈、非疽、非疥，状如恶疮，或瘥或剧，人不能名，故无名疮也。此亦是风热搏于血气所生也。（卷二百七十五·诸疮肿门·一切恶疮）

夫恶肉者，身里忽有肉如小豆，突出细长，及如牛马乳，亦如鸡冠之状，不痒不痛，久不治长不已，由春冬被恶风所伤，风入肌内，结瘀血积而生也。（卷二百七十七·诸疮肿门·恶肉附论）

汪石山医书 [258]

恶肉者，腐肉也。痈疽溃后腐肉凝滞，必须去之，推陈致新之意。若壮者，筋骨强盛，气血克溢，真能胜邪，或自去或自平不能为害。若年高及怯弱之人，血液少肌肉涩，设或留而不去，则有烂筋腐肉之意。

一夫人取之及时而新肉早生得以全愈。一人去之稍迟，几致不救。一人取之失期，大溃而毙。尝见腐肉既去，虽少壮者不补其气血，亦不能收敛。若怯弱者不取恶肉，不补养气血，

---

① 稽缓：指迟延。

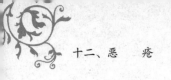

未见其生也。（论恶肉四十二）

简明医彀

《经》曰：诸痛痒疮疡，皆属心火；诸湿肿满，皆属脾土。心主血，脾主肉。血热肉湿，湿热相搏，溃散肌肤，浸淫不休，不可定名，故曰恶疮。然亦有辩焉。如气血郁于皮肤腠理，可以表而散者，如疥癣、疡疹之类是也。汗之，疮即已。若气血郁于肌肉之分，外连皮肤，作寒发热而生脓；或七情所招，或膏粱所致，皆宜内托，不宜发汗，汗之则发痉证。故疮成于皮肤之间，则因其轻而扬之，故汗之，用杀虫润燥药敷之。若疮成于肌肉之内，当因其重而减之，泻经络之热，清凉气血，外以化脓生肌膏燀之。疮在头巅，则升而取之，用酒制寒凉药，更以风药升而上之，外以杀虫解热药敷之。明此三者，其于治疡，思过半矣。（卷之八·恶疮）

名　　方

恶疮粉方

【文献出处】《肘后备急方》

【原文摘录】水银　黄连　胡粉熬令黄。各二两

下筛，粉疮疮无汁者，唾和之。

*胡粉膏

【文献出处】《肘后备急方》

【原文摘录】头中恶疮。

胡粉　水银　白松脂各二两　腊月猪膏四两

合松脂煎，以水银、胡粉合研以涂上，日再。胡洽云：疗小儿头面疮。

食肉方

【文献出处】《肘后备急方》

【原文摘录】若恶肉不尽者，食肉药食去，以膏涂之则愈。

取白炭灰、荻①灰等分，煎令如膏，此不宜预作，十日则歇，并可与去黑子，此大毒，若用效验，本方用法。

五香连翘汤

【文献出处】《肘后备急方》

【原文摘录】疗恶肉、恶脉、恶核、瘰疬、风结、肿气痛。

---

① 荻：为禾本科荻属多年生草本植物，形似芦苇。

木香　沉香　鸡舌香各二两　麝香半两　章陆①一两　夜干　紫葛　升麻　独活　寄生　甘草炙　连翘各二两　大黄三两　淡竹沥三升

十三物,以水九升,煮减半,内竹沥取三升,分三服大良。

漏芦汤

【文献出处】《肘后备急方》

【原文摘录】疗痈疽、丹疹、毒肿、恶肉。

漏芦　白蔹　黄芩　白薇　枳实炙　升麻　甘草炙　芍药　麻黄去节。各二两　大黄三两

十物以水一斗,煮取三升,若无药,用大黄下之,佳。其丹毒,须针镵②去血。

丹参膏

【文献出处】《肘后备急方》

【原文摘录】疗恶肉、恶核、瘰疬、风结诸脉肿。

丹参　蒴藋各二两　秦艽　独活　乌头　白及　牛膝　菊花　防风各一两　莽草叶　踯躅花　蜀椒各半两

十二物切,以苦酒二升渍之一宿,猪膏四斤,俱煎之令酒竭,勿过燋,去滓,以涂诸疾上,日五度涂,故布上贴之。此膏亦可服。得大行,即须少少服。小品同。

* 水银膏

【文献出处】《小品方》

【原文摘录】治疬癣疥恶疮方。

水银　矾石　蛇子　黄连各二两

四物捣筛,以腊月猪膏七合,并下水银搅万度,不见水银膏成,敷疮。并小儿头疮,良。

* 硼砂丸

【文献出处】《华佗神方》

【原文摘录】本方功效极伟,能起死回生,夺造化之权。凡痈疽、疗毒及中一切毒禽、恶兽、肉毒所致之疮,俱可治之。用:

硼砂　黄丹　硇砂　巴豆去油　人言各一钱　朱砂二钱　斑蝥　蟾酥　乳香　血竭　没药各三钱　麝香　半夏各五分

共研细末,用第一次生小儿乳汁捣蜗牛为丸,如绿豆大,每服五七丸,各随症饮送下,亦分上下前后服之。

---

① 章陆:即商陆。

② 镵(chán):刺,凿。

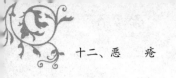

* 丹砂膏

【文献出处】《外台秘要》

【原文摘录】刘涓子疗疥癣恶疮膏方。

丹砂研　雄黄研　乱发　白蜜　松脂别入。各一两　蔺茹三两　巴豆十四枚　去皮猪膏二升

上八味，先煎猪膏、乱发消尽，内松脂、蜜，三上三下，绞去滓末，蔺茹、石药内膏中，更一沸，以搅令极调，以敷疮上。日三，差止，神效。

乌金散

【文献出处】《太平圣惠方》

【原文摘录】治一切恶疮。

附子　蛇蜕皮　干姜　故纸多年者　黄丹　川大黄　重台①　藜芦　槟榔　旧绵絮　乱发　胡粉　蓼叶　榆皮　楸皮以上各一两

上件药，并细锉，入瓷瓶中固济，烧令熟取出，捣罗为末，入麝香、龙脑各一分，更于乳钵中细研，先以甘草一两，捶、葱白七茎、白矾半两，以水二升，煎取一升，看冷暖，净洗疮后，干贴，日再贴之。

桑螵蛸散

【文献出处】《太平圣惠方》

【原文摘录】治一切恶疮。

桑螵蛸半两　地龙半两　乳香半两　麝香一分，细研　黄丹半两　黄柏半两，锉　粳米粉一分　腻粉一分

上件药，捣罗都研为散，每用，以不食井水和沙糖，调药少许涂之。

又方

【文献出处】《太平圣惠方》

【原文摘录】治一切恶疮。

萎葱一斤，和须叶细切，晒干，以慢火炒令黄色　臭黄②一两，细研　麝香半两，细研

上件药，都细研为散，先以热盐浆水洗疮，拭干，以生油调贴，逐日换之。

* 蛇床子方

【文献出处】《太平圣惠方》

【原文摘录】治一切恶疮及瘘疮等方。

蛇床子末　硫黄　腻粉各等分

---

① 重台：即玄参。

② 臭黄：马鞭草科赪桐属植物臭牡丹的根及叶，功能活血散瘀、消肿解毒。

上件药,合研为散,以生麻油调如糊,以盐汤净洗疮,拭干,即先以口脂涂之,然后敷药,不过三五度瘥。

黄连散

【文献出处】《太平圣惠方》

【原文摘录】治恶疮疼痛不可忍。

黄连一两,去须　槟榔一两　母丁香半分　麝香半钱,细研

上件药,捣细罗为散,入麝香研令匀,先用盐浆水洗,候干以药掺之。

鹿角散

【文献出处】《太平圣惠方》

【原文摘录】治一切恶疮不瘥者。

鹿角一两,烧灰　腻粉半两　百合半两,生研　木槿花一两

上件药,捣细罗为散,入腻粉、百合、生油,调涂,日再用之。

乌膏方

【文献出处】《太平圣惠方》

【原文摘录】治诸恶疮。

雄黄半两,细研　雌黄半两,细研　苎荎半两,锉　川升麻半两　杏仁二十枚,汤浸,去皮尖双仁　胡粉一分　巴豆二十枚,去皮心　松脂如鸡子大　黄柏半两,锉　乌头半两,锉　乱发如鸡子大　黄连半两,去须锉　水银半两,与胡粉入少水同研星尽　蜡一两　竹灰半两

上件药,以酒一盏,拌一时久。安铛①于火上,先取炼了猪膏三升,急煎发令消,下诸药,以文火煎搅,候杏仁黄黑色,以绵滤去滓,入研了真珠末二钱,雄黄、胡粉等,搅令相得,收瓷盒中,每日二三上涂之。

又方

【文献出处】《太平圣惠方》

【原文摘录】治诸恶疮又方。

皂荚五挺,锉　蜣螂五枚,去头足　砒霜半分,细研　密陀僧一两,细研　乳香一两,细研

上件药,先以醋一升于铛中,慢火煎皂荚、蜣螂十余沸,滤去滓,入诸药煎成膏,置于瓷盒中,每摊在故帛上贴之。

* 蜣螂方

【文献出处】《太平圣惠方》

---

① 铛(chēng):温器,似锅,三足。

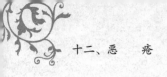

【原文摘录】治一切恶疮,及沙虱、水弩[1]、甲疽,并皆治方。

蜣螂一枚,端午日收者佳

上件药,捣罗为末,以油调敷之。

又方

【文献出处】《太平圣惠方》

【原文摘录】治一切恶疮。

藜芦一两,去芦头烧灰　　虎头骨[2]一两,烧灰

上件药,合研令细,以腊月猪脂调涂,日再涂之。

牛角散

【文献出处】《太平圣惠方》

【原文摘录】治久患疮不瘥者。

黄牛角一分,烧灰　　麋角屑一分　　白蔹一分,炙令微黄　　麝香半分,细研　　密陀僧半分,微炒
黄丹半分,微炒　　蜣螂一分,烧灰　　羌活一两　　海桐皮一两,锉　　仙灵脾一两　　干地龙一两,微炒

上件药,捣细罗为散,每于食前,以温酒调下二钱。

赤小豆散

【文献出处】《太平圣惠方》

【原文摘录】治恶疮人不识,多年不瘥者。

赤小豆炒熟　　糯米微炒　　吴茱萸炒熟　　黄连去须　　黄柏锉　　干姜　　蛇床子以上各半两

上件药,捣细罗为散,以生油和如面脂,每用时,先煎槐枝汤洗疮令净,然后涂药,日再用之。

降真散

【文献出处】《太平圣惠方》

【原文摘录】治久患恶疮,常出脓水。

降真香半两　　芜荑半两,微炒　　白蔹半两　　白芷半两　　白及半两

上件药,捣细罗为散,先煎浆水放温,淋洗疮上,拭干,以散敷之。

* 铅丹方

【文献出处】《太平圣惠方》

【原文摘录】治久患恶疮,常出脓水。

铅丹二两半,炒令紫　　松脂二分　　麒麟竭一两半,细研　　乱发灰一分,细研　　绯帛灰一分,细研

---

[1] 水弩:传说中的一种水中毒虫。以其在水中含沙射人,故名。

[2] 虎头骨:现已禁用。下同。

上件药,先用清油四两,于猛火上熬令烟出,即下松脂、铅丹等,煎令色黑,下乱发、绯帛灰、麒麟竭末等,和令匀,膏成,涂故帛上贴,日二易之。

砒霜膏

【文献出处】《太平圣惠方》

【原文摘录】治久恶疮。

砒霜一分,细研　附子一分,末　苦参一分,末　硫黄一分,细研　黄蜡一分

上件药,用麻油二两煎,油熟下蜡,次下药末,和令匀成膏,每用,先以蒴藋、柳枝煎汤洗疮,拭干,日二涂之。

白膏

【文献出处】《太平圣惠方》

【原文摘录】治久恶疮。

油二两　白蜡一两　腻粉一分　南粉一分,细研　密陀僧一分,细研　乳香一分,细研　杏仁三七枚,汤浸,去皮尖双仁,细研

上件药,先于铫子内先炼油熟,下蜡令消,入诸药末,和匀成膏,日二三上涂之。

松脂膏

【文献出处】《太平圣惠方》

【原文摘录】治久恶疮,黄水出流。

松脂一两半　薰陆香一两半　白羊脂三分　乱发灰半两,细研　生地黄汁五合　石盐半两,细研

上件药,先煎羊脂、松脂、薰陆香等烊,次下地黄汁,煎令稠,即入发灰并盐,和令匀成膏,日二涂之。

柏叶散

【文献出处】《太平圣惠方》

【原文摘录】治一切久恶疮不瘥。

寒食收柏叶烧灰一斤(两)　露蜂窠半两,微炙　蜣螂五枚,烧灰　密陀僧半两　腻粉一钱　石灰

上件药,捣细罗为散,浓煎浆水,淋洗疮后,用鸡子清调贴之。

黄柏散

【文献出处】《太平圣惠方》

【原文摘录】治久恶疮疼痛,诸药未效。

黄柏一分,微炒　黄丹一分,炒令紫色　密陀僧一分　白狗粪半两,烧灰　腻粉半两　麝香二(一)钱,细研　麒麟竭三钱

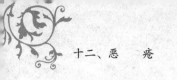

上件药,捣细罗为散,都研令匀,先用甘草汤洗疮口,后用津唾调涂之。

马齿苋膏

【文献出处】《太平圣惠方》

【原文摘录】治一切久恶疮。

马齿苋一两,末　白矾一两,末　皂荚一两,末

上件药,用好酥一升,慢火煎为膏,贴之。

绿矾方

【文献出处】《太平圣惠方》

【原文摘录】治一切恶疮,年多不瘥者,宜用此方。

绿矾末一两　水银半两

上件药,以纸一张,安绿矾在上,入水银于中间,裹定,用盐泥封裹,候干。以文火养一宿,去泥及纸细研,入麝香末半分,和令匀。如疮干油调,湿即干贴之。

雄黄膏

【文献出处】《太平圣惠方》

【原文摘录】治小儿恶疮久不瘥,并瘘疮及疥癣等,并宜涂。

雄黄一两,细研　菌茹一两　蛇床子一两　矾石一两,锉捣为灰　水银半两,于手心内以津研如泥　黄连一两,去须

上件药,捣罗为末,与水银相和,以腊月猪脂同研如膏,于瓷盒中盛,每用,先以泔清洗疮令净,拭干,后涂疮上,仍以黄药末用绵揾扑之,令不污衣,日三二两用之。

雌黄散

【文献出处】《太平圣惠方》

【原文摘录】治小儿恶疮,人不识者,宜敷。

雌黄半两,细研　赤小豆半两　胡粉半两,研入　吴茱萸半两,生用　黄连半两,去须　黄柏半两,锉　干姜半两,生用　蛇床子半两　腻粉半两,研入

上件药,捣罗为末,以生油旋调如面脂,涂于疮上,每用,先以槐枝汤洗疮令净,拭干,然后傅药。

菌茹散

【文献出处】《太平圣惠方》

【原文摘录】治小儿恶疮久不瘥。

菌茹一两　桑螵蛸一两　地龙一两　乳香一两　黄丹一两　黄柏一两,细研　麝香细研　糯米粉　腻粉各一两(分)

上件药,捣细罗为散,每使,不食井水,和砂糖调药,敷之。

* 甘草膏

【文献出处】《太平圣惠方》
【原文摘录】治小儿恶疮，一身如麻豆带脓，乍痛乍痒，烦热，宜用此方。
甘草三分,锉　赤芍药三分　白蔹三分　黄芩三分　黄连半两,去须　黄柏半两,锉
上件药,捣细罗为散,用白蜜和如膏,涂于疮上,日再用。亦可作汤洗之。

神水膏

【文献出处】《太平圣惠方》
【原文摘录】治小儿恶疮。
密陀僧半两,细研　栝蒌根半分　淀花半分　丁香半分　附子半分,去皮脐　麝香半分,细研
莨菪子①半合,水淘去浮者　皂荚一挺,去皮子　防风半两,去芦头　朱砂半分,细研　土花硝一分
沙参半分,去芦头　人参半分,去芦头　芎䓖半分　龙骨半分　槟榔半分　桂心半分　清麻油一斤
黄蜡二两
上件药,捣罗为末,先取油入铛中,下诸药末,以慢火煎三两沸,后下黄蜡令消,次下麝香
搅令匀,膏成,以瓷盒中盛。但小儿疮不识者,涂于故帛上贴之,不过三五上,去除根本。

黄连膏

【文献出处】《太平圣惠方》
【原文摘录】治小儿恶疮,㿌肿疼痛。
黄连末一两　硫黄一分,细研　腻粉一分　松脂一两　腊月猪脂一两
上件药,先取猪脂入铫子内,以慢火煎令化,去滓,次下松脂,候熔,次下黄连等末,以柳
木篦子不住手搅令匀,候膏成,以瓷盒盛,涂于疮上,日三用之。

走马膏

【文献出处】《太平圣惠方》
【原文摘录】治小儿诸般恶疮及软疖,未穴,作脓,攻刺疼痛不可忍。
坐拏②一两　黄柏一两,锉　甘草半两,炙,锉　木鳖子仁半两　白狗粪半两　绿豆一两　石
榴皮一两
上件药,捣罗为末,每使,取牛蒡根捣取自然汁,调药末,涂于疮疖上,日三换之。如已破,
即不用贴此药。

淋洗大黄汤

【文献出处】《太平圣惠方》

---

① 莨菪子:茄科植物莨菪的干燥成熟种子。功能解痉止痛,平喘,安神。
② 坐拏:《本草纲目》记载的一种有毒的草,现基原不明,主治风痹,壮筋骨,兼治打扑伤损。

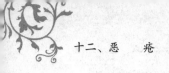

【原文摘录】治小儿恶疮。

川大黄　黄连去须　黄芩　泽兰　白矾研　石南①以上各一两　戎盐一分,研　蛇床子三分

上件药,细锉和匀,每用二两,以水三大盏,煮至二盏,去滓。适寒温,洗淋患处,日三用之。

* 解毒膏

【文献出处】《太平圣惠方》

【原文摘录】治小儿恶疮方。

水银一两　黄连一两,去须为末　胡粉一两

上件药,入乳钵内,点少蜜,研令水银星尽为度,敷于疮上,立效。

又方

【文献出处】《太平圣惠方》

【原文摘录】腻粉三分　黄连一(三)分,去须　蛇床子三分

上件药,捣细罗为散,每使时,先以温盐汤洗疮令净,拭干,以生油调涂之不止,三五上,永差。

又方

【文献出处】《太平圣惠方》

【原文摘录】楸树叶一两,干者　干漆一分,捣碎,炒令烟去

上件药,捣细罗为散,以大麻油调涂,日三用之。

又方

【文献出处】《太平圣惠方》

【原文摘录】藜芦一两,去芦头,烧为灰　虎头骨一两,烧灰

上件药,细研为散,以腊月猪脂调涂,日三用之。

* 蜣螂散

【文献出处】《太平圣惠方》

【原文摘录】治小儿恶疮,及沙虱、水弩、甲疽,凡是恶疮,并宜用此方。

蜣螂十枚,端午日收者佳

上件药,捣罗为末,以生油调敷之,立效。

* 竹叶灰

【文献出处】《太平圣惠方》

---

① 石南:蔷薇科石楠属植物石南的茎叶,功能祛风、通络、益肾。

【原文摘录】治小儿卒得恶疮,不可名识,宜用此方。

淡竹叶二两,烧为灰

上细研,以鸡子黄调涂之。

又方

【文献出处】《太平圣惠方》

【原文摘录】上蛇蜕皮烧灰细研,以腊月猪脂和涂。

又方

【文献出处】《太平圣惠方》

【原文摘录】上马骨烧灰细研,以腊月猪脂和涂之。

又方

【文献出处】《太平圣惠方》

【原文摘录】上鸡子壳烧灰细研,以腊月猪脂和涂。

又方

【文献出处】《太平圣惠方》

【原文摘录】上豆豉炒令焦,细研敷疮,不过三上,效。

* 恶疮方

【文献出处】《集验方》

【原文摘录】治恶疮方。

楝子一升　地榆五两　桃仁五两　苦参五两

上四味,水一斗,煮取四升,温洗之。

绿云一醉散

【文献出处】《杨氏家藏方》

【原文摘录】金星凤尾草四两,如新采者,即瓦上炒。叶背有细点如金星相对者　甘草四两,生锉,焙干

上件为细末,分作四服。先以好酒二升煎三两沸,倾在一器中,更用冷酒一升相和,调药末二两令温,只作一服,饮令尽,便以物枕着痛处睡,良久遂下毒气恶物。次日减药末并酒一半,再进一服。

十全膏

【文献出处】《是斋百一选方》

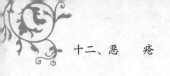

【原文摘录】白蔹　白及　黄柏　苦葫芦蒂　赤小豆　黄蜀葵花[①]

上等分为细末,以津于手心内调如膏药,涂之,只一上。

* 治恶疮方

【文献出处】《是斋百一选方》

【原文摘录】雄黄飞　白矾飞　黄丹飞　白蔹细末

上等分水调,鹅毛扫纸花贴,中留小窍,出毒气。

* 当归方

【文献出处】《儒门事亲》

【原文摘录】当归半两　甘草一两　山栀子十二个　木鳖子一个

上为细末,每服三五钱,冷酒调服之。

* 白僵蚕方

【文献出处】《儒门事亲》

【原文摘录】白僵蚕直者　大黄二味各等份

上为细末,生姜自然汁与蜜同和为剂,丸如弹子大,每服一丸,细嚼。

熏恶疮方

【文献出处】《儒门事亲》

【原文摘录】紫花地丁一名米布袋收

上取根晒干,用四个半头砖,垒成炉子,烧着地丁,用络烃砖一枚盖了,使令砖眼内烟出,熏恶疮,出黄水自愈。

治肾腧恶疮方

【文献出处】《瑞竹堂经验方》

【原文摘录】鸡内金瓦上焙干　川百药煎[②]各等分　轻粉一钱　胡黄连

上为细末,烧厚朴油调搽之。

水调膏

【文献出处】《普济方》

【原文摘录】治一切恶疮肿毒疼痛。

黄连　黄柏　黄芩　郁金　大黄　栀子　白芥子　乌鱼骨　地龙　白僵蚕　密陀僧　白及各二两　寒食面二两　木鳖子仁　盆硝各半两

---

① 黄蜀葵花:锦葵科植物黄蜀葵的干燥花冠,有清利湿热、消肿解毒的作用。

② 百药煎:由五倍子同茶叶等经发酵制成的块状物,功能润肺化痰、止血止泻、解热生津。

上为细末,新泔水调如膏,摊江箔纸上,贴疮上痛立止。发背恶疮,大者一日一换,五日后大效。黄水尽自瘥,勿疑。

连翘饮

【文献出处】《普济方》(出《危氏方》)

【原文摘录】治诸恶疮红赤,痛痒不定,心烦口干。及妇人血风、红斑,圆点开烂成疮,痒痛流黄水汁。

当归　荆芥　黄芩　粉草　木通　生干地黄　栝蒌根　麦门冬　瞿麦　连翘　赤芍药　防风　牛蒡子炒　川芎　栀子各等分

上为锉散,每服四钱,水一盏半,灯心二茎煎,不以时服。

救苦散

【文献出处】《普济方》

【原文摘录】治一切恶疮。

朱砂一钱　红娘子二个　斑蝥六个　雄黄一钱　没药一钱　金脚信一钱,细研　南乳香半钱　海马一对　轻粉一钱　脑子一钱　密陀僧二钱,另研　蜈蚣一对　麝香五分　水蛭四个　黄连一钱

上为细末,与密陀僧蒸饼,乳汁为丸。如疔疮作小尖锭子,若疮口大,捏作饼子,纴①于疮内,立效。

五香连翘汤

【文献出处】《普济方》

【原文摘录】疗恶疮热毒肿,恐恶毒气入腹,兼取利以泄毒气。

连翘三两　蜀升麻　熏陆香各二两　淡竹沥一升　寄生三两　大黄一两,水一升别渍内　朴硝二两,熬干别内　麝香一分,研　青木香二两　丁香一两　独活　沉香　甘草　射干各二两

上切,以水一斗,煮取二升半,绞去滓。然后纳大黄、朴硝、竹沥,更煮一两沸,去滓,纳麝香分温三服,服别相去如人行十里久,以得利一二行为度。慎鸡、猪、鱼、蒜、生冷、酢滑、油腻、面食、小豆、五辛发菜等物。

黑龙丸

【文献出处】《普济方》(《圣济总录》)

【原文摘录】治诸恶疮肿等病。

芎䓖三钱　大黄一分　甘草炙,一两　益智去皮　藿香叶各四钱　栀子六钱　防风去芦,半钱　雄黄　雌黄各二钱　麝香半钱,匕　腻粉五钱,匕　水银一分,为沙子　乳香半分

上捣罗为末,先将水银、腻粉、乳香同研,入诸药研细匀,水浸炊饼,和丸如小豆大,每服五丸,嚼破茶酒下,此药一半作丸子,一半作散子,每服调散子一字,下丸子五丸。一方更入

---

① 纴(rèn):穿。引。

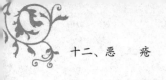

莘荑一十个,乳香少许作丸子,每服五丸,嚼破,散子酒下。若妇人吹奶,用散子半钱,蜗牛七枚,热瓦上爆,然后令去壳,黄色入龙脑、麝香各少许研,酒调合面卧。若治头面腋下赤瘤子,以二药相间服之,半月软烂自破,出尽恶毒,以膏药贴之。

桑螵蛸散

【文献出处】《普济方》(《直指方》)

【原文摘录】治诸疮。

桑螵蛸　地龙　贝母　厚黄柏各半两　飞丹煅,一两　乳香一分　粳米粉二钱　雄黄　轻粉各一钱　麝香半钱

上为细末,以不食井水,和沙糖调敷。

洗疮药

【文献出处】《普济方》

【原文摘录】洗疮药治诸般恶疮。

贯众　茵陈　川芎须　地骨皮　甘草　荆芥　独活　当归　防风　地扁竹①

上等分,为㕮咀。每用一次二两,水三碗煎三沸,去滓,通手洗之。

洗疮药

【文献出处】《普济方》

【原文摘录】龙脑三钱　轻粉　粉霜　雄黄各半钱　乳香　没药各一字　血竭半钱　硫黄半字　麝香半字　巴豆一十四个,去皮心出油

上为细末,调生面糊为丸,锭子如麦粒大小。如用时,先用针破疮入药,量轻重者,一二丸可得也。上药后一两时辰,疮肿尽是应也。如患下疳疮蚀茎,或半或尽,用者温浆水磨药二丸,搽之愈。

香消毒散

【文献出处】《普济方》(《济生拔粹方》)

【原文摘录】专治恶疮。

大黄烧　黄芪　牛蒡子炒　金银花各五两　牡蛎盐泥裹烧,五两　甘草三两,炙　没药　乳香　悬蒌②各半两

上为粗末,每服五钱,水煎。疮在上食后,在下食前。

夺命雄朱丹

【文献出处】《普济方》(《德生堂方》)

---

① 地扁竹:即射干。

② 悬蒌:即栝楼。

【原文摘录】治诸肿疔疮,痈疽发背,丹毒无名恶疮,色黑而痒,心惊呕逆,命在须臾。

雄黄三钱　胆矾　枯白矾　铜绿　轻粉　朱砂　血竭各三钱半　蟾酥一钱　黄丹二钱

上细末,于五月五日午时修合,以水糊为丸如鸡头,每服一丸,先用葱白三寸煎汤。患者自嚼烂吐出手心,却用药一丸,于葱裹定,好酒送下,切不要嚼药,恐伤牙口。不一时如拽重车行三二里路,汗出即愈。或利一行,病在上食后,病在下食前服。如病消减,亦须要服十奇补内排脓散,或复煎散之类。更贴上膏药,又用箍药敷疮四围肿处。

十奇内补排脓散

【文献出处】《普济方》(出《德生堂方》)

【原文摘录】治一切痈疽发背,诸肿疮毒,未成者即散,已成者速溃,排脓自出,恶肉自出,不犯刀杖。服药后疼痛顿减。

黄芪　当归　人参各二两　川芎　白芷　桔梗　防风　厚朴　甘草　官桂　金银花各一两　木香五钱　天花粉一两

上为细末,每服三钱,好酒调服。如不饮酒,煎木香汤服。病上食后,病下食前服,日进三四服。如疮愈后,亦再服愈奇。肺痈,加百合、桑白皮、阿胶同煎。

复煎散

【文献出处】《普济方》(出《德生堂方》)

【原文摘录】治痈疽发背,一切无名诸肿恶疮,赤焮肿痒,或如小豆白色,或如黍粟大,但痒而不疼,或疼而不肿,毒气内攻,渴闷不已。呕哕恶心,憎寒壮热,预宜服之。已成者溃,未成者散。

羌活　独活　防风　藁本各一钱半　黄芩　黄连汤洗　黄柏酒洗　知母　生地黄　防风　当归一钱半　连翘三钱　黄芪一钱半　人参　甘草炙　甘草梢生　陈皮　麦门冬去心　苏木　当归梢　猪苓　山栀子　五味子　防己酒浸　泽泻　桔梗　枳壳以上各一钱

上㕮咀,每服一两,水二钱,浸一时,入酒类,点煎至三五沸,滤去滓。随病上下服之,有神效。

托里金银地丁散

【文献出处】《普济方》(出《德生堂方》)

【原文摘录】治诸般恶疮肿毒。

黄连　紫花地丁　当归　赤芍药　金银花　黄芪　甘草节　桔梗　人参　大黄各半两　白檀[①]　乳香　没药　连翘各三钱

上㕮咀,每服五钱,水一盏,熬至八分,去滓,随病上下,温服。

---

① 白檀:山矾科植物白檀的根,功能清热解毒、调气散结、祛风止痒。

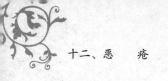

紫花地丁散

【文献出处】《普济方》(出《德生堂方》)

【原文摘录】治诸毒恶疮肿痛,如神。

紫花地丁　当归　赤芍药　大黄　黄芪　金银花各半两　甘草节二钱

上㕮咀,每服一两,水一盏,酒一盏,煎一大盏,去滓,随上下服之。

桃花散

【文献出处】《普济方》

【原文摘录】治一切恶疮。生肌活血,治金疮去风。

寒水石半斤,煅　龙骨　虎骨　乌鱼骨各一两　白蔹　白石脂　赤石脂各半两　黄丹少许

上入白及半两,同为细末,量疮用。

粉草汤

【文献出处】《普济方》

【原文摘录】治一切无名肿毒恶疮。

粉草节　当归尾　赤芍药　香白芷　大黄　木鳖子　荆芥　黄芪　南木香各等分

上㕮咀,酒水各一大盏,煎至八分,露一宿,五更面东朝斗服。热多加大黄,冷多加当归、白芷,腰肿多加青木香,便毒加甘草。

洗药

【文献出处】《普济方》

【原文摘录】荆芥　香白芷　葳蕤　何首乌　茯苓　苦参　白牵　川芎　蔓荆子　防风

上等分,为细末,浆水四碗,煎至五七沸,临卧洗后,却涂药。

涂药

【文献出处】《普济方》

【原文摘录】舶上硫黄　轻粉　白矾各等分

上为细末,酥油调,临卧涂,三次用。

白芷散

【文献出处】《普济方》出《瑞竹堂方》

【原文摘录】治身上诸般恶疮,及小儿耳项头疼,并治疥癣。

斑蝥五个　蝉壳五个　轻粉一钱　槟榔三个　香白芷二钱　蛇床子二钱　硫黄二钱　樟脑

上为细末,罗过却入轻粉,再碾细,用香油调药,搽敷立效。

黄芪饮子

【文献出处】《普济方》出《瑞竹堂方》

【原文摘录】治一切恶疮。

金银花一两　当归一两　连翘半两　黄芪半两　生甘草三钱　大黄三钱　栝蒌一个　生姜三钱

上㕮咀,用水一大碗,药一两,浸一宿,慢火煎至稠作,入好酒一升,再煎三二沸,去滓顿服。

增益四物汤

【文献出处】《普济方》出《危氏方》

【原文摘录】治一切恶疮。

川芎　甘草　芍药　当归　地黄各等分　防风　荆芥　凤尾草酌量加入

上锉散,每服三大钱,水一盏半,煎服,验。

净肌方

【文献出处】《普济方》出《危氏方》

【原文摘录】治一切恶疮。

雄黄　海螵蛸　大柏皮　宣连　水粉　轻粉　蚌粉　杏仁各等分

上为末,用真清油调敷。

龙葵散

【文献出处】《普济方》出《圣济总录》

【原文摘录】治诸恶疮多出脓水不干者。

龙葵①俗天茄子　景天②俗名慎火草　黄连去须　天灵盖③各一两　龙骨　乳香　木鳖子黄蜀葵花各半两

上捣细为散,看疮大小,入腻粉少许,蜜调摊纸上,贴之。

万宝代针膏

【文献出处】《普济方》出《德生堂方》

【原文摘录】治一切诸肿恶疮,肿核赤晕,已自成脓,不肯用针刺脓,此药代之,但用小针点破疮头,却上膏药,脓即自溃。此秘妙良方。

硼砂　血竭　轻粉各一钱　蟾酥半钱　麝香一字　蜈蚣金头者,一个　脑子少许　雄黄一钱

---

① 龙葵:茄科茄属植物龙葵的全草,功能清热解毒、利水消肿。

② 景天:种于屋上以防火而又名慎火草,主大热火疮、身热烦、邪恶气、诸蛊毒、寒热风痹。

③ 天灵盖:指人或某些动物头顶的骨头。《本草纲目》谓其补精养神。

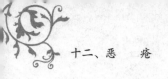

上为细末,入蜜调和为膏,看疮有头处,用小针挑破,以药些少在纸花上,封贴,次日其脓自出。如腋有核儿,名暗疔疮,或有走核,可于肿处,亦如前用针挑破之。忌鸡、羊、鱼、酒、面等物,吃白粥三日为妙。

恶疮方

【文献出处】《普济方》出《直指方》

【原文摘录】硫黄　黄连净末。各一分　黄丹　赤白胶　蛇床子　樟脑　发灰各半分

上为末,湿则掺,干则麻油调敷。

碧云膏

【文献出处】《普济方》出《圣济总录》

【原文摘录】治一切恶疮,痛不可忍者。

石绿①研,不以多少　乳香研　麒麟竭研　没药研。各半钱　黄蜡三两　松脂　腻粉各二钱

上先将石绿细研,次下乳香、麒麟竭、没药、腻粉同研细,用瓷碗火上化黄蜡如油,次入松脂亦化为油,入少许热油,用枝搅,滴在水上硬软得所。次入前药末,以柳篦子搅,看颜色深浅得所为度,绵滤过,瓷器中收。于软帛上摊贴,日二换之。

替针丸

【文献出处】《普济方》出《神效方》

【原文摘录】治一切恶疮。

川乌二钱　五灵脂二钱　轻粉二钱　粉霜一钱　斑蝥二十个,去翅足　巴豆二十个,去皮　草乌二钱

上将三件为末,细令匀,次入轻粉、粉霜匀研,又入斑蝥、巴豆,以水调糊为锭子。如作散名针头散。一方不加斑蝥、巴豆。

千金方

【文献出处】《普济方》出《百一选方》

【原文摘录】治恶疮千金方。

白蔹　白及　黄柏　葫芦叶　赤小豆　黄蜀葵花

上等分,为细末,以津于手心内调如膏药涂之,只一上。

金柏散

【文献出处】《普济方》出《圣济总录》

【原文摘录】治一切恶疮。

黄柏去粗皮　黄连去须　白及　五倍子各一分　腻粉二钱匕　麝香半字

---

① 石绿:即铜绿。

上捣研为散,冷水调敷疮上,纸花子贴之。

二黄散

【文献出处】《普济方》出《圣济总录》

【原文摘录】治一切恶疮。

大黄锉　黄连去须　山栀子　连翘　白及　青黛各一两

上捣研为散,有脓干贴,无脓水调敷。

乌金膏

【文献出处】《普济方》出《圣济总录》

【原文摘录】治一切恶疮。

桑枝　槐枝　榆枝　柳枝　桃枝　枸杞枝

上各长一尺,粗如小指,俱一寸截劈四破,用油四两,炒令焦黑,滤去滓,入铅丹半两,蜡一两,复熬令黑色,倾在瓷盒内,以冷新汲水浸出火毒,先以后法熏出虫,乃用此膏涂疮。

内托红散子

【文献出处】《普济方》

【原文摘录】治诸般恶疮。

乌鱼骨半两　蜈蚣一对　雄黄三钱　朱砂一钱　胆矾　枯矾三钱

上为细末,每服一钱,温酒调下,汗出为效。

龙麝追毒散

【文献出处】《普济方》一名龙麝追毒丹

【原文摘录】治一切恶疮,内毒气未出尽者,皆可用之如前,针头刺痛疖内,有毒气不着骨者,不过一二药之,其针刺自出也,破伤风恶不痛者亦效,去死肉生肌。

龙脑一字　麝香半钱　粉霜半钱　乳香一字　雄黄半钱　轻粉半钱　砒黄一字　巴豆十四粒,去皮尖心

上为细末,水糊为丸,如小麦大,每用一丸,纴在疮内,觉肿痛是效。如患下疳疮蚀茎,或半或尽者,用浆磨一粒、两粒搽之,三上立效。

治恶疮方

【文献出处】《普济方》一名雄黄膏,出《肘后方》

【原文摘录】雄黄研末　雌黄研末　水银一两　松脂二两　猪肝半斤　乱发如鸡子大

上各煎去滓,内水银敷疮,日再。

蟾酥托里丸

【文献出处】《普济方》

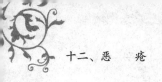

【原文摘录】治一切恶疮。

蟾酥　干胭脂　轻粉　朱砂　穿山甲各二钱　百草霜不问多少

上为细末，如黄米大，每服五七丸，加至八九丸，用葱一根，将葱刀剥开，将药包裹在里，用生丝线缚，文武火烧葱伺热，将葱带药，口内嚼碎温服，用衣服盖之，汗出为效。

消毒散

【文献出处】《普济方》

【原文摘录】治诸恶疮，生肌止痛，消毒散肿。

滑石一斤　黄柏二两　乳香半两　轻粉二钱　黄丹二钱

上同为细末，每用干掺，或火汤、下注、臁疮、风湿、疥癣等疮，油调涂之。

追毒饼

【文献出处】《普济方》

【原文摘录】治诸般恶疮，因针开了口，后又闭合生脓，胀痛不可忍，用此捻成小麦子大，入放疮中，永不脓闭，水自出，疮自干好。

极好信石半钱　雄黄　大朱砂各一钱　轻粉少许　雌黄一钱

上研为细末，糯米糊为丸，如麦子大，若疮闭合生脓，将药入内，仍以膏药贴之。

洗方

【文献出处】《普济方》出《危氏方》

【原文摘录】治诸般恶疮。

黄柏　茵陈　荆芥　葱白　藿香各等分

上煎，水临温洗。

乌蛇散

【文献出处】《普济方》

【原文摘录】治恶疮，生好肉，去脓水、风肿、气肿。

乌蛇去皮骨，炙，捣末，二两　麻油一斤　铅丹二两　鼠一个，腊月者尤佳　蜡四两

上先用油煎鼠令焦，去滓，次用铅丹并为蛇末，微火煎沸后下蜡，更煎十沸，膏成，以瓷器收，每用封疮，日一易。

通圣散

【文献出处】《普济方》出《圣济总录》

【原文摘录】治诸般恶疮。

谷精草炒　天南星炮　贯众炒　黄柏炙。各一分　麝香半钱

上捣研为散，用少许，干掺疮上。

熊胆膏

【文献出处】《普济方》出《圣济总录》

【原文摘录】治一切恶疮。

熊胆研,一钱　腻粉半分　雄黄研半钱　麝香研,半钱　槟榔末,一字

上研匀,于腊月用豮猪胆一个,取汁,却入药在胆内,用绵绳系定揉匀,以松明黑焰熏令遍黑,挂于阴处,如恶有指面大者,用黍米许贴之,如钱大者,用绿豆许贴之,恐药干难贴,薄以津唾调和稀糊涂之,仍用薄桦皮盖贴,以帛子系之,药不宜多用。

瓜蒂散

【文献出处】《普济方》出《圣济总录》

【原文摘录】瓜蒂四十九枚　黄连去须,三两　杏仁去皮尖,炒,二两半　腻粉一分　麝香一钱,研

上捣为细末,用腻粉、麝香同调和令匀,以津唾调涂在疮上,更用纸面糊,覆在疮上,贴三五日一度,含盐水洗过更贴,是疮只贴本瘢子,其余自瘥。

没药散

【文献出处】《普济方》

【原文摘录】治一切恶疮,疼痛不止。

没药二钱　黄丹一钱　赤蔹①一钱　麝香二钱　白蔹一钱

上为末,口噙浆水洗净,温干贴。

内托散

【文献出处】《普济方》

【原文摘录】治一切恶疮。

金银花三两　牡蛎三钱　甘草二钱　穿山甲三片,炙黄　朴硝半钱

上为细末,每服五钱,酒一升,煎至半升,温服神效。

黄芪丸

【文献出处】《普济方》

【原文摘录】治内虚,精寒髓冷,恶疮多时不效者。

黄芪一两,锉炒　附子四钱,炮,去皮脐　菟丝子酒煮,浸　茴香微炒　熟干地黄各一两

上为细末,酒打面糊为丸,如桐子大,每服三十丸,空心,酒送下。

---

① 赤蔹:乌蔹莓属植物乌蔹莓的块根,功能清热解毒、散结生肌、止痛。

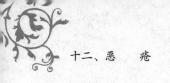

万灵夺命丹

【文献出处】《普济方》

【原文摘录】治一切恶疮。

面于清明五更,不用鸡、犬见面,做面,将来祭祖宗坐位焚纸毕,收起候用,逢腊八日合　朱砂一钱
巴豆仁一两,去皮不去油　血竭一钱　麝香少许

上各为细末,用无根水,清晨打前面糊为丸,如梧桐子。

乳香散

【文献出处】《普济方》

【原文摘录】治一切恶疮,毒气痛闷。

乳香一两　石膏　半夏各半两　腻粉少许

上为细末,干贴疮口上,次用太乙膏覆之。

追毒散

【文献出处】《普济方》出《外科精要》

【原文摘录】治一切恶疮,脓水不快者。

五灵脂　川乌头炮　白干姜炮。各一两　全蝎

上为细末,少许掺疮口上,深者纸捻蘸药,纴入疮口内,以膏贴之。或水浸蒸饼,搦去水
和药令匀,捻作锭子,每用入疮口中,亦名追毒锭子。

朱砂消丸

【文献出处】《普济方》

【原文摘录】治一切恶疮。

新蟾蜍不拘多少　朱砂为细末　寒食面少许　巴豆去皮不出油,不拘多少

上和为丸,如黄米大,心红为衣,服一丸温酒送下,觑[①]病上下头频服之,大有神效。

黄连散

【文献出处】《普济方》出《圣惠方》

【原文摘录】治一切恶疮,疼痛不可忍。

黄连一两,去须　槟榔一两　母丁香半两　麝香半钱,细研

上捣罗为细散,入麝香研令匀,先用盐浆水洗候干,以药掺之。

乌头散

【文献出处】《普济方》出《圣惠方》

---

① 觑(qù):看。

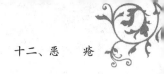

【原文摘录】治二十种恶疮，及风疮、痔瘘等疮，疣子、黑痣、疮肿、雀面黯黯、痤疖，涂敷之。

乌头二十枚　巴豆二十枚　藜芦一两　大黄三两

上同烧捣研为末，细罗石灰一升，以染青汁和成膏，看疮大小敷之，日二三易。

内托散

【文献出处】《普济方》

【原文摘录】治一切恶疮。

御米壳去叶顶，一两，蜜炒　甘草一两，炙　雄黑豆六十四个，炒　生姜一两，切片

上为粗末，每服秤半两，水二盏，煎至七分，去滓，温服。如血利，加乳香半钱同煎，空心服。

洗毒散

【文献出处】《普济方》

【原文摘录】治一切恶疮，多时不效，风寒久冷，皆洗之。

麻黄　地骨皮　蛇床子　地丁各等分

上为细末，每用五钱，水三大盏，煎至七分，去滓温服。

针毒散

【文献出处】《普济方》

【原文摘录】治恶疮，追毒去死肉。

信　雄黄各半钱　乳香二钱　麝香少许

上为细末，每服少许，贴在疮上，膏药封之。

碧霞锭子

【文献出处】《普济方》

【原文摘录】治恶疮透下，觉疼痛。

铜绿一两　硇砂二钱　蟾酥一钱

上为细末，软米饭一处调匀，捻作锭子，粳米样，每用针刺之不觉痛者，但有血出，纤一锭子在内，以膏贴之。或作散，以纸捻蘸纤之亦可，临证看如何宜用合度。

恶疮方

【文献出处】《普济方》

【原文摘录】治恶疮。

赤色白胶一钱　明白矾三钱　黄丹三钱

上为细末，麻油调敷，先以酸浆水暖过洗疮，拭干用。

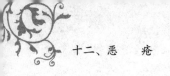

疮药秘方

【文献出处】《普济方》

【原文摘录】治恶疮。

红明信五钱　黄丹三钱　硫黄三钱

上为细末，打和一处，初用水调，点于疮头上，次用清油调敷，每日一换，要好用水洗得疮干净，上膏药。或点化疮内，或看疮热如何，用荔枝膏药，追脓干净。

＊ 没药汤

【文献出处】《普济方》

【原文摘录】治一切恶疮肿痛方。

悬蒌出瓤，五钱　没药三钱　甘草三钱，炙

上为散，水、酒各半盏，煎至七分，去滓，温服。

密陀僧散

【文献出处】《普济方》

【原文摘录】治一切恶疮。

密陀僧　谷精草各一分　雄黄半两

上捣研为散，每用少许，干掺疮上。

粉香散

【文献出处】《普济方》

【原文摘录】治恶疮。

腻粉二钱　乳香一钱　葱一根，煨熟去焦皮

上同研如膏，摊在帛上贴疮，三日一换。

＊ 外敷方

【文献出处】《普济方》

【原文摘录】治一切恶疮及瘘疮等方。

蛇床子末　硫黄　腻粉各等分

上同研为散，以生麻油调如糊，以盐汤净洗疮，拭干，即先以口补涂之，然后敷药，不过三五服。

定血散

【文献出处】《普济方》

【原文摘录】治诸恶疮。

栝蒌大者一枚，去瓤　棕榈皮一把　当归切碎，半两

上入栝蒌中,泥固济,烧细研为散,每服一钱,以茶酒任调下。

三圣散

【文献出处】《普济方》

【原文摘录】治臁疮、疔疮、搭手、背疽等恶疮。

葱白一斤　马苋一斤　石灰

上湿捣为团,阴干为细末,贴疮。有死肉,更宜先用溃死肉药。

* 愈疮粉

【文献出处】《普济方》出《肘后方》

【原文摘录】治人体生恶疮似火自烂方。

用胡粉熬黑、黄柏、黄连等分,下筛粉之疮上。

雄黄散

【文献出处】《普济方》

【原文摘录】治恶疮蚀肉。

雄黄六分　蔺茹　矾石各二分

上为末敷疮中,日二次。

紫金散

【文献出处】《普济方》

【原文摘录】治诸般恶疮,追毒,去死肉。

白矾一两　黄丹一两　硇砂三钱

上为末,于铫子内一处同炒,去尽水为度,量疮贴之。

大圣散

【文献出处】《普济方》

【原文摘录】治胳疮及恶疮,肿恶闷痛。

川大黄　寒水石　当归各一两

上为细末,每服二钱,新水沸汤,随病人意调下,量老幼大小,临时以意加减。

又方

【文献出处】《普济方》

【原文摘录】治恶疮连痂痒痛。

烧扁竹灰和楮白汁涂之。又云,捣扁竹敷之,痂落即瘥。又方,烧灰研细、猪脂调,涂之。

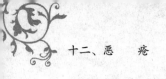

拔毒散

【文献出处】《普济方》

【原文摘录】敷贴诸恶疮。

大黄　东墙上土

上极细末,用无根水调搽。如干再搽,经宿即愈。

* 槐角汤

【文献出处】《普济方》

【原文摘录】治诸恶疮初得汁方。

槐花不拘多少　皂角　棘针①不拘多少,锉碎

上用水熬三五十沸,以胡桃二个,一生、一烧存性,细嚼,以前槐花水送下碗许,不过三五服见效。

皂荚刺散

【文献出处】《普济方》出《圣济总录》

【原文摘录】治恶疮。

皂荚刺　乳香一分

上为散,每服二钱匕,以酒一盏,煎一两沸服,热酒调下亦得。

金黄散

【文献出处】《普济方》出《圣济总录》

【原文摘录】治恶疮。

黄柏一两　蜜二两,将蜜涂黄柏炙尽为度

上捣罗为散,入麝半字,同研匀细,干掺疮上。

牛齿散

【文献出处】《普济方》出《圣济总录》

【原文摘录】治诸恶疮口不合。

牛齿三两　鸡卵壳二两

上烧研为散,入腻粉少许,生油调,涂之立愈。

怀干散

【文献出处】《普济方》出《圣济总录》

【原文摘录】治恶疮恶毒。

---

① 棘针:鼠李科植物酸枣的棘刺,功能消肿、溃脓、止痛。

密陀僧一分　黄柏蜜炙,半两

上怀中怀干,捣罗为散,先用葱汤洗疮,候干敷之。

* 僵黄丸

【文献出处】《普济方》出《儒门事亲》

【原文摘录】治诸恶疮。

白僵蚕直者　大黄

上等分为细末,生姜自然汁与蜜同和为剂,丸如弹子大,每服一丸,细嚼。

溃脓散

【文献出处】《普济方》

【原文摘录】治恶疮溃脓。活血去恶肉。

白矾　盐等分

上于铫子内慢火炒,去尽水,干研为末,量疮贴之。

寸金散

【文献出处】《普济方》出《圣济总录》

【原文摘录】治恶疮久不效。

鸡子壳十个,生却子者　槟榔一枚　麝香研　腻粉各半钱　黄柏去粗皮　密陀僧各一钱

上捣研为散,用温盐浆水洗疮,干贴。

引脓散

【文献出处】《普济方》出《外科精要》

【原文摘录】治年深不效恶疮。

麝香一字　狼毒　钩苓根　白丁香　无心草①各半两

上为细末,每用干掺疮上,疮口深者纴之。

胡粉散

【文献出处】《普济方》

【原文摘录】治小儿恶疮,人所不能知者。

胡粉炒令黄色,五两　黄连去须　黄柏去粗皮,锉。各三两

上捣罗二味为散,与胡粉相和,一处研匀,敷疮上,日再,立验。

* 土藜芦方

【文献出处】《普济方》

---

① 无心草:即木贼。

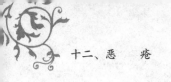

【原文摘录】治小儿诸般恶疮。

土藜芦取皮焙干为末，别研入　不夹石雄黄　轻粉　水粉　蚌粉等分

上和匀，先用鲫鱼一斤，入真清油内煎，候热，去鱼，以油摊冷，涂药敷疮，三日后，以葱汤遍身洗浴，所穿衣服，并脱去净去，乳母忌油腻、肥汁、烧酒、煎炙及热物等，立效。癣疮用真米醋调，立效。

* 五倍子方

【文献出处】《普济方》

【原文摘录】治恶疮久不瘥。

五倍子　海螵蛸等分为末

加白胶香，上先煎葱椒汤洗，次掺患处，即成靥子。仍服四顺饮，忌毒物。

* 外敷方

【文献出处】《普济方》

【原文摘录】治身面卒生诸恶疮。

胡粉一两　水银一两　黄连去须为末，一两

上为末，敷之，疮干则和猪膏敷之。一方用蜜调敷瘥。

漏芦散

【文献出处】《普济方》出《圣惠方》

【原文摘录】治恶肉。

漏芦　白蔹　黄芩　白薇　枳实麸炒微黄　川升麻　甘草生，锉　赤芍药　川大黄锉，微炒　麻黄去根节。各半两

上为散，每服三钱，水一中盏，煎至五分，去滓，不计温服。

大黄膏

【文献出处】《普济方》出《圣惠方》

【原文摘录】治恶肉久不瘥。

川大黄生用　附子去皮脐　生芎䓖　雄黄细研　真珠末各一两　黄芩　白蔹　莨菪另研为末　白矾烧汁尽细研。各二两

上大黄等五味并锉，先以猪脂一觔半，煎十余沸，滤去滓，纳雄黄、真珠、莨菪、白矾，搅令匀，涂于恶肉上。

蚀恶肉散

【文献出处】《普济方》出《圣惠方》

【原文摘录】硫黄　马齿苋　白矾烧令汁尽　莨菪　丹参各半两

上为细散，涂敷恶肉上。

* 蔄茹散

【文献出处】《普济方》方出《圣惠方》

【原文摘录】治恶肉不瘥。

蔄茹末半两　白矾三分,烧令汁尽　雄黄三分,细研

上同研为细散,敷肉上。

* 乌梅散

【文献出处】《普济方》出《圣惠方》

【原文摘录】用生乌梅二十七枚,烧灰为末,敷疮中恶肉上。

* 腐肉方

【文献出处】《外科理例》

【原文摘录】腐肉可用手法去之,或用雄黄、轻粉敷之,蠹肉努出,用远志末酒调涂之。

* 乌头苦酒方

【文献出处】《外科理例》

【原文摘录】又法:息肉突出,乌头五钱,苦酒三升,浸渍三日,洗之,日夜三四次。诸疮努肉如蛇出数寸,硫黄末敷之即缩脓溃。蠹肉不腐,亦用硫黄、轻粉敷之。四围仍有肿焮处,用毫针烧赤,刺之约一米深,红肿则缩。

乳香消毒散

【文献出处】《医学纲目》

【原文摘录】专治恶疮。

大黄煨　黄芪　牛蒡子炒　金银花各五两　甘草三两　牡蛎盐泥煨烧,五两　乳香　没药悬莠各半两

上为粗末,每服五钱,水煎。疮在上,食后;在下,食前。

* 豆粉方

【文献出处】《医学纲目》

【原文摘录】恶疮入腹心,呕逆,药食不下。

豆粉半两　干胭脂三钱　定粉二钱

上细末,新水调下,神效。

碧霞挺子

【文献出处】《医学纲目》

【原文摘录】治恶疮神效,了不觉疼痛者。

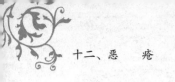

铜绿　硇砂各二钱　蟾酥一钱

上为细末,烧饭和作麦蘖挺子。每刺不觉痛者,须刺出血,方纴药在内,以膏药贴之。

蚀恶疮方

【文献出处】《医学纲目》

【原文摘录】蚀恶疮方,非奇异恶疮不可用。

铜绿二钱　硇砂一字　石胆矾半钱,并细研

上为细末,敷之。

* 胆矾散

【文献出处】《医学纲目》

【原文摘录】治恶疮,或有小虫。

胆矾一钱　龙骨二钱半　轻粉一钱　虎骨　白矾各二钱半　麝香五分　乳香一钱　硇砂二钱　脑子一字　土蜂房二钱　露蜂房二钱半　雄黄二钱

上细末,刺破,盐水洗,看紧慢上药,神效。

* 蟾朱锭

【文献出处】《本草单方》

【原文摘录】一切恶疮。

蟾酥一钱　白面二钱　朱砂少许

井华水调成小锭子,如麦大,每用一锭,井华水服。如疮势紧急,五七锭。葱汤服亦可,汗出即愈。

* 迎春花散

【文献出处】《本草单方》

【原文摘录】恶疮毒肿。

迎春花阴干,研末,酒服三钱,出汗便愈。《易简方》。

* 艾蒿酒

【文献出处】《本草单方》

【原文摘录】恶疮癞疾,但是恶疾遍体,面目有疮者,皆可服之。

用白艾蒿十束,如升大,煮取汁,以曲及米,一如酿酒法,候熟,稍稍饮之。《梅师方》。

* 苦荬汁

【文献出处】《本草单方》

【原文摘录】对口恶疮。

野苦荬擂汁一钟,入姜汁一匙,和酒服。以渣敷一二次,即愈。唐瑶《经验方》。

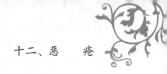

五宝霜

【文献出处】《本草单方》

【原文摘录】痛疽恶疮,杨梅诸疮。

水银一两　朱砂　雄黄各二钱半　白矾　绿矾各二钱半

碾匀,罐盛,灯盏盖定,盐泥固济,文武火炼升,罐口收。每以三钱,入乳香、没药各五分,洒太乙膏上,贴之,绝效,名五宝霜。

水沉金丝膏

【文献出处】《本草单方》

【原文摘录】一切恶疮。

用白胶香、沥青各一两,以麻油、黄蜡各二钱半同熔化,入冷水中,扯千遍,摊贴之,名水沉金丝膏。《儒门事亲》。

恶疮主方

【文献出处】《简明医彀》

【原文摘录】恶疮主方。

连翘　当归　栝蒌根　生地　荆芥　黄芩　赤芍　麦冬　牛蒡子　瞿麦　木通　栀子
防风　川芎　甘草各等分

为粗末,每四钱,水煎服。

恶疮敷方

【文献出处】《简明医彀》

【原文摘录】恶疮敷方一切恶疮。

白矾一钱　乳香七分　轻粉三分　没药三分

上研匀敷。

恶疮洗方

【文献出处】《简明医彀》

【原文摘录】恶疮洗方一切恶疮。

贯众　川芎　茵陈　地骨皮　荆芥　独活　防风　萹蓄　当归　甘草

上水煎洗。

* 恶疮膏

【文献出处】《幼科铁镜》

【原文摘录】疔疮恶疮痛百膏异方。

水粉、黄蜡各五钱　寒水石研细,用水飞过,一两　乳香去油,二钱

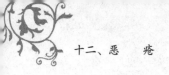

麻油三两,先入锅滚过,入蜡化开,再入水粉,共寒水石熬成,入乳香,搅匀成膏,贴之即愈。

* 柳树饧

【文献出处】《奇方类编》

【原文摘录】肉出如饭粒,根深脓溃。

柳枝叶三斤,水五升,煎汁七升,熬如饧,日三涂之。

* 恶疮外敷方

【文献出处】《四科简效方》

【原文摘录】铅粉、朱砂等分为末,蜜和涂。诸药不瘥者,马齿苋捣烂,傅之。

* 马齿散

【文献出处】《奇效简便良方》

【原文摘录】有肉如饭粒突出,马齿苋烧枯研末,猪油敷。

* 水仙散

【文献出处】《奇效简便良方》

【原文摘录】水仙子,焙存性,末敷之。即水蓼花子。

恶疮锭子

【文献出处】《外科方外奇方》

【原文摘录】一切疽疮,或无名肿毒未成脓者。

白砒一钱　麝香五分　归尾五分　五味五分　蟾酥一钱　草乌一钱　轻粉二钱　川乌一钱月石五分　血竭一钱　全蝎二只　硼砂一钱　铜绿五分　银珠五分　雄黄五分

共为极细末,用人乳化蟾酥,拌成锭子,如大麦冬。一分锭作二段,可治二人。用时将疮以针刺破,见血纳入药粒,用纸贴上,待内已成脓,去药洗净。

名　　案

是斋百一选方

钱季质司法槃尝苦臁上生疮,始者如粟,渐如豆,爬搔不已,即成大疮,累治不效,后得此方,用石榴皮煎取浓汁,放冷,以搽疮上,冷如冰雪,即着痂而愈,云是王宣子尚书方。(卷之十二·第二十门·治延皮恶疮)

遍用药不效者:陈米饭紧作团,火煅存性,麻油、腻粉调敷。苏韬光,丁亥年,耳上病碎疮,或痛或痒两月余,百药不效。季倬子长传此,初不之信,试用之,次日即愈。辛丑年再作,吕仲发显谟云,此证盖以痰饮之故,只用肥皂烧存性,生油腻粉调敷,用之尤佳。医所不识者,神效方。赵通判传,名百中,字德全。

水银　甘草　黄柏　黄连　松脂　腻粉　土蜂窠壁上者,南方多有之,或云蠮螉窠,可自取用

上取水银放掌中,以唾杀为泥,入瓷器中,以生麻油和研,生绢滤,如稀饧,和药末,再研如稠饧。先以温水洗疮,帛拭,干涂之。一切无名疮,涂一次即瘥,有黄水者涂之,随手便干;痒不堪忍者,涂之立止;痛甚者,涂之立定;治疥尤佳,抓破敷药。合时细心,不可蔑①裂也。(卷之十六·第二十四门·治一切恶疮)

采冬瓜叶,阴干,瓦上焙,碾极细,贴疮,湿处三二次便干,累效。(卷之十六·第二十四门·治多年恶疮,疮口不干者)

张定叟侍郎传,专治恶疮、瘰疬,神效。黄皮②不以多少,以童子小便浸,春秋五日,夏三日,冬七日,焙干为细末;穿山甲不以多少,火煅存性,研细;土牛不以多少,新瓦砖干,研细。每黄皮末三钱,穿山甲末、土牛末各一字,轻粉半钱,同研极匀细,湿疮干掺,干疮麻油调涂之。(卷之十六·第二十四门·恶疮、瘰疬)

名医类案

一方士尝货药淮西,值兵变,窜入深山,遇老姥,年二百许岁。自谓金亡避兵来此,原完颜氏之医姥也。传以背疮方,用鲜射干一味,每用三钱,研细,温酒调服,干者为末,每服一小钱许,酒下,在上即微吐,在下即微利,功效如神,仍用膏药收口。又传寿星散,治恶疮,痛莫当者糁之不痛,不痛者知痛,大天南星一味为末。《养生主论》。(背痛疽疮)

小　结

恶疮之名,出《刘涓子鬼遗方》,大凡疮疡焮肿痛痒,溃烂后浸淫不休,经久不愈者,统称为"恶疮"。对其病因,《诸病源候论》尝谓:"诸疮生身体,皆是体虚受风热,风热与血气相搏,故发疮。若热风热挟湿毒之气者,则疮痒痛焮肿,而疮多汁,身体壮热,谓之恶疮也。"诚然,古代医籍所谓"恶疮",属于外科病症,涉及具体病种较多,与现代所说的肿瘤特别是恶性肿瘤自有区别,但毋庸否定,一些恶性肿瘤的症状,与"恶疮"颇有雷同之处,借用古代治疗恶疮的方剂,对症下药,在改善症状或增强体质方面,可收到一定的疗效,值得重视。

需要关注的是,古人对恶疮病因的认识,特别是风热夹湿毒之说,在今天防治肿瘤上仍不失启迪和借鉴作用。

---

① 蔑:微小。
② 黄皮:山茱萸科植物长圆叶梾木的树皮,功能祛风散寒、活络止痛。

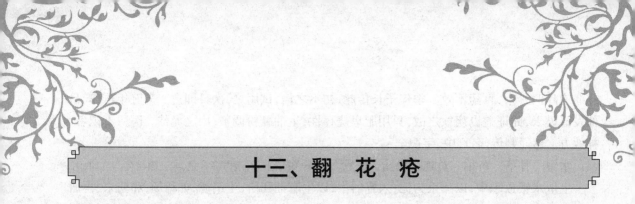

十三、翻花疮

概　述

　　翻花疮是指疮疡溃后,胬肉由疮口突出如菌,头大蒂小,触损则流血不止为主症的皮肤恶性肿瘤。翻花疮初起在原有疮面上,生出饭粒或豆粒大结节、硬块,逐渐增大,破溃蚀烂,边缘高突,胬肉翻出,其状如菌;或似乳头菜花,头大蒂小,色泽暗红,触之坚实,稍有触动,即流污秽脓液或血水,并可闻及腥臭,不痛不痒,很难治愈。在中医学文献中,由于病变部位不同,名称各异。若发生在臂、胁、手背、足踝处称"翻花疮";若发生在阴茎称"肾岩翻花";若发生在舌本称"舌岩";若发生在口唇称"唇菌"。

名　论

诸病源候论

　　反花疮者,由风毒相搏所为。初生如饭粒,其头破则血出,便生恶肉,渐大有根,脓汁出。肉反散如花状,因名反花疮。凡诸恶疮,久不瘥者,亦恶肉反出,如反花形。(卷之三十五·疮病诸候·三十四、反花疮候)

外台秘要

　　《病源》反花疮者,由风毒相搏所为,初生如饭粒,其头破则血出,便生恶肉,渐大有根,浓汁出,肉反散如花状,因名反花疮,凡诸恶疮,久不瘥者,亦恶肉反出如反花形也。(卷三十·反花疮及诸恶疮方四首)

圣济总录

反花疮

论曰:疮生恶肉,久则反出疮外,故名曰反花疮。其初如饭粟,破之血出,余毒尚炽,恶肉随生,根深而脓溃,皆风热毒气所作。(卷第二十·诸疮)

保婴撮要

　　翻花之症,由疮疡溃后,风寒袭于患处,或肝火血燥生风,或乳母肝火生风,必致疮口胬肉突出如菌,或如指,大小长短不同。如风邪乘袭者,先用补中益气汤加防风、天麻。风寒凝滞者,先用十宣散加羌活、天麻。儿肝火生风者,先用加味逍遥散加羌活、天麻。母肝火生风者,先用加味小柴胡汤,次用加味逍遥散加漏芦、天麻。其风邪所乘,外用豆豉饼。风寒所凝,外用葱熨法,更用太乙膏护疮口。突肉不消,更以藜芦膏涂之。如疮口不敛而恶寒发热者,元气虚也,用补中益气汤。晡热内热者,气血俱虚也,用八珍汤,倍加参、芪。食少难化者,脾气虚也,用五味异功散。若饮食少思,大便不调,或肌肉消瘦,小便澄白者,此兼肝脾疳症也,用九味芦荟丸以清肝火,用五味异功散以补脾气,外仍用熨治之法。(卷十四·翻花疮)

外科枢要

翻花疮者,由疮疡溃后,肝火血燥生风所致。或疮口胬肉突出如菌,大小不同,或出如蛇头,长短不一。治法当滋肝补气,外涂藜芦膏,胬肉自入,须候元气渐复,脓毒将尽,涂之有效,不然,虽入而复溃。若误用刀针、蚀药灸去,其势益甚,或出血不止,必致寒热呕吐等症。须大补脾胃为善。(卷二·翻花疮)

外科正宗

翻花者乃头大而蒂小,小者如豆,大者若菌,无苦无疼;揩损每流鲜血,久亦虚人。以津调冰螄散,遍擦正面,上用软油纸包裹,根蒂细处用线连纸扎紧,十日后其患自落,换珍珠散掺之收口。又有根蒂不小,如鳖棋子样难扎,以前药搽上,用面糊绵纸封上二重,用心勿动,亦以十日外落之,掺珍珠散。

简明医彀

疮溃从中翻出胬肉如蛇头状,大小不一,证由肝经血燥所致。宜内服清肝养血之药,次八珍汤、十全大补汤加麦冬、五味之类。(卷之八·恶疮·翻花疮)

外科大成

翻花疮,疮口内肉突出,翻如菌,翻如蕈也,且无痛苦,由溃疡血燥生风所致。损流鲜血,久则虚人,治宜滋肝补血、益气培元,如逍遥散、归脾汤之类,外掺贵金散,或乌梅煅灰敷之,或马齿苋煅灰,猪脂调敷。甚者用铜绿、铅粉等分,香油调敷。(卷四·不分部位小疵·无名肿毒·翻花疮)

外科心法要诀

翻花疮因溃后生,头大蒂小努菌形,虽无痛痒触流血,血燥肝虚怒气成。

【注】此证因生疮溃后,胬肉自疮口突出,其状如菌,头大蒂小,愈努愈翻,虽不大痛、大痒,误有触损,流血不住,久则亏虚。总由肝虚、怒气血燥而成。宜服逍遥散,外用乌梅煅灰、轻粉各等分,研末撒之;或马齿苋煅灰,猪脂调敷,俱效。[卷十四·发无定处(下)·翻花疮]

吴氏医方汇编

由疮溃后,肝火血燥生风所致。疮口内胬肉突出,形如芝菌,或如蛇身,长短不一,断不

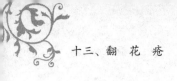

可误用刀针蚀药,只以藜芦为末,加猪脂调敷即缩,或乌梅烧炭敷之,皆效。(第二册·翻花疮)

疡医大全

周文采曰:初生如饭粒,渐大而有根,头破血流,脓出肉反如花开之状,故名翻花疮。《集验》。

陈实功曰:此疮头大而蒂小,小者如豆,大者如菌,无苦无痛,揩损每流鲜血,久亦虚人。大法当以津调冰螄散遍擦正面,外用软油纸包裹,根蒂细处用线连纸扎紧,十日后其患自落,换搽珍珠散收口。[卷三十五·诸疮部(下)·翻花疮门主论]

疡科心得集

翻花疮者,由疮疡溃后,肝火血燥生风所致。或疮口胬肉突出如菌,大小不同,或出如蛇头,长短不一,揩损每流鲜血,久亦虚人。治法当滋肝养血,如栀子清肝汤是也;外涂藜芦膏景岳方,胬肉自入,须候元气渐复,脓毒将尽,涂之有效,不然虽入而复溃。若误用刀针、蚀药、火灸,其势益甚,或出血不止,必致寒热呕吐等证,须大补脾胃为善。(卷下·辨天泡疮翻花疮论)

名　方

华佗治翻花疮神方

【文献出处】《华佗神方》

【原文摘录】翻花疮,疮口内肉突出,如菌如蕈,故有此名。虽无痛苦,然久流鲜血,则易致虚损。治宜滋肝补血,益气培元。

外用乌梅煅灰,敷之。或以马齿苋煅灰,豚脂调敷。剧者用铜绿、铅粉等分,研细,香油调敷。或以苍耳叶捣汁,日涂数次,亦有效。

乌膏

【文献出处】《备急千金要方》

【原文摘录】治反花疮并治积年诸疮方。

取牛蒡根熟捣,和腊月猪脂封上,瘥止。并治久不瘥诸肿、恶疮、漏疮等,皆瘥。

又方

【文献出处】《备急千金要方》

【原文摘录】取马齿菜捣封上,瘥止。

又方

【文献出处】《备急千金要方》

【原文摘录】取蜘蛛膜贴上,数易之,瘥止。

*柳树饧

【文献出处】《外台秘要》

【原文摘录】必效疗反花疮方。

柳枝叶以水煎成膏如稠饧,涂之良。

又方

【文献出处】《外台秘要》

【原文摘录】取马齿草烧灰敷之,频贴瘥止。《千金》同。

又方

【文献出处】《外台秘要》

【原文摘录】盐灰敷之,神验。

胭脂散

【文献出处】《太平圣惠方》

【原文摘录】治反花疮。

胭脂　贝母　胡粉各一分　硼砂　没药各半分

上末,研细,先以温浆水洗,拭后敷药。

甘草涂

【文献出处】《圣济总录》

【原文摘录】治翻花疮。

甘草半生半炒　白枯矾　人中白煅　密陀僧煅,五钱

共研为细末,用童便慢熬成膏,煎葱椒水洗过敷上,日三五次差。

胭脂涂

【文献出处】《圣济总录》

【原文摘录】治翻花疮。

胭脂一两　胡粉两半

共研匀,以盐汤洗过干涂,日三次差。

藜芦敷

【文献出处】《圣济总录》

【原文摘录】治翻花疮。

藜芦研为细末　雄猪脂一两

化猪脂入末,和成膏,涂患上,日三五次。

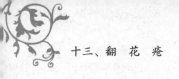

柳槐煎

【文献出处】《圣济总录》

【原文摘录】治翻花疮。

柳枝叶　槐枝叶细锉。各二升

用水五升,煎减半,去滓,煎如稠饧,涂患上,日三五。

乳香丸方

【文献出处】《圣济总录》

【原文摘录】治一切痔瘘反花疮等疾。

乳香研,半两　生干地黄瓦上煅,醋浸,焙干　雄黄研　黄蜡各一两　麝香研　龙脑研　丹砂研　没药研。各一钱半

上八味,捣研为末,熔蜡为丸,如梧桐子大,每服十丸,麦门冬熟水下。留少药末贴,欲贴时,先用橘叶葱汤洗之。

* 马齿苋方

【文献出处】《世医得效方》

【原文摘录】多年恶疮不瘥,烂捣马齿苋敷之。亦治反花疮,其形如花开之状,烧灰以猪脂涂敷。

又方

【文献出处】《世医得效方》

【原文摘录】鸡肠草[①]研细取汁,拂其疮,以滓盖之。或为末,猪脂调敷,极效。

甘草涂敷方

【文献出处】《奇效良方》

【原文摘录】治反花疮。

甘草半生半炒　矾石灰　人中白　密陀僧各半两

上为细末,以童子小便半盏,以无灰火熬,用竹篦搅成膏,取涂疮上,日五次。

恶实根涂敷方

【文献出处】《奇效良方》

【原文摘录】治反花疮,并诸疮积年不瘥者。

恶实根[②]研末,四两　猪脂二两

---

① 鸡肠草:菊科石胡荽属植物,又名石胡荽,有通窍散寒、祛风利湿、散瘀消肿、止咳的功能。

② 恶实根:即牛蒡根。

上调和如糊,涂疮上,日三四次。

消风散

【文献出处】《外科启玄》

【原文摘录】治杨梅癣疹及翻花疮如神。

人参　姜蚕炒　甘草　荆芥穗　陈皮　厚朴制　茯苓　蝉蜕　防风　川芎　羌活　藿香各五钱

上末,每三钱,加土茯苓四两,水三碗,煎至二碗,分上下体,食前后服。

* 翻花疮方

【文献出处】《冯氏锦囊秘录》

【原文摘录】即胬肉凸出,如蛇头数寸者是也。用硫黄末敷之,即缩。

乌梅散

【文献出处】《疡科捷径》

【原文摘录】乌梅散实效称奇,轻粉同研世所稀。能治翻花流血水,或加熊胆最堪依。

乌梅一两　轻粉四钱

研末掺之。

* 苍耳汁

【文献出处】《经验良方全集》

【原文摘录】此疮肉如饭粒,破之血出,随生反出。

苍耳叶捣汁,服三合,并日涂二次。

名　案

保婴撮要

一小儿腿外臁患痈,疮口陷而色黑,翻出如菌,久而不食,此元气虚弱,寒邪滞于患处,用十宣散加羌活、天麻,及附子饼,患处渐赤,改用葱熨法而渐白,此寒邪去而元气虚,真气发见也,用补中益气汤及藜芦膏而痊。

一小儿臂患痈,疮口色白肉突翻,或如菌,或如指,用追蚀之药去而复作。余谓肝肺气虚,先用益气汤,再用托里散、藜芦膏而愈。

一女子胁间患痈,疮口色赤翻出,肉如菌,寒热如疟,此肝经血燥生风所致,先用加味逍遥散,后用加味小柴胡汤及藜芦膏而愈。

一小儿患此,疮口色赤肿痛,时出血脓,此肝经血分有热,用加味逍遥散加生地黄四剂,却以生地易熟地,月余血热渐退;又用八珍汤、藜芦膏而突肉减;用十全大补汤而元气复;又

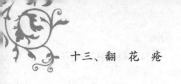

用托里散而疮瘥。

一小儿患天蛇毒,脓出后指肿大色黯,疮口胬肉,手背漫肿而不赤,饮食少思,大便不实,憎寒发热,惟用败毒行气之药,余谓此脾胃虚弱,不能消化饮食、生长肌肉、外御风邪,非疮毒使然也。朝用益气汤,夕用异功散,两月余诸症渐愈。后因饮食过度吐泻,患处不红活,出清水,用异功散、葱熨法、藜芦膏而愈。

一女子臂痈,溃后疮口突肉如菌,用毒药蚀之,突肉益甚,面青寒热,经候不调。此肝经血燥而生风,脾气虚而不能生肌耳。先用加味逍遥散、五味异功散两月余,却用地黄丸、托里散而愈。

一小儿患前症,用药腐去疮口不敛,朝恶寒,暮发热,余谓因气血俱虚而然也。法当调补脾胃,则气血自生,疮口自敛。不悟,仍攻其疮而殁。

一女子十五岁患前症,腐去而复生,面色青而或赤,余谓此肝胆二经风火妄动。盖肝血为阴为水,肝气为阳为火,宜生肾水、滋肝血使火自息,而风自灭。不信,乃用祛风之剂,致血燥妄行,疮口出血不止而死。(卷十四·翻花疮)

外科枢要

判官张承恩,内股患痈将愈,翻出一肉如菌。余曰:此属肝经风热血燥,当清肝热,养肝血。彼为不然,乃内用降火,外用追蚀,蚀而复翻,翻而复蚀,其肉益大,元气益虚。始信余言,遂内用栀子清肝散,外用藜芦膏而痊。

一上舍①,素膏粱善怒。耳下结一核,从溃,而疮口翻张如菌,焮连头痛,或胸胁作胀,或内热寒热。或用清热消毒之药,年余未瘥。余用补中益气汤、六味地黄丸而寻愈。

一男子背疮,敛如豆许,翻出肉寸余。用消蚀割击法,屡去屡大,此肝经血虚风热。余用加味逍遥散三十余剂,涂藜芦膏而消;又用八珍散倍用参、芪、归、术而敛。

一妇人素善怒,臂患痈,疮口出肉,长二寸许。此肝脾郁怒,气血虚而风内动。用加味逍遥散,涂藜芦膏而愈。后因怒,患处胀闷,遍身汗出如雨,此肝经风热,风能散气故耳。仍用前散并八珍汤而愈。

一男子项患肿,痰涎涌甚,用散坚行气等剂,肿硬愈甚,喘气发热,自汗盗汗,体倦食少。余曰:此属足三阴亏损,当滋化源。不信,反追蚀,患处开翻六寸许,巉岩色赤,日出鲜血,三月余矣,肝脉弦洪紧实。余用大补汤加麦门、五味,五十余剂,诸症渐愈,血止三四。复因怒,饮食顿少,其血涌出,此肝伤不能藏,肺伤不能摄也。用补中益气汤为主,加五味、麦门,其血顿止;再以六味丸加五味子常服,疮口敛至寸许。遂不用药,且不守禁而殁。(卷二·翻花疮)

续名医类案

一男子患此症已愈,唯一眼翻出胬肉如血即名翻花疮,三月不愈,乃伤风寒也。以生猪脂调藜芦末涂之,即愈。亦有胬出五寸许者,尤宜用此药也。乌梅涂之亦效,但缓。硫黄亦可。

---

① 上舍:对一般读书人的尊称。

陈莘田外科方案

(案1)许,左,盛泽。二月廿三日。素有遗泄,阴分内亏,湿下注玉茎,翻花疮腐溃流脓,内肿高突,由来数月,理之棘手。

细生地　石决明　川黄柏　甘中黄①　淡竹叶　牡丹皮　黑山栀　肥知母　细木通　福泽泻　赤苓

(案2)徐,左,吴江。七月初一日。酒湿伤中,痰随气升,纳食则呕,腹中膨胀,四肢浮肿,大便艰涩,小溲短少,舌苔白,脉濡细,非膨即膈之见端也。湿郁化热,湿热化毒,玉茎翻花,疮内突腐溃,脓水并流,此属难治之症也。内外两病,一身何堪抵御耶? 权拟治内主之,理外佐之,冀其带疾延年而已。

牡丹皮　益智仁加青盐,三分　真穹术　福泽泻　甘中黄　车前子　木猪苓　赤茯苓　红琥珀　黑山栀　粉草薢　块滑石

二诊　石菖蒲　甘草梢　青盐三分　生冬术　猪苓　大腹皮　广木香　粉草薢　赤茯苓　泽泻　炒麦仁　益智仁　枳壳

(案3)倪,左,江北。八月廿三日。肝郁化火,火盛生痰,痰火上乘,巅顶翻花。疮起经载半,腐溃如岩,流水无脓,易于出血,脉息细弦,舌红苔剥。阴伤大郁,难许收功。勉拟养肝之体,清肝之用。

西洋参　牡丹皮　大生地　稽豆衣　云茯苓　生白芍　夜交藤　真川贝　石决明　钩钩　藕汁　(卷二·翻花疮)

小　结

翻花疮当属"恶疮",但其症状有特殊性,故专篇进行整理。

综观古代有关文献,翻花疮的主要症状如《诸病源候论》所说:"反花疮者,由风毒相搏所为。初生如饭粒,其头破则血出,便生恶肉,渐大有根,脓汁出。肉反散如花状,因名反花疮。凡诸恶疮,久不瘥者,亦恶肉反出,如反花形。"这是临床诊断的要点,务须识此。

本病的病因,古代多数医家认为系风毒相搏所为,而我们体会"毒"字是病理症结所在,这决定了解毒是治疗的重要方法。试观前述诸方药,马齿苋、甘草、雄黄、人中白、密陀僧、麝香等等,均具有解毒作用。最值得关注的是,前人给我们留下了不少治疗本病的单方验方,这对今天挖掘和研制开发治疗恶性肿瘤的方药,提供了有益的线索,不可忽视。

---

① 甘中黄:即人中黄。

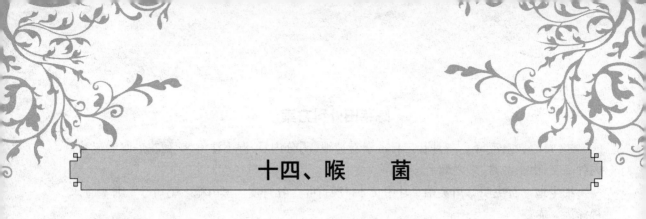

十四、喉　菌

概　述

　　中医文献对喉癌的命名颇多,有喉菌、喉蕈、喉岩、喉疳、喉疮、开花疔、锁喉疮等。喉为气之通道,司呼吸主发音属肺经。若血热气滞,痰热内结,痰、湿、热、瘀、毒聚于喉部,变生结块,则成喉菌。宋代异僧所作的《咽喉脉证通论》曰:"此症因食膏粱炙煿厚味过多,热毒积于心脾二经,上蒸于喉,结成如菌,面厚色紫,软如猪肺,或微痛,或木而不痛,梗塞喉间,饮食有碍。"明代方贤《奇效良方》卷六十一《咽喉门》又曰:"咽喉间生肉,层层相叠,渐渐肿起,不痛,多日乃有窍子,臭气自出,遂退饮食。"

　　喉蕈,亦即喉菌,指因过食膏粱厚味,热毒积胃上熏咽喉所致,咽喉结毒如蕈状,软如猪肺,微痛或不痛,梗塞喉间,甚或腐浊声嘶的病证。喉科专著《喉科指掌》《重楼玉钥》《尤氏喉症指南》《喉科集腋》《尤氏喉科》等,均有喉蕈的记载(蕈字,《玉篇》释为"地菌也"),与现代喉乳头状瘤的症状描述相似。

　　喉疳,本病为疳生咽喉的一种慢性咽喉病。临床以咽喉干燥不适,或如毛草刺喉感,或似有异物梗塞感;咽喉间及上腭或近蒂丁两旁潮红,多微红、微肿、微痛,黏膜表面呈水疱样的灰白色点,或紫色而呈分散状;疳点多少、大小不一,大如赤豆,小如芥子;疳点平坦无刺,周围红晕,继则腐烂,腐衣叠若虾皮,腐臭;声音嘶哑,气急喉鸣,或呕吐酸水、吐出甜涎,身恶寒,不咳嗽等症状为特征。比如扁桃体癌是发生在扁桃体的恶性肿瘤,也是口咽部最常见的恶性肿瘤,其症状与喉疳也有共同之处。

名　论

咽喉脉证通论 [259]

　　此证因食膏粱炙煿厚味过多,热毒积于心脾二经,上蒸于喉,结成如菌,面厚色紫,软如猪肺,或微痛,或木而不痛,梗塞喉间,饮食有碍。须以针刺出紫血者可治,鲜血者难治,日刺日有,渐如蜂窠者不治。

　　或年幼之人,患此不疼痛者,当以丸药治之,日久自消,切忌刀针。(喉菌第十七)

奇效良方

　　咽喉间生肉,层层相叠,渐渐肿起,不痛,多日乃有窍子,臭气自出,遂退饮食。(卷六十一

咽喉门）

外科启玄

喉乃性命之关,不可轻忽。若不可治,一二日间,死生系之。轻则缓,重则急。治宜内服凉膈解毒之剂,外以冰片一分,儿茶五分,百草霜二钱共末。每次吹五厘于喉内,神效,非他方之效可比。(卷之八·喉疳)

尤氏喉科秘书

病属忧郁,血热气滞,妇人多患之。形如浮萍,略高而厚,紫色,生于喉旁。轻则半月二十日,重则经月、月余,要在治之得法,及患者守欲忌口。(咽喉门·喉菌)

洞天奥旨

喉疳之疮,即双蛾之症也。有阴有阳,阴乃少阴之君火,阳乃少阳之相火也。二症最急,若不早治,一二日间,死生系之,轻缓而重急也。阴火症用八味地黄汤神效,阳火症内服解火之剂,外用吹药,亦效应如响,总不可缓治之也。(卷十二·喉疳)

幼科汇诀直解

乳食停积则生湿痰,痰则生火,痰火交作则为急惊,或成喉疳。(卷之一·小儿病原论)

外科心法要诀

喉疳初觉阴虚成,嗌干刺痛色淡红。肾火炎上金受克,破烂失音臭腐疼。(注)此证一名阴虚喉疳。初觉咽嗌干燥,如毛草常刺喉中,又如硬物临于咽下,呕吐酸水,哕出甜涎,淡红,微肿微痛,日久其色紫暗不鲜,颇似冻榴子色。由肾液久亏,相火炎上,消烁肺金,熏燎咽喉,肿痛日增,破烂腐衣,叠若虾皮,声音雌痖,喘急多痰,臭腐蚀延,其疼倍增,妨碍饮食,胃气由此渐衰。(卷六·喉部·喉疳)

医碥

喉菌,状如浮萍,色紫,忧郁气滞血热使然,妇人多患之。初用碧丹五、金丹一,后则碧三、金二,吹之。噙清灵膏,服喉痹饮。(卷之四·杂症·咽喉)

喉科指掌 [260]

此症肾虚火旺,沸腾上部而发,喉间上腭有青白红点,平坦无刺,故名喉疳。声不哑,不咳嗽,两尺脉虚者是也。(卷之三·咽喉门第一·喉疳)

此症因胎毒所致,或因心胃火邪,生于喉内如菌样,故名喉菌。不可用刀针。服黄连解毒汤、玉枢丹可使其不发,然未见全退者。(卷之六·杂喉门第八·喉菌)

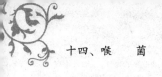

续名医类案

痱疹湿盛热蒸,口舌咽喉疳蚀,若不速治,有穿腮破颊,咽闭喘促告毙矣。治之宜早,外治另有专方。若汤方法,必轻淡能解上病,或清散亦可。(卷二十八·小儿科·瘄疹)

彤园医书外科

初觉咽嗌干燥,如毛草常刺喉中,又如硬物嗌于咽下,呕吐酸水,哕出甜涎,微微肿痛,初淡红色,日久紫暗,颇似冻榴。由肾液久亏,相火炎上,消铄肺金,熏燎咽喉,肿痛渐增,久则破烂,腐衣迭起,若蛤蟆之皮;声音嘶哑,喘急多痰,臭腐蚀涎,其痛加倍,妨碍饮食,胃气日衰,由此虚火益甚,初起兼烦躁者,主以六味地黄汤加盐炒黄柏、知母见六卷玉字号,若吐酸哕甜涎者,先服甘露饮加酒炒黄连见五卷日字号。如大便燥结,当用猪油一斤,炸油去渣,兑炼蜜各半,滚汤冲化二匙,日服三次,兼服前药,以肿消不腐为吉。肿痛处频吹紫雪散见五卷露字号,或吹冰硼散,至若日久破烂,迭起腐衣,调治得法,十可保全五六。腐处频吹八宝珍珠散见六卷果字号,溃后面唇白,不寐懒食者,常服归脾汤加酒炒黄连;溃后阴虚烦躁者,服六味地黄汤加元参、麦冬;溃后气血两虚,服八珍汤、益气养荣汤之类俱按六卷补养汇方。(卷之二·外科病症·喉部)

疡科心得集

喉疳,喉间上腭有青白红点平坦者是也,或亦有喉间作痛而溃烂者,此由肾虚火旺,沸腾上部而发。治之须用六味丸加减。(卷上·辨喉疳喉菌论)

外科证治全书

状如浮萍,色紫,生喉旁,忧郁气滞血热则生,妇人多患之。轻则半月,重则月余,宜守戒忌口,内用苏子利喉汤加山栀、丹皮、香附,兼服百灵丸,外吹冰硼散。(卷二·喉部·证治·辨证大略·喉菌)

疡医大全

申斗垣曰:喉乃性命呼吸之门,不可轻忽。喉中起疳,若不早治,一二日间死生干系,轻则缓,重则急,宜凉膈解毒。《启玄》。(卷十七·咽喉部·喉疳门主论)

验方新编

舌卷囊缩,角弓反张,油汗如珠,十指无血,喉哑呛食,喉干无痰,吐血喉癣,六脉沉细,声如锯拽,大便十日不通,鼻煽唇青,天柱倒塌,脉细身凉,两目直视,壅痰气塞,喉菌不治。(附录:咽喉秘集·咽喉秘集上·十六绝形)

外科证治秘要

若初起喉间即碎腐者,名曰喉疳。(第一章·辨证总论)

天行疫毒风火喉疳:其证初起咽痛,微恶寒,即发大热,明日视之,咽喉红碎,已起白腐,或如黄豆大,或如蚕豆大者,此证必凶。至三五日,热不减,神糊气急,烦躁者,不过六七日死。亦有至八九日仍死者。若初起身微热,咽喉虽烂,小如粞米,大如绿豆,此有风火,无疫毒也。治法总以清散为要。

肺经积热喉疳:一名肺毒喉疳,生于咽喉之下,肺管之上,腐色反白,碎烂作痛;亦有看之不见,吹药不到者,又名过桥疳。初起微微寒热,饮食妨碍,往往延久不愈。若音哑声嘶、气急者不治。若音不哑、声不嘶、气急者犹可治,然亦不能速愈。

病后虚火喉疳:伤寒时疫疟痢后,又咳嗽虚劳病久,皆能患此。其证上腭色红,或淡红,而起细碎白点,渐多渐腐,连及咽喉,亦有咽喉痛者,亦有不痛不痒者。皆阴虚火亢所致。(第十七章喉菌、喉疳、喉痹、喉癣、梅核气、喉喑)

焦氏喉科枕秘 [261]

夫喉咽之症,用药须知缓急。行针贵识头尾,如牙关紧急,通关散可施;风毒痰壅,追风散当用。三黄凉膈,有消痰降火之效;二陈荆芥,有豁痰驱风之功。溃烂必须内托,收成全赖生肌。麻药用于未针之前,秘药用于既针之后,箍药敷之红肿散,水药服后郁痰行,洗药去旧生新,熏药伐邪存正,吹药施于痛时,刀针用于肿处……喉疳、口疳结毒,牙龈紫肿,臭秽不堪,必吹本、秘、生肌,在用午后、年干漱口。脸肿头摇,咽干音哑,身热唇穿,落牙无血,俱为不治。服土茯苓末,自有奇能。(卷一·治喉秘法)

此症受风热,或食炙煿受毒而起。老者难愈,少者易瘥。先以白午后汁二杯,年干末三钱七分,含漱拔毒。少顷吐出,不可咽下。含止痛,次以秘,加冰片、麝香、珠粉、牙末[①]合均吹。服学士汤,加大黄三钱二剂。壮盛者即服土茯苓十二三剂,时含前药,色转红者治,否则不治,或三黄汤三剂。若烂洞,吹生肌散。止痛后,用紫云烟熏之,口含甘草汤解毒。忌生羊肉,与煎炒发物。

喉疳热毒心肠传,可怜臭烂不堪闻,噙用年干加午后,秘加珠片射吹频。初服大黄加学士,三黄土茯末回生,紫云熏口功奇妙,收敛生肌止痛灵。(卷一·单方)

喉科秘诀 [262]

悬旗风,亦名喉疳。其症牙框边生细疮,传染满口。若吞其疮汁入喉,其疮染入喉间,难治必死,可速用砒枣散。信石五分,入枣肉内,煅存性,为末。搽擦患处数次,吐出毒涎立愈。内服连翘饮、防风消毒散治之。炳章按:药剂宜入清火、化痰,如川柏、元参、川贝、煅人中白等味。(卷下·悬旗风)

重订囊秘喉书 [263]

用连砂散加重,即用甘遂散吹之,亦须频咽百草膏,兼用煎剂,不可间断。又用噙化丸吞

---

① 牙末:即马牙硝。

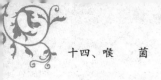

化亦妙,或七味僵蚕散、八味薄荷散吹之,先将山慈菇汁搽上,然后吹药,则效速。谔按:山慈菇可研末,和入吹药中吹之,则简便而取效则一也,惟分两宜轻。(卷上·药例·总论·治喉菌)

咽喉中有生肉,层层相叠,渐肿有孔,出臭气者,是因肺受热毒所致也。[卷上·类证·(十四)喉百叶]

喉科家训

治喉疳,因肾虚火旺,升腾上窍,上腭及扁桃腺内外黏膜红白细点,平坦无刺,声不哑,不咳嗽,两尺脉虚者宜之。(重订喉科家训卷二·诸方主治条诀)

名　　方

喉菌方

【文献出处】《咽喉脉证通论》

【原文摘录】喉菌,此证因食膏粱、炙煿、厚味过多,热毒积于心脾二经,上蒸于喉,结成如菌,面厚色紫,软如猪肺,或微痛,或木而不痛,梗塞喉间,饮食有碍。须以针刺出紫血者可治,鲜血者难治,日刺日有,渐如蜂窠者不治。

药用犀角、黄芩、丹皮、僵蚕、射干、连翘、银花、红花、生地、黄连、黄柏、枳壳、独活、元参、赤芍、大力子。

或年幼之人,患此不疼痛者,当以丸药治之,日久自消,切忌刀针。药用丹皮、独活、防风、连翘、红花、生地、荆芥、射干、牛蒡、前胡、枳壳、山楂、犀角、银花、花粉、山栀、黄芩、黄柏、元参、元胡索,蜜丸,日服二次,每次二钱,开水下。

* 喉疳热毒方

【文献出处】《普济方》

【原文摘录】大黄锉炒　黄连去须　白僵蚕直者炒　甘草生。各半两　腻粉三钱匕　五倍子一分

上为细散,每用一字,大人以竹筒子吸之,小儿以竹筒吹之。如余毒攻心肺,咽有疮,用孩儿奶汁调药一字,以鸡翎探之,呕者生,不呕者死。治咽喉疮肿、双乳蛾、喉疳热毒。

川桔散

【文献出处】《疮疡经验全书》

【原文摘录】此症因热毒在于心经,咽喉燥而无痰,若呛食者不可治。

川芎　防风　桔梗　鼠粘子　山栀仁　白芷　玄参　天花粉　枳壳　黄芩　乌药　甘草　陈皮

连须葱一根,灯心七寸,同煎至七分,食后服,如落心肺间刺痛者,仍用当归连翘散,加大

黄利下。如久不治,变为飞丝劳毒,能伤人命。

一方

【文献出处】《仁术便览》

【原文摘录】治白疳疮夜痛甚,名老鼠疮。又治鱼口下疳疮,又治咽喉疳疮。

轻粉二分　枯矾六分　雄鼠屎烧存性,一钱八分　儿茶四分　咽喉加珍珠烧,二分　鱼口加海巴、象牙烧,各二分

研极细,掺全用,治诸疳,好。

红粉

【文献出处】《外科大成》

【原文摘录】治一切顽疮及杨梅粉毒、喉疳、下疳、痘子等,立验。

水银　白矾　火硝各一两一钱　朱砂三钱三分

以锅煨热取起,入白矾一沸。见清,入硝,一沸。见清,入朱砂,一沸。见定,取出研末,入锅内,下水银,盖碗。

升桔汤

【文献出处】《外科大成》

【原文摘录】治耳内肿痛,三阳经风热也,再治面肿牙痛咽喉疳。

升麻一钱　桔梗一钱五分　昆布二钱　连翘二钱　胆草一钱　射干一钱五分

用水钟半,煎八分,食远服。外以军持露滴之。

* 碧丹方

【文献出处】《尤氏喉科秘书》

【原文摘录】一治喉菌初起,碧丹五分,金丹一分,后用碧三金三和吹,亦须频咽膏滋药煎剂,不可间断。

先将荸菇打汁搽上,然后吹药则速效。

八味地黄汤

【文献出处】《洞天奥旨》

【原文摘录】仲景张真君方,治阴症喉疳。

熟地一两　山药四钱　山茱萸四钱　茯苓二钱　丹皮二钱　泽泻二钱　附子一钱　肉桂一钱

水煎一碗,探冷服,一连数剂全愈。

牛黄至宝丹

【文献出处】《洞天奥旨》

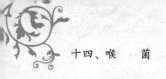

【原文摘录】岐天师传,治阳火口痄。

牛黄一分　胆矾二分　皂角末一分　麝香三厘　冰片一分　儿茶五分　百草霜一钱

共为末,和匀,吹入喉中五厘,必大吐痰而愈,后用煎剂救喉汤。

救急汤

【文献出处】《洞天奥旨》

【原文摘录】岐天师传,治阴阳二火喉痄。

青黛二钱　山豆根二钱　玄参五钱　麦冬五钱　甘草一钱　天花粉三钱　生地五钱

水煎服数剂,不再发。

万氏润燥膏

【文献出处】《外科心法要诀》

【原文摘录】阴虚喉痄失音。便燥者,兼服万氏润燥膏。

猪脂一斤,切碎,炼油去渣,白蜂蜜一斤,搅匀候凝,挑服二匙,日服三五次。

【方歌】万氏润燥膏神验,降火清金滋便干,猪脂炼油加白蜜,挑服失音也能痊。

八宝珍珠散

【文献出处】《外科心法要诀》

【原文摘录】阴虚喉痄失音,面唇俱腐,吹八宝珍珠散。

儿茶　川连末　川贝母去心,研　青黛各一钱五分　红褐烧灰存性　官粉　黄柏末　鱼脑石微煅　琥珀末各一钱　人中白煅,二钱　硼砂八分　冰片六分　京牛黄　珍珠豆腐内煮半炷香时取出,研末。各五分　麝香三分

各研极细末,共兑一处,再研匀,以细笔管吹入喉内烂肉处。

【方歌】八宝珍珠喉痄腐,冰麝儿茶连贝母,红褐官粉黛牛黄,脑石中白柏硼琥。

加减六味汤

【文献出处】《喉科指掌》

【原文摘录】此症肾虚火旺,沸腾上部而发,喉间上腭有青白红点,平坦无刺,故名喉痄。声不哑,不咳嗽,两尺脉虚者是也。

薄荷三钱,要二刀香者妙　僵蚕两钱,炒　桔梗两钱　生粉草两钱　玄参二钱,盐水炒　黄芩二钱,酒炒　丹皮二钱　生地二钱　山栀一钱,盐水炒　女贞一钱五分,盐水炒　知母一钱五分,盐水炒　男加龟板五钱　女加鳖甲五钱

服五剂或十剂,如不愈再加附子三分、肉桂三分,二味另煎,冲前药内冷服。愈后合八味丸加:盐水炒玄参、知母、女贞、枸杞,一料全愈。吹金不换。

雄黄退肿消痰药

【文献出处】《喉科指掌》

【原文摘录】凡初起之症,风痰上壅者,吹之即退。

银硝一两二钱,水飞过用　玄明粉二钱　白硼砂二钱　雄黄八钱,拣上好红明大块者

上俱为细末吹用。若伤者烂斑者,恐太痛,不可轻用。

金不换吹药

【文献出处】《喉科指掌》

【原文摘录】治火症痘疳、牙疳、喉间溃烂者,吹之甚妙。

人中白五钱,煅存性用　细柏末三钱　青黛六钱　玄明粉三钱　白硼砂三钱　西瓜硝八钱
冰片三分

上为细末吹用。若烂斑有深潭者,加龙骨、象皮、赤石脂各三钱,同研吹之。痘疳,加川连、
胡连、甘草、人中黄、银粉雪即瓜硝之飞出者也,每金不换重一钱,五味各加五分,合搽之。喉癣、
喉疳加银粉雪每钱三分。

结毒紫金丹

【文献出处】《喉科指掌》

【原文摘录】此方治杨广疮毒喉症,唇鼻破坏,并下疳等症,服之可痊。服者必须土茯苓
汤送此药下,余作茶。凡毒气随经络而结,恐喉间小舌皆能结聚。故治咽喉者,不可不知。

龟板五两,炙焦,浸酒浆内,再炙,反复炙之,涂酒三次,焦黄为度。即研成细末净二两。龟自死为败,
大者更妙　石决明九孔者佳,童便浸一次,炙,净末,二钱　朱砂大块者佳,净末,二钱

以上其研极细,烂米饭捣为丸,小绿豆大,每服一钱。若病在上,饭前食;病在下,饭后食。
若满身筋骨痛,用酒服;腐烂者,土茯苓、何首乌同煎服。其功胜于五宝散。

制西瓜硝

【文献出处】《喉科指掌》

【原文摘录】觅上号头藤西瓜一个,或二个,用稻柴垫好,放在干燥厨内。至立冬日,将
瓜盖挽去,腹中瓤取去七分,皮上肉剩三分,用皮硝二斤或斤半,看瓜之大小,盖好,用线络
之,悬向背阴屋檐下,至冷冻之期,其硝自飞出瓜皮外,颜色如霜。用刷帚轻轻拂下,以盘盛
之,包好,至三五日一取。至春间将瓜内所剩之硝安好,候到立冬,将新鲜瓜盛之,再加半斤
或一斤,仍旧悬好,皮外飞出取之。如此二次,中间之硝亦好,不必再做。可治喉癣、喉疳、诸
火症。溃烂者,吹之不痛。外皮飞出者,名银粉雪,其功可并紫雪。

制篇柏汁

【文献出处】《喉科指掌》

【原文摘录】柏叶嫩头用柏叶嫩头摘在井水内,浸一次,即带水捞入石臼中打烂,若干,冲白矾水少
许,出汁收在瓷器中,用时再冲白矾汤,连漱喉间。能治一切火症郁热、烂喉、烂疳。其性凉血
润燥、清肝胃之火,况得松柏之气,医方珍之,不可轻忽。

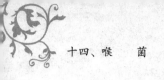
* 喉疳散

【文献出处】《疡医大全》

【原文摘录】喉疳。《启玄》。

百草霜一钱　儿茶五分　冰片一分

研极细，每用五厘吹喉，神效。

* 降香散

【文献出处】《疡医大全》

【原文摘录】喉疳、口疳、牙疳。

降香一钱　珍珠　琥珀　白芷各三分　没药去油　乳香去油　麝香　五倍子　血竭各五分　冰片　牛黄各一分　竹叶　上吊挂茧蚕连虫收取，阴干为末

共乳细末，吹之。

* 喉疳方

【文献出处】《疡医大全》

【原文摘录】咽喉细毒成疳，久不收口。

整蛇蜕一条，剪去头、尾　壁钱七个　冰片三分

将蛇蜕、壁钱阴阳瓦煅存性，研极细吹。

五虎粉

【文献出处】《疡医大全》

【原文摘录】治发背疔疮，恶疮如神，起钉拔箭，喉疳并效。

白矾飞过　焰硝用雄猪胆三个，取汁拌，晒干，同矾研合。各二两　雄黄八钱五分　朱砂一两，同雄黄研细，合一处　水银一两五钱

用小铁锅安定，先将硝矾末堆锅底中心，用手指捺一窝，再将朱雄末倾放硝矾窝中，又以手指捺一窝，再将水银倾放朱雄窝中，上用瓷器平口碗一只盖定，外以盐泥周围封固，放炭火上，先文后武，升三炷香火，则药上升矣。离火冷定，去泥开看，如沉香色为佳，研细，瓷瓶密贮。每用时先将疮顶上以乳汁或米汤点湿，掺药于上，过一二时辰，再掺一次，即散。

* 青黄药方

【文献出处】《杂病源流犀烛》

【原文摘录】喉菌属忧郁血热气滞，妇人多患之，状如浮萍略高，面厚紫色，生喉旁，初起用青九黄一，后黄二青三，内服主方，不可间断，亦难速效，轻则半用或二十日可愈，重则经月或月余，治之得法可愈，亦须守戒忌口。

青药方

炼矾　牙硝各三分　百草霜　硼砂各五分　薄荷末二分　灯草灰　冰片各一分

炼矾法：明矾研细，入倾银罐内半小罐，将罐入炉，用桴炭火煨烊，以铜箸针入罐底搅之，无矾块为度，即将研细上好枪硝投入矾内十分之三，次将研细白硼砂投入矾内亦十分之三，少顷再投入生矾末，逐渐投下，候矾烊尽，照前投硝硼少许，如是逐渐逐层投完，直待矾铺出罐内，高如馒头而止，须加炭火，烧至矾枯干，然后用瓦片一大块，覆罐上一时，取起。将牛黄少许为细末，用水五六匙调和，以匙抄滴矾内，将罐仍入火内，烘干即取起，连罐覆合洁净地上，地上用纸衬罐子，罐上再用碗覆之，过七日收贮。须炼矾至轻松，无竖纹者佳，如坚实有竖纹，即不堪用。煅时火候，初起宜缓，亦不可太缓，恐矾僵定，不易熔化，致有竖纹；中后须用武火，若矾末烊尽即投硝硼，亦不能熔化，致有竖纹。凡银罐须要生者，先用炭火烘炉，然后入炉，不致炮碎，亦不可放湿炭上烘，使湿透入罐，经火亦必致炮碎矣。

煅灯草法：择肥白灯草一把，铺净桌上，清水喷湿，候至灯心内潮湿为度。将笔套一个，要完固不碎，两头厚薄相匀，用水湿管内，以淡红纸围塞紧一头，即将湿灯草捏入管内，以竹箸打实，倾去水，塞满后，再以湿纸围塞口，入桴炭火煅之，烟绝为度。取出放净砖地上，须以水预先喷湿地上，碗盖之待冷，剥去笔套灰及纸灰，拆开灯草灰，须黑水成团者佳。煅时勿笔套炮碎，碎则无用。不可煅过，过则灰无用，又不可煅生，生则灰不成。此药最轻，煅时极难得法，须平日多制，以备急用。

取百草霜法：即锅底灰也，烧茅柴者佳。须取近锅脐者可用，若锅底心、锅口边者，俱不用。先轻刮去上面一层。

配药法配成即碧丹：每炼矾三分，加百草霜半匙，研细，次入灯草灰一厘，研匀如瓦灰色，再入甘草末三匙、薄荷末二分，研，再入上好冰片半分，多加尤妙。研匀细，入磁瓶，纸塞紧口，勿令出气。用时以乌金纸包此药。须时配合，若合过五日即不效，五日遇阴雨，亦无效也，不得草率。

黄药方：蒲黄二分　硝九分　硼砂　冰片　薄荷叶各一分

制硝法：马牙硝长白厚大者，温汤蘸过，棉纸挹干，仍用纸包好，放灶上盐罐洞内五六日，自干，白如霜。或用柴灰置饭萝内，以硝一大块放灰上，水淋过，留盆内一宿，硝自凝结，捞出放热灰上收干，仍用纸包放盐罐洞内。倘未制就，急切要用，炒干亦可。生硝必提过则味淡而性平，且合药可以留久。每硝八两，水四饭碗，煎三碗，取起入尖底凸口砂盆内，将竹黄篮片做品字样竹竿放在盆内，过一宿，硝自凝结于底，提起竹竿，则硝自起，此须十二月内制之为佳，此又一法也。姜蚕择其细直而腹小者，为雄，可用；粗而腹大者，为雌，不可用也。将牙刷蘸水刷去石灰，瓦上文火炙如酱色，又要折断中间无筋连者佳，研细。猪牙皂角，取坚小不蛀者，瓦上炙至色光明而脆为度，去两头研末。蒲黄生用，用罗绢筛细黄末，去粗褐色者。

配药法配成即金丹，每牙硝一钱，蒲黄四分，研细，次下姜蚕末一分、牙皂末一分半，共研极细，如淡鹅黄色，加上好冰片一分，研匀，此药可留久，虽经年可用，惟冰片临时加可耳。上药，姜能消肿出痰，若遇牙叉、穿牙疔，专用此药治之。如咽喉等症，则兼用青药。看症轻重，多少用之，症重者再加牛黄，如喉闭及缠喉风，加姜蚕、牙皂，余只用牙硝、蒲黄可也。

人中白散

【文献出处】《杂病源流犀烛》

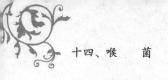

【原文摘录】人中白制　鸡内金　挂金　灯子　青黛　鹿角灰　蒲黄　薄荷　白芷　冰片　甘草

共为末吹之。治牙叉七日愈,治舌根痈五日愈,治重舌七日愈,治喉蛾三四日愈,治喉菌半月可愈。消肿用金、玉二丹,碎用碧丹。

制人中白法:取多年溺器一个,用水灌放火炉上,滚则倾出,如此三五次,去尽秽气。然后盐泥封固,大火煅之,半日取起,冷定,去泥壳,取溺器内淡红色者,置地上去火毒听用。

冰青散

【文献出处】《疡科心得集》(一名碧丹)

【原文摘录】吹口糜疳腐,及烂头喉蛾、喉痹、喉疳、喉癣。

川连　儿茶　青黛　灯心灰各三分　西黄二分　冰片三分　人中白煅,五分

证重者,加珍珠。如痧痘后,牙龈出血,或成走马疳毒,加糠青、五倍子、白芷末。

珠黄散

【文献出处】《疡科心得集》

【原文摘录】治烂喉疳肿腐,汤水难入者;并治远年烂喉结毒,腐去蒂丁,及幼孩口疳、口糜等证。

西黄一分　大朱砂一钱　珍珠三分　上滴乳石一钱　月石一分五厘　寸香三分　雄精一钱　儿茶一钱　大梅片二分　人中白煅,一钱五分

先将珠研极细,后入余药,俱研极细,磁瓶收贮,勿令泄气。

* 外用方

【文献出处】《鸡鸣录》

【原文摘录】上疳喉疳、牙疳、口疮之类。

轻粉三分　冰片二分　雄黄二厘半　朱砂七厘

共研细,先以薄荷汤漱口,吹入或敷。

* 敷足方

【文献出处】《鸡鸣录》

【原文摘录】生大黄三钱　绿豆粉二钱,炒　丁香十粒

研匀,开水调涂两足心。

百草膏

【文献出处】《重订囊秘喉书》

【原文摘录】薄荷八分　玉丹五分　川贝一钱　灯草灰五厘　柿霜八分　甘草一分五厘　天花粉一钱　冰片二分　百草霜一分

上药研匀,一处用白蜜调膏,频咽,噙之即效。此膏专治喉癣及喉菌等症,若症重,兼服

煎剂,并用吹丹。如治喉刺,玉丹、薄荷忌用。如见劳病已重,津竭火炎之候,亦不必用。

臭橘叶汤

【文献出处】《重订囊秘喉书》

【原文摘录】用臭橘叶煎服而愈。如肿痛,用连砂散频吹为妙。

真人吹喉散

【文献出处】《喉科秘诀》

【原文摘录】煅硼砂一钱　寒水石七分　雄黄五分　上冰片六厘

共研细末,收贮听用。若喉疳臭烂,加地鸡一分即水缸下地蜱子,瓦上焙枯、麝香五厘、牛黄七厘。

噙化丸

【文献出处】《黄澹翁医案》

【原文摘录】治喉疳方拟噙化丸。

甘草三钱　川草薢三钱　柿饼二钱　桔梗三钱　琥珀一钱五分　元参二钱　青黛三钱　珍珠五分　大贝二钱　硼砂三钱　牛黄三分　儿茶三钱　明雄五分　风化硝三钱　参三七一钱

上药共为极细末,蜜丸如圆眼核大,每噙一丸化之。

膏子药

【文献出处】《尤氏喉症指南》

【原文摘录】薄荷四钱　制矾二分　元丹三厘　贝母二分　甘草五厘　百草霜五厘　冰片五厘

先将百草霜与矾研入元丹,再研诸药。研匀后,入冰片,以蜜调之。遇喉痹、喉癣、喉菌,须时时噙化。若症重者,宜兼服煎剂。

祛腐丹

【文献出处】《尤氏喉症指南》

【原文摘录】治雪口、糜口、喉疳。

硼砂、文蛤各等分,加鸭嘴胆矾,研末吹之。

＊上疳汤

【文献出处】《回生集》

【原文摘录】上疳者,喉疳、牙疳、口疮等症也,百用百验如神。

轻粉三分　朱砂七厘半　雄黄七厘半　冰片二分　定粉二分半

共研细,吹入口内,无有不效者。临吹先用薄荷汤或茶漱过口。

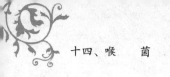
* 喉疳方

【文献出处】《疡科纲要》

【原文摘录】治阴虚火炎,喉痹、喉疳、喉癣等证。

儿茶三钱　川贝三钱　牡蛎粉漂净,八钱　西血珀六钱　漂人中白五钱　蒲黄炭三钱　西牛黄二钱　梅冰片六分　麝香三分

各研极细,和匀密贮。

滋阴清火汤

【文献出处】《喉科家训》

【原文摘录】治喉疳,因肾虚火旺升腾上窍,上腭及扁桃腺内外黏膜红白细点,平坦无刺,声不哑,不咳嗽,两尺脉虚者宜之。

大生地、粉丹皮、焦山栀、乌元参、奎白芍、女贞子、玉桔梗、南薄荷、云茯苓、生甘草,水煎服。尺脉旺,加知母、黄柏俱宜,盐水炒。男加龟版,女加龟甲。

诗曰:喉疳肾虚火上炎,滋阴清火丹栀桔,苓芍地草贞元荷,男龟女鳖加法全。

锡类散

【文献出处】《丁甘仁先生家传珍方》

【原文摘录】治一切喉痧喉疳,口疳腐烂作痛,痰涎甚多,汤饮难下,此散吹入,能豁痰固肺,去腐生新。

象牙屑四钱四分　壁钱三十个　西黄七厘　梅片五分　青黛七分　人指甲七分　珍珠粉四分

牛黄口疳丹

【文献出处】《丁甘仁先生家传珍方》

【原文摘录】专治口疳、舌疳、喉疳、牙疳岩等症。

牛黄　梅片　朱砂　硼砂各一钱　枪硝一钱五分　雄黄　青黛　黄连　黄柏各八钱

共为细末。

名　案

痧胀玉衡

一余长孙,犯喉疳,脉虚而微数,阅腿弯痧筋,放三针,流紫黑毒血。吹冰硼散,用清凉至宝饮减细辛,加射干、连翘、枳壳、牛膝、贝母,微温饮之而愈。(后卷·咽喉诸症兼痧)

临证指南医案

赵　右偏头痛,鼻窍流涕,仍不通爽,咽喉疳腐。寤醒肢冷汗出,外邪头风,已留数月。

其邪混处,精华气血,咸为蒙闭。岂是发散清寒可解! 头巅药饵,务宜清扬,当刺风池、风府。投药仍以通法,苟非气血周行,焉望却除宿病。暑热上蒙清窍。

西瓜衣　鲜芦根　苡仁　通草

煎送腊矾丸。(卷一·头风)

艾　上焦之病,都是气分,气窒则上下不通,而中宫遂胀,热气蒸灼,喉舌疳蚀。清气之中,必佐解毒,皆受重药之累瘁。气分热毒。

银花二钱　川贝三钱　马兜铃五分　连翘心一钱半　川通草一钱　白金汁一杯　活水芦根汁半杯

又　余热蒸痰壅气,当脘膈因咳而痛,议以润降清肃。

甜杏仁　花粉　川贝　甘草　桔梗　(咽喉)

叶天士晚年方案真本

杨海宁,廿六岁　此劳怯是肾精损而枯槁,龙雷如电光闪烁无制。肾脉循喉,屡受阴火熏灼,必糜腐而痛,冬无藏精,春生寂然,胃气已索,草木何能资生?

猪肤汤。(杂症)

续名医类案

冯楚瞻治何太学,咽喉口舌腐烂而不疼,胸膈胀闭,不寐不食。脉之,左寸关弦洪搏指,右寸关沉微欲脱。乃平时劳心恼怒,以致内伤身热。医误发散,乃见红点,认为麻疹,更用疏解清托,遂困倦益甚。颊内肿硬,疑为疹毒,更用清凉解毒,于是胀闷不堪,疼痛欲绝。盖劳伤发热,原系中气不足,误发散而荣气逆行,乃为斑点,复误清解,致阴火上浮,齿颊为肿。又谓疹毒,益进寒凉清解,脾胃愈虚,元气愈损,于是咽嗌腐溃成穴而不疼,如物失天日照临,易为腐坏,名为阴烂。非若阳火冲击,为肿为痛也。以熟地一两二钱,炒白术、麦冬各二钱,五味八分,制附子一钱五分,二剂胀减睡安。改用人参三钱,枣仁二钱,熟地四钱,当归一钱五,牛膝、麦冬各二钱,五味六分,肉桂八分,姜、枣煎,二剂神爽思食,咽喉始痛。此阳和已转,如冻解而水活,故知疼也。外用铜青三钱,煅、人中白二钱,牛黄一分、冰片二分、麝香一分,研极细,少许吹之,涎痰涌出。再吹再流,不日而愈。(卷十八·咽喉)

王氏医案续编

陈书伯庶常[①]令弟保和,年未冠,患失音咽痛。孟英与犀、羚、石膏、元参、豆根、牛蒡、射干等大剂清肃之药,音开而咽糜,吹以锡类散,糜愈而疹点满布,左目及耳后皆肿。方中加以鲜菊叶二两。疹愈,痰嗽不已,仍主前法,服三十余帖而痊。此证脉滑且数,口大渴,初终未曾误药,故能愈。其庶母同时患喉糜,而头偏左痛肝风,心悸欲呕,壮热烦躁,脉弦细数。孟英曰:此兼阴亏风动也。初以犀、羚、元参、菊花、丹参、栀子、桑叶、马勃投之,外吹锡类散,咽

---

① 庶常:庶吉士的代称,是明、清两朝时翰林院内的短期职位。

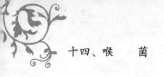

愈热退。续用二至、二冬、生地、石英、苁蓉、龟板、茯苓,滋阴潜阳而瘳。善后之法非此,则细数之脉何以能复?又其二令妹亦患喉疹,汛事适行,四肢酸痛,略难举动,气塞于咽,孟英诊脉弦滑。以犀、羚、旋、赭、茹、贝、兜铃、牛蒡、射干、豆根、花粉、银花、海蜇、竹沥、丝瓜络等出入为方此则专事清热镯痰而已,须合三案而细参其同异处,方有会心,兼吹锡类散而瘥。眉批:变证虽多,不外肺胃二经积热,得其主脑,尚非难愈之证。

环溪草堂医案

某　喉疳肿腐,饮食难进,外热不扬,大便不通,热伏于里,症势非轻!

鲜生地　栝蒌仁　枳实　玄参　川石斛　大贝母　山豆根　桔梗　芦根　鲜薄荷根

朱　体质阴亏,兼染秽毒,咽喉碎腐,已逾两月。此属肺毒喉疳,极难速愈。现今痛而难咽,又夹温邪,身热头胀,暂与清解。

牛蒡子　薄荷　桔梗　生甘草　净连翘　玄参　金银花　川石斛

方　肺毒喉疳,蒂丁烂去,声嘶音哑。

川贝母三钱　防风钱半　全当归三钱　制南星钱半　制半夏钱半　桑螵蛸三钱　天花粉三钱　白芷五分　金银花三钱　土茯苓一两

贺　喉疳腐烂,脉数不扬,眉心不开,肺气内闭,深虑喘厥之变。

炙麻黄三分　杏仁三钱,打　甘草五分　生石膏八钱,先煎　净射干一钱　山栀钱半　芦根去节,五钱　（卷四·喉痈喉疳喉痹）

医门补要

一人喉生叠肉,状似鸡冠,搅塞要路,惟进米饮,症名喉岩,以火烙烙平,服解郁方乃消。三月后翻肿胜昔,难语难食,时流鲜血,知是冤报,未久遂卒。

青霞医案

丁亥八月中旬,方果卿明府如夫人,由如皋雇舟来扬诊视。询及病情,是五月间,咽喉肿痛而起,月余,自觉在乳下虚里,其脉贯鬲上络于肺,其气上塞喉管,嗌中干燥,或痒或痛,时要吐痰一口,喉中稍爽,渐添肉眴筋惕,睡中惊掣,则心中筑筑然摇动,而不得安静,似乎浑身百病皆作矣。细看咽喉左右傍两条起肿,结久成核,其气上窒,则咽塞,气下则咽通,似乎是梅核气,人亦疑是梅核气。但咽门内,上下红丝缠绕,中起颗粒,垒若虾蟆皮,中关将近下关,如浮萍略高而厚,或有如茅草,常刺喉中,又如硬物,隘于咽下,直至下关肺管,看之不见,咽中干燥,或痛或痒,其气时通时塞。遍查古书,梅核气,吐之不出,咽之不下,咽门内无颗粒红丝形状,且病者咽中,自觉有气如珠,直贯心下作痛,亦与梅核气殊。《内经》云:少阴少阳,君相二火,其脉皆经络于喉,手少阴心脉挟咽,足少阴肾脉循喉咙,一阴一阳结,则痰气凝滞于喉间,皆因思虑过度,中气不足,肺气不能中护,虚火易于上炎,致有此患,难治之证也。仿金燥不能生水为法,煎药、膏滋药、丸药、吹药并用,以观动静。

元参五　麦冬五　白苏子一　白薇一　甘草　鼠粘子　紫菀一　白芥子　百部三

水煎,日服三回。

前方连服二十多日,自觉咽唾,咽喉不大干燥,痒痛亦稍止矣。咽门内,颗粒未消动,仿育阴以治虚火。若能肾火不上冲,方是吉兆。

大熟地五　麦冬四　苡米五　桑白皮五　生地　黄肉四　川贝母一　甘草一

水煎,日服二回。

此方连服半月,咽门颗粒及两旁结肿,内结小核,又非喉瘤形状,幸而左右二条,日渐消软,其核小而坚,尚未大为消动耳。煎方、膏滋药、丸药、吹药并用,加银花藤,熬膏日服。

丸方:薄荷君　三神丹臣,一名玉丹,火硝煅时比玉丹内火硝加一倍　牛黄佐　琏珠佑　川贝佐　灯草灰使　百草霜使　甘草使　冰片使

研细末,蜜丸如桐子,日服三回,每次服六丸。

膏滋药方

即前第二方加银花藤

吹咽消坚化积散

蛇皮　白玉丹　牛黄　珠子　灯草灰　百草霜　甘草　冰片

共研极细之末,日吹三四次。吹咽至圣散,化腐生肌败毒。

蒲黄　牛黄　人中白　儿茶　白芷　薄荷　月石　冰片

研极细末,日吹三次。

十月中旬,咽喉痰气,时开时塞,咽门内,红丝红颗甚密。遍查外证咽喉门,证名甚多。今指数证,大约相同。有喉疳、过桥疳、喉癣,及鱼鳞、肺花二疮,又有喉菌,生在中关下些,如浮萍略高而厚,紫色,又有喉节,生在近喉管处,看之不见,有似梅核气,吐不出,咽不下,梅核气,咽喉无红丝颗粒,不痛不痒,痰无腥味,喉节初起,与梅核气无异,久则渐吐清痰,烂腐臭味矣。皆由忧郁思虑血热气滞而生,妇人多患之,虚火上炎所致也。余思《经》云有火便是毒,遂用鲜银花藤熬膏,煎方、丸药、吹药并用,咽喉内颗粒如浮萍,均已消尽。而咽喉傍左右两条,肿硬亦消软,痰无腥气,痛痒渐止,左边结核消如绿豆大,剩有两粒,已至舌根下,右边之核,亦渐消动如黄豆大一粒。按之此种病证,都因肾水耗损,肾火上冲,金燥不能生水所致,服半月后,再议。(正文)

陈莘田外科方案

王,左,桃花坞。七月十一日。暑风湿热,袭郁肺胃,喉疳糜腐,多黏腻,不得咳吐,脉息细数。邪未外达,尚恐滋蔓。拟清散法。

冬桑叶　白杏仁　白桔梗　土贝母　牛蒡子　连翘　甘中黄　马勃　薄荷叶　山栀　鲜荷叶

二诊　薄荷叶　马勃　白桔梗　赤芍药　牛蒡子　连翘　甘中黄　土贝　淡芩　山栀　白茅根

三诊　羚羊角　赤芍　土贝母　枇杷叶　牛蒡子　连翘　甘中黄　淡芩　白茅根　薄

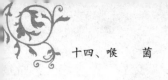

荷叶　白桔梗　（卷二·喉疳）

曹沧洲医案

幼　表热,喉疳、舌疳、唇疳并起,作痛妨食,两腮下结核,脉数,二便不爽。花毒蕴热交织,当清化法。

桑叶三钱　淡竹叶三钱　生石决明一两,先煎　白杏仁四钱　丹皮三钱　银花三钱　黑山栀三钱　丝瓜络三钱　连翘三钱　甘中黄一钱　土贝四钱　泽泻三钱　白茅根一两,去心　（喉科）

陆　喉疳。喉疳碎腐脱皮,且有寒热,质小任重,未可忽视。

桑叶三钱五分　银花三钱五分　淡竹叶三钱五分　丹皮三钱五分　甘中黄三钱五分,包　赤芍三钱五分　知母一钱　土贝四钱　青蒿子三钱五分　（外疡总门科）

孙幼　风热客上焦,手太阴受病,发为喉疳,腐势甚盛,脉数。正当发越之际,非清化泄降不可。

羚羊角五分,挫末　野蔷薇露一两,二味调化温服　甘中黄一钱,包　石决明七钱,生,先煎　鲜芦根一两,去节　飞人中白三钱五分,包　滑石四钱　竹茹三钱　鲜生地五钱　大竹叶三钱五分　桑叶三钱五分

又幼:金耀文诊得喉疳白腐已退肿尚甚,口疳无甚进退,蕴热深重,非清化不可。

羚羊角五分　生濂珠粉一分　生西黄三厘,三味研如尘,用野蔷薇露一两调化温服　鲜生地七钱　滑石四钱　甘中黄一钱,包　通草一钱　飞人中白一钱,绢包　鲜芦根一两,去节

吾师加入知母三钱五分、大竹叶三钱。　（拾遗门内外并立）

江泽之医案

(案1)喉疳日久,内外求治,皆无效验。予亦非专科,兹诊左右寸关脉数,显见心脾积热,从辛苦劳力而来。拟黄连凉膈法清之,另用珠黄散掺之,以观进退。

黄连　栀子　生地　麦冬　藕叶　鲜竹叶　黄芩　连翘　元参　石膏　甘草　人中白

孟河费绳甫先生医案

佚名,肝阳上升之势已平,津液宣布。咽喉白腐,齿浮且痛,手足心热皆退。痰热虽化,而未尽净。脉弦已减,沉滑如常。治宜清化痰热,兼育阴制阳法。

南沙参四钱　京玄参一钱　鲜生地四钱　冬青子三钱　牡丹皮一钱半　生甘草五分　杭菊花一钱半　甜川贝三钱　瓜蒌皮三钱　川石斛三钱　天花粉二钱　冬瓜子四钱　生谷芽四钱　鲜竹茹一钱　荸荠五枚　（喉科）

丁甘仁医案[264]

朱左　阴虚毒火上攻,喉疳腐烂,头痛鼻塞,肢节酸楚,此为余毒湿热留恋经络所致。症

势缠绵，非易速痊。拟结毒紫金丹加减，育阴解毒，化湿通络。

玄武版四钱　甘中黄八分　连翘壳三钱　丝瓜络二钱　生石决明八钱　胡黄连六分　寒水石三钱　仙遗粮[①]四钱　朱茯神三钱　忍冬藤三钱　飞滑石三钱　五宝丹五分，分五次，开水送下　（卷六·淋浊案·附：毒症案）

过氏医案

江西万协卿司马，前患喉证，被薙[②]匠刺过，嗣后结痂处不时肿溃。刀针不可妄动，古人详言之矣。其害一至于此，可不慎钦！近发喉证，邀余往诊。余拟用导痰法，去其风痰，其太夫人阻而未果。延至二旬，复邀余往。见其悬壅垂即帝丁，俗名小舌头及两旁色俱深紫，脉缓身凉，腐肉自脱，饮食难进。余曰：是名紫色虚喉，系寒伏肺胃，如作火证看，服寒剂则紫色转黑，必致不起。随用六味治喉汤加细辛五分，麻黄、川芎、苏叶、白芷各一钱，服两剂，紫色转红，腐肉不落，换加盐水炒元参、西洋参、天花粉、麦冬等味，数剂而愈。喉间白腐未尽，以消腐散漱之。

叶天士《临证指南》所记咽喉诸证，徐洄溪注云：有形之病，邪气凝结之处，药入胃中，不过气到耳，安能去凝结之邪，故煎丸之功，仅居其半，惟外治之法，可以得心应手，博考群书，旁求秘法，自能得之，此老尚未知之也。故其治有形之病，皆非所长。叶天士为一代名医，犹受洄溪之诮，乃有并非专家而强作解人者，是真草菅人命也。

下附要方，须与上喉疔及丹散煎方等参看，方虽未全，已可急救。

消腐散：治口内及喉间白腐，并治一切牙痛。

藁本　槐花　当归　白芷　升麻　防风　甘草生　地骨皮　川芎　细辛　薄荷各一钱

水煎去渣，温含口中，冷则吐之。牙痛重者加生姜三片，黑豆三十粒，煎服。细辛、升麻或减半用。

导痰开关散即稀涎散加味：治喉证风痰，醋调可敷外肿。

牙皂一两，去皮弦，炙　僵蚕五钱　白矾五钱　杜牛膝根汁末一两，五六月间，取根叶打汁，晒干，研末，用瓶固藏。土牛膝，即集花娘草

共为细末，如遇喉证，连吹数管，吐出稠痰。重者吹数次，若中风痰升，调服钱许，令吐痰涎，然后续进他药。益藜芦则易吐。

瓜霜散：治时疫白喉、风火喉、喉娥、喉癣、喉疳等证。烂者吹之不痛。

西瓜霜一两　人中白一钱，煅　梅片一钱　明雄黄三分　朱砂二钱

共研细末，固藏磁瓶，频吹，立效。

制瓜霜法：取头藤西瓜，用稻草垫好，放干燥处，至立冬，切去盖，内穰挖去七分，留近皮二分，入净牙硝，装满，用原盖盖好，以线络之，悬于背阴当风檐下，以新磁碗接滴下之水，凝结成冰。能制两次，更妙。瓜外飞出白霜，名银粉雪，功可并紫雪。须用磁瓶固藏，否则化水。

逐腐神方：治咽喉溃烂。

人中白一两，煅　大黄一两二钱，生　石膏五钱，生　元参六钱，盐水炒　黄芩一两四钱，酒炒

---

① 仙遗粮：即土茯苓。

② 薙（tì）：同"剃"。

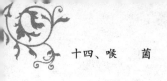

元明粉七钱　僵蚕三钱　西瓜霜八钱　轻粉一钱

　　共研细末，封固，每服二钱，放舌上，津花徐徐咽下，则腐肉自去。

　　喉证漱口法附消肿开闭法：取侧柏嫩头，井水内浸片刻取出，放石臼中捣烂，冲白矾水少许，绞汁，再冲矾汤，连漱喉间，治一切火证郁热，烂喉烂疳。或用艾叶捣汁，口含良久，可消肿，冬月无叶用根。喉闭用山豆根捣汁，含咽即开。用鲜薄荷打汁，含漱，最清风热。

小　结

　　稽考中医古籍，类似于西医学喉部肿瘤如喉乳头状瘤、喉癌者，散见于喉菌、喉蕈、喉疳、喉岩等病症中，尤以喉菌为多见。喉菌的概念，《简明中医辞典》说得比较精确："咽喉生物如蕈状，多因心胃伏火，痰毒夹火上冲咽喉，或郁怒忧思致气滞血凝，或肝肾虚亏，虚火上炎熏灼咽喉而成。初起，咽喉仅有略高厚如菌或如浮萍样之小硬块，咽部异物感，疼痛，继之肿硬益甚，或表面腐溃，疼痛渐增，时流腐臭秽浊之液，渐至肿块呈高低不平，可见血丝，顶透紫色，声音嘶哑，甚至失音，全身形瘦肉削。"根据症状描述，与喉部恶性肿瘤有相同类似之处，对其病因病机也提出"郁怒忧思"是致病的主要原因，"气滞血凝""痰毒夹火上冲咽喉"是其主要病机，确是对古代有关文献的高度概括，明乎此，对现代喉癌的防治，不无裨益。前人所载治疗喉菌、喉疳、喉蕈的不少方剂，诸如喉菌方、川桔散、救急汤、八宝珍珠散、青药方、黄药方等，对今天仍有应用价值。

　　耐人寻味的是，古人强调"痰毒"是其致病的重要因素，因此不少多取用桔梗、大力子、川贝母、皂角、黄连、黄芩、山豆根、青黛、山栀、金银花、连翘、牛黄等化痰解毒之品，很值得我们借鉴。

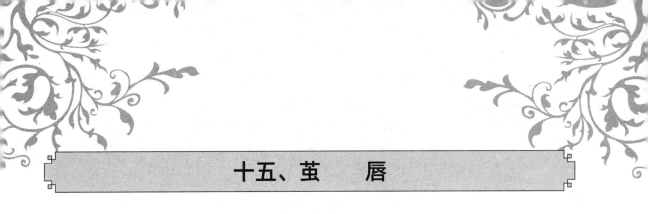

十五、茧　唇

概　述

　　茧唇又名唇菌、茧唇风、白茧唇。《疮疡经验全书》说："茧唇者,此症生于嘴唇也,其形如茧。"发生在口唇部位的恶性肿瘤,因其厚硬,白皮皱裂如蚕茧,故称茧唇。其特点是初起下唇为无痛性局限性硬结,或似乳头、蕈烂后翻花如杨梅。茧唇相当于西医的唇癌,病因病机多为思虑过度,心火内炽,移热于脾经而成。

　　本病多发于老年人,男性多见,常犯于下唇,属恶症。

名　论

太平圣惠方

　　夫足阳明为胃之经,其支脉环于唇,入络于脾,然脾胃为表里也。脾胃有风热,邪气乘之,而冲发于唇,与血气相搏则肿结,外为风冷乘,其结肿不消,则成核也。（卷第三十六·治唇生肿核诸方）

疮疡经验全书

　　茧唇者,此症生于嘴唇也,其形如茧。《内经》云:脾气通于口。又云:脾之荣在唇。但燥则干,热则裂,风则瞤,寒则揭。若肿起,白皮皱如蚕茧,故命名曰茧唇也。始起一小瘤如豆大,或再生之,渐渐肿大,合而为一,约有寸厚,或翻花如杨梅,如疙瘩,如灵芝,如菌,形状不一,皆由六气七情相感而成,或心思太过,忧虑过深,则心火焦炽,传受脾经,或食醇酒厚味,积热伤脾而肾水枯竭以致之。须审其病证之因,惟补肾水生脾血,则燥自润,火自除,风自息,肿自消矣。此亦异证,所生者少,人亦难晓。若久不愈,急用金银烙铁在艾火内烧红烫之,内服归脾养荣汤,庶易愈也。若外用追蚀恶毒线结之法,反为所伤,慎哉慎哉! 若妇人患此,阴血衰少故也,宜四物逍遥散主之。不拘金银打成烙铁,每用艾火燃烧通红,乘热烫患上。再燃再烫,一日止可五六次。恐伤元气,须要择上吉日,不犯尻神。烫毕用药搓之,庶不再生矣。（茧唇）

校注妇人良方

　　《内经》云:脾气开于口。又云:脾之荣在唇。盖燥则干,热则裂,风则瞤,寒则揭。若肿

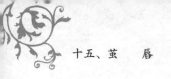

起白皮，皱裂如蚕茧，名曰茧唇。有肿重出如茧者，有本细末大如茧如瘤者。其因或胎产经行而阴血损，或七情动火而荣血亏，或心火传授脾经，或厚味积热伤脾。大要审本症，察兼症，补肾水，生脾血，则燥自润，火自除，风自散，肿自消。若患者忽略，治者不察，内用清热消毒之药，外用追蚀线结之法，反为败症，慎哉。（卷二十四·疮疡门·妇人茧唇方论第一）

证治准绳

肝经怒火，风热传脾，唇肿裂，或患茧唇，宜柴胡清肝散。胃火血燥，唇裂为茧，或牙龈溃烂作痛，宜清胃散，或加芍、芎、柴胡，可治脾胃肝胆经热。（第八册·七窍门下·唇）

济世全书

夫唇者，脾之所主。胃者，脾之所令，其经起于鼻，环于唇，其支脉络于脾。脾胃受邪则唇之为病，盖风胜则动，寒胜则揭，燥胜则干，热胜则裂，气郁则生疮，血少则濡而无色。治之，内则当理其脾，外则当敷其药，无不效。〔巽集　卷五·唇病（附茧唇　狐惑症）〕

外科正宗

茧唇乃阳明胃经症也。因食煎炒，过餐炙煿，又兼思虑暴急，痰随火行，留注于唇，初结似豆，渐大若蚕茧，突肿坚硬，甚则作痛；饮食妨碍，或破血流久则变为消渴、消中难治之症。初起及已成无内症者，用麻子大艾炷灸三壮，贴蟾酥饼膏盖，日久渐消。内症作渴者，早服加减八味丸，午服清凉甘露饮，以滋化源。日久流血不止，形体瘦弱，虚热痰生，面色鳖黑，腮颧红现，口干渴甚者，俱为不治之症也。（卷之四·杂疮毒门·茧唇第六十三）

证治汇补

唇属于脾，经合于胃，脾胃受邪，则唇为之病《大全》。风胜则动，寒胜则缩，燥胜则干，热胜则裂。气郁则生疮，血少则无色。脾冷则紫，脾败则黑，脾寒则青，脾虚则白，脾衰则黄，脾实则红《绳墨》。若唇口肿起，白皮皱裂，名曰茧唇《类要》，宜养血调脾。凡茧唇紧小，不能开合，难进饮食，不治则死。（卷之四·上窍门·口病）

洞天奥旨

至于茧唇，治法少轻，其形似茧，然亦脾之病也。《经》云：脾气开于口，脾之荣在唇。干燥开裂，白皮皱揭，宛如蚕茧。始起小瘤如豆大，随消随生，渐渐肿大，合而为一。原有寸许，或如杨梅，或如芝菌，虽本于七情六气，总因肾水枯而脾火炽也。用归脾养荣治于内，以金银烙于外，亦易愈也。此症妇人多生之，用四物汤、逍遥散合治为佳，外先以觅茶散搽之，后以生肌散掺之，自瘥。（卷五·唇发）

冯氏锦囊秘录

唇本脾之外候，然足阳明之脉，亦起于鼻，而环于唇，故凡停滞伤脾，必气粗唇坚而发肿，名曰唇肿。至有伤寒，或发惊候，是以眉棱骨痛，厥热眩闷，气秽颐浮，或舌苔，或齿击，或狂

逆,则又色白肿甚,名曰茧唇。(杂症大小合参卷六·儿科唇口病)

外科心法要诀

茧唇脾胃积火成,初如豆粒渐茧形,痛硬溃若翻花逆,久变三消定主凶。

【注】此证由脾、胃积火结聚而成。初起如豆粒,渐长若蚕茧,坚硬疼痛,妨碍饮食。初起及已成无内证者,用蟾酥饼贴之,陀僧膏盖之,日久渐消。或口渴者,宜服清凉甘露饮。若面赤、口唇燥裂、便秘者,此属气实,宜服凉膈散;若日轻夜重,五心烦热,两颧现红,脉虚数无力者,宜服加减八味丸,以滋水养阴;若溃后如翻花,时津血水者属逆,失于调治,久则变为上消、中消、下消之证,属凶。(卷五·唇部·茧唇)

疡医大全

陈实功曰:茧唇,乃因过飧①煎炒炙煿,又兼思虑暴急,痰随火行,留注于唇,此阳明胃经之证。初起结如豆粒,渐大如蚕茧,突肿坚硬,甚则作痛,饮食妨碍,或破流血,久则变为消渴消中,难治之证。《正宗》。

窦汉卿曰:此证生于嘴唇《经》云:脾气通于口。又云:唇本脾之外候。又云:脾之荣在唇。故燥则干,热则裂,风则㾗,寒则揭。若肿起,白皮皱如蚕茧,故命名曰茧唇也。始起一小瘤如豆大,或再生之,渐渐肿大,合而为一,约有寸厚,或翻花如杨梅,如疙瘩,如灵芝,如菌,形状不一,皆由六气七情相感而成,或心思太过,忧虑过深,则心火焦炽,传受脾经,或食醇酒厚味,积热伤脾而肾水枯竭以致之。须审其病证之因,惟补肾水生脾血,则燥自润,火自除,风自息,肿自消矣。此亦异证,所生者少,人亦难晓。若久不愈,急用金银烙铁在艾火内烧红烫之,内服归脾养荣汤,庶易愈也。若外用追蚀恶毒线结之法,反为所伤,慎哉慎哉!若妇人患此,阴血衰少故也,宜四物道遥散主之,不拘金银打成烙铁,每用艾火燃烧通红,乘热烫患上。再燃再烫,一日止可五六次。恐伤元气,须要择上吉日,不犯尻神。烫毕用药搓之,庶不再生矣。

冯楚瞻曰:惊证后齿击狂逆,唇白肿甚,亦名茧唇。《锦囊》。

汪省之曰:茧唇初起,已成无内证者,用麻子大艾炷灸三壮,蟾酥饼盖,日久渐消。内证作渴者,早服加减八味丸,午服清凉甘露饮,以滋化源。如日久流血不止,形体瘦弱,虚热痰生,面色黧黑,腮颧红现,口干渴甚,俱为不治也。《理例》。

奎光曰:茧唇痈属阳明胃经,痰火流注于唇而成。结如豆大,若蚕茧然。突起坚硬,甚者作痛,饮食妨碍,或破流血,久则难治。(卷十四·唇口部·茧唇门主论)

彤园医书外科

生上下唇间,由脾胃积火结聚而成。初起形如蚕豆,渐渐长如蚕茧,坚硬闷痛,妨碍饮食,急研蟾酥丸末水调如膏频频涂贴见五卷黄字号,或贴陀僧膏见六卷鳞字号。初起口渴者,服清凉甘露饮见五卷日字号;若面赤口干,唇裂便秘者,服凉膈散见五卷黄字号。若日轻夜重,五心

---

① 飧(sūn):晚饭,亦泛指熟食。此处作动词。

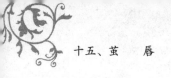

烦热,两颧艳红,脉虚数无力者,服八味地黄汤以滋水养阴见六卷玉字号,亦有溃后翻花,时流血水,失于调治,变为三消渴证,另详初集《大方脉》。(卷之二　外科病症·唇部)

外科真诠 [265]

茧唇生于唇上,初起如豆粒,渐长如蚕,坚硬疼痛,妨碍饮食,宜照唇疽治法。

名　方

独活散

【文献出处】《太平圣惠方》

【原文摘录】治唇上生恶核肿,由脾胃风热壅滞。

独活三分　川升麻三分　沉香三分　桑寄生三分　连翘三分　犀角屑三分　汉防己三分
川大黄三分,锉碎,微炒　甘草半两,炙微赤,锉

上件药,捣筛为散,每服三钱,以水一中盏,煎至六分,去滓,不计时候,温服。

升麻散

【文献出处】《太平圣惠方》

【原文摘录】治风热在脾胃,唇生肿核,结聚不散。

川升麻一两　白蔹三分　玄参三分　木通三分,锉　羚羊角屑三分　漏芦三分　射干三分
木香三分　犀角犀三分　川大黄一两,锉碎,微炒　黄芪三分,锉　枳壳半两,麸炒微黄去瓤　甘草
半两,炙微赤,锉　杏仁三分,汤浸,去皮尖双仁,麸炒微黄

上件药,捣筛为散,每服五钱,以水一大盏,煎至六分,去滓,不计时候,温服。

涂贴方

【文献出处】《太平圣惠方》

【原文摘录】治唇生肿核。

松脂半两　川大黄一分　白蔹一分　赤小豆一分　胡粉一分

上件药,捣细罗为散,以鸡子清调,涂贴于上。

松脂膏

【文献出处】《太平圣惠方》

【原文摘录】治脾胃热毒,唇上生结核肿痛。

松脂一两　白胶香一两　薰陆香一两　蜡一两　当归末一两　甘草末一两　猪脂一合　羊
肾脂一合　生地黄汁半合

上件药,先以慢火煎脂令沸,次下松脂、白胶、薰陆香、蜡,候销,滤去滓,入地黄汁更煎令
稠,去火,然下药末,和搅令匀,贮于瓷盒中,每用少许,涂贴唇上。

黄柏散

【文献出处】《普济方》

【原文摘录】治茧唇。

黄柏一两　五倍子二钱　密陀僧少许　甘草少许

上除黄柏外为末，水调匀，敷于黄柏上，火炙三五次，炙尽药末为度。将黄柏薄片，临睡贴之，天明即愈。

清胃散

【文献出处】《口齿类要》

【原文摘录】治胃火血燥唇裂，或为茧唇，或牙龈溃烂作痛。

黄连炒　生地黄　升麻各一钱　牡丹皮八分　当归三钱二分

上水煎服。

柴胡清肝散

【文献出处】《口齿类要》

【原文摘录】治肝经怒火，风热传脾，唇肿裂，或患茧唇。

柴胡　黄芩炒。各一钱　黄连炒　山栀炒。各七分　当归一钱　川芎六分　生地黄一钱升麻八分　牡丹皮一钱　甘草三分

上水煎服。若脾胃弱，去芩、连，加白术、茯苓。

济阴地黄丸

【文献出处】《寿世保元》

【原文摘录】一论阴虚火动，唇燥裂如茧。

熟地黄四钱　山茱萸酒蒸，去核，二钱　干山药三钱　辽五味子四分　麦门冬三钱　当归酒洗，三钱　肉苁蓉二钱　甘枸杞子三钱　甘菊花三钱　巴戟肉三钱

上为细末，炼蜜为丸，如梧子大，每服百丸，空心，白汤送下。

加味清胃散

【文献出处】《济世全书》

【原文摘录】治牙齿肿痛之总司也。专治胃火血燥，唇裂或为茧唇，或牙龈溃烂作痛。

软石膏　生地黄　牡丹皮　当归尾　黄连　升麻　防风　荆芥各等分

上锉，水煎频频噙咽。齿龈浮肿，痛不可忍，胃中有湿热，故尔加栀子、玄参。

蟾酥饼

【文献出处】《外科正宗》

【原文摘录】初起及已成无内症者，用麻子大艾炷灸三壮，贴蟾酥饼膏盖，日久渐消。内

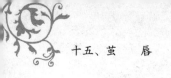

症作渴者,早服加减八味丸,午服清凉甘露饮,以滋化源。

蟾酥丸

【文献出处】《外科正宗》

【原文摘录】蟾酥二钱,酒化　轻粉五分　枯矾　寒水石煅　铜绿　乳香　没药　胆矾　麝香各一钱　雄黄二钱　蜗牛二十一个　朱砂三钱

以上各为末,称准,于端午日午时,在净室中先将蜗牛研烂,再同蟾酥和研稠粘,方入各药共捣极匀,丸如绿豆大。蟾酥饼即蟾酥丸作条,捏饼用之。

加减八味丸

【文献出处】《外科正宗》

【原文摘录】八味丸中丹皮桂,山药山萸兼五味,茯苓泽泻地黄同,生津止渴如甘需。

内症作渴者,早服加减八味丸,午服清凉甘露饮,以滋化源。

茯苓　山药　丹皮各四两　山萸肉五两　泽泻熟,三两　五味子炒,三两　肉桂六钱　熟地捣膏酒煮,八两

上共为末,炼蜜丸如梧子大,每服二钱,空心服盐汤送下,寻常酒服亦可。此又渗湿润燥药也。

清凉甘露饮

【文献出处】《外科正宗》

【原文摘录】清凉甘露饮柴芩,麦冬犀角共茵陈,石斛枳壳甘生地,知母枇杷叶可寻。

治茧唇膏粱所酿,暴怒所结,遂成斯疾。高突坚硬,或损破流血,或虚热生痰,或渴症久作并治。

犀角　银柴胡　茵陈　石斛　枳壳　麦门冬　甘草　生地　黄芩　知母　枇杷叶各一钱

水二钟,淡竹叶、灯心各二十件,煎八分,食后服。

* 蜜柏散

【文献出处】《良朋汇集经验神方》

【原文摘录】治口内红白疮,鹅口、茧唇等疮。

黄柏大片火炙涂蜂蜜。黄柏一斤,涂蜂蜜亦一斤,炙干为末,上疮咽下。做丸亦可。

归脾养荣汤

【文献出处】《洞天奥旨》

【原文摘录】世传治茧唇。

当归　川芎　白芍　生地　茯苓　陈皮　柴胡　甘草　麦冬　升麻　山栀子　桔梗　黄芪　白术　防风　牡丹皮　黄柏　知母　妇女加泽兰　香附　玄胡索

水煎服。

苋茶散

【文献出处】《洞天奥旨》

【原文摘录】外治唇茧。先用烙铁艾火内燃烧通红,烫患处五六次,后敷此药。

苋菜阴干,烧灰,三钱　铜青二钱　枯矾二钱　轻粉一钱　雄黄一钱　鸡内金二钱　麝香二分　孩儿茶二钱

为细末,麻油调搽。明日再用甘草煎汤洗净,再烙,以平为度,后用生肌散。用烙铁时,要择吉日,不犯尻神。烫毕,随药搽之,不再生,除根矣。

二气丹

【文献出处】《吴氏医方汇编》

【原文摘录】治一切肿毒、痈疽、发背,溃烂不能收口,掺上即可生肌。并治牙疳口破、舌肿茧唇及疯犬咬伤、恶虫等伤,吹上三四次立愈,神效。

出山矿石灰二钱　朱砂三钱

上各极细末,罗过称准,共合再研,无声为度。盛小瓷瓶中,黄蜡封口严固,常带身边,温养更灵。如用纸包,则能走散无存。

* 苋菜敷方

【文献出处】《疡医大全》

【原文摘录】苋菜阴干,烧灰,三钱　鸡内金　铜青　儿茶　枯矾各二钱　轻粉　雄黄各一钱　麝香二分

上为细末,麻油调搽,明日再用甘草汤洗净,再烙如前,以平为度。后用生肌散。

生肌散

【文献出处】《疡医大全》

【原文摘录】花蕊石醋煅　儿茶　鸡内金　血竭各二钱　大红绒煅灰　黄连　飞丹煅乳香各一钱

共为细末,加冰片一分,干掺。

紫归油

【文献出处】《外科证治全书》

【原文摘录】唇上起白皮小泡,渐肿渐大如蚕茧,或唇下肿如黑枣,燥裂痒痛,皆七情火动伤血。治宜补脾气,生脾血,则燥自润,火自平,肿自消;补中益气汤加栀仁、芍药、丹皮最妙,或加味归脾汤亦妙,外用紫归油频润之。

紫草　当归

上等分,麻油熬,去渣出火气,以棉蘸油频频润之。

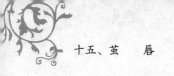

* 茧唇方

【文献出处】《外治寿世方》

【原文摘录】口不能开合，风热蕴于脾经也。

青皮烧灰　黄柏各等分

为末，猪脂调涂，效。

* 唇菌疗法

【文献出处】《外治寿世方》

【原文摘录】嘴唇翻转，形如猪嘴，名唇菌，此心脾热毒所致，对时必死，无药可救，急烧两手少商穴。在两手大指内，外甲缝之中，不上不下即是。

一面用蚯蚓十条捣烂，吴茱萸二钱研末，加灰面少许，热醋调敷两脚心，用布捆住，半日一换，以愈为度。或用溏鸡粪敷。

名　案

华佗神方

患者唇部微肿湿烂，或冷或热，乍瘥乍发，积年累月，不易告痊，亦名沉唇，又名茧唇。方用：

石硫黄　白矾　朱砂　水银　麝香　黄柏各一分

上共研瓷钵中，以水银不见为止，用腊月豚脂和如泥，先拭净涂之。日三五，以瘥为度，甚良。（卷四·四三〇一·华佗治紧唇神方）

患者唇一时翻突，肿起如菌，症极危急，宜速灸两手少商穴。并以：

蚯蚓十条　吴茱萸二钱

研末，加灰面少许，热醋调敷两足心，以布包裹，二三时更易，以愈为度。（卷四·四三〇二·华佗治唇菌神方）

校注妇人良方

一妇人怀抱久郁，患茧唇，杂治消痰降火，虚症悉具，盗汗如雨。余谓此气血虚而有热也，用当归六黄汤，内黄芩、连、柏俱炒黑，二剂而盗汗顿止。仍用归脾汤、八珍散兼服，元气渐复。更以逍遥散、归脾汤，间服百余剂，而唇亦瘥。（妇人茧唇方论第一）

证治准绳

一妇人患茧唇，月经先期，予以为肝火血热。不信，乃泛用降火之剂，反致月经过期。复因劳怒，口噤呻吟，肢体不随，六脉洪大，面目赤色，用八珍加五味、山栀、丹皮、麦门数剂渐

愈,兼用逍遥散、六味丸料,各三十余剂全愈。(卷之五·发痉)

肯堂医论 [266]

魏子一患嘴唇干燥,皮渐裂痛,自服甘露饮大剂旬日,微获小效,而病成痼疾,乞诊于余。诊得左右两关脉弦而散,显是津液不能上滋,延成茧唇。令内服滋液育阴,二地、二冬、元参、梨汁等为丸常服,外用神水点擦,日服一小杯,两月而瘳。(卷下·神水治验)

临证一得方

(案50)茧唇风红肿,清凉主之。

乌犀角　麦冬肉　桑白皮　白蒺藜　甘菊花　羚羊角　炒黄芩　建连翘　净蝉衣

(卷一·首部·茧唇)

秘珍济阴

妊妇口糜裂,名茧唇,取黄蔷薇花根,用二次米泔水和擂汁,含漱数次愈或取根洗净捣本汁搽唇上亦效。(卷之一·胎前门·妊娠杂症)

外证医案汇编

周　角里　膏粱厚味,热遏阳明,发为茧唇。不治,则成中消之证,后难挽矣。

麦冬　银柴胡　甘草　石斛　黄芩　茵陈　知母　中生地　枳壳　犀角　枇杷叶

(唇疡)

曹沧洲医案

顾　唇茧唇风,肿硬,牙龈红肿,表热胸闷,汗少烦躁。内外两病,正在发越之时,未可泛视。

桑叶　银花　枳壳　赤苓　丹皮　土贝　竹茹　地丁草　连翘　大竹叶　益元散包白茅根　(唇齿舌门)

小　结

中医古代文献对茧唇的临床表现、病因病机和治疗多有记述。在治疗上,有内治、外治之分。《外科正宗》的内外治法更是最具代表性,比如初起及已无内症者,用蟾酥饼即蟾酥丸料捏成饼外治,有内症作渴者,早晚加减八味丸,午服清凉甘露饮。《外科心法要诀》的外治在《外科正宗》的基础上还有陀僧膏盖之,内治上也增加了根据不同兼证灵活辨证施治的内容。此后各家处方代有发挥,不胜枚举。

有学者基于明清文献探讨茧唇的证候类型及用药规律。方法:检索北京中医药大学图书馆中有关明清时期记载茧唇的中医文献。提取纳入文献证候及方药信息,进行统一规范化处理后建立茧唇中医治疗数据库,对其证型、方剂、药物及其类别进行频数分析。结果:最

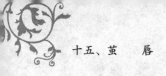

终纳入文献 42 篇,提取证型 14 个,涉及方剂 55 种,中药 167 味。证型出现频次最高的前 6 位依次是脾胃积热证(15)、心脾积热证(14)、脾经风热证(13)、肝火炽热证(10)、胃火炽盛证(9)、肾虚内热证(9)。内服方剂中,出现频次最高的前 6 位方剂依次是清胃散(10)、柴胡疏肝散(9)、济阴地黄丸(8)、加减八味丸(6)、归脾丸(5)和清凉甘露饮(5);外用方剂中,出现频次最高的前 3 位方剂依次是黄柏散(12)、白灰散(5)和青皮烧灰方(5)。内服方剂中,药物类别出现频次前 3 位的依次是清热药(19)、补虚药(18)和解表药(9);外用方剂中,药物类别出现频次前 4 位的依次为清热药(17)、活血化瘀药(14)、祛风湿药(12)和解表药(9)。单味药出现频次最高的前 6 位依次是甘草(22)、当归(16)、牡丹皮(10)、黄芩(10)、熟地黄(10)和茯苓(10)。该数据库对今天防治唇癌有重要指导作用,很有临床应用价值。

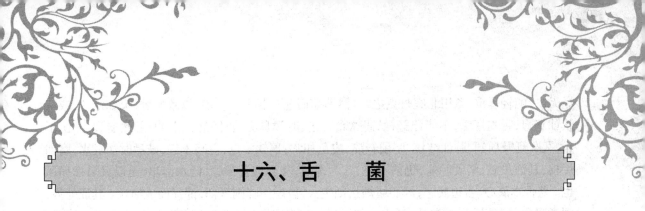

十六、舌 菌

概 述

舌菌、舌岩、舌疳等，主要是形状似菌，或腐烂，坚硬如岩。与现代的舌癌、舌部血管瘤等比较相似，多表现为突出舌体或位于舌质内的硬结，形如豆粒，质硬，溃烂后形成坚硬而高低不平的溃疡。正如《医宗金鉴·外科心法要诀》云："其证最恶，初如豆，次如菌，头大蒂小，又名舌菌。疼痛红烂无皮，朝轻暮重，急用北庭丹点之，自然消缩而愈。若失于调治，以致焮肿，突如泛莲，或有状如鸡冠，舌本短缩，不能伸舒，妨碍饮食言语……"这些论述，与现代舌部恶性肿瘤相似。

本篇也一并收录了口菌、牙菌等古代病名。

名 论

外科大成

走马牙疳。疳者迅速之为也，故有鼻疳、唇疳、舌疳、喉疳之称。其症牙根作烂，随变黑腐，臭秽难闻，由肝胃二经虚火，热极上攻所致。[卷三·分治部下（小疵）·牙齿部·走马牙疳]

尤氏喉科秘书

舌菌证，属心经火多，因气郁而生，生舌上，或如木耳，或如菌状，其色红紫。方见舌疳。（口牙舌颈面腮门·舌菌）

生于牙根，其状紫黑色，高低如菌状。此系火盛血热，而兼气滞。（口牙舌颈面腮门·牙菌并荏）

疡医大全

奎光曰：牙菌生于牙龈，其形状紫黑色，高低如菌，此属火盛血热而兼气郁而生，宜吹口疳药。方载咽喉门。并服煎剂。（卷十六·龈齿部·牙菌门主论）

外科心法要诀

舌疳心脾毒火成，如豆如菌痛烂红，渐若泛莲难饮食，绵溃久变瘰疬风。

【注】此证由心、脾毒火所致。其证最恶，初如豆，次如菌，头大蒂小，又名舌菌。疼痛红

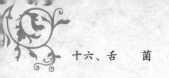

烂无皮,朝轻暮重,急用北庭丹点之,自然消缩而愈。若失于调治,以致焮肿,突如泛莲,或有状如鸡冠,舌本短缩,不能伸舒,妨碍饮食言语,时津臭涎,再因怒气上冲,忽然崩裂,血出不止,久久延及项额,肿如结核,坚硬礜痛,皮色如常,顶软一点,色暗木红,破后时津臭水;腐如烂棉,其证虽破,坚硬肿痛,仍前不退,此为绵溃,甚至透舌穿腮,汤水漏出,是以又名瘰疬风也。盖舌本属心,舌边属脾,因心绪烦扰则生火,思虑伤脾则气郁,郁甚而成斯疾。其证外势,颇类喉风,但喉风咽喉常肿,汤水不能下咽;此证咽喉不肿,可以下咽汤水,胃中亦思饮食,因舌不能转动,迭送硬食,故每食不能充足,致令胃中空虚,而怯证悉添,日渐衰败。(卷六·舌部·舌疳)

医碥

口菌,生牙肉上,隆起形如菌,紫黑,或生舌上,俱口疳药吹,或用茄母蒂烧灰,盐拌醋调,时擦。(卷之四·杂症·口)

重楼玉钥续编

一舌疳及舌傍两边肿疼,或舌底生烂宕疮,中间黄白周围一线红者,皆不易治。而诸医亦不识,治无不认为心火,每用泻心导赤,如不应,便投犀角、黄连、黄柏、知母之类,愈凉而愈遏,以致舌烂弥漫,或高肿而不能消,经年累月,变为败症者比比,良可悲夫。盖是症由于七情忧郁,肝木不舒,思虑烦闷而致者多。《经》云:肝脉系舌傍,五脏皆系于舌,非专属心也,故从肝治,乃得其旨。凡起初未服清凉者,犹易疗。一经寒凉杂进,便难施治。若论诊治之法,起初则以黑逍遥散加丹皮,其次归芍地黄汤。其忧思郁久者,黑归脾汤去远志加丹皮,或因肝血不足而火旺者,滋肾生肝饮;木郁不条达者,滋肾疏肝饮,或逍遥散更妙。(各证分辨)

外科证治全书

多生在牙龈肉上,隆起形如菌,或如木耳,紫黑色,火盛血热气滞而生,宜内服加味甘桔汤,外吹珍珠散,如火郁火炽,则生舌上,治法详见舌部。(卷二·口部证治·口菌)

舌核,舌上生核,强硬作痛。(卷二·舌部证治·舌核)

疡科捷径

舌菌心脾毒火成,浑如豆粒舌间形。泛如莲子多妨食,绵溃翻花血不停。(卷中·舌部·舌菌)

外科真诠

舌岩,舌根部腐烂如岩。乃思虑伤脾,心火上炎所致。或因得杨梅毒而来,其症最恶,难以调治,盖舌本属心,五脏皆络,今腐烂如岩,内络已伤,五脏受损,虽有治法,不过苟延岁月而已。思虑伤脾所致者,内服加味归脾汤;杨梅结毒而来者,内服搜风解毒汤,并用八宝珍珠散搽之。(舌部·舌岩)

类证治裁

舌菌，生舌上，如菌状，色红紫，多因气郁所致。（卷之六·齿舌症论治）

外科证治秘要

舌疳生于舌边者多，四边中间碎腐，若硬甚者，防舌岩。（第一章　辨证总论）

牙菌、舌菌　此二证，一生于舌边，一生于牙龈。初起如豆大，后如菌，头大蒂小，因于心脾郁火。日久防变牙岩、舌岩之类，又名翻花岩。

牙岩、舌岩　按牙菌、舌菌失于调治，渐致肿痛，红烂无皮，突如泛莲，或如鸡冠，舌本短缩，时流臭涎，或崩裂出血，即成岩证矣。甚则颔肿结核，坚硬时痛，皮色如常，顶耎一点，色暗不红，破后时流臭水，腐如耎绵，颔皮虽破，坚硬仍然，此名绵溃。甚至透舌穿腮，汤水漏出，是以又名翻花岩也。因饮食妨碍，逐渐少纳，胃中空虚，怯证悉添，虽用方法，百难救一矣。（第十三章　牙菌、舌菌、牙岩、舌岩）

舌疳生于舌之根旁。初起如豆一粒，碎烂略痛，四边起沿，当头烂黄。因心脾郁火，日久不愈，亦变舌岩。（第十四章　舌疳、木舌、舌衄、舌）

证治摘要[267]

舌疳者，百无一生，此定舌疽矣。初舌尖，或舌下，或舌心，或左或右，固结如豆，或如栗子。经久，疮头腐蚀，而为凹，食盐醋辛辣热物而不痛，毒至深故也。腐蚀日深，固结月蔓，舌难转动，语言蹇涩，至一年或二年，舌缺尽而死。初无痛，亦从腐蚀生痛，或发寒热。（卷上·口舌）

外科十三方考

由心脾毒火所致，其证最恶，初如豆次如菌，头大蒂小，又名舌菌，焮热痛甚，红烂无皮，朝轻暮重，急以北庭丹点之，再研蒲黄末敷之自愈。（卷一证治·舌部·舌疳）

由舌疳失治，以致焮肿，突如泛莲，或如鸡冠，舌本短缩，不能伸舒，妨碍饮食，时津臭涎；再因怒气上冲，忽然崩裂，血出不止，日久延及项颔，肿如结核，坚硬肿痛，皮色如常，顶软一点，色暗木红，溃流臭水，腐如烂棉。其症虽破，坚硬肿痛仍前不减，此为绵溃，甚至透舌穿腮，汤水漏出，盖舌本属心，舌边属脾，心绪烦扰则生火，思虑伤脾则气郁，郁甚火燥而成斯疾。外势颇类喉风，但喉风咽常肿痛，汤水难下，此则咽喉不肿，可咽汤水，胃中亦思饮食，只因舌不能转动，迭送饮食，每食不能充足，致胃中空虚，而怯症悉添矣。（卷一证治·舌部·瘰疬风）

辨舌指南[268]

舌菌　《心法》名舌疳，由心脾毒火所致，其证最恶。初起如豆，次则如菌，头大蒂小，其色红紫，疼痛异常，甚则红烂无皮，朝轻暮重……若失治，则焮肿突起如泛莲，或如大木耳，或

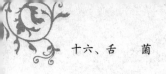

如鸡冠,舌本短缩,将妨碍言语饮食,时流臭涎,再因怒气上冲,忽然崩裂,血出不止,久久延及项颔,肿如结核,坚硬骨痛,皮色如常,顶软色黯,破后时流臭水,腐如烂绵,其证虽破,坚硬肿痛,仍前不退,此为绵溃。甚至透舌穿腮,汤水漏出,是以名瘰疬风也。(第四节舌菌)

名　方

芦荟散

【文献出处】《太平圣惠方》

【原文摘录】治小儿口鼻齿舌疳疮,无不瘥。

芦荟一分　盐绿一分　胡粉一分　真珠末半两　蜗牛壳半两,微炒　青黛一两　黄连末一两　麝香半分

上件药,都细研为散,先以甘草汤洗疮,然后敷药,口疮但裹干涎,掺药鼻中,即先点少酥,然后掺药。

芦荟消疳散

【文献出处】《外科大成》

【原文摘录】治疳。

芦荟　银柴胡　胡黄连　黑玄参　牛蒡子　羚羊角　桔梗　栀子　石膏各五分　薄荷叶四分　升麻三分　甘草三分

用水二钟,淡竹叶十片,煎六分,食远服。

三黄香黛散

【文献出处】《外科大成》

【原文摘录】治疳。

牛黄　黄连　大黄酒蒸　木香　青黛各等分

上为末,用淡竹叶、薄荷煎汤调服。

北庭丹

【文献出处】《外科心法要诀》

【原文摘录】治舌疳、舌菌红烂无皮。

番硇砂　人中白各五分　瓦上青苔　瓦松　溏鸡矢各一钱

用倾银罐子二个,将药装在罐内,将口对严,外用盐泥封固,以炭火煅红,待三炷香为度;候冷开罐,将药取出,入麝香、冰片各一分,共研细末。用瓷针刺破舌菌,用丹少许点上,用以蒲黄盖之。

【方歌】北庭丹点舌菌生,瓦松溏鸡矢人中,瓦上青苔番硇末,罐封火煅入麝冰。

归芍异功汤

【文献出处】《外科心法要诀》

【原文摘录】治舌疳。

人参　白术土炒　广陈皮　白芍酒炒　当归身。各一钱　白茯苓二钱　甘草炙,五分
灯心五十寸,水煎空心服。

【方歌】归芍异功扶脾气,健胃又能止泻利,四君归芍广陈皮,引加灯心是良剂。

水澄膏

【文献出处】《外科心法要诀》

【原文摘录】治舌疳溃后,妨碍饮食。

朱砂水飞,二钱　白及　白蔹　五倍子　郁金各一两　雄黄　乳香各五钱
上为细末,米醋调浓,以厚纸摊贴之。

【方歌】水澄膏贴溃核验,水飞朱砂末二钱,及蔹郁金雄黄乳,五倍同研用醋摊。

金粉散

【文献出处】《青囊琐探》

【原文摘录】治舌疳如神。

硼砂七分　白檀五分　丹砂一钱　乌梅五分　郁金七分　金粉一钱

上为细末,分作纸捻六条,先入麻油于盏中,将一条浸之,点火如寻常灯火法。另取黑豆
三合,以水三升,煮取二升,俟冷定含口中,然后嗅烟。若豆汁得温则换之,日用二条。

黑雪丹

【文献出处】《疡科捷径》

【原文摘录】治舌菌。

冰片一分　食盐五分　干姜五分　元明粉五分　月石二钱五分　朱砂五分　百草霜二钱五
分　蒲黄二钱五分

上为细末,吹之。

又方

【文献出处】《验方新编》

【原文摘录】治舌菌。

黄连　山栀　荆芥　黄芩　连翘　木通　薄荷　牛蒡各一钱　甘草五分　灯心一小团
水煎服,小儿减半服。

*外用方

【文献出处】《先哲医话》

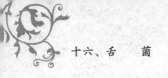

【原文摘录】治舌疳。

椰子油一味煮沸，以木绵浸之，色黄为度。将其绵贴疳上，以烧针熨其上，日二，以不堪其热为知。内服凉膈散加石膏，时时与豆黄丸下之。

加味甘桔汤

【文献出处】《外科证治全书》

【原文摘录】多生在牙龈肉上，隆起形如菌，或如木耳，紫黑色，火盛血热气滞而生，宜内服加味甘桔汤。

甘草三钱,生　桔梗　荆芥　牛蒡子炒　贝母去心　薄荷各一钱五分

上水煎服。如内热盛或饮食入口即吐者，加黄连一钱；如口渴，唇焦舌燥，便秘溺赤者，加生地、黄芩、山栀仁；如有肿处，加金银花五钱。

加味归脾汤

【文献出处】《外科真诠》

【原文摘录】思虑伤脾所致者，内服加味归脾汤。

黄芪　党参　白术　当归　伏神　枣仁　远志　木香　炙草　福元　丹皮　栀炭

搜风解毒汤

【文献出处】《外科真诠》

【原文摘录】杨梅结毒而来者，内服搜风解毒汤，并用八宝珍珠散揸之。

搜风解毒汤即上结毒汤。

防风七分　土茯苓一两　米仁二钱　白鲜皮一钱　银花二钱　木通五分　木瓜七分　槐米一钱

用猪肉四两炊服，总以多服为妙。

名　　案

临证指南医案

艾　上焦之病，都是气分，气窒则上下不通，而中宫遂胀，热气蒸灼，喉舌疳蚀，清气之中，必佐解毒，皆受重药之累瘁。气分热毒

银花二钱　川贝三钱　马兜铃五分　连翘心一钱半　川通草一钱　白金汁一杯　活水芦根汁半杯

又　余热蒸痰壅气，当脘膈因咳而痛，议以润降清肃。

甜杏仁　花粉　川贝　甘草　桔梗　（咽喉）

心脾火郁致发舌疳，舌根肿溃，连及咽喉，症非轻候。宜养阴清解。

细生地　丹皮　大贝　连翘　元参　生蒲黄　蛤粉　麦冬　甘草　桔梗　黄柏　竹茹

舌糜于左,心火上盛,肾水不足,谨防舌疳之患。

西洋参　麦冬　甘草　青果　六味丸　（舌疳）

种福堂公选良方

沈十一　平素饮食少用,已见脾胃不和。暑湿热气,从口鼻入,幕原受邪,邪气蒸搏,口舌疳蚀,脾营胃卫,异气混受,遂为疟潮热,稚质纯阳,微冷热胜。当以廓清三焦蕴伏,而脾胃最为冲要。

飞滑石　大竹叶　杏仁　厚朴　广皮白　茯苓皮　白蔻仁　（卷一·温热论·续医案）

锦芳太史医案求真初编

治服弟邑庠字晃雯之母张氏火浮舌苔生有灵芝案九十八

今之治病者,不必见舌重苔,但见舌有微红,则即指为实热。若至舌上有苔,苔上生有形如灵芝,则未有不以苔为热疑。而苔上生花,更为热之至极。斯时从有明医洞见脏腑而称苔是虚热,吾知决无人信。岁乾隆丙午之秋,时届大比,余之服弟晃雯,因母病极,召余就诊。先看舌有黄黑之苔,而苔枯涩刺手,刺上又生灵芝,坚不可移。余亦被苔所惑,谓此非是热极,何以舌苔如斯? 并察其面赤红,身亦作烧,大便硬闭,诊其脉亦觉浮数,而不坚劲有力,治此须当从舌生芝菌着力,当用连翘、黄连、焦栀、赤芍、钗斛、麦冬,使其舌苔微退。殊药止投一剂,而菌即除,苔亦不见,大便顿解。余已知其有故,幸药止服一剂,连二分尚未过甚,遂用姜、附、广、半以救。是时乡试期迫,晃雯一心两挂,先须救母。自七月初一以至十五,连服三十余剂姜、附、广、半,而神始安,人亦略明,及至二十,见母病愈,方雇小船至省。余谓此症舌上生菌,果属实热,自不致有一药而即除之速,明是苔属虚火上乘,而致苔有生菌,所以一逢云连苦折其火,即便下行,不惟其苔即无,且更生有诸虚诸寒之症,而竟难以抵敌,苟非改用辛温辛热,亦安能以抵三分之连,以挽逆流之舟哉? 此用药不可不慎,而察症不可不周也。编者按:舌菌又名舌岩,此案是否系舌岩,当辨。

此症因其舌苔生菌微用寒折,若不大用附桂以救,几致偾事。自记。

环溪草堂医案

薛　舌根强硬已经数月,防变舌岩。

川雅连五分　连翘三钱　玄参二钱　广郁金钱半　鲜石菖蒲三钱　茯神三钱　黑山栀三钱　川石斛三钱　甘草五分　芦根五钱　（卷四·舌疳舌岩）

先哲医话

舌疳疗之可救十之八九,先割去其腐肉,用熏药为主。然腐蚀及齿龈者,不治;癫痫,眼目紧缩者,瞳子散大者,俱不治。

一妇年五十余,患舌疳,其形舌傍疳蚀如翻肉,而腐烂及于齿龈,乃以腐药拔去其翻肉,服以黄连解毒汤,而外用熏药者,凡百日,余毒尽,病痊愈。（卷上·华冈青洲）

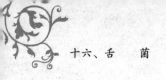

外证医案汇编

王　虎邱　舌菌之形，头大蒂小，突如莲子，状若鸡冠，舌不能伸缩，或裂出血，仍然坚硬，有妨饮食，难治之证也。因心绪烦扰则生火，思虑伤脾则生郁。郁极火盛，则怒芽逆发矣。今以导赤甘露饮，作支持之计。倘能悦性怡情，胜乞灵于药石也。

犀角尖　木通　生地　知母　石斛　银柴胡　茵陈　甘草　黄芩　麦冬　枇杷叶　淡竹叶　（舌疡）

陶　荻塘　舌本属心，舌边属脾。二经郁热，则舌本作肿，发为舌菌，最难调治。姑拟清凉豁痰，未许必中病机。

石斛　天竺黄　川贝母　远志　茯苓　石决明　蒲黄　（舌疡）

陈莘田外科方案

蒋，右，石盘巷。十二月初六日。诵佛嗜斋，中虚肠燥，大便闭混，由来已久。近因袭受风温，发为舌疳，糜碎而痛，咽关蒂舌，红丝缠绕，舌苔糙黄，右弦右小。先拟清泄。

冬桑叶　牛蒡子　牡丹皮　大连翘　黑山栀　瓜蒌　桔梗　杏仁　生草　土贝　老枇杷叶

二诊　薄荷叶　桑叶　山栀　连蒿　桔梗　牛蒡　人中黄　赤芍　瓜蒌　土贝　茅根　枇杷叶　（卷二·舌疳）

张，左，吴江。九月初一日。心脾抑郁，郁则生火，火盛生痰，痰火土炎，舌菌翻花，腐花腐溃如岩，音哑咳呛，饮食有碍，脉来滑细。阴分下虚，痰火上乘。最防流血，难以收功。

中生地　紫丹参　牡丹皮　生甘草　川贝母　麦冬肉　元参　白茯神　知母　牛膝　藕汁

二诊　小生地　金石斛　广陈皮　丹皮　赤芍　甘中黄　麦冬肉　石菖蒲　川贝母　茯神　元参心　细木通　（卷二·舌蕈）

马培之医案

肾阴不足，心火肝阳上亢，发为舌疮。舌根破碎成窟，不时内热，舌为心苗，肾脉贯肝膈，循喉咙，挟舌本，肾阴不升，心火不降，未济之象也。恐酿成舌疳大患，法当滋水制阳为治。

生地　石斛　元参　麦冬　女贞子　象贝母　甘草　桔梗　丹皮　玉露霜　甘蔗　（舌疳）

心脾之火夹痰上升，舌岩坚肿，破碎，饮咽不能，症非轻浅。拟清火化痰。

麦冬　粉蛤　海藻　大贝　元参　僵蚕　桔梗　橘红　生甘草　连翘　蒲黄　地栗　竹茹

吹青阳柳华散，加琥珀、橄榄灰、蒲黄、冰片，已渐软，然未可恃，原方加羚羊片、丹皮。

（舌岩）

某　舌根边僵木不痛，已经数月，防变舌疳。此属心脾郁火。治以清养营阴，稍参苦降。
鲜生地　川连　玄参　丹参　麦冬　生甘草　丹皮　桔梗
二诊：川连三分　蒲黄一钱　冰片二分　五灵脂一钱　人中白四分，煅
共研细末，吹舌根。

钱　心脾郁火上炎，舌根牵强而碎，延来三月，防变舌疳，非轻证也。
细生地三钱　川雅连五分　肥知母二钱　麦冬钱半　鲜金石斛四钱　远志肉二钱

冯　白带三年，阴津下脱，坎水不能济离火，震阳随之上炎。舌左碎腐，舌心干涸，皆津液枯涸之象。宜戒操劳以养心，绝思虑以安神，加之药饵，尚可望愈。否则变成岩菌，殊可虑也。
酸枣仁　远志　连翘　川石斛　麦冬肉　竹叶　鲜芦根

牙菌落而复生，肝阳火郁不解，幸软而不坚，可无足虑。惟营血素亏，肝阳化风，左半头痛，脾土又弱，腹痛便溏，右脉较起，脾肾渐有充旺之机。肝气虽强，水足而木自柔和，虚阳自不上潜。仍从脾肾进治。
潞党参　白术　归身　白芍　枸杞子　杜仲　炙甘草　破故纸　黄芪　广皮　煨姜
红枣　（牙菌）

舌为心苗，肾阴不足，心火肝阳上升，发为舌菌。舌尖肉翻如豆，内热呛咳，头眩，心神不安，肺肾亦亏。当滋水制阳，兼清肺肾。
鲜生地　川贝　桔梗　元参　蒲黄　连翘　沙参　麦冬　丹皮　茯神　川石斛　藕
（舌菌）

旌孝堂医案

（案1）心火上炎，有舌疳之势。
漏芦　蒌霜　川贝母　雅连头　灯心　（四十三、舌疳）

陈莲舫医案

（案1）冯，右，三十一。营阴不足，气火有余，中焦积湿与火互扰，煽烁阴液，舌上似疳非疳，脱破作痛。属无外感之邪，由内因之热。
洋参　黄芩　金斛　会白　女贞　茵陈　翘心　生草　料豆　米仁　茯苓　通草　鲜芦根去节，八钱　（卷中·四十一、舌疳）

曹沧洲医案

钱右　舌：舌菌，曾出血，舌苔灰，大便燥结，食下易胀。心肝同病，痰热内郁，不易速效。

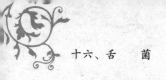

上川连五分,盐水炒　石决明一两,先煎　朱连翘三钱　朱茯苓四钱　全瓜蒌四钱,切　海浮石四钱　元参三钱五分,盐水焙　白芍三钱五分　土贝四钱,去心　竹茹三钱　橘白一钱　朱灯心三分

犀角粉三分　水飞辰砂二分　真西黄五厘　生蒲黄七分　上濂珠三分　川贝母二钱　飞月石一钱　上上龙牙梅片一分

各为净末,点在患处。(唇齿舌门)

小　结

中医学文献对"癌肿"的命名,除了"乳癌"等少数以外,直接以"癌"命名者并不多见。如外科的失荣、石疽、恶核、舌疳,内科的噎膈反胃、癥瘕积聚,妇科的崩漏、浊带等等,其中确实包含着不少"癌肿"在内。也有虽以"癌"名出现,但不一定就是西医学所指的"癌肿"。

至于本篇所辑录的有关舌菌、舌疳、舌岩等资料,观其内容,与现代舌癌颇有类似之处,对今天防治舌癌有重要的应用和参考价值,弥足珍贵。如《外科真诠》为清代江西盱江名医邹岳所撰,是一部内容极具特色的外科专著,其分门别类,杂而不乱,组方合理,用药精简,擅长使用毒性药、动物药和引经药,效验独到。书中于五官科包括舌岩等疾病的遣方用药颇具特色,常采用丰富的外用药物剂型,解除患者的病痛,很值得传承和弘扬。

这里尤其需要一提的是,有些医案如《陈莘田外科方案》载张某舌岩案,指出"心脾抑郁,郁则生火,火盛生痰,痰火上炎"是其病因病机,很符合临床实际,对其症状的描述——"舌菌翻花,腐花腐溃如岩,音哑咳呛",确很逼真,对其预后,说明"难以收功",这也是事实,读后令人启发良多。

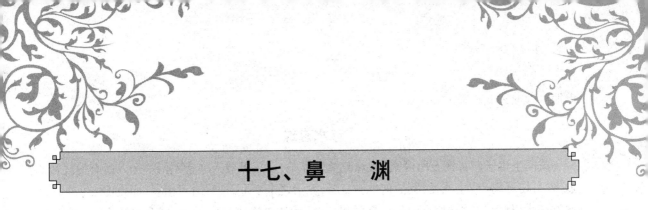

十七、鼻　渊

概　述

　　鼻渊是临床上常见的疾病，类似于现代鼻窦炎等疾病。众多医者将其视为寻常之病。其实，鼻渊亦有属恶性病变（癌）者，这在古代中医文献中多有记载，因此分辨鼻渊的善恶，当是临床的首要任务。借古鉴今，对临证大有裨益。

名　论

黄帝内经素问

　　胆移热于脑，则辛頞鼻渊，鼻渊者，浊涕下不止也，传为衄衊瞑目。（气厥论篇第三十七）

　　少阴之复，燠热内作，烦躁鼽嚏，少腹绞痛……甚则入肺，咳而鼻渊，天府绝，死不治。（至真要大论篇第七十四）

严氏济生方

　　又有热留胆腑，邪移于脑，遂致鼻渊。鼻渊者，浊涕下不止也，传为衄衊瞑目，故得之气厥也。（鼻门·鼻论治）

医旨叙余

　　生生子曰：按书云：鼻流清涕者为鼻鼽，流浊涕者为鼻渊。《内经·气厥论篇》曰：胆移热于脑，则辛頞鼻渊。鼻渊者，浊涕下不止也。传为衄衊瞑目，故得之气厥也。启玄子注曰：厥者，逆也。脑液下渗，则为浊涕，涕下不止，如彼水泉，故曰鼻渊也。足太阳脉，起于目内眦，上额交巅上，入络脑。足阳明脉，起于鼻交頞中，傍约太阳之脉。今脑热，则足太阳逆与阳明之脉俱盛，薄于頞中，故鼻頞辛也。辛，谓酸痛。予尝以防风通圣散，除硝、黄，其滑石、石膏减半，倍加辛夷花，先服三五帖，再用此为丸，每服七十丸，早晚白汤吞服，半斤则瘳矣。（鼻渊俗名脑漏）

古今医统大全

　　鼻渊，《经》曰：胆移热于脑，则辛頞鼻渊。刘河间用防风通圣散加薄荷、黄连各二钱，水

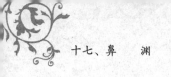

煎服。（卷之六十二·鼻证门·治法·鼻渊）

赤水玄珠

　　或问生生子曰:《汪石山医案》载鼻流浊涕症条云:后见数人亦皆不治。今人尚有治之而愈者,吾窃疑焉。或生或死,其故何也? 意者,尤治之未工耶,抑犹有可生者,而石山之忽耶?愿吾子悉以晓我。予曰:石山先生之学出于儒,而述吾医宗之大成者,岂有此治而未工耶?原其意,或谓病之深者言也。若特由今之可治而愈者,石山又岂少略之耶? 或曰:何如而深之不治也。予曰:《易》云:大哉乾元,万物资始。至哉坤元,万物资生。夫谓坤元者,人之胃气是也。《经》曰:营者水谷之精气,卫者水谷之悍气,皆藉胃气以为养。人之所以运动升降不息不死者,赖其营于中,卫于外,而胃气以为之枢也。胃气者,谷气也。故《经》曰:饮食入胃,游溢精气,上输于脾,脾气散精,上输于肺,通调水道,下输膀胱,水精四布,五经并行,五脏阴阳揆度以为常也。又曰:五味入口,藏于肠胃,以养五气,气和而生,津液相成,神乃自生。即是而知人之不死者,赖胃气上升,变化气血,以养五脏之神,然后精明,察色,听声,辨味,剖臭,而九窍有所用矣。一出一入,一升一降,一呼一吸,略不少间。今鼻流浊涕者,必肾阴虚而不能纳气归元,故火无所畏,上迫肺金,由是津液之气,不得降下,并于空窍,转浊为涕,而为逆流矣。由此,肾肝愈虚,则有升而无降,有阳而无阴也。《经》曰:出入废则神机化灭,升降息则气立孤危。是时也,仍不能杜谋虑,绝作巧,塞视听,以无源之肾肝而日劳,此三者,又将何藉而以济其运用耶? 阴虚则病,阴绝则死,良以此夫! 或曰:诚如是,又何治之而犹有愈者? 予曰:此必治之早者也,戒怒以养阳,绝欲以养阴,断煿炙,远酒面,以防作热,然后假之以良医,保肺为君,开郁顺气为臣,补阴养血为佐,俾火息金清,降令胥行,气畅郁分,清窍无壅,阳开阴阖,相依相附,脏腑各司乃职,升降不匮,是自慎以培其根,药饵以却其病,间有可愈者。苟或骄恣不慎,与夫委医于阴绝源涸之后,虽仓、扁亦不能使其生,又何石山之致疑焉?（第三卷·鼻门·鼻䶎鼻渊）

证治准绳

　　谓鼻出浊涕也。《经》云:胆移热于脑,则辛頞鼻渊,鼻渊者,浊涕不止也,传为衄蔑瞑目又云:泣涕者脑也,故脑渗为涕。故得之气厥也。王太仆注云:脑液下渗则为浊涕,涕下不止如彼水泉,故曰鼻渊也。頞,谓鼻頞也。足太阳脉起于目内眦,上额交巅,上入络脑。足阳明脉起于鼻,交頞中,傍约太阳之脉。今脑热则足太阳逆,与阳明之脉俱盛,薄于頞中,故鼻頞酸痛也。热盛则阳络溢,阳络溢则衄出汗血也。血出甚,阳明、太阳脉衰,不能荣养于目,故目瞑。厥者,气逆也。皆由气逆而得之,宜服防风汤。运气鼻渊皆属热。《经》云:少阴之复,甚则入肺,咳而鼻渊,治以苦寒是也。仲景云:肺中寒者,吐浊涕。《原病式》曰:夫五行之理,微则当其本化,甚则兼其鬼贼,故《经》曰亢则害,承乃制也。《易》曰:燥万物者,莫熯乎火。以火炼金,热极而反化为水,故其热极则反汗出也。由是肝热甚则出泣,心热甚则出汗,脾热甚则出涎,肺热甚则出涕,肾热甚则出唾。《经》曰:鼻热甚出浊涕。又曰:胆移热于脑,则辛頞鼻渊。故凡痰涎涕唾稠浊者,火热盛极消烁致之也。或言衄为肺寒者误也。但见衄涕鼻窒,遇寒则甚,遂以为然,岂知寒伤皮毛则腠理致密,热气怫郁而病愈甚也。《三因》苍耳散、严氏辛夷散,皆表剂也。丹溪治鼻渊药,南星、半夏、苍术、白芷、神曲、酒芩、辛夷、荆芥。娄全善治一中年男子,右鼻管流浊涕有秽气,脉弦小,右寸滑,左寸涩,先灸上星、三里、合谷,次以酒芩二两,苍术、半夏各一两,辛夷、细辛、川芎、白芷、石膏、人参、葛根各半两,分七帖服之全愈,此乃湿热痰积之证也。孙一奎云:尝以防风通圣散,除硝黄,其滑石、石膏减半,倍加辛夷花,先服三五帖,再用此为丸,每服七十丸,早晚白汤吞,服半斤则瘳矣。抑金散。戴复庵云:有不因伤冷而涕多,涕或黄或白,或时带血,如脑髓状,此由肾虚所生,不可过用凉剂,宜补脑散,仍以黑锡丹、紫灵丹、灵砂丹。亦有痰气者,宜南星饮。头风鼻涕下如白带,宜辛夷丸。久患鼻脓极臭者,以冷水调百草霜末服。治脑漏验方,人参、白术、川芎、当归各一钱,黄芪、防风各七分,陈皮八分,白芷、木通各五分,辛夷四分,细辛、升麻、炙甘草各三分,水煎,食后半饱服。又方,川芎二钱,防风一钱二分,白芷、荆芥穗、黄芩、石膏各一钱,细辛、升麻、木通各七分,藁本、桔梗各五分,甘草三分,末之。每七钱加煅过黄鱼脑中骨三钱,茶清调下。虚人加人参、麦门冬。鼻中时时流臭黄水,甚者脑亦时痛,俗名控脑砂,有虫食脑中。用丝瓜藤近根三五尺许,烧存性,为细末。酒调服即愈。又方,沉香少许,宿香去白二钱,雄黄、皂角各少许,白牛毛、橙叶焙干各二钱,上为细末。吹入鼻中。倘有少血出不妨,血出加炒山栀子。灸法,囟会在鼻心直上,入发际二寸,再容豆是穴,灸七壮。又,灸通天,在囟会上一寸,两傍各一寸,灸七壮。左臭灸左,右臭灸右,俱臭俱灸。曾用此法灸数人,皆于鼻中去臭积一块如朽骨,臭不可言,去此全愈。(杂病·七窍门下·鼻·鼻渊)

外科大成

鼻渊者　鼻流浊涕,黄水腥秽是也,又名脑崩脑漏,久之令人头眩虚晕不已,《经》云,胆移热于脑,则辛频鼻渊,遇寒而甚者,火郁之为也。书云,胆与三焦同火治,故先宜清上,继以镇火补水,兼理肺肝。清上多取乎辛凉,如荆芥、薄荷、甘菊、连翘、升麻、牛蒡子、天麻之类;镇火补水,如犀角、二冬、朱砂、人参、五味子、茯苓、山药、丹皮、甘草之类;理肺,如桑皮、桔梗、二冬、牛蒡子、天花粉、竹沥之类;清肝胆,如柴胡、川芎、竹茹、枣仁、羚羊角之类。余治脑漏,于对症药内加檀香片一大撮,无不奏效。(卷三·分治部下·鼻部·鼻渊)

医学心悟

鼻痔,鼻生息肉也,起于湿热,可吹硇砂散。鼻渊,鼻流浊涕不止也,起于风热,可用古拜散。(卷六·外科症治方药·鼻痔鼻渊)

外科心法要诀

鼻渊浊涕流鼻中,久淋血水秽而腥,胆热移脑风寒火,控脑砂因蚀脑虫。

【注】此证内因胆经之热,移于脑髓,外因风寒凝郁,火邪而成。鼻窍中时流黄色浊涕,宜奇授藿香丸服之。若久而不愈,鼻中淋沥腥秽血水,头眩虚晕而痛者,必系虫蚀脑也,即名控脑砂,宜天罗散服之。但此证久则必虚。当以补中益气汤兼服之即效。(卷五·鼻部·鼻渊)

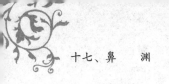

杂症会心录

尝观古人谓鼻渊一症,乃寒凝脑户,太阳湿热为病,皆治标而不求其本,攻邪而反耗其元,于经旨迥乎不合,其说可足信欤!《内经》曰:胆移热于脑,则辛频鼻渊。明明属之内伤,与外感全无关涉,何医家辛夷、苍耳、防、芷杂投,致轻者重,而重者危,无非泥古书不化,而虚实莫辨,夭枉人命,是可悲也。夫脑属神脏,藏精髓而居高位,鼻为肺窍,司呼吸而闻香臭,清阳由此而升,浊阴无由而上,是为平人,而要非论胆热及于脑,脑热及于鼻者也。盖少阳生发之气,全赖肾水为之滋养,肾水虚则胆中之火无制,而上逆于脑,脑热蒸蒸气化,浊涕走空窍而出于鼻,臭浊不堪,闻涕愈下,则液愈耗,液愈耗则阴愈亏,斯时也,头为之苦倾矣,喉为之作咳矣,身为之潮热矣,食饮为之减少矣,而医犹谓之曰风未散也,表药不可缺,寒未退也,辛味不可除,曾不知辛散伤元,有升无降,有阳无阴,肾肝虚于下,而肺气虚于上,虽有卢扁,其奈之何哉?虽然,胆之火,胡为而入脑也。《经》谓其脉起于目锐眦,上抵头角,下耳后,曲折布于脑后,脉络贯通,易于感召。惟其虚也,则灼脑炙髓,阴液下漏。治法宜戒怒以养阳,绝欲以养阴,药进补水保肺,而藿香、牛、脑,尤为必用之药,俾水壮火熄,木荣金肃,胆汁充满,而生之气流行,火自安其位矣。倘脾胃渐亏,阳分渐弱,壮水之法,又宜变通,或脾肾双补,或阴阳两救,庶几于病有济,而不致错误也。且脑为诸阳之会,髓为至精之物,鼻属金气之路,治脑也补在髓,治鼻也清在金,脑满可以生水而制火,金空可以化液而制木,而春升少阳之气,与厥阴相为表里,上属于脑,如此则《内经》谓胆热所关,义亦明矣。冯氏有言,鼻渊乃风热灼脑而液下渗,或黄或白,或带血如脓状,此肾虚之症也。斯言极中病情,第此风非外入之风,乃肝胆火胜而热极风生也。若寒凝脑户,湿热为病,较冯氏之说,不啻霄壤之隔。治鼻渊者,其可不知清窍无壅,阳开阴合之理,而深玩味也哉?

治以肾为主,畅所欲言,可补前人之未备。(卷下·鼻渊)

疡医大全

冯楚瞻曰:夫鼻为肺窍。《经》曰:天气通于肺。若肠胃无痰火积热,则平常上升,皆清气也。肺家有病,则鼻不利,如伤热之不散,或伤寒之久郁成热,皆能使塞而不利。若平人而多涕,或黄或白,或带血如脓状者,皆肾虚所致,不可过用凉药。《锦囊》。

又曰:鼻渊者,谓其涕下不止,如淌水泉,故名之也。《经》曰:是胆移热于脑。盖胆脉起于目锐眦,上抵头角,入络于脑。然阳明之脉亦挟鼻,络目旁,约太阳之脉者也。今因脑热,则足太阳逆,与阳明之脉俱盛,泊于额中,是以鼻额酸痛,涕下不止矣。

又曰:更有寒邪未尽,虚热渐炽,是以脓涕结聚,香臭不闻,此名鼻齆。

又曰:更有热血入面,为寒所拂,是以污浊凝滞,则成鼻齇。

又曰:脑病有二,若清水流出而不痛者,为寒;若流黄臭水而痛者,为热。久而不愈,即名脑漏。治当内服清利胆热,外于囟会、通天二穴灸之。

又曰:鼻流浊涕不止者,名曰鼻渊。乃风热烁脑而液下渗,或黄或白,或带血如脓状,此肾虚之证也。《经》曰:脑渗为涕。又曰:胆移热于脑。《原病式》曰:如以火烁金,热极则反化为水。然究其原,必肾阴虚而不能纳气归元,故火无所畏,上迫肺金,由是津液之气不得降下,并于空窍，转浊为涕，津液为之逆流矣。于是肾肝愈虚，有升无降，有阳无阴，阴虚则病，阴绝则死。此最宜戒怒以养阳，绝欲以养阴，断煿炙，远酒面，以防作热。然后假之良医，滋肾清肺为君，开郁顺气为臣，补阴养血为佐，俾火息金清，降令胥行，气畅郁分，清窍无壅，阳开阴阖，相依相附，脏腑各司乃职，自慎以培其根，药饵以治其病，间有可愈者。苟或骄恣不慎，或误投凉药，虽仓、扁不能使其长生矣。

又曰：久患鼻流浓涕极臭者，即名脑漏。气虚者，补中益气汤；阴虚者，麦味地黄汤。

《经》曰：肺和则能知香臭矣。肺中壅遏不和，故鼻窍窒塞不闻香臭矣。

陈实功曰：鼻渊又名脑漏，总由风寒凝入脑户，与太阳湿热交蒸而成。其患鼻流浊涕，或流黄水，点点滴滴，长湿无干，久则头眩虚晕不已，治以藿香汤主之。如日久虚眩，内服补中益气汤、六味地黄丸，以滋化源可也。《正宗》。

陈远公曰：人有无端鼻流清水，日久则流鼻涕，又久则流黄浊之物，如脓如髓，腥臭难闻，流至十年而死矣。此得之饮酒太过，临风而卧，风入胆中，胆之酒毒，不能外泄，遂移热于脑，脑得热毒之气，不能久藏，从鼻窍出矣。脑窍通于鼻，而胆气何以通于脑，酒气何以入于胆耶？凡善饮者，饮酒必先入胆，胆不能受酒，而能渗酒，酒经胆渗则气尽解，倘饮多则胆不及渗矣。胆不及渗，则不胜酒，既不及化酒，则火毒存于中，人卧则胆气不行，又加寒风之吹，胆更不舒矣。胆木最恶者，寒风也，内寒相侵则内热益甚，胆属阳，头亦属阳，胆热不能久藏胆中，必移热上走于头矣。脑在头中，头无藏热之处，必遇穴即入，况胆脑原相通者乎。脑之穴大过于胆，遂安居而不还于胆矣。及居脑，久动则思迁，又寻窍而出，乃顺趋于鼻矣。火毒浅则涕清，深则涕浊，愈久愈流愈重，后则涕无可流，并脑髓尽出，欲不死不可得矣。治法：治其脑而仍治其胆者，探源之治也。用取渊汤：辛夷二钱，当归、黑山栀各三钱，柴胡、贝母各一钱，元参一两，水煎服。二剂涕减，三剂全愈。辛夷入胆，引当归以补脑之气，引元参以解脑之火，加柴、栀舒胆之郁，则胆不来助火，自受补气之益也。不止鼻之涕者，清脑中之火，益脑中之气，正所以止之也。盖鼻原无涕，遏上游出涕之源，何必又截下流之水乎！或疑当归过于多用，不知脑髓尽出，若不大补，则脑气不生。辛夷耗散之物，非可常用，故乘其引导，大用当归补脑渗精，不必日后再用。倘日后减去辛夷，即重用当归无益矣。此用药先后之机也。人疑当归不可多用，不过嫌其性滑，有妨于脾耳。谁知脑髓直流之人，必髓不能化精者也。精不化则必少矣，精少则不能分布于大肠，大肠必有干燥之苦，然则以当归润之，正其所喜，何患之有耶！

又曰：人有鼻流清涕，经年不愈，人以为内热成脑漏也，谁知肺气虚寒乎？夫脑漏，即鼻渊也。有寒热二证，不独胆热而成之也。何以别之？盖鼻涕浊而臭者，热也；清而不臭者，寒也。热属实，寒属虚，今流清涕而不臭，正虚寒也。热宜清凉之药，寒宜温和之剂，若概用散而不用补，则损肺气而肺益寒，愈流清涕矣。用温肺止流丹：人参、荆芥、细辛各五分，诃子、甘草各一钱，桔梗三钱，水煎，调石首鱼脑骨五钱，煅末服，一剂即止。此方气味温和，自能暖肺，性又带散祛邪，故奏功如神。或谓石首鱼脑骨，古人以治内热之鼻渊，疑石首鱼脑骨为物，何以用治寒证鼻渊耶？恐鼻渊皆属热，而非寒乎？不知鼻渊有寒热二证，而石首鱼脑骨皆兼治之。但热病之涕通于脑，寒证之涕出于肺，所用之药皆入肺，无非温和之味，肺既寒凉，得温和自解，又得石首鱼脑骨，截脑中之路，则脑气不下陷，肺气更闭矣，所以一剂止流也。

又曰：人有鼻塞不通，浊涕稠粘已经数年，人以为鼻渊，火结于脑也，谁知乃肺之郁火不

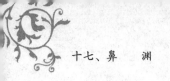

宣，而非鼻渊也。夫郁证五脏皆有，不独肺能郁也。《内经》曰：诸气膹郁，皆属于肺。肺郁则气不通也。《难经》曰：肺热甚则出涕。肺本清虚之府，最恶热也。肺热则气必粗，液必上拂，而结为涕，热甚则涕黄，热极则涕浊，则浊之物，岂容于清虚之府，必从鼻之门户出矣。用加味逍遥散：柴胡、白术、白茯苓各二钱，桔梗、白芍、当归各三钱，黄芩、半夏、白芷、甘草各一钱，陈皮五分，水煎服。二剂轻，八剂全愈。此治肝郁之方，何以治肺郁亦效？不知此方善治五郁，非独治肝一经已也。又佐以桔梗散肺之邪，黄芩泻肺之热，且引众味入肺，何郁之不宣乎？故塞通浊化也。

李东垣曰：鼻塞不闻香臭者，俗谓肺寒，而用解利辛温之药不效，殊不知多因肺经素有火邪，故遇寒便塞也。治当清肺降火为主，佐以通气之剂。如原无鼻塞旧症，但一时偶感风寒，而致窒塞声重，或流清涕者，自作风寒治之。然气虚之人，气弱不能上升，则鼻塞滞，所谓九窍不通，肠胃之所生也，多服补中益气汤自通。

朱丹溪曰：肺开窍于鼻，阳明胃脉亦挟鼻上行，脑为元神之府，鼻为命门之窍，人之中气不足，清阳不升，则头为之倾，九窍为之不利。《经》曰：天气通于肺。若肠胃无痰火积热，则平常之升，皆清气也。故十二经脉，三百六十五络，其气血皆上升于面而走空窍，其宗气出于鼻而为臭。谓阳气、宗气者，皆胃中生发之气也。若因饥饱劳役损伤脾胃，则生发之气弱，而营运之气不能上升，乃邪塞空窍，故鼻不利，而不闻香臭也。治法宜养胃实营气，阳气、宗气上升则通矣。然《难经》云：心主五臭，肺主诸气。鼻者，肺窍也，反闻香臭者，何也？盖以窍言之，肺也；以用言之，心也。若因卫气失守，寒邪客于头，而鼻亦受之，不能为用，是以不闻香臭矣。《经》曰：五气入鼻，藏于心肺，心肺有病，鼻为之不利也。视听明而清凉，香臭辨而温暖，治法宜先散寒邪，后补胃气，使心肺之气得以交通，则鼻利而香臭闻矣。（卷十二·颧脸部·鼻渊门主论）

金匮翼

《经》曰：胆移热于脑，则为辛頞鼻渊，鼻渊者，浊涕下不止也。王注曰，胆液不澄则为浊涕不已如水泉者，故曰鼻渊。此为足太阳与阳明脉俱盛也。可与防风通圣散加黄连、薄荷。夫足太阳主表之风寒，足阳明主里之热，云太阳阳明俱盛者，谓表邪与里热搏结，久之寒亦化热，郁伏于脑頞而不解也。

脑漏有老人肾经虚寒使然者，用八味及暖肾之剂而愈。《元珠》。

鼻塞不闻香臭，或但遇寒月便塞，或略感风寒亦塞，不时举发者。世俗皆以为肺寒，而用解表辛温通利之药不效。殊不知此是肺经多有火邪，郁甚则喜见热而恶风寒，故遇寒便塞，偶感便发，治法清金降火为主，而佐以通利之剂。若如常鼻塞不闻香臭者，只作肺热治之。泻火消痰，或丸药嚼化，或末药轻调，缓服久服无不效。若平素原无鼻塞之病，一时偶感风寒，而致鼻塞声重，或流清涕者，只作风寒治之。（卷五·鼻·鼻渊鼻塞）

彤园医书大方脉

伤风属肺，故喷嚏；鼻渊属脑，不喷嚏。伤风寒邪，故涕清；鼻渊，热邪而涕浊，较伤风为尤重也。病久或有秽气，则热深致脑衄、鼻血，或成控脑砂。（杂病心法集解卷三·鼻渊症）

疡科心得集

鼻渊者，鼻流浊涕不止，或黄或白，或带血如脓状，久而不愈，即名脑漏。乃风热烁脑而液下渗，此肾虚之证也。《经》曰：脑渗为涕。又曰：胆移热于脑。《原病式》曰：如以火烁金，热极则化为水。然究其原，必肾阴虚而不能纳气归元，故火无所畏，上迫肺金，由是津液之气不得降下，并于空窍，转为浊涕，津液为之逆流矣。于是肾肝愈虚，有升无降，有阳无阴，阴虚则病，阴绝则死。此宜戒怒以养阳，绝欲以养阴，断炙煿，远酒面，以防作热。然后假之良医，滋肾清肺为君，开郁顺气为臣，补阴养血为佐，俾火息金清，降令胥行，气畅郁舒，清窍无壅，阳开阴阖，相依相附，脏腑各司乃职，自慎以培其根，药饵以治其病，间有可愈者。苟或骄恣不慎，或误投凉药，虽仓、扁不能使之长生矣。主治之方，如初起用苍耳散，久则六味地黄汤、补中益气汤、麦味地黄汤、加味逍遥散，酌而用之可也。（辨鼻渊鼻痔鼻衄论）

古今医彻

鼻渊，一名脑渊，以鼻之窍，上通脑户，脑为髓海，犹天之星宿海，奔流到底，骨中之髓，发源于此，故髓减则骨空头倾视深，精神将夺矣。李濒湖云：鼻气通于天。天者，头也，肺也。肺开窍于鼻，而阳明胃脉环鼻而上行。脑为元神之府，而鼻为命门之窍，人之中气不足，清阳不升，则头为之倾，九窍为之不利，然肺主皮毛，形寒饮冷则伤肺，治者但见其标，不求其本，往往喜于解散。散之过，则始流清涕者，继成浊涕，渐而腥秽。黄赤间杂，皆由渗开脑户，日积月累，而至尪羸矣。使非参芪益其阳，麦冬五味敛其阴，佐以辛夷透其窍，脑户何由而固耶！虚寒少入细辛，内热监以山栀，又须六味丸加鹿茸枸杞等，下填肾阴则精足者髓自充，尚何漏卮之足云。（卷之三·杂症·鼻渊）

外科证治全书

鼻流浊涕，经年累月不止。当别寒热：涕臭属热，胆移热于脑，风寒伏郁所致，用奇授藿香丸；涕清不臭，觉腥者，属虚寒，用八味地黄丸加川芎、升麻、苍耳子。所以用肾药者，脑属肾也。又有虚晕脑痛不出水者，即控脑痧，有虫食脑中，用天萝散，外以桃叶作枕，枕之自愈。（卷二·鼻部证治·筋脉·鼻渊）

疡科捷径

鼻渊浊涕鼻中流，久患淋漓血水忧。胆热风寒移脑户，绵延最怕蚀虫留。（卷上·鼻部·鼻渊）

外科证治秘要

鼻渊　鼻流浊涕，或黄、或白、或带血如脓状。久而不愈，即名脑漏。初起宜清肺宣壅。（第八章鼻渊、鼻痔、鼻衄）

医学衷中参西录

《内经》谓：胆移热于脑，则辛頞鼻渊。頞者，鼻通脑之径路也。辛頞，则頞中觉刺戟也。

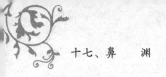

鼻渊者,鼻流浊涕如渊之不竭也。盖病名鼻渊,而其病灶实在于颏,因颏中粘膜生炎,有似腐烂,而病及于脑也。其病标在上,其病本则在于下,故《内经》谓系胆之移热。而愚临证品验以来,知其热不但来自胆经,恒有来自他经者。而其热之甚者,又恒来自阳明胃腑。胆经之热,大抵由内伤积热而成。胃腑之热,大抵由伏气化热而成。临证者若见其脉象弦而有力,宜用药清其肝胆之热,若胆草、白芍诸药,而少加连翘、薄荷、菊花诸药辅之,以宣散其热,且以防其有外感拘束也。若见其脉象洪而有力,宜用药清其胃腑之热,若生石膏、知母诸药,亦宜少加连翘、薄荷、菊花诸药辅之。且浊涕常流,则含有毒性,若金银花、甘草、花粉诸药皆可酌加也。若病久阴虚,脉有数象者,一切滋阴退热之药皆可酌用也。后世方书治此证者,恒用苍耳、辛夷辛温之品,此显与《经》旨相背也。夫《经》既明言为胆之移热,则不宜治以温药可知。且明言颏辛鼻渊,不宜更用辛温之药助其颏益辛,更可知矣。即使证之初得者,或因外感拘束,宜先投以表散之药,然止宜辛凉而不可用辛温也。是以愚遇此证之脉象稍浮者,恒先用西药阿斯匹林少许汗之,取其既能解表又能退热也。拙著《石膏解》中,载有重用生石膏治愈此证之案数则,可以参观。又此证便方,用丝瓜蔓煎汤饮之,亦有小效。若用其汤当水煎治鼻渊诸药,其奏效当尤捷也。(医论·论鼻渊治法)

名　方

华佗治鼻渊神方

【文献出处】《华佗神方》

【原文摘录】马兜铃五钱　麻黄三钱　五味子　甘草各一钱

以水二碗,煎取一碗,加黑砂糖少许,卧时温服,即愈。如服药罔效者,惟灸上心穴五壮自愈。

防风汤

【文献出处】《医学纲目》

【原文摘录】(罗)鼻中诸病　胆移热于脑,则辛颏鼻渊,浊涕不止。如涌泉不藏,久而不已,必成衄血之疾,防风汤主之。

防风去芦,一两半　黄芩　人参　甘草炙　川芎　麦门冬去心。各一两

上细末,每服一钱,沸汤点服,食后服,日三。

* 治鼻渊方

【文献出处】《医学纲目》

【原文摘录】(丹)治鼻渊。

南星　半夏　苍术　白芷　神曲　酒芩　辛夷　荆芥

辛夷散

【文献出处】《医学纲目》

【原文摘录】严云:辛夷散治鼻内壅塞,涕出不已,或气息不通,或不闻香臭。

辛夷仁　细辛去土叶　本去芦　升麻　川芎　白芷　木通去节　防风　甘草

上为末,每服二钱,食后茶清调服。

* 针灸方

【文献出处】《医学纲目》

【原文摘录】(《撮》)鼻流清涕浊涕:上星灸二七壮,清补浊泻

(《集》)又法:上星　人中　风府不愈,再取后穴　百会　风池　风门　大椎

鼻流臭秽:上星　曲差灸之　合谷不愈,取后穴　人中　迎香

川椒散

【文献出处】《古今医统大全》

【原文摘录】治鼻流浊涕。

川点椒炒出汗　诃子煨去核　白姜　川芎　官桂　细辛　白术各等分

上为细末,每服二钱,食后酒调服。

千金辛夷膏

【文献出处】《古今医统大全》引《瑞竹》

【原文摘录】治鼻塞脑冷,清涕常出。

黑附子炮,去皮　川椒去目,炒　川芎　细辛　吴茱萸　干姜各钱半　桂心三钱　皂角屑钱半

上用猪脂二两煎油,先一宿,以米醋浸煎八味药,取入猪油内同煎,以附子色黄为度,用绵蘸药塞鼻中瘥。

神愈散

【文献出处】《古今医统大全》

【原文摘录】治肺热鼻流浊涕,窒塞不通。

细辛白芷与防风,羌活当归半夏芎。

桔梗陈皮茯苓辈,十般等分锉和同。

三钱薄荷姜煎服,气息调匀鼻贯通。

细辛散

【文献出处】《古今医统大全》

【原文摘录】治肺伤风冷,鼻流清涕,头目疼痛,胸膈不利。

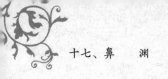

细辛一两　附子炮,去皮尖　白术　诃子六枚　蔓荆子　芎藭　桂心各二分　枳壳麸炒
甘草炙。各半两

上㕮咀,每服五钱,水盏半,姜三片,煎六分,食后温服。

鼻柱膏

【文献出处】《古今医统大全》

【原文摘录】治鼻常有清涕。

桂心　细辛　干姜炮　川椒去目,净者,炒出汗　皂荚一分

上各五钱为细末,羊脂和成膏,枣核大,绵裹塞鼻孔。

脑漏散

【文献出处】《赤水玄珠》

【原文摘录】鼻流清浊涕,积年不愈。

川芎　荆芥　防风　干姜　白芷　甘松各一两　羌活　甘草各半两

为末,每服二钱,食后,茶清下。

葱附丸

【文献出处】《赤水玄珠》

【原文摘录】肺寒脑冷,鼻流清涕。

川附子去皮,生用,一枚　细辛半两

葱汁打糊为丸,如梧桐子大,每服十四丸,姜苏汤下。

川乌散

【文献出处】《赤水玄珠》

【原文摘录】治脑漏。

防风　细辛　白附子　茯苓　川乌　菖蒲　干姜　白芷　川芎　甘草节各等分

为末,每服三钱,嚼生葱白汤调下。

芎犀丸

【文献出处】《赤水玄珠》

【原文摘录】偏正头痛,及一边不闻香臭,常流清涕,或作臭气一阵,及喷嚏稠脓。

川芎　朱砂研,内一两为衣　石膏研　薄荷各四两　人参　茯苓　甘草炙　细辛各二两
犀角生用,镑　栀子各一两　阿胶蛤粉炒,一两半　麦冬去心,三两

为末,炼蜜丸,如弹子大,用朱砂为衣,每服一丸或二丸,食后,茶清任下。

八味丸

【文献出处】《赤水玄珠》

【原文摘录】脑漏,有老人肾经虚寒使然者,用八味丸,及暖肾之剂而愈。

黑附子炮,去皮　川芎　细辛　吴茱萸　干姜各五钱　桂心一两　皂角屑五钱

上将猪脂六两,煎油,先一宿,以醋浸前药,取入猪脂内同煎,以附子黄色为度,用绵蘸药塞鼻中瘥。

南星饮

【文献出处】《证治准绳》

【原文摘录】治风邪入脑,宿冷不消,鼻内结硬物,窒塞,脑气不宣,遂流髓涕。

上等大白南星切成片,用沸汤烫两次,焙干,每服二钱,用枣七枚,甘草少许煎,食后服。三四服后,其硬物自出,脑气流转,髓涕自收。仍以大蒜、荜茇末,杵作饼,用纱衬炙热,贴囟前,熨斗火熨透。或香附末及荜茇末,入鼻中。

辛夷丸

【文献出处】《证治准绳》

【原文摘录】治头风鼻涕,下如白带者。

南星　半夏各姜制　苍术米泔浸　黄芩酒炒　辛夷　川芎　黄柏炒焦　滑石　牡蛎煅。各等分

上末糊丸,薄荷汤下。

川芎丸

【文献出处】《证治准绳》

【原文摘录】治脑泻臭秽。

川芎生用,二两　苍术生用,一两　草乌生,去皮尖,半两

上为细末,面糊和丸,如桐子大,每服十丸,食后茶清送下。服药后,忌热物一时。

*生附子末

【文献出处】《证治准绳》

【原文摘录】治鼻渊脑泻。

上用生附子为末,煨葱涎和如泥,夜间涂涌泉穴。

防风汤

【文献出处】《济阳纲目》

【原文摘录】治鼻渊脑热,渗下浊涕不已,久而不已,必成衄血之疾。

防风二钱　黄芩　人参　甘草炙　川芎　麦门去心。各一钱半

上为细末,每服二钱,食后白汤调服,日三服。脑漏,加辛夷一钱、细辛五分。防风通圣散加黄连、薄荷煎服亦可。

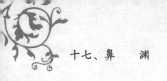

辛夷散

【文献出处】《济阳纲目》

【原文摘录】治肺虚为四气所干,鼻内壅塞,涕出不已,或气息不通,或不闻香臭。

辛夷仁　川芎　木通　细辛　防风　羌活—方无此味　藁本　升麻　白芷　甘草炙。各等分

上为细末,每服二钱,食后茶清调服。

丹溪方

【文献出处】《济阳纲目》

【原文摘录】治鼻渊属湿热痰积者。

南星　半夏　苍术　白芷　神曲　酒芩　辛夷　荆芥各等分

上为末,水调食后服。

酒芩苍术方

【文献出处】《济阳纲目》

【原文摘录】治右鼻管流浊涕有秽气,脉右寸滑,乃湿热痰积也。

酒芩—两　苍术　半夏各一两　白芷　石膏　人参　葛根各半两

上锉,分七帖服之,全愈。

补脑散

【文献出处】《济阳纲目》

【原文摘录】治阳虚脑寒鼻渊者。

天雄炮　辛夷仁　苍耳茸各等分

上为末,每服二钱,食后,酒调下。

单南星饮

【文献出处】《济阳纲目》

【原文摘录】治风邪入脑,宿冷不消,鼻内结物,窒塞脑气,遂流浊髓。

南星一味为末,每服二钱,用枣七枚、甘草少许同煎,食后服。三四服后,其硬物自出,脑气流转,浊涕自收,外用荜拨饼。

天竺黄丸

【文献出处】《济阳纲目》

【原文摘录】治鼻渊。

当归　川芎　白芷　人参　茯苓　麦门冬　防风　荆芥　薄荷　苍耳子　香附子　秦芁　甘草各一钱　天竺黄三钱

上为细末,炼蜜丸如桐子大,每服三四十丸,米汤下。

秘方

【文献出处】《济阳纲目》

【原文摘录】治鼻中时时流臭黄水,甚者脑亦时痛,俗名控脑砂,有虫食脑中。

用丝瓜藤近根三五尺许,烧灰存性,为细末,酒调服之,即愈。

川乌散

【文献出处】《济阳纲目》

【原文摘录】治鼻流臭黄水。

防风　白附子　川乌　甘草节　川芎　白芷　细辛　干姜　菖蒲　茯苓各等分

上为末,每服三钱,葱汤调下。

* 宿香方

【文献出处】《济阳纲目》

【原文摘录】治鼻渊并臭,名控脑砂。

宿香二钱,去白　橙叶焙干,二钱　白牛毛二钱　沉香　雄黄　皂角各少许

上为末,吹入鼻中,倘有少血出不妨,血出加栀子。

奇授藿香汤

【文献出处】《外科大成》

【原文摘录】治鼻渊致虚,眩晕不已。

藿香连梗叶九钱,水一碗,煎七分,加公猪胆汁一枚和匀,食后服,重者不过三服即愈。或以藿香为末,猪胆汁熬膏和丸,每服二钱,食远,白汤送下。久而虚者,兼服补中益气汤、六味地黄丸以滋化源。

天萝散

【文献出处】《外科大成》

【原文摘录】治鼻渊而兼脑痛者,名控脑砂,有虫食脑。

丝瓜藤近根处三五尺,烧存性为末,每服二三钱,黄酒调服。

马兜铃散

【文献出处】《外科大成》

【原文摘录】治鼻渊。

马兜铃五钱　麻黄三钱　五味子一钱　甘草一钱

水二钟,煎一钟,加黑砂糖少许,卧时温服即愈。

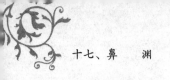

白及丸

【文献出处】《外科大成》

【原文摘录】白及末,酒糊丸,每服三钱,黄酒下,半月愈。

* 茄花小豆散

【文献出处】《冯氏锦囊秘录》

【原文摘录】鼻渊神方。

茄花阴干　赤小豆各等分

共为细末,吹之,不三次而愈。

* 陈香圆方

【文献出处】《奇方类编》

【原文摘录】治鼻渊。

陈香圆　木香　扁柏　砂仁　川芎

各等分,水煎服。

益气汤

【文献出处】《杂症会心录》

【原文摘录】治鼻病过于解散,其治流清涕者,继成浊涕,渐而腥秽黄赤间杂,皆由渗开脑户,日积月累而致尪羸,用此汤治之。

黄芪一钱五分,蜜水炒　人参一钱　白术一钱,炒　当归一钱　麦冬一钱　炙甘草五分　藿香一钱　五味子十粒

虚寒少入细辛,内热监以山栀,加姜枣,水煎服。

补脑丸

【文献出处】《杂症会心录》

【原文摘录】治鼻渊久不愈者,神效,此上病下取,高者抑之之治也。

人参一两　麦冬二两,去心　茯苓一两五钱,人乳拌蒸　熟地二两　萸肉一两,蒸　黄芪二两,蜜炙　枸杞子二两,酒蒸　菟丝子二两,酒蒸　鹿茸一两五钱,酥炙　五味子一两,蜜水拌焙　牛脑一具,蒸熟捣入

上为末,蜜丸,桐子大,每服四钱。

苍耳散

【文献出处】《医林纂要探源》

【原文摘录】治鼻渊。鼻渊者,鼻流浊涕不止也。凡津液外泄,皆由有火烁之,釜热则水涌,木热则液流,金热则汁溶。故肝热则泪出,心热则汗出,肺热则涕出,脾热则涎多,肾热则

唾多。肺开窍在鼻,故肺热甚则鼻渊。《内经》又曰:胆移热于脑,则辛颊鼻渊。故俗谓鼻渊为脑漏。要之,胆热移脑,亦相火之烁水而侮肺金也。

白芷一两。主阳明经,上行头面,以散热祛风去湿。阳明脉夹鼻,故白芷为君　辛夷五钱。辛温,宣行肝气,上彻巅顶,泻肺中之风热,而通关利窍,主治鼻渊、鼻塞、目眩、牙痛　薄荷五钱。辛寒,行肝气,泻肺热,上清头目　苍耳子炒,二钱半。辛苦温,燥湿祛风,外达皮肤,上彻巅顶

为末,食前葱、茶调服二钱。葱以通窍,茶能清肺,皆能上行,散风清热。

鼻渊、鼻息,皆少阳、阳明之热所为。而少阳、阳明之热,则由风寒外束,肝气不舒,则阳气郁而为火,以上熏于肺,且烁脑而外泄之鼻也。故治之仍从少阳、阳明白芷行阳明,薄荷行少阳,而宣于肺窍辛夷、苍耳子皆主通肺窍,辛以散之也。散内热,且散外淫。

* 白苍散

【文献出处】《疡医大全》

【原文摘录】鼻流涕不止。

白芷一两　苍耳子炒,二钱五分　辛夷仁　薄荷　甘菊花各五钱

研细,每服二钱,清茶食后调服。

* 脑漏汤

【文献出处】《疡医大全》

【原文摘录】脑漏《济生》。

当归头酒洗,五钱　辛夷仁三钱　真川芎酒洗　羚羊角镑。各二钱　石青水飞,一分

研绝细,和匀,每服一钱,临卧时,温酒调下即睡。

古拜散

【文献出处】《疡医大全》

【原文摘录】荆芥穗为细末,每服三钱,生姜汤调下。有火者用陈茶调服。

防风散

【文献出处】《疡医大全》

【原文摘录】鼻渊脑热渗下,浊涕不止。

人参　黄芩酒炒　麦门冬去心　防风各二两　川芎　生甘草各一两

上为细末,每服二钱,白汤调下。

百草霜方

【文献出处】《疡医大全》

【原文摘录】鼻流臭涕。

百草霜研细,空心,冷水调服三钱,五次可痊。

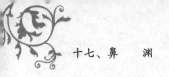

* 辛夷防风汤

【文献出处】《疡医大全》

【原文摘录】鼻渊周鹤仙。

辛夷　防风　白芷各八分　苍耳子一钱二分　川芎五分　北细辛七分　甘草三分

白水煎,连服四剂全愈。忌牛肉。

脑寒神方

【文献出处】《疡医大全》

【原文摘录】脑寒神方江仍度。

每用头火烧酒一斤,入小嘴砂壶内,盖旁四周封固,将酒炖滚热以鼻向壶嘴内闻酒味,冷则又炖又闻,闻至酒淡无味,又换一斤如法炖闻。重者五斤,轻者不过三斤,即可全愈。

* 白鸡冠花酒

【文献出处】《疡医大全》

【原文摘录】脑漏。

白鸡冠花不拘新陈,用酒一斤煎服。

* 鼻渊方

【文献出处】《疡医大全》

【原文摘录】鼻渊。

陈香橼　砂仁　扁柏叶　川芎　广木香各等分

水煎服。

* 黄芩菖蒲汤

【文献出处】《疡医大全》

【原文摘录】鼻出臭气。

黄芩　石菖蒲　生地　远志肉　藁本　黄连　赤芍各八分　甘草水浸炒,三分

水煎服。

* 辛夷丸

【文献出处】《疡医大全》

【原文摘录】脑寒。

辛夷头　黄芩各二两　白芷八两,葱汁煮三次

共磨细末,水法叠丸,每服二钱,白汤送下。

防风通圣散加减

【文献出处】《金匮翼》

【原文摘录】《元珠》防风通圣散去硝黄，其滑石、石膏减半，多加辛夷花，先用三五帖，再用此为丸。每七十丸，早晚白汤送下。

雄黄丸

【文献出处】《金匮翼》

【原文摘录】治鼻齆[1]。

雄黄五分　枯矾一钱　瓜蒂二钱　麝香少许

上为丸，取如豆大搐鼻，亦治息肉。

* 白矾末方

【文献出处】《金匮翼》

【原文摘录】治鼻中肉赘，臭不可近，痛不可摇者方。

以白矾末加硇砂少许，吹其上，顷之化水而消，与胜湿汤、泻白散二帖。此厚味拥湿热，蒸于肺门，如雨霁[2]之地，突生芝菌也。

铅红散

【文献出处】《金匮翼》

【原文摘录】治肺风，鼻赤生瘡。

舶上硫黄　白矾灰各半两

上为末，入黄丹少许，染与病人面色相同，每上半钱，津液涂之，洗漱罢，及临卧再上，兼服升麻汤，下泻青丸，除其本也。

补中益气汤

【文献出处】《古今医彻》

【原文摘录】黄芪一钱半，蜜水炒　人参　白术炒土　当归　麦冬各一钱，去心　广皮七分　柴胡　炙甘草　升麻　辛夷　山栀各三分，炒黑　五味子九粒，杵

姜、枣水煎。

补脑丸

【文献出处】《古今医彻》

【原文摘录】治鼻渊久不愈者，神效。

---

① 齆（wèng）：因鼻孔堵塞而发音不清。

② 雨霁（jì）：雨雪停止，天放晴。

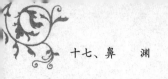

人参　麦门冬去心　茯苓　杜仲盐水炒　肉苁蓉酒净　山药饭上蒸,切　熟地黄　山茱肉各二两　黄芪蜜水炒　枸杞子　菟丝子各三两　鹿茸酒浆微炙,切片　五味子各一两

为末,另捣苁蓉、枸杞、熟地、麦冬,略添炼蜜和丸,如桐子,每服四钱,白滚汤下。

* 鱼脑骨散

【文献出处】《验方新编》

【原文摘录】鼻渊脑漏。

石首鱼脑骨二三十枚,火煅为末,每服五分,酒下,先用一二分吹鼻中,不数服,更不复发。

又方

【文献出处】《验方新编》

【原文摘录】百草霜研细,空心,水调服一钱。

* 塞鼻方

【文献出处】《验方新编》

【原文摘录】鼻渊并治鼻疮。

辛夷研末,麝香少许,和匀,以葱白蘸塞鼻中,数次即愈。

* 老刀豆散

【文献出处】《奇效简便良方》

【原文摘录】鼻渊即脑漏。

老刀豆慢火烘干为末,酒冲三钱,不过三服即愈。

* 丝瓜散

【文献出处】《奇效简便良方》

【原文摘录】丝瓜藤近根处三五寸,煅末,酒调服;或老丝瓜,去皮去子,以筋煅末,酒下。

* 荔枝壳散

【文献出处】《奇效简便良方》

【原文摘录】荔枝壳煅末吹。

* 鼻渊吹散

【文献出处】《回生集》

【原文摘录】治鼻渊即脑漏神效方。

漆绵一两,漆铺内洒漆,用过之一个丝绵也　白鸽子羽去硬管,用两边毛,一两

将鸽翎卷入绵内,烧灰存性,每灰一钱,加真冰片七厘,令患者仰卧,轻轻吹入少许,不可重吹,恐喷嚏打出无用也。夜吹一次,连吹四五夜,即愈。要戒房事百日,神效无比。

* 鼻渊简效方

【文献出处】《四科简效方》

【原文摘录】鼻流臭水病名鼻渊。

孩儿茶研末，吹之。辛夷蕊，塞之。

煎方

【文献出处】《外科证治秘要》

【原文摘录】煎方：苍耳子、薄荷、辛夷、淡芩、桑白皮、白芷、山栀。久则宜补肾滋阴，大生地、山药、麦冬、五味、沙参、丹皮、茯苓。

黄牛脑方

【文献出处】《外科证治秘要》

【原文摘录】久虚有效。黄牛脑一个，酒煮熟，炒米粉拌捣丸，每服三钱。

名　　案

医学纲目

尝治一中年男子，右鼻管流浊涕，有秽气、脉弦小，右寸滑，左手寸涩。先灸上星、三里、合谷，次以酒芩二两，苍术、半夏各一两，辛夷、细辛、川芎、白芷、石膏、人参、葛根各半两，分七帖服之，全愈。此乃湿热痰积之疾也。（卷之二十七·肺大肠部·鼻渊）

孙文垣医案

一妇，时方妙龄，表虚易感风寒致成鼻渊。流清涕不止，便觉头运，两太阳常作疼，且多喷嚏，脉之两寸洪大。用秦艽、酒芩、桑白皮、马兜铃各八分，白芍一钱，滑石、石膏各二钱，枳壳、蔓荆子各五分，甘草三分，四帖涕止病愈。（卷三·新都治验·一妇妙龄感风寒致成鼻渊）

辨证录

鼻渊门三则

人有无端鼻流清水者，久则流涕，又久则流黄浊之物，如脓如髓，腥臭不堪闻者，流至十年，而人死矣。此病得之饮酒太过，临风而卧，风入胆中，胆之酒毒，不能外泄，遂移其热于脑中。夫脑之窍通于鼻，而胆之气，何以通于脑，而酒之气何以入于胆耶？凡善饮酒者，胆气自旺，且多叫号，故酒先入胆，而胆不胜酒，即不及化酒，而火毒存于其中矣。夫胆属木，最恶者寒风也，外寒相侵，则内热愈甚。胆属阳，而头亦属阳，胆移热而上走于头，脑在头之中，头无可藏热之处，故遇穴而即入。况胆与脑原是相通，脑之穴大过于胆，遂乐于相安居之，而不肯还入于胆矣。迨居脑既久，而动极思迁，又寻窍而出，乃顺趋于鼻矣。火毒浅而涕清，火毒深

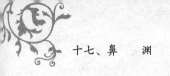

而涕浊,愈久愈流而愈重,后则涕无可流,并脑髓而尽出,欲不死而不可得矣。治法:治其脑可也,然治其脑,必仍治其胆者,探源之治也。方用取渊汤:

辛夷二钱　当归二两　柴胡一钱　炒栀子三钱　玄参一两　贝母一钱

水煎服。一剂涕减,再剂涕又减,三剂病全愈。

盖辛夷最能入胆,引当归以补脑之气,引玄参以解脑之火,加柴胡、栀子以舒胆中之郁热,则胆不来助火,而自受补气之益也。然不去止鼻中之涕者,清脑中之火,益脑中之气,正所以止之也。盖鼻中原无涕,遏抑上游出涕之源,何必截下流之水乎。此治法之神耳。或疑当归过于多用,不知脑髓尽出,不大补则脑之气不生。辛夷耗散之物,非可常用也,故乘其引导,大用当归以补脑添精,不必日后之再用。倘后日减去辛夷,即重用当归无益矣。此用药先后之机,又不可不识也。人疑当归之不可多用者,不过嫌其性滑,有妨于脾耳,谁知脑髓直流之人,必髓不能化精者也,精不能化,则精必少,精少则不能分布于大肠,必有干燥之苦,然则用当归以润之,正其所喜,何虑之有。

此症用探渊丹亦能奏功。

辛夷一钱　当归五钱　麦冬二两　茯苓三钱　黄芩二钱　白芍一两　天花粉三钱　生地五钱　桔梗二钱

水煎服,四剂全愈。

人有鼻流清涕,经年不愈,是肺气虚寒,非脑漏也。夫脑漏即鼻渊也,原有寒热二症,不止胆热而成之也。然同是鼻渊,而寒热何以分乎?盖涕臭者热也,涕清而不臭者寒也。热属实热,寒属虚寒。兹但流清涕而不腥臭,正虚寒之病也。热症宜用清凉之药,寒症宜用温和之剂,倘概用散而不用补,则损伤肺气,而肺金益寒,愈流清涕矣。方用温肺止流丹:

诃子一钱　甘草一钱　桔梗三钱　石首鱼脑骨五钱,煅过存性为末　荆芥五分　细辛五分　人参五分

水煎调服。一剂即止流矣,不必再服也。

此方气味温和,自能暖肺,而性又带散,更能祛邪,故奏功如神。或谓石首脑骨,古人以治内热之鼻渊,是为寒物,何用之以治寒症之鼻渊耶?不知鼻渊实有寒热二症,而石首脑骨寒热二症皆能治之。但热症之涕通于脑,寒症之涕出于肺,我用群药皆入肺之药也,无非温和之味,肺既寒凉,得温和而自解,复得石首脑骨佐之,以截脑中之路,则脑气不下陷,而肺气更闭矣。所以一剂而止流也。

人有鼻塞不通,浊涕稠黏,已经数年,皆以为鼻渊而火结于脑也,谁知是肺经郁火不宣,有似于鼻渊,而非鼻渊乎。夫郁病五脏皆有,不独肝木一经之能郁也。《内经》曰:诸气膹郁,皆属于肺。肺气郁则气不通,而鼻乃肺经之门户,故肺气不通,而鼻之气亦不通也。《难经》曰:肺热甚则出涕。肺本清虚之府,最恶者热也,肺热则肺气必粗,而肺中之液,必上沸而结为涕,热甚则涕黄,热极则涕浊,败浊之物,岂容于清虚之腑,自必从鼻之门户而出矣。方用逍遥散加味治之。

柴胡二钱　当归三钱　白术二钱　陈皮五分　甘草一钱　黄芩一钱　茯苓二钱　白芍三钱
白芷一钱　桔梗三钱　半夏一钱

水煎服。一剂轻，二剂又轻，连服八剂全愈。

此方治肝木之郁者也，何以治肺郁而亦效？不知逍遥散善治五郁，非独治肝经一部之郁
已也。况佐之桔梗，散肺之邪，加之黄芩泻肺之热，且引群药直入肺经，何郁之不宣乎。故壅
塞通、稠浊化也。

此症用宣肺散亦佳。

柴胡　黄芩　紫菀各二钱　白芍一两　当归　麦冬各五钱　茯苓　白芥子各三钱　甘草
款冬花各一钱　紫苏一钱　辛夷五分

水煎服，四剂愈。(卷之三·鼻渊门三则)

扫叶庄一瓢老人医案

暑风上郁阳分，昼日头痛，鼻渊。

鲜荷叶汁　青菊叶　滑石　羚羊角　连翘　桑叶　银花　(春温)

王九峰医案

脑为髓海，鼻为肺窍，脑渗为涕，胆移热于脑，则辛頞鼻渊。每交秋令，鼻流腥涕，不闻香
臭，肺有伏风，延今七载，难于奏捷。

孩儿参　苍耳子　辛夷　杏仁　菊花　白蒺藜　地骨皮　黄芩　桑皮　甘草

《经》以胆移热于脑，则辛頞鼻渊。胆为甲木，脑为髓海，鼻为肺窍。素本酒体，肥甘过度，
或为外感所乘，甲木之火，由寒抑郁，致生湿热，上熏于顶，津液溶溢而下，腥涕常流，为鼻渊
之候，有似比之天暑，湿蒸热乃能雨，此之类也。源源不竭，髓海空虚，气随津去，转热为寒，
亦犹雨后炎威自却，匝地清阴，而阳虚眩晕等症，所由生也。早宜调治，久则液道不能局固，
甚难为力也。

苍耳子　辛夷　薄荷　川芎　白芷　蒺藜　防风根　甘草　(鼻渊)

吴鞠通医案

钱　十七岁　四月二十七日　春初前曾不寐，与胃不和之《灵枢》半夏汤，服至二十帖
始得寐。兹胃仍不甚和，犹有不寐之弊，纳食不旺，再与和胃。

半夏六钱　广皮炭钱半　云苓块四钱　苡仁五钱　益智仁一钱　白蔻仁一钱，连皮　姜汁
三小匙，冲

煮二杯，二次服。

备用方：胆移热于脑，则成鼻渊，苍耳子散主之。

苍耳子一两，炒　黄芩炭二钱　辛夷一两　桑叶六钱　连翘八钱，不去心　银花八钱　茶菊
六钱　苦桔梗五钱　薄荷二钱　甘草三钱

共为极细末，每服二钱，雨前茶调，日二次。(痰饮)

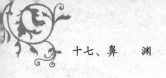

临证一得方

（案19）鼻渊延久，内外结盖，虫蚀所致。

龙胆草　桑白皮　川黄连　臭芜荑　块滑石　嫩苦参　苍耳子　香白芷　上白及　淡竹叶　百部　（卷一首部·鼻渊）

环溪草堂医案

尤　胆热移脑为鼻渊，肝热移肺为鼻痔。病根日久，难以卒效。

羚羊角三钱　丹皮钱半　黑栀三钱　甘菊钱半　玄参二钱　辛夷二钱　苍耳子三钱　石决明一两

另：用雄黄、月石、冰片研末，搐鼻。

诒按：耳菌、鼻痔，均属外证，须另用专方治之。先生长于外科，故用药自然丝丝入扣。

金　胆热移脑，辛颇鼻渊。鼻渊者，浊涕下不止也。久而不已，传为鼻衄，防其目暗无光。

乌犀尖八钱，先煎　京玄参三钱　辛夷二钱　鲜生地八钱，洗切　生锦纹大黄四钱　石决明八钱，先煎　苍耳子三钱　（卷四·鼻渊鼻痔鼻衄）

张聿青医案

范左　肝火熏蒸，上逼于脑，致鼻渊久漏不止，气味臭秽。脉细弦，左尺小涩。深恐脂液枯槁，而致难支。

煅石膏　生薏仁　山栀仁　北沙参　炙升麻二分　西洋参　肥知母　赤白苓　藿胆丸以藿香末和胆汁为丸

张左　痰多脘痞，甚则呕吐，浊涕从脑而下。此脾胃气虚，生痰酿浊，难杜根株。

制半夏　苍耳子　海蛤粉　干姜　川桂枝　旋覆花　煅石膏　云茯苓　葛花　松萝茶炒竹茹　广皮

杨左　浊涕从脑而下。脉象细弦。此阳明湿热，熏蒸于肺。姑导湿下行。

苍耳子一钱五分　马兜铃二钱　苦桔梗一钱　松萝茶一钱五分　生米仁四钱　煅石膏三钱冬瓜子四钱　辛夷三钱　升麻三分　碧玉散三钱

左　头胀作痛，浊涕自下。风邪湿热上攻也。

川芎一钱　防风一钱　苍耳子一钱五分　辛夷三钱　炒菊花一钱五分　荆芥一钱　白芷一钱　白僵蚕一钱五分　钩钩二钱　松萝茶叶一钱五分

郑左　向有嘈杂脘痛，兹则浊涕自下，气带臭秽。此肝火湿热，上蒸于脑。驾轻就熟，难杜根株。

苍耳子　赤猪苓　制半夏　辛夷　生薏仁　建泽泻　松萝茶　上广皮　水炒竹二青　枇杷叶　山栀仁姜汁炒,以脘痛故也

左　鼻窍窒塞,而咳嗽却不甚盛。脉形滑大。此肺热内郁,浊火上蒸也。
黑山栀　桔梗　香豆豉　郁金　嫩苏梗　光杏仁　枳壳　粉前胡　荆芥　葱白头

卢左　火风已解,而平素动辄鼻塞。脉气口独大。此浊火上蒸于肺。宜清宜泄。
赤白苓　郁金　生薏仁　桔梗　枇杷叶　碧玉散　盐水炒橘红　泽泻　冬瓜子

金左　浊涕结聚,鼻窍不通。肺胃湿热熏蒸,浊气闭塞清窍,名曰鼻鼽,久必至衄。
炒黑山栀仁三钱　桔梗一钱　马兜铃一钱五分　酒炒淡芩一钱五分　冬瓜子三钱　广郁金一钱五分　生薏仁四钱　茯苓三钱　泽泻二钱　干枇杷叶三片
二诊　浊涕稍减,鼻窍仍然窒塞,湿热熏蒸于上,上病而下取之。
炒黑山栀仁三钱　冬瓜子三钱　生熟薏仁各二钱　煨石膏四钱　马兜铃一钱五分　桔梗七分　木猪苓二钱　炙升麻三钱　礞石滚痰丸三钱,开水先送下
三诊　湿热上攻,不克下达,再清泄其上。
炒山栀仁三钱　苍耳子一钱五分　白茯苓三钱　淡黄芩一钱五分　冬瓜子四钱　生薏仁四钱　元参肉三钱　苦桔梗一钱　干枇杷叶三钱　藿胆丸每日卧服八分,开水先送下
龙井茶炭八分,橄榄核炭二钱,二味研细代鼻烟。

陈左　鼻鼽年余,时作时止。浊火上占清位也。
山栀仁　桔梗　苍耳子　北沙参　枇杷叶　冬瓜子　云苓　白蒺藜　盐水炒竹茹
(卷十五·鼻渊)

程杏轩医案[269]

李某鼻渊孔溃
《经》云:肺气通于鼻。又云:胆移热于脑,则辛頞鼻渊。可知鼻渊一证,病端虽责于肺,实由胆热移脑之所使然。证经数载,腥涕流多,肺肾为子母之脏,金被火刑,阴液受伤,加之鼻窍右侧,旧夏曾已穿溃,甫经收口,左侧又溃一孔,至今红肿未消。《经》谓热胜则肿。虽由胆移之热,酝酿为患,但治病须分新久,诊脉数大无力,是属恙久,阴虚阳浮,非新病实热可比,苦寒伤胃,洵非所宜。计惟壮水保金,冀几水升火降,庶几红肿可消,溃口可敛也。
安波按:拟清燥救肺法,辅金刹木,即所以治胆清肺;澄源,即所以治肾。

剑慧草堂医案

湿郁化热,上熏阳明,鼻塞流涕,脉濡弦。由阴分不足所致,从九窍不和咸推胃病治。
辛夷　丁茶　知母　桑叶　青陈皮　山栀　碧玉散　苍耳子　川斛　川贝　丹皮　茯苓神　杭菊　车前子　通草　(鼻渊)

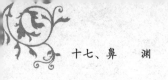

陈莲舫医案

(案1)左。鼻衄屡发,洋人所谓伤脑气筋也。

桑叶　杏仁　杭菊　料豆　茅花　川贝　荆芥　通草　脑石　紫菀　白芍　会皮　枇杷叶　红枣

(案2)高,右。鼻疳复发,并溢清水,鼻骨酸麻。考鼻为肺窍,由于肝邪烁肺,肺失清肃。脉见细弦,拟肝肺两调。

沙参　嫩辛夷　杏仁　茯苓　桑叶　鱼脑石　半夏　料豆　茅花　白芍　川贝　新会　枇杷叶　竹心

(案3)殷,左。鼻渊复发,风邪挟湿,上蒸清窍。治以清养。

沙参　元金斛　薄荷　山栀　辛夷　炒川柏　钩藤　生草　鱼脑石　茯苓　丹皮　绿豆衣　枇杷叶　红枣

复:鼻渊稍减,咳嗽有痰,头蒙腰楚,脉见细弦。治以清降。

洋参　山栀　川贝　钩藤　辛夷　知母　益元散　通草　鱼脑　花粉　生草　会皮　枇杷叶　荷边　(鼻渊)

邵氏方案

(案1)风邪湿火上乘为鼻渊,加以右偏头痛。

辛夷三钱　防风　薄荷　丹皮　蒺藜　白芷七分　连翘　桑叶　滁菊三钱　鸡冠花头一个　鳇鱼牙四个

煅研搐鼻。

(案2)湿热郁蒸,上为鼻渊,下为腹膨。

辛夷散辛、芷、芎　鸡金散　化肝煎

(案3)风邪湿热郁蒸,干肺为咳呛、鼻渊。

前胡　桑白皮钱半　象贝　紫菀　辛夷散　杏仁　橘红　桔梗

(案4)鼻渊、咳呛大减,仍从前法损益。

辛夷散　马兜铃　象贝　款冬花　桑白皮　白杏仁　橘红　冬瓜子

(案5)鼻渊止而湿痰不清。

辛夷散　苏子三钱　象贝　蒇子　竹茹　桑皮　橘红　芥子七分

(案6)鼻渊略减,仍从前法损益。

辛夷　桔梗　黄菊　蒺藜　白芷　紫菀　滁菊　竹茹钱半　连翘　桑皮

(案7)鼻渊止而遍体疼痛,新感寒邪也。

防己钱半　秦艽钱半　紫苏钱半　半夏　防风钱半　桑枝一两　丝瓜络三钱　陈皮　辛夷　(鼻渊)

临症经应录

汜水郭赞猷,鼻渊数月,营卫受亏,清空之所升腾太过,络道无以荣养,频流红涕,寒热交争,食懒神倦,六脉细数。此真阴日渐消灼,救阴药无速功,用玉女煎加味治之。

　　大生地　连心麦冬　熟石膏　怀牛膝炭　白知母　荷叶露 （卷二·七情内伤门·二十二
鼻渊）

小　结

　　《疡科大全》载:"人有无端鼻流清水,日久则流鼻涕,又久则流黄浊之物,如脓如髓,腥臭难闻,流至十年而死矣。""虽仓、扁不能使其长生矣。"由是视之,分辨鼻渊之属善恶者,当是临床首要任务。古代中医文献对本病的理法方药论述较多,鉴此,《简明中医辞典》作了精确的归纳,我们深表赞同,其谓:"鼻渊,出《素问·气厥论》等篇,又名辛颏鼻渊。重症名脑漏,又名脑寒、脑崩、控脑砂。""因风寒者,鼻塞不闻香臭,鼻涕增多,常觉鼻中辛酸,治宜理肺通窍,用辛夷散。因风热者,更见鼻流浊涕不止,色黄腥臭,治宜清宣肺窍,凉血解毒,用苍耳子散加丹皮、蒲公英。因胆移热于脑,形成脑漏,则鼻塞鼻酸,浊涕不止,如髓如脓,腥臭难闻,甚则头晕目眩,头痛健忘,治宜清胆热,宣肺窍,用取渊汤(《疡医大全》:辛夷、当归、柴胡、炒栀子、玄参、贝母)。兼气虚者,补中益气,用补中益气汤加辛夷、苍耳子。鼻中血水淋漓,腥臭难闻,头目昏晕,形体消瘦者,已成控脑砂,癌变可疑,治宜宣肺通络,用天罗散(《医宗金鉴》:丝瓜藤一味,取近根处者,烧存性,研末,黄酒下)。又方:治脑漏、控脑砂,以奇授藿香丸(《医宗金鉴》:藿香为末,用猪胆汁或牛胆汁为丸,用苍耳子煎汤送服)。"

　　《简明中医辞典》的上述归纳,可谓言简意赅,抓住本病辨证论治上的要点,我们深表赞同。诚然,从今天的眼光来看,古代诊治鼻渊的理论方法,有优势和特色,但也有不足之处,我们应融古冶今,加以提高。

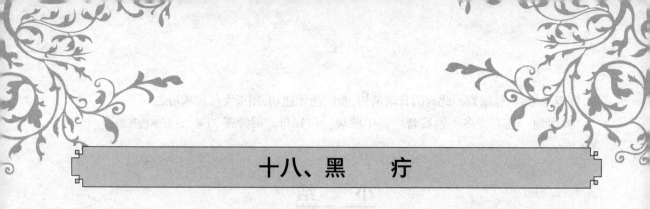

十八、黑　疔

概　述

古人所谓五疔，即白疔、赤疔、黄疔、黑疔、青疔五种。白疔其根在肺，赤疔其根在心，黄疔其根在脾，黑疔其根在肾，青疔其根在肝。皆由喜怒忧思，冲寒冒热，恣饮醇酒，多嗜甘肥毒鱼酢酱，色欲过度之所为也。蓄其毒邪，浸渍脏腑，久不揾散，始变为疔。

黑疔生于牙龈之间，由于胃经火毒上攻，或大肠经湿热壅结，热毒上灼所致。初起肿起，如粟米大小一颗，疼痛剧烈，可牵引及腮颊部及颈项。若兼有麻木微痒感觉，溃破后流出血水，疼痛异常剧烈者，称为黑疔。

本篇一并收录石疔、黑疔等相关内容。

名　论

华佗神方

五疔者，皆由喜怒忧思，冲寒冒热，恣饮醇酒，多嗜甘肥毒鱼酢酱，色欲过度之所为也。蓄其毒邪，浸渍脏腑，久不揾散，始变为疔。其名有五，一曰白疔，二曰赤疔，三曰黄疔，四曰黑疔，五曰青疔。……黑疔起于耳前，状如瘢痕，其色黑，长减不定，使人牙关急，腰脊脚膝不仁，不然则病，亦不出三岁死。皆由肾渐绝也，宜慎欲事。……白疔其根肺，赤疔其根心，黄疔其根脾，黑疔其根肾，青疔其根肝。五疔之候，最为巨疾，不可不察也。（卷一·一〇三九·论五疔状候）

外台秘要

二曰石疔，其状皮肉相连，色乌黑如乌豆甚硬，刺之不入肉内，阴阴微疼。忌瓦砾、砖石之属。（卷三十）

仁斋直指方论

疔疮含蓄毒气，突出两寸，痛痒异常，一二日间害人甚速，是尤在痈疽之上也。《内经》以白疔发于右鼻，赤疔发于舌根，黄疔发于口唇，黑疔发于耳前，青疔发于目下。盖取五色之应五脏，各有所属部位而已。然或肩或腰或足，发无定处，在手足头面骨节间者最急，其余尚庶几焉。（卷之二十二·疔疮·疔疮方论）

医方集宜

疔疮者，皆由脏腑积受热毒、邪风相搏于经络之间，以致血气凝滞，注于毛孔、手足、头面，各随五脏部分而发也。初发之时，形如粟米，或疼、或痒，遍身麻木、头眩、寒热。时生呕逆，甚则四肢沉重、心惊眼花。盖疔初发时，尖起如疔，故谓之疔。此疮含蓄毒气，突出寸许，痛痒异常，一二日间害人甚速，是尤在痈疽之上也。其白疔发于右鼻，赤疔发于舌根，黄疔发于口唇，黑疔发于耳前，青疔发于目下。盖取五色之应五脏，各有所属部位而已。然或肩或腰或足，发无定处，在手足头面骨节间者最急，其余犹可缓也。又形有一十三种，《外科精义》已明，但疮形黑陷内流清水，而运黄、腹痛、恶心者，必难治矣。（卷之十·外科·形证）

赤水玄珠

黑疔者，针挑破，去其毒血，兼用扶脾实土之药。古方有烧人屎者；有用四圣散者；有用人牙散、独圣散者；有用鸡冠血酒浆灌之者；有用胡荽酒涂其遍身，并衣服熏之者；有用壁间喜蛛如豆大者研烂入雄黄，每岁一厘，同研匀，酒调服者；有用黄连犀角清心火者，以上皆可择用。如宣风散、百祥丸、牛李膏内有大戟等，牵牛峻利之药，元气盛尚可亏损，况痘后之儿，尤当慎之。黑陷二种，因气虚而毒不能尽出者，酒炒黄芪、紫草、人参，黑陷甚者亦用烧人屎。［第二十七卷·痘疹心印（附：小引）·干枯黑陷紫陷］

凡疔疮，皆宜刺疮中心至痛处，又刺四边十余刺，令恶血出乃敷药，药力方得入于针孔中则佳。若不刺破，药力不能入，又看口中颊边舌上有赤黑如珠子者是也。诸疔名目虽多，其治法略同。初起宜以针刺出毒血，将蟾酥丸或回疔锭子之类，从针孔纴入之，上用膏药贴之，乃服飞龙夺命丹发汗，及五香连翘漏芦汤之类，并清心之剂。盖诸疮皆属心火，心清则毒气消散，而易愈矣。（第二十九卷·外科·疔疮）

证治准绳

耳疔生于耳中，亦名黑疔，连腮赤肿。……黑疔状如黑疱。（卷之二·疔疮）

外科启玄

五曰肾疔，又名曰黑疔。其形多生于肾经络部位，足之小指涌泉等穴。其症寒热面色皯[①]，治宜解毒托里加引肾经药治之。（卷之二·明疔疮三十四种形症禁忌论）

外科正宗

黑疔生于耳窍之内，黑硬腐烂，破流血水，疼及腮颧。以上之症，俱先针刺，次行发汗，仍照疔类调治。（卷之四·杂疮毒门·拾遗症第一百三十八）

---

① 皯（gǎn）：皮肤黧黑枯槁。

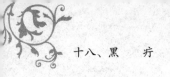

外科大成

黑疔生于耳内一点,疼如锥刺,痛引腮脑,破流血水。用前升桔汤、军持露等法治之。罔效者,疔也,急服蟾酥丸汗之。研蟾酥饼,水调滴于耳内,立效。[卷三·分治部下(小疵)·耳部·黑疔]

张氏医通

黑疔者,当以银针挑破,口含清水,吸去秽血。用紫草膏、油胭脂,加血余灰、真珠末填入疮内。或珍珠散并与三仙散;或犀角消毒饮加紫花地丁,以解其毒。挑后痛不止者,隔蒜灸之。若无根窠,色紫黑疔多,小弱者不治。(卷十二·婴儿门下·见点)

黑疔,挑出恶血,内服犀角消毒饮,外以珍珠散涂之。触犯寒邪,肌表固闭,毒气伏而不发,致黑陷者,神应夺命丹发之。热毒内攻,神昏闷乱,寒战咬牙而黑陷者,神授散救之。便秘气实,四顺清凉饮;小便不利,导赤散;减食气弱,加味四圣,兼扶脾以胜肾水,自愈。(卷十二·婴儿门下·陷伏)

紫黑疔,生于颎上,太阳当心者,曰黑疔痘。三日死。(卷十二·婴儿门下·痘形)

外科心法要诀

黑疔暗藏耳窍生,色黑根深椒目形,痛如锥刺引腮脑,破流血水火毒攻。

【注】此证生于耳窍暗藏之处,由肾经火毒所发,亦有因服丹石热药,积毒而成者。色黑根深,形如椒目,疼如锥刺,痛引腮脑,破流血水,急服蟾酥丸汗之,再用蟾酥丸水调浓,滴于耳窍内,立效。毒甚者,以黄连消毒饮疏解之,黄连解毒汤清之即瘥。(卷五·耳部·黑疔)

牙疔牙缝胃火成,大肠湿热亦可生,肿如粟米连腮痛,若兼麻痒即黑疔。

【注】此证由胃经火毒,或大肠经湿热,皆可致之。每生于两旁牙缝,肿起一粒,形如粟米,痛连腮项。若兼麻痒,破流血水,疼痛异常者,即黑疔也,属肾火毒。俱用银簪尖挑破,以见血为度,搭拔疔散,再以蟾酥丸嚼化,徐徐咽之。若烦躁口渴者,宜服黄连解毒汤即愈。若失治毒反攻心,令人烦躁、昏愦者逆。(卷五·齿部·牙疔)

外科选要

疮已溃烂,中有黑疔,突兀如箸头,坚痛不可忍者,用紫绛真香锉豆大,炒焦黑为末,掺疔上。其四围溃处,用兰雪散掺之,黑膏盖之,三二次,则疔尽去,次换生肌药。(卷下·溃疡外治附·疮溃口中有黑疔治法)

疡科捷径

黑疔耳窍暗藏生,色黑根深椒目形。疼痛好如针刺损,皆缘火毒始能停。(卷上·耳部·黑疔)

新刻图形枕藏外科

黑疔,膀胱虚热,肾受风邪,外攻两耳端,初起黑色,麻木,硬如铁石,紫黑,呕吐神昏,心惊恍惚,困倦多睡。先用当归连翘散,外敷透骨膏。(一、枕藏外科诸症·第七十六形图)

名　方

* 痘毒黑疔方

【文献出处】《本草纲目》

【原文摘录】痘毒黑疔。

紫草三钱　雄黄一钱

为末,以胭脂汁调,银簪挑破,点之极妙。《集简方》。

* 雄脂点方

【文献出处】《万病回春》

【原文摘录】行浆行足而发疔,认定是黑疔痘,或黑而硬,或有红丝,或为大紫泡,未曾解毒者,仍以神功散加雄黄、黄芩、黄连、大黄,煎服。却用点法:雄黄一钱,研胭脂,重浸水合浓,调雄黄末,点疔痘顶上,立时即出红活,亦神法也。盖雄黄能拔毒,胭脂能活血水。

珍珠膏

【文献出处】《外科启玄》

【原文摘录】治痘不发,必有痘疔黑而大臭者。宜急点之。

珍珠五颗　豌豆四十九粒　发一钱,烧灰

共末,以胭脂汁调成膏,拨疔点之,黑疔即变红活矣。

四圣丹

【文献出处】《景岳全书》

【原文摘录】治黑疔。

牛黄钱二分　儿茶钱七分　朱砂八分　珍珠二分

上为极细末,以棉胭脂汁或油胭脂调匀,先用银针挑破黑疔,拭去恶血,乃点药疔上。

针灸治法

【文献出处】《外科大成》

【原文摘录】灸后溪穴七壮。

后溪穴,治黑疔。穴在手小指外侧,本节后陷中,捏拳取之。

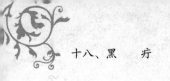

* 紫绛真香

【文献出处】《外科大成》

【原文摘录】疮已溃烂,中有黑疔,突兀如筋头,坚痛不可忍者,用紫绛真香,锉豆大,炒焦黑为末,掺疔上,其四围溃处用兰雪散掺之,黑膏盖之。三二次则疔尽去,次换生肌药。

黄连解毒汤

【文献出处】《外科心法要诀》

【原文摘录】黑疔毒甚者,以黄连消毒饮疏解之,黄连解毒汤清之即瘥。

黄连　黄芩　黄柏　生栀子研。各一钱五分

水煎,热服。

【方歌】黄连解毒焮痛疮,诸般疔毒烦躁狂,黄连芩柏生栀子,四味煎服保安康。

拔疔散

【文献出处】《外科心法要诀》

【原文摘录】黑疔用银簪尖挑破,以见血为度,搽拔疔散。

硇砂　白矾　朱砂　食盐用铁锈刀烧红,将白矾、食盐放于刀上煅之

各等分,择丁日午时,研为细末,收之。

【方歌】拔疔散治诸疔毒,硇砂白矾食盐朱,等分研末搽患处,化硬搜根功效殊。

内托神应塞鼻散

【文献出处】《吴氏医方汇编》

【原文摘录】治一切黑疔疔肉,用之次日,即自脱出。

熟枣去皮核,二个　古月七粒,病重者十粒,为细末

先将枣肉揣匀团丸,丸上粘药末,外用新棉穰薄薄包之,再撮长塞满鼻孔,须按男左女右。盖被出汗,次日即愈。

* 紫黄点疔方

【文献出处】《益世经验良方》

【原文摘录】治黑疔并治痘毒。

紫草三钱　雄黄三钱

胭脂汁调涂。先将银针挑破,点之即愈。

蟾酥丸

【文献出处】《疡科捷径》

【原文摘录】黑疔暗藏耳窍生,消毒黄连效可呈。宜用蟾酥滴耳内,肾经火毒自能平。蟾酥丸效独称雄,乳没砂矾轻粉舂。铜绿胆矾寒水石,蜗牛原麝共和同。

蟾酥二钱,酒化　轻粉五分　枯矾一钱　寒水石一钱,煅　铜绿一钱　没药一钱　胆矾一钱　麝香一钱　雄黄二钱　蜗牛二十一个　乳香一钱　朱砂三钱

将蜗牛捣烂为丸,朱砂为衣,每服三丸,黄酒送下。治黑疔,水磨滴耳内。

名　案

痧胀玉衡[270]

一人右臂生黑疔,先放痧,而治之愈。(后卷·肿毒夹痧辨)

续名医类案

朱应我治一人,二十三岁,痘出六日,延朱视之,舌上黑色罩满,黑疔在舌尖之里,如圆眼核大,面部有子粒而朗,身亦布匀,而脚色尚不紫黯,急磨生犀角二三钱,入黄连解毒汤内,加石膏、竹叶、灯心,日大料三剂,舌黑色尽退,疔尽消平,红润如常,饮食亦进。至第八日,正面浆五六分,而胸背浆亦来,朱以戚痘促归,遂付之他医。至十二朝夜,烦躁呢喃[①]。延至十三朝,而失尿遗屎之症顿生。十四朝,始复迎朱。至视之,则已倒靥,碎铺似炉灰色,挺卧如尸,口自言,手自撒,胸背浆水清,两手腕至臂皆软鳖[②]无神,痘粒比前似加稠密。盖肿腿臂瘦,而痘落下,故见密也。朱辞不治,后闻他医见其遗屎,即进人参三钱,又见其谵妄,即进犀角三钱。此医者手忙脚乱,而主人不知也,延至十六朝而逝。此虽医者之无法,然实疔之痘,从来未有如此之酷烈者。故伏毒甚深,医治一错,岂不关人性命哉。(卷二十六·痘证·痘)

家用良方[271]

痘后起疔

马齿苋不拘多少捣烂敷之,不数日拔出黑疔,如螺壳状。屡试屡验,切勿令庸医挖割误事。

(卷三·治小儿各症·又附治痘要方)

小　结

综观上述治疗黑疔、石疔等文献,大多采用有毒方药,其中蟾酥丸最具代表性。展开来说,古人治疗癌症,以毒攻毒是其主要治法,如《卫济宝书》所云"一曰癌,癌疾初发者却无头绪,只是肉热痛……宜下大车螯散取之。然后服排脓、败毒、托里、内补等散。破后用麝香膏贴之,五积丸散疏风和气",其中就有败毒之剂。《外科精要》中的"家藏神效血竭膏"由露蜂房、黄丹等有毒之品组成,方后注云"血竭膏,取其以毒攻毒也"。陈实功《外科正宗》"蟾酥丸"使用了轻粉、雄黄、蟾酥等剧毒中药,使用方法也以口服为主,方后注"真有回生之功,乃

---

① 呢喃:形容小声说话的声音。
② 软鳖:方言,即无力。

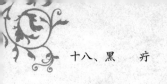

恶症中至宝丹也"。顾世澄《疡医大全》神化丹,治疗一切无名肿毒,初起服之立消,"以毒攻毒,削坚导滞如神"。

　　传承古人"以毒攻毒"的方法,诸如蟾酥、麝香、砒石、牛黄、山慈菇、半枝莲、白花蛇舌草等等,均广泛应用。当然,应用这类方药还需要进一步验证和研究,在这方面,砒霜治疗白血病的成功经验,为我们树立了榜样。

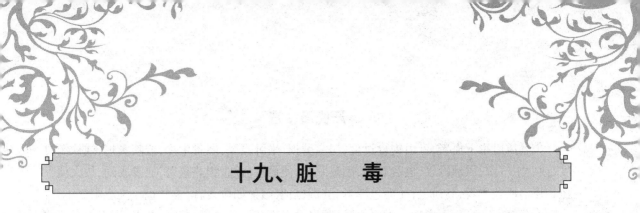

十九、脏 毒

概 述

　　脏毒这一病名，是前人在论述肛肠疾病时提及，多有便血污浊色暗、肛门肿块、疼痛重坠、流脓溃烂等症状描述，与现代溃疡性结肠炎、大肠癌肿等有类似之处，尤其是大肠癌肿晚期表现的肠腔和肛门肿物，溃烂流出污血，难以治疗等情况，与脏毒症状颇相吻合。

　　结肠癌是发生在自盲肠至乙状结肠的癌瘤，与直肠癌一起总称为大肠癌，为我国常见的恶性肿瘤之一。本病属于中医学"脏毒下血"等范畴。如《外科正宗·脏毒论》称："生平情性暴急，纵食膏粱，或兼补术，蕴毒结于脏腑，火热灌注肛门，结而为肿。其患痛连小腹，肛门坠重，二便乖违，或泻或秘，肛门内蚀，串烂经络，污水流通大孔，无奈饮食不餐，作渴之甚，凡犯此未得见其有生。"又因肛门狭窄犹如锁住肛门一样，被中医形象地称为"锁肛痔"。《外科大成》载："锁肛痔，肛门内外如竹节锁紧，形如海蜇，里急后重……时流臭水，此无治法。"

　　重温中医古籍有关脏毒理法方药的论述，对今天防治大肠癌肿，有一定的裨益。

名 论

三因极一病证方论

　　肠风脏毒，自属滞下门。脏毒，即是脏中积毒。(卷之十五·辨肠风论)

医说

　　痔、肠风、脏毒，一体病也。极难得药，亦缘所以致疾不同，虽良药若非对病，固难一概取效。常人酒色饮食不节，脏腑下血是谓风毒。若释子[①]辈患此，多因饱食久坐，体气不舒而得之，乃脾毒也。(卷六·肠风痔疾·痔肠风脏毒)

儒门事亲

　　夫脏毒下血，可用调胃承气汤加当归；泻讫，次用芍药柏皮丸、黄连解毒汤、五苓、益元各方，调下五七钱服之。《内经》曰：肠澼便血何如？答曰：澼者，肠间积水也。身热则死，寒则生。热为血气败，故死；寒为荣气在，则生。七日而死者，死于火之成数也。(卷四·脏毒下血十六)

---

① 释子：出家的佛教徒，多指和尚。

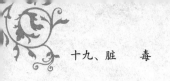

严氏济生方

夫肠风脏毒下血者，皆由饱食过度，房室劳损，坐卧当风，恣餐生冷，或啖炙煿，或饮酒过度，或营卫气虚，风邪冷气，进袭脏腑，因热乘之，使血性流散，积热壅遏，血渗肠间，故大便下血。血清而色鲜者，肠风也；浊而色黯者，脏毒也；肛门射如血线者，虫蛀也。又有阳气不升，血随气降，而下血者，下虚也。下血之脉，脉多洪大而芤。盖弦者，劳也；芤者，下血也。治疗之法，风则散之，热则清之，寒则温之，虚则补之。治法合宜，无不效者矣。（五痔肠风脏毒门·肠风脏毒论治）

秘传证治要诀及类方

血清而色鲜者为肠风，浊而黯者为脏毒。或在粪前，或在粪后，并宜米饮汤调枳壳散，下酒煮黄连丸，或枳壳散，或乌梅丸。此乃因登圊粪中有血，却与泻血不同。或用小乌沉汤和黑神散，米饮调下。粪前后有血皆可用，色瘀尤甚捷。

脏毒者，蕴积毒气，久而始见。肠风者，邪气外入，随感随见。此《三因》五痔、脏毒、肠风，辨之甚详。脏毒、肠风之血，出于肠脏间；五痔之血，出于粪门蚀孔处，治各不同。无择翁乌连汤，治脉痔外无形。而所下血一线如箭，或点滴下不能已。此由脉窍中来也，其方已录《千里镜》。

血色清鲜者，以瓦松烧灰研细，米饮调服。宜减桂五苓饮，加茅花半钱，吞荆梅花丸，仍以侧柏叶同姜烂捣，冷水解下，侵些米饮佳。

如血色淡浊者，胃风汤，吞蒜连丸，或乌荆丸，或棕灰散。仍以米饮调香附末，或三灰散。

或久而不已，面色萎黄，渐成虚惫，下元衰弱者，宜黄芪四君子汤。下断红丸，或十全大补汤，或黄芪饮。诸般肠风脏毒，并宜生银杏四十九个，去壳膜，烂研，入百药煎末，丸如弹子大。每两三丸，空心细嚼，米饮下。（卷之八·大小腑门·肠风脏毒）

丹溪心法

（附录）肠胃不虚，邪气无从而入。人惟坐卧风湿，醉饱房劳，生冷停寒，酒面积热，以致荣血失道，渗入大肠，此肠风、脏毒之所由作也。挟热下血，清而色鲜，腹中有痛；挟冷下血，浊以色黯，腹中略痛。清则为肠风，浊则为脏毒。有先便而后血者，其来也远；有先血而后便者，其来也近。世俗粪前、粪后之说，非也。治法大要，先当解散肠胃风邪，热则用败毒散，冷者与不换金正气散，加川芎、当归，后随其冷热而治之。芎归汤一剂，又调血之上品，热者加茯苓、槐花，冷者加茯苓、木香，此则自根自本之论也。虽然精气、血气生于谷气，靖为大肠下血，大抵以胃药收功，以四君子汤、参苓白术散、枳壳散、小乌沉汤和之。胃气一回，血自循于经络矣。肠风者，邪气并入，随感随见；脏毒者，蕴积毒久而始见。《三因方》五痔、肠风、脏毒，辨之甚详。前二证皆以四物汤加刺猬皮。（卷二·肠风脏毒二十五）

丹溪心法附余

广按：肠风者，邪气外入，随感随见，所以其色清也；脏毒者，蕴积毒久而始见，所以其色浊也。治肠风以散风行湿药,治脏毒以清热凉血药。又要看其虚实、新久之不同。新者、实者,宜降之、泻之;虚者、久者,宜升之、补之。故治法有所异也。(火门·肠风脏毒第五十一)

外科启玄

谷道生疽曰脏毒,最痛。初则内疏,次则内托,排脓溃后,慎房事,戒厚味气怒。若不谨守,恐生漏毒,亦有丧生者。黑者难治。(卷之七·脏毒痔疮漏疮)

外科正宗

夫脏毒者,醇酒厚味、勤劳辛苦,蕴毒流注肛门结成肿块。其病有内外之别,虚实之殊。发于外者,多实多热,脉数有力,肛门突肿,大便秘结,肚腹不宽,小水不利,甚者肛门肉泛如箍,孔头紧闭,此为外发,属阳易治。宜四顺清凉饮、内消沃雪汤,通利大小二便;痛甚者,珍珠散、人中白散搽之;脓胀痛者针之。发于内者,属阴虚湿热渗入肛门,内脏结肿,刺痛如钟,小便淋沥,大便虚秘,咳嗽生痰,脉数虚细,寒热往来,遇夜尤甚,此为内发,属阴难治。宜四物汤加黄柏、知母、天花粉、甘草,兼以六味地黄丸调治,候内脏脓出则安。又有生平情性暴急,纵食膏粱,或兼补术,蕴毒结于脏腑,火热流注肛门,结而为肿。其患痛连小腹,肛门坠重,二便乖违,或泻或秘,肛门内蚀,串烂经络,污水流通大孔,无奈饮食不餐,作渴之甚,凡犯此未得见其有生。又有虚劳久嗽,痰火结肿肛门如栗者,破必成漏,沥尽气血必亡。此二症乃内伤之故,非药可疗,不可勉治也。(卷之三·下部痈毒门·脏毒论第二十九)

明医指掌

【歌】肠风脏毒从何别?肠胃停寒与蓄热。血浊色黯脏毒因,蕴毒于中几蓂荚[①]。肠风血色清且鲜,外邪随感而随泄。

【论】人之肠胃不虚,则邪气无由而入。或坐卧风湿,醉饱房劳,生冷停寒,酒面积热,以致荣血失道,渗入于大肠之经,此肠风、脏毒之所由作也。故挟热下血暴发者,则血色清鲜,腹中有痛;若挟寒而下血兼积久者,则血色凝浊而色黯,腹内微痛。故暴病则为肠风,盖肠风者,邪从外入,随感而随见是也;积久始发,浊者为脏毒,盖脏毒者,久积其毒而始发是也。有先血后便者,其血来也近;先便后血者,其血来也远。俗谓粪前、粪后,非也。若脏毒证积热日久,忽郁于寒,实非寒也,不可以标寒而用热剂也。

脏毒　寒食积毒于肠,日久始发,曰脏毒。积热者,三黄丸;协湿,地榆丸;协寒,败毒散。次以芎归汤随其寒热而调之。热加茯苓、槐花;寒加木香、茯苓。收功,四物汤加参、芪、槐角。

(卷六·肠风脏毒证十三)

外科大成

锁肛痔　肛门内外如竹节锁紧,形如海蜇,里急后重,便粪细而带匾,时流臭水,此无治

---

① 蓂荚:古代传说中的一种瑞草。它每月从初一至十五,每日结一荚;从十六至月终,每日落一荚。所以从荚数多少,可以知道是何日。

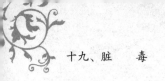

法。[卷二·分治部上(痈疽)·下部后·二十四痔]

痔有三不医,为番花痔、脏痈痔、锁肛痔也。虽强治之,恐未能全效。[卷二·分治部上(痈疽)·下部后·痔漏附余]

脏毒者,乃肛门肿痛也。而有内外虚实之殊,因厚味勤劳而得者,则脉数而有力,肛门边突肿,形如李核,大便利,小水赤,甚者肉泛如箍,坚痛如锥,此为外发,易治,初宜贯金丸、冲生散、一煎散之类下之,外用金黄散,以清凉膏调敷。已成,胀痛者针之。如攻利不应者托之,外用神灯照①照之,磨蟾酥锭涂之。其坚硬渐腐,俟有脓时,用珍珠散倍冰片,以猪脊髓调敷。因阴虚湿热下注者,则脉数细而虚,肛门内结肿,刺痛如锥,大便虚闭,小便淋涩,寒热痰嗽,遇夜尤甚,此为内发,难医。治宜四物汤加知母、黄柏、天花粉、甘草,兼六味地黄丸调之,五灰散托之,俟脓出,方安。因性急或兼补术,大热而成者,必痛连小腹,二便乖违,串蚀肛门,大孔无禁,食减作渴;因虚劳久嗽而得者,必肛门结肿如粟,破而成漏,沥尽气血而亡。此二症乃内伤所致,非药能疗。[卷二·分治部上(痈疽)·下部后·脏毒]

外科十三方考

此痔生于肛门弦内,有痔核数枚镇住肛门弦上,大便时即掉出,起身时又缩进,或辛劳及酒色过度时,即作肿作痛。治法待其掉出时,洗净搽药,另以药线系于痔根,贴以化肉膏,两面夹攻,其核必落,俟核脱后,熏洗以生肌、平口。[下编·痔漏门·(十)锁肛痔]

冯氏锦囊秘录

丹溪曰:肠风独在胃与大肠出,兼风者宜苍术、秦艽、芍药、香附之类。肠风者,邪气外入,随感随见,所以色清;脏毒者,蕴积毒久而始见,所以色浊。治肠风以散风行湿,治脏毒以清热凉血。又要看其虚实新久,新者实者降之泻之,虚者久者升之补之。血之在身,有阴有阳。阳者顺气而行,循流脉中,调和五脏,洒陈六腑,谓之营血;阴者居于络脉,专守脏腑,滋养神气,濡润筋骨。若感内外之邪而受伤,则或循经之阳血,至其伤处,为邪气所沮,漏泄经外,或居络之阴血,因留着之邪,溃裂而出,则皆渗入肠胃而泄矣。世俗率以肠风名之,不知风乃六淫之一耳。若肠胃受火热二淫,与寒燥湿怫郁其气,及饮食劳力,伤其阴络之血者,亦可谓之肠风乎?《针经》曰:阳络伤则血外溢而吐衄,阴络伤则血内溢而便溺,是也。不可纯用寒凉药,必加辛散为佐,久之不愈,宜理胃气,兼升举药,盖精气血气皆生于谷气,大便下血,多以胃药收功,徒用苦寒而不理脾胃,是绝气危生之下工也。

肠胃本无血,而有下血者,大肠之病也。大肠何以病下血,邪以感之也。盖阴络不伤,肠胃不虚,虽有外邪,亦不能患,惟醉饱房劳,坐卧风湿,恣啖生冷,以致湿热阴络受伤,外邪得以乘之。《经》云:阴络伤则血内溢而便血。又云:结阴者便血一升,再结二升,三结三升。此

---

① 神灯照:又称"神火照疗法",是在患病部位,用药物蘸油燃烧后,通过烟气上熏,借助于药力、热与光照的作用,以治疗疾病的一种方法。

言阴气内结，不得外行渗入肠间，乃寒湿生灾，而阴邪之胜也。外邪者何？风、寒、暑、湿、热是也。风喜伤肝，肝伤则不能藏血而下者，醉后饮冷，寒饮内伤，血为寒凝，渗入大肠而下者，内外伤湿，湿伤凝胃，随气下流而致者，膏粱人厚味酒色，藜藿人劳役过度，以致热积下焦而致者。然湿毒下血者，腹中不痛；热毒下血者，腹中多痛。更有内伤阳气不足，下焦之阴，无元阳以维之而下血者，书所谓病人面无色，脉浮弱，手按之绝者，下血是也。有脾虚阳气下陷，不能统血，以致血随气降而下者。盖阴必从阳，血必从气，脾为气血生化之源，故必赖补中升阳，以胃药收功。有以先便后血者为远血，由足阳明随经入胃；先血后便者为近血，由手阳明大肠随经下渗。有以心肺为远血而属阳，肝肾为近血而属阴，以论者名为肠风、脏毒，实非外感之风，肿热之毒之谓。盖阳明之气不能上越，下陷大肠，肠胃之脉随气虚陷，陷久则湿热蕴毒，随气陷而先至，其腹不痛，血清而色鲜者名曰肠风，邪气外入，随感而见者也。谓之挟寒下血，后人因古方多用荆防升散，而窒之为风，实非风也。脏毒者肠风日久，气血俱虚，下陷日甚，大肠湿热蕴积，遂生窠穴，为积血之器，从便之前后而来。其腹痛则痛，血浊而色黯者，名曰脏毒，内伤蕴积，久而始发者也。谓之挟热下血，虽有毒名，实非毒也。肠风者，风邪淫乎肠胃也；脏毒者，湿邪淫乎肠胃也。若血射如线者，虫痔也。肠风、脏毒之血，自肠脏而来；五痔之血，自肛门蚀孔处出也。

凡下血身凉血寒者生，身热血温者死。（杂症大小合参卷十三·方脉肠风脏毒合参）

外科心法要诀

脏毒毒注在肛门，内外虚实各有因，醇酒厚味兼辛苦，外属阳分内属阴。

【注】此证有内外、阴阳之别。发于外者，由醇酒厚味，勤劳辛苦，蕴注于肛门，两旁肿突，形如桃李，大便秘结，小水短赤，甚者肛门重坠紧闭，下气不通，刺痛如锥，脉数有力，多实多热，属阳易治。宜服一煎散，能利二便，菩提露搽之；肿痛仍前。不全退者，脓将成也，宜服托里透脓汤，脓胀痛针之；脓出之后，治同溃疡门。发于内者，兼阴虚湿热，下注肛门，内结壅肿，刺痛如锥，大便虚闭，小水淋漓，寒热往来，遇夜尤甚，脉数微细，为虚为湿，属阴难治。宜服五灰散，脓毒自然溃出；脓生迟者，服十全大补汤托之，溃后按溃疡门。（卷九·臀部·脏毒）

疡医大全

陈实功曰：脏毒生于肛门之两旁，乃湿热相火内灼肺金而成也。或醇酒膏粱，勤劳辛苦，蕴毒流注肛门，结成肿块。发于外者，多实多热，脉数有力，肛门突肿，大便秘结，肚腹不宽，小水不利，甚则肛门肉泛如箍，孔头紧闭，此为外发，属易治。宜通利大小二便，珍珠散、人中白散搽之，脓熟针之。发于内者属阴虚，湿热渗入肛门，内脏结肿，刺痛如锥，小便淋漓，大便虚秘，咳嗽生痰，脉数虚细，寒热往来，遇夜尤甚，此为内发，属阴难治。当用四物汤加知母、黄柏、花粉、甘草，兼以六味地黄丸调治，候内藏脓出则安。又有生平性情暴急，纵食膏粱，或兼补术，蕴毒结于脏腑，火热流注肛门，结而为肿，其患痛连小腹，肛门坠重，二便乖违，或泻或秘，肛门内蚀，串烂经络，污水流通，大孔无禁，饮食不飨，作渴尤甚，凡犯此候，未得见其有生。又有虚劳久嗽，痰火结肿，肛门如粟，破必成漏，此名痨疰，乃内伤坏证，不可勉治。《正宗》。

《心法》曰：脏毒有内外阴阳之别。发于外者，由醇酒厚味，勤劳辛苦，蕴注于肛门两旁，肿突形如桃李，大便秘结，小水短赤，甚者肛门重坠紧闭，下气不通，刺痛如锥，脉数有力，多实多热，属阳易治。发于内者兼阴虚，湿热下注，肛门内结壅肿，刺痛如锥，大便虚闭，小水淋漓，寒热往来，遇夜尤甚，脉微细，为虚为湿，属阴难治。

冯楚瞻曰：内证中有谓脏毒者，乃肠风日久，气血俱虚，下陷日甚，大肠湿热蕴积，遂生窠穴，为积血之器，从便之前后而来，其腹则痛，血浊而色黯者，名曰脏毒。内伤蕴积久而始发者也，谓之挟热下血。虽有毒名，实非毒也。肠风者，风邪淫乎肠胃也；脏毒者，湿邪淫乎肠胃也。若血射如线者，虫痔也。肠风脏毒之血，自肠脏而来；五痔之血，自肛门蚀孔处出也。（卷二十三·后阴部·脏毒门主论）

杂病源流犀烛[272]

脏毒　专由大肠血热，或平素喜食辛燥煎煿之物，而成病也。生在肛门内大肠尽处，往往溃烂至肛门外。治法大约与肠痈相仿，而主药必以忍冬藤、麦冬为主，并多加地榆、蒲黄，庶乎有瘳。（卷三·大肠病源流）

七曰肛内痈，俗名盘肛痈，生肛门口，乃蕴积热毒于大肠之间，或多食煎煿毒物，或湿热流注日深，皆致此症，初起亦可消散宜仙方活命饮。若既溃破，恐腐烂难堪，必致损命也。大约此症必以驱毒为急宜肛内痈方，清热次之宜槐花散，毋轻视也。（卷二十八·前阴后阴病源流）

彤园医书大方脉

热与湿合，为脏毒便血，其血色晦而浊，肛门肿痛，先血后粪，从大肠而来，乃为近血，故名脏毒。初起肛门肿痛下血者，用槐花散加炒苦楝、苍术；日久不愈，用和血汤，少加吴萸、炒川连清补之。若不下血，只大肿大痛，大便不通者，此非脏毒下血之症，乃脏毒下血之疡也。先用大黄皂刺汤攻之，或服栀子金花汤，攻后用平胃散加地榆和之。（杂病心法集解卷三·二便下血·脏毒）

疡科心得集

夫大肠之下血也，一曰肠风，一曰脏毒。肠风者，邪气外入，随感随见，所以色清而鲜；脏毒者，蕴积毒久而始见，所以色浊而黯。《经》云：阴络伤，则血内溢而便血。人惟醉饱房劳，坐卧风湿，生冷停寒，酒面积热，使阴络受伤，脾胃虚损，外邪得而乘之，以致营血失道，渗入大肠而下，久则元气愈陷，湿热愈深，而变为脏毒矣。先便而后血者其来远，先血而后便者其来近。治法大要，先当解散脾胃风邪，热则败毒散，冷则不换金正气散加川芎、当归，后随其冷热治之。其或内伤阳气不足，下焦之阴，无元阳以维之而下血者，宜补中益气汤、六君子及参苓白术散加芎、归、枳壳、地榆、槐花等。盖血气出于谷气，故必赖补中升阳，以胃药收功，胃气一回，血自循经络矣。

附：林氏谓：肠风者，本足阳明清气不能升发透达于四肢腠理之间，下陷于大肠，大肠之血脉亦随此气而虚陷,陷久则气血郁结而化为湿热,因此血随气滞,凡登圊气陷火迫之时,其血先粪而至,至则清散不多。初起谓之肠风,盖因方中多用荆芥、防风、升麻诸风药,升举清阳之气,遂疑为外感之风也。即使是风,亦血热所化之风,岂外风能入于大肠也哉?至于脏毒者,因肠风日久,气血两虚,虚陷之气日甚,而大肠之湿热蕴积日深,手阳明大肠为积血之处,其势必随气下陷,从粪之前后而来,来虽不痛,而其色多黑黯成块,故有毒之名,而实无痔漏、肠痈脓血疼痛之毒也。若其病久远,气血愈亏,则脾胃之元气谅必先亏,不能统运周身血脉,使之流行无碍,亦随陷于大肠,而成结阴便血之证。在下清气不举,便血而兼飧泄之病;在上浊气凝结,中满而兼喘嗽之恙;甚至肢体浮肿,胸腹胀闷而死。是证应分为三:轻曰肠风,甚则脏毒,重则结阴也。结阴者,阴气内结,不得外行,渗入肠间,乃寒湿生灾而阴邪之胜也。(卷中·辨肠风脏毒论)

外科证治全书

脏毒者,醇酒厚味,勤劳辛苦,蕴毒流注肛门,结成肿块,其证有内外虚实之别。发于外者,肛门两旁突肿,形如桃李,大便秘结,小水短赤,甚者肛门重坠紧闭,下气不通,刺痛如椎,脉数有力,此属实热易治,用四顺清凉饮、内消沃雪汤通利大小便,外用田螺水搽之。发于内者,在肛门内结肿,刺痛如椎,大便虚秘,小便淋漓,或咳嗽生痰,或寒热往来,遇夜则尤甚,脉数无力,此属阴虚,湿热渗注难治,用四物汤加焦黄柏、知母、甘草、木通,兼六味地黄丸调治自安。元气虚陷及溃脓水者,用补中益气汤加地黄、槐花、天花粉,或兼六味地黄汤,早晚轮服。[卷三·后阴证治(计六证)·痈疽就简·脏毒]

外科证治秘要

肠风、脏毒　大便下血,血色鲜者,谓之肠风;血色污黯,谓之脏毒。皆湿热而成。
治法:槐花散、地榆散,虚者补中益气汤加川芎、地榆、槐花。(第三十八章·肠风、脏毒)

医门补要

肛门四围红肿作痛,速宜凉血利湿药消之。若消不去,一处出脓者为肛痈,每易成漏。有数处溃开者,名盘肛痈,甚至大小便不通。须早顺下流势之处开门,免使溃大淌粪,不可收拾。如在大小便之介中处溃孔者,即海底漏,极难收口。总当培养本元,外插提脓药,往往获痊者,不一而足。(卷中·肛痈辨)

名　方

乌犀丸

【文献出处】《博济方》
【原文摘录】治脏毒,下血不止,用淡豆豉、大蒜去皮苗,等分,一处杵令和匀,可丸即丸如梧桐子大,每服盐汤下三十四丸,久患痢亦宜服之。

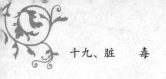
枳壳方

【文献出处】《圣济总录》

【原文摘录】治肠风脏毒下血。

枳壳去瓤,麸炒令黑　无纹炭各一两

上二味捣为细散,每服一钱匕,用荆芥米饮调下。

玉屑丸

【文献出处】《普济本事方》

【原文摘录】治肠风泻血久不止。

槐根白皮去粗皮　苦楝根白皮去粗皮。各三两　椿根白皮去粗皮,四两。三味于九月后二月前取软者,日干　天南星　半夏各半两,并生　威灵仙一两,去苗,洗　寒食面三两

上为细末,滴水丸如桐子大,干之,每服三十丸,水八分一盏,煎沸,下丸子煮令浮,以匙抄取,温温送下,不嚼,空心,食前服。

香梅丸

【文献出处】《严氏济生方》

【原文摘录】治肠风脏毒。

乌梅同核烧存性　香白芷不见火　百药煎烧灰存性

上等分为末,米糊为丸,如梧桐子大,每服七十丸,空心,用米饮送下。

邹明父运盐方

【文献出处】《是斋百一选方》

【原文摘录】治脏毒下血,久远不瘥者。

用大蒜一枚,上面切开作盖子,每一瓣中插带壳巴豆一粒,却盖了,将湿纸三两重裹,文武灰火中煨令香熟,去巴豆不用,将蒜烂研,和九节黄连细末得所为丸,如梧桐子大,每服二十丸,米饮吞,空心服。

又方

【文献出处】《是斋百一选方》

【原文摘录】乌梅肉、生干地黄等分,炼蜜丸如梧桐子大,每服五七丸,米饮下,不拘时候。

又方

【文献出处】《是斋百一选方》

【原文摘录】用茶箬箸叶①烧成黑灰,研罗极细,入麝香少许,空心,糯米饮调下。

---

① 茶箬箸叶:即箬叶,为禾本科植物箬竹的叶,具有清热止血、解毒消肿之功效。

又方

【文献出处】《是斋百一选方》

【原文摘录】五倍子不以多少,以鲫鱼一枚,约重四五两者,去肠胃、鳞腮,以药置鱼腹中,入藏瓶,以火煅,微欲烟尽,取出为细末,温酒调下。

又方

【文献出处】《是斋百一选方》

【原文摘录】黄连、木香等分,为细末,腊茶同调下。

香连散

【文献出处】《普济方》

【原文摘录】治脏毒下血,久远不瘥者。

黄连　木香各等分

上为末,腊茶同调下。

槐花散

【文献出处】《普济方》

【原文摘录】治脏毒,酒病便血。

槐花半两炒,半两生　山栀子一两,去皮炒

上为末,每服二钱,新汲水调下,食前服。

* 枳李丸

【文献出处】《普济方》

【原文摘录】治脏毒,宽大肠。

枳壳净,二两,麸炒　郁李仁一两,温水浸,去皮

上为末,炼蜜丸梧桐子大,或如弹子大,细嚼,空心,温酒下。

* 枳壳散

【文献出处】《普济方》

【原文摘录】治肠风脏毒,下血不止。

枳壳去瓤,麸炒　无纹炭各一两

上为末,每服一钱,用荆芥米饮调下。

温白丸

【文献出处】《普济方》

【原文摘录】治脏毒下血及肠风。

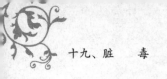

用椿根白皮北引者,去粗皮,酒浸,晒干为末,枣肉丸,梧桐子大,每服三五十丸,淡酒下或酒糊丸。一方用东行者,醋糊为丸,陈米饮下。

必效散(霜柿散)

【文献出处】《普济方》

【原文摘录】治肠风脏毒。

用干柿,烧灰存性,为末。

每服二钱,米饮调下,空心服。一方用糊丸,有人服之,累有应效。

虎目汤

【文献出处】《普济方》

【原文摘录】(出仁存方)治便血,及脏毒下血,经年瘦者。

用好樗根,㕮咀,每服三钱,水一盏,煎七分,去滓,酒半盏服,或作丸子服亦可。虚极人,加人参等分,极效。一方为末,空心,温酒调下,或米饮下。樗根即大眼桐,一名虎眼树,一名山椿。

黄花散

【文献出处】《普济方》

【原文摘录】治脏毒,大便下血,腹痛。

用槐花二两新净者,炒黄为末,每服二三钱,温酒调下三服。一方用陈久者为末,饮服,亦以槐白皮煮汁服。

橄榄散

【文献出处】《普济方》

【原文摘录】治肠风脏毒,久血不止。

用橄榄核,于灯烛上烧存性,为末,每服二钱,陈米饮,食前调下服之。

黄龙丸

【文献出处】《普济方》

【原文摘录】(一名酒连丸,出《直指方》)治肠风脏毒,及暑泻热泻。

用黄连净八两,酒一大升,煮干研细,水面糊丸,梧桐子大,每服四五十丸,陈米饮送下。伤酒大便下血,空心,熟水下。

五倍子

【文献出处】《普济方》

【原文摘录】治肠风脏毒,泻血不止。

用五倍子擘破,一半烧令熟,一半生用,分两不限多少,为末,陈米软饭丸,如梧桐子大,每服二十丸,食前,粥饮下。

龙骨饼子

【文献出处】《普济方》

【原文摘录】治脏毒便血不止。

用龙骨、乌贼鱼骨各等分为末，每服一钱，入鸡子清一枚，白面同和，捏作饼子三枚，文火内煨熟，细嚼，用温米饮送下，食前服。

黑神散

【文献出处】《普济方》

【原文摘录】治脏毒。

用槐角丸、钓肠丸、三黄丸、乌梅丸、酒蒸黄连丸，同大乌沉汤，以沸汤调下。

圣金丸

【文献出处】《普济方》

【原文摘录】（一名百药散）治肠风下血，溺血不止，及脏毒，或无故便血。

用百药煎三两，一两生，一两炒焦，一两烧存性。

为末，丸梧桐子大，每服五十丸，米饮空心服。一方用软饭蜜丸，空心服亦可。一方为细末，每服二钱，米饮调下。

四季侧柏饮

【文献出处】《普济方》

【原文摘录】治肠风脏毒，泻血不止。

用侧柏烧存性。春采东，夏采南，秋采西，冬采北。

为末，每服二钱，糯米饮调下。一方用叶一斤，洗炙为末，每服二钱，枳壳汤食前下。

侧柏散

【文献出处】《普济方》

【原文摘录】治肠风脏毒酒痢，下血不止。

嫩柏叶九蒸九晒，二两　　陈槐花一两，炒半黑色

上为末，炼蜜丸，梧桐子大，每服四五十，空心温酒下。

槐香丸

【文献出处】《普济方》

【原文摘录】治脏毒肠风下血。

槐花半两，炒　黄连半两，净择，炒　木香二两（一分），晒干　白矾半两，火枯微存性，研

上为末，用乌梅十个，酸醋浸一宿，取肉熬成膏，同药捣匀为丸，如干，入少许煮梅醋，和丸如梧桐子大，每服十五丸至二十丸。下血成痢不止，加地榆三寸，捶碎煎汤下，空心，食前

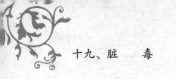

服。或酒痢或谷道疼痛紧逼,连进三服,寻常两日一服。

如圣丸

【文献出处】《普济方》

【原文摘录】治肠风脏毒,下血不止,日久羸瘦。

大蒜研细　淡豆豉　地榆各等分

上为末,大蒜同研令匀,入炼蜜少许,捣令得所,丸如梧桐子大,每服三十丸,煎椿树叶汤下,空心服。若无椿叶,取大眼桐皮,刮去青皮,取白,煎白汤下。

血余散

【文献出处】《普济方》

【原文摘录】治泻血脏毒,一服效。

血余半两,烧灰　鸡冠花根　柏叶各一两

上为末,临卧,温酒调下二钱;来晨,酒一盏投之,立愈。

杏丹

【文献出处】《普济方》

【原文摘录】(出《十便良方》)治脏毒下血。

杏仁四十九粒,去皮尖双仁　蜡一两

上二味,入臼中熟杵,自然汁可以为丸,每服空心,米饮下二三十丸。忌鱼腥,服永不发。有僧服之效后,传与一僧人,每服即止。惟不能忌鱼腥,再发,然亦不至于甚。

莲子散

【文献出处】《普济方》

【原文摘录】(出《家藏经验方》)治新旧肠风脏毒,下血不止。

旱莲子

上用新瓦上焙干,为末,每服二钱,米饮调下,食前服。

人参散

【文献出处】《普济方》

【原文摘录】(出《家藏经验方》)治肠风脏毒。

人参　白茯苓　黄芪蜜炙　甘草　五味子

上各等分,为细末,每服二钱,白汤调下,每日三五服。孙运使云:有此疾常常服之,不至力乏,不至面黄,多多为佳,皆以为妙。

千金地黄丸

【文献出处】《婴童百问》

【原文摘录】治心热,肠风脏毒去血。

黄连四两,粗末　生地黄半斤,研取汁,连滓二味拌匀,日中晒极干

上为细末,炼蜜为丸,如梧桐子大,每三十丸,食后麦门冬汤下,量大小加减。

卷柏散

【文献出处】《外科理例》

【原文摘录】治脏毒便血。

卷柏生石上,高四五寸,根黄如丝,上有黄点,焙干　黄芪盐水浸炒。各等分

上为细末,每服五钱,空心,米饮调下。

槐花散

【文献出处】《外科理例》

【原文摘录】治肠风脏毒下血。

槐花　生地黄酒拌蒸　青皮　白术炒　荆芥穗各六分　川芎四分　归身酒拌　升麻各一钱

为末,每服三钱,空心,米饮调下,水煎亦可。

乌荆丸

【文献出处】《丹溪心法附余》

【原文摘录】《和剂方》治诸风缓纵,言语謇涩,遍身顽麻,皮肤瘙痒。又治妇人血风,头疼眩晕。如肠风脏毒下血不止,服之尤效。

川乌炮,去皮脐,一两　荆芥穗二两

上为末,醋煮面糊丸,如梧子大,每服二十丸,温酒、热水任下。

一方

【文献出处】《丹溪心法附余》

【原文摘录】治脏毒下血。

苦楝炒令黄

上为末,蜜丸,米饮下二十丸,尤妙。

香梅丸

【文献出处】《丹溪心法附余》

【原文摘录】《济生方》治肠风脏毒下血。

乌梅同核烧存性　香白芷不见火　百药煎烧存性。各等分

上为末,米糊丸如梧子大,每服七十丸,空心,米饮下。

结阴丹

【文献出处】《丹溪心法附余》

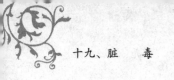

【原文摘录】(《拔粹方》)治肠风下血,脏毒下血,诸大便血疾。

枳壳去穰,麸炒　威灵仙　黄芪　陈皮去白　椿根白皮　何首乌　荆芥穗各半两

上为末,酒糊丸如梧子大,每服五七十丸,陈米饮,入醋少许,煎过,要放温,水送下。

一方

【文献出处】《丹溪心法附余》

【原文摘录】治肠风脏毒。

用茄蒂烧灰存性,为末,米饮调下二钱,小儿服半钱。

一方

【文献出处】《丹溪心法附余》

【原文摘录】治脏毒下血。

用黄连四两,酒浸,春秋五日,夏三日,冬七日,晒干为末,以乌梅肉六两同捣为膏,丸如梧子大,每服二三十丸,空心,白汤下。

四物解毒方

【文献出处】《赤水玄珠》

【原文摘录】丹溪治番花痔,头向上是大肠热甚收缩为主,用四物解毒,加枳壳、白术、槐角、秦艽。

* 荆防汤

【文献出处】《赤水玄珠》

【原文摘录】治番花痔。

荆芥　防风　朴硝

上煎药汤洗之,次用木鳖子、郁金研末,龙脑些少,水调涂上。

槐花散

【文献出处】《赤水玄珠》

【原文摘录】治血痢久不止,腹中不疼,不里急后重,此脏毒也。

青皮　槐花　荆芥穗

各等分,为末,水煎,空心热服。

又方

【文献出处】《赤水玄珠》

【原文摘录】治肠风血痢。

鲫鱼一具,破开去肠胆,入白矾二钱,烧存性,为末,米饮空心调下。

洗药方

【文献出处】《证治准绳》

【原文摘录】洗药方

治番花痔用荆芥、防风、朴硝煎汤洗之，次用木鳖子、五倍子研细调傅。如肛门肿热，再以朴硝末水调，淋之良。

干柿散

【文献出处】《万氏家抄济世良方》

【原文摘录】治肠风、脏毒、脏癖神效。

干柿不拘多少，焙干，烧存性为末，每服二钱，米饮调下。

黄连除湿汤

【文献出处】《外科正宗》

【原文摘录】黄连除湿汤芩朴，苍术陈归枳壳翘，防风甘草硝黄等，脏毒悬痈此莫逃。

治脏毒初起，湿热流注肛门，结肿疼痛，小水不利，大便秘结，身热口干，脉数有力，或里急后重。

黄连　黄芩　川芎　当归　防风　苍术　厚朴　枳壳　连翘各一钱　甘草五分　大黄朴硝各二钱

水二钟，煎八分，空心服。

凉血地黄汤

【文献出处】《外科正宗》

【原文摘录】凉血地黄汤连芍，生地芎归术地榆，人参花粉茯苓草，山栀加上效应孚。

治脏毒已成未成，或肿不肿，肛门疼痛，大便坠重，或泄或秘，常时便血，头晕眼花，腰膝无力者。

川芎　当归　白芍　生地　白术　茯苓各一钱　黄连　地榆　人参　山栀　天花粉甘草各五分

水二钟，煎八分，食前服。

内托黄芪散

【文献出处】《外科正宗》

【原文摘录】内托黄芪散芍归，川芎山甲共陈皮，角针白术槟榔等，脏毒将成此药医。

治脏毒已成，红色光亮，已欲作脓，不必内消，宜服此药溃脓。

川芎　当归　陈皮　白术　黄芪　白芍　穿山甲　角针各一钱　槟榔三分

水二钟，煎八分，食前服。

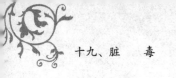

地榆丸

【文献出处】《明医指掌》

【原文摘录】治脏毒挟湿者。

白术半两　黄柏炒,二钱　生地黄二钱　白芍药二钱　地榆二钱　黄芩炒,二钱　香附二钱

共末,蒸饼为丸。

一煎散

【文献出处】《外科大成》

【原文摘录】脏毒初起肿痛,服之立消。

当归尾　皂角刺　桃仁泥　穿山甲炒　甘草各二钱　黄连一钱五分　枳壳　槟榔　乌药
白芷　天花粉　赤芍　生地各一钱　红花五分　玄明粉　大黄各三钱

用水二钟,浸一宿,次早煎一滚,空心服之,俟行三四次,以薄粥补之。

五灰散

【文献出处】《外科大成》

【原文摘录】脏毒肿痛,生于肛门内者。

蜈蚣　穿山甲　生鹿角　血管鹅毛　血余各煅存性,各研末,各等分和匀

每服五钱,空心,用黄酒调服。

扁柏丸

【文献出处】《外科大成》

【原文摘录】痔漏、肠风、脏毒等下血,及吐血、血崩等症。

生侧柏叶一斤,用白矾四两入铜锅内,水五六碗,煎干为度,晒干炒焦枯　青州柿饼十个,烧灰　旧
陈棕烧存性,二两　血余灰一两　槐花四两,炒焦

共为末,炼蜜为丸,每服三钱,空心,白酒送下,日进三服,以止为度。

*灸法

【文献出处】《外科大成》

【原文摘录】脏毒及肠风下血不止。

令患者平立,量脊骨前与脐平处,是穴于脊椎上灸七壮。如年深者,更于椎上两旁各开
一寸,各灸七壮,除根。

一煎散

【文献出处】《灵验良方汇编》

【原文摘录】当归尾　穿山甲炙,研　甘草生　桃仁泥　皂角刺各二钱　川黄连一钱五分
枳壳麸炒　槟榔　天花粉　乌药　赤芍　生地　白芷各一钱　元明粉　大黄各三钱　红花

五分

水二盅,浸一宿,次早煎一滚,空心服,俟行三四次,以稀粥补之。

【方歌】一煎散消脏毒方,归甲甘连桃枳榔,天花皂刺红乌药,芍地元明芷大黄。

菩提露

【文献出处】《灵验良方汇编》

【原文摘录】熊胆三分　冰片一分

凉水十茶匙,调化开,搽于患处甚效。

【方歌】菩提露消积热痛,脏毒坚疼焮肿增,水调熊胆加冰片,搽于患处毒渐轻。

五灰散

【文献出处】《灵验良方汇编》

【原文摘录】血管鹅毛　血余　蜈蚣　穿山甲　生鹿角各烧存性

各等分,研细,共合匀。每服五钱,空心,温黄酒调下。

【方歌】五灰散用鹅管毛,血余蜈甲鹿角烧,脏毒肿痛肛门内,每服五钱黄酒调。

蒜连丸

【文献出处】《类证普济本事方释义》

【原文摘录】治脏毒。

鹰爪黄连末,用独头蒜一颗煨香烂熟,研匀,入臼治熟,丸如梧子大,每服三四十丸,陈米饮下。

释义:黄连气味苦寒,入手少阴、手足阳明;独头蒜气味辛温,入手足阳明、足少阴、厥阴。因肠胃中郁热蕴蓄成脏毒者,非苦寒不能泄热,非辛温不能引入病所。陈米饮送者,欲药之缓行于肠胃间也。此亦丹方之流。

槐花散

【文献出处】《类证普济本事方释义》

【原文摘录】治肠风脏毒。

槐花炒　柏叶烂杵,焙　荆芥穗　枳壳

上修事了,方称等分,细末,用清米饮调下二钱,空心,食前服。

释义:槐花气味苦寒,入手足阳明、厥阴;柏叶气味苦辛微寒,入足太阴;荆芥穗气味辛温,入足太阳、少阳;枳壳气味苦寒,入足太阴。此脏毒肠风下血不止,纯用辛凉苦寒之药以泄肠胃之热,血得凉而宁静,则病自然减耳。

* 脏毒下血方

【文献出处】《疡医大全》

【原文摘录】脏毒下血。《三吴医案》

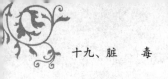

槐花　木耳各三钱　大黄酒浸,九蒸九晒,二两　郁李仁　皂角子　象牙屑　条芩　升麻　血余炭　荆芥穗各五钱

共为细末,炼蜜为丸如赤豆大,外以四物汤加黑蒲黄各一两为衣,米汤送下,空心及下午各二钱,服完立愈。

加味脏连丸

【文献出处】《疡医大全》

【原文摘录】治脏毒。

黄连八两　枳壳六两　大麦馅子一升　甘草四两

先为粗末,装入犍^①猪大肠内,不拘几段,用线扎紧,酒水同煮极烂,捣成饼,晒干,为细末,水叠为丸,白汤送下二钱。

* 车前汤

【文献出处】《疡医大全》

【原文摘录】脏毒下血。丹溪

车前草连根一握,生姜一小块,和新水捣烂,去渣取汁,候血欲下时,腰间必觉重,即服此一盏,少倾渐觉冷下腹中,登厕便不见血矣。

* 黄连丸

【文献出处】《疡医大全》

【原文摘录】脏毒下血。《锦囊》

黄连四两,酒浸,春秋五日,夏三日,冬十日,晒干为末,乌梅肉六两,捣烂丸桐子大,每服二三十丸,空心,白汤下。

* 熏洗方

【文献出处】《疡医大全》

【原文摘录】洗脏毒痔疮。叶台山

五倍子　当归　黄柏　槐花　木鳖子各一两　瓦松十根　红花五钱

煎汤熏洗。

消毒百应丸

【文献出处】《疡医大全》

【原文摘录】治脏毒痔漏。

苍术　猪牙皂　槐花或槐角子　金银花　黄柏　当归各四两

上六味,用河井水各四碗,煎取浓汁,滤清,入锦纹大黄一斤,石捶打碎,浸透取起晒干,

---

① 犍(jiān):阉割。

又浸又晒,汁尽为度,研细末,用陈荞麦面和杵为丸,如绿豆大。如血多加地榆四两煎汤,寻常用二十丸,沉重用六十四丸,体厚者用八十一丸,白汤送下。

名　案

医说

洛阳一女子,年四十六七,耽饮无度,多食鱼蟹,摄理之方蔑如①也。后以饮啖过常,蓄毒在脏,日夜二三十泻,大便与脓血杂下,大肠连肛门痛不堪。任医以止血痢药不效,又以肠风药则益甚。盖肠风则有血而无脓,凡如此已半年余。气血渐弱,食渐减,肌肉渐瘦,稍服热药则腹愈痛,血愈下。服稍凉药则泄注气羸,粥愈减。服温平药则病不知将期岁,医告术穷垂命待尽。或有人教服人参散,病家亦不敢主,当谩②与服之。才一服知,二服减,三服脓血皆定,自此不十服,其疾遂愈。后问其方云:治大肠风虚,饮酒过度,挟热下痢脓血,疼痛多日不瘥。樗根、白皮、人参各一两为末,二钱匕,空心温酒调下,以温米饮代,忌油腻、湿面、青菜、果子、甜物、鸡、鱼、蒜等。(卷六·肠风痔疾·脏毒下血)

外科正宗

一男子夏月好饮火酒,热毒入肛门,结肿坚硬,形色紫黑,坚硬痛极。用攻利、解毒药俱不应,以神灯照法照之,早晚二次,其疼方减。以蟾酥锭磨浓涂之,坚硬渐腐为脓,仍服内消沃雪汤,二剂便通,疼苦减其大半。又以四物汤加黄柏、知母、厚朴、苍术,外以珍珠散加冰片、猪髓调搽,月余而平。

一监生素性急暴,每纵膏粱,因积毒流于大肠,内如针刺,外肛不肿,常欲后重,便则秘结,诊之脉空数而无力,此真气不足,邪火有余,内脏亏损症也。后必难瘥,辞不可治。后请别医,用药月余,肛门内腐,败水无禁,复请视之。予曰:决不可疗也。脉来虚数,邪胜正也,手掌不泽,脾气败也,至夜发热,阴虚火旺,败水无禁,幽门已坏,面若涂脂,元气走散,鼻如烟煤,肺气将绝,口干舌燥,肾水已竭,犯此岂有不死之理。患者不服,强用解毒滋阴药饵,不效而死。(卷八·脏毒治验)

孙文垣医案

新市陈鹿塘先生,原有肠风脏毒之症,大便燥结,数日不能一行,痛苦殊甚。此胃寒肠热之症,其脉两寸皆数,两关皆弦而无力,两尺洪滑而左尤甚。诊毕,渠告予曰:病数年,百医不效,望生难矣。闻公治多奇中,冀一奇而生之,实再造之恩也。予怜其苦,而俯想久之。因思李东垣有云:大肠喜清而恶热,脾胃喜温而恶寒,以胃属土,而大肠属金也。今治肠胃相兼之

---

① 蔑如:犹不如,不及。

② 谩(mán):欺骗,蒙蔽。

疾，必寒非凄凄，热非灼灼始可。乃详酌一方，专以肠风脏毒之药为君主，外以养血之剂裹之，使不伤胃气。盖药先入胃，而后传入大肠，入胃时裹药未化，及入大肠则裹药化，而君药始见，庶几两不相妨，亦假道灭虢之策也。因以大黄酒浸九蒸九晒者二两，槐花三两，木耳二两，郁李仁、皂角子、象牙屑、条芩各一两，血余灰、升麻、荆芥穗各五钱为末，炼蜜为丸，赤豆大，外以四物汤加蒲黄各一两为衣，米汤送下，空心及下午各服二钱。服此果然血止，而大便不燥，饮食日加。鹿塘大喜曰：古称用药如用兵，奇正相生，鲜有不克敌者，其公之谓乎。（卷二·三吴治验·陈鹿塘肠风脏毒大便燥结）

王祖泉，大便里急后重，腹痛，日夜下紫黑稠粘三四十度。市中凡有名者，雷同痢治，自秋历冬，三越月不瘥。形色瘦瘁，匙箸厌举，即勉强仅一盏而止，眼阖懒开，悉以为不治弃去。访余脉之，六部濡弱，观其所下之色甚晦，如芋苗汁之状。予曰：观此色，非痢，乃脏毒下血症。《医说》中人参樗皮散，正此对腔剂也。即制与之，其夜果减半，终剂全愈。方以人参、樗根白皮各二两，为末，每空心米饮调服二钱，忌肉汁，生菜、鱼腥。（卷二·三吴治验·王祖泉脏毒下血）

景岳全书

一男子，脏毒下血，服寒凉败毒药，不惟不能止，且饮食日减，肢体愈倦，脉数而涩。先以补中益气汤，数剂少止。更以六君子汤加升麻、炮姜，四剂而止。乃去炮姜，加芎、归，月余脾胃亦愈。尝治积热成风下血者，先以败毒散散之。胃寒气弱者，用四君子汤，或参苓白术散补之，并效。

一男子，脏毒下血，脾气素弱，用六君子汤加芎归、枳壳、地榆、槐花，治之而愈。后因谋事血复下，诸药不应。余意，思虑伤脾所致，遂投以归脾汤，四剂而痊。大抵此证所致之由不一，当究其因而治之。丹溪云芎归汤一剂，乃调血之上品。热加赤茯苓、槐花，冷加白茯苓、木香，此则自根自本之论也。虽然血气出于谷气，故大肠下血，以胃药收功，宜四君子汤，或参苓白术散，以枳壳散、小乌沉汤和之，胃气一回，血自循经络矣。凡肠风者，邪气外入，随感随见。脏毒者，蕴积毒久而始见。又云，人惟坐卧风湿，醉饱房劳，生冷停寒，酒面积热，以致营血失道，渗入大肠，此肠风脏毒之所由作也。挟热下血者，清而色鲜；挟冷下血者，浊而色黯。清则为肠风，浊者为脏毒。先便而后血者，其来远。先血而后便者，其来近。治法大要，先当解散脾胃风邪，热则败毒散，冷则不换金正气散加川芎、当归，后随其冷热治之。［卷之四十七贤集·外科钤（下）·痔漏］

续名医类案

张子和曰：一男子脏毒下血，当六月热不可堪，自分必死，忽思蜜水，猛舍性命饮一大盏，痛止血住。

汝南节度副使完颜君宝，病脏毒，下鲜血发渴，寒热往来，延及六载，日渐瘦弱无力，面黄如染。张诊其两手脉沉而身凉。《内经》寒以为荣气在故生，可治。先以七宣丸下五七行，次以黄连解毒汤加当归、赤芍、地榆散，同煎服之，一月而愈。

方勺《泊宅编》云：外兄刘掾病脏毒下血，凡半月，自分必死。得一方，只以干柿烧灰，饭服二钱，遂愈。又王璆《百一方》云：曾通判子病下血十年，亦用此方，一服而愈。为丸为散皆可。《本草纲目》。[卷三十三(外科)·肠风脏毒]

临证一得方[273]

(案70)脏毒由湿热下注而成。

炒蒌仁　忍冬藤花　粉草薢　土贝母　石决明　火麻仁　松子仁　甘草梢　制首乌　通天草

复　加羚羊角　(卷三　上下身内痈部·脏毒)

陈莘田外科方案

(案1)翟左。仲夜以来，时令暑热，熏蒸太过，首先犯肺，脏不容邪还之于腑，始因少腹胀热，继而积痢，红紫兼有，肛内气坠作痒，舌苔糙黄，脉来左弦右濡数。怕成脏毒，治以疏通。

广藿梗　广陈皮　赤芍　枳壳　瓜蒌　赤苓　紫厚朴　甘草梢　桔梗　制军　泽泻　楂炭

二诊　前方去藿梗、瓜蒌、制军、楂炭，加甜冬术、淡芩、归尾、防风根。

(案2)魏左。阴虚湿热蕴蒸，内肛作痛，大便下血，舌红苔糙，脉息濡数。虑成脏毒，冀消为吉。拟清化通腑法。

细生地　肥知母　赤芍　瓜蒌仁　郁李仁　川黄柏　丹皮　枳壳　白杏仁　柏子仁　火麻仁

(案3)孙左。阴虚湿热下注，结为脏毒，脓从内出，余肿余坚不化，大便作痛，其邪留恋，极易淹缠成漏。拟清化法。

细生地　天花粉　丹皮　茯苓　槐花米　当归　川黄柏　知母　赤芍　甘草节　(卷五·脏毒)

陈莲舫先生医案

张左，三十九。脏毒绵延，内缩不见，脉象浮弦。治以和养。

沙参　生草　龟板　郁李打　生地　炒知母　麻仁打　地榆　胡黄连　炒黄柏　蒌仁　石斛　忍冬藤　(卷下·二十六·脏毒)

小　结

前人治疗脏毒多以药物内服为主。《丹溪心法·肠风脏毒》说："治法大要，先当解散肠胃风邪,热则用败毒散,冷者与不换金正气散,加川芎、当归,后随其冷热而治之。"《杂病源流犀烛》云:"脏毒专由大肠血热,或平素喜食辛燥煎火㷇之物,而成病也。生在肛门内大肠尽处,往往溃烂至肛门外。治法大约与肠痈相仿,而主药必以忍冬藤、麦冬为主,并多加地榆、蒲黄,庶乎有瘳。"《圣济总录》治肠风脏毒下血,用枳壳(去瓤,麸炒令黑)、无纹炭各一两,捣为细散,每服一钱匕,用荆芥米饮调下。《景岳全书》中以槐花散治肠风脏毒下血,药用炒槐花、熟地黄、青皮、白术(炒)、荆芥穗、当归身(酒拌)、升麻各一钱,川芎四分,为末,每服三钱,空心米饮调下,水煎服亦可。《医学入门》指出治宜清热解毒,选用槐花散、脏连丸、黄连解毒汤、清胃散、防风黄芩丸等方。《证治要诀》指出治宜清化湿热,初起用调胃承气汤加当归,次用芍药柏皮丸、黄连解毒丸;久不愈者,用防风黄芩丸。《类证治裁》卷之七《附肠风脏毒篇》指出脏毒为血浊而色暗,系湿热蕴毒,轻者猪脏丸,重者脏连丸。《本草纲目》指出猪大肠有"润肠治燥,调血痢脏毒"的作用。猪大肠一条,入芜荑在内煮食。治肠风脏毒,大便出血。本品出自《救急方》,方中以猪大肠为主,厚肠止血,以肠治肠;以芜荑为辅佐,直通利肠,通导肠腑。两者合用,补中兼泻,共成厚肠止血之方。除服药内治外,脏毒痈肿也用外治及手术方法治疗。

另外,针灸也是脏毒的一个治疗方法。《针灸大成》说:"照海、百会、支沟,脏毒肿痛,便血不止。"又说:"脏毒下血,承山、脾俞、精宫、长强。"现今对脏毒的治疗,应针对其对应的相关疾病,或内治或外治或者手术治疗。目前,临床上所用的痔特佳片针对中医"肠风脏毒"诸症,以槐角、地榆、黄芩、防风、枳壳、当归、阿胶、鞣质等组方,既能凉血止血,又能清肠疏风,标本兼治,肠风脏毒既清,则肛肠病可除。

我们应借古鉴今,传承创新,把前人治疗类似大肠癌的理法方药,进一步加以验证和提高,使之更好地为当今临床服务。

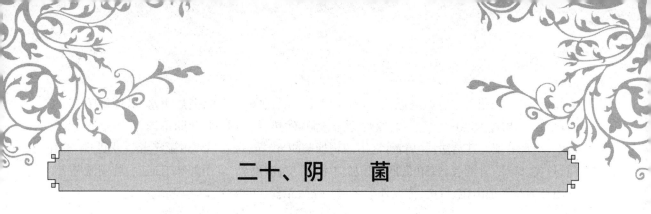

二十、阴　菌

概　述

　　阴菌,包括阴蕈、阴茄等,即阴部肿瘤,和西医学的外阴癌及阴道癌相类似,同时也可能包括部分生殖系统的良性病变,如疣等。

　　阴疮,妇人阴户生疮,局部红肿热痛,积结成块或化脓腐烂、脓水淋漓,甚则溃疡如虫蚀者,称为"阴疮",亦名"阴蚀""阴蛋"等。阴疮包括西医所指外阴炎、外阴肿瘤、外阴溃疡等。

名　论

医心方

　　《病源论》云:阴内息肉由胞络虚损,冷热不调,风邪客之,邪气乘阴,搏于血气,变生息肉也,其状如鼠乳。(卷第二十一·治妇人阴中息肉第十一)

疮疡经验全书

　　妇人之性多偏而多郁,若有不遂则心肝胃三经之火勃然而起,遂致阴内生疮。其种不一,或生阴蚀疮,或生阴茄,或生阴蕈,或生疳疮,或生翻花疮,或生蛋疮,极痛极痒,状如虫行,淋沥脓汁等症,皆由湿热与心火相击而生,惟阴茄难治。性气和缓之妇,胸次坦夷,服药易愈;若性急悍妒之妇,习与性成,服药百帖方愈。必须忌口、绝欲、戒性为要,当以补心养胃,与茯苓补心汤,内补托里流气饮间服之。其阴中肿块如枣核者名阴茄,匾如簟者名阴蕈,阴中极痒者名蚀疮、名蛋疮。余类仿此。(女阴蚀疮)

妇人规

　　妇人阴中生疮,多由湿热下注,或七情郁火,或纵情敷药,中于热毒。其外证则或有阴中挺出如蛇头者,谓之阴挺;如菌者,谓之阴菌。或如鸡冠,或生虫湿痒,或内溃肿烂疼痛,常流毒水。其内证则或为体倦内热,经候不调,或为饮食不甘,晡热发热,或为小腹痞胀,腰胁不利,或为小水淋沥,赤白带下。(下卷·前阴类·阴疮)

薛氏医案[274]

　　妇人阴疮,乃七情郁火,伤损肝脾,湿热下注。其外症有阴中舒出如蛇,俗呼阴挺;有翻

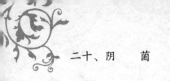

突如饼，俗呼阴菌。亦有如鸡冠花，亦有生诸虫，亦有肿痛、湿痒、溃烂出水、胀闷脱坠者，其内症口干、内热、体倦、经候不调、饮食无味、晡热发热、胸膈不利、胁肋不调、小腹瘀胀、赤白带下、小水淋涩。其治法：肿痛者，宜用四物加柴胡、山栀、丹皮、胆草；湿痒者，宜用归脾加山栀、丹皮、柴胡；淋涩者，宜用龙胆泻肝加白术、丹皮；溃腐者，宜用加味逍遥散；肿闷脱坠者，宜用补中益气加山栀、丹皮，佐以外治之法。备见治验。（阴疮）

景岳全书

阴疮若肿痛内外俱溃者，宜芍药蒺藜煎为最佳，或四物汤加栀子、丹皮、胆草、荆芥，或用加味逍遥散。若湿痒者，宜芍药蒺藜煎，或归脾汤加柴栀丹皮。淋涩者宜龙胆泻肝汤加白术、丹皮。淋涩而火盛痛胀者，宜大分清饮或抽薪饮。肿而坠毒者，补中益气汤加山栀、丹皮。可洗者用百草煎，可敷者宜螵蛸散、完疮散。（阴疮）

妇人阴中生疮，多由湿热下注，或七情郁火，或纵情敷药按：古法有用辛温兴奋之药外敷以助情欲者，中于热毒。其外证则或有阴中挺出如蛇头者，谓之阴挺；如菌者，谓之阴菌；或如鸡冠，或生虫湿痒，或内溃肿烂疼痛，常流毒水。其内证则或为体倦内热，经候不调，或为饮食不甘，晡热发热，或为小腹瘀胀，腰胁不利，或为小水淋沥，赤白带下。凡治此之法，若肿痛内外俱溃者，宜芍药蒺藜煎为最佳，或四物汤加栀子、丹皮、胆草、荆芥，或用加味逍遥散；若湿痒者，宜芍药蒺藜煎或归脾汤加柴、栀、丹皮；淋涩者，宜龙胆泻肝汤加白术、丹皮；淋涩而火盛痛胀者，宜大厘清饮或抽薪饮；肿而坠重者，补中益气汤加山栀、丹皮；可洗者用百草煎；可敷者宜螵蛸散、完疮散。（卷三十九·妇人规）

外科大成

阴蕈肥边肿痛，中突起蕈丁鸡冠，由肝郁脾虚所致。［卷二·分治部上（痈疽）·下部前·阴蕈］

吴氏医方汇编

生于前阴，或上下，或左右，形如芝菌鸡冠，如乳首，大小不一。由七情郁火损伤脾肝二经，以致湿热下注；或兼天行疫疠之气，互相传染，俗名下翻。（第二册·阴菌）

女科经纶

薛立斋曰：有妇人阴中突出如菌，四围肿痛，小便数，晡热，似痒似痛，小便重坠，此肝火湿热而肿痛，脾虚下陷而重坠也。先以补中汤加山栀、茯苓、车前、青皮，以清肝火，升脾气，更以加味归脾汤，调理脾郁，外以生猪油和藜芦末涂之而收。（卷八·杂证门·前阴诸证）

女科精要

有阴中突出如菌，四围肿痛，便数，晡热，似痒似痛，小便重坠，此肝火湿热而肿痛，脾虚下陷而重坠也。先以补中汤加山栀、茯苓、青皮，以清肝火，升脾气，更以加味归脾汤调理脾郁。外以生猪油和藜芦末涂之而收。新室嫁孔痛，宜舒郁和血，四物加香附、红花。（卷一·女

科杂症门）

胎产心法

产后阴挺阴菌,诸虫痛痒,盖因妇人七情郁火,伤损肝脾,湿热下注,故有阴中舒出如蛇,俗呼阴挺;有翻突如饼,俗呼阴菌;亦有如鸡冠,如鼠乳;亦有生诸虫,肿痛湿痒,溃烂出水,胀闷脱坠者。其内证口干,内热体热,饮食无味,晡热发热,胸膈不利,小腹痞胀,赤白带下,小水淋沥。其治法,如气虚,十全大补加五味子,倍参、桂,补而敛之。初产肿胀痛而热者,宜加味逍遥散,或逍遥散加荆芥、牡丹皮。如产久,则于杂证同治法,用四物汤加柴胡、山栀、丹皮、胆草;湿痒者,归脾汤加山栀、柴胡、丹皮;淋沥者,龙胆泻肝汤加白术、丹皮;溃腐者,加味逍遥散;肿闷脱坠者,补中益气加山栀、丹皮。

以上诸证,均可佐以外治之法,如硫黄汤、熨阴洗阴诸方,选而用之。（卷之下·前阴诸症论）

疡医大全

陈实功曰:阴菌形如鸡冠,四边肿痛,为肝郁脾虚。《正宗》。

窦汉卿曰:阴中肿块,匾如蕈者,名阴蕈阴菌,如枣核者名阴茄,皆由湿热与心火相击而生,惟阴茄难治。性气和缓之妇,胸次坦夷,服药易愈;若性急悍妒之妇,习与性成,服药百贴方愈。必须忌口,绝欲戒性为要,治当补心养胃为主。

冯楚瞻曰:阴中突出如菌,四围肿痛,便数晡热,似痒似痛,小便重坠,此肝火湿热而肿痛,脾虚下陷而重坠也。先以补中益气汤加山栀、茯苓、青皮以清肝火升脾气,更以加味归脾汤调理脾郁,外以生猪油和藜芦末涂之而收。《锦囊》。

又曰:或归脾汤加山栀、川芎、茯神、香附、陈皮治之。

朱丹溪曰:阴茄乃生产未曾满月,因取重物,膀胱坠下,若是红茄、紫茄可治,白茄不治。
（卷二十四·阴器部·阴菌门主论）

秘珍济阴

妇人阴门翻突如饼,俗呼阴菌,宜加味补中益气汤。（卷之三·妇人杂病·阴菌）

外科真诠

阴中突出如菌,名为阴菌,四围肿痛,便数晡热,小便坠重,此肝火湿热而肿痛,脾虚下陷而重坠也。先以补中益气汤加栀子、茯苓、青皮以清肝火升脾气,更以加味归脾汤调理脾郁,外以生猪油和藜芦末涂之,或用硫黄五分、海螵蛸二钱研细,用鸭蛋清调搽亦可。（妇人阴疮·阴菌）

阴中突出如枣核者,名为阴茄,多因生产未曾满月,强取重物所致。红茄、紫茄可治,白茄不治,可照阴菌治法。（妇人阴疮·阴茄）

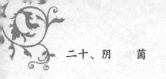

名　方

*苦酒洗方

【文献出处】《医心方》

【原文摘录】妇人阴中息肉突出者方。

以苦酒三升渍,乌喙五枚,三日以洗之,日夜三四过之。《延龄图》同之。

芍药蒺藜煎

【文献出处】《景岳全书》见《新方八阵·因阵》

【原文摘录】治通身湿热疮疹及下部红肿热痛诸疮,神效。外以螵蛸散敷之。

龙胆草　栀子　黄芩　木通　泽泻各钱半　芍药　生地各二钱　白蒺藜连刺,槌碎,五钱至一两

水二钟,煎八分,食远服。如火不甚者,宜去龙胆草、栀子,加当归、茯苓、薏仁之属。如湿毒甚者,加土茯苓五钱或一二两。

螵蛸散

【文献出处】《景岳全书》见《新方八阵·因阵》

【原文摘录】治湿热破烂,毒水淋漓等疮,或下部肾囊、足、股肿痛,下疳诸疮,无不神效。

海螵蛸不必浸淡　人中白或人中黄、砂亦可,等分

上为细末,先以百草多煎浓汤,乘热熏洗后,以此药掺之。如干者以麻油或熬猪油或蜜水调敷之。若肿而痛甚者,加冰片少许更妙。若湿疮脓水甚者,加密陀僧等分或煅过宫粉亦可,或煅制炉甘石更佳。

完疮散

【文献出处】《景岳全书》见《新方八阵·因阵》

【原文摘录】治湿烂诸疮,肉平不敛,及诸疮毒,内肉既平而口不收者,皆宜用此,最妙。

滑石飞,一两　赤石脂飞,五钱　粉甘草三钱

上为末,干渗或用麻油调敷,或加枯矾一钱,痒者极宜。

蛇蜕散

【文献出处】《景岳全书》

【原文摘录】治妇人阴疮。先以荆芥、蛇床子熏洗,挹干,敷药。

蛇蜕一条,烧存性　枯矾　黄丹　萹蓄　藁本各一两　硫黄　荆芥穗　蛇床子各五钱

上为细末,香油调搽,湿则干掺。

* 阴菌散

【文献出处】《吴氏医方汇编》

【原文摘录】治阴菌。

朝脑三钱　五倍子焙,三钱　枯矾三钱　龙骨煅,水飞,三钱　莲瓣有此更好,三钱　麝一分　冰片二分　雄黄水飞,钱半　杏仁粉二钱

先将龙骨、五倍、枯矾研细,入朝脑、片、麝,研极细,搽患处。忌诸豆,并忌鸡、鱼诸发物。搽时先用药水熏洗,苍术、土茯苓、甘草,煎汤洗。

* 白矾搽剂

【文献出处】《吴氏医方汇编》

【原文摘录】治阴菌下翻。

白矾飞　黄连　柳绿皮焙　石榴皮焙　硼砂　壁钱窝去子,土焙,五个　蛤蜊煅。各等分　冰片少许

各为细末,调匀,香油调搽。

* 阴菌仙方

【文献出处】《吴氏医方汇编》

【原文摘录】治阴菌下翻。

黄连五分　五倍子去虫烂,焙,一钱　乌木锉为末,焙,三分　枯矾三分　轻粉三分　壁钱窝去子并蜘蛛,焙,七个　雄黄水飞,二分　冰片少许

共为细末,用鲜地黄自然汁合丸,如大黑豆大,纳患处;再以猪脂熟油二两、银珠一钱、黄烛三钱熬匀,俟冷摊一贴覆丸上,次日起,去坚肉一层,再用花椒煎汤洗净,换药,三五天可愈。

雄黄藜芦散

【文献出处】《疡医大全》

【原文摘录】治妇人阴中突出如蛇,或似鸡冠菌样者,并治。

鳖头煅黄色　轻粉　雄黄各一钱　冰片二分　葱管藜芦二钱,研如细面

以上各研细末,和匀再研,瓷瓶收贮。先用芎归汤熏洗,随后搽药,早晚二次,其患渐收。

芎归汤

【文献出处】《疡医大全》

【原文摘录】治妇人阴中突出如蛇,或似鸡冠菌样者,并治。

当归　龙胆草　白芷　川芎　甘草各一钱

煎汤,浴洗患上,随后搽药。

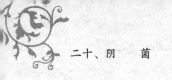

* 龙胆汤

【文献出处】《疡医大全》

【原文摘录】治妇人阴中忽生鸡冠肉,并生瘰。

龙胆草酒拌炒　大黄　泽泻各一钱　生地　黑山栀　车前子　木通　当归　甘草　黄芩炒。各五分

水煎服。

* 阴茄外搽方

【文献出处】《疡医大全》

【原文摘录】治阴茄。

硫黄五分　海螵蛸二钱

研细,用鸭蛋清调搽。

名　　案

校注妇人良方

一妇人阴中突出如菌,四围肿痛,小便频数,内热晡热,似痒似痛,此肝脾郁结。盖肝火湿热而肿痛,脾虚下陷而重坠也。先以补中益气加山栀、茯苓、车前、青皮,以清肝火、升脾气,更以加味归脾汤调理脾郁,外以生猪脂和藜芦末,涂之而收。(妇人阴挺下脱方论第十九)

女科撮要

一妇人阴中突出如菌,四围肿痛,小便频数,内热晡热,似痒似痛,小腹重坠,此肝脾郁结之症,盖肝火湿热而肿痛,脾虚下陷而重坠也。先以补中益气加山栀、茯苓、车前、青皮以清肝火升脾气,渐愈。更以归脾汤加山栀、茯苓、川芎调理,更以生猪脂和藜芦末,涂之而收入。(卷上·阴疮)

一妇人阴中挺出一条五寸许,闷痛重坠,水出淋漓,小便涩滞,夕与龙胆泻肝汤分利湿热,朝与补中益气汤升补脾气,诸症渐愈,再与归脾加山栀、茯苓、川芎、黄柏,间服调理而愈。后因劳役或怒气,下部湿痒,小水不利,仍用前药即愈。亦有尺许者,亦有生诸虫物者,皆用此治。(卷上·阴疮)

一妇人腐溃,脓水淋漓,肿痛寒热,小便赤涩,内热作渴,肢体倦怠,胸胁不利,饮食少思,三月余矣,用补中益气,内柴胡、升麻各用一钱,加茯苓一钱,炒山栀二钱,数剂少愈,又与归脾加山栀、川芎、茯苓,三十余剂,诸症悉退。惟内热尚在,再与逍遥散倍用山栀而愈。(卷上·阴疮)

一妇人素性急，阴中或痛，小便赤涩，怒则益甚，或发热，或寒热，治以芎、归、炒栀、柴胡、苓、术、丹皮、泽泻、炒芍、炒车前、炒连、生草，数剂渐愈，乃去黄连、泽泻，又数剂而痊愈。（卷上·阴疮）

得心集医案

桂煜堂内人，因取乳服药，患阴菌下坠，足腹肿满。又误治半载，忽变口噤舌缩。诸医无从措手，延余诊脉。六部按之全无，似属不治。盖心主血脉，舌为心苗，有内外交绝之象。然呼吸调匀，神明未乱，面无杂色，均非死候。因原其始而求其理，妇人两乳，乃冲任所关，故乳汁与月水相应，误投下乳之药，冲任大伤，以致子宫脱出。又因误治，肾气散越而为肿满。按少阴肾脏，位虽居下，然其脉常萦舌本，今气已坠散，脉道不能上朝，故脉不至而舌本不能萦也。此际收摄之法，有断然必用者矣。遂处大剂养荣人参汤，重加鹿茸、艾叶，频进旬日，新旧诸恙，统获痊安。噫！医可不求其理哉。

人参养荣汤（卷五·产后门·阴菌下坠）

孟河费绳甫先生医案

镇江崔芍轩之室，得一奇症，左少腹作痛，即有物坠出阴户之外，其形如茄，脓血淋漓，痛不可忍，经三日脓血流尽，而后缩入。月余再发，苦不胜言。遍访名医诊视，无一人识其病者。就治于予，诊得右关脉来牢结，是湿热伤肝，气滞血凝而成，如男子溃疝之类。清泄肝经湿热，调气机而化瘀浊，此患可除。用土瓜根五钱，金铃子三钱，山查子三钱，陈橘核三钱，细青皮一钱，郁金钱半，黑山栀钱半，枸橘李三钱，京赤芍钱半。服三十剂，恙即霍然。（妇科）

张聿青医案

右　肝经之脉环阴器，所见之象，形非枣核，似未可作阴茄论，仍是阴肿痛而已。按方书皆外治之法居多，至于内服之方，未必大备，今臆拟逍遥法以舒木郁，略参宣畅气血之品，以备商榷。

柴胡五分　炒赤芍一钱五分　没药五分　枳壳一钱　当归二钱　茯苓二钱　橘皮一钱　（带下）

小　结

在古代文献中，有关阴菌、阴茄、阴蕈等记载并不多见，但对其病因病机的认识，大体一致，多认为系七情郁火伤损、肝脾湿热下注使然，且对其症状的描述，亦大同小异。从今天的观点来看，与妇女外阴癌及阴道癌有相似之处，其所用方药亦值得借鉴，尤其是古人主张内外兼治，不少外用方，如上列治阴菌下翻方、雄黄藜芦散方、治阴茄方等，多以清热解毒为主，内服方如治妇人忽生鸡冠肉并生瘰之龙胆泻肝汤加减，注重清利肝经湿热，亦颇服帖。凡此，均有一定参考价值，未可小视。

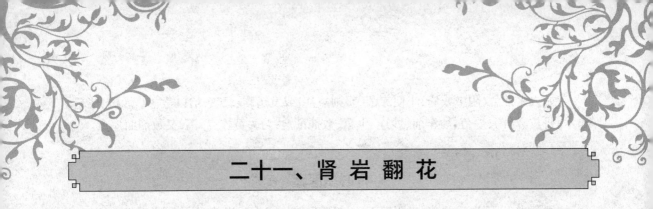

二十一、肾岩翻花

概　述

肾岩为发生于阴茎头部的质地坚硬,表面凹凸不平的肿块,因阴茎属肾且其溃后如翻花之状,故又名肾岩翻花。阴茎头部起粟粒样硬结,瘙痒,逐渐增大,日久溃破翻花,形似去皮石榴,又名翻花下疳。其表面凹凸不平,滋水恶臭,多因肝肾阴亏,相火内灼,湿浊积聚于阴器而成此疾。本病相当于西医学的阴茎癌。

名　论

疡科心得集

一大方中有四绝证,风、痨、臌、膈是也。疡科中亦有四绝证,谓失荣、舌疳、乳岩、肾岩翻花是也。例言。

夫肾岩翻花者,俗名翻花下疳。此非由交合不洁、触染淫秽而生。由其人肝肾素亏,或又郁虑忧思,相火内灼,水不涵木,肝经血燥,而络脉空虚,久之损者愈损,阴精消涸,火邪郁结,遂遘疾于肝肾部分。初起马口之内,生肉一粒,如竖肉之状,坚硬而痒,即有脂水。延至一二年,或五六载时,觉疼痛应心,玉茎渐渐肿胀,其马口之竖肉处,翻花若榴子样,此肾岩已成也。渐至龟头破烂,凸出凹进,痛楚难胜,甚或鲜血流注,斯时必脾胃衰弱,饮食不思,即食亦无味,形神困惫;或血流至两三次,则玉茎尽为烂去;如精液不能灌输,即溘然而毙矣。此证初觉时,须用大补阴丸,或知柏八味,兼用八珍、十全大补之属。其病者,再能怡养保摄,可以冀其久延岁月。若至成功后,百无一生,必非药力之所能为矣。此与舌疳、失营、乳岩为四大绝证,犹内科中有疯、痨、臌、膈,不可不知。(卷下·辨肾岩翻花绝证论)

外科证治秘要

肾岩　翻花绝证属阴虚湿热郁火。初起马口之内,生肉一粒,硬坚而痒。久则作痛,腐烂翻花出血,不可治矣。

治法:鲜首乌　马料豆　甘草　大补阴丸。

或用犀黄、珠粉、血珀常服。(第四十二章·毒疮、下疳、鱼口、便毒、肾岩)

外科真诠

肾岩翻花,玉茎崩溃,巉岩不堪,脓血淋漓,形如翻花,多因过服清凉,外搽丹药所致,宜内服六味地黄汤加人参、当归、白芍,外用珍珠散。年少气盛者可保全生,若年迈气衰之人,得此不治。(肾岩翻花)

名　　方

* 肾岩翻花治法

【文献出处】《外科证治秘要》
【原文摘录】鲜首乌、马料豆、甘草、大补阴丸。或用犀黄、珠粉、血珀常服。

六味地黄汤

【文献出处】《外科真诠》
【原文摘录】肾岩翻花,玉茎崩溃,巉岩不堪,脓血淋漓,形如翻花。多因过服清凉,外搽丹药所致。宜内服六味地黄汤加人参、当归、白芍,外用珍珠散。
六味地黄汤
熟地　淮山　茯苓　泽泻　枣皮　丹皮

泄毒救茎汤

【文献出处】《外科医镜》
【原文摘录】(新方)治阴茎疳蚀。
滑石二钱　甘草梢一钱,能缓茎中痛　萹蓄四钱
水煎服。

五宝散

【文献出处】《外科医镜》
【原文摘录】(新方)治同前证。
橄榄核二钱　寒水石二钱　上冰片一分　西牛黄一分　廉珠三分,无则用石决明代之
上共研匀,收储瓷瓶,弗令泄气。临时用麻油调搽如湿处则干掺,神效无比。

名　　案

王旭高临证医案

许　肾岩翻花,法在不治。怡情安养,带疾延年。

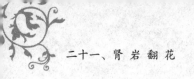

鲜首乌　马料豆　银花　生甘草

朝服六味丸,淡盐花汤送。(外疡)

环溪草堂医案

许　肾岩翻花,法在难治。怡情安养,庶几可图,然非易事也。

鲜首乌一两　马料豆一两　银花一两　生甘草一两

浓煎服。朝服六味丸三钱,淡盐花汤送。

另:西黄一分　川连五分　血珀五分　药珠三分　灯心灰五分　大贝二钱　人中黄一钱

研末,分十服,每朝一服。

诒按:此肾虚而兼疮毒之变证也。(卷四·横痃　肾岩　肛门痈　漏管)

马培之医案

肾岩乃疡科恶候,鲜有收功。经治以来,翻花肿硬虽见松轻,究未可恃也。仍宗前法进步。

红枣　藕　怀山药　当归　黄柏　泽泻　茯苓　知母　麦冬

坚岩肿势较平,慎防出血,拟方多服保守而已。

怀山药　当归　川连　生地　黄柏　赤白芍　泽泻　龟板　茯苓　知母　乌鲗骨　丹皮

玉茎者,即宗筋也,乃肾脏之主。又十二经络之总会马口,端属手少阴心经。肾脏阴虚火郁,心肝二脏之火复会于此。始时茎头马口痒碎,渐生坚肉,业已年余。今夏破溃翻花,出数次,火郁日久,必致外越,血得热而妄行。《经》云:实火可泻,虚火可补。且龙雷之火不宜直折,脉细数,阴分大伤,急当峻补真阴,兼介类潜阳之法。俾龙雷之火得以归窟,而外患方保无虞。

西洋参　麦冬　丹皮　天冬　小生地　元武板　粉茸　泽泻　白芍　藕　(肾岩)

谦益斋外科医案

陆　肾岩翻花,古无治法,怡情安养,带病终天。

大补阴汤　黄芪　归身　茯苓　丹皮　砂仁

方　平素淋漓不止,肾阴之亏可知,小肠之湿充斥下焦,不言而喻。今则小便坚肿,气陷作痛,此属真阴不足,湿浊当权,延久必成肾岩翻花恶疾,宜静心安养。俾肝火平静,湿火自降,用大补阴加味,亦壮水制阳之治。

生地　龟板　知母　黄柏　丹皮　苡仁　辰砂拌麦冬

孙　茎属宗筋,宗筋者,肝所主也。肝火不遂,抑郁不畅,肿疡生焉。此非寻常时毒,乃肝经本病,速自开怀,否则有肾岩开花之虑。

逍遥散　黄柏　胆草

周　肾岩已成，由肝象郁结而来，肝有欲绝之形，必须畅舒开怀，庶几无放血之验。

大补阴汤　阿胶　青盐　（下编·前阴部·肾岩翻花）

高氏医案 [275]

陆　素有淋浊不止，阴亏湿降无疑，今则茎头坚肿，气陷作痛，久则虑延翻花岩毒，急宜静心安养，适宜为要，姑拟大补阴法，壮水制阳。

大熟地　败龟板　川黄柏　肥知母　粉丹皮　薏苡　麦冬肉辰砂拌

肾岩翻花已成，在法图治非易，怡情安养，可以延年。

大熟地　败龟板　川黄柏　肥知母　绵黄芪　厚杜仲　苡米仁　砂仁末

又丸方：大熟地　败龟板　川黄柏　肥知母　粉丹皮　山萸萸　去茯苓　绵黄芪　台白芍　野於术　西洋参　厚杜仲　粉萆薢　苡米仁　菟丝饼

蜜炼为丸，每朝服五钱，用淡盐汤送下。（中部·翻花肾岩）

外科医镜 [276]

俞大海距子寓有四里遥，地名周家谷，是处近山。一日俞入山采樵，自晨至午，觉疲极，遂憩息大石板上，朦胧间忽觉阴茎若有物啮之，急解下衣看视，见山蚂蚁十数头麋集裤内，心知是被此物所啮，顿觉阴茎皮上奇痒异常，急归家以明矾花椒泡水洗之，洗时觉痒稍止，次日痒处皮已浮肿，仍复奇痒异常。再用明矾花椒泡水，日洗三四次，肿势愈甚，邀里中一医治疗，不知用何等药末，令其泡水，日洗三四次，愈洗愈剧，并未服药，旋龟头亦焮肿不堪，病者因屡治不痊，遂听任自然，讵龟头外皮骤然开裂，疼痛呼号彻夜不止，又邀一走方医者治之，且议定包治，该医日视一次，专尚外治，内不服药，阅一月余，仍然无效。乃托予友介绍，邀予诊治。见其呻吟之声不绝于耳，阴茎已不能辨其形状，浑如假山石一块，巉岩嶙峋，时流臭水，秽不可近，予掩鼻细察一周，束手无策，病家乃邀邻人探予口气，意欲包治。予曰：此病毫无把握，实属无法医治，望另请高明可也。病人答曰：已请多医治疗无效，务乞先生援手。且令其妻子环求，予欲却无法，谓曰：吾必尽心治疗，俟二三次后有何情形再议。于是外用玉红膏摊油纸上贴之，内服川萆薢、银花、人中黄、柴胡、炒山栀、黄柏、龙胆草、车前、泽泻等，先解肝肾郁火。三剂后，病势毫无动静，疼痛略见减轻，仍照前方加细生地、防风三剂。肿烂情形仍无动静，乃外用炙鳖甲、黄柏、凤凰衣、柴胡、山栀、青黛、轻粉、呢片研末，香油和胆汁调敷，内服细生地、地骨皮、柴胡、芦荟、杭白芍、当归、金银花、人中黄等，服后疼痛已除，臭水亦少，其溃烂处从前鲜红者，至此已转淡色矣。予见此情形，胸中稍有主宰，外面仍敷昨药，内改服黄芪、防风、当归、泽泻、忍冬藤、白术、茯苓、酒炒牛膝等，又两剂后，巉岩渐平，渐欲收敛，大约再两月可以完功。不料其中表某由外归家，特来看视，且曰：此病有何难治，力任可以保好。病人为其所惑，遂痴心乞其医治，而某也直任不辞，遂向药肆配药，药资悉某自出。岂知自午间上药后至晡时已痛不可耐，病人将药洗去，某力阻不可，云：明日必大见功效，何不少忍待之？病人姑忍痛以待，迨至明日，阴茎紫黯，疼尤剧烈。忍须臾，病人不得已，私自将药洗净，某闻之顿足且叹且责，后闻是夜病人竟因疼痛难忍自缢而殁。

一冯姓男子年四十五六岁,先患下疳,医治年余,终不获痊。始则龟头腐烂,继又外皮浮肿,久久里外均腐烂不堪,邀予诊时已两周年矣。见其阴茎脱去大半,外皮纤悉靡遗,汁水淋漓,疼痛夜甚,日晡潮热,面色萎黄且滞,形神困顿,犹能勉强支持,幸饮食尚可,每饭两碗。予曰:生机即在是矣。乃外贴玉红膏和白灵丹,挽入内服:黄芪、炙龟板、党参、炒白术、茯神、陈皮、甘草、细生地、当归、酒炒牛膝等五剂,疼痛少减,仍照原方加枸杞果,又服五剂,溃烂处已渐长新肉,外仍用白灵丹挽入玉红膏内贴之,内改进:

野党参四钱　炙鳖甲四钱　野於术二钱　大生地四钱　炙龟板八钱　丹参四钱　大麦冬四钱　归身二钱　炙甘草一钱　柴胡一钱　炙知母二钱　炒黄柏二钱　淡菜三枚为引

此方连服十剂,已满长新肉,且渐欲收敛,仍照前方并成十剂,加猪脊筋十条煎汁,用白蜜收膏,每服三四匙,早晚不拘时服,开水送下,外仍用玉红膏加入八宝丹贴之,初令日易一次,五六日后间日易一次,又五六日三日易一次,再四五次疮口收敛,惟外皮与阴茎合而成一,不复辨其皮与茎矣。

按此病颇属危险,或其中阻膈,或信之不坚,断难奏效。

一友人某君,素好冶游[①],夏天患袖口疳,始尚讳莫如深,亦不求治,迨至龟头烂去小半始急求医,遂向悬壶市上包治花柳者买秘药治之,内服外敷,未七日而愈。方且欣欣然颂卖药者之神效也,不知毒已入骨,将为终身之累矣。次年春仍由旧处复发,初觉微痒,继则龟头连及外皮浮肿,寒热交增,不数日外皮腐臭,旋见龟头泄去大半,于是向西人药房买花柳消毒水扫之,愈扫愈烂,因飞函来邀予治。见其阴茎外皮尽脱,茎亦仅存一半,然其形尚如假山石巉凸嶙峋,疼痛不堪言状,无脓,惟流臭水,房中虽焚香也不能解其秽。予为反复细视,并详讯其病原,渠即以前情告之,予转辗寻思,竟无法想,忽悟药肆秘方,无非升丹轻粉,欲活此病,须先除此毒,然后方可设法。外用玉红膏稍和青九一丹挽和贴之,内服化毒丹。方用:

琥珀一钱　滴乳石一钱　橄榄核一钱　台麝二分　犀黄五分　珍珠一钱　灯心草灰三钱梅片二分

上研细末,分作十二服,每用鲜土茯苓半斤煎水送一服,如此十余日,疼痛少减,臭水不流,改流稀脓,味仍臭秽。复邀予治,仍令再服一料,后再议。又十余日,伏毒已化脓,不臭秽,外改用白灵丹掺入玉红膏内,摊纸贴之。内服:

鲜土茯苓二两　潞党参四钱　东阿胶二钱　金银花四钱　生黄芪六钱　茯神四钱　黄柏一钱　枸杞果四钱　炙黑草一钱　龟版胶四钱　归身二钱　炙香红枣三枚

上方连服十数剂,阴茎上已生皮,尿道口仍前无异,愈后常恐其细君[②]见之为所嫌恶,此亦可为失足花柳者戒。

王旭高临证医案

许,肾岩翻花,法在不治。怡情安养,带疾延年。

---

① 冶游:野游;男女在春天或节日里外出游玩。后来专指嫖妓。
② 细君:妻子的代称。

鲜首乌　马料豆　银花　生甘草

朝服六味丸三钱,淡盐花汤送。(卷四·外疡)

小　结

从上列文献不难看出,中医所说的肾岩,其发病性质、病变部位和临床表现等,与西医学的肾脏肿瘤完全不同,不能顾名思义,将两者混为一谈,这点必须明确。

基于古代对本病的相关文献记载较少,我们应通过实践,既要深入验证古代有关肾岩理法方药的实用性,又要不断充实其内容,使之得到进一步提高。"师古不泥古,创新不离宗""源于古人,高于古人",是我们应遵循的方针和方法。

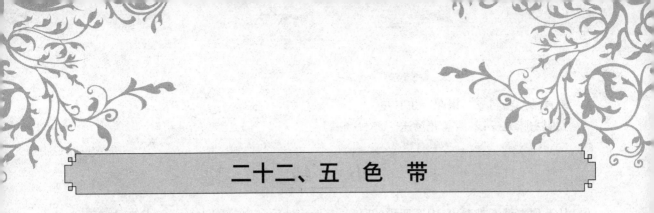

二十二、五　色　带

概　　述

五色带下属于带下病范畴,以其所下之物五色夹杂,故名。本病多表现为五色臭秽之液从阴道而出,或伴有阴部瘙痒、小便黄赤等症,一般较之寻常白带病症情危重,部分患者系生殖器恶性病变引起。

本篇黄带、赤带、青带、黑带一并予以载述。

名　　论

太平圣惠方

夫妇人带下五色者,由劳伤血气,损动冲脉、任脉,致令其血与秽液兼带而下也。冲任之脉为经脉之海,经血之行,内荣五脏,五脏俱虚损者,故其色随秽液而下,为带下五色也。(卷第七十三·治妇人带下五色诸方)

活法机要

赤者,热入小肠;白者,热入大肠。其本湿热冤结于脉不散,故为赤白带下也。冤,屈也,结也。屈滞而病热不散,先以十枣汤下之,后服苦楝丸,大玄胡散调下之,热去湿病自愈也。月事不来,先服降心火之剂,后服《局方》中五补丸,后以卫生汤治脾养血气可也。(带下证)

古今医鉴[277]

证　带下者,荣卫滞气之所成也,经分赤白之殊,感病有深浅之异,所以男子遗精白浊,女子带下白淫。

赤属荣,白属卫,此病之常言也。皆因喜怒忧思,素有湿热,产育房劳,伤于荣卫包络,使浊气渗入膀胱,故流秽物,或如白涕,或如红津,或黄如烂瓜,或青如泥泽,或黑如虾血,皆合五脏之色也。轻则来而不来,重则来而无度,下流不止,面色无光,使腰腿酸疼,或便血淋沥,以致饮食减常,精神短少,皆带下之所致也。

世俗皆行温补燥热涩剂,从而效者,或有因而延绵者,止知下焦白带之虚寒,凝结浊物,故为之带下。热气熏蒸,则为腥腐之气,安独言其虚寒者乎?

治　治之当清上实下,清浊自分,理脾养血,湿热自解,更能清心薄滋味,然后温补下元,带自除矣。一云带下是胃中痰积，流下渗入膀胱，当升之，二陈汤加苍术、白术、柴胡、升麻。甚者以吐法以提其气，一用二陈汤加二术以燥湿痰。

金匮钩玄

赤属血，白属气，主治燥湿为先。

带、漏俱是胃中痰积流下，渗入膀胱，宜升，无人知此。肥人多是湿痰，海石、半夏、南星、苍术、川芎、椿皮、黄柏；瘦人带病少，如有带者，是热也，黄柏、滑石、川芎、椿皮、海石。甚者，上必用吐，以提其气，下用二陈汤加苍术、白术，仍用丸子。一本作瓦垄子。

又云：赤白带皆属于热，出于大肠、小肠之分。一方：黄荆子炒焦为末，米饮汤下，治白带，亦治心痛。

罗先生治法：或十枣汤，或神佑丸，或玉烛散，皆可用，不可峻攻。实者可用此法，虚则不宜。

血虚者，加减四物汤；气虚者，以参、术、陈皮间与之；湿甚者，用固肠丸；相火动者，于诸药中少加炒柏；滑者，加龙骨、赤石脂；滞者，加葵花；性燥者，加黄连；寒月，少入姜、附。临机应变，必须断厚味。

良姜　芍药　黄柏二钱，各烧灰　入椿树皮末一两半

上为末，粥为丸，每服三四十丸。

痰气带下者，苍术、香附、滑石、蛤粉、半夏、茯苓。

妇人上有头风、鼻涕，下有白带，南星、苍术、黄柏炒焦、滑石、半夏、川芎、辛夷、牡蛎粉炒、茯苓。

白带兼痛风，半夏、茯苓、川芎、陈皮、甘草、苍术炒浸、南星、牛膝、黄柏酒浸，晒干炒。（带下赤白）

妇科心法要诀

带下劳伤冲与任，邪入胞中五色分。青肝黄脾白主肺，虾血黑肾赤属心。

随人五脏兼湿化，治从补泻燥寒温。更审疮脓瘀血化，须别胞膀浊与淫。（带下门·五色带下总括）

妇科冰鉴

带下者，阴中秽物时下也。由五志不遂，或产育房劳，伤及冲任，风邪乘间入于胞中，血受其邪，随人脏气寒热虚湿而化。其色有五，故有五脏之分焉。色青者，属肝为风湿；色赤者，属心为热湿；色黄者，属脾为虚湿；色白者，属肺为清湿；色黑者，属肾为寒湿也。治法有六，曰补、泻、燥、涩、温、寒也，随宜而施，靡有不效。若带已久，更审其淋漓之物。气臭或腥而秽者，系胞中败血所化；倘似疮脓，乃内痈脓溃而致；下如米泔，兼尿窍不利，因膀胱蓄热，名为白浊，此出自溺孔；若如胶粘，小水清长，名曰白淫，来自胞中，由乎精道者也。《经》曰：思想无穷，所愿不得，意淫于外，入房太甚，化为白淫也。

若因六淫之邪入于胞中者，少腹多痛，宜吴茱萸汤加减主之。色白黑而清稀者，虚寒也。

色白者,补中益气汤;色黑者,六味地黄汤。色黄而淡者,六君子汤,或加味归脾汤。胞中痛,色兼黄赤者,湿热也,知柏四物汤;胞中冷痛者,寒湿也,加味四物汤。日久滑脱者,照加法施用。五色相兼者,湿热尤甚也,清白散主之。五色相杂,皆从湿化。若少腹胀痛,污水绵绵,属湿热者,宜导水丸;属湿寒者,宜万安丸。其寒热之辨,在尺脉有力、无力间分也。人肥者,多属痰湿,苍柏樗皮丸。

白浊白淫,亦带类也,宜威喜丸、固精丸。

带有因瘀血所比者,以通逐为主。因内痈脓出者,当详疮疡施治,毋容混也。（卷三·带下门·五色带下）

罗氏会约医镜

凡妇人此证,当壮脾胃升阳气为主,佐以各经见证之药。色青者属肝,用小柴胡加山栀;或湿热壅滞,小便赤涩,用龙胆泻肝汤。色赤者属心,用小柴胡加山栀、黄连、当归。思虑过伤,用妙香散等药。色白者属肺,补中益气汤加山栀。色黄者属胆,用六君子加山栀、柴胡,不应,用归脾汤。色黑者属肾,用六味地黄丸。气血俱虚,八珍汤;阳气下陷,补中益气。若有湿痰,加半夏、苍术、茯苓、黄柏。不可拘肥人多痰,瘦人多火,而以燥湿泻火之药轻治之也。

［卷十四·妇科（上）·经脉门·论五色带下］

傅青主女科 [278]

妇人有带下而色青者,甚则绿如绿豆汁,稠粘不断,其气腥臭,所谓青带也。夫青带乃肝经之湿热。肝属木,木色属青,带下流如绿豆汁,明明是肝木之病矣。但肝木最喜水润,湿亦水之积,似湿非肝木之所恶,何以竟成青带之症?不知水为肝木之所喜,而湿实肝木之所恶,以湿为土之气故也。以所恶者合之所喜必有违者矣。肝之性既违,则肝之气必逆。气欲上升,而湿下带青欲下降,两相牵掣,以停住于中焦之间,而走于带脉,遂从阴器而出。其色青绿者,正以其乘肝木之气化也。逆轻者,热必轻而色青;逆重者,热必重而色绿。似乎治青易而治绿难,然而均无所难也。解肝木之火,利膀胱之水,则青绿之带病均去矣。方用加减逍遥散。

茯苓五钱　白芍酒炒,五钱　甘草生用,五钱　柴胡一钱　茵陈三钱　陈皮一钱　栀子三钱,炒

水煎服。二剂而色淡,四剂而青绿之带绝,不必过剂矣。夫逍遥散之立法也,乃解肝郁之药耳,何以治青带若斯其神与?盖湿热留于肝经,因肝气之郁也,郁则必逆,逍遥散最能解肝之郁与逆。郁逆之气既解,则湿热难留,而又益之以茵陈之利湿,栀子之清热,肝气得清,而青绿之带又何自来!此方之所以奇而效捷也。倘仅以利湿清热治青带,而置肝气于不问,安有止带之日哉!（青带）

妇人有带下而色黄者,宛如黄茶浓汁,其气腥秽,所谓黄带是也。夫黄带乃任脉之湿热也。任脉本不能容水,湿气安得而入,而化为黄带乎?不知带脉横生,通于任脉,任脉直上走于唇齿,唇齿之间,原有不断之泉,下贯于任脉以化精,使任脉无热气之扰,则口中之津液尽化为精,以入于肾矣。惟有热邪存于下焦之间,则津液不能化精,而反化湿也。夫湿者,土之

气,实水之侵;热者,火之气,实木之生。水色本黑,火色本红,今湿与热合,欲化红而不能,欲返黑而不得,煎熬成汁,因变为黄色矣。此乃不从水、火之化,而从湿化也。所以世之人有以黄带为脾之湿热,单去治脾,而不得痊者,是不知真水、真火合成丹邪、元邪,绕於任脉、胞胎之间,而化此黅①色也,单治脾何能痊乎!法宜补任脉之虚,而清肾火之炎,则庶几矣。方用易黄汤。

山药一两,炒　芡实一两,炒　炒黄柏二钱,盐水炒　车前子一钱,酒炒　白果十枚,碎

水煎,连服四剂,无不全愈。此不特治黄带方也,凡有带病者,均可治之,而治带之黄者,功更奇也。盖山药、芡实专补任脉之虚,又能利水,加白果引入任脉之中,更为便捷,所以奏功之速也。至于用黄柏清肾中之火也,肾与任脉相通以相济,解肾中之火,即解任脉之热矣。(黄带)

妇人有带下而色黑者,甚则如黑豆汁,其气亦腥,所谓黑带也。夫黑带者,乃火热之极也。或疑火色本红,何以成黑?谓为下寒之极或有之。殊不知火极似水,乃假象也。其症必腹中疼痛,小便时如刀刺,阴门必发肿,面色必发红,日久必黄瘦,饮食必兼人,口中必热渴,饮以凉水,少觉宽快,此胃火太旺,与命门、膀胱、三焦之火合而熬煎,所以熬干而变为炭色,断是火热之极之变,而非少有寒气也。此等之症,不至发狂者,全赖肾水与肺金无病,其生生不息之气,润心济胃以救之耳。所以但成黑带之症,是火结于下而不炎于上也。治法惟以泄火为主,火热退而湿自除矣。方用利火汤。

大黄三钱　白术五钱,土炒　茯苓三钱　车前子三钱,酒炒　王不留行三钱　黄连三钱　栀子三钱,炒　知母二钱　石膏五钱,煅　刘寄奴三钱

水煎服。一剂小便疼止而通利,二剂黑带变为白,三剂白亦少减,再三剂全愈矣。或谓此方过于迅利,殊不知火盛之时,用不得依违之法,譬如救火之焚,而少为迁缓,则火势延燃,不尽不止。今用黄连、石膏、栀子、知母一派寒凉之品,入于大黄之中,则迅速扫除。而又得王不留行与刘寄奴之利湿甚急,则湿与热俱无停住之机。佐白术以辅土,茯苓以渗湿,车前以利水,则火退水进,便成既济之卦矣。(黑带)

妇人有带下而色红者,似血非血,淋沥不断,所谓赤带也。夫赤带亦湿病,湿是土之气,宜见黄白之色,今不见黄白而见赤者,火热故也。火色赤,故带下亦赤耳。惟是带脉系于腰脐之间,近乎至阴之地,不宜有火。而今见火症,岂其路通于命门,而命门之火出而烧之耶?不知带脉通于肾,而肾气通于肝。妇人忧思伤脾,又加郁怒伤肝,于是肝经之郁火内炽,下克脾土,脾土不能运化,致湿热之气蕴于带脉之间;而肝不藏血,亦渗于带脉之内,皆由脾气受伤,运化无力,湿热之气,随气下陷,同血俱下,所以似血非血之形象,现于其色也。其实血与湿不能两分,世人以赤带属之心火误矣。治法须清肝火而扶脾气,则庶几可愈。方用清肝止淋汤。

白芍一两,醋炒　当归一两,酒洗　生地五钱,酒炒　阿胶三钱,白面炒　粉丹皮三钱　黄柏二

---

① 黅(jīn):黄色。

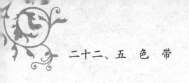

钱　牛膝二钱　香附一钱,酒炒　红枣十个　小黑豆一两

　　水煎服。一剂少止,二剂又少止,四剂全愈,十剂不再发。此方但主补肝之血,全不利脾之湿者,以赤带之为病,火重而湿轻也。失火之所以旺者,由于血之衰,补血即足以制火。且水与血合而成赤带之症,竟不能辨其是湿非湿,则湿亦尽化而为血矣,所以治血则湿亦除,又何必利湿之多事哉!此方之妙,妙在纯于治血,少加清火之味,故奏功独奇。倘一利其湿,反引火下行,转难速效矣。或问曰:先生前言助其脾土之气,今但补其肝木之血何也?不知用芍药以平肝,则肝气行得舒,肝气舒自不克土,脾不受克,则脾土自旺,是平肝正所以扶脾耳,又何必加人参、白术之品,以致累事哉!(赤带)

望诊遵经

　　五色带下,伤肝则青如泥色,伤心则赤如红津,伤肺则白如鼻涕,伤脾则黄如烂瓜,伤肾则黑如衃血。五色各应五脏,五脏俱虚,五色并下,是皆血之为病也。愚谓带之为病属乎任,经之为病属乎冲,而经色之分。又当以红紫辨寒热,浓淡分虚实,鲜败分新久。六法合观,则红紫浓淡鲜败之变,皆可交推以解。而其寒热虚实新久之变,亦可错综而知。第色虽属望,而理不容观,其将因问而得欤。医为司命,尚其毋忽。(卷下·月经诊法提纲)

名　方

又方

【文献出处】《备急千金要方》

【原文摘录】烧马左蹄为末,以酒服方寸匕,日三服。

又方

【文献出处】《备急千金要方》

【原文摘录】烧狗头和毛皮骨为末,以酒服方寸匕。

又方

【文献出处】《备急千金要方》

【原文摘录】烧马蹄底护干为末,酒服方寸匕,日三。

桑耳散

【文献出处】《太平圣惠方》

【原文摘录】治妇人带下五色,无问新久。

　　桑耳一两,微炒　丹参三分　续断三分　芎䓖三分　柏叶三分,微黄　艾叶三分,微炒　阿胶三分,捣碎,炒令黄燥　牡蛎一两,烧为粉　鹿茸一两,去毛,涂酥炙微黄　地榆一两,锉　刺蓟一两　赤石脂一两　龟甲一两,涂酥炙微黄　当归一两,锉,微炒　熟干地黄一两　牛角腮二两,烧灰　槲

叶一两

上件药,捣细罗为散,每于食前,以粥饮调下二钱。

柏叶散

【文献出处】《太平圣惠方》

【原文摘录】治妇人带下五色,四肢黄瘦,心烦食少。

柏叶一两,微炙　牛角䚡二两,烧灰　芎䓖半两,三分　禹余粮一(二)两,烧醋淬七遍　枳壳一两,麸炒微黄,去瓤

上件药,捣细罗为散,每于食前,以温酒调下二钱。

阿胶散

【文献出处】《太平圣惠方》

【原文摘录】治妇人带下五色久不止。

阿胶一两,捣碎炒令黄燥　鹿茸二(一)两,去毛,涂酥炙令微黄　禹余粮二两,烧醋淬七遍　牡蛎二两,微锉　当归一两,锉,微炒　白芍药一两　蒲黄一两　乌贼鱼骨一两半,烧灰　赤石脂二(一)两

上件药,捣细罗为散,每于食前,以温酒调下二钱。

禹余粮丸

【文献出处】《太平圣惠方》

【原文摘录】治妇人带下五色,脐腹疼痛,渐加黄瘦,不能饮食,四肢少力。

禹余粮二两,烧醋淬七遍　白芍药一两　桑鹅①一两半,微炙　黄连一两,去须　艾叶一两,微炒　芎䓖三分　当归二两,锉,微炒　川大黄二两,锉碎,微炒　生干地黄二两　白龙骨二两　阿胶一两,捣碎,炒令黄燥

上件药,捣罗为末,炼蜜和捣三五百杵,丸如梧桐子大,不计时候,以温酒下三十丸。

鹿茸丸

【文献出处】《太平圣惠方》

【原文摘录】治妇人带下五色久不瘥,渐加黄瘦。

鹿茸一两,去毛涂酥炙令黄　白芍药三分　桑鹅一两,微炙　黄连一两,去须　艾叶一两,微炒　芎䓖一两　当归一两,锉,微炒　阿胶一(二)两,捣碎,炒令黄燥　禹余粮一两,烧醋淬七遍

上件药,捣罗为末,炼蜜和捣三五百杵,丸如梧桐子大,每于食前,以温酒下三十丸。

当归丸

【文献出处】《太平圣惠方》

【原文摘录】治妇人带下五色,腹痛,羸瘦,食少。

----

① 桑鹅:即桑耳。

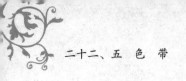

当归一两,锉,微炒　鳖甲一两,涂醋炙微黄,去裙襴　川大黄一两,锉碎,微炒　白术三分　胡椒半两　诃黎勒皮三分　槟榔三分　枳壳三分,麸炒微黄,去瓤　荜茇半两

上件药,捣罗为末,炼蜜和捣三二百杵,丸如梧桐子大,每于食前,以温酒下三十丸。

续断丸

【文献出处】《太平圣惠方》

【原文摘录】治妇人带下五色久不止,脐腹疼痛。

续断三分　丹参三分　当归二分,锉,微炒　白芷半两　艾叶三分,微炒　阿胶三分,捣碎,炒令黄燥　桑寄生三分　马兰花半两

上件药,捣罗为末,以醋浸蒸饼和丸,如梧桐子大,每于食前,以温酒下三十丸。

苦楝丸

【文献出处】《活法机要》

【原文摘录】治赤白带下。

苦楝碎,酒浸　茴香炒　当归各等分

上为细末,酒糊丸,如桐子大,每服五十丸,空心,酒下。

卫生丸

【文献出处】《活法机要》

【原文摘录】白芍药　当归各二两　黄芪三两　甘草一两

上为粗末,水煎,空心服。如虚者,加人参一两。

固经丸

【文献出处】《古今医鉴》

【原文摘录】治赤白带下属湿热者。

苦参五钱　黄柏一两,炒　栀子二两,炒　香附一两,炒　贝母二钱　白术七钱　白芍七钱半　山茱萸去核,五钱　干姜二钱,炒　龟甲二两,酒炒　樗根白皮五钱,酒炒

上为末,酒糊为丸,如梧桐子大,每服八十丸,空心,滚水送下。

玉仙散

【文献出处】《古今医鉴》

【原文摘录】(秘方)治赤白带下属寒者。

干姜炒,一两　香附炒,一两　白芍炒,一两　甘草生,五钱

上为末,每服三钱,空心,黄酒送下。

朝元散

【文献出处】《古今医鉴》

【原文摘录】(云林制)治赤白带下,腹脐冷痛,子宫虚寒。

白芷　陈皮　厚朴　枳壳　桔梗　川芎　白芍　当归　茯苓　苍术　半夏　干姜　官桂　香附　吴茱萸　小茴香　甘草

上锉一剂,生姜三片,枣一枚,水煎,空心服。一方加乳香、没药各二钱半,乌药一两,酒煎,入米糖一斤,早晚随量饮酒,大效。

大温经汤

【文献出处】《古今医鉴》

【原文摘录】治妇人经水不调,赤白带下,或如梅汁淋沥或成片,有隔两三个月者,此气血虚弱,渐生潮热,饮食少进,四肢倦怠,日久生骨蒸,即成劳疾。急当调经活血,退虚热,先服加味八物汤,后服此药:

当归八分　白芍七分　川芎五分　熟地五分　人参　白术土炒　茯苓各五分　甘草三分　香附八分,便制　陈皮炒　砂仁炒　小茴各四分　沉香三分,另研　吴茱萸炮　玄胡索炒　鹿茸酒炙。各五分

上锉一剂,生姜煎服。汗出不止,加黄芪、酸枣仁炒各四分;潮热,加柴胡、黄芩各五分;咳嗽,加杏仁、桔梗、五味子、半夏。

二气丹

【文献出处】《古今医鉴》

【原文摘录】(丁平溪传)治赤白带下。

舶上硫黄溶化倾入水中,如此七次,一两　朱砂一两　官桂一两　干姜一两,炮　大附子面包煨,去皮,五钱　鹿茸二两,酥炙　麝香一钱

上为末,醋糊为丸,如梧桐子大,每服三十丸,空心盐汤送下。如虚劳发热,先以四物汤四钱、小柴胡汤六钱,合和煎服,后用十全大补汤。

乌鸡丸

【文献出处】《古今医鉴》

【原文摘录】(京师传)治下焦虚寒,赤白带下,脐腹冷痛。

乌鸡一只,不刀血,去毛,用醋五大碗煮热,火煅存性成灰为末　香附米十两,酒浸旬日,用醋煮,焙干　乌药二两　净艾二两,醋浸,炒白米饭少许,入杵臼内捣成饼,火上炙令干　当归三两,醋洗　川芎　白芍　熟地各一两　小茴三两,醋炒　山药　牡蛎各二两　破故纸醋炒,五钱　良姜五钱　白姜一两半　丁香一两,不见火

如赤白带下不止,加龙骨一两、五倍子一两半。

上为末,饭丸如梧子大,每服五十丸,空心,醋汤下。

* 坐熏法

【文献出处】《串雅外编》

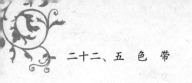

【原文摘录】以面作煎饼七个,安于烧赤黄砖上,以黄瓜蒌敷面上,安布两重,令患者坐之,令药气入腹熏之,当有虫出如蚕子,不过三五度瘥。

加味四物汤

【文献出处】《妇科冰鉴》

【原文摘录】熟地三钱　当归二钱,酒洗　白芍二钱,酒炒　川芎一钱　附子一钱,炮　炮姜一钱　肉桂一钱

水煎服,日久滑脱者,加升麻、柴胡举之,龙骨、牡蛎、石脂涩之。

清白散

【文献出处】《妇科冰鉴》

【原文摘录】生地酒洗　当归酒洗　白芍酒炒　川芎　黄柏盐水泡　椿根皮酒炒　贝母各一钱,去心　姜炭　甘草各五分

姜三片,水煎,温服。色赤加地榆、荆芥、黄芩,湿加苍术、白术,滑加龙骨、牡蛎,久则与四君汤合用。

导水丸

【文献出处】《妇科冰鉴》

【原文摘录】牵牛头末　滑石各四两。水飞　黄芩　川大黄各二两

上末蒸饼为丸,滚白汤送服,丸数量虚实服。

万安丸

【文献出处】《妇科冰鉴》

【原文摘录】牵牛头末　胡椒　广木香　小茴香各等分。焙

上末,水泛为丸,量虚实白汤送服。

苍柏樗皮丸

【文献出处】《妇科冰鉴》

【原文摘录】苍术米泔制　黄柏盐水泡　樗根皮　南星姜炙　半夏　海石煅　川芎　香附　干姜各等分,炮

上末,醋和丸,桐子大,每服五六十丸,白汤下。暑月去干姜,加滑石。

威喜丸

【文献出处】《妇科冰鉴》

【原文摘录】白苓四两,去皮作块,用猪苓二钱半,同于磁器内煮二十余沸,取出晒干,不用猪苓　黄蜡四两

上以白苓为末,炼黄蜡为丸,如弹子大。空心细嚼,满口生津,徐徐咽服,以小便清为度。

忌米醋,只吃糠醋,忌动气恼。

固精丸

【文献出处】《妇科冰鉴》

【原文摘录】牡蛎煅粉　菟丝子酒蒸,焙　韭子　白龙骨　五味子　白茯苓　桑螵蛸酒制　白石脂各等分

上为末,酒糊丸,如桐子大,每服七十丸,空心,盐汤下。

吴茱萸汤

【文献出处】《妇科冰鉴》

【原文摘录】吴茱萸　肉桂　当归酒洗　丹皮　半夏姜制　麦冬各二钱。去心　防风　细辛　藁本　干姜　茯苓　木香　炙草各一钱

水煎服。

色赤或黄而浊粘者,热也,加黄连、栀子;色青者,加防风、栀子。

小柴胡汤

【文献出处】《罗氏会约医镜》

【原文摘录】色青者属肝,用小柴胡加山栀。

柴胡一二钱　半夏二钱　黄芩二钱　人参一钱　甘草七分　生姜一钱　大枣三枚

辰砂妙香散

【文献出处】《罗氏会约医镜》

【原文摘录】思虑过伤,用妙香散等药。

黄芪蜜炒　山药姜汁炒　茯苓各一两　木香二钱　茯神　远志各一两　人参　炙草　桔梗各五钱　砂仁三钱,另研

共为末,每服二钱,酒调下,或用麦面汤下。

龙胆泻肝汤

【文献出处】《罗氏会约医镜》

【原文摘录】或湿热壅滞,小便赤涩。

胆草酒炒,一钱　柴胡　木通　当归各钱五分　山栀一钱二分　车前　泽泻　黄芩　生地各钱五分　甘草八分

补中益气汤

【文献出处】《罗氏会约医镜》

【原文摘录】阳气下陷。

人参随用　黄芪蜜炒,二钱　白术　当归各一钱五分　陈皮　甘草炙。各一钱　升麻盐水炒,

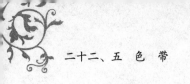
三分　柴胡酒炒,三分

姜枣引。

八珍汤

【文献出处】《罗氏会约医镜》

【原文摘录】气血俱虚,八珍汤。

人参　白术　茯苓　当归　熟地各钱五分　川芎　白芍酒炒　甘草炙。各一钱

赤白带方

【文献出处】《备急千金要方》

【原文摘录】治妇人及女子赤白带方。

禹余粮　当归　芎䓖各一两半　赤石脂　白石脂　阿胶　龙骨　石韦一两六铢　乌贼骨　黄柏　白薇　黄芩一作黄连　续断　桑耳　牡蛎各一两

上十五味,为末,蜜丸梧子大。空心饮下十五丸,日再,加至十丸为度。

白马蹄丸

【文献出处】《备急千金要方》

【原文摘录】治妇人下焦寒冷,成带下赤白浣方。

白马蹄　鳖甲　鲤鱼甲　龟甲　蜀椒各一两　磁石　甘草　杜仲　草薢　当归　续断　芎䓖　禹余粮　桑耳　附子各二两

上十五味,为末,蜜丸梧子大。以酒服十丸,加至三十丸,日服。

白马骀散

【文献出处】《备急千金要方》

【原文摘录】治带下方。下白者,取白马骀;下赤者,取赤马骀,随色取之。

白马骀二两　龟甲四两　鳖甲十八铢　牡蛎一两十八铢

上四味,治下筛。空心酒下方寸匕,日三服,加至一匕半。

大豆紫汤

【文献出处】《备急千金要方》

【原文摘录】治五色带下方。服大豆紫汤,日三服。

大豆五升　清酒一升

先炒大豆令极热,焦烟出,以酒沃之,去渣,一昼夜分数次服完,令微汗则愈。

名　案

校注妇人良方

一孀妇腹胀胁痛，内热晡热，月经不调，肢体酸麻，不时吐痰。或用清气化痰，喉间不利，带下青黄，腹胁膨胀。又用行气之剂，胸膈不利，肢体如麻。此乃郁怒伤损肝脾。朝用归脾汤，以解脾郁，生脾气；夕用加味逍遥散，以生肝血，清肝火。百余剂而愈。

一妇人带下黄白，怒则胸膈不利，饮食少思，或用消导利气之药，痰喘胸满，大便下血。余曰：此因脾气亏损，不能摄血归源。用补中益气加茯苓、半夏、炮姜四剂，诸症顿减，又用八珍加柴胡、山栀而痊。（带下方论第十六）

古今医鉴

一妇人赤白带下，上热下寒，口出恶气，咽干，牙痛，耳鸣，上下流注疼痛，发热憎寒，口吐酸水，嘈杂恶心，心腹气痛，时下五色相杂，来而无度，面黄肌瘦，不思饮食。

当归　川芎　赤芍　生地　陈皮　半夏姜炒　茯苓　苍术米泔浸炒　香附童便浸炒　黄芩酒炒　柴胡　升麻　丹皮　甘草　加地榆尤良。

上锉，生姜煎服。（卷十一·带下）

女科撮要

一妇人吞酸胸满，食少便泄，月经不调，服法制清气化痰丸，两膝渐肿，寒热往来，带下黄白，面黄体倦。余以为脾胃虚，湿热下注，用补中益气，倍用参、术加茯苓、半夏、炮姜而愈。若因怒，发热少食，或两腿赤肿，或指缝常湿，用六君加柴胡、升麻及补中益气。（带下）

名医类案

丹溪治一老妇，患赤白带一年半，只是头晕，坐立不久，睡之则安。专治带，愈，其眩自止。（卷十一·带下）

孙文垣医案

温巽桥二令媳，产后五十余日，右胁胀痛，手不可近，赤白带多，下如脓，发热，大便燥结。予曰：此恶露未尽，瘀血化为脓，治宜急也。常见数妇有此病，而不识治，积而成毒，有成肠痈者，有内成肿毒，溃从腰俞出者，皆以不知治法，则瘀血无从出故也。急用泽兰叶、山楂子、五灵脂，消恶露为君；川芎、当归、茯苓、白芷为臣；益母草为佐；香附、青皮为使，外与当归龙荟丸，润大便，使热从大便去。服后次日，腹胁皆宽，痛亦尽止。又因食荤与鸡子，复作疼，但不如前之甚，随与保和丸，用山楂煎汤送下三钱，而痛愈矣。（卷一）

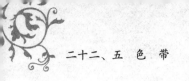

临证指南医案

某　少腹拘急，大便燥艰，淋带赤白，此属液涸。阴阳并虚。

肉苁蓉　枸杞子　河车　当归　柏子仁　郁李仁

又　淋带年久，少腹拘急胀痛，溲不爽，大便艰涩，得泄气则胀宽，食物少纳，脘中不降，必抚摩始下。此病久脏阴腑阳皆伤，热药难受，以通阳固阴兼之。

早服　人参　归身　炒杞子　茯苓　麋茸　河车

暮服　震灵丹二十粒。（淋带）

眉寿堂方案选存

死胎至旬日乃下，必有尸浊秽气留着冲、任脉中。至今黄、白带淋，自腰以下冷，大便久溏。产后刚剂难进，议用朱南阳方法。

猳鼠粪汤。（女科）

八脉空虚，冲阳上逆，上热下冷，肉瞤筋惕，带下变色，晨必瘕泄，非滋清阴润所宜。

桑螵蛸　生杜仲　湖莲　菟丝子　沙蒺藜　茯苓

脘中气通，带下赤白，此平素血虚，近日时气复伤其阳。六脉无力，下滑不禁，为病卧久，非堵塞可愈，仿东垣固真寄升降方法。

人参　生干姜　柴胡　郁李仁　广皮　炙甘草　黄芩　白葵子　（女科）

未刻本叶氏医案

悲哀太过，心脾交伤，奇经遂尔失护，带下赤白，心悸少寐。

鹿角霜　建莲　血余胶　白茯苓　白薇　桑椹子

脉细涩，带下赤白。

鹿霜　莲须　禹余粮　茯神块　黄丝　白薇　生杜仲　椿根皮

续名医类案

朱丹溪治陶遵外姑，年七十，形瘦善唉，患白带。食前姜汤吞大补丸五十丸，一二次，午膳后及卧睡时，各与小胃丹十五丸愈。

胡安人白带下，月经甚多，食少倦怠，面黄，经中血块，有如筋膜者。与参、术等补血气，调脾胃，后诸症皆除退。惟带不止，以樗皮丸主之。

王海藏云：李知府妻梅氏，带下病七年，血崩不止，骨瘘着床，日服紫菀丸五丸、十丸、十五丸，服下脓血五升，黄水一升，肉块如鸡子状始愈。

王教授云：有来觅赤白带药者，予以震灵丹与之，震灵丹能活血温中故也。以其神效，故书于此。但有孕不可服。若灸带脉穴，尤奇。《资生经》。

一寡妇年三旬，时或憎寒发热，通宵不寐，时或白昼昏睡，喃喃独语，遇劳肢体厥冷，每用姜、葱解表，遂致热停脾胃，乘虚下注，而患赤带。脉沉伏，重按搏指，以为相火蕴结，外假寒而内真热也。用四物加黄连、龙胆、炒栀、知母、茯苓、木通，投八剂，诸症悉安。（卷二十三·带下）

南雅堂医案

血崩后赤带频下，逡巡①半载未痊。头眩心悸，腰肢酸软无力，脉形虚弱，气血久已亏损，近复腹痛食减，防其病增为虑，拟用固摄法。

人参一钱五分　白茯苓三钱　炒白芍二钱　粉丹皮一钱　阿胶二钱　女贞子二钱　海螵蛸四钱　茜草一钱，焙存性　莲子肉三钱　荷叶蒂七个　藕节一钱　旱莲草八分　（崩漏淋带门）

斡山草堂医案

劳力内伤，赤白带下，八脉伤矣。

小生地　全当归　生杜仲　淮山药　秦艽肉　炙龟板　沙苑子　川断肉　白茯神　桑螵蛸　（下卷·带）

王九峰医案

《经》以任脉为病，女子带下。客秋小便有血，秋后带见五色，每逢小便作痛，夜寐不安，饮食不甘，心移热于小肠，湿热、肝火内郁。病延半载，极难奏效。

山栀子一钱五分　海金沙一钱　甘草节一钱　扁竹三钱　太子参三钱　湖丹皮一钱　龙胆草一钱　莲子心八分　赤茯苓三钱　侧柏叶一钱　灯心草三寸

服药四帖，赤带仍多，白带微解，寒热已轻，小便痛亦微止，卧稍安，饮食亦甘，原方加减。

七正散加生地、丹皮、灯心。

寒热已解，带亦减，溲痛亦宁，欲食渐增，原方分量略更。

迭进七正散加味，带下已痊，溲痛已愈，饮食亦甘。惟血虚头痛，两腿酸楚。乃气血两虚，肝肾湿热未清，归芍地黄汤加减。

归芍地黄丸去萸肉，加草梢、萹蓄、竹叶、灯心。

带下溲痛俱愈，惟右胁作胀，血虚头痛，精神不振。宜补三阴，佐化湿热。

归芍地黄丸、桑螵蛸、草梢。（卷下·崩带）

问斋医案

带下赤白，气血俱伤。肥人多痰，瘦人多火。昔肥今瘦，痰火互扰，由带脉出于精道，极难奏效。

---

① 逡巡：拖延，迁延。

赤石脂　禹余粮　海石粉　制半夏　制南星　炒黄柏　制苍术　椿根皮　赤白葵花　川黄连　赤芍药（带下病）

河间、丹溪谓带下犹诸痢也。以赤白脓血相同，亦内痈之属，解作交肠之理，凿矣。新病宜攻，久则宜补、宜固。带下腥臭，少腹痛，经迟，食少，形盛脉细，延今三载之久，托补何疑。

大熟地　人参　冬白术　怀山药　山萸肉　云茯苓　当归身　海螵蛸　鸡血藤膏　凌霄花（带下病）

《经》以任脉为病，女子带下瘕聚。客秋溲血后，带见五色，溲痛如淋，夜寐不安，饮食少进，往来寒热。心移热于小肠，损及奇经八脉，湿热、肝火内扰所致也。

大生地　赤茯苓　白通草　粉丹皮　当归身　生甘草梢　福泽泻　萹蓄　瞿麦　龙胆草　川黄柏

服煎四剂，带下白减赤多，寒热已轻，溲痛已缓，夜卧渐安，饮食亦进。原方去黄柏，加银柴胡。

原方加减又服四剂，寒热已解，溲痛亦除，饮食畅进，赤带仍多，原方加椿根白皮。

原方加椿根白皮，又服四剂，赤带亦除，诸症悉退。但二气久伤未复，当以阴阳两补，脾肾双培，以善其后。

大熟地　怀山药　山萸肉　粉丹皮　福泽泻　赤茯苓　人参　冬白术　炙甘草　绵黄芪　当归身　酸枣仁　远志肉　广木香

生姜、大枣、龙眼肉煎水叠丸，早晚各服三钱。（带下病）

带兼赤白，下如漏卮，舌有红槽，大便结燥，少腹左角作痛，遍体关节亦疼。咳嗽振动，呼吸往来，俱觉牵引痛处。此皆血液、脂膏耗损，不能荣养一身，隧道滞涩，脉络乖分，二气不足以流贯连络交经之处。宜于温补法中，寓以收涩之意。

大熟地　人参　陈阿胶　赤石脂　禹余粮　厚杜仲　海螵蛸　鲍鱼肉　金樱子　芡实　艾叶

温补法中寓收涩之意，取通以济塞，服后带下竟减，痛楚渐舒。舌上红槽未退，乃真阴亏损之据。药获效机，依方进步可也。

大熟地　人参　赤石脂　禹余粮　海螵蛸　鲍鱼肉　三七　白薇　蒲黄　陈阿胶　艾叶　赤白鸡冠花

连进温补收涩之方，带下十减八九，少腹关节酸疼俱缓。症本血液、脂膏耗损，奇经八脉俱伤，岂铢两之丸散所能窥其繁膊？再以一通一塞、大封大固之品，共煎浓汁，如膏如饴，下咽之后，入胃舒脾，上归于肺，下注州都，若雨露之溉，濡枯泽槁，则晬然①之气充满一身，自能勿药有喜。

大熟地　人参　陈阿胶　何首乌　当归身　芎藭　黄鱼鳔　绵黄芪　椿根白皮　石菖

---

① 晬（suì）然：润泽貌。

蒲　牡蛎粉　龙眼肉

桑柴火熬膏。（带下病）

　　带下即崩漏之类，固属带脉失其约束，然任脉为病，带下瘕聚，则任脉不胜其任，亦能带下。总是阴亏肝郁，脾伤损及奇经八脉。《内经》有八脉之论，无治八脉之方，前贤未有成法，《本草》又无专入奇经之品，此奇经八脉中病，所以调治不易也。然湿热盘踞，亦能下带，故河间、丹溪言痢带同法，从湿热论治，亦不入奇经。思入八脉之方，惟《内经》乌贼骨鱼丸可入冲脉。丸中有藘茹，今人不识，谬言即茜草根，然茜草根名藘茹，或以鸡血藤膏代之近是。

　　乌贼鱼骨　鸡血藤膏　大生地　玄武板　九肋鳖甲　灵犀角　川黄柏　制苍术　川黄连　广木香　雀卵　鲍鱼肉

　　五进《内经》七法加味，病势退而复进，药浅病深。《经》以冲脉起于肾下，出于气街，并足阳明之经夹脐上行，至胸中而散，为十二经之海。自觉胸中一嘈，带即下溜，显是冲脉之血散而为带。且带下、瘕聚、淋漏赤白互见，任脉亦损。非调八脉，乌能奏效？仍以《内经》七法加味主之。

　　乌贼鱼骨　鸡血藤膏　灵犀角　大生地　大白芍　粉丹皮　五色龙骨　玄武板　生牡蛎　当归身　线鱼鳔　麻雀卵　鲍鱼肉

　　《内经》七法加味又服五剂，带下未见退机，良由八脉满溢。八脉者，冲脉从中直上，任脉行于身前，督脉行于身后，带脉环周一身如束带。然阴跷、阳跷，阴阳相交；阴维、阳维，阴阳相维。有病则见，无病则隐。故自《内经》以下至于今，皆无一定成法，惟在见病详情，察其所以，可入奇经，且有意会于心，口不能言之处，神明变化，则又存乎其人。此所以调治不易也。

　　乌贼鱼骨　鸡血藤膏　紫河车　灵犀角　大生地　五倍子　玄武板　九肋鳖甲　桑螵蛸　鹿角霜　线鱼鳔　鲍鱼肉　制陈半夏　雀卵　黄小米

　　前方加减又服五剂，带下稍退。带出经道，即天癸之变，属于奇经，有病则见，无病则隐，如天雨下降，沟渠满溢，雨后则平。又似济水伏行地下，时或上泛，或见或隐，或上或下，故难以专方主治。惟乌贼骨鱼丸能入冲脉血分，半夏秫米汤能入跷脉气分。思河间、丹溪有痢带同法之语，仍以《内经》七法为主，参入治痢之品，观其进退。

　　乌贼鱼骨　鸡血藤膏　灵犀角　紫河车　线鱼鳔　五倍子　桑螵蛸　赤芍药　当归身　川黄连　鸦胆子　赤石脂　人参　椿根白皮　麻雀卵　鲍鱼肉

　　深思治痢之品，以副《内经》七法，又服五剂，未见退机，总是药力难入奇经故也。《经》以任脉为病，内结七疝，女子带下瘕聚。然则七疝、瘕聚诸方，亦可通用。任脉不胜其任，延伤带脉而下，犹男子败精为浊之理。赤带甚于白带，化不及白也。诊脉日见其起，论症由于肝郁在数十年前，其势已深，故难速效。

　　仍以《内经》七法为主，参入七疝、瘕聚诸方之意。

　　乌贼鱼骨　鸡血藤膏　桑螵蛸　五倍子　线鱼鳔　赤石脂　川楝子　小茴香　当归身　白芍药　云茯苓　福泽泻　冬白术　麻雀卵　鲍鱼肉

　　《内经》七法为主，参入疝瘕诸方，又服五剂，未见进退。乃因巳月乾卦纯阳，又值明日立夏,带浊又是阴亏,八脉中病,自古又无专主之方。然八脉在中,亦赖先后二天脾肾之气以荣养。能使脾肾气充,水土调平,亦可潜入奇经八脉。仍以《内经》七法为主,加以脾肾双培之品。

乌贼鱼骨　鸡血藤膏　大生地　怀山药　山萸肉　人参　云茯苓　冬白术　炙甘草　当归身　酸枣仁　麻雀卵　线鱼鳔　鲍鱼肉

双补脾肾,以副《内经》七法,共服十剂,赤带暂止,冲脉扃固有机。白带犹存,任脉湿热化之不尽。腹中雷鸣,龙雷之火与肝木化风,风雷搏击有声,幻作阴吹之症。按脉六部,浮、中、沉三取虽和,时有弦数之象,风雷鼓动可知。现值纯阳之月,天地之阴亏极,况于人乎?阴亏无以潜阳,水弱何能济火,火烁金伤,不能平木,木复生火,阴分重亏。再以大补真阴,以副七法。

乌贼鱼骨　鸡血藤膏　大生地　玄武板　川黄柏　白知母　九肋鳖甲　石决明　雀卵　线鱼鳔　鲍鱼肉

大补真阴,以副七法。今晨诊脉如昨,夜来赤带未下,白带中有黄色。白属肺金,黄属脾土,二经不固之使然也。仍以《内经》七法,佐以培土生金。

乌贼鱼骨　鸡血藤膏　人参　冬白术　云茯苓　炙甘草　当归身　酸枣仁　远志肉　麻雀卵　线鱼鳔　鲍鱼肉

昨进《内经》七法,佐以培土生金,今晨诊脉,六部三取,均皆和缓,两尺尤觉调平。人之有尺,犹树之有根,枝叶虽枯槁,根本将自生,根本坚固,最是佳征。然白带之中又见粉红之色,总是血不归经,肝少潜藏,脾失统摄,而八脉支流不固。仍以七法为主,辅以肝脾两和之品,令其气血各守其乡,又何赤白带下之有?

乌贼鱼骨　鸡血藤膏　大生地　当归身　白芍药　人参　冬白术　炙甘草　云茯苓　酸枣仁　雀卵　鲍鱼肉　线鱼鳔

肝脾两和,以佐《内经》七法,颇合机宜。五日以来,六脉更觉和平,尺部尤好,根本坚固,佳征。赤带鲜红虽止,白带中有粉红。此乃五脏六腑、奇经八脉相通流,脉损伤,如痈疡陷脉为漏之理。仍以七法为主,辅以固涩之品。

乌贼鱼骨　鸡血藤膏　人参　冬白术　赤石脂　禹余粮　五倍子　绵州黄芪　血余炭　田三七　雀卵　乌梅肉　鲍鱼肉

昨进《内经》七法,加以固涩之品,反见鲜红数点,陷脉为漏无疑。盖暴崩、久漏一体,崩如山崩为重,漏如卮漏为轻。赤属冲脉,白属任脉,皆假道于带脉而下,故名带下。自觉心下懊恼,即见赤漏,亦心下崩之类。现在脉神、形色俱起,眠食俱安,舌光如镜生苔,面色戴阳亦退。崩患殊属多虞,漏下频仍难断,前贤未立专主之方,缓缓设法图瘗可也。

乌贼鱼骨　鸡血藤膏　大生地　人参　赤石脂　五倍子　象牙末　思州田三七　血余炭　丹参　乌梅肉　雀卵　鲍鱼肉　线鱼鳔

设法缓图之方,已服十剂,望色湿润,闻声清爽,问食畅进,诊脉和平。惟赤带侵漏不止,总是血不归冲,冲脉支流,脉络损伤成漏。引血归于脏腑,皆有成法,引血归于冲脉,竟少专方,惟《内经》乌贼骨鱼丸能入冲脉。方中所用蒀茹,谬为茜草,非是。雀卵非时难得。半夏秫米汤能入阳跷,不能治带,以故浸漏不止。然血统于脾,藏于肝,布于肺,生于心,施于肾。

能使五脏气血充盈,自可潜通八脉。仍以《内经》七法为主,益以五福、十灰等品为丸,缓图瘥济可也。

乌贼鱼骨　鸡血藤膏　大熟地　人参　当归身　冬白术　绵州黄芪　炙甘草　血余炭　陈阿胶　线鱼鳔　麻雀卵　陈棕灰　莲房灰　故锦灰　乌梅灰　地榆灰　石榴皮灰　槐蕊灰　百草霜　败蒲灰

为末,鲍鱼煎水,叠丸。早晚各服三钱,温水下。(带下病)

徐养恬方案

带下赤白,脉弦数,腹皮热。高年形瘦,肝与任脉为病,殊难调治。

乌鲗骨　茜草　金铃子　延胡　车前子　赤苓　丹皮　(带)

慎五堂治验录

罗少耕室,蓬莱镇。因癸水不调,来且腹痛,自服九制香附丸以温通,致黄带绵绵而下,腰脊酸楚,日晡小腹坠胀,耳鸣,脉不扬,舌苔白。八脉皆亏,治宗叶氏温柔涩法。

杜仲三钱　海螵蛸三钱　潞党参三钱　茯神三钱　牡蛎五钱　桑螵蛸三钱　西黄芪三钱　山药三钱　黑豆皮三钱　炒谷芽五钱

过氏医案

产后下瘀,非红即紫,若下瘀数日,接下白浊,稠粘臭秽,此乃胎前积浊,留于带脉,瘀血渐尽,湿热成带而下也。当用胃苓汤加减。同邑施君瑞庭夫人患此,余用是方,两剂而愈。同寅陈君妻亦患是证,诸医不知治法,投药罔效,服此数剂瘥。

茅术六分,制　海金沙　茯苓各三钱　白术炒　泽泻各二钱　益元散　薏仁炒,各四钱　白残花①一钱　防己　青蒿各一钱半　威喜丸三钱,药汤下

服药后一二月内不可食鸡,威喜丸中有蜡故也。

张聿青医案

顾右　赤带绵下,遍体作痛,小便烙热,甚则微痛,头空昏晕。脉象带数。肝火湿热沦陷于下,带脉从而不固矣。

吉林参五分,研末,麦冬汤下　白茯苓三钱　川雅连三分　池菊花一钱五分　生於术二钱　车前子盐水炒,二钱　黑豆衣三钱　酒炒白芍一钱五分　愈带丸二次服,三钱

刘右　带下色黄,恶心欲呕。脾胃湿热沦陷。拟和中而化痰湿。

制半夏一钱五分　广皮一钱　赤白芍各二钱　草薢一钱五分　竹茹一钱　炙艾叶五分　公丁香三分　白蔻仁七分

---

① 白残花:蔷薇科蔷薇属植物粉团蔷薇的干燥花,具有清暑热、化湿浊、顺气和胃之功效。

张右　肝火时升时降，头胀目涩，带下赤白相兼。再清化湿热，兼泄肝火。

元参　川雅连吴萸二分煎汁炒　香附　白芍　柴胡盐水炒　丹参　龟甲心先煎　椿根皮炒黑　青皮　泽泻　牡蛎盐水炒　（带下）

柳宝诒医案

史　带下赤白兼行，而腰不甚痛。湿热伤脾，不能化血，遂下注于奇经。当培脾清湿。

白术炭　炙柏片　砂仁　苡仁　赤白苓　广陈皮　牡蛎　归身　淮山药　桑白皮　樗白皮　炙甘草　沙苑　银杏仁

向　向患带下红白，脾脏湿热下渗，奇经不能固摄。近日肝火郁燔，内犯于胃，则嘈杂眩晕；下注冲任，则经水淋沥，甚则少腹滞痛，经与带杂下不止。稍投补涩，则木火湿热无外泄之路，愈觉郁闷不舒。况嗳哕并作，气分本失疏畅，尤不可专投血药。夫气为血帅，气滞则血亦滞。肝主藏血，肝不和，则血不能藏。然则调治之道，自当以疏肝和气，为治血之本。若补之、涩之，窃恐肝脾滞陷，愈增其病矣。愚见如此，未识有当病机否？

当归炭　白芍　丹参　炒丹皮　川郁金醋炒　春砂仁　黑山栀　制香附　川断肉炒菟丝子盐水炒　广木香　川黄柏盐水炒　干荷叶炒　鲜藕

二诊　改方，去黄柏、丹皮、菟丝子，加金铃子、延胡索、炒生地。（妇人）

余听鸿医案

常熟东乡某姓妇　就寓诊云：带下黄腻水，终日淋漓甚多，且臭秽不可近。诊后椅垫皆湿，腥臭不堪。余思五脏五带，黄带属脾经湿热，清气下陷，不能固摄。然病已半年，亦难速效，姑拟补中益气法。原方去当归，加菟丝、龙骨、牡蛎，使其清气上升，脾有约束，以菟丝、龙骨、牡蛎堵截其下焦，亦杜撰不经之见。不料服三剂，病已霍然，余亦不解其妙。（黄带）

医案摘奇

余初习医时，偶赴表姊丈陈桂堂续胶[1]喜筵，见帘内一妇人，面色如金黄，乃询桂堂：此妇为贵府何人，似有大病，何以不为医治？桂堂云：此我二姊也，嫁湖州唐氏，其病绝奇，恐非人力所能施治，余知其有隐怪也。以言甜之，始曰：病已三月余，白昼明了如常人，入夜即昏瞀，而带下赤白，近来更甚，日将落即神昏，日光绝则带频下而不自知，至黎明心渐清楚，身尚不能动，东方白，手足方能举，日出乃起，如无病矣，故卧床常垫大灰褥以渗之，君现习医学，曾闻有此奇症乎？余曰：有。莫问病名，先试医法可乎？答曰：可。遂为疏生脉散一方，三味各重二钱，加桂圆肉十枚，暮饮其汤，晨服其滓，十剂后再商别治。后五日遇桂堂，谓五剂而病已大愈，是否须再服五剂，但方中用五味子至二钱之多，酸味实难下咽，肆中为我分三次用之，然已酸极矣。余曰：病者，不平也。医者，平其不平而已。今病已平，当然改辙。遂嘱日服高丽参三钱，十日而病根悉除。盖其病昼明而夜昏，是阳气之衰残，赤沃漏下，是病名也。妇人属阴体，有邪魅之惎，采其阴中之阳精，阳神无主，故昏；阳气无制，故乱；精血之阳不守，

---

① 续胶：又作"续弦"，为妻死续娶之称。

故漏。缘梦与鬼交之故，与男子梦遗同。是以大剂酸甘法滋敛之，更以独参扶其阳而育其阴，故能有效。后见方书，五味子只用三分，是初学之误，但此症必遵古方，恐无如是之速效也。

（漏下）

小　　结

五色带属于带下范畴。带下有生理性和病理性之分。王孟英谓："带下乃女子生而即有，津津常润，非本病也。"显然是指生理性的，其表现为妇女在发育成熟期，月经期前后，或妊娠初期，阴道内可流出少量的透明液体，津津润滑，而无异常秽臭之气。若带下量明显增多，色质异常，并有臭气，且伴有乏力、腰酸、阴痒等全身或局部症状者，即为病理性带下。《古今医鉴》说：阴道"流秽物，或如白涕，或如红津，或黄如烂瓜，或青如泥泽，或黑如虾血。"无疑指病理性带下而言。

带下病是一种复杂而又多见的病证，临床据其色泽可分为白带、黄带、赤带、青带、黑带和五色带等几种。古人将其病位分别配合五脏。如《医宗金鉴·妇科心法要诀》谓："青肝黄脾白主肺，虾血黑肾赤属心。"

对于带下病的病因病机，通过归纳古代医家的观点可知，内因多由脾肾之虚，外因多因湿热邪毒之侵，主因多是湿邪为患。《傅青主女科》所云"夫带下俱是湿症"，可谓言简意赅。

至于带下病的治疗，应针对病因病机而施，一般多以清利湿热以祛邪，调节五脏功能以扶正。古人所用方药，堪称林林总总，不胜枚举，特别是对于治疗症状险恶（含五色带）的方药，更应关注。

以上所述，在所辑文献中有所体现，尤其是《金匮钩玄》《傅青主女科》等书，对带下病（含五色带）理法方药的论述比较全面，宜于细读。

最后需要强调的是，以西医学观点来分析，带下病可涉及女性生殖器官多种病症，如阴道炎、慢性盆腔炎、宫颈癌、子宫黏膜下肌瘤等，然由于限于条件，古人对带下病的善恶判断不一定十分精确，因此在现代临床上，对一些带下病特别是五色带患者应引起警觉，提高诊断的准确性。

附:引用书目

1 黄帝内经素问[M].田代华,整理.北京:人民卫生出版社,2005.

2 (汉)张仲景.金匮要略[M].于志贤,张智基,点校.北京:中医古籍出版社,1997.

3 (后汉)华佗.中藏经[M].农汉才,点校.北京:学苑出版社,2007.

4 (晋)葛洪.肘后备急方[M].王均宁,点校.天津:天津科学技术出版社,2005.

5 (隋)巢元方.诸病源候论[M].黄作阵,点校.沈阳:辽宁科学技术出版社,1997.

6 (唐)孙思邈.备急千金要方[M].高文柱,沈澍农,校注.北京:华夏出版社,2008.

7 (宋)王怀隐等.太平圣惠方[M].郑金生,汪惟刚,董志珍,校点.北京:人民卫生出版社,2016.

8 神巧万全方[M]//金礼蒙,等.医方类聚.浙江省中医药研究院,整理.北京:人民卫生出版社,2006.

9 (金)刘完素.保童秘要[M].李仁述,编.上海:上海中医药大学出版社,1996.

10 (宋)赵佶.圣济总录[M].北京:人民卫生出版社,1962.

11 (金)刘完素.黄帝素问宣明论方[M].北京:中国中医药出版社,2007.

12 (宋)陈言.三因极一病证方论[M].北京:人民卫生出版社,1957.

13 (宋)杨士瀛.仁斋直指方论[M].福州:福建科学技术出版社,1989.

14 (明)徐用诚.玉机微义[M].(明)刘纯,续增.上海:上海古籍出版社,1991.

15 (明)楼英.医学纲目[M].北京:中国中医药出版社,1996.

16 (明)朱橚,等.普济方[M].北京:人民卫生出版社,1959.

17 (明)徐春甫.古今医统大全[M].崔仲平,王耀廷,主校.北京:人民卫生出版社,1991.

18 (明)王肯堂.证治准绳[M].吴唯,刘敏,侯亚芬,校注.北京:中国中医药出版社,1997.

19 (明)武之望.济阴纲目[M]//(明)武之望.济阴济阳纲目.苏礼,主校.北京:中国中医药出版社,1996.

20 (明)孙志宏.简明医彀[M].余瀛鳌,点校.北京:人民卫生出版社,1984.

21 (明)李中梓.病机沙篆[M]//周仲瑛,于文明.中医古籍珍本集成.长沙:湖南科学技术出版社,2012.

22 (明)方谷.医林绳墨大全[M].刘时觉,林士毅,周坚,校注.北京:中国中医药出版社,2015.

23 (清)萧埙.女科经纶[M].北京:人民军医出版社,2010.

24 (清)陈士铎.辨证录[M].司银楚,谢春娥,整理.太原:山西科学技术出版社,2013.

25 (清)冯兆张.冯氏锦囊秘录[M].田思胜,等校注.北京:中国中医药出版社,1996.

26 (清)叶其蓁.女科指掌[M].李亚平,白黎明,陈慧,等校注.北京:中国中医药出版社,2016.

27 (清)叶桂.临证指南医案[M].苏州经鉏堂朱墨刻本.华岫云,编.徐大椿,评.1844(清道光二十四年甲辰).

28 (清)黄元御.四圣心源[M].孙洽熙,校注.北京:中国中医药出版社,2009.

29 (清)陈当务.证治要义[M].陈永灿,白钰,王恒苍,校注.北京:中国中医药出版社,2015.

30 (清)罗国纲.罗氏会约医镜[M].王树鹏,姜钧文,朱辉,等校注.北京:中国中医药出版社,2015.

31 (清)郑玉坛.彤园妇人科[M].江凌圳,校注.北京:中国中医药出版社,2015.

32 (清)黄朝坊.金匮启钥[M].清刻本.

33 张锡纯.医学衷中参西录[M].王云凯,杨医亚,李彬之,校点.石家庄:河北科学技术出版社,1985.

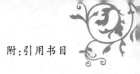

34　(明)江瓘.名医类案[M].新安鲍氏知不足斋刻本.1770(清乾隆三十五年庚寅).

35　(明)缪希雍.先醒斋医学广笔记[M].京口大成堂刻本.1623(明天启三年癸亥).

36　(清)叶桂.未刻本叶氏医案[M].周仲升,集.程门雪,校.上海:上海科学技术出版社,1963.

37　(清)魏之琇.续名医类案[M].影印本.北京:人民卫生出版社,1957.

38　(清)缪遵义.缪氏医案[M].中国医学大成《三家医案合刻》本.

39　(清)王泰林.王旭高临证医案[M].珍本医书集成本.

40　(清)吴瑭.吴鞠通医案[M].中国医学大成本.

41　(清)通意子.贯唯集[M].邓嘉成,点校.中医古籍珍稀抄本精选(拾捌).上海:上海科学技术出版社,2004.

42　(清)凌晓五.凌临灵方[M].三三医书本.

43　(清)邵兰荪.邵兰荪医案[M].中国医学大成本.

44　(清)曹沧洲.曹沧洲医案[M].柳氏藏本(抄本).

45　佚名.上池医案[M].抄本.

46　撰人不详.孤鹤医案[M].稿本.

47　(清)江泽之.江泽之医案[M].张再良,点校.中医古籍珍稀抄本精选(拾伍).上海:上海科学技术出版社,2004.

48　黄帝内经灵枢[M].李生绍,陈心智,点校.北京:中医古籍出版社,1997.

49　(春秋)秦越人.难经[M].北京:科学技术文献出版社,1996.

50　(晋)王叔和.脉经[M].北京:人民卫生出版社,1956.

51　(汉)华佗.华佗神方[M].(唐)孙思邈,编集.杨金生,赵美丽,段志贤,点校.北京:中医古籍出版社,2002.

52　(唐)王焘.外台秘要[M].北京:人民卫生出版社,1955.

53　(日)丹波康赖.医心方[M].高文铸,等校注研究.北京:华夏出版社,1996.

54　(宋)许叔微.普济本事方[M].北京:中医药出版社,2007.

55　(宋)东轩居士.卫济宝书[M].赵正山,点校.北京:人民卫生出版社,1989.

56　(金)张从正.儒门事亲[M].刘更生,点校.天津:天津科学技术出版社,1999.

57　(宋)陈自明.妇人大全良方[M].余瀛鳌,王咪咪,朱定华,等点校.北京:人民卫生出版社,1985.

58　(金)李杲.活法机要[M].傅兴国,点校.北京:中医古籍出版社,1987.

59　(宋)严用和.重订严氏济生方[M].浙江省中医研究所文献组,湖州中医院,整理.北京:人民卫生出版社,1980.

60　(元)朱丹溪.丹溪手镜[M].北京:人民卫生出版社,1982.

61　(元)朱丹溪.脉因证治[M].冷方南,校勘.上海:上海科学技术出版社,1986.

62　(明)戴元礼.秘传证治要诀及类方[M].北京:商务印书馆,1955.

63　(明)董宿.奇效良方[M].(明)方贤,续补.田代华,张晓杰,何永,点校.天津:天津科学技术出版社,2003.

64　(元)朱震亨.丹溪心法[M].(明)程充,校补.王英,校注.北京:人民卫生出版社,2017.

65　(明)虞抟.医学正传[M].郭瑞华,等点校.北京:中医古籍出版社,2002.

66　(明)虞抟.苍生司命[M].王道瑞,申好真,校注.北京:中国中医药出版社,2004.

67　(明)叶廷器.世医通变要法[M].北京:中医古籍出版社,1993.

68　(宋)陈自明.校注妇人良方[M].(明)薛己,校注.上海:科技卫生出版社,1958.

69　(明)万密斋.保命歌括[M]//曹炳章.中国医学大成续集.上海:上海科学技术出版社,2000.

70　(明)吴昆.医方考[M].洪青山,校注.北京:中国中医药出版社,2007.

71　(明)孙一奎.赤水玄珠[M].凌天翼,点校.北京:人民卫生出版社,1986.

72　(明)汪机.医学原理[M].储全根,万四妹,校注.北京:中国中医药出版社,2009.

73　秦越人.难经集注[M].北京:人民卫生出版社,1956.

74　(明)王肯堂.医辨[M]//陆拯.王肯堂医学全书.北京:中国中医药出版社,1999.

75　(明)王肯堂.郁冈斋医学笔麈[M]//陆拯.王肯堂医学全书.北京:中国中医药出版社,1999.

76　(明)万表.万氏家抄济世良方[M].(明)万邦孚,增补.济南:齐鲁书社,1995.

77　(明)龚廷贤.寿世保元[M].袁钟,点校.沈阳:辽宁

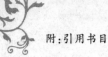

科学技术出版社,1997.

78 (清)汪启贤,(清)汪启圣.济世全书[M].北京:中医古籍出版社,1996.

79 (明)皇甫中.明医指掌[M].订补本.北京:人民卫生出版社,1982.

80 (明)张介宾.类经[M].郭洪耀,吴少祯,校注.北京:中国中医药出版社,1997.

81 (明)武之望.济阳纲目[M]//(明)武之望.济阴济阳纲目.苏礼,主校.北京:中国中医药出版社,1996.

82 (明)李中梓.医宗必读[M].王卫,张艳军,徐立,等点校.天津:天津科学技术出版社,1999.

83 (清)潘楫.医灯续焰[M].江凌圳,点评.北京:中国医药科技出版社,2018.

84 (清)张倬.伤寒兼证析义[M]//中国医学大成.上海:上海科学技术出版社,1990.

85 (清)李用粹.证治汇补[M].上海:上海卫生出版社,1958.

86 (清)陈修园.女科精要[M].太原:山西科学技术出版社,2012.

87 (清)张璐.张氏医通[M].李静芳,建一,校注.北京:中国中医药出版社,1995.

88 (清)周笙.医林口谱六治秘书[M].周坚,校注.北京:中国中医药出版社,2015.

89 (清)尤在泾.金匮要略心典[M].上海中医学院中医基础理论教研组,校注.上海:上海人民出版社,1975.

90 (清)程国彭.医学心悟[M].田代华,朱世杰,王长民,点校.天津:天津科学技术出版社,1999.

91 (清)吴谦,等.杂病心法要诀[M].北京:人民卫生出版社,1963.

92 (清)吴谦,等.妇科心法要诀[M].赵晓鱼,整理.北京:中国医药科技出版社,2012.

93 (清)何梦瑶.医碥[M].邓铁涛,刘纪莎,点校.北京:人民卫生出版社,1994.

94 (清)黄元御.金匮悬解[M].麻瑞亭,等点校.北京:人民卫生出版社,1990.

95 (清)尤怡.金匮翼[M].张印生,韩学杰,张兰芹,校注.北京:中医古籍出版社,2003.

96 (清)沈金鳌.杂病源流犀烛[M].李占永,李晓林,校注.北京:中国中医药出版社,1994.

97 (清)郑玉坛.彤园医书小儿科[M]//刘炳凡,周绍明.湖湘名医典籍精华.长沙:湖南科学技术出版社,

2000.

98 (清)汪必昌.医阶辨证[M]//裘庆元.三三医书:精校本(第一册).北京:中国医药科技出版社,2016.

99 (清)章楠.灵素节注类编[M].杭州:浙江科学技术出版社,1986.

100 (清)王清任.医林改错[M].李天德,张学文,点校.北京:人民卫生出版社,1991.

101 (清)江涵暾.奉时旨要[M].王觉向,点校.北京:中国中医药出版社,1993.

102 (清)林佩琴.类证治裁[M].孙玉信,朱平生,主校.上海:第二军医大学出版社,2008.

103 (日)丹波元坚.金匮玉函要略述义[M].北京:人民卫生出版社,1957.

104 梁廉夫.不知医必要[M].黄瑾明,点校.南宁:广西民族出版社,1990.

105 (宋)窦材.扁鹊心书[M].上海图书集成《医林指月》本.1896(清光绪二十二年丙申).

106 (元)罗天益.卫生宝鉴[M].北京:中国中医药出版社,2007.

107 (明)薛己.外科心法[M].《薛氏医按二十四种》明刻本.

108 (明)陆嶽,陆桂,陆士龙.陆氏三世医验[M].刻本.1838(清道光十八年戊戌).

109 (明)金九渊.冰壑老人医案[M].明崇祯刻本.

110 (明)秦昌遇.幼科医验[M].张志枫,点校.上海:上海科学技术出版社,2004.

111 (清)喻昌.寓意草[M].刻本.1643(明崇祯十六年癸未).

112 (明)李中梓.里中医案[M].(清)李延昰,编.清抄本.

113 (清)王三尊.医权初编[M].上海:上海科学技术出版社,1986.

114 (清)王式钰.东皋草堂医案[M].清康熙刻本.

115 (清)尤怡.(评选)静香楼医案[M].柳宝诒,评.《柳选四家医案》惜余小舍刻本.1904(清光绪三十年甲辰).

116 (清)叶桂.叶氏医案存真[M].叶万青,编.叶氏家刻本.1836(清道光十六年丙申).

117 (清)叶桂.叶天士晚年方案真本[M].徐大椿,评.苏城六润斋刻本介石堂藏板.1889(清光绪十五年己丑).

118 (清)吴楚.医验录[M].抄本.

119 (清)徐大椿.洄溪医案[M].海昌蒋氏衍芬草堂刻本.

1857（清咸丰七年丁巳）.

120 （清）叶桂.种福堂公选医案[M].《续刻临证指南医案》本.1829（清道光九年己丑）.

121 （清）顾文垣.顾氏医案[M].抄本.

122 （清）汪廷元.赤崖医案[M].刻本.1782（清乾隆四十七年壬寅）.

123 （清）薛雪.扫叶庄一瓢老人医案[M].珍本医书集成本.

124 （清）黄宫绣.锦芳太史医案求真初编[M].家刻本.1799（清嘉庆四年己未）.

125 （清）陈念祖.南雅堂医案[M].石印本.上海：上海群学社,1920（民国九年）.

126 （清）何元长.簳山草堂医案[M].何氏后人抄本.

127 （清）程文囿.杏轩医案[M].珍本医书集成本.

128 （清）王之政.王九峰医案[M].抄本.

129 （清）何其伟.何书田先生医案[M].抄本.1876（清光绪二年丙子）

130 （清）姜成之.龙砂八家医案[M].珍本医书集成本.

131 （清）张仲华.（评选）爱庐医案[M].柳宝诒,评《柳选四家医案》惜余小舍刻本.1904（清光绪三十年甲辰）.

132 （清）沈尧封,俞震.沈俞医案合抄[M].抄本.

133 （清）蒋宝素.问斋医案[M].镇江蒋氏快志堂刻本.1850（清道光三十年庚戌）.

134 （清）谢映庐.得心集医案[M].珍本医书集成本.

135 （清）徐养恬.徐养恬方案[M].抄本.1874（清同治十三年甲戌）.

136 （清）徐镛.医学举要[M].铅印本.1891（清光绪十七年）.

137 （清）赵海仙.寿石轩医案[M].南京：江苏人民出版社,1956.

138 （清）钱艺.慎五堂治验录[M].钱雅乐,编.慎五堂稿本.1884（清光绪十年甲申）

139 （清）汪培荪.汪艺香先生医案[M].抄本.

140 （清）何鸿舫.横泖病鸿医案[M].抄本（上海科学技术出版社2010年据此出版）.

141 （清）心禅.一得集[M].珍本医书集成本.

142 （清）余景和.外证医案汇编[M].刻本.1894（清光绪二十年甲午）.

143 （清）张聿青.张聿青医案[M].上海：上海科学技术出版社,1963.

144 （清）柳宝诒.柳宝诒医案[M].北京：人民卫生出版社,1964.

145 （清）张士骧.雪雅堂医案[M].绍兴医药学报社铅印本.

146 （清）傅松元.评选环溪草堂医案[M].上海前顷堂书局.

147 （清）沈祖复.医验随笔[M].三三医书本.

148 （清）陈莲舫.陈莲舫先生医案[M].抄本.

149 （清）傅松元.医案摘奇[M].太仓傅氏学古堂铅印本.1930.

150 （清）沈鲁珍.沈氏医案[M].珍本医书集成本.

151 （清）卧云山人.剑慧草堂医案[M].清抄本.

152 （清）也是山人（待考）.也是山人医案[M].珍本医书集成本.

153 （清）袁桂生.丛桂草堂医案[M].珍本医书集成本.

154 （清）阮怀清.阮氏医案[M].抄本（孤本）.

155 （南北朝）陈延之.小品方[M].高文铸,辑校注释.北京：中国中医药出版社,1995.

156 （元）李仲南.永类钤方[M].元至顺刻本影印.上海：上海图书馆,2005.

157 （明）丁凤纂.医方集宜[M].中医珍本丛书本.

158 （明）薛己,等.保婴撮要[M].北京：人民卫生出版社,1983.

159 （明）薛己.外科枢要[M].北京：人民卫生出版社,1983.

160 （明）李梴.医学入门[M].金嫣莉,河源,乔占兵,校注.北京：中国中医药出版社,1995.

161 （明）万全.万氏秘传外科心法[M].罗田县卫生局,校注.武汉：湖北科学技术出版社,1984.

162 （明）龚廷贤.万病回春[M].朱广仁,点校.天津：天津科学技术出版社,1993.

163 （明）胡文焕.灵枢心得[M]//（明）胡文焕.养养丛书全集.李经纬,等点校.北京：中国中医药出版社,1997.

164 （明）申拱宸.外科启玄[M].北京：人民卫生出版社,1955.

165 （明）陈实功.外科正宗[M].裘钦豪,高葆良,杜江南,点校.上海：上海科学技术出版社,1989.

166 （清）祁坤.外科大成[M].上海：科技卫生出版社,1958.

167 （清）陈士铎.石室秘录[M].徐慧卿,点校.北京：人

民军医出版社,2009.

168 (清)陈士铎.洞天奥旨[M].柳长华,等点校.北京:中国中医药出版社,1991.

169 (清)钱峻.经验丹方汇编[M].赵宝朋,点校.北京:中医古籍出版社,1988.

170 (清)吴谦,等.医宗金鉴(第十分册)外科心法要诀[M].北京:人民卫生出版社,1963.

171 (清)吴杖仙.吴氏医方汇编[M].查炜,陈守鹏,点校.中医古籍珍稀抄本精选(肆).上海:上海科学技术出版社,2004.

172 (清)顾世澄.疡医大全[M].北京:人民卫生出版社,1987.

173 (清)郑玉坛.彤园医书外科[M]//刘炳凡,周绍明.湖湘名医典籍精华.长沙:湖南科学技术出版社,2000.

174 (清)柏鹤亭,等.神仙济世良方[M].康维,点校.北京:中医古籍出版社,1988.

175 (清)程鹏程.急救广生集[M].赵建新,王元祥,点校.北京:人民军医出版社,2009.

176 (清)高秉钧.疡科心得集[M].田代华,田鹏,点校.天津:天津科学技术出版社,2004.

177 (日本)丹波元简.灵枢识[M].上海:上海科学技术出版社,1957.

178 (清)许克昌.外科证治全书[M].北京:人民卫生出版社,1961.

179 (清)时世瑞.疡科捷径[M]//金礼蒙,等.医方类聚.浙江省中医药研究院,整理.北京:人民卫生出版社,2006.

180 (清)佚名.新刻图形枕藏外科[M](清)李云骢,注.杨碧遐,点校.北京:中医古籍出版社,2003.

181 (清)赵濂.医门补要[M].职延广,点校.北京:人民卫生出版社,1994.

182 (清)易凤翥.外科备要[M].北京:中医古籍出版社,2011.

183 (明)张介宾.景岳全书[M].北京:中国中医药出版社,1994.

184 (明)薛己.薛案辨疏[M]//盛维忠.薛立斋医学全书.北京:中国中医药出版社,1999.

185 (清)陈莘田.陈莘田外科方案[M].陈守鹏,查炜,点校.中医古籍珍稀抄本精选(陆).上海:上海科技出版社,2004.

186 (明)无忌.保幼新编[M].王亚芬,点校.北京:中医古籍出版社,1988.

187 (元)孙允贤.医方大成[M]//金礼蒙,等.医方类聚.浙江省中医药研究院,整理.北京:人民卫生出版社,2006.

188 (元)朱震亨.金匮钩玄[M].竹剑平,整理.北京:人民卫生出版社,2006.

189 (明)方广.丹溪心法附余[M].王英,曹钒,林红,校注.北京:中国中医药出版社,2015.

190 (清)董西园.医级[M].朱杭溢,校注.北京:中国中医药出版社,2015.

191 急救仙方[M]//金礼蒙,等.医方类聚.浙江省中医药研究院,整理.北京:人民卫生出版社,2006.

192 (清)齐秉慧.齐氏医案[M].刻本.1806(清嘉庆十一年丙寅).

193 (清)顾德华.花韵楼医案[M].珍本医书集成本.

194 (清)陈廷儒.诊余举隅录[M].珍本医书集成本.

195 十形三疗[M]//金礼蒙,等.医方类聚.浙江省中医药研究院,整理.北京:人民卫生出版社,2006.

196 (明)戴思恭.推求师意[M].南京:江苏科学技术出版社,1984.

197 (明)孙一奎.医旨叙余[M]//金礼蒙,等.医方类聚.浙江省中医药研究院,整理.北京:人民卫生出版社,2006.

198 (明)汪机.石山医案[M].刻本.1633(明崇祯癸酉六年).

199 (明)孙一奎.孙文垣医案[M].中国医学大成本.

200 (清)李延罡.脉诀汇辨[M].刻本.1666(清康熙五年丙午).

201 (清)马俶.马氏医案并附祁案王案[M].清刻本.

202 (清)温存厚.温氏医案[M].重庆刻本.1886(清光绪十二年丙戌).

203 (清)沈青霞.青霞医案[M].珍本医书集成本.

204 (清)费承祖.孟河费绳甫先生医案[M].市三南本.

205 (清)何元长,何书田,何鸿舫撰.重古三何医案[M].上海:学林出版社,1989.

206 (明)赵宜真.秘传外科方[M].北京:人民卫生出版社,1957.

207 (明)周文采.外科集验方[M].中医药古籍珍善本点校丛书.北京:学苑出版社,2015.

208 (元)朱震亨.丹溪治法心要[M].张奇文,朱锦善,王叙爵,校注.济南:山东科学技术出版社,1985.

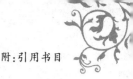

209 （明）李时珍.本草纲目[M].金陵胡承龙刻本.1593（明万历二十一年癸巳）.

210 （明）张景岳.妇人规[M].罗元恺,点注.广州：广东科技出版社,1984.

211 （清）王梦兰.秘方集验[M].王玉英,王作林,点校.北京：中医古籍出版社,1990.

212 （清）吴世昌,（清）王远.奇方类编[M].朱定华,曹秀芳,点校.北京：中医古籍出版社,1986.

213 （清）阎似玺.胎产心法[M].田代华,郭君双,点校.北京：人民卫生出版社,1988.

214 （清）何惠川.文堂集验方[M].上海：上海科学技术出版社,1986.

215 （清）柴德华.妇科冰鉴[M].北京：中医古籍出版社,1995.

216 （清）竹林寺僧.竹林女科证治[M]//周仲瑛,于文明.中医古籍珍本集成.长沙：湖南科学技术出版社,2014.

217 （清）爱虚老人.古方汇精[M].北京：中国中医药出版社,2016.

218 （清）陈修园.女科要旨[M].北京：人民卫生出版社,1982.

219 （清）周诒观.秘珍济阴[M].北京：中国中医药出版社,2014.

220 （清）沈又彭.沈氏女科辑要[M].陈丹华,点注.南京：江苏科学技术出版社,1983.

221 （清）王旭高.外科证治秘要[M].许履和,徐福宁,整理.北京：中医古籍出版社,1991.

222 （明）薛己.外科发挥[M].《薛氏医按二十四种》明刻本.

223 （清）马培之.马培之医案[M].三三医书本.

224 （清）过铸.过氏医案[M].石印本.

225 （清）王洪绪.外科全生集[M].（清）潘器之,编.上海：上海卫生出版社,1956.

226 （清）黄庭镜.目经大成[M].卢丙辰,张邓民,点校.北京：中医古籍出版社,1987.

227 （清）汪文绮.杂症会心录[M].北京：中国医药科技出版社,2011.

228 （清）程杏轩.医述[M].合肥：安徽科学技术出版社,1983.

229 丹波元简.素问识[M].北京：人民卫生出版社,1955.

230 （清）王旭高.王旭高临证医书合编[M].太原：山西科学技术出版社,2009.

231 （清）胡增彬.经验选秘[M].朱定华,严康维,点校.北京：中医古籍出版社,1993.

232 （清）周学海.脉义简摩[M].北京：中国中医药出版社,2016.

233 （清）郑重光.素圃医案[M].珍本医书集成本.

234 （清）罗定昌.医案类录[M].千顷堂石印本.

235 （清）王乐亭,李耀南.疡科指南医案[M].张玉萍,点校.中医古籍珍稀抄本精选（陆）.上海：上海科学技术出版社,2004.

236 （清）郑玉坛.彤园医书外科[M]//刘炳凡,周绍明.湖湘名医典籍精华.长沙：湖南科学技术出版社,2000.

237 张寿颐.疡科纲要[M].上海：上海卫生出版社,1958.

238 （明）傅仁宇.审视瑶函[M].上海：上海卫生出版社,1958.

239 （清）吴谦等.眼科心法要诀[M].北京：人民卫生出版社,1957.

240 （清）鲍相璈.验方新编[M].天津：天津科学技术出版社,1991.

241 片仓元周.青囊琐探[M].北京：人民卫生出版社,1955.

242 张觉人.外科十三方考[M].上海：上海科学技术出版社,1959.

243 （宋）叶大廉.叶氏录验方[M].唱春莲,金秀梅,点校.上海：上海科学技术出版社,2003.

244 （明）周恭.医说续编[M].

245 （明）秦昌遇.医验大成[M].北京：中医古籍出版社,1985.

246 （清）孙西台.昼星楼医案[M].石印本.上海：上海震东学社,[出版年不详].

247 （清）莫枚士.研经言[M].王绪鳌,毛雪静,点校.北京：人民卫生出版社,1990.

248 （明）万全.万氏女科[M].上海：上海古籍出版社,1996.

249 （明）马蒔.黄帝内经灵枢注证发微[M].王洪图,李砚青,点校.北京：科学技术文献出版社,1998.

250 （清）郑玉坛.彤园医书大方脉[M]//刘炳凡,周绍明.湖湘名医典籍精华.长沙：湖南科学技术出版社,2000.

251 （唐）杨上善.黄帝内经太素[M].萧延平北承甫,校正.王洪图,李云,增补点校.北京:科学技术文献出版社,2000.

252 (清)吴迈.方症会要[M].北京:中医古籍出版社,2005.

253 (清)静光禅师,考定.女科秘要[M]//裘庆元.珍本医书集成.北京:中国中医药出版社,1999.

254 (清)唐容川.血证论[M].金香兰,校注.北京:中国中医药出版社,1996.

255 (清)徐延祚.医粹精言[M]//(清)徐延祚.铁如意轩医书四种.朱鹏举,傅海燕,赵明山,校注.北京:中国中医药出版社,2015.

256 陆锦燧.鲟溪秘传简验方[M].何清湖,等点校.北京:中医古籍出版社,1993.

257 (宋)不著撰者.小儿卫生总微论方[M].吴康健,点校.北京:人民卫生出版社,1990.

258 (明)汪石山.汪石山医书[M]//高尔鑫.汪石山医学全书.北京:中国中医药出版社,1999.

259 (清)尤乘.尤氏喉科秘书 咽喉脉证通论[M].(清)许梿,校订.上海:上海科学技术出版社,1959.

260 (清)张宗良.喉科指掌[M].熊大经,点校.北京:人民卫生出版社,1989.

261 (清)金德鉴.焦氏喉科枕秘[M].上海:上海科学技术出版社,2000.

262 (清)破头黄真人.喉科秘诀[M].曹炳章,评阅.宋咏梅,整理.北京:人民卫生出版社,2006.

263 (清)杨龙九.重订囊秘喉书[M](清)张汝伟,评点.上海:上海大东书局,1936.

264 丁甘仁.丁甘仁医案[M].上海:上海科学技术出版社,2001.

265 (清)邹五峰.外科真诠[M].上海:上海中医书局,1955.

266 (明)王肯堂.肯堂医论[M].北京:北京市中国书店,1986.

267 中川成章.证治摘要[M].北京:人民卫生出版社,1955.

268 曹炳章.辨舌指南[M]//王致谱.民国名医著作精华.福建:福建科学技术出版社,2004.

269 (清)程文囿.程杏轩医案[M].沈庆法,点评.北京:中国医药科技出版社,2018.

270 (清)郭右陶.痧胀玉衡[M].上海:科技卫生出版社,1959.

271 (清)龚自璋.家用良方[M].王唯一,周澎,谢林,点校.北京:中医古籍出版社,1988.

272 (清)沈金鳌.沈氏尊生书[M].高萍,田思胜,校.北京:中国中医药出版社,1997.

273 (清)朱费元.临证一得方[M].张玉萍,点校.中医古籍珍稀抄本精选(陆).上海:上海科学技术出版社,2004.

274 (明)薛己,等.薛氏医案[M].张慧芳,伊广谦,校注.北京:中国中医药出版社,1997.

275 (清)高秉钧.高氏医案[M].北京:中国中医药出版社,2015.

276 (清)高思敬.外科医镜[M]//张朝晖,徐强,点校.高憩云外科全书.北京:人民卫生出版社,2018.

277 (明)龚信.古今医鉴[M].(明)龚廷贤,续编.(明)王肯堂,订补.北京:商务印书馆,1958.

278 傅山.傅青主女科[M].张会珍,点校.北京:人民军医出版社,2007.

方 名 索 引

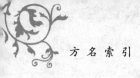

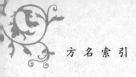

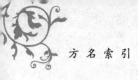

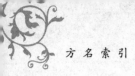

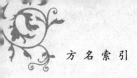

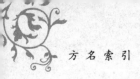

方名索引

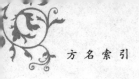

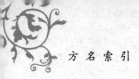

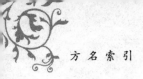

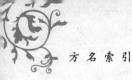